BENJAMIN DUPRAT,
Libraire de l'Institut,
de la Bibliothèque impériale
etc.
*Langues et Littératures
orientales.*
Paris, Cloître-Saint-Benoît, 7.

T 27
43

DICTIONNAIRE

DES TERMES

DE MÉDECINE, CHIRURGIE,

ART VÉTÉRINAIRE, PHARMACIE,

HISTOIRE NATURELLE, BOTANIQUE,

PHYSIQUE, CHIMIE, etc.

SE TROUVE AUSSI,

A MONTPELLIER, chez. . . .   Sevalle.

A STRASBOURG. . . . . { Février.
                               Levrault.
                               Treuttel et Würtz.

A LYON. . . . .   { Maire.
                               Milon.

A TOULOUSE. . . . .   Senac.
A BORDEAUX. . . . . · . . .   Lawalle, jeune.
A BREST. . . . . Lefournier - Despériers.

A MARSEILLE. . . . .   { Mossy.
                               Chaix.

A MONS. . . . .   Leroux.

A BRUXELLES. . . . .   { Demat.
                               Lecharlier.

A LIÉGE. . . . .   Collardin.
A LEIPSIG. . . . .   Léopold Woss.

A TURIN. . . . .   { Pic.
                               Bocca.

DE L'IMPRIMERIE DE L.-T. CELLOT,
RUE DU COLOMBIER, N° 30.

DICTIONNAIRE

DES TERMES

DE MÉDECINE, CHIRURGIE,

ART VÉTÉRINAIRE, PHARMACIE,

HISTOIRE NATURELLE, BOTANIQUE,

PHYSIQUE, CHIMIE, etc.;

Par BÉGIN, BOISSEAU, JOURDAN, MONTGARNY, RICHARD, Docteurs en médecine; SANSON, Docteur en chirurgie; et DUPUY, Professeur à l'École vétérinaire d'Alfort.

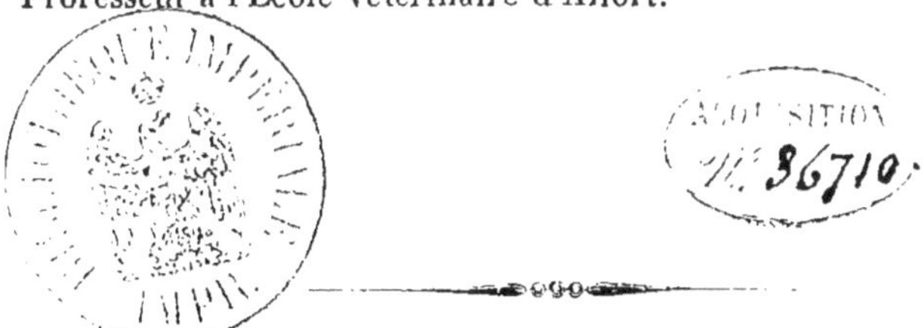

A PARIS,

Chez
{
BÉCHET, place de l'École de Médecine, n° 4;
BAILLIÈRE, rue de l'École de Médecine, n° 14;
CREVOT, rue de l'École de Médecine, n° 3.

1823.

Nous aurions voulu faire ce livre beaucoup moins volumineux ; mais c'est un malheur particulier à la médecine, plus peut-être qu'à toute autre science, d'être accablée sous le luxe stérile d'une quantité innombrable de mots. Nous n'avons d'ailleurs rien négligé pour que ce Vocabulaire fût aussi court et en même temps aussi complet qu'il était possible, en n'y comprenant que les termes directement ou indirectement relatifs à l'art de guérir. Notre attention s'est portée principalement sur les mots qui reviennent le plus souvent dans les livres et les cours de médecine ; mots employés dans tant de sens différens, et dont il importe surtout de fixer la signification. Nous avons mis un soin extrême à n'omettre aucune des nouvelles dénominations auxquelles se rattachent des idées nouvelles ou renouvelées. Grâces au néologisme, de plus en plus à la mode en médecine, un Vocabulaire des termes employés dans cette science n'a jamais été plus qu'aujourd'hui un livre de première nécessité.

ABRÉVIATIONS ET SIGNES ABRÉVIATIFS

℞ *recipe*, prenez.

āā / ana } *utriusque*, de chaque.

ab. *abrade, abrasus*, ratissez, ratissé.

ac. *acetum*, vinaigre.

ad. *adde*, ajoutez.

aq. *aqua*, eau.

aq. com. *aqua communis*, eau commune.

aq. font. *aqua fontis*, eau de fontaine.

aq. mar. *aqua marina*, eau de mer.

b. a. *balneum arenæ*, bain de sable.

bals. *balsamum*, baume.

b. m. *balneum mariæ*, bain-marie.

bib. *bibe*, buvez.

bol. *bolus*, bol.

br. brassée.

bull. *bulliat*, faites bouillir.

but. *butyrum*, beurre.

b. v. *balneum vaporis*, bain de vapeur.

cochl. *cochlear*, cuillerée.

cochleat. *cochleatim*, par cuillerées.

col. *cola, colaturæ*, passez, à la colature.

color. *coloretur*, colorez.

cons. *conserva*, conserve.

cont. *contonde, contusum*, concassez, concassé.

cort. *cortex*, écorce.

coq. *coque*, faites cuire.

cyath. *cyathus*, verre ou verrée.

d. *dosis*, dose.

dec. *decanta*, décantez.

dep. *depuratus*, épuré.

dig. *digeratur*, faites digérer.
dilu. *dilue*, *dilutus*, faites dissoudre, dissous.
dist. *distilla*, distillez.
div. *divide*, divisez.
drach. *drachma*, gros.
ed. *edulcora*, adoucissez.
elect. *electuarium*, électuaire.
exhib. *exhibetur*, à prendre.
fasc. *fasciculus*, brassée.
f. *fiat*, faites.
fil. *filtra*, filtrez.
fl. *florés*, fleurs.
fol. *folia*, feuilles.
fruct. *fructus*, fruit.
frust. *frustillatim*, par petits morceaux.
g̅r̅. *granum*, grain.
g̅r̅. iv pond. *grana quatuor pondere*, du poids de quatre grains.
gum. *gummi*, gomme.
gutt. *gutta*, goutte.
guttat. *guttatim*, par gouttes.
i. instruction.
inc. *incide*, *incisus*, coupez, coupé.
inf. *infunde*, faites infuser.
jul. *julepus*, julep.
lib. *libra*, livre.
liq. *liquor*, liqueur.
m. *misce*, mêlez.
mac. *macera*, faites macérer.
man. *manipulus*, poignée.
mel. *mellis*, miel.
mic. pan. *mica panis*, mie de pain.
muc. *mucilago*, mucilage.
ol. *oleum*, huile.
om. bi. *omni bihorio*, de deux en deux heures.
ov. *ovum*, œuf.
ox. oxymel.
pas. *cola*, passez.
past. *pastillus*, pastille.
p. é. *partibus æqualibus*, parties égales.

pil. *pilula*, pilule.
pot. *potio*, potion.
pugil. *pugillus*, pincée.
pulp. *pulpa*, pulpe.
pulv. *pulvis*, *pulverizatus*, poudre, pulvérisé.
q. s. *quantum satis*, quantité suffisante.
q. v. *quantum volueris*, autant que vous voudrez.
rad. *radix*, racine.
ras. *rasuræ*, râpures.
rect. *rectificatus*, rectifié.
s. signature.
s. a. *secundum artem*, selon l'art.
sac. *saccharum*, sucre.
sal. *sal*, sel.
sem. *semen*, semence.
serv. *serva*, conservez.
solv. *solve*, faites dissoudre.
spir. *spiritus*, esprit.
sq. *squamma*, squamme.
suc. *succus*, suc.
sum: *summitates*, sommités.
sumend. *sumendum*, à prendre.
syr. *syrupus*, sirop.
tabel. *tabellæ*, tablettes.
ter. *tere*, pilez.
tinct. *tinctura*, teinture.
trit. *tritura*, triturez.
unc. *uncia*, once.
ver. verrée.
vin. *vinum*, vin.
vit. ov. *vitellum ovi*, jaune d'œuf.
℔ *libra*, livre.
℥ *uncia*, once.
ʒ *drachma*, gros.
Ɔ *scrupulum*, scrupule.
ß demi.
jß un et demi.
ij deux.
iij trois, etc.

DIVISIONS DE LA LIVRE FRANÇAISE.

La livre vaut . . . .   16 onces.
L'once. . . . .   8 gros.
Le gros ou la dragme   3 scrupules.
Le scrupule . . . . .   24 grains.
Le gros. . . . . . .   72 grains.

DIVISIONS DU KILOGRAMME.

Le kilogramme vaut. .   10 hectogrammes.
L'hectogramme . . . .   10 décagrammes.
Le décagramme . . . .   10 grammes.
Le gramme . . . . . .   10 décigrammes.
Le décigramme . . . .   10 centigrammes.
Le centigramme . . . .   10 milligrammes.

VALEUR APPROXIMATIVE DES POIDS DÉCIMAUX.

1 kilogramme vaut. . .   2 livres.
1 demi-kilogramme . .   1 livre.
1 hectogramme . . . .   3 onces 1 gros.
3 décagr. 2 grammes .   1 once.
1 décagramme . . . . .   2 gros 36 grains.
4 grammes. . . . . . .   1 gros.
2 grammes. . . . . . . $\frac{1}{2}$ gros.
1 gramme 3 décigr. . .   1 scrupule.
1 gramme . . . .   18 grains.
1 décigramme et demi .   3 grains.
1 décigramme . . . . .   2 grains.
1 demi - décigramme. .   1 grain.
2 centigrammes . . . . $\frac{1}{2}$ grain.
1 centigramme. . . . . $\frac{1}{4}$ grain.
1 demi-centigramme. . $\frac{1}{8}$ grain.
1 milligramme . . . . . $\frac{1}{10}$ grain.

VALEUR APPROXIMATIVE DES MESURES DE CAPACITÉ DÉCIMALES.

1 litre vaut	6 verres ou	2 livres 5 gros.
5 décilitres	3 verres	1 livre 2 gros.
2 décilitres	1 verre	6 onces 2 gros.
1 décilitre	$\frac{1}{2}$ verre	3 onces 2 gros.
5 centilitres	1 $\frac{1}{4}$ verre	1 once 4 gros.
2 centilitres	1 verre à liqueur	5 gros.
1 centilitre	1 cuillerée	2 gros $\frac{1}{2}$.

VALEUR DES POIDS ÉTRANGERS COMPARÉS A LA LIVRE DE FRANCE.

	liv.	o.	g.	gr.	
Allemagne	0	13	4	48	
Amsterdam	1	»	»	42	
Belgique	1	»	»	42	
Berne	1	»	»	»	
Copenhague	»	15	3	20 $\frac{2}{3}$	
Florence	»	11	»	50	; div. en 12 onces.
Gênes	»	10	5	60	; div. en 12 onces.
Genève	1	»	»	18	
Hambourg	»	15	2	15 $\frac{1}{2}$	
Lisbonne	»	15	7	68	
Londres	»	12	3	12	; div. en 12 onces.
Madrid	»	15	»	16	
Milan	»	9	3	»	
Monaco	»	15	2	23	
Naples	»	10	7	54	; div. en 12 onces.
Paris	1	»	»	»	; div. en 16 onces.
Rome	»	11	»	50	; div. en 12 onces.
Stokholm	»	13	7	8	
Varsovie	1	10	4	24	
Venise	»	8	6	»	
Vienne	1	2	2	32	

A Paris. . . . . . 1 scrupule vaut 24 grains; 1 gros vaut 72 grains.
Partout ailleurs 1 ————— vaut 20 ————; 1 —— vaut 60 ———

ERRATA.

Page 2, lig. 46, 1re col.   cavité, formée... *supprimez la virgule.*
— 22, ligne 47, 1re col.,   en cuivre ; *lisez :* en acier.
— 22, ligne 55 et 56, 2e col.,   la peau voisine ; *lisez :* la paroi.
— 23, ligne 37 et 38, 1re col.,   d'un bout ; *lisez :* d'une face.
— 30, ligne 52, 1re col.,   qui suivait le point..... leur permettant..... les tenant ; *lisez :* qui, suivant le point..... leur permettait..... les tenait.
— 41, lignes 30 et 31, 1re col.,   de la partie ; *lisez :* de la tumeur.
— 89, ligne 21, 2e col.,   du palais ; *lisez :* des plaies.
— 130, ligne 14, 1re col.,   et la ramenant ; *lisez :* et les ramenant.
— 273, ligne 30, 1re col.,   d'extraire du corps ; *lisez :* d'extraire des corps.
— 273, ligne 48, 1re col.,   cavités ; *lisez :* moitiés.
— 321, ligne 11, 1re col.,   la pince ; *lisez :* la pierre.
— 510, ligne 17, 2e col.,   multilobulaire ; *lisez :* multiloculaire.
— 529, ligne 15, 2e col.,   alène ; *lisez :* olive.
— 541, ligne 57, 2e col.,   partie, du crâne avec ; *lisez :* partie du crâne, avec.
— 548, ligne 4, 1re col.,   endosses ; *lisez :* cordons.
— 548, ligne 40, 1re col.,   on réunit ; *lisez :* on réduit.
— 549, ligne 18, 1re col.,   les parties molles qui recouvrent les tissus ; *lisez :* les parties molles qui recouvrent, et les tissus.
— 551, ligne 59, 1re col.,   convexe ; *lisez :* concave.

DICTIONNAIRE

DES TERMES

DE MÉDECINE, CHIRURGIE,

ART VÉTÉRINAIRE, PHARMACIE,

BOTANIQUE, PHYSIQUE, ET CHIMIE.

A. Cette lettre, simple ou double, surmontée d'un trait (ā , a͞a), représente dans les formules le mot grec ἀνὰ, que nous rendons par ceux-ci : *de chaque.* Ex. : *Extrait de ciguë, savon médicinal,* a͞a ꙸ j.

Aͳʙᴀᴍ ; quelques anciens chimistes appelaient ainsi le plomb.

Aᴀʙᴢʜɪʟ, eau minérale du canton de Berne, en Suisse, dont la source principale contient des hydrochlorates de chaux et de soude, des sulfates de chaux et de soude, de l'oxide de fer et du gaz acide hydrosulfurique ; sa température est de 11 degrés R.

Aʙᴀᴄʜ, eau hydrosulfurée, saline, froide, située non loin de Ratisbonne.

Aʙᴀɪssᴇᴍᴇɴᴛ, s. m., *depressio;* effet de l'action des muscles abaisseurs. | État d'une partie abaissée par ses muscles ou par son propre poids : *Abaissement de l'utérus.* | *Opération de la cataracte par abaissement ;* méthode qui consiste à porter le cristallin en bas et en arrière dans le corps vitré.

Aʙᴀɪssᴇᴜʀ, adj. et s. m., *depressor.* On donne ce nom aux muscles qui abaissent les parties auxquelles s'attache leur extrémité mobile :

Abaisseur de l'œil. V. Dʀᴏɪᴛ *inférieur de l'œil.*

Abaisseur de la paupière inférieure ; muscle décrit par Heister, mais qui n'est point distinct de l'orbiculaire des paupières.

Abaisseur de l'aile du nez, depressor alæ nasi, myrtiforme; muscle pair (alvéo-

lo-nasal, Ch.), étendu du voisinage de l'épine nasale antérieure à la région postérieure de l'aile du nez correspondante, qu'il tire en bas, ce qui rétrécit la narine.

Abaisseur de la mâchoire inférieure. V. Dɪɢᴀsᴛʀɪǫᴜᴇ.

Abaisseur de l'angle des lèvres, depressor anguli oris, pyramidalis, triangularis menti, triangulaire du menton ; muscle (maxillo-labial, Ch.) sous-cutané, pair et triangulaire, étendu de la ligne oblique externe de la mâchoire inférieure à la commissure des lèvres, qu'il tire en bas, alongeant ainsi la bouche.

Abaisseur de la lèvre inférieure, depressor labii inferioris, quadratus menti, carré du menton, carré de la lèvre inférieure ; muscle (mento-labial, Ch.) sous-cutané, pair et quadrilatère, étendu de la ligne maxillaire externe à la lèvre inférieure, qu'il abaisse et peut retourner.

Abaisseur de la langue, linguæ depressor, γλωσσοκάτοχος ; instrument à l'aide duquel on maintient la langue abaissée.

Aʙᴀᴊᴏᴜᴇ , s. f. On donne ce nom à des poches ou cavités situées dans l'épaisseur des joues de certains mammifères frugivores ou granivores, qui s'en servent pour placer leurs alimens et les conserver quelque temps, afin de pouvoir les manger ensuite plus à loisir.

Aʙᴀᴘᴛɪsᴛᴀ ᴏᴜ Aʙᴀᴘᴛɪsᴛᴏɴ (α priv., βάπτω , je plonge) ; couronne de trépan dont la forme conique empêche qu'elle ne se plonge brusquement dans la cavité du crâne.

Aʙᴀʀɴᴀʜᴀs , nom sous lequel l'alchimiste Zadith paraît avoir voulu désigner la magnésie.

ABARTICULATION , s. f. , *abarticulatio* (*ab* , de , *articulatio*, articulation); articulation tellement mobile que les surfaces qui la forment semblent à peine être maintenues en rapport les unes avec les autres. Synonyme de *diarthrose*.

ABATAGE, s. m. , *destructio* ; action de détruire, de tuer certains animaux, tels que les loups, les chiens enragés, les bêtes à laine ou à cornes, affectées de maladies contagieuses, ou dont il serait trop coûteux d'entreprendre la guérison.

ABATARDIR (s'), v. n., *degenerare*, dégénérer. Se dit des animaux qui perdent de leurs qualités en s'éloignant du type primitif.

ABATARDISSEMENT, s. m. , *degeneratio*, *depravatio*; altération de nature. *Abatardissement d'une race , d'une espèce.*

ABATTEMENT , s. m. , *virium defectio*; sentiment de faiblesse générale.

ABATTRE, v. a. , *dejicere*. — *un cheval*, c'est le jeter par terre au moyen d'entraves et de lacs, ou bien le tuer, l'assommer, *necare*; ou enfin enlever sa peau, *excoriare*. | *Abattre l'eau*, c'est râcler la peau avec un couteau de chaleur pour enlever la sueur et l'eau. | *Abattre la cataracte*, signifie opérer la cataracte par abaissement, c'est-à-dire en portant le cristallin en bas et en arrière dans le corps vitré. | *S'abattre*, se dit d'un animal qui tombe.

ABBECOURT, village près de Poissy, qui possède une source d'eau minérale ferrugineuse froide.

ABBEVILLE, ville du département de la Somme, dans les murs de laquelle coule une source d'eau minérale froide et ferrugineuse.

ABCÉDER , v. n. , *abscedere*; dégénérer en abcès.

ABCÈS, s. m. , *abscessio*, *abscessus*, (*abscedere*, s'écarter). ἀπόστημα ; collection de pus dans une cavité, formée par un travail morbide, avec ou sans tumeur.—*chaud,-aigu,-soudain*, celui qui succède à une inflammation aiguë.—*froid,-chronique,-scrofuleux*, celui qui est le résultat d'une inflammation chronique ou scrofuleuse. — *idiopathique*, celui qui se forme dans le même lieu que l'inflammation qu'il termine.—*symptomatique,-par congestion*, et, suivant quelques-uns, *métastatique*, celui qui a un autre siège que l'inflammation dont il est le résultat. — *lacrymal,-biliaire,-urinaire,-stercoral*, celui qui est occasioné par une maladie des voies lacrymales, biliaires, urinaires

ou intestinales, et dont le pus est altéré par le mélange d'une certaine quantité de larmes, de bile, d'urine, ou de matières fécales, etc.

ABDOMEN , s. m. , *abdomen*, *abdumen*, *venter* , *venter imus*, *venter infimus*, *uterus* , *alvus*, γαστήρ (*abdere*, cacher; ou de l'hébreu *ab damen*, le père du fumier, selon Littleton) ; l'une des trois et la plus grande des cavités splanchniques dans l'homme. Elle est de forme alongée et ovoïde , circonscrite en haut par le diaphragme, qui la sépare de la poitrine, en arrière par les vertèbres des lombes , en devant et sur les côtés par les téguments et les muscles du bas-ventre, communiquant en bas avec le bassin , tapissée à l'intérieur par le péritoine, et contenant, outre les organes de la digestion , ceux de l'appareil urinaire et tous les organes internes de la génération.

ABDOMINAL, adj. , *abdominalis*; qui appartient ou se rapporte à l'abdomen : *aorte* , *aponévrose* , *artère* , *cavité* , *hernie*, *région* , *veine* , *vertèbre abdominale* ; *anneau*, *muscle* , *nerf* , *plexus*, *viscère abdominal*.

ABDOMINOSCOPIE, s. f. , *abdominoscopia* (*abdomen* , ventre , σκοπέω, je considère); exploration de l'abdomen.

ABDUCTEUR, adj. et s. m. , *abductor* , *abducens* (*abducere*, écarter); nom donné aux muscles chargés d'écarter les parties qu'ils meuvent, de la ligne qu'on suppose passer par le milieu du corps ou de l'organe auquel ces parties appartiennent.

Abducteur du petit doigt. V. OPPOSANT *du petit doigt.*

Abducteur de l'œil. V. DROIT *externe de l'œil.*

Abducteur de la cuisse. V. FESSIER et FASCIA-LATA.

Abducteur de l'oreille; portion de l'auriculaire postérieur.

Abducteur du gros orteil, abductor pollicis pedis , hallucis ; muscle (métatarso-sous-phalangien du premier orteil, Ch.) de la plante du pied , qui s'étend du calcanéum, du cuboïde et de l'extrémité postérieure des troisième et quatrième os du métatarse, à la première phalange et à l'os sésamoïde du gros orteil, et qui sert à porter ce dernier en dehors.

Abducteur du petit orteil, abductor digiti minimi pedis; muscle (calcanéo-sous-phalangien du petit orteil, Ch.) de la plante du pied , étendu depuis le calcanéum et le cinquième os du métatarse jusqu'à la première phalange du petit orteil, qu'il sert à porter en dehors.

Abducteur (court) du pouce, abductor brevis pollicis manûs ; muscle sous-cutané (carpo-sus-phalangien du pouce, Ch.) de l'éminence thénar, qui se porte du scaphoïde et du ligament annulaire du carpe au côté externe de la première phalange du pouce, et qui porte ce doigt en dehors.

Abducteur (long) du pouce, abductor longus pollicis manûs ; muscle (cubito-sus-métacarpien du pouce, Ch.) de l'avant-bras, qui s'étend depuis la crête longitudinale postérieure du cubitus et du radius jusqu'au premier os du métacarpe, et qui porte le pouce en dehors et en arrière.

Abducteur transverse du gros orteil. V. Transversal *des orteils.*

Abduction, s. f., *abductio (abducere, éloigner, écarter)* ; action par laquelle une portion du corps vient à être écartée de la ligne perpendiculaire qu'on suppose le partager en deux segmens égaux. | Fracture avec écartement des fragmens. Inusité dans ce sens.

Abeille, s. f., *apis* ; genre d'insectes de l'ordre des hyménoptères, dont l'une des espèces, *l'abeille mellifique, apis mellifica,* L., est celle qui fournit le miel et la cire.

Abein, village situé à peu de distance du Mont-d'Or, et qui possède des eaux minérales chaudes.

Abelmosch, s. m. On désigne sous ce nom, formé de deux mots arabes qui signifient *graines musquées,* les fruits de l'ambrette.

Abensberg, eau sulfureuse froide de la Bavière.

Aberration, s. f., *aberratio (aberrare, s'écarter)* ; modification plus ou moins éloignée de l'état habituel d'une chose. | Dérangement considérable dans l'aspect, la structure ou l'action. | Irrégularité. | *Aberration du principe vital, de la force vitale, des facultés physiques ou morales, des fonctions, des idées, du jugement, de l'imagination, des facultés intellectuelles, de la nutrition, dans la marche ordinaire des maladies, des solides, de forme, de direction, des humeurs,* etc.

Ab-irritation, s. f., *ab-irritatio (ab, de, irritatio,* irritation); diminution des phénomènes vitaux dans les divers tissus : telle est la définition que Broussais a donnée de ce qu'il désigne par ce mot. Mais qu'est-ce que la *diminution des phénomènes? Ab-irritation* ne peut signifier qu'*absence de l'irritation.* Quant à la diminution de l'action vitale dans un tissu

organique, sans recourir à ce mot nouveau, on doit, pour la désigner, se servir de ceux d'*asthénie* et d'*atonie,* usités depuis long-temps dans ce sens.

Ablactation, s. f., *ablactatio (a* priv., *lacto,* j'allaite) ; cessation de l'allaitement, en ce qui regarde la mère ; car, par rapport à l'enfant, on dit *sevrage.*

Ablation, s. f., *ablatio (ablatum,* sup. de *auferre,* emporter) ; enlèvement de la totalité d'une tumeur, d'un organe, d'un membre ou d'une partie, par un accident ou par une opération chirurgicale.

Abluant, adj., (*abluere,* laver) ; synonyme d'*abstergent.*

Ablution, s. f., *ablutio (abluere,* laver) ; action de laver, ou seulement de couvrir d'eau, ou de tout autre liquide, une partie ou la totalité du corps. | Lavage à l'aide duquel on isole des médicamens les matières étrangères qui s'y trouvent mêlées.

Abolition, s. f., *abolitio;* destruction, cessation *des forces, de la sensibilité, de la contractilité, du mouvement circulatoire, musculaire ou vital, des facultés intellectuelles ou morales, des fonctions, de l'action des organes des sens, de la vie,* etc.

Abomasum ou Abomasus, s. m. (*ab,* sous, *omasum,* panse), ἤνυστρον. On appelle ainsi la caillette, ou quatrième estomac des ruminans : les trois autres ne doivent être envisagés que comme des réservoirs ou organes préparateurs de la digestion.

Abortif, adj. et s. m. (*ab,* avant, *ortus,* naissance), ἔκτρωματικος; relatif à l'avortement. *Fruit abortif,* fœtus né avant terme. *Drogue abortive,* substance à laquelle on attribue la propriété de déterminer l'expulsion du fœtus avant terme. Il est incorrect de dire *médicament abortif,* puisqu'un instrument du crime ne peut recevoir le nom de *médicament.*

Abouchement, s. m., *concursus, inosculatio:* union, anastomose de deux vaisseaux.

Aboutir, v. n., *abscedere,* venir à bout, finir, se terminer, suppurer; se dit d'une tumeur inflammatoire qui se termine par suppuration. Terme usité parmi les garde-malades et les maréchaux.

Aboutissement, s. m., *abscessio* ; terminaison par suppuration. Vulgaire.

Abrabax ou Abraxas, terme mystique exprimant le nombre trois cent soixante-cinq, auquel les cabalistes attribuaient des vertus miraculeuses.

Abracadabra, mot cabalistique, recommandé contre la fièvre hémitritée. On en faisait une amulette en l'écrivant sur un papier, onze fois les unes au-dessous des autres, et retranchant la dernière lettre à chaque ligne, de manière à former une figure triangulaire terminée au sommet par un A.

Abracalan, terme cabalistique auquel les Juifs attribuaient les mêmes vertus qu'au mot *abracadabra*.

Abrasion, s. f., *abrasio* (*ab-radere*, racler), ἀπόξυσμος ; ulcération superficielle, avec perte de substance, sous forme de petits lambeaux ou raclures, de la membrane interne des intestins. | Ulcération de la peau, qui présente les mêmes caractères.   •

Abréviation, s. f., *abbreviatio*, *abbreviatura* ; mot tronqué ou signe dont on fait usage dans les formules médicinales. Le tableau des abréviations le plus généralement usitées est placé en tête de ce volume.

Abreuvé, adj., *madidus*, *permeatus* ; humide, ou pénétré d'humidité. *Une plaie abreuvée de sucs, un appareil abreuvé de pus.*

Abricot, s. m., fruit de l'abricotier, *armeniaca vulgaris*, Lam. ; arbre originaire d'Arménie, d'abord transporté à Rome, d'où il s'est ensuite répandu dans toutes les contrées méridionales et tempérées de l'Europe. Les abricots bien mûrs ont une saveur sucrée fort agréable ; ils sont assez nourrissans, à cause de la grande proportion de sucre et de mucilage qu'ils contiennent. L'amande renfermée dans leur noyau est amère, peu agréable, et contient de l'acide hydrocyanique. On recueille sur l'abricotier une assez grande quantité de gomme.

Abrodiète, adj., *abrodiætus* (ἁβρὸς, délicat ; δίαιτα, régime) ; délicat sur le choix des alimens, efféminé.

Abrotanum, s. m. (ἀ priv., βροτός, mortel) ; espèce du genre *armoise*, qui porte également le nom d'*aurone* : c'est l'*artemisia abrotanum* de Linné, joli arbuste originaire du midi de l'Europe, et qu'on cultive dans nos jardins à cause de l'odeur agréable de citron que répandent ses feuilles, finement découpées, lorsqu'on les froisse entre les doigts. De là le nom de *citronelle* sous lequel on la désigne vulgairement. Cette plante ne perd pas ses feuilles. Elle est légèrement excitante, et peu employée en médecine.

Abruption, s. f., *abruptio* (*ab-rumpere*, rompre), ἀπόῤῥηξις ; fracture transversale d'un os long, près d'une de ses extrémités articulaires.

Abrus, s. m. (ἁβρὸς, élégant) ; petit

arbrisseau originaire d'Afrique et des Indes, et appelé par Linné *abrus precatorius*, parce que ses graines, d'un rouge écarlate très-intense, et marquées d'une tache noire, étaient autrefois employées pour faire des colliers et des bracelets. Ses racines, alongées, cylindriques, d'une saveur douce et sucrée, sont employées dans les Indes aux mêmes usages que les racines de réglisse en Europe. Ses graines, comme celles de beaucoup d'autres plantes de la famille des légumineuses, sont farineuses, et dans quelques contrées on les emploie encore comme aliment.

Abscès. *V.* **Abcès**.

Abscission, s. f., *abscissio* (*abscidere*, couper), ἀποχοπή ; excision, retranchement d'une partie d'organe, et sur-tout d'une partie molle, à l'aide de l'instrument tranchant. | Fracture ou plaie avec perte de substance. | Terminaison brusque d'une maladie. | Diminution ou extinction brusque de la voix. | Quelques auteurs ont incorrectement écrit ce mot : *abcission*.

Absinthe (grande), s. f. (ἀ priv., ψίνθος, douceur) ; c'est l'*artemisia absinthium*, L., plante vivace de la famille des synanthérées, et de la syngénésie polygamie superflue, qui croît en France, et se distingue par ses feuilles couvertes d'un duvet argenté des deux côtés, par ses fleurs qui forment une espèce de panicule pyramidale à la partie supérieure de la tige. On emploie les feuilles et les sommités fleuries, soit en infusion, soit en poudre, soit sous forme de vin ou d'extrait. Elles sont d'une amertume très-intense, à laquelle se joint une saveur aromatique très-prononcée, due à une huile volatile qui y existe en abondance. On les emploie comme toniques et stimulantes. La *petite absinthe* (*artemisia pontica*, L.) jouit des mêmes propriétés, quoique à un degré plus faible.

Absorbant, adj. et s., *absorbans* (*ab*, de, *sorbere*, boire) ; qui a la propriété d'introduire en soi un liquide quelconque. On a donné le nom de *vaisseaux absorbans* aux lymphatiques, puis aux veines. On a aussi admis des *pores absorbans* ; mais il est très-probable qu'il n'arrive point de vaisseaux jusqu'aux *surfaces absorbantes* internes et externes, et les plus forts microscopes n'ont pu démontrer l'existence des pores dont on a supposé que ces surfaces étaient criblées. | On nommait jadis *médicamens absorbans* ceux auxquels on supposait la pro-

priété de se charger des acides spontanément développés dans les voies diges-
tives. | On désigne en chirurgie par le
nom d'*absorbans*, les substances, telles
que la charpie sèche, la toile d'araignée,
l'amadou ou l'agaric de chêne, l'éponge
fine et sèche, la poudre de colophane, etc., qui, appliquées à une surface
saignante, ont la propriété de se péné-
trer du sang qui s'écoule, de se l'incor-
porer, de former avec ce liquide un composé solide et adhérent, et d'arrêter ainsi
l'hémorrhagie.

Absorption, s. f., *absorptio, resorptio,
inhalatio* (*ab*, de, *sorbere*, boire); action
d'attirer et d'introduire les corps extérieurs dans les intervalles de son tissu :
propriété dévolue à toutes les substances
poreuses. Fonction commune à tous les
êtres vivans, par laquelle ils exercent
sur les corps extérieurs, ou même sur leur
propre substance, une action telle que
ces corps, subissant presque toujours à
l'instant même une modification spéciale dont le principal objet est de les
fluidifier, pénètrent dans leur intérieur,
où ils éprouvent de nouveaux changemens successifs jusqu'à ce qu'ils soient
parfaitement assimilés. L'absorption
forme la base de l'organisation, et son
caractère principal consiste à imprimer
aux substances sur lesquelles elle s'exerce une forme nouvelle qui ne permet
plus de les reconnaître. Rien n'autorise
à penser qu'elle soit opérée par des
vaisseaux chez les animaux pourvus de
ces tubes. Il paraît ne pas y avoir d'organe spécial pour elle, et que tous les
tissus vivans l'exercent à un degré plus
ou moins prononcé. On appelle absorption *interstitielle*, *moléculaire* ou *décom-
posante*, celle qui a lieu dans les tissus
organiques eux-mêmes, et qui s'exerce
sur leur propre substance.

Abstème, adj. et s. m., *abstemius,
ἀβρόμιος, ἄοινος* (*a* priv., *temetum*, vin);
qui ne boit pas de vin.

Abstergent, adj. et s. m., *abstergens*
(*abstergere*, nettoyer, essuyer); nom
donné autrefois à certains remèdes qui
ont la faculté de nettoyer les surfaces
organiques des matières tenaces qui les
souillent. Ils diffèrent des *abluans*, en
ce que ceux-ci agissent principalement
par leurs molécules aqueuses, tandis que
les *abstergens* contiennent un principe
peu actif qu'on regardait jadis comme savonneux. Appliqués à une surface en suppuration, les *abstergens* prennent le nom
de *détersifs*.

Absterger, v. a., *abstergere;* nettoyer
la surface d'une plaie en suppuration
ou celle d'un ulcère.

Abstersif, adj. et s. m., *abstersivus;*
synonyme d'*abstergent*.

Abstersion, s. f., *abstersio;* effet des
médicamens ou des moyens *abstergens;*
action d'absterger.

Abstinence, s. f. (*a* priv., *tenere*, tenir),
*abstinentia, temperantia, ἀσιτία, νηστείη,
λιμαγχία, λιμοκτονία;* privation, soit volontaire, complète ou incomplète, soit
même forcée, des alimens, des boissons,
du coït, ou de tout autre objet propre à
satisfaire un besoin quelconque. On fait
abusivement ce mot synonyme de *diète*.

Absus, espèce du genre casse, *cassia
absus*, L., qui croît en Egypte et dans
l'Inde, et dont les graines pulvérisées
et mêlées à du sucre en poudre étaient
autrefois et sont encore employées, sous
forme de collyre sec, dans le traitement de l'ophthalmie, qui est endémique en Egypte.

Abutilon, s. m., *sida abutilon*, L.;
plante annuelle de la famille des malvacées et de la monadelphie polyandrie,
mentionnée pour la première fois par
Avicenne. Ses feuilles sont cordiformes,
tomenteuses; ses fleurs, jaunes : de là
son nom vulgaire de *guimauve à fleurs
jaunes*. Elle est originaire des Indes
orientales et occidentales. Toutes ses
parties, et surtout ses feuilles, sont
mucilagineuses et émollientes. Elle n'est
pas employée en France.

Acabit, s. m., *indoles, natura*. Synonyme populaire d'*idiosyncrasie*.

Acacia (suc d') (*ἀκάζω*, j'aiguise);
substance extractive et solide retirée
des gousses encore vertes du *mimosa nilotica*, L., qui croît en Egypte. Le commerce l'apporte sous la forme de pains
aplatis, d'une couleur brune-foncée,
d'une saveur astringente et agréable. Il
renferme du tannin, de l'acide gallique
et une matière extractive. C'est un médicament tonique et astringent, dont on
faisait autrefois usage dans la diarrhée et
les hémorrhagies dites *passives*. Il est
aujourd'hui fort rare dans le commerce :
on le remplace par un autre extrait préparé avec les fruits du prunellier, *prunus spinosa*, L., avant leur maturité, et
dont la saveur est plus âpre et moins
agréable; on appelle ce dernier *acacia nostras*, et il est rare qu'on en fasse usage.

Acajou (noix d'). On appelle ainsi les
fruits de l'*anacardium occidentale*, grand
et bel arbre de la famille des térébin-

thacées, qui croît dans différentes parties de l'Amérique méridionale. Ces fruits, de la grosseur d'une féve, réniformes, et grisâtres, sont portés sur une sorte de réceptacle charnu de la grosseur du poing, lequel n'est autre chose que le pédoncule de la fleur, qui, après la fécondation, prend un très-grand développement. Dans l'intérieur du fruit se trouve une amande blanche et d'un goût agréable. Le péricarpe qui la renferme présente de petites lacunes remplies d'une huile très-âcre et très-caustique. Quant au réceptacle charnu, il a une saveur acerbe assez agréable, et l'on en prépare de la limonade. Soumis à la fermentation, le suc renfermé dans la partie charnue de ce pédoncule donne une assez grande quantité d'alcool. | Le *bois d'acajou*, dont on fait des meubles, est produit par un autre arbre, également originaire de l'Amérique, le *swictenia Mahagoni.*, L.

Acampsie, s. f. *rigiditas articulorum* (α priv., κάμπτω, je plie); soudure des articulations. Synonyme d'*ankylose*.

Acanthabole, s. m., *acanthabolus, volsella* (ἄκανθα, épine, βάλλω, je jette); nom donné par Paul d'Egine à une sorte de pince analogue à la pince à disséquer, mais dont les mors, plus longs, plus droits et plus grêles, se correspondaient et s'engrenaient dans une plus grande étendue, et qui était propre à l'extraction des petits corps étrangers, à l'évulsion des cils, etc. Fabrice d'Aquapendente donne le même nom à deux grandes pinces, dont l'une est coudée, tandis que l'autre est courbée en demi-cercle et boutonnée à son extrémité, ; ces pinces sont destinées à l'extraction des corps étrangers introduits dans le pharynx ou situés profondément dans quelque partie ; les auteurs les ont plus généralement décrites sous le nom de *bec-de-grue*.

Acanthe, s. f., *acanthus mollis*, L. (ἄκανθα, épine); belle plante vivace, qui habite les contrées méridionales de l'Europe ; elle était célèbre chez les anciens par l'élégance de ses feuilles, qui ont servi, dit-on, de modèle à Callimaque pour orner le chapiteau des colonnes de l'ordre corinthien. Ces feuilles sont fades et mucilagineuses ; on les emploie assez rarement, à titre d'émollient. | On donnait jadis le nom de *feuille d'acanthe* à une spatule qui avait quelque ressemblance avec les feuilles de cette plante.

Acardie, s. f., (α, priv., καρδία, cœur); état d'un fœtus privé de cœur.

Acarus, s. m. (α pr., καρή, tête), mot mal à propos traduit en français par *acare*, puisque nous avons le mot *mite* qui y correspond. Les naturalistes l'ont donné à un genre d'arachnides comprenant plusieurs espèces, dont l'une, appelée naguère encore *sarcopte de la gale*, habite les boutons de la gale, que divers auteurs ont attribués à sa présence. Quelques modernes nient l'existence de ces insectes ; il suffit de nier que les mites soient la cause prochaine de la gale, proposition qui nous paraît rigoureusement vraie.

Acatalepsie, s. f., *acatalepsis* (α priv., καταλαμβάνω, je surprends, je saisis); incertitude dans la perception. | Etat contraire à la catalepsie. | Epilepsie.

Acatapose, s. f., *acataposis* (α priv. καταπόσις, déglutition); impossibilité ou difficulté d'avaler.

Acatastatique, adj., *acatastaticus* (α pr., κατάστασις, ordre) ; irrégulier. Nom donné à une fièvre dont les périodes et les symptômes se succèdent sans observer l'ordre accoutumé.

Acaule, adj., *acaulis* (α priv., καυλὸς, tige). Cette expression s'applique aux végétaux dépourvus de tige, tels que la primevère, le pissenlit, etc.

Acaweria, s. m. On appelle ainsi à Ceylan la racine de l'*ophyoxylum serpentinum*, L. Cette racine est amère, et fort en usage dans l'Inde contre la morsure des serpens.

Accablement, s. m., *torpor* ; sentiment de faiblesse avec engourdissement.

Accélérateur, s. m. et adj., *accelerator*; épithète donnée aux muscles *bulbocaverneux*, parce qu'en se contractant ils accélèrent la sortie de l'urine et du sperme.

Accélération, s. f., *acceleratio* ; augmentation de la vitesse du mouvement en général, du mouvement vital ou circulatoire en particulier. Dans ce dernier sens on dit *accélération du pouls*.

Accéléré, adj., *acceleratus* ; se dit du pouls lorsqu'il est plus fréquent que dans l'état ordinaire, et du mouvement lorsqu'il s'exécute avec plus de vitesse, de vélocité.

Accent, s. m., *sonus vocis* ; inflexion ou modification de la voix qui indique le caractère de la prononciation propre aux habitans de chaque pays, ou approprié au sujet du discours.

Accès, s. m., *accessus, accessio, paroxysmus*, παροξυσμὸς, (*ad*, vers, *cedere*, venir);

collection de phénomènes, de symptômes, qui reviennent à des époques fixes ou indéterminées. On emploie ce mot en parlant des affections et des passions, comme des maladies : *accès de tristesse, de colère; accès de fièvre, d'hémoptysie, d'épilepsie.* Dans les fièvres, l'accès diffère du paroxysme, en ce que ce dernier n'est point précédé de frisson, et n'est qu'une simple augmentation d'intensité dans les symptômes. | *Fièvre d'accès*, synonyme de *fièvre intermittente, rémittente* ou *périodique.*

ACCESSOIRE, adj. et s. m., *accessorius;* suite ou dépendance de quelque chose : *ligament, muscle, nerf accessoire; symptôme accessoire; moyen thérapeutique accessoire.* | *Sciences accessoires à la médecine;* ce sont celles qui ne sont pas directement relatives à la connaissance de l'homme dans l'état de santé et dans l'état de maladie : la physique, la chimie, les diverses branches de l'histoire naturelle, etc.

Accessoire du long fléchisseur commun des orteils, accessorius flexoris longi digitorum pedis, caro quadrata Sylvii, caro accessoria, plantaris verus; petit muscle de la plante du pied, qui se porte obliquement du calcanéum au bord externe du long fléchisseur commun des orteils, dont il augmente la force et corrige l'obliquité.

Accessoire du sacro-lombaire, transversaire grêle, transversaire collatéral du cou, ou *de Winslow;* assemblage de faisceaux charnus ou tendineux que certains anatomistes ont isolés à tort du muscle *sacro-lombaire,* dont il fait partie.

Accessoire de Cowper (glande); on donne ce nom à deux groupes de follicules muqueux, situés devant la prostate et derrière le bulbe de l'urètre, et dont les orifices s'ouvrent obliquement dans la portion spongieuse de ce canal.

Accessoire de la parotide; nom donné par Haller à une petite glande qui accompagne le canal de Stenon, et qui, presque toujours, se continue avec la parotide, dont elle n'est qu'un prolongement.

Accessoire du nerf crural; épithète par laquelle on désigne les quatrième et cinquième paires des nerfs lombaires.

Accessoire de l'obturateur interne; nom donné par Petit aux muscles *jumeaux* de la cuisse.

Accessoire de Willis, nervus accessorius Willisii, spinalis accessorius; nerf pair, qui naît de la moelle rachidienne par de nombreux filets, remonte le long du canal vertébral, s'introduit dans le crâne par le trou occipital, et va se réunir au pneumogastrique, avec lequel il sort du crâne par le trou déchiré postérieur. A sa sortie de cette cavité, il s'épuise dans les muscles sterno-cléido-mastoïdien et trapèze.

Accessoire du pied d'hippocampe; saillie que forme assez ordinairement le fond de la corne inférieure du ventricule latéral du cerveau. Ce n'est qu'un pli de l'hémisphère, auquel Malacarne a donné le nom bizarre de *cuissart.*

ACCIDENT, s. m., *accidens (ad,* vers, *cadere,* tomber), συμϐεϐηκὸς; symptôme, lésion qui survient dans le cours d'une maladie interne ou externe, sans qu'on ait lieu de s'y attendre. *Accident* n'est point par conséquent synonyme de *symptôme,* qui désigne un phénomène inhérent à l'état morbide. | En chirurgie, un écoulement de sang plus abondant, une douleur plus vive que de coutume, sont des accidens d'une plaie. | Quand l'accident est assez important pour exiger des secours particuliers, il devient une *complication.*

ACCIDENTEL, adj., *accidentalis (ad,* vers, *cadere,* tomber); qui a lieu par accident. *Symptôme accidentel, lésion accidentelle.* | En anatomie pathologique on désigne sous le nom de *tissus accidentels* tous ceux qui se développent à la suite d'un travail morbide. | On dit aussi *anus accidentel,* pour *anus anormal.*

ACCLIMATÉ, adj., *climati assuetus;* qui a subi l'acclimatement.

ACCLIMATEMENT, s. m., *climati assuetudo;* modification plus ou moins profonde qui s'opère dans l'organisme chez l'homme, lorsqu'il passe d'un climat dans un autre.

ACCOMPAGNEMENT, s. m., *adjunctum;* ce qui est joint à quelque chose. — *Accompagnement de la cataracte;* matière visqueuse et blanchâtre qui entoure le cristallin opaque, et qui, en restant après l'opération, produit quelquefois une cataracte secondaire.

ACCORD, s. m., *commodulatio;* union de deux ou plusieurs sons rendus à la fois, et formant ensemble un tout harmonique.

ACCOUCHÉE, adj. pris subst., *puerpera,* τοχὰς, παιδοτέχος; femme qui vient de mettre un enfant au monde.

ACCOUCHEMENT, s. m., *partus, parturitio;* λοχεία, τόχος; expulsion naturelle ou extraction de l'enfant et de ses annexes hors du sein de la mère. — *prématuré,* celui qui a lieu depuis le septième mois jusqu'à la moitié du neuvième. — *à terme,* celui qui a lieu après le neuvième mois révolu. — *naturel,* celui qui s'opère par les seules forces de la mère. — *contre nature,* celui qui réclame l'application de la main de l'accoucheur. — *laborieux,* celui qui exige l'emploi des instrumens, etc.

Accoucher, v. a., *obstetricare, obstetricari,* μαιόομαι; pratiquer le manuel de l'accouchement.

Accoucher, v. n., *parturire,* τίχτειν, τοχαειν; mettre un enfant au monde.

Accoucheur, s. m., *partûs adjutor;* médecin qui exerce l'art des accouchemens.

Accoucheuse, s. f., *obstetrix,* μαῖα; femme qui pratique l'art des accouchemens.

Accouplement, s. m., *copulatio;* union du mâle et de la femelle pour l'acte de la génération. | Action d'attacher deux bœufs sous le même joug.

Accoupler, v. a., *copulare, conjugare;* attacher deux bœufs sous le même joug. | Manière de fixer, d'arranger les chevaux qu'on conduit en route. | Faire trotter deux chevaux ensemble à la main, pour s'assurer si leur allure est semblable. | Assortir des chevaux égaux de taille, de force, et de la même robe, pour le carrosse. | *S'accoupler,* se dit des deux sexes quand ils s'unissent pour l'acte de la génération.

Accoutumer, v. a., *assuefacere;* c'est habituer un cheval à certains bruits ou à certains exercices, de manière à ce qu'il n'en ait pas peur, et qu'il reste en place.

Accrétion, s. f., *accretio* (*ad,* vers, *crescere,* croître); synonyme d'*augmentation, d'accroissement.*

Accroissement, s. m., *accretio, incrementum;* augmentation de la masse ou du volume d'un corps, par l'application de nouvelles molécules autour de celles qui existaient déjà. Tout accroissement ne peut se faire que par juxta-position, puisque l'impénétrabilité forme le caractère de la matière. La différence qu'on a établie sous ce rapport entre les corps organisés et les inorganiques, est sans fondement, et ne repose que sur une illusion des sens ou de l'esprit. L'*accroissement par intus-susception* n'est, en réalité, que l'*accroissement par juxta-position,* envisagé sous un autre point de vue.

Accroissement du palais, épaississement de la membrane muqueuse qui revêt le palais. Dans les jeunes chevaux, cette

tuméfaction, qui dépasse les dents, se nomme *fève* ou *lampas.* On cautérise mal à propos la membrane, comme si elle était le siége du dégoût et d'autres maladies qui affectent l'animal.

Acculer (s'), v. r., *regredi;* se dit d'un cheval qui recule contre un mur, et reste dans cette position sans qu'il soit possible de l'en faire changer.

Acédie, s. f., *acedia* (α priv., χῆδος, soin); indifférence, abattement.

Acéphale, adj. pris subst. (α privatif, κεφαλή, tête); qui n'a pas de tête. Tous les animaux naturellement pourvus d'une tête peuvent naître privés de cette partie du corps, par l'effet d'un vice primitif d'organisation.

Acéphalie, s. f., *acephalia* (α privatif, κεφαλή, tête); absence totale de la tête. On emploie abusivement ce mot, ou le précédent, dans les cas où il y a soit absence seulement d'une partie de la tête, soit même absence d'une grande portion du tronc.

Acéphalobrache, adj., *acephalobrachium* (α, priv., κεφαλή, tête, βραχίων, bras); fœtus sans tête ni bras.

Acéphalochire, adj., *acephalochirus* (α priv., κεφαλή, tête, χείρ, main); fœtus privé de la tête et des mains.

Acéphalocyste, s. m., *acephalocystis* (α priv., κεφαλή, tête, χύστις, vessie); vésicule hydatiforme, sans tête et sans organes visibles, que l'on range parmi les entozoaires, quoiqu'elle n'ait presque aucun des caractères de l'animalité.

Acéphalogastre, adj., *acephalogaster* (α priv., κεφαλή, tête, γαστὴρ, ventre); épithète qu'on a proposé de donner aux monstres dépourvus de tête, de poitrine et de ventre, ou à ceux qui ont un ventre, mais pas de poitrine ni de tête.

Acéphalostome, adj., *acephalostoma* (α priv., κεφαλή, tête, σόμα, bouche); épithète donnée aux fœtus acéphales à la partie supérieure desquels on trouve une ouverture semblable à une bouche.

Acéphalothore, adj. (α privatif, κεφαλή, tête, θώραξ, poitrine); épithète proposée pour désigner les monstres qui manquent de tête et de poitrine, ou à ceux qui ont la poitrine et le ventre, mais pas de tête.

Acerbe, adj., *acerbus* (*acerbare,* aigrir); qui participe de l'aigre et de l'amer, et est accompagné d'un sentiment d'astriction.

Acerbité, s. f., *acerbitas, acerbitudo;* qualité en vertu de laquelle certaines substances produisent sur l'organe du goût une impression désagréable d'acidité, qu'accompagne l'astriction, et à laquelle se mêle un peu d'amertume.

Acéride, s. f., *aceris* (α priv., χηρὸς, cire) ; emplâtre dans lequel il n'entre point de cire.

Acescence, s. f., *acescentia* (*acescere*, s'aigrir) ; disposition à s'aigrir, à prendre les caractères de l'acidité : *acescence des humeurs.*

Acescent, adj., *acescens* (*acescere*, s'aigrir) ; qui s'aigrit, qui commence à prendre les caractères de l'acidité.

Acestride, s. f., *acestrides* (ἀκέομαι, je guéris); nom des sages-femmes chez les Grecs.

Acétabule, s. m., *acetabulum;* cavité d'un os qui sert à recevoir un autre os. Ce mot a été employé comme synonyme de *cavité cotyloïde.*

- **Acétate**, s. m., *acetas* (*acetum*, vinaigre) ; sel composé d'acide acétique et d'une base. Tous les acétates solides laissent dégager leur acide, sous forme de vapeur, lorsqu'on les arrose d'acide sulfurique. Tous les métalliques neutres donnent de l'acide acétique et de l'acide pyro-acétique par la distillation.

Acétate acide de tritoxide de fer, surtritacétate de fer, acetas ferri, ferrum aceticum ; sel incristallisable, très-soluble dans l'eau, et d'un rouge brun ; c'est un produit de l'art, et on l'emploie en teinture.

Acétate d'alumine, acetas aluminæ, alumina acetica ; sel incristallisable, incolore, déliquescent, et qui rougit la teinture de tournesol; il a une saveur astringente et styptique ; c'est un produit de l'art : il sert en teinture à fixer les couleurs sur les toiles peintes.

Acétate d'ammoniaque, esprit de Mindererus, acetas ammonii, ammonium aceticum ; sel incristallisable, incolore, très-volatil, d'une odeur pénétrante, et d'une saveur piquante, qui se forme dans l'urine en putréfaction, et qui agit comme stimulant sur les tissus organiques.

Acétate de deutoxide de cuivre, deutacétate de cuivre, acetas cupri, cuprum aceticum ; sel cristallisable en rhomboïdes, vert-bleuâtre, légèrement efflorescent, soluble dans l'eau et l'alcool, et qui a une saveur sucrée et styptique. C'est un produit de l'art. On en extrait le vinaigre radical. Il est très-vénéneux, irritant.

Acétate (sous-) de deutoxide de cuivre, sous-deutacétate de cuivre; sel pulvérulent, d'un vert pâle, insipide, in-

soluble dans l'eau et l'alcool. C'est un produit de l'art, comme le précédent, mais il est moins vénéneux que lui. Il agit comme irritant.

Acétate de deutoxide de mercure, deutacétate de mercure, acetas hydrargyri, hydrargyrum aceticum ; sel incristallisable, mais prenant par la dessiccation la forme d'une masse jaunâtre, déliquescente et très-soluble dans l'alcool, qu'on produit par l'art, et qui fait la base des dragées de Keyser.

Acétate de morphine, acetas morphii ; morphium aceticum ; sel incolore, cristallisable en petits rayons, et très-soluble dans l'eau; narcotique.

Acétate de plomb, sel de Saturne, sucre de Saturne, sucre de plomb, acetas plumbi, plumbum aceticum ; sel cristallisable en prismes rhomboïdaux comprimés et terminés par des sommets dièdres, légèrement efflorescent, très-soluble dans l'eau, d'une saveur d'abord sucrée, puis astringente ; produit de l'art; vénéneux et stimulant.

Acétate (sous-) de plomb ; sel cristallisable en lames opaques et blanches, d'une saveur sucrée et astringente, inaltérable à l'air, verdissant le sirop de violette, qui est produit par l'art, vénéneux et stimulant. Sa dissolution dans l'eau forme l'*extrait de Saturne*, qui est dessiccatif.

Acétate de protoxide de barium, acétate de baryte, proto-acétate de barium, acetas barytæ, baryta acetica ; sel cristallisable en aiguilles et en pyramides à quatre pans, comprimées et transparentes, légèrement efflorescent, très-soluble dans l'eau, et à peine dans l'alcool, d'une saveur piquante et âcre ; produit de l'art et vénéneux.

Acétate de protoxide de potassium, acétate de potasse, proto-acétate de potassium, terre foliée de tartre, sel diurétique, sel digestif de Sylvius, acetas potassæ, kali aceticum ; sel très-déliquescent, difficilement cristallisable en paillettes ou en prismes, d'une saveur piquante, très-soluble dans l'alcool; il existe dans la sève de presque tous les arbres; il est stimulant, diurétique.

Acétate de protoxide de sodium, acétate de soude, proto-acétate de sodium, terre foliée minérale, terre foliée cristallisée, acetas sodæ, natrum aceticum ; sel cristallisable en longs prismes striés, à quatre ou six pans, inaltérable à l'air, d'une saveur fraîche, acerbe et même légèrement amère, moins soluble dans l'alcool que dans l'eau ; c'est un produit de l'art ; stimulant et diurétique.

ACÉTEUX, adj., *acetosus* (*acetum*, vinaigre).—*Acide acéteux*, nom donné pendant quelque temps au vinaigre ordinaire, qu'on croyait alors devoir distinguer du vinaigre radical, dont on a reconnu depuis qu'il ne diffère que par moins de concentration.

ACÉTIQUE, adj., *aceticus* (*acetum*, vinaigre) ; acide cristallisable à une température très-basse, ordinairement liquide et sans couleur, d'une saveur chaude, piquante et un peu styptique, d'une odeur vive, pénétrante et agréable, soluble dans l'alcool, et miscible a l'eau. C'est le plus répandu de tous les acides dans la nature, et le plus facile aussi à former par l'art. Il est employé dans les arts, l'économie domestique et la médecine. Poison quand il est concentré, il agit comme rafraîchissant, antiphlogistique et styptique, quand il est étendu d'eau. Il est vésicant à l'extérieur et stimulant des voies aériennes, sous forme de vapeur.

ACÉTITE, s. m., *acetis* (*acetum*, vinaigre) ; nom donné autrefois aux combinaisons de l'acide acéteux avec les bases. Aujourd'hui l'on sait que les prétendus acétites ne sont que des acétates.

ACHAINE ou ACHÈNE. *V.* AKÈNE.

ACHE, s. f., *apium graveolens sylvestre* ; plante bisannuelle de la famille naturelle des ombellifères et de la pentandrie digynie, dont la racine et les fruits sont employés en médecine. La première est blanche, d'une saveur aromatique, un peu sucrée ; elle est excitante et diurétique. Les fruits, connus sous le nom de *semences d'ache*, sont, comme ceux de beaucoup d'autres ombellifères, très-aromatiques et excitans. L'ache cultivée porte le nom de *céleri*.

ACHÈNE, ou ACHAINE. *V.* AKÈNE.

ACHILLÉE, s. f., *achillaa* ; genre de plantes de la famille des synanthérées, dont plusieurs espèces sont employées en médecine. *Voy.* GÉNÉPI, MILLEFEUILLE, PTARMIQUE.

ACHIMBASSI, s. m. ; nom de l'archiâtre chez les Turcs.

ACHIRE, adj., *demanus* (α priv., χείρ, main) ; manchot.

ACHLYS, s. m., *achlys* (ἀχλύς, brouillard) ; trouble de la vue produit par une ulcération superficielle au centre de la cornée transparente, vis-à-vis de la pupille. | Ulcère ou cicatrice qui produit ce trouble.

ACHNE, s. m., ἄχνη, charpie râpée. | Petites portions de mucus situées au-devant de la cornée.

ACHORES, s. m., *achor, achores*, ἀχώρ ; teigne muqueuse, selon Alibert.

ACHORISTE, adj., *achoristos* (α priv., χωρίζω, je sépare) ; inséparable ; | Symptôme qui accompagne nécessairement la maladie.

ACICULAIRE, adj., *acicularis* (*acicula*, aiguille) ; terme employé par les botanistes pour désigner les feuilles ou les autres parties des végétaux qui sont alongées, raides et déliées comme des aiguilles ; telles sont les feuilles de certaines asperges. — On dit aussi *cristaux aciculaires*.

ACIDE, s. m., *acidum* (ἄκις, pointe) ; corps formé par l'union de deux, trois ou quatre autres, qui se reconnaît à une saveur aigre, à la propriété de rougir la teinture de tournesol, et à celle de faire disparaître en tout ou en partie les qualités distinctives des alcalis. Tous les acides ne réunissent pas ces trois propriétés, mais tous en présentent au moins une, et tous surtout jouissent de la dernière. Leur nombre est très-considérable et s'accroît tous les jours : on en compte aujourd'hui près de cent. | On a longtemps supposé en pathologie que les humeurs renfermaient des *acides* susceptibles d'occasioner des maladies. Ce mot n'est plus employé dans ce sens.

ACIDIFÈRE, adj., (*acidum*, acide, *ferre*, porter) ; se dit d'une substance qui contient un acide quelconque.

ACIDIFIABLE, susceptible de devenir acide.

ACIDIFIANT, adj., *acidificus* ; qui a la propriété de convertir en acide. À l'époque où l'on ne connaissait que des acides contenant de l'oxigène, on pouvait regarder celui-ci comme le principe acidifiant général de la nature. Les progrès de la chimie ne permettent plus d'admettre un principe acidifiant. Lorsque deux ou plusieurs corps donnent naissance à un acide, en se combinant ensemble, chacun d'eux concourt à la production du nouveau corps.

ACIDIFICATION, s. f., *acidificatio* ; conversion d'un corps en acide. Elle n'est pas due, comme on l'a cru long-temps, à l'action particulière d'un corps, tel que l'oxigène, sur un autre ; mais elle résulte de l'action réciproque de deux, trois ou quatre corps qui se trouvent en contact, et dont la combinaison produit l'acide.

ACIDITÉ, s. f., *aciditas, acor* ; qualité

d'une substance qui est douée d'une saveur aigre et piquante. | *Acidité des humeurs*, cause prochaine chimérique de plusieurs maladies selon les anciens.

ACIDULE, adj., s. m., *acidulus* (*acidum*, acide); qui est légèrement acide.

ACIDULER, v. a.; rendre acide par l'addition d'une petite quantité d'acide.

ACIDUM *pingue;* nom imposé par Meyer à un principe qu'il supposait se dégager du feu pendant la calcination de la chaux, pour se combiner avec cette substance, et qu'il croyait être la source de la causticité.

ACIER, s. m., *chalybs, proto-carbure de fer;* combinaison du fer avec une à vingt parties de carbone par mille; corps solide, très-brillant, inodore, insipide, très-ductile, très-malléable, susceptible d'un beau poli, un peu moins pesant que le fer, d'un tissu grenu, à grains fins et serrés; lorsqu'on le fait refroidir tout à coup, après l'avoir exposé à l'action d'une chaleur rouge, il devient plus dur, moins dense, moins ductile, moins malléable qu'auparavant, souvent même cassant, et il acquiert un tissu plus fin et plus serré. C'est le seul corps métallique qui jouisse de cette propriété.

Acier fondu; on l'obtient en faisant fondre trente parties d'acier naturel dans un creuset, avec une de poussier de charbon et une de verre pilé.

Acier naturel, obtenu en exposant le fer cru dans un fourneau pendant que sa surface est couverte de scories.

ACIESIE, s. f., *aciesis* (α priv., χυεῖν, engendrer); stérilité.

ACINACIFORME, adj., *acinaciformis* (*acinaces,* sabre, *forma,* forme); qui a la forme d'un sabre. Cette expression s'emploie particulièrement pour désigner les feuilles de certains végétaux.

ACINE, s. m., *acinus :* terme de botanique peu usité. On appelle ainsi, suivant Gærtner, une baie très-molle, pleine de sucs, transparente, à une seule loge, renfermant plusieurs graines osseuses; telles sont celles de la vigne et des groseillers.

ACINESIE, s. f., *acinesia* (α priv., κινέω, remuer); immobilité. | Intervalle entre la diastole et la systole du pouls.

ACINIFORME, adj., *aciniformis, acinosus* (*acinus,* grain de raisin); épithète donnée à la choroïde par les anciens anatomistes, à cause de sa ressemblance avec un grain de raisin noir.

ACINOS, s. m., *thymus acinos;* espèce de thym annuel, commun dans les champs, et dont l'odeur est moins aromatique que celle du thym cultivé.

ACMASTIQUE, adj., *acmasticos* (ἀκμάζω, je suis dans la vigueur de l'âge); se dit d'une fièvre qui depuis le commencement jusqu'à la fin ne subit pas d'augmentation dans son intensité.

ACMÉ, s. m., *acme* (ἀκμή, vigueur); époque de la maladie où elle est au plus haut degré d'intensité.

ACMELLA, s. m. On appelle ainsi à Ceylan le *spilanthus acmella,* plante annuelle, de la famille des corymbifères et de la syngénésie polygamie égale, qui croît dans différentes contrées de l'Inde, où on la connaît aussi sous le nom d'*abedaria.* La saveur de cette plante est amère, chaude et très-stimulante. On l'emploie en infusion dans la néphrite calculeuse; elle est inusitée en Europe.

ACNÉ, s. m., *varus;* tubercule inflammatoire et dur qui se manifeste au visage.

ACOLOGIE, s. f., *acologia* (ἄκος, remède, λόγος, discours); connaissance des moyens thérapeutiques. On a eu tort d'employer ce mot pour désigner seulement la connaissance des agens chirurgicaux.

ACONIT, s. m., *aconitum* (᾽Ακόνη, ville de la Bithynie, où cette plante était fort commune, selon Théophraste). Ce genre de plantes, de la famille des renonculacées et de la polyandrie pentagynie, se compose d'espèces en général très vénéneuses, parmi lesquelles on distingue surtout l'*aconit napel, aconitum napellus,* L., qui croît dans les montagnes de presque toute l'Europe. Ses feuilles et surtout sa racine sont d'une extrême âcreté. Appliquées sur la peau, elles en déterminent la rubéfaction, et agissent à la manière des substances épispastiques. Administrées à l'intérieur à forte dose, elles sont, pour l'homme et les animaux, un violent poison narcotico-âcre. Stœrk et plus récemment Fouquier, ont retiré quelque avantage de son emploi dans les rhumatismes chroniques, la syphilis, et surtout les hydropisies dites passives. On l'emploie sous forme d'extrait, à la dose d'un demi grain à quatre, six et même douze grains. La plupart des autres espèces, telles que l'*aconit tue-loup, aconitum lycoctonum,* l'*aconit anthore, aconitum anthora,* etc., jouissent des mêmes propriétés et agissent de la même manière.

ACONITINE, s. f.; substance alcaline,

peu connue, qui a été découverte par Brandt dans le suc du napel.

Acope, adj., *acopus* (α priv., κόπος, fatigue); moyen propre à diminuer la fatigue. | Liniment employé pour remplir cette indication.

Acore *faux*, s. m. On nomme ainsi *l'iris des marais, iris pseudo-acorus*, L., dont les graines torréfiées ont été vantées comme un des succédanés indigènes du café.

Acore *vrai*, s. m., *acorus verus, acorus calamus. V.* CALAMUS *aromatique*.

Acorie, s. f., *acoria* (α priv., κορέω, je rassasie); faim insatiable.

Acosmie, s. f., *acosmia* (α, priv., κόσμος, ordre); irrégularité dans les jours critiques. | Calvitie, alopécie.

Acotylédon, ou **Acotylédoné**, adj. et s. m., *acotyledoneus* (α pr., κοτυληδών, cotylédon): se dit de l'embryon lorsqu'il est dépourvu de cotylédons, ce qui est fort rare; la cuscute en offre un exemple. Mais cette expression s'emploie surtout pour désigner les végétaux qui n'ont point de véritable embryon, ni par conséquent de cotylédons. Cette section du règne végétal correspond exactement à la cryptogamie de Linné, à l'agamie de Necker et de Richard. Le nom de ce groupe a beaucoup varié suivant le caractère que l'on a eu principalement en vue en l'établissant. C'est ainsi que Jussieu, ayant égard à l'absence des cotylédons, a nommé les végétaux qui y sont réunis *acotylédons*. Richard, ayant fondé la division des végétaux sur la présence ou l'absence de la radicule, leur a donné le nom d'*arhizes*. Enfin, Decandolle les appelle *végétaux cellulaires*, parce qu'ils sont dépourvus de vaisseaux, et seulement composés de tissu cellulaire.

Acotylédonie, s. f., *acotyledonia* (α pr., κοτυληδών, cotylédon); nom de la première classe du système végétal de Jussieu.

Acoumètre, s. m., *acoumetrum* (ἀκούω, j'entends, μέτρον, mesure); instrument inventé par Itard pour mesurer l'étendue du sens de l'ouïe, les degrés de la surdité incomplète.

Acoustico-malléen, adj. et s. m., *acoustico-malleus* (ἀκούω, j'entends, *malleus*, marteau): nom donné par Chaussier au muscle externe du marteau.

Acoustique, s. m. et adj., *acustica, acusticus* (ἀκούω, j'entends); branche de la physique qui s'occupe de la théorie du son. | Nom d'un nerf (*portion molle de la 7e paire*), qui, de la paroi antérieure

du quatrième ventricule et de la partie postérieure de la protubérance annulaire, se porte dans les deux rampes du limaçon. | Épithète imposée aux instrumens disposés de manière à rassembler les sons et à en accroître ainsi l'intensité. | Nom donné autrefois à une classe de remèdes qu'on supposait propres à fortifier ou même à rétablir l'ouïe.

Acquis, adj., *acquisitus, adventitius;* qui s'est développé sous l'influence des modificateurs de l'organisme, et ne provient pas de la conformation primitive du sujet: *tempérament acquis, maladie acquise. Acquis* est opposé à *héréditaire, congénial* et *conné*.

Acranie, s. f., *acrania* (α privatif, κρανίον, crâne); absence du crâne, en totalité ou seulement en partie.

Acrasie, s. f., *acrasia* (α priv., κρᾶσις, tempérament); intempérance, incontinence, écart de régime. | Intempérie.

Acratie, s. f., *acratia* (α priv., κράτος, force); faiblesse, débilité, impuissance.

Acre, adj., *acer* (ἄκρος, sommet, éminence); épithète imposée aux substances qui occasionent un sentiment désagréable de picotement et d'astriction au fond de la gorge. | En pathologie on a donné ce nom à des substances imaginaires que l'on supposait exister dans les humeurs et susciter diverses maladies, soit dans celles-ci, soit dans les solides. | On appelle *chaleur âcre* celle qui fait éprouver un sentiment d'âcreté, soit au malade, soit à la personne qui applique la main sur la partie qui en est le siège.

Acreté, s. f., *acritas;* qualité propre aux substances âcres, à la chaleur âcre. | *Acreté du sang, des humeurs;* altération morbide chimérique, admise par les anciens. | Ce mot est aussi synonyme d'*aigreurs*.

Acrétopote, adj. et s., *acretopotus* (ἄκρητος, vin pur, *potare*, boire); qui boit du vin pur.

Acridophage, adj. et s. m., *acridophagus* (ἀκρίς, sauterelle, φάγω, je mange); qui mange des sauterelles.

Acrimonie, s. f., *acrimonia;* altération imaginaire du sang, de la bile, de la lymphe, à laquelle les anciens attribuaient la production de plusieurs maladies.

Acrimonieux, adj., *acer;* relatif à l'acrimonie. *Sang acrimonieux*, celui dans lequel on supposait de l'acrimonie.

Acrisie, s. f., *acrisis* (α priv., κρίσις, jugement); terminaison d'une maladie sans crise manifeste.

Acrobystie. *V.* Acroposthie.

Acritique, adj., *acriticus* (α priv., κρίσις, jugement) ; qui a lieu sans crise, qui n'annonce point une crise : *maladie, symptôme, évacuation, abcès acritique.*

Acrochir, s. m., *acrochir* (ἄκρος, extrême, χείρ, main) : nom collectif de l'avant-bras et de la main, dans Hippocrate.

Acrochirèse, *acrochiresis* (ἄκρος, extrême, χείρ, main); lutte dans laquelle les mains des athlètes étaient opposées les unes aux autres.

Acrochirisme. *V.* Acrochirèse.

Acrochordon, s. f., ἀκροχορδὼν, (ἄκρος, extrême, χορδή, corde à boyau) ; verrue pédiculée qui survient aux paupières, et qui doit son nom à ce que, suivant Aëtius, son sommet ressemble à l'extrémité d'une corde à boyau qu'on aurait coupée.

Acrolénion. *V.* Olécrane.

Acromial, adj., *acromialis;* qui a rapport à l'acromion. *Artère acromiale,* ou scapulaire externe.—*Veine acromiale.*

Acromio-coracoïdien, adj., *acromiocoracoïdeus;* nom d'un ligament qui s'étend de l'acromion à l'apophyse coracoïde.

Acromio-huméral (sous-) ; nom donné par Chaussier au muscle *deltoïde.*

Acromion, s. m., *acromion, acromium,* ἀκρώμιον, (ἄκρος, extrême, ὦμος, épaule) ; éminence qui termine l'épine de l'omoplate en haut et en dehors, présente un aplatissement en sens inverse de cette dernière, et s'articule avec la clavicule.

Acromphale, s. m., *acromphalus,* ἀκρόμφαλον (ἄκρος, extrême, ὀμφαλὸς, nombril) ; extrémité du cordon ombilical, qui tient encore au nombril de l'enfant après la naissance.

Acropathie, s. f., *acropathia* (ἄκρος, extrême, πάθος, maladie) ; maladie d'une extrémité quelconque du corps.

Acroposthie, s. f., *acroposthia* (ἄκρος, extrême, πόσθη, prépuce) ; portion du prépuce qui recouvre le gland.

Acrosarque, s. m., *acrosarcum* (ἄκρος, par excellence, σὰρξ, chair) ; Desvaux appelle ainsi les fruits hétrocarpiens, sphériques, quelquefois didymes, qui sont charnus et soudés avec le calice, lequel les couronne souvent : tels sont les fruits baccifères.

Acrotériasme, s. m., *acroteriasmus,* ἀκρωτηριασμὸς (ἀκρωτηριάζω, je coupe les extrémités du corps) ; amputation des extrémités ou des membres.

Acrothymion, s. m., *acrothymion* (ἄκρος, extrême, θύμιον, verrue) ; sorte de verrue conique, rugueuse et saignante.

Acta, mot latin, dont Hallé s'est servi pour désigner collectivement les exercices auxquels l'homme se livre, considérés sous le rapport hygiénique.

Acte, s. m., *actus.* Ce mot n'est guère usité en médecine que de la manière suivante : *acte générateur, vénérien, de la reproduction, de la copulation,* etc. | Il se dit aussi de la discussion publique qui a lieu lorsqu'on soutient une thèse.

Actif, adj., *activus* (*actum,* fait). Ce mot, qui donne l'idée d'une action prononcée, est pris dans des acceptions fort différentes. Une *sensation active* est celle dans laquelle l'organe de perception va, pour ainsi dire, au-devant d'elle, en dirigeant son attention vers l'objet qui la fait naître. | Une *maladie active* est celle qu'occasione ou que caractérise l'exaltation de la vitalité : *névrose, hémorrhagie, inflammation active.* | La *vie active* de Buisson est la *vie animale* de Bichat, ou la collection des fonctions de relation. | *Remède, médicament, traitement actif,* signifient un traitement, un médicament, un remède qui agit avec force.

Action, s. f., *actio;* manière dont un objet agit sur un autre. — *animale,* celle qui a lieu dans les animaux ; — *vitale,* celle qui a lieu dans les corps doués de la vie ; —*organique,* celle qui se passe dans les corps organisés ; — *physique,* celle qui a lieu dans les corps agissant les uns sur les autres en vertu des lois communes à tous, telles que la pesanteur, etc. ; — *morbifique,* celle qui occasione une maladie; — *médicatrice,* celle qui concourt à la guérison; — *cérébrale,* celle qui a lieu dans le cerveau;— *musculaire,* celle qui a lieu dans les muscles; —*nerveuse,* celle qui a lieu dans les nerfs, etc.

Activité, s. f., *activitas;* faculté d'agir ou d'entrer en action, et, par extension, promptitude, vivacité dans l'action. Dans dans le premier sens on dit *activité vitale.*

Actuel, adj., *actualis;* qui agit immédiatement. *Cautère actuel,* celui qui agit en cédant le calorique dont il est pénétré : on l'appelle ainsi, parce que son action est instantanée.

Acuité, s. f. Ce mot, en passant de la musique dans la médecine, a changé de signification ; on l'emploie pour désigner la courte durée des maladies aiguës, et l'époque où elles sont arrivées au plus haut degré d'intensité.

Acuminé, adj., *acuminatus* (ἀκὴ, pointe,

acumen, sommet). Cette expression est employée pour toutes les parties des végétaux qui se terminent subitement à leur sommet par une pointe qui change la courbure des bords ou des côtés. Ainsi les feuilles du noisetier sont *acuminées*.

ACUTANGULÉ, adj. , *acutangulatus* ou *acuté-angulatus* (*acutus*, aigu , *angulus* , angle) ; épithète donnée aux parties solides d'un végétal dont les angles sont aigus et saillans.

ACUPUNCTURE, s. f. , *acupunctura* (*acus*, aiguille , *punctura* , piqûre) ; opération fort usitée à la Chine et au Japon , et qui consiste à enfoncer, dans les parties douloureuses ou engorgées , une aiguille d'or ou d'argent, surmontée d'un manche spiroïde , et qu'on y fait pénétrer plus ou moins, soit par un mouvement de ponction simple, soit par un mouvement de ponction et de rotation combinées, soit enfin par un mouvement de ponction ou de rotation aidé de la percussion exercée sur le manche avec le doigt ou avec un maillet.

ACYANOBLEPSIE , s. m. , *acyanoblepsia* (α priv., κύανος, bleu , ϐλέπω, je vois) ; vice de la vue qui consiste en ce qu'on n'aperçoit pas la couleur bleue.

ACYSIE, s. f. , *acysis* (α priv. , κυεῖν, engendrer) ; stérilité.

ADAL , partie des plantes qui recèle leurs propriétés médicamenteuses , selon Paracelse.

ADARTICULATION, s. f., *adarticulatio* ; synonyme d'*abarticulation* et de *diarthrose,* employé par Ingrassia , qui a traduit ainsi le mot grec προσάρθρωσις.

ADCLIVITÉ, s. f. , *adclivitas* ; Loder a donné le nom d'*adclivité du tibia* à la surface saillante et raboteuse qui sépare les deux cavités articulaires de l'extrémité supérieure de cet os.

ADDÉPHAGIE , s. f., *addæphagia* (ἄδδην, beaucoup , φάγω, je mange) ; faim excessive. | Déesse de la gourmandise.

ADDUCTEUR , adj. et s. m. , *adductor* (*ad*, vers, *ducere*, conduire). On appelle ainsi tout muscle qui rapproche une partie de l'axe par lequel on suppose cette partie ou le corps entier partagé en deux portions égales.

Adducteur de l'œil. V. DROIT *interne.*

Adducteur (*premier* ou *moyen*) *de la cuisse, adductor medius femoris ;* muscle (pubio-fémoral, Ch.) de la partie interne de la cuisse, étendu depuis l'épine et le corps du pubis jusqu'à la partie moyenne de l'interstice de la ligne âpre du fémur, et servant à rapprocher de

l'axe du corps la cuisse , qu'il fait tourner un peu sur elle-même de dedans en dehors.

Adducteur (*second* ou *court*) *de la cuisse, adductor brevis femoris ;* muscle (sous-pubio-fémoral , Ch.) de la partie interne de la cuisse, qui s'étend du corps et de la branche du pubis au tiers supérieur de l'interstice de la ligne âpre du fémur, et qui a les mêmes usages que le précédent.

Adducteur (*troisième* ou *long*) *de la cuisse, adductor longus femoris ;* large muscle (ischio-fémoral , Ch.) de la partie interne et postérieure de la cuisse, qui naît de la tubérosité et de la branche de l'ischion, s'attache en bas à toute la longueur de l'interstice de la ligne âpre du fémur, ainsi qu'à la tubérosité du condyle interne du fémur, et ne diffère pas des deux précédens pour les usages.

Adducteur du pouce, adductor pollicis manûs ; large muscle (métacarpo-phalangien du pouce, Ch.) triangulaire, de l'éminence thénar, qui se porte du troisième os du métacarpe à la partie interne de la première phalange du pouce , et qui sert à rapprocher ce doigt des autres.

Adducteur du petit doigt, adductor digiti minimi ; muscle (carpo-phalangien du petit doigt, Ch.) aplati et alongé , de l'éminence hypothénar, qui, de l'os pisiforme, va gagner la partie interne de la première phalange du petit doigt , et sert à porter celui-ci en dedans et en avant.

Adducteur du gros orteil, adductor pollicis pedi, hallucis ; muscle (calcanéo-sous-phalangien de l'orteil, Ch.) épais, aplati et alongé, situé au côté interne de la plante du pied , où il s'étend depuis le calcanéum jusqu'à la première phalange du gros orteil, qu'il sert à porter en dehors et à fléchir un peu.

ADDUCTION, s. f., *adductio* ; action de rapprocher un membre de l'axe du corps, ou une partie d'un membre de l'axe de ce même membre.

ADECH. Paracelse appelait ainsi l'homme invisible, intérieur, ou cette partie de l'homme qui reçoit les formes et les idées des choses soumises aux sens ; c'est l'âme ou l'esprit.

ADECTE, adj., *adectus* (α priv., δάκνω, je mords) ; nom donné aux médicamens qui calment l'irritation ou les accidens occasionés par d'autres médicamens trop actifs.

ADÉLIDE, adj. , *adelidus* (α priv.,

δῆλος, clair); peu manifeste, obscur : *symptôme adélide.*

ADÉLIPARIE, s. f., *adeliparia* (ἀδήν, abondamment, λιπαρὸς, gras) : nom imposé par Alibert à la polysarcie, qui forme, dans sa Nosologie naturelle, le premier genre des *ethmoplécoses.*

ADELPHIXIE, s. f., *adelphixia, adelphixis* (ἀδελφὸς, frère); confraternité des parties organiques.

ADÉMONIE, s. f., *angor, anxietas* (ἀδημονέω, je suis désespéré); anxiété, inquiétude.

ADÉNALGIE, s. f., *adenalgia* (ἀδήν, glande, ἀλγέω, je souffre); douleur qui a son siége dans une glande.

ADÉNEMPHRAXIE, s. f., *glandularum obstructio* (ἀδήν, glande, ἐμφράσσω, j'obstrue); engorgement des glandes.

ADÉNITE, s. f., *adenitis* (ἀδήν, glande); inflammation des glandes.

ADÉNOGRAPHIE, s. f., *adenographia* (ἀδήν, glande, γράφω, je décris); description des glandes.

ADÉNOÏDE, adj., *adenoïdes* (ἀδήν, glande, εἶδος, figure); qui a la figure d'une glande; synonyme de *glandiforme.*

ADÉNOLOGIE, s. f., *adenologia* (ἀδήν, glande, λόγος, discours); partie de l'anatomie qui traite de la structure et des fonctions des glandes.

ADÉNO-MÉNINGÉE, adj. f., *adeno-meningea* (ἀδήν, glande, μήνιγξ, membrane). Pinel désigne par cette épithète la fièvre *muqueuse* ou *pituiteuse,* parce que, suivant lui, les cryptes de la membrane interne gastro-intestinale sont principalement affectés dans cette maladie.

ADÉNONCOSE, s. m., *tumor glandulorum* (ἀδήν, glande, ὄγκος, tumeur); tumeur formée par une glande.

ADÉNO-NERVEUSE, adj. f., *adeno-nervosa* (ἀδήν, glande, νεῦρον, nerf) : épithète que Pinel emploie pour désigner la peste, dont il place le siége principal dans les nerfs et dans les ganglions lymphatiques de l'aine et de l'aisselle.

ADÉNO-PHARYNGITE, s. f., *adeno-pharyngitis* (ἀδήν, glande, φάρυγξ, pharynx); inflammation des amygdales et du pharynx.

ADÉNO-PHARYNGIEN, adj., *adeno pharyngeus* (ἀδήν, glande, φάρυγξ, pharynx); nom donné autrefois à quelques-unes des fibres de la tunique musculeuse du pharynx, qui partent du corps thyroïde, et qu'on rangeait dans le constricteur inférieur.

ADÉNOPHTHALMIE, s. f., *adenophthalmia*

(ἀδήν, glande, ὀφθαλμὸς, œil); inflammation des follicules de Meibom.

ADÉNOTOMIE, s. f., *adenotomia* (ἀδήν, glande, τέμνω, je coupe); art de disséquer les glandes.

ADÉNOSCLÉROSE, s. f., *induratio glandularum* (ἀδήν, glande, σκληρὸς, dur); Swédiaur donne ce nom aux indurations non douloureuses, mais avec tuméfaction, des glandes, quand elles ne passent point à l'état de squirrhe ou de cancer, soit qu'elles durent autant que la vie, soit qu'elles se terminent par suppuration ou par résolution.

ADÉNOSE, s. f., *adenosis* (ἀδήν, glande); nom de la huitième famille de la Nosologie naturelle d'Alibert, dans laquelle se trouvent rangées toutes les maladies chroniques dont les glandes sont le siége spécial.

ADÉPHAGIE. *V.* **ADDÉPHAGIE.**

ADEPTE, s. m., *adeptus* (*adipiscor,* j'acquiers, j'obtiens); initié aux mystères d'une science ou d'une secte quelconque. Se disait surtout des alchimistes, qui croyaient ou prétendaient posséder l'art de faire de l'or. Ce terme s'emploie toujours en mauvaise part aujourd'hui.

ADHÉRENCE, s. f., *adhærentia* (*ad,* à, *hærere,* être attaché); union d'une chose à une autre. | On appelle ainsi, en pathologie, l'union de parties qui devraient être séparées. Cette union est ou congéniale ou accidentelle; dans ce dernier cas elle est l'effet d'un travail organique, appelé *inflammation adhésive* de deux parties auparavant contiguës. L'*adhérence de l'arachnoïde, de la plèvre, du péritoine, de la tunique vaginale,* est l'union anormale de deux portions de la surface interne de ces membranes séreuses.

ADHÉSIF, adj., *adhærens,* qui adhère. *Emplâtre adhésif;* c'est celui qui est composé de manière à pouvoir adhérer à la peau.

ADHÉSION, s. f., *adhæsio* (*ad,* à, *hærere,* être attaché); manière dont une chose est attachée à une autre; mode de cette union. Il y a entre *adhésion* et *adhérence* la même différence qu'entre cause et effet. L'adhésion est congéniale ou accidentelle; cette dernière est l'effet immédiat de l'inflammation adhésive.

ADIANTE, s. f., *adianthus* (α priv., διαίνω, je mouille). Ce genre de plantes, de la famille des fougères, est ainsi nommé parce que son feuillage ne se laisse point pénétrer par l'humidité. Plusieurs espèces sont employées en médecine, sous le nom général de *capillaires*.

ADIAPNEUSTIE, s. f., *adiapneustia* (α priv., διαπνέομαι, je transpire) ; suppression de la transpiration cutanée.

ADIAPHORE, s. f., *adiaphorus* (α priv., διαφέρει, il importe) ; principe volatil, inodore, qu'on retire du tartre par la distillation.

ADIAPHORÈSE, s. f., *adiaphoresis* ; défaut de perspiration cutanée.

ADIARRHÉE, s. f., *adiarrhœa* (α priv., διαρρεῖν, couler) ; rétention d'humeurs qui devraient être expulsées.

ADIPEUX, adj., *adiposus* (*adeps*, graisse); qui a rapport à la graisse. On appelle *tissu* ou *panniculeadipeux*, *membrane* ou *toile adipeuse*, un tissu particulier dans les cellules duquel se dépose la graisse qu'il sécrète.

ADIPOCIRE, s. f., *adipocira, gras des cadavres, gras des cimetières* (*adeps*, graisse, *cera*, cire); savon composé d'une grande quantité d'acide margarique, d'ammoniaque, d'acide oléique, et d'un peu de potasse et de chaux, dans lequel se convertissent les substances animales en diverses circonstances, par exemple dans certains terrains, ou lorsqu'on les tient plongées sous l'eau.

ADIPSIE, s. f., *adipsia* (α priv., δίψα, soif); défaut de soif. L'*adipsie* constitue le 5ᵉ genre de la famille des *gastroses*, dans la Nosologie naturelle d'Alibert.

ADJUVANT, adj., *adjuvans* (*adjuvo*, j'aide); substance introduite dans une préparation pharmaceutique pour seconder l'action du médicament principal, de la nature et de l'activité duquel les siennes se rapprochent.

ADNÉ, adj., *adnatus* (*adnascor*, croître sur) ; qui est appliqué dessus. Quelques auteurs ont appelé la conjonctive *membrane adnée, tunica adnata*. | Ce terme est employé dans le même sens en botanique : ainsi les stipules sont *adnées* au pétiole dans les rosiers, parce qu'elles sont comme soudées avec lui.

ADOLESCENCE, s. f., *adolescentia (adolesco,* je croîs); époque de la vie qui dure depuis les préludes de la puberté jusqu'au temps où le corps a acquis la totalité de son développement en hauteur; elle s'étend pour les hommes de la quatorzième à la vingt-cinquième année, et pour les femmes de la onzième à la vingt-unième.

ADOLESCENT, adj. et s. m., *adolescens (adolesco,* je croîs); qui est dans l'adolescence.

ADOUCISSANT, adj., *demulcens ;* se dit des médicamens que jadis l'on supposait doués de la propriété de diminuer l'âcreté, l'acrimonie, l'acidité des humeurs, et que l'on considère aujourd'hui comme diminuant l'irritation des tissus avec lesquels on les met en contact.

ADRAGANT, s. f., *tragacantha gummi* (τραχὺς,hérissé,ἄκανθα,épine); nom d'une gomme qu'on recueille sur plusieurs espèces d'astragales épineuses, telles que l'*astragalus tragacantha*, l'*astragalus creticus* et l'*astragalus gummifer*. Elle est en lanières étroites, irrégulièrement contournées, d'un blanc mat et d'une saveur fade. *Adragant* est formé par corruption de *tragacanthe*.

ADRAGANTHINE, s. f., *adraganthina, prunine, cérasine;* substance écailleuse, d'un blanc sale, insipide, inodore, dure, presque transparente, soluble dans l'eau bouillante, susceptible de se gonfler dans l'eau froide, dont elle absorbe une grande quantité, qui forme près de la moitié de la gomme adragant, et qu'on trouve dans beaucoup de végétaux, accompagnée presque toujours d'une substance plus ou moins analogue à la gomme arabique.

ADROIT, adj., *dexter ;* se dit d'un cheval qui choisit bien l'endroit où il met le pied dans un terrain raboteux et difficile.

ADSTRICTION. *V.* ASTRICTION.

ADULTE, adj. et s. m., *adultus (adolesco,* je croîs) ; qui est arrivé ou qui a rapport à l'époque où le corps humain a pris son développement complet. L'*âge adulte* s'étend depuis la 25ᵉ année pour les hommes et la 21ᵉ pour les femmes, jusqu'à 50 ans pour ceux-là, et 45 pour celles-ci.

ADULTÉRATION, s. f., *adulteratio (adulterare,* altérer, falsifier) ; action d'altérer, de falsifier, de frelater les alimens ou les médicamens, de sorte qu'ils semblent être de bonne qualité, sans avoir l'efficacité de ceux qui en sont réellement.

ADULTÉRER, v. ad., *adulterare,* falsifier, altérer les médicamens, les alimens.

ADUSTE, adj., *adustus (adurere,* brûler); brûlé. *Sang aduste,* sang que l'on croyoit jadis être desséché, brûlé par l'action des liqueurs fortes, par les excès en tous genres.

ADUSTION, s. f., *adustio (adurere,* brûler); application et action immédiate du feu sur le corps. *V.* CAUTÉRISATION.

AD - UTERUM; nom donné par Geoffroy Saint-Hilaire à la portion de l'organe sexuel des oiseaux femelles correspondante aux cornes de la matrice des mammifères, qui constitue la poche du dernier séjour de l'œuf, celle où il se revêt de sa coquille.

Adventice, adj., *adventitius*; acquis, accidentel : se dit des maladies qui ne sont ni constitutionnelles ni héréditaires.

Adynamico-ataxique, adj., *adynamico-ataxicus*; qui réunit les caractères de l'adynamie et de l'ataxie.

Adynamie, s. f., *adynamia* (α priv. δύναμις, force, faculté, pouvoir); impuissance, manque de force, faiblesse, débilité. | Diminution des forces vitales; prostration de l'action des sens et de celle des muscles.

Adynamique, adj., *adynamicus* (α priv. δύναμις, force); qui est produit par l'adynamie, ou qui y est relatif. La *face adynamique* est cet état d'altération profonde des traits, avec affaissement et pâleur considérables, sécheresse du nez et du bord des paupières, état pulvérulent de ces dernières, et aspect terne de la cornée. La *fièvre adynamique* est, selon Pinel, celle qui est caractérisée par la diminution des fonctions cérébrales et de l'action musculaire. Les *symptômes adynamiques* sont ceux qui dépendent de l'adynamie, qui annoncent l'adynamie. L'*inflammation adynamique* est celle qui, au lieu d'être l'effet de l'augmentation des propriétés vitales, provient de la diminution de ces propriétés : cette espèce d'inflammation n'est qu'une pure hypothèse.

Ædoiodynie, s. f., *ædoiodynia* (αἰδοῖα, organes de la génération, ὀδύνη, douleur); douleur qui se fait sentir aux organes de la génération.

Ædoiographie, s. f., *ædoiographia* (αἰδοῖα, organes de la génération, γράφω, je décris); description des organes qui servent à la génération.

Ædoiologie, s. f., *ædoiologia* (αἰδοῖα, organes de la génération, λόγος, discours); traité ou description des organes de la génération.

Ædoiopsophie. *V.* **Ædopsophie**.

Ædoiotomie, s. f., *ædoiotomia* (αἰδοῖα, organes de la génération, τέμνω, je coupe); dissection des organes de la génération.

Ædoïte, s. f., *ædoïtis* (αἰδοῖα, organes de la génération); inflammation des parties génitales externes.

Ædopsophie, s. f., *ædopsophia* (αἰδοῖα, organes de la génération, ψόφος, bruit);

émission de vents par l'urèthre chez l'homme, par le vagin chez la femme.

Ægagropile. *V.* **Égagropile**.

Ægilops, s. m., αἰγίλωψ (αἴξ, αἴγος, chèvre, ὤψ, œil); maladie qui donne à l'œil qui en est atteint l'apparence de celui d'une chèvre, ou maladie de l'œil à laquelle les chèvres sont sujettes. | Ulcère placé au grand angle de l'œil, reposant, suivant quelques-uns, sur le sac lacrymal; y pénétrant, suivant les autres. | Fistule lacrymale.

Ægophonie. *V.* **Égophonie**.

Ægyptiac, s. m., *pharmacum ægyptiacum*; onguent composé avec le vinaigre, le miel et le vert-de-gris. Cette préparation est regardée comme dessiccative dans l'art vétérinaire.

Aérien, adj., *aerius*; qui a la forme gazeuse ou aérienne, qui appartient à l'air. Autrefois on appelait l'acide carbonique *acide aérien*, parce qu'il entre, en faible proportion à la vérité, dans la composition de l'atmosphère.

Aérifère, adj., *aerifer* (*aer*. air, *ferre*, porter); se dit des conduits qui servent à l'introduction de l'air dans le corps des êtres vivans, et en particulier de la trachée et des bronches, chez l'homme.

Aérification, s. f., *aerificatio* (*aer*, air, *facere*, faire); action de convertir un corps en gaz ou en fluide élastique.

Aériforme, adj., *aeriformis* (*aer*, air, *forma*, forme); qui a la forme de gaz ou de fluide élastique : synonyme de *gazeux*.

Aérodynamique, s. f., *aerodynamica* (ἀήρ, air, δύναμις, force); partie de la physique qui s'occupe d'étudier les phénomènes dépendans de la pression atmosphérique.

Aérographie, s. f., *aerographia* (ἀήρ, air, γράφω, j'écris); traité sur l'air.

Aérologie, s. f., *aerologia* (ἀήρ, air, λόγος, discours); traité des propriétés de l'air.

Aéromantie, s. f., *aeromantia* (ἀήρ, air, μαντεία, divination); art de deviner l'avenir d'après l'état de l'atmosphère et l'inspection des météores.

Aérométrie, s. f., *aerometria* (ἀήρ, air, μέτρον, mesure); partie de la physique qui traite de l'histoire et des propriétés physiques de l'air atmosphérique.

Aérophobe, adj., *aerophobus* (ἀήρ, air, φοβέω, je crains); qui a horreur du contact de l'air ou de la lumière. Le chien affecté de la rage présente quelquefois ce symptôme.

Aérophobie, s. f., *aerophobia* (ἀήρ,

air, φοβέω, je crains) ; horreur du contact de l'air en mouvement, que l'on observe quelquefois dans le délire occasioné par l'inflammation de l'encéphale ou de ses membranes. Ce mot a été souvent employé abusivement pour désigner l'horreur de la lumière ou la *photophobie*, symptôme beaucoup moins rare, et qui accompagne presque toujours l'horreur de l'eau ou l'*hydrophobie*.

Æsthème, s. m., *sensatio*, αἴσθημα ; sensation, sentiment.

Æsthésie, s. f., *sensibilitas*, αἴσθησις ; sensibilité.

Æsthétère, s. m., *aisthcterium*, αἰσθητήριον (αἰσθάνομαι, je sens) ; centre des sensations, faculté de sentir, sensibilité, *sensorium commune*.

Æther. *V.* **Éther**.

Æthiops. *V.* **Éthiops**.

Ætiologie. *V.* **Étiologie**.

Affadissement, s. m., se dit du sens du goût, lorsque tout ce qui est introduit dans la bouche semble avoir perdu sa saveur naturelle.

Affaiblissement, s. m., *debilitatio* ; diminution des forces.—*de la vue*. *V.* **Amblyopie**. — *de l'ouïe*. *V.* **Barvecoie**.

Affaissement, s. f., *torpor, stupor, collapsus, depressio* ; se dit en parlant du bas-ventre, d'une tumeur, des mamelles ou des forces d'un malade. | Se dit en chirurgie pour exprimer l'état d'une partie dont la tension ou la turgescence diminue : *affaissement de la cornée, d'une tumeur*.

Affectif, adj. ; qui affecte, touche, émeut. Gall appelle *facultés affectives* les dispositions de l'organisation primitive du cerveau dont l'action produit les sentimens, les affections.

Affection, s. f., *affectus, affectio* (*ad*, à, *fixus*, fixé) ; sentiment agréable ou pénible que l'on éprouve à l'occasion ou par le seul souvenir de modifications opérées dans les organes des sens, ou dans les viscères, par les corps qui nous environnent. Gall appelle *affections* certains modes d'action du cerveau, ordinairement passagers, qui ne sont relatifs qu'à des circonstances du moment, comme la colère, la joie, la frayeur, la crainte, le chagrin. | *Affection morbide*, synonyme de *maladie*. — *lunatique*, *V.* **Fluxion périodique**. — *tuberculeuse*, *V.* **Tubercules**.

Affinité, s. f., *affinitas* (*ad*, près, *finis*, fin) ; rapport, liaison, convenance des choses entre elles. | Tendance ou disposition de certains corps à s'unir.

| Traits de ressemblance que les êtres présentent dans leur forme, leur habitude extérieure et leur structure. | Force qui tend à rapprocher les molécules des corps ; puissance qui sollicite les particules constituantes de ces corps à adhérer les unes aux autres, et à persister dans leur état d'union.

Affluence, s. f., *affluxus, corrivatio* (*ad*, vers, *fluere*, couler) ; concours des humeurs, et principalement du sang, vers un organe quelconque.

Affluent, adj., *affluens* (*ad*, vers, *fluere*, couler) ; se dit des humeurs en général, lorsqu'elles se dirigent vers un organe plutôt que vers un autre.

Afflux, s. m., *affluxus* (*ad*, vers, *fluere*, couler) ; concours des humeurs en général, et particulièrement du sang, vers un point quelconque de l'organisme.

Affourrager, v. a., *pabulum præbere* ; donner du fourrage aux bestiaux.

Affranchissement. *V.* **Castration**.

Affrique (Saint-), petite ville, peu distante de Milhaud, près de laquelle existe une source d'eau minérale froide.

Affusion, s. f., *affusio* ; application des liquides à la peau, qui consiste à les verser subitement sur la totalité ou seulement sur une portion du corps. Les affusions se font avec l'eau chaude ou l'eau froide, plus souvent avec cette dernière.

Agacement, s. m. (ἀκάζειν, aiguiser) ; irritation. — *des dents* (*dentium stupor, hebetatio*), sensation extrêmement désagréable que l'on éprouve quand des acides sont mis en contact avec les dents. — *des nerfs*, terme fort employé par les gens du monde, et sur-tout par les femmes, pour indiquer un état d'impatience, d'irritation, souvent imaginaire, ou du moins supposé.

Agalactie, s. f., *agalactia* (α priv. γάλα, lait) ; absence du lait dans les mamelles. | Défaut de la sécrétion du lait après l'accouchement.

Agalaxie. *V.* **Agalactie**.

Agalloche, s. m., *agallochum* ; bois résineux et odorant, que l'on connaît encore sous le nom de *bois d'aloès*. Il est produit par l'*excæcaria agallocha*, L., petit arbre dioïque de la famille des euphorbiacées, qui croît dans différentes parties des Indes orientales. En Chine et au Japon il est très-recherché, et entre dans la plupart des parfums que l'on brûle. Son odeur rappelle celle du benjoin et de la cascarille. La fumée qu'il répand quand on le jette sur des charbons ardens a été conseillée comme *céphalique* dans plusieurs circonstances, mais aujourd'hui cette substance n'est plus d'aucun usage.

Agame, adj., *agamus* (α priv. γάμος, noces); nom que Necker, et avec lui plusieurs botanistes, donnent aux plantes appelées *cryptogames* par Linné, parce que ces végétaux sont en effet privés d'organes sexuels semblables à ceux des plantes phanérogames.

Agamie, s. f., *agamia*. Ce nom doit être substitué à celui de *cryptogamie* pour la dernière classe du système de Linné, qui renferme toutes les plantes dépourvues d'organes sexuels, telles que les fougères, les mousses, les lichens, les lycopodes, les champignons, les algues, etc.

Agaric, s. m., *agaricus*; genre de champignons faciles à reconnaître à leur chapeau garni inférieurement de feuillets perpendiculaires et rayonnans. Le nombre des espèces que ce genre renferme est tellement considérable, qu'on les a groupées en plusieurs sous-genres, dont chacun comprend beaucoup d'espèces. Plusieurs agarics sont employés comme alimens; d'autres sont extrêmement vénéneux. Parmi les premiers, on doit remarquer surtout, 1° l'*agaric comestible, agaricus edulis*, L., ou *champignon de couche*, si commun en automne sur les friches et sur les pelouses sèches, et qu'on obtient aussi en le cultivant sur des couches de fumier; 2° le *mousseron, agaricus odoratus*, L., qui croît dans les bois, etc. Quant aux agarics vénéneux, les plus communs sont l'*agaric meurtrier, agaricus necator*; l'*agaric âcre, agaricus acris*, etc. *V.* Amanite, sous-genre qui renferme plusieurs espèces vénéneuses et d'autres qui sont comestibles. On appelle aussi du nom impropre d'*agaric* deux espèces du genre Bolet; l'une, nommée *agaric blanc* ou du *mélèze*, est le *boletus laricis*, L. Ce champignon croît en Asie et dans différentes parties de l'Europe. Tel que le commerce nous le présente, il est en morceaux légers, blancs, d'une amertume et d'une âcreté extraordinaires. C'est un purgatif drastique des plus violens, rarement employé aujourd'hui, si ce n'est dans l'hippiatrique. L'autre est l'*agaric de chêne* ou *amadouvier*, qui est le *boletus igniarius*, L., avec lequel on prépare l'*amadou* ou *agaric des chirurgiens*, dont on se sert, dans le pansement des plaies récentes, pour arrêter l'hémorrha-

gie des petits vaisseaux, à cause de sa propriété absorbante, et non d'une action astringente qu'on lui attribuait autrefois.

Age, s. m., *ætas*; mesure du temps qui s'écoule entre la vie et la mort. | Durée présumée naturelle de la vie d'un corps organisé. | Époque de la vie marquée par un état particulier des organes.

Agédoite, s. f.; principe immédiat des végétaux, cristallisable en octaèdres, presque insoluble dans l'eau, soluble dans les acides sulfurique et nitrique, insipide et contenant de l'azote; cette substance exhale une odeur ammoniacale quand on la triture avec de la potasse; elle existe dans le suc de réglisse.

Agénésie, s. f., *agenesis*, (α priv. γένεσις, génération); stérilité, impuissance.

Agent, s. m., *agens*; qui agit. — *hygiénique*, tout corps qui concourt à l'entretien de l'action organique. — *morbifique* (et non *morbide*), tout corps qui tend à léser l'action organique. — *délétère*, qui tend à éteindre l'action organique. — *thérapeutique*, qui est propre à rétablir l'action organique. — *pharmaceutique*, ou *médicament*.—*chirurgical*, ou *instrument*.—*chimique*, ou *menstrue*.

Agérasie, s. f., *agerasia, insenescentia* (α priv. γῆρας, vieillesse); état d'un homme qui est parvenu à la vieillesse sans éprouver ni débilitation sensible, ni infirmités; vieillesse vigoureuse et verte.

Ageusie. *V.* Ageustie.

Ageustie, s. f., *ageustia*, ἀγευστία (α pr., γεύομαι, je goûte); diminution, abolition du goût, dégoût.

Agglutinant, adj., *agglutinans* (*gluten*, colle). On appelait autrefois *agglutinans* certains médicamens qu'on croyait propres à recoller les parties divisées.

Agglutinatif, adj., *glutinosus* (*gluten*, colle); qui colle ou qui s'attache comme la *glu*. Le taffetas gommé, les sparadraps de diachylon gommé, d'André de la Croix, etc., servent à faire des bandelettes ou des emplâtres agglutinatifs, de forme et de grandeur très-variées, et fort usités pour maintenir en contact les lèvres des solutions de continuité simples, ou celles des plaies qui résultent des opérations chirurgicales.

Agglutination, s. f., *agglutinatio* (*gluten*, colle); action des substances agglutinatives. | Premier degré de l'*adhésion*.

Agglutiner, v. a., *agglutinare* (*glu-*

ten, colle), coller, réunir. *Agglutiner les lèvres d'une plaie.*

Aggravé, adj., *defessus* ; chien fatigué, chien dessolé : boiterie, crevasses, ampoules qui surviennent sous la peau des pattes des chiens de chasse.

Aggraver, v. a. (*ad*, augm., *gravis*, pesant) ; rendre plus grave. *S'aggraver,* devenir plus grave. Les excès des malades *aggravent* leur maladie ; les maladies *s'aggravent* par un traitement inapproprié.

Agheustie. *V.* **Ageustie**.

Agissant, adj. ; se dit de la médecine considérée sous le rapport thérapeutique, lorsque l'on met en usage des moyens propres à faire cesser les maladies, au lieu de se borner à écarter les circonstances qui pourraient les empêcher de se terminer d'une manière favorable. La *médecine agissante* est l'opposée de la *médecine expectante*. On dit aussi un *remède agissant*, pour indiquer un médicament qui produit des effets non équivoques.

Agitation, s. f., *agitatio, jactitatio* (*agere*, agir) ; mouvement continuel que se donne un malade lorsqu'il ne peut trouver aucune position qui ne lui soit pénible. | Inquiétude, crainte vague de l'esprit.

Aglactation. *V.* **Ablactation**.

Aglie, s. f., *aglia*, ἀγλίη ; cicatrice blanche à la cornée.

Aglosse, adj., *aglossus* (α priv. γλῶσσα, langue) ; privé de la langue.

Aglossie, s. f., *aglossia* (α priv., γλῶσσα, langue) ; privation de la langue.

Aglossostomographie, s. f., *aglossostomographia* (α priv. γλῶσσα, langue, σΊόμα, , bouche, γράφω, je décris) ; description d'une bouche sans langue.

Agneau, s. m., *agnus* ; jeune mouton dont la viande est employée pour faire des bouillons adoucissans et légèrement laxatifs.

Agnoie, s. f., *agnoia* (α priv. γνόω, je connais) ; état d'un malade qui ne reconnaît ni les objets ni les personnes qui l'entourent.

Agnus castus, s. m. ; c'est un des noms donnés au *gattilier*, A., *vitex agnus castus*, L., arbrisseau de la famille des *verbénacées*, qui croît dans les provinces méridionales de l'Europe. Ses fruits, qui ont une saveur très-aromatique, étaient autrefois considérés comme un puissant anti-aphrodisiaque, propre à calmer les désirs effrénés des malheureux reclus, effet qu'ils étaient loin de produire.

Agomphose, s. f., *agomphosis* (α priv., γομφόω, je cloue) ; état des dents lorsqu'elles sont vacillantes dans les alvéoles.

Agonie, s. f., *agonia* (ἀγών, combat) ; derniers instans de la vie, pendant lesquels l'action organique s'éteint graduellement, et qui donnent l'idée d'une lutte de l'organisme avec une puissance délétère, parce que de temps en temps la vie semble se ranimer, jusqu'à ce qu'enfin elle s'éteigne tout-à-fait. | Stérilité.

Agonistique, s. f., *agonistica* (αγών, combat) ; partie de la gymnastique qui avait rapport aux combats des athlètes. | Nom donné à l'eau très-froide, chez les Grecs, parce qu'on l'employait à calmer l'effervescence du sang dans les accès fébriles.

Agréablement, adv., *jucundè* ; une des conditions exigées pour qu'une opération soit bien faite. Ce mot ne doit pas être pris au pied de la lettre ; il signifie seulement qu'il ne faut rien négliger pour que l'opération occasione le moins de douleur possible.

Agrégé, adj., *aggregatus* (*ad*, auprès, *gregare*, assembler). Ce terme s'emploie dans plusieurs acceptions différentes. Ainsi on dit des fleurs qu'elles sont *agrégées*, lorsqu'elles sont pédonculées, et qu'elles naissent plusieurs ensemble d'un même point, comme celles du cerisier ; dans ce cas *agrégé* est synonyme de *fasciculé*. D'autres fois on appelle *fleurs agrégées*, celles qui sont rassemblées en tête, comme dans le chardon à foulon, la scabieuse, la globulaire. Enfin quelquefois on se sert de ce mot comme synonyme de *fleurs composées*. On dit des fruits qu'ils sont *agrégés*, lorsqu'ils proviennent de plusieurs ovaires appartenant à des fleurs distinctes, d'abord séparées, comme ceux du mûrier, du figuier, etc.

Agreste, adj., *agrestis* ; qui croît dans les lieux agrestes. Cette expression s'emploie pour caractériser les plantes qui croissent spontanément dans les lieux agrestes et non cultivés.

Agrie, s. f., *agria* (ἀγριαίνω, j'irrite) ; espèce de dartre rongeante et douloureuse.

Agriothymie, s. f., *insania ferox* (ἄγριος, féroce, θυμὸς, caractère) ; tendance à des actes de cruauté. Swédiaur en a fait un genre de sa classe des *paronoiss*, et il en a indiqué trois espèces : l'*agriothymie ambitieuse*, ou le désir effréné de subjuguer, d'exterminer les hommes ou les peuples ; la *religieuse,* ou le désir effréné de faire périr les hommes d'une autre religion que celle que l'on professe ; l'*hydrophobique,* ou le désir de mordre, qui a lieu dans la rage.

AGRIPAUME, s. f., *agripauma.* On appelle ainsi le *leonurus cardiaca,* L., plante vivace, de la famille des labiées, et de la didynamie gymnospermie, qui croît en France, et qu'on employait autrefois comme stimulante et sudorifique : on l'a également recommandée contre la cardialgie des enfans, mais elle n'est plus employée de nos jours.

AGRIPPA, s. m., *agrippa* (ἄγρα, capture, πούς, pied); terme employé pour désigner un enfant qui vient au monde par les pieds.

AGRYPNIE, s. f., *agrypnia,* ἀγρυπνία (α pr., ὕπνος, sommeil); insomnie.

AGRYPNOCOMA, s. m., *agrypnocoma,* ἀγρυπνόκωμα (α priv. ὕπνος, sommeil, κῶμα, assoupissement); état d'assoupissement qui alterne avec l'insomnie.

AGYRIAS, s. m., *agyrias* (ἄγυρις, amas, collection); opacité du cristallin.

AGYRTE, s. m., *agyrta* (ἄγυρις, attroupement); charlatan, jongleur, marchand d'orviétan.

AIDE, s. m., *adjutor;* personne instruite, intelligente, adroite, vigoureuse, réservée, discrète et dévouée, qui a pour fonction d'aider un chirurgien dans la pratique d'une opération.

AIDES, s. f., *adjumenta;* se dit des secours que le cavalier tire des effets modérés de la bride, de l'éperon, du son de la voix, des cuisses et des talons, pour conduire un cheval comme il lui plaît.

AIDOIAGRAPHIE. *V.* **ÆDOIOGRAPHIE.**

AIDOIALOGIE. *V.* **ÆDOIOLOGIE.**

AIDOIATOMIE. *V.* **ÆDOIOTOMIE.**

AIDOPSOPHIE. *V.* **ÆDOPSOPHIE.**

AIGE, s. f., *œgias* (αἴξ, chèvre); tache blanche au-devant de la pupille, et provenant d'une cicatrice, d'un dépôt d'humeurs ou d'une concrétion. Les auteurs sont peu d'accord sur l'étymologie et la véritable signification de ce mot.

AIGILOPS. *V.* **ÆGILOPS.**

AIGLE, s. f., *aiglia,* αἰγλία. *V.* **AIGE.**

AIGRE, adj., *acerbus;* piquant, mordant, fâcheux, cassant; se dit au sens propre de la saveur des fruits verts ou acidules, des sons aigus et perçans, des métaux qui se brisent sous le choc du marteau, des liqueurs dans lesquelles il s'est développé de l'acide acétique ; au figuré, de l'esprit rude et du caractère acariâtre.

AIGRE-DOUX, adj., *sub-acidus ;* composé de doux et d'aigre : *saveur, manière, ton, style aigre-doux.*

AIGRELET, adj., *acidulus;* un peu acide : synonyme d'*acidule ; saveur aigrelette, ton aigrelet.*

AIGREMOINE, s. f., *agrimonia eupatoria,* L.; petite plante vivace, de la famille des rosacées et de la dodécandrie digynie, qui croît dans les bois et sur les pelouses. Ses feuilles et sa racine ont une saveur astringente, et leur décoction est fréquemment employée pour préparer des gargarismes détersifs.

AIGRETTE, s. f., *pappus.* Les botanistes appellent ainsi une petite touffe de poils ou d'écailles qui couronne les fruits de certains genres de plantes, surtout dans la vaste famille des synanthérées et des valérianées, où elle paraît être un véritable calice. Selon la nature des poils qui la composent, on dit de l'aigrette qu'elle est *poilue,* lorsqu'elle est formée de poils simples et non ramifiés, comme dans les chardons ; *plumeuse,* quand ces poils sont ramifiés sur les côtés, et ressemblent en quelque sorte à de petites plumes, comme dans le pissenlit ; lorsque l'aigrette est composée de petites écailles, on l'appelle *squameuse ;* telle est celle du grand-soleil, de l'œillet-d'Inde, etc. ; enfin on la nomme *marginale,* quand elle forme un petit rebord membraneux au sommet du fruit, ainsi qu'on l'observe dans les camomilles, les matricaires, etc. L'aigrette est *sessile,* quand les poils qui la composent sont immédiatement insérés sur le sommet de l'ovaire, par exemple dans l'artichaut. Elle est *stipitée* dans la scorzonère, le pissenlit, c'est-à-dire portée sur une sorte de pédicule nommée *stipe.*

AIGRETTÉ, adj., *papposus;* qui est pourvu d'une aigrette. Ce terme se dit des fruits munis d'une aigrette.

AIGREURS, s. f. pl., *acores;* rapports acides qui proviennent de l'irritation de l'estomac.

AIGU, adj., *acutus;* se dit des maladies qui marchent avec rapidité, durent peu, eu égard à leur siége, et ont généralement un certain degré de gravité. Dans le langage de l'école, les maladies *très-aiguës* étaient celles qui ne duraient que trois à quatre jours; les *sub-très-aiguës* duraient sept jours, les *aiguës* quatorze, les *sub-aiguës* de vingt-un à quarante jours. On dit aussi une douleur *aiguë,* pour indiquer une très-vive douleur. | *Son aigu, cris aigus.*

Aiguille, s. f. , *acus ;* tige d'acier, d'or, d'argent ou de platine, qui peut être arrondie , plate ou triangulaire , droite ou courbe , supportée ou non par un manche , mais qui présente *toujours* une pointe au moyen de laquelle elle pénètre dans les tissus, en y faisant une piqûre, et *souvent* , soit près de cette pointe, soit, ce qui est plus ordinaire , près de l'autre extrémité, qu'on nomme le *talon,* un chas propre à recevoir un fil, un cordonnet, une bandelette de linge ou une mèche, qu'elle sert à introduire dans les parties.

Aiguille à acupuncture , instrument composé d'une tige d'or ou d'argent inflexible, conique, déliée, longue de trois à quatre pouces , montée sur un manche sillonné en pas de vis, et à laquelle ou adapte à volonté une canule moins longue qu'elle d'un demi-pouce, destinée à modérer le mouvement de progression qu'on lui imprime , soit en tournant le manche entre les doigts, soit en le frappant avec un maillet. *V.* Acupuncture.

Aiguille à appareil , aiguille à coudre ordinaire, dont on se sert pour confectionner les bandages.

Aiguille à bec-de-lièvre , instrument usité pour pratiquer la suture entortillée. C'est une tige droite d'acier, d'argent ou d'or, cylindrique , de grosseur et de longueur variables, et dont les extrémités ont beaucoup changé de forme à différentes époques. Le talon a été tour à tour arrondi en forme de tête d'épingle , afin qu'on pût pousser l'instrument sans se blesser les doigts ; percé d'un chas, ou fendu comme une *lardoire,* afin qu'il pût recevoir un fil à l'aide duquel on le retenait , ou une tige de métal de même grosseur qu'il entraînait à sa suite, et qu'il laissait à sa place. La pointe, toujours d'acier quand l'aiguille était elle-même faite de ce métal , quelquefois encore en cuivre quand la tige était d'argent ou d'or, tantôt continue à cette tige et fixe, tantôt vissée sur elle et amovible , a été successivement conique , triangulaire , quadrangulaire , etc. Aujourd'hui les aiguilles dont on se sert sont en or , en argent , ou en laiton étamé : leur corps est cylindrique ; leur talon ne présente ni chas ni tête, et leur pointe est taillée en fer de lance. Elles ne se rouillent pas comme celles d'acier, pénètrent plus facilement que celles dont la pointe présente une autre forme , et peuvent être retirées sans que

cette pointe parcoure de nouveau leur trajet.

Aiguille à cataracte , instrument usité pour opérer la dépression ou le broiement du cristallin devenu opaque. Autrefois, cette aiguille était composée d'une tige déliée et conique d'argent ou d'or, et disposée de manière à pouvoir être vissée, quand on voulait en faire usage, sur un manche octogone et creux qui lui servait ensuite d'étui. Aujourd'hui , l'aiguille à cataracte est formée d'une tige d'acier conique , longue de 15 à 24 lignes, fixée sur un manche taillé à pans, et dont l'extrémité doit être , suivant Scarpa et Langenbeck , aiguë , prismatique, triangulaire et recourbée ; suivant Dupuytren et Walther, aplatie, recourbée et tranchante sur ses bords ; suivant Hey, aplatie, avec un sommet demi-circulaire et tranchant ; suivant Beer, Siebold, Schmidt , Himly, Græfe , etc. , droite et terminée en fer de lance. Un signe , consistant ordinairement en un point d'une couleur différente de celle du manche, est placé sur celui-ci, de manière à correspondre à un côté donné de l'extrémité libre de l'aiguille ; il sert à faire connaître , lorsqu'elle est engagée dans le globe de l'œil , celui de ses côtés qui est en rapport avec le cristallin.

Aiguille à contre-ouverture , instrument presque inusité, composé d'une lame d'acier longue et étroite, dont la pointe est aiguë et tranchante des deux côtés , dont le talon est percé d'un chas pour recevoir une mèche ou une bandelette de linge , et d'une gaine d'argent, aplatie, plus courte que la lame , dont elle est destinée à couvrir la pointe, tant qu'elle chemine au milieu des parties qu'elle doit respecter.

Aiguille à fistule , tige d'argent , longue, aplatie et flexible , percée d'une ouverture vers l'une de ses extrémités, mousse vers l'autre, dont on se servait autrefois pour passer un séton dans les trajets fistuleux , et qui présentait , sur une de ses faces, une cannelure propre à conduire au besoin un bistouri dans ces trajets. | Longue tige d'acier terminée par une pointe en forme de trocar, dont Desault fesait quelquefois usage pour percer de dehors en dedans la peau voisine de l'intestin rectum , quand il opérait une fistule dont l'orifice interne ne pouvait être trouvé.

Aiguille à gaine. V. Aiguille à contre-ouverture.

Aiguille aimantée, lame d'acier trempé, large à son milieu, pointue à ses deux extrémités, mobile sur un pivot, et qui, après avoir été frottée avec un aimant artificiel, jouit de la faculté de diriger l'une de ses extrémités vers le pôle nord, et l'autre vers le pôle sud du globe.

Aiguille à inoculation, lame d'acier, étroite, mince, terminée par une pointe acérée et en fer de lance, et présentant sur une de ses faces une rainure destinée à recevoir la matière qu'on veut inoculer. Quelques-unes de ces aiguilles sont fixées sur un manche; la plupart sont montées sur une châsse, comme la lame d'une lancette.

Aiguille à ligature, longue tige d'acier, aiguë vers l'une de ses extrémités, percée vers l'autre, et dont on se servait autrefois pour passer, à travers un membre, dans lequel on voulait suspendre la circulation du sang avant l'amputation, une ligature qui embrassait à la fois l'artère principale et une partie des muscles et des tégumens. | Tige d'acier, de dimensions variables, arrondie vers une de ses extrémités, qui était droite et percée d'un chas; courbe et aplatie vers l'extrémité opposée, qui était aiguë, et qui présentait une légère arête du côté de sa concavité. On l'employait, dans le commencement du siècle dernier, pour passer les ligatures autour des vaisseaux. | Tige d'acier, de dimensions variables, aplatie, régulièrement recourbée en forme de demi-cercle, dont la pointe est aiguë, dont le talon est percé d'un bout à l'autre, et qui, employée aux mêmes usages que la précédente, a sur elle l'avantage de ne pas confondre la plaie en forçant un trajet courbe à donner passage à une tige droite. Larrey pense qu'on pourrait ajouter aux avantages de cette aiguille, en donnant à sa pointe la forme d'un fer de lance. | *Aiguille de Deschamps*; c'est la précédente, fixée à angle droit sur un manche, et dont le chas est situé près de la pointe. Elle est employée pour la ligature des artères profondes. Sabatier en revendique l'invention en faveur de Paupe, son élève. Elle a été décrite et représentée fort long-temps auparavant par Casa-Major Laplace.

Aiguille à manche. V. Aiguille à ligature.

Aiguille à séton, lame d'acier, longue, étroite, aiguë et tranchante à l'une de ses extrémités, percée à l'autre d'une ouverture, dont on fait usage pour, d'un seul coup, pratiquer la plaie du séton et y passer la mèche. | Stylet d'argent, mousse par un bout, percé vers l'autre d'une ouverture, et qu'on emploie pour déposer une mèche dans un trajet déjà établi. *V. Aiguille à contre-ouverture.*

Aiguille à suture. Pour la suture entortillée, c'est l'aiguille à bec-de-lièvre; pour la suture à points passés et à surjet, c'est l'aiguille à coudre; pour les autres, c'est l'aiguille courbe à ligature moderne, dont la pointe doit être acérée. *V.* ces mots. Pour la suture des tendons, c'est encore l'aiguille courbe, qu'on avait fait aplatir d'un côté à l'autre, et dont le bord concave était seul tranchant, afin que cet instrument pût passer entre les fibres tendineuses sans les diviser.

Aiguille courbe. V. Aiguille à ligature.

Aiguille de Beer. V. Aiguille à cataracte.

Aiguille de Deschamps. V. Aiguille à ligature.

Aiguille de Dupuytren. V. Aiguille à cataracte.

Aiguille de Græfe. V. Aiguille à cataracte.

Aiguille de Hey. V. Aiguille à cataracte.

Aiguille de Himly. V. Aiguille à cataracte.

Aiguille de Langenbeck. V. Aiguille à cataracte.

Aiguille de Paupe, V. Aiguille à ligature.

Aiguille de Scarpa. V. Aiguille à cataracte.

Aiguille de Schmidt. V. Aiguille à cataracte.

Aiguille de Siebold. V. Aiguille à cataracte.

Aiguille de Walther. V. Aiguille à cataracte.

Aiguille droite. V. Aiguille à acupuncture, à appareils, à bec-de-lièvre, à cataracte, à contre-ouverture, à fistule.

Aiguille emmanchée. V. Aiguille à ligature.

Aiguille engaînée. V. Aiguille à contre-ouverture.

AIGUILLETTE (nouer l'), rendre impuissant; cette locution n'est plus aujourd'hui qu'une source intarissable de plaisanteries sur la crédulité de nos aïeux.

AIGUILLON, s. m., *aculeus*, (*acus*. aiguille). On désigne sous ce nom les piquans dont sont armées certaines parties des végétaux, et qui ne tiennent qu'à l'écorce, sans adhérer au bois. Ce dernier caractère distingue les aiguillons des véritables épines, qui sont un prolongement du bois. Les rameaux des rosiers, des groseillers, sont armés d'aiguillons.

AIGUILLONNÉ, adj., *aculeatus*; qui est muni d'aiguillons, comme les tiges de la ronce, les feuilles de certains *solanum*, etc.

AIL, s. m., *allium*. Ce mot peut être pris dans deux acceptions différentes, l'une générale, l'autre particulière et spéciale. Dans le premier cas il désigne le genre AIL, *allium*, de la famille des asphodèles ou liliacées, qui comprend l'ail, l'ognon, la ciboule, le poireau, la civette, la rocambole, etc. Dans le second, il s'applique particulièrement à l'ail, *allium sativum*. Le bulbe de cette espèce, originaire des contrées méridionales de l'Europe, et aujourd'hui cultivée dans toute cette partie du monde, est composé d'un grand nombre de petits bulbes, qu'on désigne vulgairement sous le nom de *gousses d'ail*. Leur saveur est âcre et piquante. Appliqués sur la peau, ils en déterminent la rubéfaction. Administrés à l'intérieur, ils sont puissamment stimulans. On les donne quelquefois comme vermifuges. Mais c'est surtout comme condiment et comme aliment que l'on fait de l'ail une très-grande consommation, du moins dans le midi de la France, en Espagne et en Moravie. Les *gousses d'ail* font partie de plusieurs préparations pharmaceutiques, entre autres du vin et du sirop antiscorbutiques, et du vinaigre des *quatre-voleurs*. Cuites sous la cendre, on les emploie, comme les bulbes du lis blanc, à faire des cataplasmes maturatifs.

AILE, s. f., *ala, pinna*; expansion du corps de certains animaux qui leur sert à voler. | Partie paire, plus ou moins étendue, qui est située sur les côtés d'un organe impair; *ailes de la matrice, du nez du sphénoïde*. | On donne aussi le nom d'*aile* aux appendices membraneux qu'on remarque sur différens organes des végétaux. | Ce nom s'applique également aux deux pétales latéraux des fleurs papilionacées.

AILÉ, adj., *alatus*; qui est pourvu d'ailes. Le fruit de l'orme, du frêne, des érables, les graines des bignones, la tige du bouillon blanc, sont *ailés*. | *Sonde ailée*; instrument inventé par Méry, et qui consiste en une sonde cannelée ordinaire, portant vers le milieu de son côté convexe une plaque concave en dessous, destinée à protéger les intestins en les

déprimant, pendant que la cannelure sert à conduire le bistouri avec lequel on opère le débridement des plaies du ventre compliquées de l'issue des viscères au dehors.

AIMANT, s. m., *magnes*; variété amorphe du fer oxidulé, qui jouit de la propriété d'attirer le fer. | Corps qui possède cette propriété naturellement, ou auquel l'art l'a fait acquérir.

AIMANTÉ, adj., *magneticus*; frotté d'aimant, ou garni d'un aimant: *aiguille aimantée*.

AIR, s. m., *aer*, ἀήρ (αἴρω, j'emporte); autrefois on appelait ainsi l'atmosphère en général, et tous les gaz, quels qu'ils fussent. Aujourd'hui on ne donne ce nom qu'à la partie la plus considérable de l'atmosphère, en y joignant l'épithète de *commun* ou d'*atmosphérique*. L'air est un fluide élastique, permanent, d'une mobilité extrême, d'une transparence parfaite, sans couleur, sans saveur, pesant, compressible, et parfaitement élastique; il est composé de 79 parties d'azote et de 21 d'oxigène.

AIRAIN, s. m., *aes*; alliage de cuivre, de zinc, d'étain et d'un peu d'antimoine.

AIRELLE, s. f., *vaccinium*; genre de plantes, de la famille des vacciniées et de l'octandrie monogynie, dont toutes les espèces ont pour fruits de petites baies rougeâtres, d'une acidité agréable, et que l'on mange dans les différentes contrées où elles croissent. La plus commune est l'*airelle myrtille*, *vaccinium myrtillus*, L., petit arbuste rampant qui croit en abondance dans tous les bois couverts des régions septentrionales de l'Europe. On peut préparer, avec le suc exprimé de ses fruits, une boisson agréable et rafraîchissante; les teinturiers en retirent un principe colorant rouge.

AIRIGNE. *V*. ERIGNE.

AISSELLE, s. f., *axilla* (latin barbare *ascella, assella*); cavité située au-dessous du bras, dans l'endroit où il se joint à l'épaule. | Les botanistes emploient cette expression pour désigner l'angle rentrant que forme un organe en s'insérant sur un autre; ainsi l'on dit l'*aisselle des feuilles*.

AISTHÉSIE. *V*. AESTHÉSIE.

AITHENOMA, s. m. (αἴθω, je noircis); confusion générale des humeurs de l'œil, qui devient tout noir.

AITIOLOGIE. *V*. ÉTIOLOGIE.

AIX, ville de la Savoie, près de laquelle sont des eaux sulfureuses dont la température s'élève à 36 degrés R.

Aix, ville du département des Bouches-du-Rhône, qui possède plusieurs sources d'une eau contenant des carbonates de chaux et de magnésie, avec du sulfate de chaux, et dont la température est de 28 degrés R.

Aix - la - Chapelle, grande ville de Prusse, célèbre par ses eaux minérales sulfureuses, dont la température est de 46 degrés R.

Ajusture, s. f.; légère concavité que les maréchaux donnent au fer pour l'approprier au pied auquel ils le destinent.

Akène, s. f., *achenium* (α priv., χάω, j'ouvre). Les botanistes appellent ainsi, d'après Richard, une espèce de fruit uniloculaire, monosperme, indéhiscent, dont la graine est distincte du péricarpe; tels sont ceux du grand soleil et de la plupart des synanthérées.

Akinésie. *V.* Acinésie.

Akologie. *V.* Acologie.

Alach, dans la principauté d'Erford, possède des eaux minérales salines et acidules froides.

Alaire, adj., *alaris* (*ala*, aile); qui ressemble à une aile.—*Os alaire* ou *ptéréal;* nom donné par Geoffroy-Saint-Hilaire à la grande aile du sphénoïde.

Alais, ville du département du Gard, près de laquelle on trouve des eaux minérales ferrugineuses acidules froides.

Alaise. *V.* Alèze,

Alaize. *V.* Alèze.

Alalie, s. f., *mutitas, loquelœ defectus* (α priv., λαλία, parole); mutisme, privation de la parole.

Alambic, s. m. *alambicus* (*al*, particule augmentative, et ἄμβιξ, pot de terre, marmite); instrument dont on se sert pour la distillation; sa forme varie beaucoup, mais en général il est composé de quatre pièces, la cucurbite, le bain-marie, le chapiteau et le serpentin.

Alaterne, s. m., *rhamnus alaternus,* L.; espèce du genre *nerprun*, remarquable par son feuillage toujours vert et luisant, ce qui la fait rechercher pour la formation des palissades dans les jardins d'agrément. Ses feuilles étaient jadis employées en gargarismes dans les inflammations légères de la bouche.

Albadaba, nom donné par les Arabes à l'os sésamoïde situé au-dessous de l'articulation du gros orteil avec le premier os du métatarse.

Alban (Saint-), hameau, près de

Roanne, dans le département de la Loire, connu depuis long-temps à cause de ses eaux minérales acidules, dont la température s'élève à 15 degrés R.

Albara. *V.* Alphos.

Albaras. *V.* Alphos.

Albaros. *V.* Alphos.

Albatre *calcaire;* variété du carbonate de chaux, en masses compactes, d'un très-beau blanc, et demi-transparentes.

Albâtre gypseux; variété du sulfate de chaux naturel, en masses compactes, tendres et susceptibles de poli.

Albinos, s. m. (*albus*, blanc); mot espagnol employé pour désigner les hommes atteints de *leucétiopie*, dont la peau décolorée présente partout une teinte d'un blanc mat, qui ont les yeux rouges, la vue faible, et qui aperçoivent difficilement les objets en plein jour.

Albose. *V.* Epinyctide.

Albuginé, adj., *albugineus* (*albus*, blanc); qui est blanc. | *Membrane albuginée* de l'œil, ou conjonctive; *du testicule.* | *Fibre albuginée,* fibre blanche, dure, résistante, peu extensible, élastique, insensible, non contractile, toujours réunie en faisceaux dont la disposition diverse produit certaines expansions membraneuses, comme le périoste, la dure-mère, la sclérotique, les membranes propre du rein, de la rate et du testicule, les gaînes des tendons, les capsules articulaires, les ligamens, les tendons et les aponévroses.

Albugineux, adj., *albuginosus* (*albus*, blanc); blanchâtre. Epithète donnée à toute partie dans la composition de laquelle entre la fibre albuginée. *Membrane albugineuse; tissu, ligament, système albugineux.*

Albugo, s. f. (*albus*, blanc); tache blanche et complètement opaque, qui succède à une inflammation de la cornée transparente, se dissipe quelquefois spontanément, mais le plus souvent est incurable. *V.* Néphélion, Leucoma.

Albula. *V.* Albugo.

Albumen, s. m.; Gærtner nommait ainsi le corps accessoire de l'embryon que l'on trouve dans certaines graines, et que Jussieu appelle *périsperme,* et Richard *endosperme.*

Albumine, s. m., *albumen;* fluide transparent, incolore, insipide, plus pesant que l'eau, soluble dans ce liquide en toutes proportions, le rendant plus ou moins visqueux, plus ou moins susceptible de mousser par l'agitation, verdissant le sirop de violettes, coagulable par l'action de la chaleur et de l'électricité, qui le convertissent en flocons, ou en masse cohérente, dure, blanche, insoluble dans l'eau. Très-répandue dans l'économie animale, et presque toujours unie à du sous-carbonate de soude, l'albumine forme le blanc d'œuf, d'où elle tire son nom.

ALBUMINEUX, adj., *albuminosus*; qui contient de l'albumine, ou qui en a les caractères.

ALCAHEST, s. m., nom imaginé par Paracelse, qui appelait ainsi un prétendu dissolvant universel, qu'il assurait être propre à résoudre tous les corps en leurs élémens.

ALCALESCENCE, s. f., *alcalescentia*; développement des propriétés alcalines dans un corps qui n'en jouissait pas. | En pathologie, le mot *alcalescence* désignait jadis une altération chimérique des humeurs, du sang, de la bile.

ALCALI, s. m., *alcali, alkali* (*al*, particule augmentative, *kali*, plante marine qui fournit la soude); après avoir désigné seulement cette plante, le mot *alcali* fut appliqué au produit de son incinération, et à toutes les substances douées de propriétés analogues à celles de ce produit. Les alcalis, dont le nombre s'éleva peu à peu à huit, l'ammoniaque, la baryte, la chaux, la lithine, la magnésie, la potasse, la soude et la strontiane, étaient alors des substances très-caustiques, d'une saveur âcre, d'une odeur généralement urineuse, solubles dans l'eau, et formant des sels avec les acides; sept d'entre eux ont été reconnus pour des oxides métalliques; le huitième, ou l'ammoniaque, est composé d'azote et d'hydrogène. Depuis peu, à ces anciens alcalis, désignés sous le nom de *minéraux*, on a associé d'autres substances, appelées *alcalis organiques*, qui se trouvent dans les végétaux. Ces substances verdissent le sirop de violettes, et forment aussi des sels avec les acides; mais la plupart sont insolubles ou peu solubles, et leur saveur, rarement âcre, varie beaucoup. Leur nombre augmente tous les jours: on en connaît aujourd'hui quinze : l'aconitine, l'atropine, la brucine, la cicutine, la cinchonine, la daphnine, la daturine, la delphine, la digitaline, la hyoscyamine, la morphine, la picrotoxine, la quinine, la strychnine et la vératrine.

Alcali fixe; nom donné autrefois à la *potasse* et à la *soude*, parce qu'il faut une

température très-élevée pour qu'elles se convertissent en vapeurs.

Alcali fossile; ancien nom de la *soude*, parce qu'on la trouve abondamment dans la nature, à l'état de sel.

Alcali minéral; nom donné à la *soude* par les anciens chimistes, qui la croyaient un minéral.

Alcali végétal; ancienne dénomination imposée à la *potasse*, parce qu'on l'obtient des végétaux.

Alcali volatil, alcali volatil fluor; ancien nom de l'*ammoniaque*, qui lui avait été donné parce qu'elle se volatilise à une chaleur très-modérée.

Alcali volatil concret; nom vulgaire du *carbonate d'ammoniaque*.

ALCALIGÈNE, adj., *alcaligenus* (*alcali*, et γείνομαι, j'engendre); qui engendre les alcalis; nom donné à l'azote par quelques chimistes.

ALCALIMÈTRE, s. m., *alcalimetrum* (*alcali*, μέτρον, mesure); instrument propre à mesurer la quantité réelle d'alcali que renferme une soude ou une potasse du commerce, d'après celle d'acide sulfurique qu'il faut employer pour saturer une quantité donnée de l'une ou de l'autre de ces substances.

ALCALIN, adj., *alcalinus*; qui jouit des propriétés alcalines.

ALCALINITÉ, s. f., *alcalinitas*; faculté dont jouissent certains corps de manifester les propriétés caractéristiques des alcalis.

ALCALISATION, s. f., *alcalisatio*; opération par laquelle on fait acquérir à un corps les propriétés qui distinguent les alcalis.

ALCANNA, **ALCHANNA** ou **ALCONA**; nom arabe sous lequel on désigne différens végétaux qui ont la propriété de fournir une couleur rouge dont les Orientaux se servent pour teindre leurs ongles; tels sont le henné, *lawsonia inermis*, L.; l'orcanette, *anchusa tinctoria*, L., et quelques autres.

ALCARRAZAS, s. f., vases de terre poreuse, dans lesquels l'eau se refroidit, en raison de l'évaporation d'une partie du liquide à travers leurs parois.

ALCÉE, s. f., *alcæa* (ἀλκή, remède); nom que l'on donne à la rose trémière, *alcæa rosea*, grande et belle plante de la famille des malvacées, qui fait l'ornement de nos parterres, par la grandeur et la variété de couleurs de ses fleurs. Elle est émolliente comme la guimauve, mais peu employée.

ALCHIMIE, s. f., *alchymia, alchimia* (*al*,

particule augmentative, *chimia*, chimie); art chimérique de faire de l'or, de transformer les métaux, de trouver la pierre philosophale.

ALCHIMILLE, s. f., *alchimilla vulgaris*, L.; petite plante vivace, de la famille des rosacées et de la tétrandrie monogynie, qui porte le nom vulgaire de *pied de lion*, à cause de la ressemblance que l'on a cru trouver entre la figure de sa feuille et l'empreinte du pied de ce quadrupède. Elle est légèrement astringente, mais inusitée aujourd'hui.

ALCOOL ou ALCOHOL (*al*, particule augmentative, *kol*, atténuer, diminuer); liquide incolore, transparent, d'une odeur agréable et pénétrante, d'une saveur chaude et brûlante, moins pesant que l'eau distillée, vaporisable en partie lorsqu'on l'expose à l'air, parfaitement soluble dans l'eau, et brûlant avec rapidité à l'approche d'une bougie, ou par l'action de l'étincelle électrique. C'est un produit de l'art, qui résulte de la fermentation du sucre, et exige plusieurs distillations successives pour être obtenu pur. On l'emploie à de nombreux usages dans l'économie domestique, les arts et la médecine. C'est un stimulant diffusible des plus énergiques, qui peut même, quand il est très-concentré, agir à la manière des poisons corrosifs.

Alcool de soufre, nom donné par Lampadius au carbure de soufre, à cause de sa volatilité et de son inflammabilité.

ALCOOLAT, s. m., *alcoolatus*; liquide composé d'alcool et d'un principe volatil quelconque, qu'on obtient en faisant macérer des substances aromatiques dans de l'alcool, et distillant ensuite le mélange. C'est ce qu'on appelait autrefois *alcool distillé*, ou *eau distillée spiritueuse*.

ALCOOLIQUE, adj., *alcoolicus*, qui contient de l'alcool; *liqueur alcoolique*.

ALCOOLISATION, s. f., *alcoolisatio*; action de réduire un corps en poudre impalpable. | Développement dans un liquide des propriétés qui caractérisent l'alcool.

ALCOOLISÉ, adj., *alcoolisatus*; épithète donnée à un liquide qui contient ou dans lequel il s'est développé de l'alcool.

ALCOOLOMÈTRE, s. m., *alcoolometrum* (*alcool*, et μέτρον, mesure); instrument propre à déterminer la quantité d'alcool absolu que contiennent cent parties d'un mélange de ce fluide et d'eau.

ALCORNOQUE, s. m. On appelle ainsi l'écorce d'un arbre encore inconnu de l'Amérique méridionale, qui a été introduite en Europe depuis un petit nombre d'années. Cette écorce est en plaques subéreuses, rougeâtres, épaisses de deux à trois lignes, d'une cassure grenue, ayant une saveur astringente et un peu amère. Rapportée par les uns à un arbre de la famille des guttifères, elle est considérée par les autres comme l'écorce du liège encore jeune. Ce médicament a été proclamé comme un spécifique contre la phthisie pulmonaire; mais on n'a point tardé à le reléguer parmi le nombre, déjà trop grand, des substances inertes.

ALCYON, hirondelle de la Cochinchine et des îles Philippines, dont les nids, construits avec une matière gélatineuse que les cryptes du jabot de cet oiseau sécrètent au temps de la ponte, sont employés comme aliment par les Chinois, et jouissent en effet de propriétés nutritives très-prononcées.

ALECTROMANTIE, s. f., *alectromantia* (ἀλέκτωρ, coq, μαντεία, divination); sorte de divination qui consiste à expliquer le sens de lettres tracées sur la poussière, garnies chacune d'une graine d'orge, et qu'on range suivant l'ordre d'après lequel un coq avale les graines.

ALÉNÉ, adj., *subulatus*, se dit d'une partie étroite, dure, et terminée en pointe, comme une *alène*; telles sont les feuilles des pins, du genévrier commun, etc.

ALÈSE. *V.* ALÈZE.

ALET, petite ville sur l'Aude, près de Carcassone, qui possède cinq sources d'eau minérale ferrugineuse, dont une chaude, et quatre très-froides.

ALEUROMANTIE, s. f., *aleuromantia* (ἄλευρον, farine de froment, μαντεία, divination); divination d'après la farine de froment.

ALEXIPHARMAQUE, adj. et s. m., *alexipharmacus* (ἀλέξω, je repousse, φάρμακον, venin); propre à expulser du corps les poisons, les virus qui s'y introduisent.

ALEXIPYRÉTIQUE, adj. et s. m., *alexypyreticus* (ἀλέξω, je repousse, πυρετὸς, fièvre); propre à faire cesser la fièvre.

ALEXITÈRE, adj. et s. m., *alexiterium*, ἀλεξητήρ (ἀλέξω, je repousse); remède, médicament, contre poison externe.

ALÈZE, s. f. (ἀλέξω, je préserve); drap plié en plusieurs doubles, qu'on passe sous un malade pour le tenir propre, et pour garantir son lit.

ALGALIE, s. f. (dérivé de l'arabe); sonde creuse. *V.* CATHETER.

ALGEDO, s. f. (ἄλγος, douleur); inflammation du col de la vessie, dans la blennorrhagie urétrale.

ALGIDE, adj., *algidus* (*algor*, froid); se dit des fièvres intermittentes pernicieuses caractérisées par un froid glacial et prolongé.

ALGOLA. *V.* APHTHE.

ALGUES, s. f., *algæ*. Les auteurs anciens comprenaient sous ce nom un groupe de plantes acotylédones ou cryptogames, que les modernes ont divisées en plusieurs familles distinctes, telles que les lichens, les hypoxylées et les algues proprement dites. Celles-ci sont des végétaux qui croissent dans l'eau douce ou salée, et se présentent sous la forme de filamens déliés et capillaires, ou de lames minces, herbacés ou cartilagineuses, diversement configurées. C'est à cette famille, contenant plusieurs plantes alimentaires, qu'appartiennent les varecs, les céramions, les ulves, les conferves, etc.

ALHAGI, ou *agul*, s. m.; nom que les Arabes donnent à une sorte de manne que l'on recueille sur une espèce de sainfoin épineux, qui croît en abondance dans la Syrie, la Perse et la Mésopotamie. Les botanistes ont donné à cette plante le nom d'*hedysarum alhagi*. Cette matière sucrée, qui sert d'aliment aux peuplades sauvages éparses dans les plaines desséchées où l'on trouve l'alhagi, suinte naturellement des différentes parties de la plante, et se concrète sous la forme de petites gouttelettes jaunâtres. Elle est bien moins purgative que la manne de Calabre. Quelques auteurs pensent que c'est avec l'albagi que se nourrirent les Israélites qui traversèrent le désert sous la conduite de Moïse.

ALHANDAL, s. f. C'est ainsi que les Arabes désignent la coloquinte : de là le nom de *trochisques d'alhandal*, dans lesquels la coloquinte entre en assez grande quantité.

ALIBILE, adj., *alibilis*; synonyme de *nutritif*.

ALIBOUFIER, s. m. On nomme ainsi en français le genre *styrax* de la famille des diospyrées, dont deux espèces fournissent des substances médicinales utiles. L'une est le *styrax officinal*, dont on retire le *styrax calamite*, l'autre est le *styrax benzoin* qui donne le benjoin.

ALICA (ἄλιξ, bouillie). Les anciens ont désigné sous ce nom une graine farineuse dont ils faisaient une sorte de bouil-

lie claire, et que l'on croit généralement être l'épeautre, *triticum spelta*.

ALICES, rougeurs qui précèdent le développement des pustules de la variole.

ALIÉNATION D'ESPRIT. *V.* FOLIE.

ALIÉNATION MENTALE, *alienatio mentis*, *V.* FOLIE.

ALIÉNÉ. *V.* FOU.

ALIMENT, s. m., *alimentum*; substance qui, introduite dans les voies digestives, peut, après y avoir subi des changemens divers, fournir les matériaux nécessaires pour l'accroissement et le renouvellement des organes.

ALIMENTAIRE, adj., *alimentarius*; destiné à servir d'aliment, pouvant être employé à ce titre.

ALIMENTEUX, adj., *alens*; qui a des qualités alimentaires, qui nourrit.

ALIPTIQUE, s. f., *aliptice* (ἀλείφω, j'oins); art d'oindre et de frotter le corps pour entretenir la souplesse de la peau et la santé; partie de l'ancienne médecine dont il est à regretter que le changement des mœurs ait amené la décadence et l'oubli.

ALISIER, s. m., *cratægus*; genre de la famille des rosacées, section des pomacées, qui se distingue des néfliers par les loges de son fruit, lesquelles sont cartilagineuses et non osseuses. Les fruits d'un grand nombre d'espèces sont astringens, et quelques-uns sont bons à manger; tels sont, par exemple, ceux de l'azérolier, *cratægus azarolus*, L. L'écorce du *cratægus torminalis* est astringente, et l'on en faisait usage autrefois contre la diarrhée.

ALISMACÉES, *alismaceæ*; famille de plantes monocotylédonées, établie par Richard, et qui comprend plusieurs genres autrefois réunis aux joncs : tels sont l'*alisma*, le *damasonium*, etc.

ALISMA OU PLANTAIN D'EAU, *alisma plantago*, L.; jolie plante vivace, qui croît sur le bord des étangs et des ruisseaux, où elle se fait distinguer par ses feuilles cordiformes, semblables à celles du plantain, et par sa grande panicule de petites fleurs rosées. Sa racine a été recommandée par quelques auteurs comme un spécifique contre la rage; on n'en fait usage qu'en Russie.

ALITÉ, adj., *lecto affixus*; qui est obligé, par maladie, de rester au lit.

ALITER (s'), *lecto se ponere*; être contraint de se mettre au lit par maladie.

ALKÉKENGE, s. m., *physalis alkekengi*, L.; petite plante de la famille des solanées, et de la pentandrie monogynie, qui croît communément dans les champs cultivés. Ses fruits, qui sont des petites baies rouges, de la grosseur d'une cerise, sont renfermés dans leur calice, qui est très-grand, vésiculeux, et d'un rouge vif; ils ont une saveur aigrelette, et sont légèrement diurétiques.

ALLAITEMENT, s. m., *lactatus*; action de nourrir avec du lait; — *maternel*, quand c'est la mère qui donne à téter; — *étranger*, *mercenaire*, quand ce n'est point la mère qui allaite; — *artificiel*, quand, au lieu de donner à téter à un enfant, on lui fait prendre du lait au moyen d'un vase, d'une éponge, d'une cuiller; — *animal*, quand c'est un animal qui allaite l'enfant.

ALLAITER, v. a., *lactare*; nourrir avec du lait; donner à téter.

ALLANTOÏDE, adj. et s. f., *allantoïdes*, *allantois*, *membrana urinaria*; *membrana farciminalis*, ἀλλαντοειδής; (ἀλλᾶς, saucisse); vésicule membraneuse, oblongue, blanche, mince, transparente et dénuée de vaisseaux, qui s'observe entre l'amnios et le chorion. Produite par une dilatation de l'ouraque, elle se termine par un cul de sac alongé en pointe émoussée, de sorte qu'elle ressemble un peu à une saucisse recourbée sur elle-même. Elle n'existe pas chez tous les mammifères, et ses usages ne sont pas encore bien connus.

ALLÉLUIA, s. f.; nom vulgaire sous lequel on connaît l'*oxalis acetosella*, petite plante vivace, de la famille des oxalidées et de la décandrie pentagynie, qui couvre au printemps la terre, dans les bois ombragés et humides. Sa saveur, extrêmement acidule, est due à la grande quantité de sur-oxalate de potasse qu'elle renferme. Aussi est-ce de cette plante qu'on retire la plus grande partie du *sel d'oseille* qui se trouve dans le commerce.

ALLER, v. a., *ire*; se dit des allures du cheval; *aller le pas, le trot. V.* **ALLURE**. — *à trois jambes*, se dit d'un cheval qui boite; — *de l'oreille*, lorsqu'il baisse ou lève la tête à chaque pas qu'il fait.

ALLIAGE, s. m., *alligatio, metallorum permixtio, connubium metallicum*; combinaison d'un métal avec un ou plusieurs autres métaux.

ALLIAIRE, s. f. On appelle ainsi une plante de la famille des crucifères, rangée par Linné dans le genre *vélar*, sous le nom d'*erisymum alliaria*. Elle répand une odeur alliacée très-prononcée quand on la froisse entre les doigts, et elle est re-

gardée comme antiscorbutique, mais on l'emploie rarement.

ALLIANCE. *V.* **ACCOUPLEMENT.**

ALLOTRIOPHAGIE, s. f., *desiderium devorandi insolita, non nutrientia* (ἀλλότριον, insolite, φάγω, je mange); désir de manger des substances non nutritives ou même nuisibles, telles que de la craie, du charbon, du cuir.

ALLURE, s. f., *progressio*; train, marche du cheval; — *naturelle*, le pas, le trot, le galop; — *défectueuse*, l'aubin, l'entrepas ou traquenard, l'amble; — *artificielles*, ou *airs* de manége; | *bas*, ceux des chevaux qui manient près de terre; | *relevés*, lorsque les mouvemens sont détachés de terre, tels que la croupade, la ballotade.

ALOÈS, s. m.; substance extracto-résineuse, qu'on retire de plusieurs espèces du genre *aloe* de Linné, et particulièrement de l'*aloe perfoliata*, de l'*aloe spicata*, etc. On en distingue dans le commerce trois variétés principales: savoir, l'aloès soccotrin, l'aloès hépatique, et l'aloès caballin. L'*aloès soccotrin*, ainsi nommé parce qu'on le tirait d'abord de l'île de Socotora, dans le golfe d'Arabie, est le plus pur et le plus estimé; il est en masses d'un brun foncé, d'une cassure brillante et résineuse, d'une odeur aromatique, et d'une saveur extrêmement amère; il est composé d'environ deux tiers d'extractif et d'un tiers de résine. L'*aloès hépatique* tire son nom de la ressemblance qu'on a cru lui trouver avec la substance du foie; il est d'un brun rougeâtre; sa cassure est terne et opaque, son odeur désagréable. Il est formé d'environ 42 parties de résine, 52 d'extractif, et de 6 de matière insoluble. Enfin l'*aloès caballin* est la variété la moins pure, et qu'on n'emploie que dans l'hippiatrique. L'aloès est un médicament spécialement tonique, mais qui agit aussi comme purgatif lorsqu'on l'administre à dose un peu forte.

ALOGOTROPHIE, s. f., *alogotrophia*, (ἄλογος, déraisonnable, τροφή, nutrition), ἀλογοτροφία; nutrition irrégulière.

ALONGE, s. f.; instrument de chimie, qui a la forme d'un fuseau, et qu'on place entre la cornue et le récipient, pour éloigner ce dernier du feu.

ALONGÉ, adj., *elongatus*; qui est étendu en longueur.—*Moelle alongée*, nom donné à la protubérance cérébrale, à cause de sa forme.

ALONGEMENT, s. m., *elongatio*; augmentation de la longueur d'une partie.

ALOPÉCIE, s. f., *alopecia*, ἀλωπεκία (ἀλώπηξ, renard); dénudation morbide de la peau épicranienne.

ALOSE, s. f., *alosa*; poisson de mer, du genre clupée, que l'on pêche lorsqu'il remonte les rivières, et qui fournit un aliment salubre et agréable.

ALOUCHE ou **ALOUCHIER**; nom que l'on donne à l'*alisier blanc*, *cratægus aria*, L.

ALOUCHI, s. f. On appelle ainsi la gomme que l'on retire du *cannellier blanc*.

ALOUETTE, s. f., *alauda*; oiseau de l'ordre des passereaux, qui fournit un mets délicat et très-salubre, dont les convalescens peuvent faire usage.

ALPHÉNIC, s. m., mot arabe, qui signifie sucre candi ou sucre d'orge.

ALPHITIDON, s. m., *alphitidon*, ἀλφιτηδόν (ἄλφιτον, farine); fracture du crâne dans laquelle les os sont broyés, et comme réduits en farine.

ALPHITOMANCIE, s. f., *alphitomantia* (ἄλφιτον, farine d'orge, μαντεία, divination); divination d'après la farine d'orge.

ALPHONSIN, s. m., *alphonsinum*; espèce de tire-balle inusité aujourd'hui, qu'on nomme ainsi parce qu'il est dû à Alphonse de Ferri; il était composé d'un manche d'où partaient trois branches d'acier droites et élastiques, entourées par une virole mobile, qui suivait le point de la longueur de l'instrument où elle se trouvait placée, leur permettant de s'écarter en vertu de leur élasticité, ou les tenant rapprochées à la manière des branches d'un porte-crayon.

ALPHÓS, s. m., *alphus*, vitiligo (ἀλφός, blanc); lèpre blanche. — *melas*, lèpre d'un blanc fauve ou noirâtre.

ALPISTE, s. m., *phalaris*; genre de plantes de la famille des graminées et de la triandrie monogynie, qui se compose d'un petit nombre d'espèces indigènes et exotiques. L'*alpiste des Canaries*, *phalaris canariensis*, L., que l'on cultive en grand dans plusieurs contrées, a des fruits assez gros et assez farineux, que l'on désigne sous le nom de *graines d'aspic*, et dont les anciens recommandaient l'usage dans les maladies des reins et de la vessie.

ALTÉRANT, adj. et s. m., *alterans*, *siticulosus*, διψητικός, ἀλλοιωτικός; qui donne de la soif, ou qui agit sur le corps humain sans provoquer d'évacuations.

ALTÉRATION, s. f., *alteratio*, ἀλλοίωσις (*alter*, autre); changement en mal. — *Altération de la face*; —*organique*; —*des humeurs*, *de la bile*, *du sang*, etc. | Soif vive (dans ce sens *altération* vient de *haleter*),

| Action des médicamens *altérans*. — *Altération du flanc*, lorsque les mouvemens du flanc sont fréquens et irréguliers : on dit d'un cheval qu'il a le *flanc altéré*.

ALTÉRÉ, adj., *depravatus*; desséché, resserré. — *Pied altéré*. V. CLAUDICATION, BOITERIE. — *Flanc altéré*. V. ALTÉRATION.

ALTÉRER, v. a., *alterare*; *sitim provocare*; causer la soif. | Modifier d'une manière désavantageuse.

ALTÉRER (s'), v. n., *corrumpi*; subir une modification en mal.

ALTERNATI-PENNÉ, adj.; expression employée pour désigner les feuilles pennées, dont les folioles sont alternes sur le rachis ou pétiole commun.

ALTERNE, adj., *alternus*; se dit des parties qui sont situées d'un et d'autre côté d'un axe, mais non sur le même plan. Ainsi les branches, les rameaux et les feuilles sont alternes dans le tilleul. Ce mot n'a pas tout-à-fait le même sens quand on l'emploie pour désigner les différentes parties de la fleur. Ainsi, lorsque l'on dit que les pétales sont alternes avec les lobes du calice, cela signifie qu'ils correspondent à chacune des incisions qui divisent le calice en un certain nombre de lobes. Cette disposition est la plus fréquente.

ALTHÆA; nom latin du genre *guimauve*. V. ce mot.

ALUDEL, s. m.; sorte de chapiteau en terre, sans fond et conique, forme qui permet d'en mettre plusieurs les uns au-dessus des autres. Ce vaisseau sert à la sublimation du soufre.

ALUINE, s. f.; un des noms sous lesquels on désigne l'*absinthe*. V. ce mot.

ALUMINE, s. f., *alumina* (*alumen*, alun), *oxide d'aluminium*; poudre blanche, douce au toucher, insipide, inodore, happant à la langue, insoluble dans l'eau, pouvant toutefois en absorber beaucoup, formant alors un hydrate blanc et pulvérulent; inattaquable par l'alcool, soluble dans la potasse, la soude et l'ammoniaque, diminuant de volume au feu, éprouvant un retrait proportionné au degré de la chaleur à laquelle on la soumet, et fusible par l'action du chalumeau à gaz en un émail jaunâtre et demi-transparent; très-commune, même à l'état de pureté, dans la nature; inusitée sous cette forme, mais la plus utile de toutes les terres quand elle est unie aux acides ou à la silice. On l'a conseillée en médecine comme absorbant.

ALUMINIUM, s. m.; métal dont on présume que l'alumine est un oxide, et qu'on ne connaît pas encore, quoique Davy assure l'avoir obtenu à l'état de paillettes grises, et allié avec le fer.

Alun, s. m., *alumen*, στυπτηρία; sursulfate d'alumine et de potasse, ou d'alumine et d'ammoniaque, ou enfin d'alumine, de potasse et d'ammoniaque. On trouve ces trois variétés dans le commerce.

Alun calciné; alun qu'on a soumis à une chaleur assez forte pour lui enlever toute son eau de cristallisation; il est boursoufflé, opaque, blanc et cohérent; on l'emploie comme cathérétique.

Alun cubique; sulfate d'alumine et de potasse cristallisé en cubes, qu'on obtient quand on ajoute un excès de potasse.

Alun de roche; masse produite par le refroidissement de l'alun ordinaire, fondu dans son eau de cristallisation à une chaleur qui surpasse peu celle de l'eau bouillante.

Alun nitreux; ancien nom du *nitrate d'alumine.*

Alunation, s. f.; opération par laquelle on produit de l'alun.

Aluner, v. a.; plonger un corps dans une dissolution aqueuse d'alun, ou l'imprégner d'alun par un procédé quelconque.

Alvéolaire, adj., *alveolaris;* qui appartient ou qui a rapport aux alvéoles; *arcades, artères, nerfs, veines alvéolaires.*

Alvéole, s. m., *alveola, foveola*, βόθριον, φάτνιον. On donne ce nom à des cavités creusées dans l'épaisseur du bord libre des deux mâchoires, et qui logent les racines des dents.

Alvéolé, adj., *alveolatus;* qui présente de petits enfoncemens *réguliers* ayant quelque ressemblance avec les alvéoles des gâteaux d'abeilles, et dans lesquels la base des fleurs est enfoncée, comme le réceptacle commun des fleurs de l'*onoperdon.*

Alvéolo-labial, adj., *alveolo-labialis;* nom donné par Chaussier au muscle *buccinateur.*

Alvin, adj., *alvinus (alvus,* bas-ventre); qui appartient au bas-ventre; *déjections alvines, flux alvin, matières alvines.*

Alypon, *alypum,* ou *turbith végétal, globularia alypum,* L.; petit arbuste qui croît sur les rochers des régions méditerranéennes, et qui fait partie de la famille des globulariées. Ses feuilles ont une saveur un peu âcre et désagréable; elles sont très-purgatives, et fort en usage chez les habitans du midi de la France. Il n'est pas bien certain que la plante mentionnée sous ce nom dans Dioscoride soit celle dont nous venons de parler, quoique toutes les deux fussent employées comme purgatives.

Alysme, s. m., *anxietas* (ἀλύω, je suis inquiet, agité); anxiété, inquiétude. Swédiaur en a fait un genre de maladie.

Amadou, s. m., *igniarium;* substance spongieuse et souple, que l'on prépare avec plusieurs champignons du genre *bolet,* et que l'on désigne plus spécialement sous le nom d'*agaric.*

Amadouvier, s. m.; nom d'un *bolet* avec lequel on prépare l'amadou.

Amaigrissement, s. m., *macies, maceratio;* passage de l'embonpoint à la maigreur; état d'une personne dont l'embonpoint diminue.

Amalgamation, s. f., *amalgamatio;* opération métallurgique qui consiste à extraire l'or et l'argent de leurs gangues, par le moyen du mercure.

Amalgame, s. m., *amalgama* (ἅμα, ensemble, γαμέω, je me marie); combinaison du mercure avec un ou plusieurs métaux.

Amalgamer, v. a.; combiner le mercure avec d'autres métaux.

Amalthée, s. m., *amalthea.* Desvaux appelle ainsi un fruit formé de plusieurs petits akenès renfermés dans un calice persistant: tel est celui des aigremoines.

Amand (Saint-), ville du département du Nord, célèbre par ses boues et ses eaux minérales sulfureuses, dont la température est de 18 à 27 degrés.

Amande, s. f., *nucleus.* Ce mot n'a pas tout-à-fait la même signification dans le langage vulgaire et dans la langue technique de la botanique. On désigne vulgairement sous le nom d'*amande* tout ce qui est renfermé dans l'intérieur d'un noyau; mais en botanique on réserve ce nom à la partie de la graine qui est immédiatement recouverte par son tégument propre ou épisperme. Tantôt l'amande est formée d'un seul corps qui, au moment de la germination, se gonfle, se développe, et constitue la jeune plante; c'est l'*embryon.* Tantôt elle se compose de l'embryon, qui en est la partie essentielle, et d'un autre corps qui est accessoire, ne prend aucun accroissement lors de la germination, finit même par être absorbé et disparaître, et qu'on appelle *endosperme* (*V.* ce mot). L'amande du haricot est formée par l'embryon seulement; dans celle du blé, du ricin, elle se compose d'un embryon et d'un endosperme.

AMANDE, s. f., *amygdala*. On donne ce nom aux fruits de l'amandier (*amygdalus communis*, L.), arbre originaire d'Orient, mais cultivé en abondance dans toutes les contrées tempérées d'Europe. Il fait partie de la famille des rosacées, section des drupacées, et de l'icosandrie monogynie. On distingue deux variétés principales d'amandes, savoir, les douces et les amères. Les amandes douces ont une saveur agréable. On les mange fraîches ou sèches. On en retire par expression une huile grasse, très-abondante, et dont on fait un grand usage dans la préparation des loochs, des potions, des linimens, etc. Après les avoir dépouillées de leur tégument, on prépare avec ces amandes des émulsions adoucissantes; elles servent également à la confection du sirop d'orgeat. Quant aux amandes amères, elles doivent leur saveur désagréable à l'acide hydrocyanique qu'elles renferment. On les dit toniques et fébrifuges. L'huile grasse que l'on en retire est douce, comme celle de la variété précédente.

AMANDÉ, s. m., *amygdalatum*; lait d'amande. *V.* ÉMULSION.

AMANDIER, s. m., *amygdalus communis*; arbre qui produit les amandes. *V.* AMANDE.

AMANITE, ou ORONGE, s. m., *amanita*; genre de champignons qui contient toutes les espèces d'agaric dont le pédicule est renflé à la base, et qui sont entièrement renfermées dans une bourse ou *volva*, avant leur entier développement. Il est important de bien distinguer les espèces de ce genre, parce que les unes sont dangereuses, tandis que les autres sont fort recherchées comme alimens. C'est à ce genre qu'appartiennent les variétés de champignons connues sous les noms d'agaric bulbeux et d'agaric printanier, qui sont vénéneuses. L'oronge vraie et l'oronge fausse en sont également deux espèces, dont nous ferons connaître les caractères distinctifs au mot *oronge*.

AMARANTHACÉES, s. f., *amaranthaceæ* (α priv., μαραίνω, je flétris, ἄνθος, fleur); famille de plantes dicotylédones apétales, dont les étamines sont hypogynes. Composée en général de plantes herbacées, dont les fleurs, bien que petites, ont cependant des couleurs assez éclatantes, cette famille est peu remarquable par ses propriétés médicales. Presque toutes les amaranthes ont une saveur fade, et dans quelques contrées on mange les feuilles de plusieurs espèces, après les avoir fait bouillir, à la manière des épinards.

AMARINITE, s. f.; nom générique imposé à un certain nombre de principes immédiats des végétaux, composés de carbone uni avec de l'hydrogène et de l'oxigène dans les proportions nécessaires pour former de l'eau, qui tous sont solides, cristallins, amers, inodores, déliquescens, solubles dans l'alcool et insolubles dans l'éther.

AMAUROSE, s. f., *amaurosis*, ἀμαύρωσις (ἀμαυρὸς, obscur); paralysie de la rétine, qu'on reconnaît à la perte plus ou moins complète de la faculté de voir, dont se plaint le malade, l'œil ayant conservé sa transparence, et, ordinairement, à la dilatation et à l'immobilité de la pupille: maladie dont les causes sont très-variées, qui, comme toutes les névroses, est fort difficile à guérir, et contre laquelle les irritations dérivatives, appliquées tant à la peau que sur les surfaces digestives, sont les moyens qui en général ont le plus d'efficacité.

AMBI, s. m., *ambi, ambe* (ἄμβη, sommet); machine décrite par Hippocrate, qui servait à réduire les luxations du bras, et dont l'usage est aujourd'hui entièrement abandonné. Elle était composée d'une pièce de bois verticale, supportée par un pied, et terminée par deux montans, entre lesquels était suspendue une autre pièce mobile, sur laquelle on étendait le membre luxé, et dont on se servait comme d'un levier du premier genre à bras inégaux.

AMBIANT, adj., *ambiens* (*ambire*, envelopper); qui enveloppe de toutes parts: *air ambiant, atmosphère ambiante, corps ambiant.*

AMBIDEXTRE, adj., *ambidexter*, ἀμφιδέξιος (*ambo*, deux, *dextra*, droite); qui est également adroit des deux mains. Le chirurgien doit être ambidextre.

AMBLE, s. m. (ἀμβλύνειν, rompre le pas); allure plus basse que celle du pas, dans laquelle le cheval n'a que deux mouvemens, de façon que les jambes de devant et de derrière du même côté se lèvent en même temps, et se portent en avant, tandis que celles de l'autre côte posent à terre, et *vice versâ*. De la même étymologie vient le mot *traquenard*, *entrepas*; train rompu qui tient quelque chose de l'amble.

AMBLOME, s. f., *abortus*, ἄμϐλωμα; avortement.

AMBLOSE, s. m., *abortus*, ἄμϐλωσις; avortement.

AMBLOTIQUE, adj. et s. m., *ambloticus* (ἄμϐλωσις, avortement); qui provoque l'avortement : *médicament amblotique.*

AMBLYHAPHIE. *V.* **ANHAPHIE.**

AMBLYOPIE, s. f., *amblyopia*, ἀμϐλυωπία (ἀμϐλὺς, obscur, ὤψ, œil); obscurcissement ou affaiblissement de la vue : premier degré de l'amaurose, ordinairement caractérisé par la dilatation de la pupille, et toujours accompagné de l'impossibilité d'apercevoir les objets petits ou peu éclairés.

AMBONAY, village de la Champagne, à quelques lieues de Châlons, près duquel on trouve, sur une montagne, plusieurs filets d'eau minérale ferrugineuse froide.

AMBRE *blanc*, variété du *succin.*

Ambre gris, s. m., *ambra grisea*, ἄμϐρα; substance plus légère que l'eau, opaque, cendrée, ordinairement tachetée de points blancs et noirs, molle, tenace, flexible, insipide, d'une odeur suave, fusible et volatilisable au feu, insoluble dans l'eau, soluble dans l'alcool, l'éther et les huiles, et formant une espèce de savon avec les alcalis caustiques. On trouve l'ambre nageant à la surface des eaux de la mer. Il est regardé comme le produit d'une sécrétion morbide des intestins du *physeter macrocephalus*, et on l'emploie comme parfum. Usité rarement en médecine ; il est stimulant, aphrodisiaque.

Ambre jaune. V. **SUCCIN.**

Ambre noir. V. **JAYET.**

AMBRÉ, adj. ; qui tient de l'ambre : *couleur ambrée*, ou jaunâtre ; *odeur ambrée.*

AMBRÉATE, s. m., *ambreas*; sel formé par la combinaison de l'acide ambréique avec une base salifiable.

AMBRÉINE, s. f., *ambreina*; substance grasse, fusible, sublimable et décomposable au feu, qui forme en grande partie l'ambre gris, et qui paraît n'être qu'une variété de la cholestérine, dont elle diffère peu.

AMBRÉIQUE, adj., *ambreicus*; acide solide, jaunâtre et moins fusible que l'ambréine, qui s'obtient en traitant celle-ci par l'acide nitrique. Quelques chimistes pensent qu'il ne diffère pas de l'acide cholestérique.

AMBRETTE, s. f., *hibiscus abelmoschus*, L. ; petite plante de la famille des malvacées et de la monadelphie polyandrie, qui croît en Asie et dans l'Amérique méridionale. Ses graines ont une odeur musquée très-agréable ; de là les noms d'*abelmosch* et de *graines musquées*, sous lesquels on les connaît généralement. C'est avec ces graines que l'on prépare, en Orient, la *poudre de Chypre*, employée comme parfum. Selon quelques auteurs, on mêle en Egypte les graines de l'ambrette avec celles du cafier, afin d'en obtenir une boisson plus parfumée.

AMBULANCE, s. f. (*ambulare*, changer de lieu); réunion de tout ce qui est nécessaire en hommes et en choses destinés à constituer des hôpitaux mobiles, suivre les mouvemens d'un corps d'armée, relever les blessés, les panser sur le champ de bataille, pratiquer sur eux les opérations urgentes, et les transporter dans les hôpitaux secondaires. — Une ambulance se compose, 1° d'un chirurgien major, de plusieurs aides et sous-aides, de pharmaciens, d'employés d'administration et d'infirmiers ; 2° de caissons contenant des objets de pansement, des instrumens de chirurgie, des médicamens ; 3° enfin de voitures de transport pour les blessés.

AMBULANT, adj., *ambulans* (*ambulare*, changer de lieu); qui change, ou qu'on change de lieu. *Érysipèle ambulant*, *vésicatoire*, *hôpital ambulant.*

AMÉLIORATION, s. f., *amelioratio* (*ad*, vers, *melius*, meilleur) ; changement en mieux dans une maladie.

AMENDEMENT, s. m., *allevatio, remissio, levamentum* (*a* priv., *menda*, défaut); changement en mieux dans le cours d'une maladie.

AMÉNIE, s. f., *amenia* (α priv., μήν, mois); état d'une femme qui n'a jamais été ou qui n'est plus réglée.

AMÉNOMANIE, s. f., *amenomania* (*amœnus*, agréable, μανία, manie); délire gai, monomanie joyeuse.

AMÉNORRHÉE, s. f., *amenorrhœa* (α priv., μήν, mois, ρέω, je coule); suspension, abolition du flux menstruel.

AMENTACÉ, adj., *amentaceus.* On appelle ainsi les fleurs qui sont disposées en chatons, telles que celles du saule, du peuplier, du chêne, etc. *V.* **CHATON.** Jussieu avait réuni dans un seul et même ordre naturel tous les végétaux dont les fleurs sont disposées en chaton, et leur avait donné le nom d'*amentacées.* Les botanistes modernes ont, et avec raison, divisé cette famille en plusieurs autres, qui sont les *bétulacécs*, les *cupulifères*, les *juglan-dées*, les *salicinées*, les *ulmacées*, etc.

AMER, adj. et s. m., *amarus*, πιχρὸς; qui a de l'amertume.

AMERTUME, s. f., *amaritudo*, πιχρία; saveur particulière, et toujours désagréable, quand elle est un peu intense.

AMÉTHODIQUE, adj., *amethodicus* (α priv., μέθοδος, méthode); sans ordre, sans méthode.

AMÉTRIE, s. f., *ametria*, ἀμετρία (α pr., μέτρον, mesure); irrégularité.

AMIANTACÉ, adj., *amiantaceus*; qui a l'aspect de l'amianthe; se dit d'une espèce de *teigne* qui entoure la base des cheveux d'une pellicule ayant quelque ressemblance avec l'amianthe.

AMIDINE, s. f.; substance d'un blanc jaunâtre, très-friable, en fragmens irréguliers, demi-transparente, inodore, insipide, soluble dans l'eau chaude seulement, et insoluble dans l'alcool, qu'on obtient en abandonnant l'empois d'amidon à lui-même.

AMIDON, ou **AMIDONITE**, s. m., *amylum*, ἄμυλον, ἀμυλίον (α priv., μύλη, meule); substance grenue, cristalloïde, composée de paillettes brillantes; blanche, insipide, inodore, douce au toucher, inaltérable à l'air, soluble dans l'eau chaude, inattaquable par l'alcool et l'éther, et transformable par l'action de l'acide sulfurique en un sucre semblable à celui de raisin. Principe immédiat des végétaux très-répandu dans la nature, formant la base de la plupart des alimens tirés du règne végétal, essentiellement alibile, et émollient lorsqu'il est étendu dans beaucoup d'eau.

AMMI, s. m., *ammi*; genre de plantes de la famille des ombellifères et de la pentandrie digynie, dont une espèce (*ammi majus*) a des semences d'une saveur aromatique et chaude, qu'autrefois on employait comme excitantes et carminatives.

AMMOCHOSIE, s. f., *ammochosia*, ἀμμωχωσία (ἄμμος, sable, χῶσις, amas); bain de sable.

AMMONIAC, adj., *ammoniacus*; épithète donnée autrefois au sel appelé aujourd'hui *hydrochlorate d'ammoniaque*.

AMMONIACAL, adj., *ammoniacalis*; qui a rapport à l'ammoniaque, qui contient de l'ammoniaque, qui a l'odeur de l'ammoniaque : *odeur, pommade, sueur, urine, vapeur ammoniacale; liniment, gaz, sel, savon ammoniacal.*

AMMONIACÉ, adj., *ammoniacus*; qui renferme de l'ammoniaque.

AMMONIACO-MAGNÉSIEN, adj., *ammoniaco-magnesicus*; nom donné aux sels qui contiennent de l'ammoniaque et de la magnésie.

Ammoniaco-mercuriel, adj., *ammoniaco-mercurialis*; nom donné aux sels qui contiennent du mercure et de l'ammoniaque.

AMMONIAQUE (gomme), *ammoniacum gummi*; substance gommo-résineuse, ainsi appelée parce qu'on la tirait autrefois de la Libye, pays abondant en sable. Elle est en larmes blanchâtres en dedans, jaunes en dehors, d'une odeur désagréable et fétide. On l'obtient, par des incisions, d'une ombellifère que l'on croit généralement être le *bubon gummiferum*. Cette gomme-résine sert surtout à préparer divers emplâtres. A l'intérieur on l'administre, mais rarement, comme antispasmodique.

AMMONIAQUE, s. f., *ammoniaca*; gaz alcalin, incolore, transparent, élastique, d'une odeur vive et pénétrante, d'une saveur âcre et urineuse, très-soluble dans l'eau, et formé de trois parties d'hydrogène et d'une d'azote. C'est un puissant excitant diffusible : on l'emploie aussi à l'extérieur comme caustique.

AMMONIATE, s. m., *ammonias*; nom donné par Klaproth aux composés d'ammoniaque et d'un oxide métallique : synonyme d'*ammoniure*.

AMMONIO-CHLORURE, s. m.; nom donné par Grouvelle aux combinaisons des chlorures avec le gaz ammoniaque sec.

AMMONIUM, s. m., *ammonium*; métal hypothétique, admis par Davy et Berzelius, qui supposent que l'hydrogène et l'azote en sont des oxides.

AMMONIURE, s. f.; composé d'ammoniaque et d'un oxide métallique. Quelques-unes de ces combinaisons sont fulminantes.

AMNÉSIE, s. f., *amnesia*, *oblivio* (α priv., μνῆσις, mémoire); perte de la mémoire.

AMNIOS, s. m., *amnion, amnios*, ἀμνίον, ἄμνιος (ἄνα, ensemble, εἶναι, je suis); membrane séreuse, mince, presque transparente, et de forme ovoïde, qui renferme immédiatement le fœtus, lequel y nage au milieu d'un fluide jaunâtre ou légèrement laiteux, d'une odeur fade et d'une saveur un peu salée.

AMNIOTATE, s. m., *amniotas*; sel formé par la combinaison de l'acide amniotique avec une base salifiable.

Amniotique, adj., *amnioticus*; nom d'un acide blanc, brillant, inodore, cristallisable en longues aiguilles, à peine soluble dans l'eau froide, très-soluble dans l'eau et l'alcool bouillans, d'une saveur aigrelette à peine sensible, qui existe dans la liqueur de l'allantoïde de la vache.

Amnique, adj., *amnicus*; nom donné par quelques chimistes à l'*acide amniotique*.

Amome, s. m., *amomum*; genre de plantes de la famille des amomées ou drymyrrhizées, qui produit plusieurs médicamens, tels que le cardamome, le gingembre, les graines de paradis. *V.* ces mots.

Amomées, s. f., *amomeæ*; famille de plantes plus généralement désignées sous le nom de *cannées*.

Amorphe, adj., de *formis* (α priv., μορφὴ, forme); difforme, informe.

Amorphie, s. f., *deformitas* (α priv., μορφὴ, forme); difformité, vice de conformation.

Amouillant, adj.; se dit d'une vache prête à vêler, ou qui vient de vêler. La durée de la garantie est de neuf jours pour les vaches laitières et amouillantes, suivant l'arrêt du 7 septembre 1765.

Amouille, s. f.; nom vulgaire du premier lait que donne une vache fraîche vêlée.

Amour, s. m., *amor*, φιλία; sentiment passionné d'une personne d'un sexe pour une personne d'un autre sexe; violent attachement pour une chose quelconque.

Amourettes, s. f.; nom donné vulgairement aux ovaires des mammifères domestiques.

Amphariste̱re, adj., ἀμφαριστερὸς (ἄμφω, deux, ἀριστερὸς, gauche); qui a les deux mains *gauches*; maladroit.

Amphémérine, adj., *amphemcrina*, ἀμφημερινὴ (ἀμφὶ, chaque, ἡμέρα, jour); se dit des fièvres qui reviennent chaque jour.

Amphiarthrose, s. f., *amphiarthrosis* (ἀμφὶ, des deux côtés, ἄρθρον, articulation); articulation qui ne permet aux os que d'exécuter des mouvemens obscurs, à peine sensibles, et sans glissement proprement dit des surfaces.

Amphiblestroïde, adj. et s. f., *retiformis*, ἀμφιβληστροειδὴς (ἀμφίβληστρον, filet à prendre du poisson, εἶδος, forme); nom donné à la rétine, parce qu'elle reçoit un grand nombre de vaisseaux qui y forment des réseaux.

Amphimérine. *V.* **Amphémérine.**

Amphisarque, s. m., *amphisarca* (ἀμφὶ, autour, σὰρξ, chair); on nomme ainsi un fruit sec, indéhiscent, multiloculaire, ligneux à l'extérieur et pulpeux à l'intérieur, tel que celui du baobab.

Amphismèle. *V.* **Amphismile.**

Amphismile, s. f., ἀμφισμίλη (ἀμφὶ, des deux côtés, σμίλη, scalpel); scalpel ou couteau à deux tranchans.

Amphistome, s. m., *amphistoma* (ἀμφὶ, des deux côtés, σ̓όμα, bouche); nom donné par Rudolphi à un genre de vers intestinaux, dont les diverses espèces vivent principalement dans les oiseaux.

Amphitrope, adj., *amphitropus* (ἀμφὶ, des deux côtés, τροπέω, je tourne); dénomination inventée par Richard pour caractériser l'embryon dont les deux extrémités cotylédonaire et radiculaire se rapprochent à peu près également du hile, de sorte qu'il est courbé en forme de cercle. Cette modification se remarque dans les alismacées, beaucoup de crucifères, etc.

Amphore, s. f., *amphora*. Quelques auteurs ont donné ce nom à la partie ou valve inférieure des capsules à savonnette ou pyxides, comme dans le mouron, la jusquiame, le pourpier, etc.

Amplexatile, adj., *amplexatilis* (*amplecti*, embrasser); nom donné par Richard à l'embryon dont le corps radiculaire embrasse presque la totalité de la masse de l'embryon, comme dans certaines graminées.

Amplexicaule, adj., *amplexicaulis* (*amplecti*, embrasser, *caulis*, tige); se dit de toutes les parties de la plante qui s'attachent circulairement autour de la tige, de manière à l'embrasser dans toute sa circonférence. Ainsi les feuilles sont amplexicaules dans le *buplevrum rotundifolium* et le pavot somnifère; les stipules sont amplexicaules dans les magnoliers, les figuiers, etc.

Amplitude, s. f., *plenitudo*; — *des poches gutturales* ou *d'Eustachi*, dépôt qui se forme dans ces cavités : on y pénètre, pour les vider, au moyen d'une opération appelée *hyo-vertébrotomie*, ou *ponction des poches d'Eustachi*.

Ampoule, s. f., *ampulla*; tumeur formée par un épanchement de sérosité entre l'épiderme et le corps muqueux de la peau des mains ou des pieds, à la suite d'exercices rudes. Dans les autres parties du corps, ces tumeurs prennent le nom de *cloche* ou *phlyctène*.

Amputation, s. f., *amputatio* (*amputare*, couper); opération par laquelle on sé-

3.

pare, à l'aide de l'instrument tranchant, une partie molle saillante ou un membre, du reste du corps. Dans le premier cas on dit mieux *résection*. — *Amputation circulaire*, celle dans laquelle on coupe circulairement les tégumens et les muscles ; — *à lambeaux*, celle dans laquelle on fait avec la peau et les muscles, soit deux lambeaux qu'on applique l'un à l'autre quand la section de l'os est opérée, soit un seul lambeau assez long pour recouvrir toute la plaie ; — *dans l'article ou dans la contiguité des membres*, celle dans laquelle. au lieu de scier l'os d'un membre, on le sépare dans son articulation supérieure. Toutes les amputations dans la continuité des membres sont des amputations *partielles*. Presque toutes les amputations dans l'article sont de véritables extirpations, et dans toutes on fait des lambeaux.

Amputer, v. a., *amputare*; couper, séparer : pratiquer l'amputation.

Amulette, s. m., *amuletum*, περίαμμα, περίαπτον (*amovere*, éloigner); objet qu'on porte sur soi pour se garantir des maladies ou des maléfices.

Amyché, s. f., ἀμυχή (ἀμύσσω, j'écorche) ; légère excoriation.

Amyctique, adj. et s. m., *amycticus*, ἀμυστιχὸς (ἀμύσσω, je déchire) ; topique corrosif.

Amygdale, s. f., *amygdala*, παρίσθμιον (ἀμυγδαλῆ, amande). On appelle ainsi deux corps de forme ovoïde, situés dans l'écartement des piliers du voile du palais, rougeâtres, saillans dans l'intérieur de la bouche, formés par une agglomération de follicules, et fournissant un fluide muqueux abondant. | On donne aussi le nom d'*amygdale* à une protubérance arrondie de la face inférieure du cervelet.

Amygdalin, adj., *amygdalinus*: dans lequel il entre des amandes : *savon amygdalin*.

Amygdalite, s. f., *amygdalitis* (ἀμυγδάλη, amande) ; inflammation des amygdales.

Amylacé, adj., *amylaceus*, ἄμυλος (*amylum*, amidon) ; qui est de la nature de l'amidon : *fécule amylacée*, ou *amidon*.

Anabase, s. f., *augmentum*, ἀνάβασις (ἀναβαίνω, je monte) ; période d'accroissement des maladies.

Anabole, s. f., *sursùm evacuatio*, ἀναβολὴ, ἀναγολὴ (ἀνὰ, en haut, βάλλω, je jette) ; évacuation par le haut.

Anabrochisme, s. m., *anabrochismus*, ἀναβροχισμὸς (ἀνὰ, à travers, βρόχος, nœud coulant) ; opération qui, dit-on, consiste à saisir avec un nœud coulant formé par un cheveu, les cils déviés qui irritent le globe de l'œil, dans la maladie nommée *trichiase*.

Anabrose, s. f., *anabrosis*, ἀνάβρωσις, διάβρωσις (ἀναβρώσκω, je ronge) ; érosion.

Anacarde, s. m.; fruit de l'*anacardier*, *anacardium orientale*, L., grand arbre originaire des Indes, et qui fait partie de la famille des térébinthacées. Ces fruits, de la grosseur du bout du pouce, ont'à peu près la forme d'un cœur, et renferment une amande blanche, douce et bonne à manger. Leur péricarpe, qui est mince et celluleux, est rempli d'un suc âcre, avec lequel on prépare de l'encre, et dont on se sert pour marquer le linge. C'est une autre espèce de ce genre, l'*anacardium occidentale*, dont Lamark a fait le genre *cassuvium*, qui produit la *noix d'adajou*.

Anacatharsie, s. f., *anacatharsis*, ἀνακάθαρσις (ἀνὰ, en haut, καθαίρω, je pars) ; purgation par le haut.

Anacathartique, adj. et s. m., *anacatharticus* (ἀνὰ, en haut, καθαίρω, je pars) ; qui purge par le haut.

Anachrempsie, s. f., *anachrempsis*, ἀνάχρεμψις (ἀνὰ, en haut, χρέπτομαι, je crache) ; crachement.

Anacinème, s. m., *exscreatio*, ἀνακίνημα (ἀνακινέω, je remue) ; impulsion communiquée à tout le corps dans certains exercices de gymnastique.

Anaclintère, s. f., *recubitorium*, ἀνακλιντήριον (ἀνὰ, en haut, κλιντὴρ, lit) ; sorte de chaise longue et inclinée.

Anaclisie, s. f., *decubitus*, ἀνάκλισις (ἀνὰ, sur, κλίνη, lit) ; situation du malade dans son lit.

Anacollème, s. m., ἀνακόλλημα (ἀνακολλάω, je colle) ; épithème frontal.

Anaconchylisme, s. m., *gargarismus*, ἀνακογχυλισμὸς (κογχυλίζειν, se gargariser); action de se gargariser ; gargarisme.

Anactésie, s. m., ἀνάκτησις (ἀνακτάομαι, je recouvre) ; récupération des forces.

Anadiplose, s. f., ἀναδίπλωσις (ἀνὰ, derechef, διπλόω, je double) ; redoublement des accès d'une fièvre intermittente.

Anadose, s. f., ἀνάδοσις (ἀναδίδωμι, je distribue) ; introduction du chyle dans les organes.

Anadrome, s. f., ἀναδρωμὴ (ἀνὰ, en haut, δρέμω, je cours) ; transport des humeurs vers les parties supérieures.

Anémie. *V.* Anémie.

Anæsthésie. *V.* Anesthésie.

Anagoge, s. f., ἀναγογὴ (ἀνὰ, en haut,

ἄγω , je conduis) ; évacuation par le haut.

Anagraphe , s. m. , *medicamentorum præscriptio,* ἀναγραφὴ (ἀναγράφω, j'écris) ; formule, recette.

Anagyre, s. m. , *anagyris fœtida* (ἀνὰ, en haut, γυρὸς, cercle ; arbrisseau de la famille des légumineuses, qui croît dans les provinces méridionales de la France. Ses feuilles ont une saveur amère et désagréable ; elles sont purgatives. Cet arbrisseau est aussi connu sous le nom de *bois puant.*

Anaisthésie. *V.* **Anesthésie.**

Analepsie, s. f. , *renutritio,* ἀνάληψις (ἀνὰ, derechef, λαμβάνω , je prends) ; récupération des forces, convalescence. | Soutien que l'on procure à un membre fracturé, au moyen d'un appareil convenable.

Analeptique, adj. et s. m., *analepticus* (ἀνὰ, derechef, λαμβάνω, je prends) ; se dit des alimens qui hâtent les progrès de la convalescence, en fournissant des matériaux à la nutrition , et en excitant l'action des organes digestifs.

Analgésie, s. f., ἀναλγησία (α priv. , ἄλγος, douleur) ; absence de la douleur.

Analogie, s. f., *analogia* (ἀνὰ, ensemble, λόγος, rapport); ressemblance. C'est sur l'analogie que sont fondées les descriptions anatomiques. On juge par *analogie* des actes organiques non soumis à nos sens. C'est par l'*analogie* que l'on va à la recherche du siége et de la nature des maladies. Les cadres nosologiques , les classifications des maladies, sont uniquement fondés sur l'*analogie.* C'est par *analogie* qu'on emploie chez un malade un médicament, une méthode thérapeutique, qui a réussi dans un cas *à peu près* semblable. Il y a rarement *certitude* en médecine, ce qui fait qu'on est obligé , dans la majeure partie des cas, de s'en tenir à l'*analogie.* L'abus de l'*analogie,* dans l'art de guérir, est une des sources les plus fécondes d'erreurs fatales à l'espèce humaine. Il ne faut pas perdre de vue l'énorme différence qu'il y a entre *analogie* et *identité.*

Analogisme, s. m., *analogismus,* ἀναλογίσμος ; manière de procéder par analogie.

Analose, s. f., *tabes, consumptio,* ἀνάλωσις, μείωσις (ἀναλίσκω, je consume) ; consomption , dépérissement.

Analyse, s. f., *analysis,* ἀνάλυσις (ἀνὰ, à travers, λύω, je délie) ; en médecine, c'est l'examen successif et comparatif de tous les phénomènes de structure et d'action de l'organisme dans l'état de santé et dans l'état de maladie ; en chimie , c'est la séparation des divers corps simples, ou réputés tels, dont est formé un corps composé. Dans cette science, on a voulu distinguer une *analyse vraie* et une *analyse fausse;* cette dernière était celle qui procurait de fausses idées sur la composition des corps, en ce qu'elle donnait lieu à la formation de produits qui auparavant n'existaient pas dans les corps soumis à l'analyse. On a bien fait de renoncer à cette distinction, car on ne peut l'établir avec certitude , du moins dans un très-grand nombre de cas.

Analytique, adj., *analyticus;* qui a rapport à l'analyse.

Anamnésie, s. f., *recordatio, reminiscentia,* ἀνάμνησις (ἀνὰ, derechef, μνήμη, mémoire) ; retour de la mémoire, réminiscence.

Anamnestique , adj. , *anamnesticus,* ἀναμνηστικὸς (ἀνὰ , derechef , μνήμη , mémoire) ; qui rappelle, qui fait ressouvenir ; qui aide à faire découvrir ce qui n'a plus lieu : *signe anamnestique.*

Anandraire , adj. ; Decandolle appelle ainsi les fleurs composées uniquement des tégumens et de pistils multipliés , et qui manquent d'étamines.

Anapétie, s. f. , ἀναπέτεια (ἀνὰ, entre, πετάω , je dilate); entre-baillement , dilatation des vaisseaux ou de l'orifice, soit d'un canal, soit d'un viscère creux quelconque.

Anaphlase , s. m. , *manustupratio* (ἀνὰ , particule indiquant le mouvement de bas en haut , φλάω , je cohabite) ; masturbation.

Anaphonèse, s. f., *vociferatio ,* ἀναφώνησις (ἀνὰ, en haut, φωνή, voix); action de crier, de parler à voix haute.

Anaphore, s. f., ἀναφορὴ (ἀνὰ, en haut, φέρω, je porte) ; évacuation par le haut.

Anaphorique, adj., *anaphoricus* (ἀνὰ , en haut, φέρω, je porte); qui rejette par le haut.

Anaphrodisie, s. f., *impotentia venerea,* ἀναφροδισία (α priv., Ἀφροδίτη, Vénus) ; absence de tous désirs voluptueux.

Anaphrodite, adj. et s. m. , *anaphrodites* (α priv., Ἀφροδίτη, Vénus); qui n'éprouve pas de désirs voluptueux.

Anaplase, s. f., *conformatio,* ἀνάπλασις (ἀνὰ, ensemble, πλάσσω, je forme, je façonne) ; consolidation des fragmens d'un os.

Anaplérose, s. f., *repletio,* ἀναπλήρωσις (ἀναπληρόω, je remplis) ; opération par laquelle on supplée à un organe qui manque ; synonyme de *prothèse*.

ANAPLÉROTIQUE , adj. , *anapleroticus* , ἀναπληροτικὸς (ἀναπληρόω , je remplis) ; nom donné aux remèdes qu'on croyait propres à faire pousser les chairs dans les plaies avec perte de substance.

ANARRHÉE , s. f. , ἀνάῤῥοια (ἀνὰ, en haut , ῥέω , je coule) ; afflux des humeurs vers le haut.

ANARRHÉGNYME , adj., *disrumpor* , ἀναῤῥηγνυμενὸς (ἀναῤῥήγνυμαι, rompre) ; se dit des ulcères qui se renouvellent par la rupture de leur cicatrice, trop promptement obtenue.

ANARRHOPIE , s. f. , ἀναῤῥοπία (ἀνὰ , en haut , ῥέπω , j'incline) ; fluxion vers le haut.

ANASARQUE , s. f. , *anasarca* , ἀνασάρχα (ἀνὰ, entre , σάρξ, chair) ; hydropisie générale du tissu cellulaire , qui commence à se manifester le plus ordinairement autour des malléoles, et qui est caractérisée par l'enflure des membres et des parties molles qui recouvrent l'abdomen , le thorax et même la face , par la tension, la pâleur et la sécheresse de la peau ; si l'on presse avec le doigt une de ces parties, il y reste un enfoncement qui ne s'efface que lentement. L'anasarque est ordinairement secondaire, et , à cause de cela même , très - rarement curable. Quand elle provient du séjour dans l'eau , on la guérit aisément. On en a distingué une *active* et une *passive* , c'est - à - dire une par *excès* , et l'autre par *défaut* de force ou d'action vitale. Ce qu'il y a de certain , c'est que l'anasarque exige quelquefois la saignée.

ANASPASE , s. f. , *retractio* , ἀνάσπασις (ἀνασπάω , je resserre) ; constriction en général, et principalement de l'estomac.

ANASTŒCHEIOSE , s. f. , ἀναστοιχείωσις (ἀνὰ , entre , à travers , σΐοιχεῖον , élément) ; disjonction des élémens d'un corps quelconque.

ANASTALTIQUE , adj. et s. m. , *anastalticus*, ἀνασταλτικὸς (ἀνὰ , avec , σΐέλλω , je serre) ; astringent.

ANASTASE , s. f. , ἀνάστασις (ἀνὰ , en haut , ἵσταμαι , je retourne) ; séjour des humeurs vers le haut.

ANASTOMOSE , s. f. , *anastomosis*, ἀναστόμωσις (ἀνὰ , avec , σΐόμα , bouche) ; communication entre deux vaisseaux émanés de deux troncs différens, ou qui, au moins, ne proviennent pas de la même branche.

ANASTOMOTIQUE , adj. , *anastomoticus ;*

qui établit une anastomose ; *branche anastomotique.* | *Médicamens anastomotiques,* nom donné à ceux que l'on croyait propres à faire ouvrir les orifices des vaisseaux.

ANASTROPHIE , s. f. , *anastrophe* (ἀναστρέφω , je retourne) ; inversion, extraversion , exstrophie d'une partie.

ANATOMIE , s. f. , *anatome, anatomia* , ἀνατομὴ (ἀνὰ , à travers , τέμνω, je coupe) ; art de disséquer les corps vivans , pour apprendre à connaître le nombre, la forme, la situation , les rapports, les connexions et la structure des parties auxquelles on peut les réduire par l'analyse mécanique.—*chirurgicale,* qui ne considère les parties qu'en masse, et ne voit dans les régions qu'elle étudie que les routes que peut suivre l'instrument du chirurgien, et dans les organes, que les points par lesquels ils sont vulnérables. — *générale,* étude des tissus organiques, considérés dans ce qu'ils ont de commun et de différent dans les organes à la composition desquels ils concourent. — *médicale ;* étude du corps humain , dans laquelle on s'attache surtout à reconnaître la position des parties relativement à l'extérieur , et les liaisons nerveuses qui existent entre les organes, ainsi que l'état des tissus normaux.—*pathologique;* étude des organes altérés par la maladie, ou vicieusement conformés avant la naissance.

ANATOMIQUE, adj., *anatomicus ;* qui a rapport à l'anatomie.

ANATOMISER , v. a. , *animalium corpus incidere ;* disséquer.

ANATOMISTE, s. m., *anatomicus, prosector ;* qui s'occupe d'anatomie.

ANATRÉSIE , s. f., *perforatio,* ἀνάτρησις ; trépanation.

ANATHIBE. *V.* ANATRIPSIE.

ANATRIPSIE, s. f., ἀνάτριψις (ἀνὰ, vers, τρέπω , je frotte); friction.

ANATRIPSOLOGIE , s. f. , *anatripsologia* (ἀνὰ, vers, τρέπω, je frotte, λόγος, discours); traité des frictions.

ANATROPE, s. f., ἀνατροπὴ (ἀνὰ , en haut, τρέπω , je tourne) ; renversement.

ANAUDIE, s. f., ἀναυδία (α priv. , ἀυδὴ, voix); extinction de voix.

ANCHILOPS, s. m. , *anchilops* , ἀγχίλωψ (ἄγχι, auprès, ὢψ , œil); tumeur inflammatoire située au grand angle de l'œil.

ANCHOIS, s. m. , *engraulis* ; poisson du genre *clupée,* qui, lorsqu'il est salé, sert d'assaisonnement.

ANCIPITÉ, adj., *anceps* (*anceps,* épée à deux tranchans) ; synonyme de *gladié ,* qui se dit des tiges et des feuilles tellement comprimées qu'elles offront deux bords tranchans, comme un glaive.

ANCISTROÏDE, adj., *ancistroides* (ἄγχισ-7ρον, crochet); épithète donnée à l'apophyse coracoïde, parce qu'elle ressemble à un crochet.

ANCOLIE, s. f., *aquilegia vulgaris*; plante de la famille des renonculacées et de la polyandrie pentagynie, qui est vivace, et qui croit dans les bois ombragés. Elle était autrefois employée comme antiscorbutique et diurétique. Elle est aujourd'hui tout-à-fait inusitée, et reléguée dans nos parterres, où elle produit un très-bon effet par ses fleurs violettes, blanches, roses ou panachées, qui doublent facilement.

ANCONÉ, adj. et s. m., *anconeus* (ἀγχὼν, coude); petit muscle (épicondylo - cubital, Ch.) de l'avant - bras, situé près du coude, qui se porte du condyle externe de l'humérus au bord postérieur du cubitus, où il se termine en pointe aiguë, et qui concourt à étendre l'avantbras sur le bras.

ANCTÉRIASME, s. m., *infibulatio*, ἀγχτηριασμὸς (ἀγχτηριάζω, je serre avec un lien); infibulation.

ANCYLOBLÉPHARON. *V.* ANKYLOBLÉPHARON.

ANCYLOMÈLE. *V.* ANKYLOMÈLE.

ANCYLOMÉRISME. *V.* ANKYLOMÉRISME.

ANCYLOSE. *V.* ANKYLOSE.

ANCYLOTOME. *V.* ANKYLOTOME.

ANCYROÏDE. adj., *ancyroides* ; ἀγχυροειδ῀ης (ἄγχυρα, ancre, εῖδος, figure); nom donné à l'apophyse coracoïde de l'omoplate, à cause de sa ressemblance avec un crochet, et à la cavité digitale des ventricules latéraux du cerveau, à cause de leur forme recourbée.

ANCYROMÈLE. *V.* ANKYLOMÈLE.

ANDELY, petite ville, située à huit lieues de Rouen, aux environs de laquelle existe une source d'eau légèrement ferrugineuse et froide.

ANDRANATOMIE, s. f., *andranatomia*, ἀνδρανατομὴ (ἀνὴρ, homme, ἀνὰ, à travers, τέμνω, je coupe); anatomie ou dissection du corps humain.

ANDROGYNAIRE, adj.; Decandolle désigne ainsi les fleurs doubles où la transformation s'est opérée dans les deux sortes d'organes sexuels, sans que les tégumens soient altérés.

ANDROGYNE, s. m., *androgyna*, ἀνδρόγυνος (ἀνὴρ, homme, γυνή, femme); synonyme d'*hermaphrodite*. [Cette expression a, en botanique, un sens tout-à-fait différent, suivant qu'on l'applique à une fleur ou à un végétal tout entier. Dans le premier cas, elle est cynonyme d'*hermaphrodite*, et signifie que, dans une même enveloppe florale, les deux organes sexuels sont réunis; dans le second, elle a le même sens que *monoïque*, et exprime que la plante est pourvue de fleurs mâles et de fleurs femelles.

ANDROMANIE, s. f., *andromania* (ἀνὴρ, homme, μανία, fureur); désir effréné de cohabiter avec les hommes.

ANDRONIE, s. f., *andronia*; principe hypothétique admis par Winterl dans l'atmosphère, et qui ne repose que sur de pures spéculations.

ANDROPÉTALAIRE, adj. Decandolle donne ce nom aux fleurs doubles où la corolle est multipliée, et où les étamines sont changées en pétales simples ou multiples, le pistil restant sain.

ANDROPHOBIE, s. f., *androphobia* (ἀνὴρ, homme, φόβος, terreur); haine du genre humain.

ANDROPHORE, s. m., *androphorum* (ἀνὴρ, mâle, φέρω, je porte). Quand les étamines sont monadelphes, et que les filets sont soudés ensemble dans toute leur longueur, Mirbel désigne le tube ou cylindre formé par leur réunion, sous le nom d'*androphore*.

ANDROTOMIE, s. f., *androtomia*, ἀνδροτομὴ (ἀνὴρ, homme, τέμνω, je coupe); dissection ou anatomie du corps humain.

ANDRUM, s. m., gonflement éléphantiasique du scrotum, qui est endémique dans l'Asie méridionale, et qu'a décrit Kæmpfer.

ANE, s. f., *asinus*; espèce du genre *cheval*.

ANÉANTISSEMENT, s. m., *extinctio*; expression hyperbolique dont les gens du monde se servent pour désigner une fatigue excessive, ou bien la syncope.

ANÈBE, adj., *impuber*, ἄνηβος (α priv., ῆβη, puberté); impubère, qui n'est pas nubile.

ANEILÈME ou ANEILÈSE, s. m., *involutio*, ἀνείλημα, ἀνείλησις (ἀνειλεῖσθαι, je suis roulé en haut); transport des gaz intestinaux vers la partie supérieure du canal digestif.

ANELAGE, s. m., *agnum parere*; port ou mise bas de la brebis.

ANÉLECTRIQUE, adj., *anelectricus* (α priv., ῆλεκτρον, succin); qui n'est pas susceptible de devenir électrique par le frottement.

ANÉMASIE ou ANÉMOSE, s. f., *anæmasis* (α priv., αῖμα, sang); défaut de sang.

ANÉMIE, s. f., *anæmia* (α priv., αῖμα,

sang) ; défaut de sang. | Maladie dans laquelle le sang n'est point en suffisante quantité pour l'entretien de la vie , et paraît avoir perdu sa couleur, sa consistance et ses qualités excitantes ; tel était l'état des hommes qui se trouvèrent tout à coup privés d'air respirable dans une galerie des mines de charbon de la Flandre. L'usage des oxides de fer et de la limaille de ce métal parut leur être utile.

ANÉMOGRAPHIE , s. f. , *anemographia* (ἄνεμος, vent , γράφω , j'écris) ; partie de la physique qui s'occupe de l'histoire des vents.

ANÉMOMÈTRE , s. m. , *anemometrum* (ἄνεμος, vent , μέτρον , mesure) ; instrument propre à déterminer la force et la vitesse du vent.

ANÉMOMÉTRIE, s. f.. *anemometria* (ἄνεμος, vent, μέτρον, mesure) ; art de mesurer la force et de juger de la vitesse du vent.

ANÉMOMÉTROGRAPHIE , s. f. , *anemometrographia* (ἄνεμος, vent, μέτρον , mesure , γράφω , j'écris) ; description des anémomètres.

ANÉMONE, s. f. , *anemone* (ἄνεμος, vent); genre de plantes de la famille des renonculacées et de la polyandrie polygynie, qui se compose d'espèces herbacées et vivaces, généralement âcres et vésicantes.

ANÉMONINE , s. f. , *anemonina ;* substance cristallisable , soluble dans l'alcool, insoluble dans l'essence de térébenthine , et volatilisable au feu , que Funke a découverte dans l'*anemone pratensis.*

ANÉMOSCOPE , s. m. , *anemoscopium* (ἄνεμος, vent, σκοπέω , je regarde) ; instrument qui fait connaître la direction du vent.

ANÉPITHYMIE, s. f., *anepithymia* (α pr. , ἐπιθυμία, désir) ; diminution, abolition des appétits , de la faim , de la soif, des désirs vénériens.

ANÉRÉTHISIE, s. f. , *inirritabilitas* (α pr., ἐρέθισις, irritabilité) ; défaut d'irritabilité , selon Swédiaur.

ANÉSIE, s. f. , *remissio,* ἄνεσις (ἀνίημι, je relâche) ; rémission, amélioration dans les symptômes.

ANESTHÉSIE, s. f. , ἀναισθησία (α priv. , αἰσθάνομαι, je sens) ; diminution ou abolition de la sensibilité en général. | Paralysie d'un nerf, d'un des organes des sens.

ANETH, s. m., *anethum graveolens,* L. , ἄνηθον (αἴθω , je brûle) ; plante annuelle, originaire des contrées méridionales de

l'Europe , qui appartient au même genre que le fenouil , et fait , comme lui , partie de la famille des ombellifères et de la pentandrie digynie. Ses fruits sont âcres, excitans et aromatiques. On les compte parmi les substances carminatives.

ANÉTIQUE , adj. , *remittens* , ἀνετικὸς (ἀνίημι , je relâche) ; remède qui adoucit les souffrances , qui diminue l'intensité des symptômes.

ANEURYSMAL. *V.* ANÉVRYSMAL.

ANEURYSME. *V.* ANÉVRYSME.

ANÉVRISMAL. *V.* ANÉVRYSMAL.

ANÉVRISMATIQUE. *V.* ANÉVRYSMAL.

ANÉVRISMATOSE. *V.* ARTÉRIOCHOLOSIE.

ANÉVRYSMAL , adj. , *anevrysmaticus ;* qui tient à l'anévrysme ; *sac anévrysmal, tumeur anévrysmale.*

ANÉVRYSMATIQUE. *V.* ANÉVRYSMAL.

ANÉVRYSME, s. m., *aneurysma,* ἀνεύρυσμα (ἀνὰ, augm., εὐρύς, large); tumeur formée par le sang artériel, à la suite de la *dilatation,* de la *rupture* ou de la *division* d'une artère ou du cœur.—*vrai,* celui qui est produit par du sang artériel contenu dans une poche formée par les tuniques artérielles dilatées. — *faux,* celui qui, résultant de la blessure ou de la rupture d'une artère , est formé par le sang épanché ou infiltré aux environs du vaisseau.— *faux,-primitif,-diffus,-non circonscrit,-par infiltration ,* celui qui , s'étant formé immédiatement après la division ou la rupture d'une artère, consiste dans une infiltration plus ou moins étendue et quelquefois énorme du sang dans le tissu cellulaire de la partie.—*faux,-consécutif,-circonscrit, - par épanchement,* celui qui, s'étant développé plus ou moins longtemps après une solution légère de continuité éprouvée par la paroi d'une artère, est formé par le sang contenu dans une poche formée elle-même aux dépens du tissu cellulaire voisin.—*mixte,* celui qui , étant survenu à la suite de la division des deux tuniques extérieures d'une artère, est formé par le sang contenu dans une poche fournie par la tunique interne qui s'est portée à l'extérieur du vaisseau, en se dilatant et en formant une hernie à travers la solution de continuité de la tunique extérieure et de la moyenne.—*variqueux, - par anastomose,* celui qui, résultant de la blessure simultanée d'une artère et d'une veine , est produit par le passage du sang artériel dans la veine, à cause de la communication établie et qui se conserve. | Les *anévrysmes externes* sont situés à l'extérieur de la tête, au cou ou aux membres.

On les reconnaît à une tumeur plus ou moins circonscrite, molle et fluctuante, survenue quelquefois sans cause connue, souvent à la suite d'une extension forcée de la partie ou d'une blessure, sans changement de couleur à la peau, située sur le trajet d'une artère, présentant des battemens isochrônes à ceux du cœur, accompagnés d'un mouvement d'expansion marqué ; qui s'affaisse et cesse de battre lorsqu'on comprime l'artère au-dessus d'elle ; qui augmente de volume au contraire, et présente des battemens plus forts, quand on comprime le vaisseau au-dessous. Cette maladie peut guérir spontanément, soit par suite d'une inflammation qui oblitère le vaisseau, soit par suite d'une gangrène et de l'inflammation éliminatoire qui y succède, soit par la compression exercée sur l'artère par la tumeur elle-même, soit enfin par suite de l'accumulation graduelle du coagulum du sang dans la cavité du sac. Mais en général on n'en obtient la guérison que par l'emploi d'une des méthodes suivantes : 1° l'application des astringens et du froid ; 2° la compression ; 3° la ligature du vaisseau au-dessus et au-dessous de l'ouverture, mise à découvert par l'incision de la partie anévrysmale ; 4° la ligature de l'artère au-dessus de la tumeur, qu'on laisse intacte ; 5° enfin, lorsque la tumeur est placée si haut qu'une ligature au-dessus d'elle est impossible, la ligature au-dessous, avec l'attention de diminuer par des saignées nombreuses la force d'impulsion du sang, et de favoriser, par l'application des réfrigérans, la formation du coagulum. | Les *anévrysmes internes* sont ceux du cœur, des gros vaisseaux de la poitrine, de l'abdomen et de l'encéphale. Jamais ceux qui se développent dans le crâne ne se montrent au dehors. Ceux de la poitrine et de l'abdomen finissent par former une tumeur sous les tégumens, lorsque la mort ne survient pas auparavant. Le diagnostic de ces anévrysmes est fort difficile dans les premiers temps de leur formation, et à toutes les époques pour ceux du crâne. L'état du pouls et des battemens du cœur, les dérangemens de la circulation et de la respiration, l'auscultation et la percussion, sont les moyens à l'aide desquels on reconnaît les anévrysmes de la poitrine et de l'abdomen. Le seul traitement que l'on puisse tenter consiste dans la diète la plus sévère et les saignées. La ligature n'offre de chances de succès

que quand l'anévrysme n'occupe qu'une des branches de l'aorte.

ANFRACTUOSITÉ, s. f., *anfractus* ; circuit, détour, courbure plus ou moins étendue en longueur, et de forme diverse, d'une partie quelconque du corps : *anfractuosités cérébrales, ethmoïdales.*

ANGÉIOGRAPHIE ou ANGIOGRAPHIE, s. f., *angeiographia, angiographia* (ἀγγεῖον, vaisseau, γράφω, je décris) ; partie de l'anatomie dont l'objet est de décrire les vaisseaux.

ANGÉIOHYDROGRAPHIE ou ANGIOHYDROGRAPHIE, s. f., *angeiohydrographia* (ἀγγεῖον, vaisseau, ὕδωρ, eau, et γράφω, je décris) ; description des vaisseaux lymphatiques.

ANGÉIOHYDROLOGIE ou ANGIOHYDROLOGIE, s. f., *angeiohydrologia* (ἀγγεῖον, vaisseau, ὕδωρ, eau, et λόγος, discours) ; description des vaisseaux lymphatiques.

ANGÉIOHYDROTOMIE ou ANGIOHYDROTOMIE, s. f., *angeiohydrotomia* (ἀγγεῖον, vaisseau, ὕδωρ, eau, τέμνω, je coupe) ; dissection des vaisseaux lymphatiques.

ANGÉIOLOGIE ou ANGIOLOGIE, s. f., *angeiologia, angeologia*, ἀγγειολογία (ἀγγεῖον, vaisseau, λόγος, discours) ; description des vaisseaux des corps organisés.

ANGÉIORRHAGIE ou ANGIORRHAGIE, s. f., *profluvium sanguinis* (ἀγγεῖον, vaisseau, ῥήγνυμαι, je coule avec force) ; hémorrhagie active, flux sanguin par excès de force, général ou local.

ANGÉIORRHÉE ou ANGIORRHÉE, s. f., *profluvium sanguinis* (ἀγγεῖον, vaisseau, ῥέω, je coule) ; hémorrhagie passive, flux sanguin par défaut de force, local ou général.

ANGÉIOTOMIE ou ANGIOTOMIE, s. f., *angeiotomia, angiotomia*, ἀγγειοτομία (ἀγγεῖον, vaisseau, τέμνω, je coupe) ; dissection des vaisseaux d'un corps organisé.

ANGÉLIQUE, s. f., *angelica, archangelica*, L. ; grande et belle plante de la famille des ombellifères et de la pentandrie digynie, qu'on cultive en France. Ses tiges sont cylindriques et creuses : on les confit au sucre ; elles ont alors une saveur aromatique très-agréable, et sont excitantes et stomachiques. Blanchies dans l'eau, elles servent d'aliment en Norwège et en Laponie. Quant aux fruits ou semences, leur odeur aromatique, leur saveur âcre et chaude, les placent parmi les médicamens stimulans. On prétend que les racines, infusées dans le vinaigre, peuvent servir de préservatif contre la peste. L'*angélique des bois, an-*

gelica sylvestris, L., est moins aromatique que la précédente ; en l'emploie quelquefois aux mêmes usages.

Angiectasie, s. f., *angiectasis* (ἀγγεῖον, vaisseau, ἔκτασις, dilatation) ; dilatation des vaisseaux.

Angine, s. f., *angina*, συνάγχη, ᾽κυνάγχη (*angere*, suffoquer) ; inflammation de la membrane muqueuse de l'arrière-bouche, du pharynx, du larynx, ou même des bronches et de l'œsophage. En raison du siége, on distingue cette maladie en *angine du conduit aérifère* et *angine du conduit alimentaire ;* la première est *gutturale, pharyngée* ou *œsophagienne ;* la seconde est *laryngée, trachéale* ou *bronchique.* Dans la première, il y a douleur en avalant, et dans la seconde, douleur pendant l'inspiration. L'inflammation peut envahir les deux conduits ; c'est alors l'*angine pharyngo-laryngée.* Dans tous les cas, elle doit être, comme toutes les phlegmasies aiguës, traitée par la diète, les émissions sanguines, générales ou locales, et les révulsifs. La variété qui a reçu le nom de *croup* est la plus dangereuse.

Angine externe, angina externa. V. **Oreillons.**

Angine gangréneuse, angina gangrænosa ; inflammation du pharynx, simple ou compliquée de celle du larynx, et tendant à la gangrène.

Angine œdémateuse, angina œdematosa ; tuméfaction œdémateuse de la glotte, à laquelle on a donné le nom impropre d'*angine,* et qui est un effet de l'angine laryngée chronique, chez les sujets disposés aux congestions lymphatiques.

Angine maligne, angina maligna. V. **Angine gangréneuse.**

Angine membraneuse, angina membranacca. V. **Croup.**

Angine polypeuse, angina polyposa. V. **Croup.**

Angine sèche, angina sicca ; inflammation chronique du pharynx, avec sentiment pénible de sécheresse et d'ardeur, dans les maladies chroniques de l'estomac et du poumon.

Angine squirrheuse, angina squirrhosa; gêne dans la déglutition, causée par la dégénérescence squirrheuse du pharynx ou de l'œsophage.

Angine de poitrine, angina pectoris ; nom impropre donné à une maladie peu connue, dont le principal symptôme est un resserrement extrêmement pénible du thorax, avec sentiment de suffocation imminente. | Inflammation des bronches.

Angineux, adj., *anginosus ;* qui a rapport à l'angine, qui est accompagné d'angine : se dit particulièrement de la scarlatine.

Angiocarpe, adj., *angiocarpus* (ἀγγεῖον, vaisseau, καρπὸς, fruit) ; nom proposé par Mirbel pour désigner les fruits qui sont revêtus d'enveloppes accessoires.

Angiopyre. V. **Angiopyrie.**

Angiopyrie, s. f., *angiopyria* (ἀγγεῖον, vaisseau, πῦρ, fièvre). Alibert nomme ainsi la fièvre inflammatoire, qui forme le sixième genre de la famille des *angioses* de son cadre nosologique.

Angiorrhagie. V. **Angéiorrhagie.**

Angiorrhée. V. **Angéiorrhée.**

Angiose, s. f., *angiosis* (ἀγγεῖον, vaisseau) ; nom de la sixième famille de la Nosologie naturelle d'Alibert, qui comprend sous ce titre toutes les maladies ayant pour siége le système vasculaire sanguin.

Angiosperme, adj., *angiospermicus* (ἀγγεῖον, vase, enveloppe, σπέρμα, graine). On appelle *plante angiosperme* celle dont les graines sont renfermées dans un péricarpe.

Angiospermie, s. f., *angiospermia ;* nom donné par Linné au second ordre de la quatorzième classe du système sexuel, qui renferme toutes les véritables labiées, auxquelles ce botaniste accordait faussement pour fruit quatre graines nues au fond du calice. Richard a changé ce mot en celui de *tomogynie.* V. ce mot.

Angioténique, adj., *angiotenicus* (ἀγγεῖον, vaisseau, τείνω, je tends) ; qui provient de la tension des tuniques des vaisseaux. Nom donné par Pinel à la fièvre inflammatoire, c'est-à-dire aux maladies caractérisées par la plénitude, la force et la fréquence du pouls, sans apparence, au moins frappante, de lésion locale.

Anglaiser, v. a., *amputare ;* opération qui consiste à couper et à enlever les muscles coccygiens du cheval, pour lui faire porter la queue en trompe.

Angle, s. m., *angulus,* γωνία, κάνθος; incidence l'une sur l'autre de deux lignes droites ou courbes, qui laissent entre elles un écartement plus ou moins considérable.

Angoisse, s. f., *angor,* ἀγωνία; sentiment presque indéfinissable de douleur et de resserrement à l'épigastre.

Angone, s. f., *angone, præfocatio faucium ;* sentiment de strangulation, avec suffocation imminente, qui se fait sentir plus communément chez les femmes que chez les hommes.

ANGUILLE, s. f., *anguilla*. *V*. MURÈNE.

ANGUILLE *de mer*. *V*. CONGRE.

ANGUILLE *électrique*. *V*. GYMNOTE.

ANGUILLE *de haie*. *V*. COULEUVRE.

ANGULAIRE, adj., *angularis* ; qui a des angles, qui appartient ou qui est en rapport avec un angle. | *Artère, dent, muscle angulaire ; apophyses angulaires* ou *orbitaires*.—*Os angulaire*, nom donné à l'une des six pièces qui forment la branche de la mâchoire inférieure dans les oiseaux et les reptiles.

Angulaire de l'omoplate, adj. et s. m., *angularis, levator scapulæ* ; nom d'un muscle qui s'étend du sommet des apophyses transverses des quatre dernières vertèbres cervicales à l'angle interne et supérieur de l'omoplate.

ANGUSTATION, s. f., *angustatio, arctatio, coarctatio, constrictio, στενοχωρία* ; rétrécissement, constriction.

ANGUSTIE, s. f., *angustia ;* étroitesse, anxiété.

ANGUSTURE, s. f., *angustura ;* écorce du *cusparia febrifuga* ou *bonplandia trifoliata*, grand et bel arbre qui croît sur les bords de l'Orénoque, et qui fait partie de la famille des méliacées. Elle est en plaques de deux à trois pouces de longueur, sur une ligne d'épaisseur, d'un brun fauve, d'une saveur très-amère et un peu aromatique. C'est un tonique employé comme succédané du quinquina.

Angusture ferrugineuse. *V*. FAUSSE *angusture*.

ANHALT-SCHAUMBOURG, dans le pays de Nassau, possède une source d'eau minérale ferrugineuse acidule froide.

ANHAPHIE, s. f., *tactus imminutus, tactus abolitus* (α priv., ἁφή, tact) ; diminution ou privation absolue du tact.

ANHÉLATION, s. f., *anhelatio* (*anhelo*, je halète) ; mode particulier de la respiration, dans lequel les inspirations et les aspirations, qui sont courtes et vives, se succèdent avec rapidité : synonyme d'*essoufflement*. L'anhélation est un symptôme de toutes les maladies dans lesquelles l'action du poumon se trouve directement ou indirectement lésée. Sauvages en avait fait le caractère d'une classe de maladies. | *Anhélation* a quelquefois été employé comme synonyme d'*asthme ;* ces deux mots ont absolument la même valeur, sous le rapport de l'étymologie.

ANHÉLEUX, adj., *anhelosus, anhelans ;* qui éprouve l'anhélation, qui y est sujet. On dit aussi quelquefois *respiration* anhéleuse, au lieu de *respiration pénible, gênée*.

ANUYDRE, adj. (α priv., ὕδωρ, eau) ; qui ne contient pas d'eau. On dit d'un sel cristallisé qu'il est *anhydre*, quand il ne contient pas d'eau de cristallisation.

ANIDROSE, s. f., *anidrosis*, ἀνίδρωσις (α priv., ἱδρόω, je sue) ; diminution ou cessation de l'excrétion de la sueur.

ANIMAL, s. m., *animal*, ζῶον (*anima*, âme). En laissant de côté les animalcules infusoires, qui paraissent devoir former une section à part, on peut définir l'*animal* un corps organisé, doué de la faculté de se transporter d'un lieu dans un autre, portant en lui-même un sac dans lequel il dépose une certaine quantité d'alimens pour les digérer à loisir, doué de sensibilité, et chez lequel la nutrition s'exerce depuis le premier jusqu'au dernier instant de la vie. Nulle définition ne saurait s'appliquer à tous les animaux, et la meilleure souffre des exceptions, à cause de la gradation qui existe dans le nombre et la perfection des organes et des facultés qui en dépendent.

ANIMALCULE, s. m., *animalculum ;* petit animal, animal qui n'est visible qu'avec le secours d'un microscope.

ANIMALCULISME, s. m. ; hypothèse dans laquelle on a recours aux animalcules spermatiques pour expliquer les phénomènes de la génération.

ANIMALCULISTE, s. m. ; physiologiste qui explique les phénomènes de la génération au moyen des animalcules spermatiques.

ANIMALISATION, s. f., *animalisatio ;* passage de l'état de matière inorganique ou végétale à celui d'animalité.

ANIMALITÉ, s. f., *animalitas ;* ensemble des attributs et facultés qui distinguent la matière organique animale.

ANIMATION, s. f., *animatio* (*anima*, âme) ; union de l'âme et du corps. On a beaucoup discuté pour savoir à quelle époque cette union a lieu, et l'on n'a rien décidé, comme on devait bien s'y attendre. Cette question n'est pas du ressort des médecins.

ANIMÉ, adj. ; se dit du visage, quand cette partie du corps est rouge et turgescente. | On appelle *animé*, une résine qui découle par incisions du tronc de l'*hymenæa courbaril*, L., arbre de la famille des légumineuses. Elle est sèche, friable, d'une odeur suave, rare et inusitée. On en distingue deux variétés qui viennent, l'une d'Orient, l'autre de l'Amérique méridionale.

Animer, v. a., *excitare.—Animer un cheval*, c'est le réveiller, quand il ralentit ses mouvemens, au moyen de la langue ou du sifflement de la gaule.

Animisme, s. m. ; doctrine et secte de Stahl, qui prétendait que l'âme préside à tous les actes de l'organisme.

Animiste ; partisan du système de l'*animisme*.

Anis, s. m., *pimpinella anisum*, L. ; petite plante annuelle de la famille des ombellifères et de la pentandrie digynie, qui vient d'Egypte, mais qui s'est naturalisée dans le midi de l'Europe. Ses fruits sont ovoïdes, allongés, velus ; leur saveur est aromatique, chaude, très agréable et comme sucrée. Ils sont stimulans, et on les emploie surtout comme carminatifs. On en forme aussi de petites dragées fort agréables. Assez souvent on s'en sert pour masquer la saveur désagréable de certains médicamens, tels que les potions purgatives.

Anis étoilé. V. **Badiane**.

Anisotaque, adj., *anisotachys*, ἀνισοτα-χὺς (*a* priv., ἴσος, pareil, ταχὺς, vite) ; inégal et vite : épithète donnée à une espèce de pouls qui offre ce double caractère.

Ankyloblépharon, s. m., ἀγχυλοβλέ-φαρον (ἀγχύλος, resserré, βλέφαρον, paupière) ; resserrement et adhérence congéniale et accidentelle des paupières entre elles, et non au globe de l'œil.

Ankyloglosse, s. m., *ankyloglossum*, ἀγχυλόγλωσσον (ἀγχύλος, courbé, γλῶσσα, langue) ; gêne dans les mouvemens de la langue, qui dépend d'une adhérence de ses bords aux gencives, ou de la longueur excessive du filet.

Ankylomèle, s. f., *ancylomele*, ἀγχυλομήλη (ἀγχύλος, courbé, μήλη, sonde) ; sonde recourbée.

Ankylomérisme, s. m., *ankylomerismus* (ἀγχύλος, resserrement, μέρος, partie) ; adhérence contre nature d'une partie à une autre.

Ankylops. *V.* **Anchilops**.

Ankylose, s. f., *ankylosis*, ἀγχύλωσις (ἀγχύλος, courbé) ; état d'une articulation diarthrodiale dont les mouvemens sont plus ou moins complétement empêchés. — *vraie*, celle qui résulte de l'adhérence mutuelle des surfaces articulaires ; elle est incurable.—*fausse*, celle qui dépend de la rigidité ou de l'engorgement des parties molles voisines, les surfaces articulaires ayant conservé leur poli ; sa curabilité dépend de celle de la maladie qui l'a produite.

Ankylotome, s. m., *ancylotomus*, ἀγχυλότομος (ἀγχύλος, courbe, τέμνω, je coupe) ; couteau ou bistouri courbe.

Annaberg, dans les montagnes métalliques, en Bohême, possède une source d'eau minérale saline dont la chaleur s'élève à 70 degrés F.

Anneau, s. m., *annulus*, δαχτυλίδιον, χρίκος ; arceau métallique ou de toute autre substance qu'on porte au doigt. | Ouverture plus ou moins circulaire qui traverse quelque partie du corps : *anneau diaphragmatique, inguinal, ombilical*. | Nom donné à certaines ulcérations de la cornée. | Instrument en forme de bague, contenant une lame qu'on en faisait sortir à l'aide d'un ressort, et dont les chirurgiens se servaient autrefois pour tromper certains malades pusillanimes, auxquels ils voulaient ouvrir un abcès.

Anneler, v. a., *intorquere annulos* ; mettre des anneaux au grouin des porcs pour les empêcher de fouiller la terre, ou à la vulve des jumens pour qu'elles ne soient pas saillies.

Annelides, synonyme de **vers** *à sang rouge*.

Annexe, s. f., *appendix* ; partie accessoire. | *Annexes de l'œil*, ce sont les paupières, les sourcils. | *Annexes de l'utérus*, ce sont les ligamens longs, les trompes. | *Annexes sternales* ; nom donné par Geoffroy Saint-Hilaire à l'ensemble des deux pièces du sternum qu'il appelle *hyosternal* et *hyposternal*.

Annuel, adj., *annuus*. On appelle *plante annuelle*, celle qui ne vit pas au delà d'une année ; semée au printemps, la graine de cette plante acquiert tout son développement pendant l'été, et meurt au commencement de l'automne, après avoir mûri ses fruits. Dans les ouvrages de botanique on désigne les plantes annuelles par ce signe : ⊙. | En pathologie on a voulu admettre des *maladies annuelles*, mais, s'il en existe, elles sont au moins fort rares.

Annulaire, adj., *annularis* ; qui a la forme ou remplit les fonctions d'un anneau. | Epithète donnée au quatrième doigt de la main, parce qu'on y place des anneaux. | Nom que portent divers ligamens, un renflement du cerveau, et un cartilage du larynx, à cause de leur figure.

Annuler, v. a., *abrogare* ; abolir les conditions de la vente d'un animal.

Anodyn, adj. et s. m., *anodynus* (*α* pr., ὀδύνη, douleur) ; qui calme la douleur.

On donne ce nom aux narcotiques en général, et surtout à l'opium.

ANODYNIE, s. f., *indolentia,* ἀνωδυνία ; cessation ou absence de la douleur.

ANOIE, s. f., *amentia,* ανοία (α pr., νόος, esprit) ; démence, imbécillité, idiotisme.

ANOMAL, adj., *anomalis* (α priv., ὁμαλὸς, égal) ; qui fait exception, inégal, irrégulier, rare, extraordinaire. On a beaucoup abusé de cette épithète ; souvent le symptôme le plus important d'une maladie a été réputé *anomal;* les maladies rares ont été nommées *anomales,* ainsi que celles qu'on voyait pour là première fois. Afin de mettre un terme à un pareil abus de mots, on pourrait conserver cette épithète pour désigner, comme on le fait le plus souvent aujourd'hui, ce qui est *rare, singulier.* On s'éloignerait ainsi le moins possible de l'acception actuelle du mot, qui a été détourné de sa signification étymologique. | *Anomal* se dit en botanique de toutes les parties qui ont subi quelque transformation insolite, laquelle change entièrement leur nature. Tournefort appelait *fleurs anomales* celles qu'il ne pouvait rapporter à aucune forme déterminée. Ainsi la fleur de la violette et celle de l'utriculaire sont anomales.

ANOMALACIE, s. f., *anomalacia* (α pr., νόμος, règle, λακίζω, je déchire) ; nom donné par Richard à la vingt-cinquième et dernière classe de son système, qui correspond à la polygamie de Linné.

ANOMALIE, s. f., *anomalia,* ἀνωμαλία (α priv., ὁμαλὸς, égal) ; inégalité, irrégularité, exception. Nous pensons que ce mot ne doit plus être employé que comme synonyme de *cas rare,* afin de mettre un terme à l'abus qu'on en fait journellement, en le prenant à chaque instant dans une foule de significations opposées.

ANOMOCÉPHALE, s. m. (α priv., νόμος, règle, κεφαλὴ, tête) ; nom générique sous lequel Geoffroy Saint-Hilaire comprend tous les êtres dont la tête offre quelque difformité.

ANOMPHALE, adj. et s. m., *anomphalus,* ἀνόμφαλος (α priv., ὁμφαλὸς, nombril) ; qui n'a point d'ombilic. On a prétendu à tort que les enfans qui naissent avec une anastrophie de la vessie n'ont point de nombril.

ANONES ou ANONACÉES, *anonacca* ; famille de plantes dicotylédones polypétales, dont les étamines sont hypogynes. Elle ne fournit aucun médicament employé en Europe ; mais les fruits, dans

plusieurs des genres qui y sont rangés, sont bons à manger.

ANORCHIDE, adj., *anorchides* (α priv., ὄρχις, testicule) ; qui n'a point de testicules.

ANOREXIE, s. f., *anorexia,* ἀνόρεξία (α priv., ὄρεξις, appétit) ; diminution ou abolition de l'appétit.

ANORGANOGÉNIE, s. f., *anorganogenia* (α priv., ὄργανον, organe, γίνομαι, j'engendre) ; étude de l'origine des corps inorganiques.

ANORGANOGRAPHIE, s. f., *anorganographia* (α priv., ὄργανον, organe, γράφω, j'écris) ; description des corps inorganiques.

ANORGANOLOGIE, s. f., *anorganologia* (α pr., ὄργανον, organe, λέγω, j'enseigne) ; discours sur les corps inorganiques.

ANORMAL, adj., *abnormis* (*ab,* hors, *norma,* règle) ; irrégulier, qui n'est pas conforme à la règle.

ANORMALIE, s. f., *abnormitas* ; irrégularité, exception à la règle. Ce mot est nouveau dans notre langue, mais il était depuis long-temps en usage chez les Allemands, qui ont senti la nécessité de le créer, afin de restreindre la signification du mot *anomalie,* de manière à ce qu'il ne signifiât plus que *cas rare.*

ANOSIE, s. f., *anosia,* ἀνοσία (α pr., νόσος, maladie) ; santé.

ANOSMIE, s. f., *anosmia* (α priv., ὀσμὴ, odorat) ; diminution ou abolition de l'odorat.

ANOSPHRÉSIE, s. f., *odoratus defectus* (α priv., ὄσφρησις, odorat) ; diminution ou perte de l'odorat.

ANSE, s. f., *ansa* ; épithète donnée à toute partie recourbée sur elle-même, comme sont les intestins, certaines anastomoses nerveuses, etc. | *Anse de fil;* partie moyenne d'un fil dont on tient et dont on rapproche les extrémités.

ANSERINE, s. f., *chenopodium* ; genre de la famille naturelle des chénopodées et de la pentandrie digynie, dont plusieurs espèces indigènes et exotiques sont employées en médecine. Parmi les indigènes, on distingue le *botrys, chenopodium botrys,* qui croît dans les champs des provinces méridionales, et qui a une odeur aromatique peu agréable, une saveur âcre et camphrée : on l'administre, comme excitant, dans les catarrhes pulmonaires chroniques. La *vulvaire, chenopodium vulvaria,* L., est remarquable par son odeur de poisson pourri : quelques praticiens l'emploient comme antispasmodique dans l'hystérie, et la donnent en lavemens ou sous forme de fomentations. On mange les feuilles de plusieurs espèces, après les avoir fait bouillir à la manière des épinards ; telles sont celles du *bon Henri, chenopodium bonus Henricus*, L. Au nombre des espèces exotiques se trouvent les *chenopodium ambrosioïdes* et *chenopodium anthelminticum*. Le premier croît au Mexique, et s'est naturalisé en France ; il est aromatique et stimulant. Les graines du second, qui nous viennent de l'Amérique septentrionale, sont usitées comme vermifuges.

ANSERINE, adj., *anserinus*; qui a rapport à l'oie. — *Peau anserine*, celle des fébricitans à l'instant du frisson ; elle a un peu d'analogie avec celle de l'oie plumée, en raison du changement qu'elle subit, ce qui en rend les papilles plus saillantes. Quelques personnes ont constamment la peau dans cet état, même en bonne santé.

ANTACIDE. *V.* ANTI-ACIDE.

ANTAGONISTE, adj. et s. m., *antagonista*, ἀνταγωνιστὴς (ἀντὶ, contre, ἀγωνίζω, j'agis) ; nom sous lequel on désigne un muscle dont l'action produit un effet contraire à celle d'un autre muscle, qui se trouve ainsi mis en opposition avec lui.

ANTALGIQUE. *V.* ANTI-ALGIQUE.

ANTAPHRODISIAQUE. *Voy.* ANTI-APHRODISIAQUE.

ANTAPHRODITIQUE. *Voy.* ANTI-APHRODITIQUE.

ANTAPODOSE, s. f., *antapodosis*, ἀνταπόδοσις (ἀνταποδίδωμι, je rends en échange); succession des accès dans les fièvres.

ANTAPOPLECTIQUE. *Voy.* ANTI-APOPLECTIQUE.

ANTARTHRITIQUE. *Voy.* ANTI-ARTHRITIQUE.

ANTASTHMATIQUE. *Voy.* ANTI-ASTHMATIQUE.

ANTATROPHIQUE. *V.* ANTI-ATROPHIQUE.

ANTÉMÉDIAIRE, adj., *antemediarius*. Mirbel donne le nom de *sépales antémédiaires* à ceux qui sont opposés aux pétales.

ANTÉMÉTIQUE. *V.* ANTI-ÉMÉTIQUE.

ANTÉPHIALTIQUE. *Voy.* ANTI-ÉPHIALTIQUE.

ANTÉNÉASME, s. f., *antenéasmus*, *enthusiasmus* (ἀντὶ, contre, νεανεία, trait de hardiesse) ; mot barroque employé pour désigner la manie avec penchant au suicide.

ANTÉVERSION, s. f., *anteversio* (*anté*, devant, *vertere*, tourner) ; déplacement de la matrice dans lequel le fond de cet

organe se porte en avant, et le col en arrière, qui se développe ordinairement pendant la grossesse, avant le quatrième mois, dépend d'une largeur trop considérable du bassin, de la pression exercée par les viscères sur l'utérus, d'efforts, etc., occasione des tiraillemens douloureux des lombes et des cuisses, des besoins fréquens et des difficultés d'aller à la selle, se reconnaît principalement par le moyen du toucher, peut, lorsqu'on n'y remédie pas à temps, rendre l'accouchement très-laborieux, et cesse ordinairement quand on fait coucher la femme sur le dos et qu'on lui soutient le ventre.

ANTHECTIQUE. *V.* ANTI-HECTIQUE.

ANTHÉLIX, s. m., *anthelix*, ἀνθέλιξ (ἀντὶ, devant, ἕλιξ, limaçon) ; éminence du cartilage de l'oreille, située devant l'hélix, et qui s'étend depuis la conque de l'auricule jusqu'à la rainure de l'hélix, où elle se termine insensiblement par une bifurcation.

ANTHELMINTIQUE, adj. et s. m., *anthelminticus* (ἀντὶ, contre, ἕλμινς, ver); qui expulse les vers.

ANTHÉMORRHAGIQUE. *V.* ANTI-HÉMORRHAGIQUE.

ANTHÉRAL, adj., *antheralis*; qui appartient aux anthères.

ANTHÈRE, s. f., *anthera*, ἀνθηρὰ (ἀνθηρὸς, fleuri) ; partie essentielle de l'étamine, ordinairement portée sur un filament, qui a reçu le nom de *filet*. Elle se compose, dans le plus grand nombre des cas, de deux loges ou cavités membraneuses, dans lesquelles est renfermée la matière fécondante, ou pollen ; de là le nom d'*anthère biloculaire*. Plus rarement elle n'offre qu'une seule loge, ou bien en présente quatre. Chaque loge est marquée d'une suture longitudinale, par laquelle elle s'ouvre, afin que le pollen soit mis en contact avec l'air atmosphérique, et opère la fécondation. D'autres fois au contraire c'est simplement par un pore qui se forme tantôt au sommet, tantôt à la base de l'anthère, qu'a lieu l'émission du pollen.

ANTHÉROGÈNE, adj. (ἀνθηρὸς, fleuri, γίνομαι, j'engendre) ; nom donné par Decandolle aux fleurs doubles où les anthères seulement se sont transformées en pétales corniculés, par exemple dans l'*aquilegia vulgaris corniculata*.

ANTHÈSE, s. f., *anthesis*, ἀνθήσις ; floraison : ensemble des phénomènes qui accompagnent l'épanouissement des fleur.

ANTHOLOGIE, s. f., *anthologia*, ἀνθολογία (ἄνθος, fleur, λόγος, discours, ou λέγω, je cueille) ; discours sur les fleurs ; ouvrage qui comprend un choix de plantes.

Anthophore, s. m., *anthophorum* (ἄνθος, fleur, φέρω, je porte) ; nom donné par Decandolle à un prolongement du réceptacle de la fleur qui part du fond du calice, et porte les pétales et les étamines. Cet organe est particulier à la famille des caryophyllées, et surtout au genre *silène*.

Anthore, s. m., *aconitum anthora*. L. ; espèce d'aconit à fleurs jaunes, que les anciens regardaient comme le contrepoison du *thora* (*ranunculus thora*. L.), mais qui est au moins aussi dangereuse par son âcreté.

Anthracite, s. f., *anthracites*, ἀνθρακίτης ; minéral assez voisin du charbon de terre, dont il diffère parce qu'il ne contient guère que du carbone pur, mêlé tout au plus avec quelques centièmes d'alumine, de silice et d'oxide de fer.

Anthracode, adj., *anthracodes* (ἄνθραξ, charbon) ; noir comme du charbon ; accompagné d'anthrax ; *menstruus anthracodes*, *fièvre anthracode*.

Anthracomètre, s. m., *anthracometrum* (ἄνθραξ, charbon, μέτρον, mesure) ; instrument qui sert à déterminer la quantité d'acide carbonique contenue dans un mélange de plusieurs gaz.

Anthracose, s. m., *anthracosis*, ἀνθράκωσις (ἄνθραξ, charbon) ; charbon qui attaque le globe de l'œil et les paupières.

Anthrax. *V.* Charbon, Javart, Clou, Furoncle.

Anthropiatrique, s. f. (ἄνθρωπος, homme, ἰατρικὴ, médecine) ; médecine des hommes.

Anthropochimie, s. f., *anthropochemia* (ἄνθρωπος, homme, χημεία, chimie) ; partie de la science de l'homme dont l'objet est de faire connaître les résultats de l'analyse des divers tissus de son organisme, et les rapports que peuvent avoir avec les phénomènes chimiques quelques-unes des actions vitales qui s'opèrent en lui.

Anthropogénie, s. f., *anthropogenia* (ἄνθρωπος, homme, γεννάω, j'engendre); connaissance des phénomènes particuliers de la génération de l'homme.

Anthropographie, s. f., *anthropographia* (ἄνθρωπος, homme, γράφω, j'écris); description de l'homme. Aux 16e et 17e siècles, ce mot désignait l'ensemble des connaissances qui constituent l'anatomie et la physiologie de l'homme. Aujourd'hui on n'entend plus par-là que l'exposition des particularités, dans la structure et le mode d'action des organes, qui distinguent l'homme de tous les autres animaux.

Anthropologie, s. f., *anthropologia*, *anthropologium* (ἄνθρωπος, homme, λόγος, discours) ; ensemble des connaissances acquises sur les instrumens matériels de la vie de l'homme, et sur les actions qu'ils exercent.

Anthropomagnétisme, s. m., *anthropomagnetismus* (ἄνθρωπος, homme, *magnes*, aimant) ; nom donné par Spindler au magnétisme animal, considéré sous le point de vue des rapports intimes qui existent entre l'homme et tous les autres corps de la nature.

Anthropomancie, s. f., *anthropomantia* (ἄνθρωπος, homme, μαντεία, divination) ; art de lire l'avenir dans les entrailles de l'homme.

Anthropométrie, s. f., *anthropometria*, ἀνθρωπομετρία (ἄνθρωπος, homme, μέτρον, mesure) ; art de calculer et de déterminer les proportions des diverses parties du corps humain.

Anthropomorphologie, s. f., *anthropomorphologia* (ἄνθρωπος, homme, μορφὴ, forme, λόγος, discours) ; science de la forme des diverses parties du corps de l'homme : synonyme d'*anatomie*.

Anthroponomie, s. f., *anthroponomia* (ἄνθρωπος, homme, νόμος, règle) ; connaissance des lois particulières qui président à la formation de l'homme.

Anthropophage, adj., *anthropophagus* (ἄνθρωπος, homme, φάγω, je mange) ; qui mange des hommes.

Anthropophagie, s. f., *anthropophagia* (ἄνθρωπος, homme, φάγω, je mange) ; penchant de certains individus et de certaines nations à manger de la chair humaine ; action même de manger cette chair.

Anthroposomatologie, s. f., *anthroposomatologia* (ἄνθρωπος, homme, σῶμα, corps, λόγος, discours) ; description du corps de l'homme : synonyme d'*anatomie*.

Anthroposophie, s. f., *anthroposophia*, ἀνθρωποσοφία (ἄνθρωπος, homme, σοφία, connaissance) ; science ou connaissance de la nature de l'homme.

Anthropotomie, s. f., *anthropotomia* (ἄνθρωπος, homme, τέμνω, je coupe) ; art de disséquer les cadavres humains : synonyme d'*anatomie*, ou mieux de dissection de l'homme.

Anthypnotique, adj. et s. m., *anthypnoticus*, ἀνθυπνοτικὸς (ἀντὶ, contre, ὕπνος, sommeil) ; qui empêche de dormir.

ANTHYPOCHONDRIAQUE, adj. et s. m., *anthypochondriacus* (ἀντὶ, contre, ὑποχονδριαχὸς, hypochondriaque); propre à combattre l'hypochondrie.

ANTHYSTÉRIQUE. *Voyez* ANTI - HYSTÉRIQUE.

ANTI-ACIDE, adj. et s. m., *anti-acidus ;* substance propre à neutraliser les acides dans l'estomac.

ANTIADITE, s. f., *antiadites* (ἀντιάδες, amygdales); inflammation des amygdales.

ANTIADONCUS, s. m., *tumor tonsillarum* (ἀντιάδες, tonsilles, ὄγχος, tumeur); gonflement des tonsilles ou amygdales, selon Swédiaur.

ANTI - APHRODISIAQUE, adj. et s. m., *anti-aphrodisiacus* (ἀντὶ, contre, A'φροδίτη, Vénus); qui fait cesser l'appétit vénérien.

ANTI-APOPLECTIQUE, adj. et s. m., *antiapoplecticus* (ἀντὶ, contre, ἀποπληξία, apoplexie) ; utile dans le traitement de l'apoplexie, ou susceptible de prévenir cette maladie.

ANTI-ARTHRITIQUE, adj. et s. m., *anti-arthriticus* (ἀντὶ, contre, ἀρθρῖτις, goutte); qui agit contre la goutte.

ANTI-ASTHMATIQUE, adj. et s. m., *anti-asthmaticus* (ἀντὶ, contre, ἄσθμα, asthme); employé contre l'asthme.

ANTI-ATROPHIQUE, adj. et s. m., *anti-atrophicus* (ἀντὶ, contre, α priv., τροφὴ, nourriture) ; remède contre l'atrophie.

ANTI-BALLOMÈNE, adj., *anti-ballomenus,* ἀντιβαλλομενὸς (ἀντιβάλλω, je substitue); succédané.

ANTIBRACHIAL, adj., *antibrachialis ;* qui a rapport à l'avant-bras. *Extrémité antibrachiale de l'humérus.*

ANTI-CACHECTIQUE, adj. et s. m., *anticachecticus* (ἀντὶ, contre, καχεξία, cachexie); propre à combattre la cachexie.

ANTI-CACOCHYMIQUE, adj. et s. m., *anticacochymicus* (ἀντὶ, contre, κακοχυμία, cacochymie); propre à combattre la cacochymie.

ANTI-CANCÉREUX, adj. et s. m., *anticancerosus* (ἀντὶ, contre, *cancer*, cancer); propre à combattre le cancer.

ANTI-CARCINOMATEUX, adj. et s. m., *anticarcinosus* (ἀντὶ, contre, καρκίνωμα, cancer); propre à combattre le carcinome.

ANTICARDE, s. m., *anticardium*, ἀντικάρδιον (ἀντὶ, devant, καρδία, cœur); scrobicule du cœur.

ANTI-CATARRHAL, adj. et s. m., *anticatarrhalis* (ἀντὶ, contre, κατάρρος, catarrhe); employé dans le traitement du catarrhe.

ANTI-CAUSOTIQUE, adj. et s. m., *anticausoticus* (ἀντὶ, contre, καῦσος, *causus*); dirigé contre le *causus*.

ANTI-COLIQUE, adj. et s. m., *anti-colicus* (ἀντὶ, contre, κωλικὸς, sujet à la colique); remède contre la colique.

ANTI-DARTREUX. *V.* ANTI-HERPÉTIQUE.

ANTI-DIARRHÉIQUE, adj. et s. m., *anti-diarrheicus* (ἀντὶ, contre, διαρρέω, je coule); remède contre la diarrhée.

ANTI-DINIQUE, adj. et s. m., *antidinicus,* ἀντιδινιχὸς (ἀντὶ, contre, δῖνος, vertige); remède contre le vertige.

ANTIDOTAIRE, s. m., *antidotarium*, ἀντιδοτάριον ; recueil d'antidotes.

ANTIDOTE, s. m., *antidotus*, *antidotum*, ἀντίδοτος (ἀντὶ, contre, δίδωμι, je donne) ; médicament administré dans la vue de combattre ou de prévenir les effets d'un poison. Considérés comme moyens d'empêcher d'être impressionnable à l'action des poisons, les antidotes n'existent pas : on ne doit appeler ainsi que les agens qui expulsent promptement les substances vénéneuses, ou se combinent avec elles pour produire un nouveau corps dénué de propriétés délétères.

ANTI-DYSENTÉRIQUE, adj. et s. m., *anti-dysentericus* (ἀντὶ, contre, δὺς, difficilement, ἔντερον, intestin); remède contre la dysenterie.

ANTI-ÉPHIALTIQUE, adj. et s. m., *anti-ephialticus* (ἀντὶ, contre, ἐφιάλτης, cauchemar); remède contre le cauchemar.

ANTI-ÉMÉTIQUE, adj. et s. m., *antemeticus* (ἀντὶ, contre, ἐμετιχὸς, émétique); remède contre le vomissement.

ANTI-ÉPILEPTIQUE, adj. et s. m., *antepilepticus* (ἀντὶ, contre, ἐπιληψία, épilepsie); remède contre l'épilepsie.

ANTI-FÉBRILE, adj. et s. m., *febrifugus* (ἀντὶ, contre, *febris*, fièvre); remède contre la fièvre.

ANTI-GALACTIQUE, adj. et s. m., *antigalacticus* (ἀντὶ, contre, γάλα, lait); remède contre la sécrétion du lait.

ANTI-GALEUX. *V.* ANTI-PSORIQUE.

ANTI-GOUTTEUX. *V.* ANTI-ARTHRITIQUE.

ANTI-HECTIQUE, adj. et s. m., *anti-hecticus* (ἀντὶ, contre, ἕξις, habitude); remède contre la fièvre hectique, ou l'hectisie.

ANTI-HÉMORRHOÏDAL, adj. et s. m., *anti-hemorrhoidalis* (ἀντὶ, contre, αἱμορροΐδες, hémorrhoïdes); remède contre les hémorrhoïdes.

ANTI-HERPÉTIQUE, adj. et s. m., *anti-*

herpeticus (ἀντὶ, contre, ἕρπης, dartre);
remède contre les dartres.

ANTI-HYDROPHOBIQUE, adj. et s. m., *anti-
hydrophobicus* (ἀντὶ, contre, ὕδωρ, eau,
φόβος, crainte); remède contre l'hydrophobie ou la rage.

ANTI-HYDROPIQUE, adj. et s. m., *anti-
hydropicus* (ἀντὶ, contre, ὕδωρ, hydropisie); remède contre l'hydropisie.

ANTI-HYPNOTIQUE, adj. et s. m., *anti-hyp-
noticus* (ἀντὶ, contre, ὕπνος, sommeil);
remède contre l'assoupissement.

ANTI-HYPOCONDRIAQUE, adj. et s. m.,
anti-hypocondriacus (ἀντὶ, contre, ὑπο-
χονδριακὸς, hypocondriaque); remède
contre l'hypocondrie.

ANTI-HYSTÉRIQUE, adj. et s. m., *anti-
hystericus* (ἀντὶ, contre, ὑστέρα, matrice); remède contre l'hystérie.

ANTI-ICTÉRIQUE, adj. et s. m., *anti-icte-
ricus* (ἀντὶ, contre, ἴκτερος, jaunisse);
remède contre la jaunisse.

ANTI-LAITEUX, adj. et s. m., *anti-lacteus*
(ἀντὶ, contre, *lac*, lait); remède contre
la sécrétion du lait.

ANTILOBE, s. m., *antilobium*, ἀντιλό-
βων (ἀντὶ, contre, λοβὸς, lobe); nom
imposé par quelques anatomistes à l'é-
minence tragus du pavillon de l'oreille.

ANTI-LOÏMIQUE, adj. et s. m., *anti-loi-
micus* (ἀντὶ, contre, λοιμὸς, peste); remède contre la peste.

ANTI-LYSSE, adj. et s. m., *anti-lyssus*
(ἀντὶ, contre, λύσσα, rage); remède
contre la rage.

ANTI-MÉLANCOLIQUE, adj. et s. m., *anti-
melancolicus* (ἀντὶ, contre, μέλας, noir,
χολὴ, bile); remède contre la mélancolie.

ANTIMONANE. *V.* **CHLORURE D'ANTIMOINE.**

ANTIMONIATE, s. m., *antimonias*; sel
formé par la combinaison de l'acide antimonique avec une base salifiable.

ANTIMONIEUX, adj., *antimoniosus*; nom
donné par Berzelius au deutoxide d'antimoine, produit de l'art, blanc, insoluble dans l'eau, réductible par la pile,
et indécomposable au feu, que ce chimiste range au nombre des acides, parce
qu'à l'état d'hydrate il rougit le papier
de tournesol, et qu'il s'unit aux bases
salifiables.

ANTIMONIQUE, adj., *antimonicus*; nom
sous lequel Berzelius désigne le peroxide
d'antimoine, produit de l'art, jaunâtre,
insoluble dans l'eau, et décomposable
en partie par le feu, que ce chimiste place
au nombre des acides, parce qu'il se combine avec les bases salifiables, et qu'à
l'état d'hydrate il rougit le tournesol.

1.

ANTIMONITE, s. m., *antimonis*; sel
formé par la combinaison de l'acide antimonieux avec une base salifiable.

ANTIMOINE, s. m., *antimonium*, *stibium*; métal solide, d'un blanc grisâtre ou bleuâtre, d'une texture lamelleuse, cristallisable en cubes, l'un des
plus légers parmi ses congénères, pres-
qu'aussi dur que l'or, très-cassant, facile à pulvériser, fusible avant la chaleur rouge, non volatilisable, et brûlant
avec une lumière blanche très-éclatante.
On le trouve dans le commerce sous
la forme de pains dont la surface présente une sorte d'étoile à rayons bran-
chus, qui imite une feuille de fougère. Il
est très-rare dans la nature, et peu utile
dans les arts à l'état natif. On a renoncé
à l'employer en médecine.

Antimoine diaphorétique, composé de
peroxide d'antimoine et de protoxide de
potassium. Il est blanc. Après avoir été
lavé, ce qui lui enlève une partie de sa
potasse, il prend le nom d'*antimoine diaphorétique lavé*, et demeure toujours
blanc.

ANTI-NÉPHRÉTIQUE, adj. et s. m., *anti-
nephreticus*, ἀντινεφριτικὸς (ἀντὶ, contre,
νέφρος, rein); remède contre la colique
néphrétique, ou en général contre les
maladies du rein.

ANTI-ODONTALGIQUE, adj. et s. m., *anti-
odontalgicus* (ἀντὶ, contre, ὀδύν, dent,
ἄλγος, douleur); remède contre le mal
de dents.

ANTI-ORGASTIQUE, adj. et s. m., *anti-
orgasticus* (ἀντὶ, contre, ὀργάω, je désire
ardemment); remède contre l'orgasme,
contre l'irritation.

ANTI-PARALYTIQUE, adj. et s. m., *anti-
paralyticus*, ἀντιπαραλυτικὸς, (ἀντὶ, contre, παραλύω, je relâche); remède contre la paralysie.

ANTIPATHIE, s. f., *antipathia*, ἀντι-
πάθια (ἀντὶ, contre, πάθος, passion);
répugnance, aversion involontaire.

ANTIPATHIQUE, adj., *antipathicus*; opposé, contraire, qui répugne; relatif
à l'antipathie.

ANTI-PESTILENTIEL, adj. et s. m., *anti-
pestilentialis* (ἀντὶ, contre, *pestis*, peste);
remède contre la peste.

ANTI-PHARMAQUE, adj. et s. m., *anti-
pharmacus*, ἀντιφάρμαχος (ἀντὶ, contre,
φάρμαχον, poison); contre-poison; remède contre les poisons

ANTIPHLOGISTIQUE, adj. et s. m., *anti-
phlogisticus* (ἀντὶ, contre, φλέγω, je brûle); remède contre l'inflammation.

ANTI-PHTHISIQUE, adj. et s. m., *anti-*

4

phthisicus (ἀντὶ, contre, φθίσις, phthisie); remède contre la phthisie.

ANTI-PHYSIQUE, adj., *anti-physicus*, ἀντιφυσιχὸς (ἀντὶ, contre, φυσέω, je souffle); remède contre les vents. | Contre nature (ἀντὶ, contre, φύσις, nature.)

ANTI-PLEURÉTIQUE, adj. et s. m., *anti-pleureticus* (ἀντὶ, contre, πλευρὰ, plèvre); remède contre la pleurésie.

ANTI-PODAGRIQUE, adj. et s. m., *anti-podagricus*, ἀντιποδαγρικὸς (ἀντὶ, contre, ποδάγρα, goutte); remède contre la goutte.

ANTI-PROSTATE, s. f., *antiprostata* (ἀντὶ, devant, *prostata*, prostate). Littre appelait ainsi un follicule garni de nombreux conduits excréteurs, qui existe dans l'urètre. Ce nom a été donné ensuite aux glandes de Cowper.

ANTI-PSORIQUE, adj. et s. m., *anti-psoricus* (ἀντὶ, contre, ψώρα, gale); remède contre la gale.

ANTI-PUTRIDE, adj. et s. m., *anti-putridus* (ἀντὶ, contre, *putredo*, putridité); remède contre la putridité.

ANTI-PYIQUE, adj. et s. m., *anti-pyicus* (ἀντὶ, contre, πύον, pus); remède propre à prévenir ou diminuer la suppuration.

ANTI-PYRÉTIQUE, adj. et s. m., *anti-pyreticus* (ἀντὶ, contre, πυρετὸς, fièvre); remède contre la fièvre.

ANTI-PYROTIQUE, adj. et s. m., *anti-pyroticus* (ἀντὶ, contre, πῦρ, feu); remède contre la brulûre.

ANTI-QUARTANAIRE, adj. et s. m., *anti-quartanarius* (ἀντὶ, contre, *quartana*, quarte); remède contre la fièvre quarte.

ANTI-RACHITIQUE, adj. et s. m., *anti-rachiticus* (ἀντὶ, contre, ῥάχις, épine du dos); remède contre le rachitisme.

ANTI-SCOLIQUE, adj. et s. m., *anti-scolicus* (ἀντὶ, contre, σκώληξ, ver); remède contre les vers.

ANTI-SCORBUTIQUE, adj. et s. m., *anti-scorbuticus* (ἀντὶ, contre, *sherbut*, scorbut); remède contre le scorbut.

ANTI-SCROFULEUX, adj. et s. m., *anti-strumosus* (ἀντὶ, contre, *scrofulæ*, scrofules); remède contre les scrofules.

ANTI-SCROPHULEUX. *V.* ANTI-SCROFULEUX.

ANTI-SEPTIQUE, adj. et s. m., *anti-septicus* (ἀντὶ, contre, σηπτὸς, pourri); remède contre la putridité, ou qui s'oppose à la putréfaction.

ANTI-SIPHYLITIQUE. *Voyez* ANTI-SYPHILITIQUE.

ANTISPASE, s. f., *antispasis* (ἀντὶ, contre, σπάσις, traction); révulsion.

ANTI-SPASMODIQUE, adj. et s. m., *anti-*

spasmodicus (ἀντὶ, contre, σπάω, je resserre); remède contre le spasme.

ANTI-SPASTIQUE, adj. et s. m., *anti-spasticus* (ἀντὶ, contre, σπάσις, traction); révulsif.

ANTI-STÉRIGME, s. f., *anti-sterigma*, ἀντιστήριγμα (ἀντὶ, contre, στήριγμα, appui); béquille.

ANTI-STERNUM, s. m., *anti-sternum*, ἀντίστερνον (ἀντὶ, contre, στέρνον, sternum); dos.

ANTI-SYPHILITIQUE, adj. et s. m., *anti-syphiliticus* (ἀντὶ, contre, *syphilis*, vérole); remède contre les maux vénériens.

ANTI-THÉNAR, s. m., *anti-thenar*, ἀντίθέναρ (ἀντὶ, vis à vis, θέναρ, thénar); nom donné par Winslow à une portion de l'adducteur et du court fléchisseur du pouce.

ANTI-TRAGUS, s. m., *anti-tragus*, ἀντίτραγος (ἀντὶ, vis-à-vis, τράγος, bouc); éminence conique du pavillon de l'oreille, qui est située en face et un peu en dessous du tragus.

ANTI-TROPE, adj., *anti-tropus* (ἀντὶ, vis-à-vis, τροπέω, je tourne); se dit exclusivement de l'embryon des plantes, et signifie que cet organe a une direction opposée à celle de la graine.

ANTI-VÉNÉRIEN, adj. et s. m., *anti-venereus* (ἀντὶ, contre, *Venus*); remède contre les maux vénériens.

ANTI-VERMICULAIRE, adj. et s. m., *anti-verminosus* (ἀντὶ, contre, *vermis*, ver); remède contre les vers.

ANTI-VERMINEUX, adj. et s. m., *anti-verminosus* (ἀντὶ, contre, *vermis*, ver); remède contre les vers.

ANTI-ZYMIQUE, adj. et s. m., *anti-zymicus* (ἀντὶ, contre, ζύμη, levain); qui empêche la fermentation.

ANTI-VARIOLIQUE, adj. et s. m., *anti-variolosus* (ἀντὶ, contre, *variolæ*, variole); remède contre la petite-vérole.

ANTI-VÉROLIQUE. *V.* ANTI-SYPHILITIQUE.

ANTODONTALGIQUE. *Voy.* ANTI-ODONTALGIQUE.

ANTODONTIQUE. *Voyez* ANTI-ODONTALGIQUE.

ANTRE, s. m., *antrum*; caverne, cavité qui pénètre profondément dans la substance d'un os.

Antre d'Hyghmore, *antrum Hyghmori*; cavité profonde creusée dans la substance de l'os maxillaire supérieur.

ANUS, s. m., *anus*, *pudex*, ἀρχὸς, ὀκκύριον, ἕδρα, κύσσαλος, κυσὸς; ouverture circulaire, située à l'extrémité inférieure du rectum, et par laquelle les résidus des alimens sont expulsés.

Anus artificiel; issue qu'on pratique aux matières fécales, dans les cas d'imperforation de l'anus, avec absence du rectum, en attirant le colon descendant au dehors par une incision faite à l'aine ou au flanc, en l'ouvrant et en le fixant dans la plaie.

Anus anormal; ouverture accidentelle qui donne issue à la totalité ou à une partie des matières stercorales, laquelle peut être le résultat de l'action d'un corps vulnérant, mais qui le plus souvent est la suite de la gangrène d'un point de la circonférence ou de la totalité d'une anse intestinale herniée. Si la paroi de l'intestin est simplement divisée, ou si elle n'a éprouvé qu'une perte de substance peu considérable, il suffit ordinairement d'établir une compression méthodique sur l'ouverture, pour guérir la maladie. Si au contraire une anse d'intestin a été détruite en totalité ou en grande partie, la compression occasionerait les accidens les plus graves. C'est pour ces cas difficiles que Dupuytren a imaginé une longue pince, qu'il fixe dans l'ouverture, après en avoir engagé une branche dans chacun des bouts de l'intestin, et à l'aide de laquelle il rétablit la continuité de l'un à l'autre, en déterminant, par voie de compression, l'inflammation, l'adhésion de leurs parois adossées, enfin la section de la cloison qui résulte de cette adhésion et qui sépare leurs cavités.

ANXIÉTÉ, s. f., *anxietas, angor;* malaise, souvent général, avec sentiment de resserrement à l'épigastre, et qui porte à changer sans cesse de position.

ANXIS, s. m., *constrictio* (ἄγξις, étranglement); constriction, selon Swediaur.

AOCHLÉSIE, s. f., *aochlesia* (α priv., ὄχλος, trouble); calme, rémission.

AORTE, s. f., *aorta* (ἀορτή, ruisseau, sac); la plus grosse, le tronc commun des artères, qui naît du ventricule gauche du cœur, vers le milieu de la hauteur de la cinquième vertèbre dorsale, monte d'abord, se courbe ensuite de droite à gauche, puis descend jusqu'au milieu de la quatrième ou cinquième vertèbre lombaire, endroit où elle se bifurque pour donner naissance aux artères iliaques primitives.

AORTIQUE, adj., *aorticus;* qui appartient ou qui naît de l'aorte; *ventricule aortique, oreillette aortique, artères aortiques ou intercostales, ouverture aortique du diaphragme.*

AORTEVRISME, s. m., *aorteurisma* (ἀορτή, aorte, εὐρύς, dilaté); nom donné par Swediaur à l'anévrisme de l'aorte.

APAGMA, s. m., *apagma,* ἄπαγμα (ἀπὸ, loin de, ἄγω, je brise); écartement des fragmens d'un os fracturé.

APALACHINE, s. m. On désigne sous ce nom les feuilles de plusieurs arbrisseaux qui croissent tous dans les monts Apalaches en Amérique septentrionale, et que les habitans de ces contrées emploient comme émétiques. Les uns rapportent ces feuilles à un prinos, d'autres à un céanothe; mais plus généralement on pense qu'elles sont celles de l'*ilex vomitoria.*

APALLAGE, s. f., *apallage,* ἀπαλλαγή (ἀπαλλάττω, je change); passage de la maladie à la santé.

APANTHROPIE, s. f., ἀπανθρωπία (α pr., ἄνθρωπος, homme); haine des hommes, penchant à s'éloigner des villes, à fuir dans des lieux inhabités, à vivre dans la solitude.

APARTHROSE. *V.* **ABARTICULATION.**

APATHIE, s. f., *apathia,* ἀπάθεια (α pr., πάθος, affection); insensibilité, suspension des facultés affectives, indifférence profonde.

APATHIQUE, adj., *apathicus;* qui est dans l'apathie, qui est peu susceptible d'émotion. | *Animaux apathiques,* ceux, suivant Lamarck, qui n'ont en eux mêmes aucune source d'action, dont les actions ne sont motivées que par les impulsions du dehors.

APÉCHÈME, s. m., *apechema,* ἀπήχημα (ἀπὸ, loin, ἦχος, son); contre-coup.

APELLE, s. m., *apella,* ἀπέλλος (a pr., *pellis,* peau); état du prépuce dans lequel il est trop court pour couvrir le gland, selon Linné et Vogel. Rétraction ou petitesse de tout autre appendice mou, suivant Sagar.

APEPSIE, s. f., *apepsia,* ἀπεψία (α pr., πέψις, coction); défaut de digestion, indigestion, digestion difficile.

APÉRIANTHACÉ, *aperianthaceus;* Mirbel appelle ainsi une section de la famille des fougères, qui comprend les cycadées.

APÉRISPERMÉ, adj., *aperispermicus;* une graine ou un embryon apérispermé est dépourvu de périsperme.

APÉRITIF, adj. et s. m., *aperitivus, aperiens* (*aperire,* ouvrir); remède qui a la propriété d'ouvrir les couloirs de l'économie, qui sollicite les sécrétions et les excrétions.

APÉTALÉ, ou mieux **APÉTALE**, *apetalus*

(α priv., πέταλον, pétale); se dit des fleurs ou des plantes qui sont dépourvues de corolle et par conséquent de pétales. Il y a deux degrés dans l'*apétalie*. Dans le premier il n'existe qu'une seule enveloppe florale autour des organes sexuels, comme dans le lis, le daphné; dans le second, il n'y a aucune enveloppe autour des étamines et du pistil, comme dans les saules.

APENTHYSMÈNE, s. m., *rectum* (ἀπενθυσμένον, droit; intestin rectum.

APHEPSIME, s. m., *decoctum* (ἀφέψω, je fais bouillir); décoction.

APHÉRÈSE, s. f., *apharcais* ἀφαίρεσις (ἀφαιρέω, je retranche); opération par laquelle on retranche quelque chose du corps.

APHÉSIE, s. f., *aphesis*, ἄφεσις (ἀφίημι, je relâche); rémission dans une maladie. | Prostration.

APHILANTHROPIE, s. f., *aphilanthropia*, ἀφιλανθρωπία (α priv., φιλέω, aimer, ἄνθρωπος, homme); ennui du commerce des hommes; amour de la solitude.

APHONIE, s. f., *aphonia*, ἀφωνία (α pr., φωνή, voix); privation de la voix, extinction de voix.

APHORISME, s. m., *aphorismus*, ἀφορισμός (ἀφορίζω, je sépare); sentence ou maxime générale énoncée en peu de mots.

APHORISTIQUE, adj., *aphoristicus*; qui a les caractères de l'aphorisme; *style aphoristique*, serré et concis.

APHRODE, adj., *aphrodes*, ἀφρώδης (ἀφρός, écume); écumeux.

APHRODISIAQUE, adj. et s. m. (Ἀφροδίτη, Vénus); remède qui porte aux plaisirs de l'amour.

APHRODISIASME, s. m., *aphrodisiasmus*, ἀφροδισιασμός (Ἀφροδίτη, Vénus); acte vénérien, copulation, cohabitation, coït.

APHRODISIE, s. f., *aphrodisia*, ἀφροδίσια (Ἀφροδίτη, Vénus); âge de la puberté.

APHROGALE, s. m., *aphrogala*, ἀφρόγαλα (ἀφρός, écume, γάλα, lait); lait battu et réduit en mousse écumeuse.

APHRONITRE. *V.* HALONITRE.

APHROSYNE, s. f., *aphrosyne*, ἀφροσύνη (α priv., φρήν, esprit); dérangement des facultés intellectuelles, folie.

APHTE. *V.* APHTHE.

APHTHE, s. f., *aphtha*, ἄφθα; petit ulcère blanchâtre et superficiel qui se forme sur la membrane interne de la bouche, et quelquefois du pharynx, de l'œsophage, ou même de l'estomac et des intestins.

APHTHEUX, adj., *aphthosus*; relatif aux

aphthes, compliqué d'aphthes : *fièvre aphtheuse*.

APILEPSIE, s. f., *apilepsis* (ἀπὸ, sous, λαμβάνω, je saisis); synonyme d'*apoplexie*.

APLESTIE, s. f., *voracitas insaturabilis*, ἀπληστία; voracité insatiable.

APLOTOMIE, s. f., *aplotomia* (ἁπλόος, simple, τέμνω, je coupe); incision simple.

APNÉE, s. f., *apnœa*, ἄπνοια (α priv., πνέω, je respire); suspension de la respiration; synonyme d'*asphyxie*, auquel il doit être préféré, quoiqu'il soit moins généralement usité.

APNÉOLOGIE, s. f., *apnœologia* (α priv., πνέω, je souffle, λόγος, discours); traité des différentes espèces d'apnée.

APNEUSTIE, s. f., *apneustia* (α priv., πνέω, je respire); synonyme d'*apnée*.

APNOESPHYXIE, s. f., *mors apparens* (α priv., πνοή, respiration, σφύξις, pouls); suspension de la respiration et du pouls; asphyxie, selon Swédiaur.

APOCAPNISME, s. m., *apocapnismus*, ἀποκαπνισμός (ἀπὸ, contre, καπνός, fumée); fumigation de vapeurs aromatiques, lorsqu'on les aspire au moyen d'un entonnoir ou d'un roseau.

APOCENOSE, s. f., ἀποκένωσις (ἀπὸ, dehors, κένωσις, évacuation); nom donné par Cullen et Swediaur aux flux morbides.

APOCOPE, s. f., *apocope*, ἀποκοπή (ἀπὸ, de, κόπτω, je coupe); abscission.

APOCRISIE, s. f., *apocrisis*, ἀπόκρισις (ἀπὸ, dehors, κρίσις, jugement); excrétion, excrément.

APOCROUSTIQUE, adj. et s. m., *apocrusticus*, ἀποκρουστικὸς (ἀπὸ, dehors, κρούω, je pousse).

APOCYÉSIE, s. f., *apocyesis*, ἀποκύησις (ἀπὸ, dehors, κυέω, j'engendre); accouchement, parturition.

APODACRYTIQUE, adj. et s. m., *apodacryticus*, ἀποδακρυτικὸς (ἀπὸ, de, δακρύω, je pleure); remède pour faire couler les larmes d'abord, puis les arrêter.

APODE, adj., *pede privatus* (α priv., πούς, pied); qui n'a point de pied.

APODOPNIQUE, adj. (ἀποδόσις, restitution, πνέω, je souffle); qui rétablit la respiration.—*Soufflet apodopnique*, soufflet dont on se sert pour rétablir la respiration des personnes asphyxiées.

APODYTÈRE, s. m., *apodyterium*, ἀποδυθήριον; local dans lequel les Grecs se dépouillaient de leurs vêtemens avant d'entrer dans le bain.

APOGALACTISME, s. m., *apogalactismus*,

ἀπογαλαχτισμός (ἀπὸ, de, γάλα, lait); sevrage, ablactation.

APOGEUSIE, s. f., *apogeusis* (ἀπὸ priv., γεύομαι, je goûte); dérangement dans le sens du goût.

APOGLAUCOSIE, s. f., *apoglaucosis*, ἀπογλαύχωσις. *V.* GLAUCOME.

APOGONE, adj. et s. m., *apogonus*, ἀπόγονος; fœtus viable.

APOHYAL, s. m.; nom donné par Geoffroy-Saint-Hilaire aux premières pièces des cornes antérieures ou styloïdiennes de l'hyoïde.

APOBEUROSE. *V.* APONÉVROSE.

APOLEPSIE, s. f., *apolepsis*, ἀπόληψις (ἀπολαμβάνω, je retiens); rétention, suppression.

APOLEXIE, s. f., *apolexis*, ἀπόληξις (ἀπολέγω, je finis); vieillesse, décrépitude.

APOLINOSE, s. f., ἀπόλινωσις (ἀπὸ, par, λίνον, fil de lin); méthode d'opérer la fistule stercorale par le moyen d'une ligature faite avec un fil de lin, qu'employait Hippocrate, et qui a été ainsi nommée par Paul d'Egine.

APOMAGMA, s. m., ἀπόμαγμα (ἀπομάσσω, je nettoie); qui est propre à essuyer.

APOMATHISIE, s. f., *apomathisis* (ἀπὸ, priv., μανθάνω, j'apprends); oubli d'une chose qu'on a apprise.

APOMYTHOSE, s. f., *apomythosis*, *stertor* (ἀπομύσσω, je ronfle); ronflement. | Maladie caractérisée par le ronflement.

APONE, adj. et subst., *aponum* (α priv., πόνος, douleur); remède contre la douleur.

APONÉVROGRAPHIE, s. f., *aponevrographia* (ἀπονεύρωσις, aponévrose, γράφω, je décris); description des aponévroses.

APONÉVROLOGIE, s. f., *aponevrologia* (ἀπονεύρωσις, aponévrose, λόγος, discours); histoire des aponévroses.

APONÉVROSE, s. f., *aponevrosis*, *aponeurosis*, ἀπονεύρωσις (ἀπὸ, de, νεύρον, nerf); membrane blanche, luisante, satinée, d'un tissu dense et serré, très-résistante, peu extensible, et formée en presque totalité de faisceaux plus ou moins serrés de fibres albuginées.

APONÉVROTIQUE, adj., *aponeuroticus*; qui a rapport aux aponévroses, qui en présente les caractères.

APONÉVROTOMIE, s. f., *aponeurotomia* (ἀπονεύρωσις, aponévrose, τέμνω, je coupe); dissection ou anatomie des aponévroses.

APONITROSE, s. f., *aponitrosis* (ἀπὸ, sur, νίτρον, nitre); action de saupoudrer un ulcère avec du nitre.

APOPHLEGMATISANT, adj. et s. m., *apo-phlegmatisans* (ἀπὸ, dehors, φλέγμα, pituite); médicament qui facilite l'expulsion de la pituite, du mucus nasal, bronchique, guttural.

APOPHLEGMATISME, s. m., *apophlegmatismus*, ἀποφλεγματισμός (ἀπὸ, dehors, φλέγμα, pituite); expulsion de la pituite.

APOPHTHARME *V.* APOPHTHORE.

APOPHTHORE, adj. et s. m., *apophthorus* (ἀπὸ, dehors, φθείρω, je corromps); abortif, avortement.

APOPHYSE, s. f., *apophysis*, ἀπόφυσις (ἀποφύω, je nais ou je croîs dessus); éminence d'un os qui fait corps avec lui.

Apophyse d'Ingrassia; nom donné aux petites ailes du sphénoïde.

APOPLANÈSE, s. f., *aberratio loci humorum* (ἀπὸ, de, πλάνη, erreur); déviation des humeurs, selon Swediaur.

APOPLECTIQUE, adj., *apoplecticus*; relatif à l'apoplexie; tombé en apoplexie. — *Constitution apoplectique*, prédisposition à l'apoplexie. — *Symptômes*, *médicamens apoplectiques*. — *Sommeil apoplectique*, sommeil profond dont rien ne peut retirer le sujet. — *Veines apoplectiques* : ce sont les jugulaires, parce qu'on les ouvre dans le traitement de l'apoplexie.

APOPLEXIE, s. f., *apoplexia*, ἀποπληξία (ἀποπλήσσω, je frappe violemment); suspension du mouvement volontaire et du sentiment, avec persistance de la circulation et de la respiration. L'apoplexie est une série de symptômes qu'il suffit d'avoir vu une fois pour ne plus en perdre le souvenir. Ce mot désigne aussi l'état, quel qu'il soit, du cerveau, qui donne lieu à ces symptômes, et c'est à tort que des écrivains peu châtiés s'en servent aujourd'hui exclusivement pour désigner l'épanchement sanguin dans le cerveau. — *cérébrale*; c'est celle dont nous venons de parler. — *cutanée*, afflux considérable et subit du sang vers la peau et le tissu cellulaire sous-jacent. — *pulmonaire*, afflux considérable et subit du sang vers le poumon, avec épanchement de ce liquide dans les dernières ramifications bronchiques, suivi d'une mort par suffocation.

APOPNIXIE, s. f., *apopnixis*, ἀπόπνιξις (ἀποπνίγω, je suffoque); sentiment de suffocation.

APOPSYCHIE, s. f., *apopsychia*, ἀποψυχία (ἀπὸ, loin, ψυχή, âme); défaillance.

APORRHÉE, s. f., *aporrhœa*, ἀπόρροια (ἀπορρέω, je coule); chute des cheveux.

APOPTOSE, s. f., (ἀπὸ, de, πίπτω, je

tombe); relâchement des lacs; chute d'un bandage.

APOSCEPARNISMOS. *V.* APOSKEPARNISMOS.

APOSCHASIE, s. f., *scarificatio*, ἀπόσχασις, ἀποσχασμός (ἀποσκευάζω, je décharge); scarification. | Incision | Moucheture. | Ouverture d'une veine.

APOSCHASME. *V.* APOSCHASIE.

APOSITIE, s. f., *apositia*, ἀποσίτια (ἀπὸ, loin, σῖτος, blé); dégoût pour les alimens.

APOSITIQUE, adj., *apositicus*, ἀποσιτικὸς; qui ôte le goût des alimens.

APOSKEPSIE. *V.* APOSKEPSIE.

APOSKEPARNISMOS, s. m., *aposceparnismus*, ἀποσκεπαρνισμός (ἀπὸ, par, σκέπαρνον, doloire); plaie du crâne produite par un instrument tranchant qui a agi en dédolant, et dans laquelle une pièce d'os a été entièrement détachée.

APOSKEPSIE, s. f., *aposchepsis* (ἀπόσκηπτω, je me porte sur); synonyme de *métastase*.

APOSPONGISME, s. m., *apospongismus*, ἀποσπογγισμός (ἀπὸ, dehors, σπογγία, éponge); action d'éponger.

APOSTASE, s. f., *apostasis*, ἀπόστασις (ἀπὸ, sur, ἵστημι, j'établis, j'arrête); abcès. | Séparation d'un fragment d'une fracture. | Solution d'une maladie par une excrétion abondante. | Métastase.

APOSTAX, s. *V.* EPISTAXIS.

APOSTÈME, s. m., *apostema*, ἀπόστημα (ἀπὸ, sur, ἵστημι, je pose); abcès. | Tumeur en général.

APOSTÉRIGME, s. m., *aposterigma*; ἀποστήριγμα (ἀποστηρίζω, je soutiens); maladie chronique des intestins.

APOTHECION, s. m., *apothecium* (ἀπὸ, sur, θήκη, coffre); nom donné par Acharius à un organe particulier aux lichens, qui paraît être le réceptacle de leurs organes reproductifs.

APOTHÈSE, s. f., *apothesis*, ἀπόθεσις (ἀποτίθημι, je dépose); position qu'on doit donner à un membre fracturé, après la réduction des fragmens et l'application du bandage.

APOSTROPHE, s. f., *apostrophe*, ἀποστροφὴ (ἀπὸ, loin, τροφὴ, nourriture); dégoût pour les alimens.

APOTE, adj., *apotus*, ἄποτος (α priv., πότης, buveur); qui ne boit pas, ou qui n'éprouve pas le besoin de boire.

APOTELESME, s. m., *apotelesma* (ἀπὸ, de, τέλεσμα, accomplissement); terminaison d'une maladie.

APOTHÉRAPIE, s. f., *apotherapia*, ἀποθεραπία (ἀπὸ, de, θεραπεύω, je guéris); synonyme de *thérapeutique*.

APOTHICAIRE, s. m., *apothecarius* (ἀποθήκη, boutique); marchand qui tient une boutique dans laquelle il débite des drogues et des médicamens.

APOTHICAIRERIE, s. f., *apotheca*, ἀποθήκη; boutique dans laquelle on vend des substances médicinales; art de préparer les drogues et les médicamens.

APOTHRAUSE, s. f., *apothrausis*, ἀπόθραυσις (ἀποθραύω, je fracasse); fracture avec plaie de la superficie d'un os, dont les esquilles se présentent pour être extraites.

APOZÈME, s. m., *apozema*, ἀπόζημα (ἀποζέω, je fais bouillir); *decoctum* prolongé de plusieurs médicamens végétaux à la fois, qu'on prescrit par verrées, et dont on fait peu d'usage aujourd'hui.

APPAISER, v. a., *tenire*; calmer. — *un cheval*, c'est employer des moyens pour adoucir sa colère, soit par des caresses, soit par un sifflement léger, ou en lui présentant un peu d'herbe.

APPAREIL, s. m., *apparatus*, κατάσκευὴ (*apparo*, je prépare); ensemble des organes qui concourent à l'exercice d'une fonction. Assemblage de plusieurs accidens causés par une maladie. Réunion de tous les objets nécessaires pour pratiquer une opération, ou exécuter un pansement.

APPAREILLER, v. adj., *copulare*; accoupler des objets semblables. | Accoupler un mâle et une femelle pour l'acte de la génération.

APPATER, v. a., *inescare*; attirer avec un appât. | Donner certaine pâte aux volailles pour les engraisser.

APPAUVRI, adj., *depauperatus*, tenuis; se disait jadis du sang que l'on supposait privé d'une partie de ses principes constituans, lorsqu'il était sans consistance et décoloré.

APPAUVRISSEMENT, s. m., *attenuatio*; état du sang appauvri, c'est-à-dire aqueux et décoloré.

APPELLE. *V.* APELLE.

APPELER, v. a., *appellare*. —*un cheval*, c'est frapper de la langue contre le palais, ce qui produit un son particulier.

APPENDICE, s. m., *appendix*, ἐπίφυσις (*ad*, à, *pendere*, pendre); partie d'un corps qui fait bien tout avec lui, mais semble cependant lui avoir été sur-ajoutée, offre des dimensions moindres que les siennes, et se trouve située à l'extérieur de ce corps. | Nom général sous lequel on désigne toute partie saillante qui s'élève d'un des organes des végétaux. Ainsi on nomme *appendices* les cinq petits corps lobulés qu'on remarque dans la corolle de la consoude et de plusieurs autres borraginées.

APPENDICULÉ, adj., *appendiculatus*; qui est muni d'appendices : telles sont les anthères des bruyères, la corolle de beaucoup d'apocynées et de borraginées.

APPENSION, s. f., *appensio*, ἀνάτηψις (*ad*, à, *pendere*, pendre) ; suspension d'une partie à l'aide d'une écharpe ou d'autres *suspensoirs*.

APPÉTENCE, s. f., *appetentia*; désir ardent et passionné pour un objet quelconque.

APPÉTIT, s. m., *appetitus*, ὄρεξις, ὁρμή, sensation qui détermine à mettre en jeu les organes sur lesquels doit agir l'objet désiré. Se dit le plus souvent du désir des alimens et des boissons.

Appétit dépravé, *appetitus depravatus*; appétence pour des choses non nutritives, telles que de la craie, du charbon.

Appétit vénérien, *appetitus venereus*; désir du coït.

APPÉTITION, s. f., *appetitio*; action préparatoire qui dispose certains organes à entrer en exercice, réveille en eux la sensibilité, et ranime leur énergie vitale.

APPLICATA; mot latin que Hallé a introduit sans nécessité dans le vocabulaire médical, pour désigner les objets qui sont appliqués immédiatement à l'extérieur du corps. Hallé a inutilement cherché à établir une limite bien marquée entre les *applicata* et les *circumfusa*; sa division est mauvaise, car il plaçait les bains parmi les premiers, et l'air parmi les derniers.

APPLICATION, s. f., *applicatio*, ἐφαρμοφή, προσοικέτωσις ; apposition d'un corps à la surface d'un autre. Application que l'intelligence fait à la pratique des notions acquises par l'attention.

APPRIVOISER, v. a., *mansuefacere*; rendre doux un animal farouche, à l'aide de moyens suggérés par l'industrie de l'homme.

APRACTE, adj., *apractus*, ἄπρακτα (α pr., πράσσω. je fais) ; se dit des parties génitales inhabiles à la copulation ou à la génération.

APRE, adj., *asper*, τραχότης; rude au toucher ou au goût; qui affecte désagréablement ces deux sens.

APRETÉ, s. f., *asperitas*, τράχωμα; qualité d'être âpre. Ce mot est employé quelquefois comme synonyme d'*acerbité*.

APPROXIMATION, s. f., *approximatio*; rapprochement immédiat de l'homme avec les animaux, dans un but thérapeutique.

APSYCHIE, s. f., *apsychia*, ἀψυχία (α pr., ψυχη, âme) ; défaillance, perte de sentiment.

APULOTIQUE. *V.* ÉPULOTIQUE.

APYÈTE, s. m., *apyetos*, ἀπύητος; (α pr., πύον, pus); maladie extérieure qui n'est point de nature à produire la suppuration.

APYIQUE, adj., *apyicus* (α priv., πύον, pus) ; sans suppuration.

APYRÉNOMÈLE. *V.* APYROMÈLE.

APYRÉTIQUE, adj., *apyreticus* (α priv., πυρετὸς, fièvre) ; sans fièvre.—*Jour apyrétique*, celui où l'intermission a lieu. —*Maladie apyrétique*, maladie qui n'est point accompagnée de symptômes fébriles.

APYREXIE, s. f., *apyrexia*, ἀπυρεξία (α priv., πύρεξις, fièvre); intervalle de temps qui sépare deux accès de fièvre. L'apyrexie est complète ou incomplète, selon qu'il ne reste aucun des symptômes de la maladie entre les accès, ou qu'il en reste quelques-uns, tels que du dégoût, de la faiblesse.

APYROMÈLE, s. f., *apyromele*, ἀπυρομήλη (α priv., πυρήν, noyau, μήλη, sonde) ; sonde sans bouton.

AQUATIQUE, adj., *aquaticus* (*aqua*, eau) ; qui vit dans l'eau, ou qui est pénétré d'eau.—*Cancer aquatique*, ulcération scorbutique de la bouche.

AQUEDUC, s. m., *aquæductus*, ὑδρογὸν (*aqua*, eau, *ducere*, conduire); canal qui sert à transmettre les eaux. Les anatomistes donnent ce nom à quelques conduits pratiqués dans les os, quoiqu'il n'y passe point de fluides.

Aqueduc de Cotugno, *aquæductus Cotunnii* ; canal qui s'étend du vestibule à la face postérieure du rocher.

Aqueduc de Fallopio, *aquæductus Fallopii*; canal creusé dans l'épaisseur du rocher, et par lequel passe un filet du nerf facial.

Aqueduc de Sylvius, *aquæductus Sylvii* ; canal de communication entre le troisième et le quatrième ventricule du cerveau.

AQUEUX, adj., *aquosus* (*aqua*, eau); qui est formé par de l'eau, qui en contient beaucoup, qui lui ressemble pour la couleur ou la consistance.—*Humeur aqueuse*, liquide qui remplit les deux chambres de l'œil; elle est presque inodore, insipide, légèrement visqueuse, et un peu coagulable par la chaleur, qui y fait naître de petits flocons albumineux.

AQUILA ALBA ; protochlorure de mercure.

Aquila mitigata, protochlorure de mercure.

ARACHIDE, s. f., *arachis hypogæa* ; famille des légumineuses, diadelphie décandrie ; petite plante annuelle, originaire de l'Amérique méridionale , qui présente ce singulier phénomène, que ses fleurs, après la fécondation, se recourbent vers la terre, et s'y enfoncent pour y mûrir leurs fruits, qui ont tiré de cette circonstance leur nom de *pistaches de terre*. Ses graines sont charnues, d'une saveur douce et agréable. Elles sont nourrissantes , et contiennent une grande quantité d'une huile grasse qui peut être employée aux mêmes usages que celle d'olives. On prépare avec ces graines des émulsions adoucissantes ; en les torréfiant et les mélangeant à un tiers de cacao, on en fait une pâte très - agréable. Cette plante pourrait être facilement cultivée dans le midi de la France.

ARACHNITE. *V.* **ARACHNOÏDITE.**

ARACHNITIS. *V.* **ARACHNOÏDITE.**

ARACHNOÏDE, adj. et s., *arachnoideus,* ἀραχνοειδής (ἀράχνη, toile d'araignée , εἶδος, forme); qui ressemble à une toile d'araignée. Epithète donnée autrefois à la capsule du cristallin et à celle de l'humeur vitrée , mais réservée aujourd'hui pour la seconde des méninges, membrane séreuse, extrêmement mince, transparente et polie , qui , de la dure - mère qu'elle tapisse , se réfléchit sur la surface de la première , ne s'enfonce point dans les anfractuosités cérébrales , et pénètre dans l'intérieur du cerveau par une ouverture située à sa partie postérieure, sous le corps calleux.

ARACHNOÏDITE, s. f., *arachnoïditis* ; inflammation de l'arachnoïde. Maladie peu connue jusqu'à ces derniers temps , et même dont l'existence est encore contestée par quelques anatomistes , qui prétendent que la pie-mère seule s'enflamme. Quoi qu'il en soit, les signes de l'afflux du sang vers l'encéphale et le délire paraissent être les principaux symptômes de cette phlegmasie, dont la saignée du pied, l'application des sangsues aux tempes ou derrière les oreilles , et celle de la glace sur la tête, procurent parfois la guérison.

ARAEOÏDE, s. f. ; nom donné par Meissner à toute combinaison du calorique avec un corps quelconque.

ARAEOTICON, adj. et s. m., *rarefaciens,* ἀραιωτικὸς (ἀραίόω , je raréfie) ; médicament auquel on suppose la propriété de raréfier les humeurs. | Meissner appelle ainsi le calorique, qui est le *raréfiant* par excellence.

ARAIGNÉE, s. f., *aranea* ; genre d'insectes aptères, sans antennes , pourvus de six à huit yeux et de huit pattes. Ils paraissent ne point être nuisibles à l'homme , si ce n'est par le dégoût qu'ils lui inspirent. | Sorte de tumeur charbonneuse qui survient aux pis ou aux mamelles des brebis.

ARALIES OU ARALIACÉES , *araliaceæ* ; famille de plantes dicotylédones polypétales , ayant les étamines épigynes. Une seule plante de cet ordre naturel est employée en médecine , c'est le genseng.

ARANÉEN, adj. , *araneosus* (*aranea,* araignée) ; se dit du pouls , quand il est tellement faible, qu'il ressemble au mouvement presque imperceptible d'une toile d'araignée.

ARBORÉ, adj. , *arboreus* ; qui appartient aux arbres. — *Tige arborée ,* celle qui est ligneuse et simple à sa partie inférieure.

ARBORESCENT , adj. , *arborescens.* On appelle *tige arborescente* celle des arbrisseaux.

ARBRE, s. m. , *arbor,* φυτὸν. Dans son sens le plus étendu , ce mot désigne toutes les plantes vivaces dont la tige est ligneuse. Mais les botanistes ont établi , parmi les végétaux ligneux, des distinctions systématiques propres à favoriser l'établissement de leurs caractères distinctifs. Ainsi ils nomment spécialement *arbres* (*arbores*) , les végétaux ligneux dont le tronc est simple inférieurement, et rameux seulement à sa partie supérieure ; *arbrisseaux* (*arbusculæ*) , ceux dont la tige ligneuse est rameuse dès la base, s'élève à une certaine hauteur, et porte des bourgeons écailleux ; *arbustes* (*frutices*), ceux dont la tige est peu élevée , rameuse, et dépourvue de bourgeons ; s *ous-arbrisseaux* (*suffrutices*), ceux dont la tige est ligneuse et persistante dans sa partie inférieure , herbacée et annuelle dans ses ramifications, telle que celle de la rue , etc.

ARBRE DE DIANE, *arbor Dianæ* ; végétation métallique qu'on obtient en mêlant ensemble des nitrates d'argent et de mercure, dissous dans l'eau, et versant les deux liqueurs dans un bocal contenant un peu d'amalgame de mercure et d'argent.

ARBRE DE VIE, *arbor vitæ*; nom donné à l'espèce d'arborisation qu'on aperçoit en coupant longitudinalement le cervelet, et qui résulte de la disposition particulière de la substance blanche au milieu de la substance cendrée.

ARBRISSEAU. *V.* ARBRE.

ARBUSTE. *V.* ARBRE.

ARC, s. m., *arcus*; portion d'une ligne courbe quelconque, et en particulier d'un cercle. | Partie du corps dont la forme se rapproche de cette figure géométrique : *arc du colon*.

ARC-BOUTANT; repli de la paroi, qui s'étend des deux côtés de la fourchette, fait office d'étai, et s'oppose au rapprochement des talons.

ARCA ARCANORUM; nom donné par les alchimistes à la pierre philosophale.

ARCADE, s. f., *arcuatio* (*arcus*, arc), courbure en forme d'arc ; nom donné à toute partie du corps dont la figure se rapproche de celle d'un segment de cercle : *arcade alvéolaire, crurale, dentaire, plantaire*.

ARCANE, s. m., *arcanum* ; remède dont on cache la composition, tout en lui attribuant une grande efficacité.

ARCANSON. *V.* BRAI *sec*.

ARCANUM *corallinum* : deutoxide de mercure obtenu en calcinant le nitrate mercuriel.

Arcanum duplicatum. V. SULFATE *de potasse.*

Arcanum tartari. V. ACÉTATE *de potasse.*

ARCEAU, s. m., *arculus*; planche de bois très-mince et recourbée en demi-cercle qu'on place sur les membres ou sur les parties malades pour les préserver du contact des couvertures.—D'après une ordonnance d'un grand-duc de Toscane, il était défendu aux mères et aux nourrices de coucher avec elles les enfans nouveau-nés, sans les avoir préalablement couverts d'un arceau.

ARCESTHIDE, s. f., *arcesthida*. Desvaux propose de nommer ainsi le fruit charnu de certaines conifères, telles que les genevriers, dont les bractées réunies constituent la partie charnue. Mirbel l'appelle *pseudo-carpe*.

ARCHÉE, s. f. (ἀρχή, principe) ; terme créé par Van Helmont, et désignant la force primitive, le principe de la vie du corps humain et de toute la nature, la cause efficace de toutes choses, l'âme du monde.

ARCHÉISME, s. m.; doctrine de Van Helmont sur l'archée.

ARCHÉLOGIE, s. f., *archelogia*, ἀρχηλογία (ἀρχή, principe, λόγος, discours); traité des principes fondamentaux de la science de l'homme.

ARCHET, s. m. *V.* ARCEAU.

ARCHIATRE, s. m., *archiater*, ἀρχίατρος (ἀρχός, prince, ἰατρός, médecin); prince ou premier des médecins. La signification ancienne de ce mot est douteuse. Aujourd'hui c'est une qualification donnée au premier médecin des souverains.

ARCHIGÉNIQUE, adj., *archigenius* (ἀρχή, principe, γίνομαι, j'engendre); principal. Se dit des maladies aiguës.

ARCHIMAGIE, s. f., *archimagia*; partie de l'alchimie qui enseigne à faire de l'or.

ARCHIMIE. *V.* ALCHIMIE.

ARCHINGEAY, bourg voisin de Saintes, qui possède deux sources d'eau minérale froide.

ARCHORRHAGIE, s. f., *excretio puris per anum* (ἀρχός, anus, ῥέω, je coule); hémorrhagie active par l'anus.

ARCHORRHEE, s. f., *sanguinis fluxus per anum* (ἀρχός, anus, ῥέω, je coule); hémorrhagie passive par l'anus.

ARCHOPTOSE, s. m., *archoptosis* (ἀρχός, anus, πτῶσις, chute), chute du rectum.

ARCTATION, s. f., *arctatio, arctitudo*, ξυμπίλησις, συμπίλησις; rétrécissement d'un orifice ou d'un conduit organique. | Constipation. | Infibulation.

ARCTITUDE. *V.* ARCTATION.

ARCHOSYRINX, s. f., *archosyrinx* (ἀρχός, anus, σύριγξ, fistule); fistule à l'anus.

ARCTURE, s. f., *arctura* (*arctare*, serrer); nom que Linné a proposé pour désigner les effets produits par l'ongle entré dans les chairs.

ARCUATION, s. f., *arcuatio*; courbure des os dans le rachitisme.

ARDENT, adj., *ardens* (*ardere*, brûler); coloré en rouge, enflammé.—*OEil ardent, urine ardente.*—La *fièvre ardente* des galénistes était celle que Pinel a nommée *inflammatoire bilieuse. V.* CAUSUS.

ARDEUR, s. f., *ardor*, καῦμα; sentiment de brûlure, d'une vive chaleur.—*Ardeur d'urine*, cuisson brûlante causée par l'urine lorsqu'elle passe sur la membrane muqueuse de l'urètre enflammée, ou au col de la vessie.—*Ardeur de la fièvre*, période de chaleur des accès. | *Cheval qui a de l'ardeur*, qui est inquiet sous l'homme, et dont l'envie d'avancer augmente d'autant plus qu'il est plus retenu.

AREC, s. m., *areca*; genre de la famille des palmiers. On a cru pendant long-temps que le cachou était retiré d'une de ses espèces, nommée pour cette raison, par Linné, *areca cathecu*, qui croît dans l'Inde, et qui fournit en effet une matière astringente qui entre dans la composition du bétel. Le *chou palmiste* (*areca oleracea*) est une autre espèce fort intéressante de ce genre. Son bourgeon terminal sert d'aliment dans les deux Indes, où on la cultive en abondance.

ARÉFACTION, s. f., *arefactio*, ξήρανσις ; dessiccation, action de dessécher ; opération de pharmacie.

ARÉNATION, s. f., *arenatio* ; opération qui consiste à couvrir tout ou partie du corps avec du sable chaud.

ARÉOLE, s. f., *areola* (diminutif d'*area*) ; petit espace circonscrit par des lignes. | Interstice que les réseaux capillaires ou les faisceaux de fibres entre-croisés laissent entre eux. | Disque coloré qui entoure la base du mamelon, et de toutes les inflammations pustuleuses de la peau.

ARÉOTIQUE, adj. et s., *araeoticus* (ἀραιόω, je raréfie) ; médicament que l'on croyait avoir la propriété de raréfier les humeurs.

ARÉOMÈTRE, s. m., *araeometrum* (ἀραιὸς, léger, μέτρον, mesure) ; instrument propre à faire connaître la pesanteur spécifique des fluides dans lesquels on le plonge, par la profondeur à laquelle il s'y enfonce.

ARÈS ; suivant Paracelse, c'est l'action par laquelle la nature donne à chaque chose la forme et la substance qui lui convient.

ARÊTE, *arista*. On appelle ainsi la pointe raide, et souvent tordue à sa base, qui naît sur les écailles florales de certains genres de graminées, comme dans l'avoine et le froment.

Arête ou *queue de rat* ; nom donné à des croûtes dures, écailleuses, qui viennent aux plis du genou et du jarret du cheval.

ARGEMA, s. m., *argema*, ἄργεμα, ἄργεμον (ἀργὸς, blanc) ; petit ulcère du cercle de l'iris, partie blanc, partie rouge ou noir, qui a été décrit par Hippocrate.

ARGEMON. *V.* ARGEMA.

ARGÉMONE, s. m., *argemone mexicana*, L. ; famille des papavéracées, polyandrie monogynie. Plante annuelle qui, du Mexique sa patrie, s'est introduite et naturalisée dans le midi de l'Europe. On la connaît aussi sous les noms de *pavot épineux, chardon bénit des Antilles*, etc.

Ses feuilles et ses tiges contiennent un suc jaunâtre, âcre et narcotique. Ses graines sont purgatives, et employées seulement en Amérique.

ARGENSON, village situé dans les montagnes, non loin de Gap, près duquel coule une source d'eau minérale froide, qui paraît être acidule.

ARGENT, s. m., *argentum*, ἄργυρος, ἀργύριον (ἀργὸς, blanc) ; métal solide, d'un blanc éclatant, insipide, inodore, très-sonore, très-malléable, très-ductile, peu dur, cristallisable en pyramides triangulaires, fusible un peu au-dessus de la chaleur rouge-cerise et volatilisable ; très-répandu dans la nature, où néanmoins il est rarement pur ; inusité aujourd'hui en médecine, ou tout au plus employé encore quelquefois pour argenter certaines pilules.

Argent corné ; ancien nom du chlorure d'argent.

Argent vif ; nom vulgaire du mercure.

ARGILE ou ARGILLE, s. f., *argilla*, ἄργιλος, ἄργιλλος (ἀργὸς, blanc) ; mélange d'alumine et de silice qu'on trouve abondamment dans la nature, mais qui contient presque toujours du carbonate de chaux, de l'oxide de fer, et même un peu de magnésie, substances dont les proportions diverses expliquent les différences sans nombre qu'on observe entre les argiles.

ARGILEUX, adj., *argillosus* ; qui tient de la nature de l'argile : *terrain argileux, odeur argileuse*.

ARGYROGONIE, s. f., *argyrogonia*, ἀργυρογονία (ἄργυρος, argent, γόνος, semence) ; nom donné par quelques alchimistes à la pierre philosophale, à la teinture universelle

ARGYROPÉE, s. f., *argyropœa*, ἀργυροποία (ἄργυρος, argent, ποίεω, je fais) ; art de faire de l'argent : synonyme d'*alchimie*.

ARHEUMATIQUE, adj., *arheumaticus*, ἀρευμάτισλος (α priv., ῥεῦμα, fluxion) ; qui n'a point encore eu de fluxion ou de rhumatisme.

ARHIZE, adj., *arhizus* (α priv., ῥίζα, racine). En fondant les divisions primordiales du règne végétal sur la radicule, Richard appelait *arhizes* tous les végétaux dépourvus de radicule et par conséquent de véritable embryon : tels sont les champignons, les mousses, etc. Cette classe correspond assez exactement à la cryptogamie de Linné.

ARHYTHME, adj., *arhythmus*, ἀρυθμὸς

(α priv., ῥυθμὸς, rhythme); irrégulier. —*Pouls arhythme.*

ARIDE, adj., *aridus*, ξηρὸς, καρφα-λέος, κατάξηρος ; sec. — *Langue, peau aride.*

ARIDITÉ, s. f., *ariditas*, ξηρασία ; sécheresse de la langue, de la gorge, des lèvres, de la peau, des cheveux.

ARILLE, s. m., *arillus*, γίγαρτον; prolongement particulier du trophosperme ou support de la graine, qu'il recouvre dans une étendue plus ou moins considérable, de manière à le cacher entièrement, et à lui former une enveloppe accessoire, comme dans le fusain. D'autres fois il constitue une simple petite cupule, comme dans le polygala ; ou forme une lame charnue, frangée, découpée en lanières étroites et anastomosées, comme dans la muscade. L'arille du muscadier est connu en pharmacie sous le nom de *macis. V.* ce mot.

ARILLÉ, adj., *arillosus;* se dit des graines pourvues d'un arille.

ARISTÉ, adj., *aristatus;* s'emploie pour les parties munies d'une arête.

ARISTOLOCHE, s. f., *aristolochia* (ἄρισ-τος, bon, λοχεία, lochie, accouchement); famille des aristolochiées, gynandrie hexandrie. Plusieurs espèces sont employées en médecine. Ainsi les racines de l'aristoloche longue et ronde (*aris-tolochia longa, aristolochia rotunda*, L.) sont aromatiques et excitantes, et jadis on en faisait un fréquent usage pour activer l'écoulement des menstrues. Celles de l'aristoloche serpentaire (*aristolochia serpentaria*), connue sous le nom de *serpentaire de Virginie,* sont fort employées. *Voy.* SERPENTAIRE *de Virginie.* Enfin quelques auteurs ont cherché dans la racine de l'aristoloche clématite (*aristolochia clematitis*), une succédanée à la serpentaire ; mais elle est loin d'avoir la même énergie.

ARISTOLOCHES OU ARISTOLOCHIÉES, *aristolochiæ;* famille de plantes dicotylédones apétales, ayant les étamines épigynes. Ce petit groupe, qui se compose seulement des genres *aristolochia, asarum* et *cytinus,* fournit à la médecine un assez grand nombre de médicamens. Outre les aristoloches dont nous venons de parler, on emploie aussi les racines de l'*asarum europæum,* sous le nom d'*asaret* ou *cabaret,* et l'extrait d'hypociste est souvent mis en usage dans le midi de la France.

ARISTOLOCHIQUE, adj. et s. m., *aristolo-*

chicus (ἄριστος, bon, λοχεία, couches) ; remède propre à faire couler les lochies.

ARITHMANCIE, s. f., *arithmantia* (ἀριθ-μὸς, nombre, μαντεία, divination) ; art de prévoir l'avenir d'après les nombres.

ARMAND, s. m. ; vieux mot, peu usité. Se dit d'un médicament sous forme de bouillie ou d'électuaire, que les maréchaux portaient au fond de la bouche du cheval, au moyen d'un nerf de bœuf dont une des extrémités était aplatie.

ARMER, v. a., *protegere;* se dit d'un cheval qui baisse la tête, courbe l'encolure, appuie les branches de la bride contre le poitrail, et empêche par-là le mors d'agir sur les barres ; il en résulte que le cavalier ne peut plus diriger un cheval ainsi armé. On dit encore *cheval qui s'encapuchonne.*

ARMOISE, s. f., *artemisia vulgaris,* L.; plante vivace, de la famille naturelle des corymbifères et de la syngénésie polygamie superflue, qui croît communément dans les lieux incultes, le long des chemins. Ses sommités fleuries ont une odeur forte, une saveur amère et aromatique. Elles sont stimulantes. On les emploie à peu près aux mêmes usages que celles de l'absinthe, quoiqu'elles soient moins énergiques. Plusieurs autres espèces du genre *armoise* sont employées en médecine. *V.* AURONE, ESTRAGON, SEMEN CONTRA.

ARNALDIE, s. f., *arnaldia;* maladie chronique avec dépérissement et chute générale des cheveux. | Variété de la syphilis.

ARNIQUE, s. f., *arnica montana,* L.; plante de la famille des corymbifères et de la syngénésie polygamie superflue, qui croît communément dans les montagnes des Vosges, des Alpes, d'Auvergne, etc. On emploie ses racines et ses fleurs. Elles sont un peu âcres et éminemment stimulantes. A une dose un peu élevée, elles excitent le vomissement et d'abondantes déjections alvines. L'infusion des fleurs est souvent prescrite dans les cas de chute ; de là le nom de *panacea lapsorum* sous lequel on les désigne quelquefois. Les fleurs et la racine desséchées et réduites en poudre sont un puissant sternutatoire.

AROÏDES OU AROÏDÉES, *aroideæ;* famille de plantes monocotylédones, dont les étamines sont hypogynes. Elle ne renferme pas de médicamens bien énergiques. L'*acorus calamus* a une racine aromatique et camphrée. Dans les gouets, la racine est épaisse, charnue, amilacée ; mais elle contient un suc âcre, que l'on enlève facilement par des lavages fréquemment répétés, ou par la torréfaction.

AROMATE, s. m., *aroma, ἄρωμα*; drogue médicinale ou autre, tirée du règne végétal, et qui exhale une odeur suave.

AROMATIQUE. adj., *aromaticus*; qui exhale une odeur agréable : *substance aromatique, odeur aromatique.*

AROME, s. m., *aroma* (ἄρωμα, parfum) ; matière odorante des plantes ; émanation, souvent impondérable, des corps, qui agit sur l'organe de l'odorat, et qui varie à raison du corps d'où elle provient.

ARQUÉ, adj., *arcuatus*; courbé en arc. — *Jambe arquée*, se dit lorsque le genou est porté trop en avant par l'effet de la fatigue et de l'usure, de sorte que la jambe est courbée en arc.

ARRACHEMENT, s. m., *avulsio, abruptio, ἀπόσπασμα*; action de séparer une partie du corps en rompant avec effort les liens organiques qui l'unissent aux autres. | Mode opératoire usité dans certaines opérations, comme l'avulsion d'une dent, l'extirpation d'un polype, d'une tumeur fibreuse, etc.

ARRÊT, s. m., *remora*; instrument destiné à fixer le tronc, et à opérer la contre-extension, pendant la réduction des fractures et des luxations ; Fabrice de Hilden en est l'inventeur.

ARRÊTE-BŒUF. *V.* BUGRANE.

ARRHÉE, s. f., *arrhœa, ἄρροια, ἄρροιη* (α priv., ῥέω, je coule) ; suppression d'un écoulement.

ARRIÈRE-BOUCHE, s. f., *os posterum*; nom vulgaire du *pharynx.*

ARRIÈRE-FAIX, s. m., *secundinæ*; nom vulgaire de la masse formée par le placenta et les membranes du fœtus.

ARRIÈRE-MAIN, s. f., *retro equitem*; région qui comprend la croupe, les hanches, les fesses, le grasset, les cuisses, les jarrets, les membres postérieurs, l'anus, la queue, la vulve : on dit aussi *les régions postérieures du cheval.*

ARROCHE, s. f., *atriplex hortensis, L.*; plante, connue encore sous les noms de *belle-dame* et *bonne-dame*, qui appartient à la famille des chénopodées et à la pentandrie trigynie. On mange ses feuilles en les mêlant à celles de l'oseille, dont elles corrigent la trop grande acidité.

ARROW-ROOT ; mots anglais adoptés en France pour désigner la fécule du *maranta indica*, qui, de même que toutes les fécules, est émolliente quand elle se trouve dissoute dans une grande quantité d'eau bouillante.

ARS, s. m. ; pli de la peau qui existe entre la poitrine et l'articulation de l'épaule avec le bras du cheval.

ARSENAL, s. m., *armamentarium*; collection d'instrumens de chirurgie. | Ouvrage consacré à la description des instrumens de chirurgie.

ARSÉNIATE, s. m., *arsenias*; sel formé par la combinaison de l'acide arsenique avec une base salifiable.

Arséniate de protoxide de potassium, proto-arséniate de potassium, arséniate de potasse, arsenias potassæ; sel incristallisable, vénéneux. Inusité.

Arséniate acide de protoxide de potassium, sur-proto arséniate de potassium, sur-arséniate de potasse, arséniate acide de potasse; sel cristallisable en prismes à quatre pans, terminés par des pyramides à quatre faces, très-soluble dans l'eau, plus à chaud qu'à froid, irritant, corrosif, fébrifuge.

Arséniate de protoxide de sodium, proto-arséniate de sodium, arséniate de soude, arsenias sodæ; sel cristallisable en prismes hexaèdres réguliers, très-soluble dans l'eau, plus à chaud qu'à froid, vénéneux, fébrifuge.

Arséniate acide de protoxide de sodium, sur-proto-arséniate de sodium, sur-arséniate de soude, arséniate acide de soude; sel incristallisable, vénéneux.

ARSENIC, s. m., *arsenicum, ἀρσενικὸν*; métal solide, d'un gris d'acier, d'une texture grenue, très-cassant, volatilisable avant de se fondre, très-combustible, acidifiable. Il n'est point dangereux par lui-même, et ne le devient qu'à raison de la facilité avec laquelle il absorbe l'oxygène.

Arsenic blanc, acide arsénieux.

Arsenic jaune, sulfure d'arsenic jaune naturel.

Arsenic noir, oxide d'arsenic.

Arsenic rouge, sulfure d'arsenic rouge naturel.

ARSÉNIEUX, adj., *arseniosus*; acide qu'on trouve dans le commerce en masses compactes, blanches, pesantes, fragiles, d'un aspect vitreux, opaques et couvertes d'une poussière blanche; d'une saveur âcre et nauséabonde, sans odeur à froid, volatilisable au feu, et répandant alors une odeur d'ail; soluble dans l'eau, l'alcool et l'huile ; cristallisable en octaèdres réguliers. Il existe dans la nature. C'est un poison violent, cathérétique à l'extérieur.

ARSENICAL, adj., *arsenicalis* ; qui se rapporte à l'arsenic : *odeur, préparation, vapeur arsenicale, poison arsenical.*

ARSÉNIÉ, adj., *arseniosus* ; qui contient de l'arsenic.

ARSÉNIQUE, adj., *arsenicus* ; acide solide, blanc, déliquescent, incristallisable, d'une saveur métallique, caustique et désagréable, très-soluble dans l'eau, vénéneux, inusité. | Ether produit par l'action de l'acide arsenique sur l'alcool, et q i ne diffère en rien, ni du sulfurique ni du phosphorique.

ARSÉNIQUÉ, adj., *arsenicus* ; qui contient de l'arsenic.

ARSÉNITE, s. m., *arsenis* ; sel formé par la combinaison de l'acide arsenieux avec une base salifiable.

Arsénite de protoxide de potassium, proto-arsénite de potassium, arsénite de potasse, arsenis potassæ ; sel incristallisable et incolore, qui fait la base de la solution minérale de Fowler.

Arsénite de deutoxide de cuivre, deuto-arsénite de cuivre, vert de Scheele, arsenis cupri ; sel qui fournit une couleur verte dans la peinture a l'huile.

ART *de guérir, ars sanandi* ; application méthodique des préceptes des grands maîtres et des leçons de l'expérience au traitement des maladies.

ARTÈRE, s. f., *arteria, ἀρτηρία* (ἀήρ, air, τηρέω, je conserve, parce qu'on crut d'abord que les artères contenaient de l'air) ; ordre de vaisseaux qui naissent des deux ventricules du cœur, et ne présentent de valvules qu'à leur origine ; canaux cylindriques, fermes, élastiques, contractiles, d'un blanc jaunâtre, peu dilatables, faciles à déchirer, formés d'une membrane lamineuse, dense et serrée, d'une autre fragile qui se compose de fibres incomplétement circulaires, et d'une troisième mince, diaphane, rougeâtre, muqueuse ; organes de transmission du sang à toutes les parties.

ARTÉRÉVRISME, s. m., *arteriarum dilatatio* (ἀρτηρία, artère, εὐρύς, dilate) ; nom donné par Swediaur aux anévrismes.

ARTÉRIAQUE, adj., *arteriacus* (ἀρτηρία, artère) ; remède contre les altérations de la voix.

ARTÉRIECTASIE, s. f., *arteriectasis* (ἀρτηρία, artère, ἔκτασις, dilatation). Alibert donne ce nom aux anévrismes, qui forment, dans sa Nosologie, le huitième genre des *angioses.*

ARTÉRIEL, adj., *arteriosus, ἀρτηριακὸς* ; qui est relatif aux artères : *appareil, canal, sang, système, tronc artériel.*

ARTÉRIOGRAPHIE, s. m., *arteriographia* (ἀρτηρία, artère, γράφω, j'écris) ; description des artères.

ARTÉRIOLE, s. f., *arteriola* ; petite artère à laquelle sa ténuité ou son peu de constance ne permet pas de donner un nom particulier.

ARTÉRIOLOGIE, s. f., *arteriologia* (ἀρτηρία, artère, λόγος, discours) ; traité sur les artères.

ARTÉRIOCHALASIE, s. f., *arteriarum dilatatio* (ἀρτηρία, artère, χάλασις, dilatation) ; dilatation de la plupart ou même de toutes les artères ; maladie caractérisée, selon Swediaur, par des palpitations, des battemens, dans toutes les parties du corps.

ARTÉRIOPHTHORIE. *Voy.* **ARTÉRIOCHALASIE.**

ARTÉRIOSITÉ, s. f., *arteriositas* ; caractère organique d'une partie, qui tient à ce que sa texture se rapproche de celle des artères, ou à ce qu'elle reçoit un grand nombre de vaisseaux artériels : terme peu usité.

ARTÉRIOTOMIE, s. f., *arteriotomia, ἀρτηριοτομία* (ἀρτηρία, artère, τέμνω, je coupe) ; dissection des artères. | Opération de chirurgie principalement employée dans les cas de céphalée, de phrénésie, d'ophthalmie aiguë, et qui consiste à faire, à l'artère temporale ou à l'artère auriculaire postérieure, une incision transversale, pour procurer une evacuation de sang artériel, qu'on arrête ensuite par une compression exercée au moyen d'une compresse graduée et d'un bandage circulaire, ou du nœud d'emballeur.

ARTÉTISQUE, adj., *artetiscus* (*artus,* membre) ; qui a perdu un membre.

ARTHRALGIE, s. f., *arthralgia* (ἄρθρον, articulation, ἄλγος, douleur) ; douleur dans les articulations.

ARTHREMBOLE, s. m., *arthrembolus, ἀρθρέμβολος* (ἄρθρον, articulation, ἐν, dedans, βάλλω, je mets) ; instrument dont on se servait pour opérer la réduction des luxations.

ARTHRITE, s. f., *arthritis* (ἄρθρον, articulation) ; inflammation des articulations. | Goutte.

ARTHRITIQUE, adj., *arthriticus* (ἄρθρον, articulation) ; relatif aux articulations. | Goutteux.

ARTHROCACE, s. f., *arthrocace* (ἄρθρον, articulation, κακὸς, mauvais) ; maladie des articulations. | Carie des extrémités articulaires.

ARTHRODIAL, adj., *arthrodialis*, ἀρθρώ-δες (ἄρθρον, jointure) ; qui a les caractères d'une arthrodie : *articulation arthrodiale*.

ARTHRODIE, s. f., *arthrodia . adarticulatio* ἀρθρωδία (ἄρθρον, jointure) ; articulation mobile, formée par une tête qui s'applique à la surface d'une excavation peu profonde, de sorte qu'elle peut exécuter des mouvemens en tous sens.

ARTHRODYNIE, s. f., *arthrodynia* (ἄρθρον, articulation, ὀδύνη, douleur); douleur dans les articulations.

ARTHROMBOLE, s. m., *arthrombole* (ἄρθρον, articulation, βάλλω, je mets); coaptation, réduction d'un os luxé ou des fragmens d'une fracture.

ARTHRONALGIE. *V.* **ARTHRALGIE.**

ARTHRONCUS, s. f., *tumor articulorum* (ἄρθρον, articulation, ὄγκος, tumeur) ; tuméfaction des articulations, selon Swediaur.

ARTHROPHLOGOSE, s. f., *articulorum inflammatio* (ἄρθρον, articulation, φλέγω, je brûle) ; inflammation des articulations.

ARTHROPUOSE, s. f., *arthropuosis* (ἄρθρον, articulation, πύον, pus) ; suppuration des articulations.

ARTHROSE, s. f., *arthrosis*, ἄρθρωσις, articulation en général.

ARTHROSPONGUS, s. f., *fungus vel tumor albus articulorum* (ἄρθρον, articulation, σπόγγος, éponge) ; tumeur blanche, fongus des articulations.

ARTICHAUT, s. m., *cynara scolymus*, L. Cultivé en abondance dans nos jardins, l'artichaut est classé parmi les carduacées. Ce sont ses capitules de fleurs non épanouies que l'on sert sur nos tables, soit crus, soit plus fréquemment cuits. On mange la base des folioles et le réceptacle, qui est épais et charnu. Quelques auteurs ont attribué à la racine de cette plante une vertu diurétique et apéritive, mais on l'emploie rarement.

ARTICLE, s. m., *articulus*; synonyme d'*articulation mobile* ; assemblage, jointure de deux os qui peuvent jouer l'un sur l'autre.

ARTICULAIRE, adj., *articularis*, ἀρθρώ-δες; qui a rapport ou qui appartient à une articulation : *artère, capsule, veine articulaire.*—*Os articulaire*, l'une des six pièces qui forment la branche de la mâchoire inférieure dans les oiseaux et les reptiles.

ARTICULATION, s. f., *articulatio .* ἄρ-

θρον ; assemblage, jonction de diverses pièces osseuses les unes avec les autres. La *fausse articulation*, l'*articulation accidentelle*, *anormale*, *contre nature*, est celle qui s'établit entre les fragmens d'une fracture non réunie, ou bien entre un de ces fragmens et un os voisin.

ARTIFICIEL, adj., *artificialis* (ars, art); qui est fait par la main de l'homme et non par la nature.—*Dent artificielle, œil artificiel.*—*Squelette artificiel*, celui dont les os sont articulés avec du laiton. — *Pièces anatomiques artificielles*, pièces modelées en plâtre, en cuivre, en carton ou en bois, qui représentent une partie quelconque du corps humain, soit dans l'état normal, soit altérée par l'état morbide.

ARTOMEL, s. m., *artomeli* (ἄρτος, pain, μέλι, miel) ; cataplasme préparé avec le pain et le miel.

ARTOPTE, adj. et s. f., *artopta*, ἀρτόπτη; qui accouche aisément.

ARYTÉNÉAL, adj. et s. m. Geoffroy Saint-Hilaire donne le nom d'*aryténéaux* à la troisième paire d'os auxiliaires des arcs branchiaux situés à la région hyoïdienne, chez les poissons, c'est-à-dire à l'aryténoïde, quand cette pièce est devenue un os achevé.

ARYTÉNO-ÉPIGLOTTIQUE OU **ARY-ÉPIGLOTTIQUE**, adj. et s. m., *arytepiglotteus, aryepiglotticus* ; qui appartient aux cartilages aryténoïdes et à l'épiglotte. Nom donné par Sœmmerring aux fibres musculaires du muscle aryténoïdien, qui, dépassant quelquefois les cartilages aryténoïdes, s'étendent jusqu'à l'épiglotte. Epithète imposée à deux replis ligamentiformes de la membrane interne du larynx, étendus des cartilages aryténoïdes aux bords de l'épiglotte.

ARYTÉNOÏDE, adj. et s. m., *arytænoides*, ἀρυταινοειδής : nom de deux cartilages du larynx situés en arrière sur le cricoïde, qui ont la forme d'un carré allongé, et qui, en se rapprochant l'un de l'autre, ferment la glotte.

ARYTÉNOÏDIEN, adj. et s. m., *arytænoidæus*; qui appartient aux cartilages aryténoïdiens. Nom d'un petit muscle impair, étendu transversalement de l'un à l'autre de ces cartilages, qu'il rapproche afin de rétrécir la glotte.

ARYTHME. *V.* **ARRHYTHME.**

ARZEL, adj. Ce mot désigne un cheval qui a une balzane ou tache blanche au pied de derrière du côté droit, ou au pied de derrière hors montoir. La superstition persuade à certains esprits faibles que les chevaux arzels sont malheureux dans les combats.

Asa *dulcis. V.* Benjoin.

Asa-foetida. *V.* Assa-foetida.

Asaphie, s. f., *asaphia, ἀσάφεια* (α pr., σαφής, clair) ; défaut de clarté dans la voix.

Asaphati ; terme employé par les arabistes pour désigner une affection cutanée qui paraît être voisine de la teigne muqueuse.

Asaret, s. m., *asarum europæum,* L. On nomme ainsi une très-petite plante vivace, de la famille des aristolochiées et de la dodécandrie monogynie, qui est assez commune dans les bois du centre de la France. Ses racines, qui sont blanchâtres et fibreuses, et ses feuilles, qui sont réniformes et luisantes , ont une saveur âcre et nauséabonde. On les prescrit assez souvent comme émétiques, surtout dans les campagnes. Leur poudre est également sternutatoire. Cette plante porte encore les noms de *cabaret, nard sauvage, oreille d'homme*, etc.

Ascardamycte, adj., *ascardamyctes, ἀσκαρδαμύκλης* (α priv., σκαρδαμύττω, je cligne les yeux) ; qui regarde fixement sans baisser les paupières.

Ascaride, s. m., *ascaris, ἀσκαρίς* (ἀσκαρίζω, je sautille) ; genre de vers intestinaux ayant pour caractères un corps allongé , cylindrique et aminci par les deux bouts, et une bouche garnie de trois tubercules, d'entre lesquels on voit sortir quelquefois un tube très-court. Une seule espèce , l'*ascaride lombricoïde ,* existe chez l'homme, car on a fait du *vermiculaire* le genre *oxiure.*

Ascèle, adj., *asceles, ἀσκελής* (α pr., σκέλος, jambe) ; qui est sans jambes.

Ascésie, s. f., *exercitatio, ἄσκησις* ; exercice.

Ascia, s. f. (*ascia ,* hache) ; nom d'un bandage indiqué et décrit par Hippocrate, et qu'on trouve figuré dans Scultet.

Ascite, s. f., *ascites, ἀσκίτης* (ἀσκὸς, outre) ; collection de sérosité dans l'abdomen ; hydropisie du bas-ventre. On la distingue en *péritonéale, sous-cutanée, vaginale, enkystée, viscérale,* à raison de son siége ou de la nature de la cavité qui renferme la sérosité. L'ascite proprement dite est l'hydropisie du péritoine , caractérisée par le volume du bas-ventre et la fluctuation que l'on entend en pressant légèrement un côté de l'abdomen avec le plat de la main droite , tandis que l'autre est appliquée sur le côté op-

posé. L'ascite est une maladie rarement primitive, peut-être même jamais, mais toujours redoutable , et très-peu susceptible de guérison. Elle est presque constamment l'effet d'une phlegmasie chronique des viscères abdominaux ou du péritoine lui-même.

Ascitique, adj. et s. , *asciticus* ; qui a rapport à l'ascite, ou qui est affecté de cette maladie.

Asclépiade, s. m., *asclepias* ; genre de plantes de la famille des apocynées, dont une espèce est employée en médecine sous le nom de *dompte-venin.*

Ascome, s. m., *ascoma* (ἀσκὸς, outre) ; mont de Vénus, pénil.

Ase, s. f. , *ase* (ἄση, dégoût) ; anxiété épigastrique , malaise général.

Aselgotripsie, s. f., *tribadismus* (ἀσελγής, libertinage , τρίβω, je frotte) ; onanisme chez les femmes ; amour lesbien.

Asitie, s. f., *asitia , ἀσιτία* (α priv., σῖτος, aliment) ; dégoût pour les alimens , inappétence , abstinence.

Askèle. *V.* Ascèle.

Asode, adj., *asodes , ἀσώδης* (ἄση, dégoût) ; accompagné de dégoût, d'une anxiété bien marquée.

Asparagine , s. f. , *asparagina* ; substance blanche, transparente, dure, cassante , cristallisable en prismes rhomboïdaux, et peu soluble dans l'eau froide, qu'on trouve dans le suc de l'asperge.

Asparaginées, s. f. pl., *asparagineæ* ; famille naturelle de plantes , dont le genre asperge forme le type, et qu'on classe parmi les monocotylédones à étamines périgynes. Comme dans tous les autres végétaux monocotylédonés, c'est surtout la racine qui est la partie intéressante pour la thérapeutique. Ces racines contiennent un principe excitant qui les fait agir tantôt comme diurétiques, telles que celles d'asperge et de fragon, tantôt comme sudorifiques, ainsi qu'on l'observe pour la salsepareille, la squine, etc. Les jeunes pousses des asparaginées sont tendres , et on les mange après les avoir fait bouillir dans l'eau.

Aspasie , s. f. , *aspasia* ; peloton de laine imprégné de décoction de noix de galle, qu'on introduit dans le vagin afin d'y déterminer de l'astriction.

Asperge, s. f., *asparagus officinalis,* L. ; plante qui croît naturellement dans le midi de l'Europe, et qu'on cultive dans tous les jardins potagers, pour ses jeunes pousses ou turions dont on fait une très-grande consommation comme aliment. Ces turions , connus sous le nom d'*as-*

perges, sont tendres et d'un goût assez agréable, mais ils communiquent à l'urine une odeur extrêmement forte. Quant aux racines, leur décoction est souvent prescrite comme diurétique et diaphorétique.

ASPÉRITÉ, s. f., *asperitas* : petite éminence que l'on rencontre sur une surface osseuse, ou sur toute autre partie du corps. | Inflammation des paupières, ainsi nommée par les anciens, à cause de la sensation qu'éprouvent les malades par les mouvemens de ces parties.

ASPERMATISME, s. m., *aspermatismus* (α priv., σπέρμα, *sperme*); reflux du sperme dans la vessie à l'instant où il devrait être éjaculé.

ASPÉRULE, s. f., *asperula*; genre de la famille des rubiacées et de la tétrandrie monogynie. L'aspérule odorante, *asperula odorata*, L., qui croît dans les bois ombragés, a une odeur suave : elle est légèrement aromatique, et son infusion augmente la transpiration cutanée. L'aspérule cynanchique ou herbe à l'esquinancie, *asperula cynanchica*, L., est astringente et tonique; on l'emploie contre les maladies de la gorge. La racine de l'*asperula tinctoria* fournit un principe colorant analogue à celui de la garance.

ASPHALTE, s. m., *asphaltium*; bitume noir, opaque, très-fragile, et vitreux dans sa cassure, qui nage à la surface des eaux de la mer Morte.

ASPHYXIE, s. f., *asphyxia*, ἀσφυξία (α priv., σφύξις, *pouls*); suppression du pouls. | Suspension de la respiration. —On distingue *l'asphyxie par strangulation, par submersion, par l'inspiration de gaz impropres à l'entretien de la vie, irritans ou délétères.*

ASPHYXIÉ, adj. et s. m., *asphyxiatus*; qui est dans l'asphyxie.

ASPIC, s. f.; nom vulgaire de la lavande, *lavendula spica*, L., avec laquelle se prépare l'*huile de spic* ou *d'aspic. V.* LAVANDE.

ASPIRATION, s. f., *aspiratio, adspiratio*; action d'aspirer, d'attirer l'air dans les poumons : synonyme d'*inspiration.*

ASSA-FOETIDA, s. f.; gomme-résine fétide que l'on retire d'une plante de la famille des ombellifères, nommée *ferula assa-foetida*. Elle est en masses plus ou moins volumineuses, jaunâtres et comme marbrées. Son odeur est très-désagréable et alliacée. C'est un médicament énergique, que l'on prescrit surtout dans l'hystérie et dans l'épilepsie.

ASSAISONNEMENT, s. m., *condimentum*; substance ordinairement d'un goût relevé qui sert à donner de la saveur ou une odeur agréable aux mets, et qui est presque toujours choisie parmi les stimulans.

ASSEMBLER, v. a.—*un cheval*; c'est le tenir de manière à ce que le train de derrière soit rapproché du train de devant, ce qui lui relève les épaules et la tête : on dit encore le *placer.*

ASSIDENT, adj., *assidens*, σύνεδρος (*ad*, près, *sedere*, siéger); se dit des symptômes accessoires, de ceux qui ne sont pas inséparables de la maladie.

ASSIETTE, s. f.; manière dont le cavalier est placé sur la selle.

ASSIMILATION, s. f., *assimilatio*, ἐξομοίωσις, ὁμοίωσις (*assimilare*, rendre semblable); action en vertu de laquelle les corps doués de la vie s'approprient, rendent semblables à eux, les substances avec lesquelles ils sont mis en contact immédiat.

ASSIMINE, s. f., *assimina* (*ad*, auprès, *semen*, semence); nom donné par Desvaux aux fruits autocarpiens sphériques formés par la réunion de nombreux ovaires bacciformes et uniloculaires, comme ceux des *anona.*

ASSODE. *V.* ASODE.

ASSOMMEMENT, s. m., *caedes*; massacre bien ordonné et ponctuellement exécuté pour arrêter les maladies épizootiques dès leur naissance. Un arrêt du conseil du 3o janvier 1775, ordonna l'assommement des bêtes attaquées de l'épizootie, et le paiement du tiers.

ASSORTIR, v. a., *congruere*; donner à une jument l'étalon qui lui convient, soit pour la forme, soit pour les qualités.

ASSOUPLIR, v. a., *fingere.*—*un cheval,* le dresser à faire avec facilité tous les exercices.

ASSOUPISSANT, adj., *soporifer, soporificus*; qui jette dans l'assoupissement.

ASSOUPISSEMENT, s. m., *somnolentia, sopor*; tendance au sommeil, sommeil incomplet. | Sommeil morbide.

ASSUJETTIR, v. a., *firmis vinculis retinere.* On se rend maître du cheval pour l'opérer debout ou couché. Debout, on emploie le torche-nez, les morailles, le licol de force, des entraves. Couché; *V.* ABATTRE *un cheval.* — *les épaules,* c'est conduire le cheval de manière que les épaules ou les hanches ne sortent point de la piste sur laquelle on le conduit.

ASTÉRISQUE, s. m., *asteriscus* (ἀστήρ,

étoile); taie en forme d'étoile qui se manifeste sur la cornée transparente.

ASTERNAL, adj., *asternalis* (α priv., σἱέρνον, poitrine); nom donné aux cinq dernières côtes, dont le cartilage n'atteint point jusqu'au sternum.

ASTHÉNIE, s. f., *asthenia* (α priv., σθένος, force); défaut de force, diminution des forces, langueur de l'action vitale, faiblesse générale selon Brown. Il divisait l'asthénie en *directe*, ou provenant de la diminution des stimulans, et en *indirecte*, ou provenant de l'épuisement de l'incitabilité par l'abus des stimulans.

ASTHÉNOPYRE, s. f., *asthenopyra* (α pr., σθένος, vigueur, πῦρ, fièvre); nom donné par Swediaur à la fièvre ataxique ou maligne.

ASTHME, s. m., *asthma*, ἄσθμα (ἄω, je respire); gêne considérable de la respiration, devenant insupportable par intervalles. L'asthme n'est qu'un symptôme que l'on ne peut attaquer méthodiquement qu'en remontant à la source qui le produit.

Asthme aigu, *asthma acutus*; nom donné par Millar à une variété du croup dans laquelle la suffocation est imminente, et les phénomènes inflammatoires sont peu prononcés.

Asthme convulsif, *asthma convulsivus*; c'est le même que l'*asthme nerveux*.

Asthme humide, *asthma humidus*; asthme avec expectoration.

Asthme nerveux, *asthma nervosus*; c'est, dit-on, celui qui ne tient à aucune altération des organes de la respiration, ni même de la circulation, ce qui ne prouverait pas qu'il fût indépendant de toute altération organique.

Asthme sec, *asthma siccus*; asthme sans expectoration.

ASTOME, adj., *astomus*, ἄσομος (α pr., στόμα, bouche); sans bouche.

ASTRAGALE, s. m., *astragalus* (ἀσ]ράγαλος, talon); l'un des sept os du tarse, le plus volumineux après le calcanéum, qui est comme enchâssé entre les deux malléoles, à la région du coude-pied.

ASTRAGALE, s. m., *astragalus exscapus*, L.; plante de la famille des légumineuses qui croît dans les Alpes. Sa racine a été vantée comme sudorifique dans le traitement de la syphilis. Plusieurs autres espèces du genre astragale sont intéressantes pour la thérapeutique. Ainsi les feuilles de l'*astragalus glycyphyllos* sont douces et sucrées, et possèdent à peu près les mêmes propriétés

que la réglisse. C'est de l'*astragalus tragacantha* et de l'*astragalus creticus* que l'on retire la gomme adragant.

ASTRICTION, s. f., *adstrictio*, σἱύψις (adstringere, resserrer); resserrement: effet des astringens.

ASTRINGENT, adj. et s. m., *adstringens*, σἱυφὸς (adstringere, resserrer); moyen thérapeutique ui a la propriété de resserrer les tissus organiques.

ASTROBLE, adj., *sideratus*, ἀσ]ροβλὴς, ἀσ]ρόβλητος (ἄσ]ρον, astre, βάλλω, je frappe); qui a subi l'influence des astres; apoplectique.

ASTROBOLISME, s. m., *astrobolismus*, ἀσ]ροβολισμὸς (ἄσ]ρον, astre, βάλλω, je frappe); action des astres sur une personne; sidération; apoplexie.

ASTROLOGIE, s. f., *astrologia*, ἀσ]ρολογία (ἄσ]ρον, astre, λόγος, discours); discours ou traité sur les astres. Détourné de son acception primitive, ce mot désigne maintenant la prétendue science de prévoir les événemens futurs par l'inspection des astres.

ASTYSIE, s. f., *defectus lentiginis*, *impotentia virilis* (α priv., σἱύομαι, je suis en érection); impuissance, défaut d'érection de la verge.

ATARACTAPOIESIE, s. f., *ataractapoiesia*, ἀταρακτοποιησίη (α priv., ταραχτῆς, qui trouble, ποιέω, je fais); intrépidité, fermeté; qualité que, selon Hippocrate, le médecin doit posséder à un haut degré.

ATARAXIE, s. f., *ataraxia* (α priv., ταράξις, trouble); calme parfait des facultés intellectuelles et affectives.

ATAXIE, s. f., *ataxia*, ἀ]αξία (α priv., τάξις, ordre); désordre, irrégularité; trouble des esprits animaux, des principes vitaux, des forces vitales, des fonctions du système nerveux.

ATAXIQUE, adj., *ataxicus*; qui annonce l'ataxie, qui est causé ou caractérisé par l'ataxie: *symptôme ataxique*, *état ataxique*. Pinel a donné le nom de *fièvre ataxique* à la fièvre maligne ou nerveuse, parce qu'elle s'annonce par un désordre au moins apparent dans les symptômes.

ATECME, s. m., *atecma* (α priv., τίκω, j'engendre); stérilité.

ATECNIE, s. f., ἀτεκνία (α priv., τίκω, j'engendre); stérilité.

ATHANASIE, s. f., *athanasia*, ἀθανασία (α priv., θάνατος, mort); antidote contre diverses maladies du foie, des reins.

ATHELXIS, s. f., *athelxis*, ἄθελξις (ἀθέλγω, je suce); succion.

ATHÉROMATEUX , adj. , *atheromatodes ;* qui est de la nature de l'athérôme.

ATHÉRÔME , s. m. , *atheroma* , ἀθέρωμα, ἀθήρωμα (ἄθήρα , bouillie) ; tumeur formée par un kyste qui renferme une matière blanche et purulente semblable à de la bouillie.

ATHLÉTIQUE , adj. , *athleticus* , ἀθλητικὸς (ἀθλέω , je combats) ; terme employé pour désigner l'habitude générale du corps chez les personnes dont le système musculaire prédomine sur tous les autres, comme chez les athlètes de l'ancienne Grèce.

ATHLIPTE , adj. , *æqualis* , ἄθλιπτος (α priv. , θλίβω , j'opprime) ; se dit du pouls égal et nullement gêné.

ATHYMIE , s. f. , *athymia*, ἀθυμία (α pr., θυμὸς , courage) ; découragement , abattement, désespoir. | Swediaur s'est servi de ce mot pour désigner la melancolie.

ATLAS , s. m. , *atlas* , ἄτλας , ἀτλάντιον (α augm. , ταλάω , je supporte) ; nom donné à la première vertèbre cervicale, parce qu'elle supporte tout le poids de la tête , comme les anciens supposaient qu'Atlas portait le monde sur ses epaules.

ATLOÏDE , adj. et s. f. ; épithète donnée à la première vertèbre cervicale.

ATLOÏDO-AXOÏDIEN, adj. et s. m., *atloido-axoïdeus;* qui a rapport à l'atlas et à l'axis. *Articulation atloïdo-axoïdienne* , ou des deux premières vertèbres cervicales l'une avec l'autre.

ATLOÏDO-MASTOÏDIEN , adj. et s. m. ; nom donné au muscle petit oblique de la tête.

ATLOÏDO-MUSCULAIRE , *atloido-muscularis* ; nom donné par Girard à une artère qui vient de l'occipitale , et qui s'anastomose avec l'artère trachelo-musculaire.

ATLOÏDO-OCCIPITAL , adj., *atloïdo-occipitalis;* qui a rapport à l'atlas et à l'occipital. Nom de l'articulation de la tête avec la première vertèbre cervicale. Nom donné par Chaussier au muscle petit droit postérieur de la tête. On appelle également ainsi le muscle petit droit de l'encolure dans le cheval.

ATLOÏDO-SOUS-MASTOÏDIEN, adj. et s. m., *atloïdo-infra-mastoideus.* Chaussier donne ce nom au muscle oblique supérieur de la tête.

ATLOÏDO-SOUS-OCCIPITAL, adj., *atloïdo-infra-occipitalis;* nom du muscle petit droit latéral de la tête , dans la nomenclature de Chaussier. On appelle aussi de même le muscle court fléchisseur de l'encolure dans le cheval.

ATLOÏDO-STYLOÏDIEN , adj. et s. m. , *atloïdo-styloïdeus ;* nom donné au muscle petit fléchisseur de l'encolure.

ATMIDIATRIQUE , s. f. , *atmidiatrice* (ἀθμὸς , vapeur, ἰατρικᾶ , médecine) ; application des vapeurs ou des gaz à la peau, dans des vues thérapeutiques.

ATMIDOMÈTRE , s. m. , *atmidometrum* (ἀτμὸς , vapeur, μέτρον , mesure) ; instrument qui sert à mesurer l'évaporation de l'eau.

ATMOSPHÈRE , s. f. , *atmosphæra* , ἀτμόσφαιρα (ἀτμὸς , vapeur, σφαῖρα , sphère) ; masse de matière rare et ténue qui entoure un corps ; masse de fluide rare, élastique et invisible, qui enveloppe le sphéroïde terrestre de toutes parts.

ATMOSPHÉRILIE , s. f. , *atmosphærilion;* quelques naturalistes désignent ainsi toutes les substances inorganiques qui existent dans l'atmosphère, et dont ils font un quatrième règne de la nature.

ATMOSPHÉRIQUE , adj., *atmosphæricus;* qui a rapport à l'atmosphère : *air , phénomène , pierre atmosphérique.*

ATMOSPHÉROLOGIE , s. f. , *atmosphærologia* (ἀτμὸς , vapeur , σπαῖρα , sphère , λόγος , discours) ; traité des propriétés de l'atmosphère.

ATOCIE , s. f. , *atocia* (α priv. , τέκω, j'engendre) ; stérilité.

ATOLMIE , s. f. , *atolmia*, ἀτολμία (α pr., τόλμα , confiance) ; défiance.

ATOME , s. m., *atomus*, ἄτομος (α priv., τέμνω , je coupe) ; particule de matière qu'on suppose indivisible , uniquement parce que sa divisibilité échappe à nos sens.

ATOMISME , s. m. , *atomismus* , *philosophia corpuscularis;* système philosophique dans lequel on explique la formation des corps par le moyen des atomes.

ATOMISTE , s. m. ; partisan de l'atomisme.

ATOMISTIQUE , s. f. , *atomistica, atomisticum systema;* synonyme d'*atomisme.*

ATONIE, s. f., *atonia*, ἀτονία (α priv., τόνος, ton, force); défaut de force, faiblesse, flaccidité , diminution ou perte de la tonicité. La gastrite aiguë intense a été désignée sous un nom très-ressemblant à celui-là par Scribonius Largus (ἄτονον).

ATONIQUE , s. f. , *atonicus ;* entretenu ou caractérisé par l'atonie ; qui produit l'atonie. *Ulcère atonique , indication atonique , médicament atonique.*

ATRABILAIRE, adj. et s. m. , *atrabilaris;* qui a rapport à l'atrabile, qui a de l'atrabile : *artère, capsule, veine atrabilaire* ou *surrénale; tempérament atrabilaire,* celui des hommes doués d'un caractère mélancolique, ou sujets à des accès d'hypochondrie, attribués par les anciens à l'atrabile.

ATRABILE, s. f., *atrabila* (*ater*, noir, *bilis*, bile) ; bile noire. Sous ce nom les anciens désignaient les caillots de sang noir que les hémorrhoïdaires rendent souvent par l'anus, les altérations du mucus intestinal qui lui donnent une teinte plus ou moins foncée, ou même une humeur purement hypothétique, à laquelle ils attribuaient la production d'un grand nombre de maladies.

ATRABILIEUX, adj., *atrabiliosus* ; synonyme d'*atrabiliaire*.

ATRACHÉLE, adj., *atrachelus*, ἀτραχηλὸς (α pr., τράχηλος, cou) ; qui a le cou très-court.

ATRÉSIE, s. f., *atresia*, ἀτρησία (α priv., τράω, je perce) ; imperforation.

ATRÉTISME. *V.* **ATRÉSIE**.

ATRICES, s. f. pl., *atrices* ; petites tumeurs qui se développent et disparaissent alternativement aux environs de l'anus. | Condylômes, suivant quelques commentateurs.

ATROPHIE, s. f., *atrophia*, ἀτροφία (α pr., τροφὴ, nourriture) ; état d'une partie qui, ne prenant plus de nourriture, diminue peu à peu de volume.

Atrophie mésentérique. *V.* **CARREAU**.

ATROPHIÉ, adj. ; qui est dans l'atrophie.

ATTACHE, s. f., *insertio* ; synonyme d'*insertion*.

ATTANCOURT, village du département de la Haute-Marne, près de Saint-Dizier, aux environs duquel coule une source d'eau minérale ferrugineuse acidule froide.

ATTAQUE, s. f., *insultus* ; apparition soudaine d'une maladie périodique, ordinairement non fébrile.

Attaque de nerfs ; accès de névrose, ou du moins de maladie réputée telle. Cette expression n'est pas employée par les médecins qui, sans affecter un langage d'oracle, connaissent le vocabulaire de leur profession.

ATTEINT, adj. ; *atteint* d'une maladie, c'est-à-dire *affecté*.

ATTEINTE, s. f. *ictus* ; contusion qui a lieu au tendon (*tendon féru*, *nerf féru*), au paturon, au talon, au sabot ; elle est dite, dans ce dernier cas, encornée.

ATTELLE, s. f., *assula*, *ferula* ; lame, plus ou moins flexible, de bois, de carton, de fer-blanc, ou même de fer, dont on se sert dans le traitement des fractures, des luxations, et de certaines plaies avec perte de substance, pour prévenir le déplacement des extrémités articulaires ou des fragmens des os après la réduction des chairs, et empêcher les membres de se laisser entraîner dans une direction vicieuse par la cicatrice d'une grande plaie. | L'*attelle cubitale* est une lame de fer recourbée sur son plat vers la partie inférieure, dont Dupuytren se sert pour ramener en dehors la main qui tend à se porter en dedans dans les fractures de l'extrémité inférieure du radius.

ATTENOETTING, lieu de la Bavière où l'on trouve une eau minérale salino-ferrugineuse et gazeuse froide.

ATTENTION, s. f., *attentio*, *audientia ad rem* ; direction de la faculté de percevoir vers la sensation que procure un objet quelconque.

ATTÉNUANT, adj. et s., *attenuans*, λεπτύνος, (*tenuis*, menu) ; médicament qui diminue la consistance des humeurs, ou qui est censé avoir cette propriété.

ATTÉNUATION, s. f., *attenuatio*, λεπτυσμὸς ; effet des médicamens atténuans.

ATTÉNUER, v. a., *attenuare* ; rendre les liquides animaux plus fluides.

ATTIRABLE, adj. ; qui est susceptible d'être attiré.

ATTIRANT. *V.* **ATTRACTIF**

ATTITUDE, s. f., *situs corporis* ; position que l'homme prend dans les diverses circonstances de la vie. Il est utile d'étudier avec attention l'*attitude* des malades.

ATTOUCHEMENT, s. m., *attactus* ; action de toucher. | Masturbation.

ATTRACTIF, adj. et s., *attractivus*, *attrahens*, *attractorius* (*ad*, vers, *trahere*, tirer) ; remède qui a la propriété d'attirer les liquides animaux vers le lieu où on l'applique.

ATTRACTION, s. f., *attractio*, ὁλκὴ (*ad*, vers, *trahere*, tirer) ; force qui tend à pousser les corps ou les parties des corps les uns vers les autres ; propriété généralement répandue dans la nature. L'*attraction planétaire* ou *céleste*, *gravitation universelle*, s'exerce entre les grands corps célestes en raison directe de la masse et inverse du carré de la distance. L'*attraction moléculaire*, ou *affinité*, ne s'exerce qu'entre des molécules rapprochées les unes des autres à de très-petites distances, et presque en contact.

ATTRAPE-LOURDAUD. *V.* **BISTOURI** *caché*.

ATTRITION, s. f., *attritio*, ἔχθλιμμα ; frottement mutuel de deux corps. |

Écorchure. | Contusion au plus haut degré.

Atypique, adj., *atypicus*, ἄτυπος (*α* pr., τύπος,, type); qui n'a pas de type régulier.

Auber, adj. et s. m.; mille-fleurs ou fleur de pêcher. | Robe du cheval dans laquelle il y a un mélange de poils blancs, bais et alezans.

Aubier, s. m., *alburnum*; partie extérieure du corps ligneux. Son tissu est plus lâche et moins ferme que celui du bois proprement dit, et généralement sa couleur est plus pâle. Les progrès de la végétation finissent par lui donner les qualités du bois proprement dit, qui a d'abord été aubier.

Aubin, s. m., *ambo*; se dit d'un cheval qui, en galopant avec les jambes de devant, trotte ou va l'amble du train de derrière. Un cheval qui va l'aubin est peu estimé, parce que cette allure vient assez souvent de la faiblesse des reins et des jambes; il n'est propre ni pour le train ni pour le carrosse, et s'use promptement.

Audinac, village du département de l'Arriège, qui possède une eau acidule et sulfureuse dont la température est un peu plus élevée que celle de l'atmosphère.

Auditif, adj., *auditorius, auditivus*, ἀκυστ κὸς (*audire*, entendre); qui appartient au sens ou à l'organe de l'ouïe : *conduits auditifs, externe et interne; artères et veines auditives, internes et externes; nerf auditif ou acoustique*

Audition, s. f., *auditus*, ἀκοή; action d'entendre ; sensation à l'aide de laquelle nous percevons les sons.

Auge, s. f.; espace qui se trouve entre les deux branches de l'os maxillaire du cheval.

Auge galvanique; appareil de physique qui n'est autre chose, dans le fond, qu'une pile de Volta dont les disques métalliques sont disposés, non pas au-dessus, mais à côté les uns des autres.

Augment, s. m., *augmentum, incrementum*, αὔξησις, ἔπίδυσις, ἀνάβασις (*augere*, augmenter); période d'une maladie durant laquelle les symptômes s'accroissent.

Aulne, s. m., *alnus viscosa*; arbre d'une taille assez élevée, qui croît dans les prés et sur le bord des ruisseaux. Il fait partie de la nouvelle famille des bétulacées. Son écorce est un peu astringente et tonique, mais presque jamais

employée. Son bois est excellent pour les constructions sous l'eau.

Aulne noir; nom vulgaire de la bourdaine.

Aunale, petite ville du département de la Seine-Inférieure, qui possède trois sources d'eau ferrugineuse acidule froide.

Aunée, s. f., *inula helenium*, L. Cette grande et belle plante, de la famille des corymbifères et de la syngénésie polygamie superflue, croît dans les marais et les prés humides. Sa racine, qui est grosse, épaisse et rougeâtre, a une saveur chaude et aromatique. On l'emploie comme tonique. C'est d'elle que les chimistes ont retiré l'*inuline*.

Aura, s. f., πνοή; mot latin, conservé en français, par lequel on désigne une émanation très-subtile qui s'élève d'un corps, et l'entoure d'une atmosphère plus ou moins étendue.—*Aura vitalis*, âme ou principe spirituel de la vie.—*Aura seminalis*, principe actif, admis hypothétiquement dans le sperme, et qu'on a regardé comme la cause de la propriété fécondante de cette liqueur. —*Aura epileptica*, espèce de frémissement qui annonce quelquefois les accès d'une épilepsie entretenue par une irritation fixée sur les nerfs d'un membre.

Aurel, village du département des Vosges, où l'on trouve une source d'eau minérale froide et gazeuse.

Auréole, s. f., *aureola* (*aura*, lumière); cercle rosé qui entoure le mamelon, les boutons de la variole, de la vaccine, etc.

Auriculaire, adj., *auricularis*, ὠτικὸς; qui appartient à l'oreille externe, ou aux oreillettes du cœur : *appendice, artère, doigt, nerf, veine auriculaire*.

Auriculaire antérieur, adj. et s. m., *auricularis anterior*; nom d'un petit muscle pair qui s'attache d'une part à la partie antérieure de l'hélix, de l'autre en dehors de l'aponévrose épicranienne, près du muscle frontal.

Auriculaire postérieur, adj. et s. m., *auricularis posterior*; muscle pair qui s'étend de la convexité formée par la conque de l'oreille à l'apophyse mastoïde.

Auriculaire supérieur, adj. et s. m.; *auricularis superior*; muscle pair qui de la partie antérieure et interne du fibro-cartilage de l'oreille, se porte à l'aponévrose épicranienne, où il se termine.

Auricule, s. f., *auricula*, petite oreille; nom donné tantôt à l'oreille externe, et tantôt seulement à son lobule.

| En botanique, *auricule* désigne un appendice lobé et arrondi qu'on observe à la base de certaines fleurs ou de certains pétioles.

Auriculé, adj., *auriculatus* ; se dit en botanique de toutes les parties qui sont garnies d'un auricule.

Aurifique *minéral*, s. m. ; solution alcaline de kermès minéral.

Auriga, s. m., *auriga* ; bandage pour les côtes.

Aurigineux, adj., *auriginosus* (*aurigo*, jaunisse) ; qui a rapport à la jaunisse.

Aurillac, ville du département du Cantal, qui possède deux sources d'eau minérale froide, légèrement ferrugineuse.

Auriscalpium, s. m., ὠτογλυφὶς (*auris*, oreille, *scalpo*, je gratte) ; cure-oreille.

Aurone *male*, s. f., *artemisia abrotanum*, L. ; espèce d'armoise remarquable par l'odeur de citron que répandent ses feuilles lorsqu'on les froisse entre les doigts ; de là le nom de *citronnelle* sous lequel on la désigne généralement. Ses propriétés sont moins développées que celles de l'absinthe.

Aurone femelle ; nom donné souvent à la *santoline*.

Auscultation, s. f., *auscultatio* ; action d'écouter ; attention donnée aux sons perçus par l'oreille, afin d'en saisir toutes les nuances. | Exploration de la poitrine à l'aide d'un cylindre de bois appelé *stéthoscope*.

Austère, adj., *austerus*, ἀυσʇηρὸς ; qualité des substances qui produisent sur l'organe du goût le plus haut degré de l'impression désagréable désignée sous le nom d'*acerbité*.

Austromancie, s. f., *austromancia* ; art de prédire l'avenir par l'observation des vents.

Autarcie, s. f., *autarcia*, ἀυτάρχεια (ἀυτὸς, soi-même, ἀρχέω, je suffis) ; satisfaction intérieure, modération, sobriété, tempérance.

Autemésie, s. f., *autemesia* (ἀυτὸς, soi-même, ἐμεσίς, vomissement) ; nom donné par Alibert au vomissement idiopathique, qui constitue le huitième genre de la famille des *gastroses*, dans sa Nosologie naturelle.

Autocarpien ; n. m. donné par Desvaux aux fruits qui se développent sans adhérer à nul organe, et sans être recouverts par aucun.

Autocratie, s. f., *autocratia* (ἀυτὸς, soi-même, χράτος, force) ; force intérieure, personnelle, indépendante, que

les anciens et plusieurs modernes ont admise dans l'organisme.

Autocratique, adj., *autocraticus* ; spontané : *mouvement autocratique*.

Autolithotomiste, s. m., *autolithotomus* (ἀυτὸς, soi-même, λίθος, pierre, τέμνω, je coupe) ; individu qui s'est fait à soi-même l'opération de la taille.

Automatique, adj., *automaticus* (ἀυτόματος, spontané) ; qui s'opère de soi-même. Epithète donnée aux mouvemens qui procèdent de la seule structure des organes, sans le concours, apparent au moins, de la volonté.

Automnal, adj., *autumnalis* ; se dit des fièvres intermittentes qui se manifestent en automne.

Automne, s. m., *autumnus*, φθινόπωρον ; saison de l'année qui s'étend depuis l'équinoxe d'été jusqu'au solstice d'hiver.

Autophie ; synonyme d'*autopsie*.

Autophosphore, synonyme de *phosphore*.

Autopsie, s. f., *autopsia*, ἀυτοψία (ἀυτὸς, soi-même, ὄπτομαι, je vois) ; action d'examiner soi-même. | *Autopsie cadavérique*, examen attentif que l'on fait d'un cadavre.

Auxesie, s. f., *auxesis*, αὔξησις (αυξέω, j'augmente) ; accroissement.

Auxiliaire, adj. et s. m., *auxiliaris* (*auxilium*, secours) ; se dit de toute partie qui aide à l'action d'une ou de plusieurs autres. | Employé souvent comme synonyme d'*adjuvant*.

Auzon, village à trois lieues d'Uzès, près duquel coule une fontaine d'eau minérale sulfureuse.

Availles, petite ville peu distante de Confolens, qui possède des eaux minérales froides.

Avalé, adj., *descensus*. — *Ventre avalé*, lorsqu'il est ample et tombant.

Avalure, s. f. ; altération de la corne à son origine, quand elle est poussée en bas par de nouveaux cercles de corne.

Avant-bouche, s. f., *os anticum* ; partie de la bouche qui s'étend jusqu'au voile du palais : terme peu usité.

Avant-bras, s. m., *cubitus* ; partie du membre pectoral qui est comprise entre le bras et la main.

Avant-cœur, s. m., *præcordium* (ἀντὶ, contre, *cor*, cœur) ; creux de l'estomac, scrobicule du cœur, centre de l'épigastre ; tumeur charbonneuse ou non, qui a son siège au poitrail du cheval.

Avant-coureur, adj., *præcurrens*, *præcursor* ; se dit des signes qui annoncent que l'accouchement, le vomissement ou une maladie quelconque va se déclarer.

AVANTE, s. m., *corporis exsiccatio generalis* (αὐω, je sèche); atrophie générale. Swediaur en a fait un genre de maladie.

AVANT-GOUT, s. m., *prægustatio*; goût qu'on a par avance.

AVANT-MAIN, s. f., *anté equitem*; région antérieure du cheval; l'on y comprend la tête, l'encolure, le garrot, le poitrail, les épaules et les membres antérieurs.

AVANT-PIED, s. m.; partie la plus avancée du pied.

AVANT-POIGNET, s. m.; partie antérieure du poignet.

AVELINE, s. f.; nom d'une variété de noisettes.

AVENHEIM, village voisin de Strasbourg, dans lequel on trouve une source d'eaux minérales de nature en apparence alcalines, qui sont froides en été et chaudes en hiver.

AVENNES, village du département de l'Hérault, près duquel existe une source d'eau minérale saline, dont la température s'élève à 23 degrés R.

AVERSION, s. f., *aversio*, ἀποτροπὴ (*avertere*, éloigner); répugnance extrême pour un objet quelconque.

AVERTIN, s. m. (*vertere*, tourner); maladie des agneaux qu'on désigne sous le nom de *tournis*, vertige des brebis.

AVEUGLE, adj. et s. m., *cæcus*, τυφλὸς; privé de la vue.—*Trou aveugle*, petite cavité située au bas de la crête du coronal. — *Trou aveugle de la langue*, amas de follicules muqueux placé sous cet organe, près du frein.—*Conduits aveugles de l'urètre*, lacunes muqueuses de ce conduit. — *Intestin aveugle*, ou cæcum.

Aveugle-né, adj. et s. m.; privé de la vue dès l'instant de la naissance.

AVEUGLEMENT, s. m., *cæcitas*, τυφλότης, τύφλωσις; perte ou privation de la vue.

Aveuglement de jour. V. NYCTALOPIE.

Aveuglement de nuit. V. HÉMÉRALOPIE.

AVIVE, s. f.; nom que les maréchaux donnent à la parotide : ils l'abattent et l'extirpent mal à propos dans certains cas de coliques.

AVOINE, s. f., *avena sativa*; famille des graminées, triandrie digynie. Les fruits de l'avoine forment la principale nourriture du cheval dans la plus grande partie de l'Europe, mais peuvent également être employés à la nourriture de l'homme, et dans quelques départemens de l'ouest, les habitans des campagnes

en font du pain. C'est avec l'avoine que se fait le meilleur *gruau*.

AVOLD (Saint-), petite ville près de Metz, qui possède des eaux minérales réputées ferrugineuses.

AVORTEMENT, s. m., *abortus*, ἄμβλωσις; expulsion du fœtus avant terme. C'est tantôt un effet de la constitution de la mère, tantôt celui d'un accident, d'une tentative criminelle. Cet état exige donc toute l'attention du médecin.

AVORTER, v. n., *aboriri*; accoucher avant terme.

AVORTON, s. m., *abortivus*; fœtus né avant terme, et, au figuré, tout corps organisé qui est petit, mal bâti, contrefait.

AVRANCHES, ville de la Normandie, où l'on trouve des eaux froides acidules et martiales.

AVULSION, s. f., *avulsio*, ἀπόσπασμα (*avellere*, arracher); arrachement.

AX, petite ville du département de l'Arriège, qui abonde en sources d'eaux minérales sulfureuses, connues depuis long-temps, et dont la chaleur varie entre 20 et 58 degrés R.

AXE, s. f., *axis* (ἄξων, pivot); ligne droite qui s'étend d'un point de la circonférence d'une sphère à un autre, en passant par le centre; ligne droite qui passe par le centre d'une partie ou d'une cavité, en suivant la direction principale de cette partie ou de cette cavité. En optique, on appelle *axe*, dans les cristaux où les lois de la double réfraction sont réduites à leur plus grande simplicité, une certaine direction autour de laquelle les phénomènes lumineux se passent de la même manière de tous les côtés. En botanique ce terme a plusieurs significations : il exprime la partie centrale d'un corps; c'est dans ce sens que l'on dit *axe du fruit . de la fleur*. L'axe du fruit peut être fictif ou matériel; dans ce dernier cas il forme une sorte de petite colonne qui porte le nom de *columelle*. Dans le second sens, c'est la ligne idéale qui va de la base au sommet du fruit, en passant par son milieu. On entend par *axe* d'un épi ou d'une grappe, la partie centrale à laquelle les fleurs ou les ramifications portant les fleurs sont attachées. L'axe peut donc être simple ou rameux; mais dans ce sens on emploie de préférence le mot de *rachis*.

AXILE, adj., *axilis*; qui forme l'axe. Terme de botanique.

AXILE, adj., *axilatus*; qui est pourvu d'un axe. Terme de botanique.

AXILLAIRE, adj., *axillaris* (*axilla*, aisselle); qui a rapport à l'aisselle, qui en est voisin, qui en fait partie : *artère, cavité, ganglion* ou *glande, nerf, veine axillaire.*—Se dit en botanique de toutes les parties qui naissent à l'aisselle des feuilles ou des rameaux.

AXINOMANCIE, s. f., *axinomantia* (ἀξίνη, hache, μαντεία, divination); art de reconnaître la culpabilité d'une personne par le moyen d'une hache, qui, implantée légèrement dans un billot de bois, tombe lorsqu'on prononce le nom de l'individu suspect, ou quand celui-ci vient à la toucher.

AXIS, s. m., *axis* (ἄξων, pivot); seconde vertèbre cervicale, ainsi appelée parce que la première tourne sur elle comme sur un pivot.

AXOÏDE, adj., *axoides* (ἄξων, pivot, εἶδος, forme); qui a la forme d'un pivot : nom donné à la seconde vertèbre du cou, à cause de son apophyse odontoïde.

AXOÏDO-ATLOÏDIEN, adj. et s. m., *axoïdo-atloideus*; nom imposé par Chaussier au muscle oblique inférieur de la tête.

AXOÏDO-OCCIPITAL, adj. et s. m., *axoïdo-occipitalis*; nom donné par Chaussier au muscle grand droit postérieur de la tête.

AXONGE, s. f., *adeps*, στέαρ; graisse de porc.

AYA-PANA, s. m.; nom que l'on donne au Brésil à une espèce du genre eupatoire, de la famille des corymbifères, et que Ventenat a décrite sous le nom d'*eupatorium aya-pana*. Ses feuilles ont une odeur aromatique très-suave, qui rappelle un peu celle de la fève de Tonka. Leur infusion théiforme est employée comme celle du thé. Regardé au Nouveau-Monde comme un des médicamens les plus utiles, l'aya-pana passe en Europe pour être seulement légèrement stimulant et diaphorétique.

AZÉDARACH, s. m., *melia azedarach*, L.; arbrisseau qui croît en Asie, et s'est naturalisé dans le midi de l'Europe. Ses racines et ses fruits, qui sont vénéneux, passent pour vermifuges.

AZOCARBURE, s. m.; combinaison du cyanogène avec les corps simples : synonyme de *cyanure*, qui a prévalu.

AZOCH, AZOCK, AZOTH; termes employés par Paracelse et autres alchimistes pour désigner soit le mercure pur, soit un amalgame d'or ou d'argent.

AZOODYNAMIE, s. f., *azoodynamia* (α pr., ζωή, vie, δύναμις, force); diminution ou abolition des forces chez un animal en général, et chez l'homme en particulier.

AZOTATE, s. m., *azotas*; en appelant l'acide nitrique *azotique*, il faudrait donner le nom d'*azotates* aux nitrates.

AZOTE, s. m., *azotum* (α priv., ζώω, je vis); gaz permanent, incolore, transparent, inodore, insipide, plus léger que l'air atmosphérique, insoluble dans l'eau, impropre à la respiration et à la combustion, qui n'altère ni la transparence de l'eau de chaux ni les couleurs bleues végétales, et qui entre dans la composition de l'air atmosphérique, de l'ammoniaque, de presque toutes les matières animales, et de quelques substances végétales.

AZOTÉ, adj., *azotatus*; qui contient de l'azote.

AZOTÉNÈSE, s. f., *azotenesis* (*azote*, νόσος, maladie); maladie causée par la prédominance de l'azote dans le corps humain.

AZOTEUX, adj., *azotosus*; nom que divers chimistes ont proposé de donner à l'acide nitreux.

AZOTIQUE, adj., *azoticus*; nom que l'acide nitrique devrait porter dans une nomenclature chimique régulière.

AZOTITE, s. m., *azotis*; ce nom serait celui des nitrites, si l'acide nitreux prenait l'épithète d'*azoteux.*

AZOTURE, s. m.; combinaison de l'azote avec un corps combustible simple.

AZUR, s. m., *cœruleum*; émail bleu que l'on obtient par la vitrification de l'oxide de cobalt.

AZYGOS, adj. pris substantivement, *azygos*. ἄζυγος (α priv., ζύγος, paire); impair.—*Muscle azygos*, muscle pair du voile du palais, qui s'étend depuis l'aponévrose commune aux deux péristaphylins externes jusqu'au sommet de la luette.—*Veine azygos*, qui se porte de la mésentérique inférieure, ou plus souvent d'une des lombaires ou de la rénale droite, à la veine cave supérieure, tout près de son entrée dans l'oreillette droite.

AZYME, adj., *azyma*, ἄζυμος (α priv., ζύμη, levain); sans levain.

B. Cette lettre était jadis employée par les chimistes pour désigner le *mercure*.

BABEURRE, BA-BEURRE, BABEURE et BA-BEURE; nom populaire de la liqueur lactescente qui reste dans la baratte après que la crème s'est transformée en beurre. On l'appelle aussi *lait de beurre*.

BABILLEMENT, s. m., *garrulitas, loquacitas*, ἀδολεσχία; action de parler beaucoup et vite. | Symptôme de quelques maladies, et notamment de l'hystérie.

BACARIS; nom donné autrefois à un onguent que Galien appelait *onguent de Lydie*.

BACCAULAIRE, s. f., *baccaularis* (*bacca*, baie); nom donné par Desvaux aux fruits autocarpiens composés de plusieurs ovaires distincts, bacciformes, provenant d'une seule fleur, et portés sur un disque non charnu, comme ceux des *ménispermes*.

BACCHIE, s. f., *bacchia* (*Bacchus*, dieu du vin); taches rouges, plus ou moins élevées, que l'on remarque au visage des personnes qui boivent trop de vin.

BACCIEN, adj., *baccausus* (*bacca*, baie). On appelle ainsi tous les fruits charnus qui renferment plusieurs graines, et qui ont de l'analogie avec une baie: tels sont l'orange, les fruits de l'if.

BACCIFÈRE, adj., *baccifer* (*bacca*, baie). On donne ce nom aux végétaux dont les fruits sont une *baie*.

BACCIFORME, adj., *bacciformis* (*bacca*, baie, *forma*, forme). Ce nom a la même signification que *baccien*, et désigne un fruit qui a l'apparence et à peu près la structure d'une baie, sans en offrir tous les caractères.

BACILE, s. m. Cette plante herbacée, de la famille des ombellifères et de la pentandrie digynie, porte aussi les noms de *passe-pierre*, *perce-pierre*, *criste-marine*, etc.; c'est le *crithmum maritimum* de Linné, qui croît en abondance sur les rochers des bords de la mer. Ses feuilles, qui sont épaisses et charnues, découpées en lobes étroits, ont une saveur salée et un peu aromatique. On les dit apéritives et diurétiques, mais elles sont presque inusitées en médecine. On les confit souvent au vinaigre.

BACOVE, s. f.; nom vulgaire du bananier des sages, *musa sapientum*, L.

BADAMIER, s. m.; nom français du genre *terminalia*, qui, autrefois placé parmi les éléagnées, est devenu le type d'une famille nouvelle. Les espèces de ce genre, qui croissent toutes aux Indes orientales, sont des arbres résineux. On a pendant long-temps cru qu'une de ces espèces fournissait le benjoin. Une autre, le *terminalia casappa*, donne des amandes émulsives, dont on obtient une huile douce, fort bonne à manger. Enfin c'est du *terminalia vernix* que les Chinois et les Japonais retirent la matière résineuse avec laquelle ils préparent leurs beaux vernis, et surtout la lacque.

BADE, capitale du grand duché de Bade, près de laquelle coule une source d'eau minérale saline chaude.

Bade, ville d'Autriche, près de Vienne, célèbre par ses eaux minérales salines chaudes.

BADIANE, s. m.; *illicium anisatum*, L.; arbrisseau originaire de la Chine et du Japon, et que les botanistes rapportent à la famille des magnoliacées et à la polyandrie polygynie. Ses fruits sont des capsules en forme d'étoiles, peu volumineuses, d'un brun ferrugineux, partagées en cinq ou sept rayons, contenant chacun une graine luisante, et s'ouvrant par leur partie supérieure. Leur saveur est chaude, aromatique et extrêmement agréable; elle ressemble beaucoup à celle de l'anis; de là le nom d'*anis étoilé* qui leur a été donné. Elles sont stimulantes, mais peu employées comme médicament. Elles servent à aromatiser des liqueurs, et donnent à l'anisette de Bordeaux la saveur agréable qui distingue cette liqueur.

BADUKKA, s. m.; nom que l'on donne, dans l'Inde, à une espèce de câprier, *capparis badukka*, L., dont les fleurs sont grandes et purgatives, et dont les feuilles sont employées à faire des linimens.

BAGNÈRES-ADOUR, petite ville du département des Hautes-Pyrénées, qui possède un très-grand nombre de sources d'eaux minérales, les unes ferrugineuses froides, les autres salines thermales, et la plupart sulfureuses et chaudes. La température de ces dernières s'élève jusqu'à 29 degrés et demi R.

Bagnères-de-Luchon, petite ville du

département de la Haute-Garonne, sur les frontières d'Espagne, célèbre depuis très-long-temps par ses nombreuses sources d'eau minérale sulfureuse, dont la température s'élève de 24 à 51 degrés R.

Bagnères-Saint-Felix, village situé près de Martel, qui possède une source d'eau minérale saline sulfureuse.

BAGNOLES, village du département de l'Orne, dans lequel existe une source d'eau minérale acidule, dont la température est de 22 degrés R.

BAGNOLS, village du département de la Lozère, au bas duquel coule une source d'eau minérale sulfureuse, dont la chaleur s'élève à 56 degrés R.

BAGUENAUDIER, s. m., *colutea arborescens*; arbrisseau de la famille des légumineuses et de la diadelphie décandrie, qui croît dans l'Europe méridionale, et que l'on cultive dans les jardins d'agrément. Ses fleurs jaunes, et surtout ses gousses rougeâtres, vésiculeuses, renflées et pleines d'air, le distinguent aisément. Ses feuilles ont une saveur amère; elles sont purgatives, et placées parmi les succédanés du séné.

BAHEL, s. m.; nom donné par les habitans du Malabar au *columnea longifolia*, plante de la famille des labiées, dont les feuilles servent à faire des cataplasmes stimulans.

BAI, adj., *badius*; poil dont la couleur approche de celle de la châtaigne : cette nuance est plus ou moins foncée. | Pour qu'un cheval soit dit *bai*, il faut que les jambes et les crins soient noirs.

BAIE, s. f., *bacca* κόκκος; fruit charnu, à une ou plusieurs loges, contenant plusieurs graines en quelque sorte éparses dans la pulpe. Tantôt la baie provient d'un ovaire libre, comme dans les solanées, le raisin; tantôt elle succède à un ovaire infère; elle est alors couronnée par les dents du calice.

BAIGNEUR, s. m., *balnearius, balneator*; homme chargé de préparer les bains. On donne aussi ce nom à celui qui prend un bain.

BAIGNOIRE, s. f., *balnearium instrumentum*; sorte de cuve dans laquelle on prend les bains liquides.

Baignoire oculaire. V. GONDOLE.

BAILLEMENT, s. m., *oscitatio, oscedo*; action qui consiste en une inspiration longue, profonde, rapide, et en quelque sorte saccadée, durant laquelle on ouvre largement la bouche en abaissant la mâchoire inférieure, et à laquelle succède une expiration prolongée, après

quoi le menton se relève et la bouche se ferme.

BAILLON, s. m., *speculum oris*; instrument ordinairement fait d'un morceau de bois ou de liége que l'on place entre les dents molaires, afin de maintenir la bouche ouverte pendant les opérations que l'on pratique au fond de cette cavité. — *dentaire*; plaque d'or, d'argent ou de platine que l'on fixe sur les dents postérieures, afin d'empêcher les incisives et les canines des deux mâchoires de se toucher, soit durant le sommeil, soit lors de la mastication des alimens.

BAIN, s. m., *balneum*, λουτρὸν, βαλανεῖον; séjour plus ou moins prolongé de tout le corps, ou seulement d'une de ses parties, dans un autre milieu que l'atmosphère : immersion totale ou partielle du corps dans l'eau; action de se plonger dans un liquide; eau, liquide, sable, terre où l'on se baigne; vase dans lequel on place l'eau destinée aux baigneurs; établissement ouvert au public, afin qu'il puisse se baigner commodément; vaisseau qu'on place sur un fourneau, et qu'on remplit d'une substance quelconque dans laquelle on plonge le vase contenant la matière qu'on veut évaporer ou distiller.

Bain chaud, celui dont la température s'élève de 5o à 4o degrés R.

Bain électrique. On désigne par là l'état d'un individu monté sur un isoloir, et communiquant, à l'aide d'une tige métallique, avec le conducteur principal de la machine électrique, pendant que celle-ci est en action. Le bain électrique produit une excitation générale de toutes les fonctions, et spécialement de la circulation et des sécrétions.

Bain entier, celui dans lequel on plonge tout le corps, à l'exception de la tête.

Bain de fauteuil ou *de siége*, celui dans lequel on plonge la partie inférieure du tronc et le haut des cuisses.

Bain froid, celui dont la température est au-dessous de 15 degrés R.

Bain de mains ou *manuluve*.

Bain-marie, vase rempli d'eau bouillante, dans lequel on plonge le vaisseau qui contient la substance qu'on veut évaporer.

Bain de vapeur, quand le corps est plongé dans une atmosphère de vapeur qui s'élève de l'eau en ébullition.

Bain médicinal, celui qui est formé de décoctions de végétaux émolliens ou aromatiques, atoniques ou stimulans, d'eau de mer, d'eaux minérales, de lait, de fumier, de tripes, de vin, d'huile, de marc de raisin, de sang, de sable, de terre, et qu'on emploie dans des vues thérapeutiques.

Bain de pieds ou *pédiluve*.

Bain de sable; vase rempli de sable, et placé sur le feu, dans lequel on enfonce celui qui contient la substance qu'on veut distiller.

Bain de siège, celui dans lequel on ne plonge que le bas du corps et le haut des cuisses.

Bain de tête ou *capitiluve*.

Bain tiède, celui dont la température surpasse peu 29 degrés R.

BAINS, bourg du département des Vosges, connu depuis plusieurs siècles par ses sources d'eau minérale salines dont la température varie de 25 à 39 degrés R.

Bains, village du département des Pyrénées-Orientales, près d'Arles, qui possède trois sources d'une eau minérale sulfureuse, marquant 57 deg. et demi R.

BALANCE, s. f., *bilanx*, *libra*, levier du premier genre, essentiellement composé d'un arbre, d'un fléau et de deux plateaux ou bassins, qui sert à peser les corps dans l'air. Elle prend le nom de *balance hydrostatique* quand on l'emploie à peser les corps dans l'eau distillée pour déterminer leur pesanteur spécifique. L'un des plateaux de la balance, qui dans ce cas doit être très-sensible, porte en dessous un crochet auquel le corps à peser est suspendu.

Balance aréostatique ou *aréomètre*.

Balance électrique de Coulomb; appareil formé d'une cage cylindrique en verre, au centre de laquelle est suspendu librement un fil métallique qui, par sa quantité de torsion, estimée au moyen d'une échelle circulaire, indique la force des répulsions électriques de deux corps, et par conséquent fait connaître l'intensité ou la quantité de leur électricité.

BALANE, nom donné autrefois aux pessaires et aux suppositoires.

BALANITE, s. f., *balanitis*. *glandis penis inflammatio* (βάλανος, gland); inflammation du gland.

BALANORRHAGIE, s. f., *balanorrhagia* (βάλανος, gland, ῥήγνυμι, je sors avec force); écoulement muqueux du gland.

BALARUC, bourg du département de l'Hérault, non loin duquel coule une

source d'eau minérale saline, dont la température s'élève à 58 ou 39 degrés R.

BALAUSTE, s. f., *balausta* (βαλαύστιον, fleur de grenadier sauvage); nom donné par Desvaux aux fruits hétérocarpiens qui renferment un grand nombre de graines dans un péricarpe charnu, non succulent, et qui ont un épisperme drupacé, comme ceux du grenadier.

Balauste, s. f., *balaustium*; nom qu'on donne dans les pharmacies aux fleurs du grenadier, *punica granatum*: elles sont astringentes.

BALBUTIEMENT, s. m., *balbuties*, τραυλισμός; bégaiement, prononciation vicieuse et incomplète, dans laquelle on remplace presque toutes les consonnes par les lettres B et L.

BALIGOULE, s. m., *agaricus eryngii*; nom d'un champignon édule qui vient sur les racines du panicaut.

BALLE, s. f., *gluma*. Quelques botanistes nomment ainsi les deux écailles qui forment chaque fleur d'un épillet, dans les graminées. C'est la corolle de Linné, le calice de Jussieu, la glume de Richard. La balle d'avoine sert à faire des sachets ou paillassons employés dans le pansement des fractures.

BALLISME. *V.* BÉGAIEMENT.

BALLON, s. m., *ampula*; vase de verre sphérique, à col court et cylindrique.— *à robinet*, celui dont le col porte une virole munie d'un robinet qui peut s'ajuster sur le plateau de la machine pneumatique; il sert à peser les gaz. —*tubulé*, celui qui, outre l'ouverture ordinaire, en a une ou plusieurs autres servant de récipient dans les distillations. Ceux qui ont deux ouvertures diamétralement opposées se nomment *ballons enfilés*.

BALLONNÉ, adj., *inflatus*; gonflé comme un ballon.— *Ventre ballonné*, qui est distendu par des gaz contenus dans les intestins ou dans le péritoine.

BALLONNEMENT, s. m., *inflatio, tympanitis*; distension de l'abdomen par l'accumulation d'une quantité notable de gaz dans le canal intestinal ou dans le péritoine. Le ballonnement se rencontre fréquemment dans l'hystérie, les gastro-entérites et les péritonites.

BALLOTTE, s. f., *ballota nigra*; plante de la famille des labiées et de la didynamie gymnospermie, fort commune dans les lieux incultes. Son odeur est aromatique, mais peu agréable: elle est excitante, mais rarement employée.

BALLOTTEMENT, s. m.; action d'agiter, de secouer. — *Mouvement de ballottement;*

on appelle ainsi le mouvement que l'on imprime au fœtus, dans le sein de la mère, en pressant alternativement l'utérus au moyen du doigt indicateur d'une main, et de l'autre main appliquée sur la partie antérieure de l'abdomen. C'est un des signes non équivoques de la grossesse.

Balnéable, adj., *balneabilis* ; qui est propre pour les bains. *Eau balnéable.*

Balneum regale ; nom que les alchimistes ont donné à un alliage d'or et d'antimoine.

Balsamier, s. m., *amyris* ; genre de la famille des térébinthacées, et de l'octandrie monogynie, dont plusieurs espèces produisent des substances résineuses employées en médecine : telles sont l'*amyris elemifera*, L., qui donne la résine *élémi*, et l'*amyris opobalsamum*, qui fournit le baume de la Mecque.

Balsamine, s. f. On en connaît deux espèces : l'une est la balsamine des jardins, *balsamina hortensis*, cultivée dans les parterres à cause de la variété de couleur de ses fleurs, qui doublent facilement ; l'autre est la balsamine sauvage, *balsamina impatiens*, qui croît dans les bois ombragés. Elles sont aujourd'hui inusitées, après avoir été vantées comme diurétiques et vulnéraires.

Balsamique, adj., *balsamicus* (βάλσαμον, baume) ; qui a les qualités du baume, qui tient de sa nature.—*Odeur balsamique*, odeur suave, douce, fade et un peu nauséeuse. — *Substance balsamique*, qui exhale cette odeur.

Balsamite, s. f., *balsamita suaveolens;* plante de la famille des corymbifères et de la syngénésie polygamie superflue, assez commune dans le midi de la France, et cultivée dans les jardins, où elle porte les noms de *menthe-coq*, *grand baume, baume des jardins.* Son odeur est forte et aromatique, et sa saveur chaude et piquante. On l'emploie aux mêmes usages que la tanaisie, c'est-à-dire comme stimulante, vermifuge, emménagogue, etc. Plusieurs auteurs la considèrent comme un puissant correctif de l'opium.

Balsem, s. m. ; nom arabe de l'*amyris opobalsamum*, dont on retire le baume de la Mecque.

Balzane, s. f., *balzano;* petit blanc à l'extrémité inférieure des membres. | *Haute chaussée*, quand elle se rapproche du genou ou du jarret. | *Herminée*, quand elle est parsemée de poils d'une autre couleur. | *Trace*, quand il n'y a qu'une marque au talon.

Bambou, s. m., *bambusa arundinacea* ; graminée gigantesque, qui croît dans l'Inde, et dont le suc est, selon quelques auteurs, employé contre la dysenterie.

Bamia, s. f. ; nom sous lequel on désigne deux espèces de ketmie de l'Inde, l'*hibiscus esculentus* et l'*hibiscus viscifolius*, qui sont très-mucilagineuses et adoucissantes.

Banane, s. f., fruit du *bananier.*

Bananier, s. m., *musa* ; genre de plantes de la famille des musacées et de l'hexandrie monogynie. Deux de ses espèces sont intéressantes ; ce sont le *musa paradisiaca* et le *musa sapientum*, grandes plantes herbacées, ayant le port d'un palmier, et dont les fruits servent de nourriture en Amérique, en Afrique et en Asie. On les connaît sous le nom de *bananes.*

Banc d'*Hippocrate*, s. m., *scamnum Hippocratis*, βάθρον Ἱπποκράτειον ; machine actuellement inusitée, et qui avait été inventée par Hippocrate pour la réduction des luxations et des fractures.

Bancal, adj. ; épithète que l'on donne à ceux qui ont les jambes difformes : elle correspond aux mots latins, *valgus*, qui a les jambes en dehors ; *compernis*, qui les a tournées en dedans ; *varus*, qui les a tortues.

Bancroche, adj. ; expression triviale par laquelle on désigne un individu rachitique.

Bancudu, s. m. ; nom donné dans l'Inde au *morinda citrifolia* de Linné, employé pour calmer les coliques.

Bandage, s. m., *deligatio, fasciatio, fasciarum applicatio*, ἐπίδεσις ; application méthodique des bandes, des compresses, et des autres parties des appareils chirurgicaux.—*fascia* ; appareil appliqué et recouvrant une des régions du corps. — *simple*, lorsqu'une seule pièce le constitue, ou qu'il est formé de tours de bande semblables. — *composé*, quand plusieurs pièces d'appareil, telles que des bandes, des compresses, des attelles, etc., entrent dans sa composition. — *égal* ou *inégal*, suivant que les jets de bande sont exactement superposés, ou que, se recouvrant dans une partie seulement de leur largeur, ils forment des mousses, des doloires, des rampans, etc. D'après leurs usages, on a donné aux bandages les noms d'*unissans*, d'*incarnatifs, de divisifs, de contentifs*, etc.

Bandage à bandelettes séparées ou *de Scultet, fascia fasciis separatim dispositis seu Sculteti ;* formé de morceaux de bande isolés, larges de trois travers de doigt, une fois et demi plus longs que la circonférence de la partie sur laquelle on les applique n'est étendue, et disposés de bas en haut, de manière à se recouvrir dans le tiers de leur largeur. Ce bandage est spécialement destiné au traitement des fractures.

Bandage à dix-huit chefs, fascia octodecim capitibus ; servant au même usage, mais moins commode, que le précédent. Il est formé de trois compresses superposées, unies ensemble à leur milieu, aussi larges que la partie est longue, assez longues pour faire une fois et demi le tour du membre, et divisées de chaque côté en trois portions, qui font en tout dix-huit chefs, que l'on applique les uns sur les autres en les entre-croisant.

Bandage de corps, mantile ; on le fait avec une serviette ou une compresse de même grandeur, pliée en trois, dont on entoure le tronc, et que l'on soutient au moyen des *scapulaires* et des *sous-cuisses.*

Bandage de Galien ou *des pauvres, fascia pauperum seu Galeni ;* pièce de linge longue d'une demi-aune, large d'un quart, fendue en trois de chaque côté, jusqu'à quatre travers de doigt de son milieu. On l'applique sur la tête, de manière à ce que les extrémités de sa partie antérieure soient portées et fixées en arrière, celles de sa partie postérieure en avant, et celles du milieu, comprises sous les deux autres, relevées sur le vertex ou attachées sous le menton.

Bandage herniaire, bracherium herniarium. Ces bandages diffèrent les uns des autres, suivant les régions de l'abdomen qui sont le siège de la tumeur. Ceux que l'on emploie contre les éventrations, les exomphales, les hernies épigastriques, sont composés d'une ceinture élastique supportant une plaque de cuivre garnie de peau de chamois à sa face interne, et surmontée par une pelote qu'un ressort à boudin fait saillir, et applique avec force contre l'ouverture abdominale. Les hernies inguinales et crurales réclament l'application du *brayer.*

Bandage inguinal, fascia inguinalis ; il est composé d'une bande qui fait le tour du bassin, et d'une pièce de linge triangulaire, terminée inférieurement par une autre bande qui entoure la cuisse et maintient le bandage appliqué sur l'aine.

Bandage roulé ou *compressif, fascia convoluta seu compressiva ;* il se fait avec une bande plus ou moins longue, suivant le volume et l'étendue de la partie que l'on se propose de recouvrir. Deux tours circulaires servent d'abord à fixer le chef de la bande à la partie inférieure du membre, et l'on remonte ensuite par des doloires et des renversés aussi haut qu'il est nécessaire.

Bandage en T. Une bande plus ou moins longue, au milieu de laquelle on coud l'extrémité d'une autre à angle droit, le constitue. Quelquefois au lieu d'une seule bande on en coud deux, ou bien on fend celle qu'on y a placée, de manière à ce que le bandage, au lieu de former un *T simple,* représente un *T double.* On l'applique sur le nez, les oreilles, l'anus, le périnée, etc.

Bandage ou *mouchoir en triangle.* Fait avec une pièce de linge triangulaire, ce bandage, replié d'abord le long de sa base, s'applique spécialement sur la tête.

Bandagiste, s. m. ; homme qui s'adonne exclusivement à la construction des bandages, et spécialement à celle des bandages herniaires.

Bande, s. f., *fascia, tænia, ἐπίδεσμος,* pièce de toile, de drap, de molleton, de flanelle ou d'autres tissus analogues, dont la longueur varie depuis une jusqu'à dix et douze aunes, la largeur depuis quelques lignes jusqu'à quatre travers de doigt, et qui sert à entourer les diverses parties du corps, soit pour les contenir, soit pour les comprimer, soit enfin pour fixer sur elles les médicamens et les appareils dont on les couvre. — *bouclée ;* nom que l'on donne aux bandes faites au métier, et dont les fils forment sur les bords, au lieu d'une lisière serrée, des anses ou des boucles lâches qui ne peuvent contondre les parties. — *d'Héliodore. V.* Suspensoir *des mamelles.* | *Bande* se dit en anatomie de parties étroites, allongées et aplaties : *bande aponévrotique, bande médullaire.*

Bandeau, s. m., *fascia, pittacium ;* bandage que l'on fait avec une pièce de linge longue d'une demi-aune, large d'un quart, pliée en quatre, suivant sa longueur, et appliquée autour de la tête.

Bandelette, s. f., *fasciola, tæniola ;* petite bande. — *agglutinative,* morceau de linge allongé et enduit d'un emplâtre agglutinatif. — *découpée,* petite bande enduite de cérat, tailladée à l'un de ses bords , et qui sert à recouvrir les lèvres des plaies.

Bandelette de l'hippocampe; nom donné par Vicq-d'Azyr au corps frangé.

Bandelette demi-circulaire, fascia semi-circularis ; bandelette des éminences pyriformes , Ch. , lame médullaire , d'un blanc grisâtre , située dans le sillon qui sépare la couche optique du corps cannelé.

Bandelette des cornes d'ammon ; nom donné par Vicq-d'Azyr au corps frangé.

BANGADA , s. f. ; nom donné dans l'Inde au *convolvulus pes capræ* , dont les feuilles servent faire des cataplasmes pour apaiser les douleurs arthritiques.

BANGUE ou BANGI. On appelle ainsi le *cannabis indica* , de la famille des urticées, espèce de chanvre dont les feuilles, mâchées ou fumées en place de tabac, sont employées dans l'Inde pour provoquer une sorte d'ivresse et d'exaltation. Adanson croit que c'est le *nepenthes* des anciens.

BAOBAB , s. m. , *adansonia digitata* , L. C'est le plus grand, le plus gros et le plus durable des arbres connus jusqu'à présent. Il a été placé dans la famille des malvacées et dans la monadelphie polyandrie. C'est sur les côtes sablonneuses de l'Afrique que ce colosse du règne végétal étale ses vastes dômes de verdure. Ses feuilles et son écorce abondent en mucilage , et sont adoucissantes. Son fruit est rempli d'une pulpe aigrelette et agréable , utile dans la dysenterie. Suivant Alpino et plusieurs auteurs, c'est avec cette pulpe que se prépare la *terre de Lemnos.*

BAR, village du département du Puy-de-Dôme , connu par plusieurs sources d'une eau minérale acidule froide.

BARAQUETTE , s. f. ; nom trivial de l'épidémie catarrhale de 1761.

BARBE , s. f. , *barba ;* ensemble des poils qui garnissent le menton, les joues, les deux lèvres, et la partie antérieure et supérieure du cou. | Crins très-longs situés au menton. | Partie sur laquelle appuie la gourmette. Elle se trouve à la réunion des deux branches de l'os maxillaire ou de la mâchoire postérieure.

BARBE , s. m. , *equus barbaricus ;* cheval originaire de Barbarie.

BARBERIE (la) , fontaine voisine de Nantes , dont l'eau est saline , gazeuse et froide.

BARBIER. *V.* BÉRIBÉRI.

BARBILLON , s. m. , *ranæ equinæ ;* sorte de mamelon servant de pavillon à l'ori-

fice extérieur des glandes maxillaires , situé à côté du frein de la langue. Les empiriques le coupent, parce que , suivant eux , il empêche les chevaux de boire.

BARBOTAN, village du département du Gers, qui possède plusieurs sources d'une eau minérale sulfureuse, dont la température s'élève de 25 à 32 degrés R. Il est célèbre aussi pour ses boues.

BARBOTINE. *V.* SANTOLINE.

BARBU, adj. , *barbatus.* Ce terme s'emploie en botanique pour désigner une partie qui porte des poils disposés par rangées ou par touffes; ainsi les trois divisions extérieures de l'*iris germanica* , les anthères des *pappophorum* , les filets staminaux de quelques *molènes* , sont barbus.

BARDANE , s. f. , *arctium lappa* , L. ; plante vivace de la famille des carduacées et de la syngénésie polygamie égale, qui est fort commune dans les lieux incultes. Sa racine , qui est allongée , noirâtre en dehors , blanche en dedans , est légèrement sudorifique , et employée fréquemment dans les maladies chroniques de la peau et la syphilis.

BARÉGES , village du département des Hautes-Pyrénées , près duquel coulent plusieurs sources , de tout temps fort célèbres , d'une eau minérale sulfureuse, dont la chaleur varie entre 25 et 36 degrés R.

BARILLE , s. f. ; nom vulgaire du *salsola soda* , l'une des plantes dont on retire la *soude.*

BARITE , s. f. , *barita* (βάρος , pesanteur) ; barite, barote , terre pesante, protoxyde de barium. Cette substance n'existe dans la nature qu'à l'état de sulfate et de carbonate. Dans les laboratoires on l'obtient de la décomposition du nitrate de barite par la chaleur. Elle est blanche , caustique , très - vénéneuse , verdit fortemen le sirop de violettes , rougit la teinture de curcuma, pèse quatre fois plus que l'eau, se dissout dans ce liquide, et passe successivement à l'air à l'état d'hydrate et de carbonate. C'est le réactif le plus précieux pour reconnaitre, dans une liqueur, la plus petite quantité d'acide sulfurique libre ou combiné, avec lequel elle forme un précipité blanc (sulfate de barite), insoluble dans les acides les plus forts. De là l'utilité des sulfates neutres solubles pour prévenir et neutraliser les effets délétères qui suivent l'ingestion de la barite dans le canal alimentaire. Combinée à l'acide hydrochlorique, cette substance a été employée comme excitant du système lymphatique dans les scrofules.

BARIUM, s. m., *barium, plutonium*. Ce métal retiré, au moyen de l'appareil voltaïque, de la barite, dont il forme la base, est solide, d'un blanc d'argent, très-fusible, ductile, malléable, et non volatil ; il se ternit promptement à l'air, en passant successivement à l'état de protoxide et de carbonate. Il est quatre ou cinq fois plus pesant que l'eau, qu'il décompose en absorbant l'oxigène et dégageant l'hydrogène. Le barium se combine en deux proportions avec l'oxigène ; forme un chlorure, un iodure, des alliages, etc.

BAROMACROMÈTRE, s. m., *baromacrometrum* (βάρος, pesanteur, μακρὸς, grand, et μέτρον, mesure) ; instrument propre à déterminer la longueur et le poids d'un enfant qui vient de naître.

BAROMÈTRE, s. m., *barometrum* (βάρος, pesanteur, μέτρον, mesure) ; instrument qui sert à démontrer la pesanteur absolue de l'air, ou la pression moyenne que l'atmosphère exerce à la surface de la terre dans un temps donné, et sa pesanteur relative, ou la pression diverse qu'il exerce sur cette même surface dans des lieux et des temps différens.

BAROMÉTRIQUE, adj., *barometricus* ; se dit des observations de météorologie faites avec le baromètre.

BAROMÉTROGRAPHE, s. m., *barometrographium* (βάρος, pesanteur, μέτρον, mesure, γράφω, j'écris) ; instrument qui indique et inscrit lui-même sur un papier les variations de la pression atmosphérique.

BAROSANÈME, s. m., *barosanemon* (βαρὺς, pesant, ἄνεμος, vent) ; instrument qui sert à faire connaître la force du vent.

BAROSCOPE, s. m., *baroscopium* (βάρος, pesanteur, σκοπέω, je regarde) ; instrument qui fait connaître la pesanteur de l'air : synonyme de *baromètre*.

BAROTE (βάρος, pesanteur) ; terre pesante, barite, protoxide de barium. *V.* BARITE.

BARRAS, s. m., galipot ; résine qui se dessèche pendant l'été à la surface des incisions que l'on pratique aux arbres pour en obtenir la térébenthine.

BARRE, s. f., *vara* ; prolongement de la symphyse pubienne, qui diminue la hauteur de l'arcade formée inférieurement par la réunion des pubis et l'étendue du diamètre antéro-postérieur du détroit périnéal du bassin.

BARRE, petite ville située près de Strasbourg, où se trouvent des eaux tièdes qui contiennent beaucoup de fer et un sel de chaux.

BARRÉ, adj. : se dit des femmes dont la symphyse des pubis présente un excès de longueur ; d'une dent molaire dont les racines repliées comprennent entre elles une portion d'os maxillaire que l'on est obligé de briser ou d'arracher en même temps qu'on les extrait.

BARREAUX *aimantés* ou *magnétiques* ; verges ou barres d'acier trempé, auxquelles on a communiqué la propriété magnétique.

BARRER, v. a., *intercidere* : — *la veine* (*venam intercidere*) ; opération inusitée maintenant, qui consiste à fendre la peau le long d'une veine, à en faire la ligature, et à en enlever une portion. —*les chevaux*, les séparer au moyen de barres de bois.

BARRES, s. f. pl. ; s'entend de l'espace inter-dentaire de la mâchoire postérieure. C'est sur cette partie que repose le mors au moyen duquel le cavalier oblige le cheval à l'obéissance.

BARYCOÏE ou BARYCOÏTE, s. f., *barycoia*, βαρυκοία (βαρὺς, pesant, ἀκοὴ, ouïe) ; dureté de l'ouïe.

BARYECOIE. *V.* BARYCOÏE.

BARYPHONIE, s. f., *baryphonia* (βαρὺς, pesant, φωνὴ, voix); gêne, lenteur dans la prononciation.

BARYPICRON, s. m., (βαρὺς, lourd, fort, πικρὸς, amer) ; qui est très-amer. Ce nom a été donné à l'absinthe.

BARYTE. *V.* BARITE.

BARYUM. *V.* BARIUM.

BASE, s. f., *basis*, βάσις (βαίνω, je marche) ; appui, soutien, fondement ; partie inférieure d'une chose ; principal ingrédient d'un mélange, d'une composition ; substance sur l'action de laquelle on compte le plus dans un médicament composé ; celui des principes constituans d'un corps composé d'où l'on suppose que dépendent les propriétés principales de ce composé. En chimie, le nom de *base* s'applique à tous les corps susceptibles de saturer les acides, et de former des sels : tels sont les oxides métalliques, l'ammoniaque, et tous les alcalis végétaux.

BASIFIXE, adj., *basifixus* ; se dit en botanique d'une partie attachée par sa base : ainsi les anthères des graminées,

des iridées, le trophosperme des prim.e-
vères et des silènes, sont basifixes.

Basigyne, s. m., *basigynium* (βάσις,
base, γυνὴ, femelle) ; nom donné par
Richard au support du pistil, lorsqu'il
est formé par un amincissement de la base
même de l'ovaire, comme dans le pavot et surtout le câprier.

Basihyal, s. m. ; nom donné par
Geoffroy Saint-Hilaire au corps de l'appareil osseux qui constitue l'hyoïde.

Basilaire, adj., *basilaris* (βάσις, base) ;
qui fait partie de la base du crâne ou du
cœur ; qui est en rapport avec elle : *apophyse, artère basilaire, partie basilaire*
ou base du ventricule droit du cœur. |
Les botanistes disent qu'une partie est
basilaire lorsqu'elle naît de la base ou
près de la base d'un autre organe. Ainsi
le style dans l'alchimille et l'arbre à
pain, l'arête dans beaucoup de graminées, sont basilaires.

Basilic, s. m., *ocymum basilicum* ;
petite plante annuelle, originaire de
l'Inde, qui fait partie de la famille des
labiées et de la didynamie gymnospermie. Son odeur est extrêmement aromatique et suave. Elle est stimulante, mais
plus souvent employée comme condiment que comme médicament.

Basilicon, s. m., *basilicum* (βασιλικός, royal) ; nom d'un onguent composé
de poix noire, de cire jaune, d'huile
d'olive et de graisse. On lui attribue la
vertu de favoriser la formation du pus ;
il agit en stimulant un peu.

Basilidion, s. m., βασιλίδιον. Galien a
décrit sous ce nom un cérat qu'on employait beaucoup autrefois contre la gale.

Basilique, adj., *basilicus* (βασιλικός,
royal) ; partie qui joue ou à laquelle on
attribue un grand rôle dans l'économie
animale ; *veine basilique*, l'une des plus
grosses du bras, située du côté du cubitus.

Basio-cérato glosse, adj. et s. m.,
basio-cerato-glossus (βάσις, base, κέρας,
corne, γλῶσσα, langue) ; nom donné à
une partie de l'hyoglosse qui s'insère à la
corne de l'os hyoïde et à la base de la
langue.

Basio-glosse, adj. et s. m., *basio-
glossus* (βάσις, base, γλῶσσα, langue) ;
nom donné autrefois à une partie des fibres des muscles hyoglosses, qui, de la
partie supérieure de l'hyoïde, se porte
vers la base de la langue.

Basio-pharyngien, adj. et s. m., *ba-
sio-pharyngeus* (βάσις, base, φάρυγξ, ar-
rière-gorge) ; nom donné par Winslow

à quelques fibres de la tunique musculeuse du pharynx, qui proviennent de la
base de l'hyoïde, et qui font partie du
constricteur moyen.

**Basi-sphénal ou Sphénal des occipi-
taux**, s. m. ; nom donné par Geoffroy
Saint-Hilaire au corps vertébral d'une
des quatre vertèbres crâniennes.

Bassin, s. m., *pelvis*, χόανα, πύελος ;
excavation propre à recevoir, contenir et
conserver des objets liquides ou solides ;
grande et large couronne placée au bas
de la colonne vertébrale, qu'elle supporte, donnant attache aux membres
pelviens, et dont les parois circonscrivent une vaste cavité irrégulière qui soutient ou renferme une partie des organes digestifs, urinaires et génitaux.

Bassin oculaire, *scaphium oculare* ; petite baignoire ovale, dont les dimensions
sont appropriées à celles de l'œil, et
qu'on remplit d'un liquide dans lequel
on plonge cet organe.

Bassine, s. f. ; vaisseau évaporatoire
muni de deux anses, de dimensions variables, ordinairement en cuivre, quelquefois en plomb, en étain ou en argent.

Bassiner, v. a., *fovere* : laver avec
un liquide quelconque. | Chauffer un lit
avec un instrument appelé *bassinoire*.

Bassinet, s. m., *alveolus*; petit, bassin ; cavité membraneuse et infundibuliforme qui occupe la partie supérieure
des uretères, au fond de la scissure des
reins, entre les divisions des vaisseaux
rénaux.

Bassinoire, s. f., *ignitabulum* ; sorte
de bassin garni d'un couvercle, qu'on
remplit de cendre chaude, ou mieux
d'eau bouillante, et dont on se sert pour
échauffer les lits.

Bassorine ; sorte de gomme retirée des
gommes-résines, solide, demi-transparente, se gonflant dans l'eau, et soluble
seulement dans l'eau aiguisée d'acide
nitrique ou hydrochlorique.

Bas-ventre, s. m., *alvus*; terme populaire, employé plus particulièrement
pour désigner la partie inférieure de l'abdomen ou l'hypogastre.

Bathme, *bathmis* (βαθμίς, base, appui) ; cavité d'un os destinée à recevoir
l'éminence d'un autre os, et particulièrement celles que présente, antérieurement et postérieurement, l'extrémité inférieure de l'humérus.

Batisse, à trois lieues de Clermont,
possède une source d'eaux minérales qui
renferment du sous-carbonate et du sul-

fate de soude, des sulfates de fer et de chaux, de l'hydrochlorate de magnésie et du carbonate de chaux.

Batitures, s. f. pl., *batituræ*; lamelles métalliques, souvent plus ou moins oxidées, qui se détachent des métaux quand on les forge.

Battarisme. *V*. Bégaiement.

Battement, s. m., *pulsus* . σφύγμος. On entend par ce mot les pulsations du cœur et des artères.

Batterie *électrique*; assemblage de plusieurs jarres ou grosses bouteilles de Leyde, communiquant entre elles, et que l'on fait agir toutes à la fois; sert à vaporiser les métaux les plus fixes, le platine, etc.

Batterie voltaïque ou *galvanique*; réunion de deux auges voltaïques ou plus, entre lesquelles on établit une communication, afin de diriger leur action réunie sur les corps que l'on veut décomposer.

Battre *du flanc*, *latus agitare*; mouvemens du flanc plus fréquens qu'à l'ordinaire, réguliers ou irréguliers. — *à la main*, se dit d'un cheval qui hausse et baisse continuellement la tête. — *la poussière*, s'entend d'un cheval qui a de l'ardeur, qui trépigne, qui ne peut avancer parce qu'on le retient. — *l'eau*, lorsque le cerf est poursuivi de trop près, mal mené, il cherche l'eau pour ruser et faire en sorte de se dérober aux chiens: il y reste même lorsqu'il est à bout.

Battu, adj., *contusus*; *sole battue*, *solea contusa*; contusion de cette partie du pied.

Baume, s. m., *balsamum*. Ce nom se prend dans différentes acceptions : il exprime au propre une substance résineuse, solide ou liquide, qui contient une huile volatile et de l'acide benzoïque. Autrefois on l'étendait improprement à presque toutes les substances résineuses fluides, très-odorantes, telles que le copahu, le baume de Canada, qui sont de véritables *térébenthines*. On donne encore ce nom à des médicamens très-composés, dans lesquels entrent des substances résineuses et odoriférantes. De là, la distinction des baumes en *naturels* et en *artificiels*. On ne compte plus aujourd'hui que cinq baumes naturels, savoir : 1° le benjoin ou *benzoin*, ou *asa dulcis*. *V*. Benjoin. 2° Le *baume du Pérou*, qui découle naturellement du *myroxylum peruiferum*, grand arbre de la famille des légumineuses et de la décandrie monogynie,

qui croît au Pérou et au Brésil. On en distingue trois variétés principales; savoir : le *baume du Pérou en coque*; c'est le plus pur et le plus rare dans le commerce : on l'obtient en pratiquant des incisions peu profondes au tronc du *myroxylum*. D'abord liquide, on le reçoit dans des calebasses, où il se concrète. Il est d'un jaune doré, d'une odeur agréable, surtout lorsqu'on le chauffe légèrement; sa saveur est âcre, chaude et aromatique. Ainsi que tous les autres baumes, il est soluble dans l'alcool, le jaune d'œuf, etc. La seconde variété est le *baume du Pérou solide*; il est en masses plus ou moins volumineuses, d'un brun fauve, d'une odeur agréable; c'est la variété la plus fréquemment employée. Enfin le *baume du Pérou liquide*, que l'on obtient par la décoction de l'écorce et des branches dans l'eau, est d'un brun noirâtre, d'une odeur forte et un peu empyreumatique. On ne l'emploie qu'à l'extérieur. Le baume du Pérou est un puissant stimulant, dont on fait surtout usage dans les différens catarrhes chroniques. 3° Le *baume de Tolu*; on l'obtient par le moyen d'incisions pratiquées au tronc du *toluifera balsamum*, arbre originaire de l'Amérique méridionale, qui fait partie de la famille des térébinthacées et de la décandrie monogynie. Il est tantôt sec, tantôt demi-fluide; sa couleur est d'un jaune d'ambre; son odeur est analogue à celle des autres baumes. Il jouit des mêmes propriétés que le benjoin, le baume du Pérou, et s'emploie dans les mêmes circonstances. La préparation dont on fait le plus souvent usage, est le sirop balsamique de Tolu. 4° Le *styrax liquide*. *V*. Styrax. 5° Le *styrax solide* ou *storax*. *V*. Storax. Les autres substances résineuses désignées sous le nom de *baumes*, sont des térébenthines. *Baume du Canada*. *V*. Térébenthine *du Canada*. *Baume de Copahu*. *V*. Térébenthine de Copahu. *Baume de Gilead*. *V*. Térébenthine de Gilead. *Baume de Judée*. *V*. Térébenthine de Judée. On a aussi donné le nom de *baume* à différentes plantes aromatiques; telles sont le *baume aquatique*; c'est la *mentha sativa*. *V*. Menthe. Le *baume des jardins*; c'est la *balsamita suaveolens*. *V*. Balsamite. Le *grand baume*. *V*. Balsamite. Le *petit baume*; on appelle ainsi, à la Martinique, le *croton balsamiferum*, L.

Baume d'acier ou *d'aiguilles*, *balsamum chalybeatum*; mélange onguentacé de nitrate de fer, d'alcool et d'huile, que l'on préparait en faisant dissoudre des aiguilles dans de l'esprit de nitre, etc.

Baume acoustique, balsamum acusticum; mélange liquide d'huiles fixes et essentielles, de soufre et d'alcoolats de gommes-résines fétides. On l'employait comme topique dans certaines surdités.

Baume anodin de Bates, balsamum anodinum Batei; solution alcoolique de savon médicinal, de camphre et d'opium; on l'administrait comme topique et à l'intérieur, à la dose de 20 à 5o gouttes dans du vin.

Baume apoplectique, balsamum apoplecticum; médicament de consistance emplastique, composé de baumes, de résines, d'huiles essentielles et de musc, que l'on portait sur soi dans de petites boites d'ivoire, pour en respirer l'odeur dans les céphalalgies violentes.

Baume d'Arcæus, balsamum Arcæi; onguent composé d'axonge de porc, de suif de bouc, de térébenthine de Venise, et de résine d'élémi. Excitant.

Baume du commandeur de Perme, balsamum commendatoris (teinture balsamique); teinture alcoolique de styrax, de benjoin, de baume de Tolu, de myrrhe, d'aloès, d'ambre gris, etc., employée comme excitant intérieurement et à l'extérieur.

Baume cordial de Sennert, balsamum cordiale Sennerti; médicament excitant, composé d'huiles-essentielles de citron, de girofle, de cannelle, de musc et d'ambre gris. On le donnait comme tonique et excitant à la dose de 6 à 15 grains.

Baume de Fioraventi spiritueux, balsamum Fioraventi spirituosum (alcoolat de térébenthine composé); alcoolat distillé au bain-marie, composé de plusieurs substances résineuses et balsamiques, et d'un grand nombre de parties végétales aromatiques, préalablement macérées dans l'alcool. | Excitant très-énergique, administré quelquefois à l'intérieur, à la dose de quelques gouttes, et plus souvent à l'extérieur en frictions. On nomme *baume de Fioraventi huileux,* l'huile citrine obtenue en distillant à un bain de cendres chaudes le marc de l'opération précédente; si l'on pousse davantage le feu, de manière à charbonner ce marc, il passe dans le récipient une huile noire, que l'on a appelée *baume de Fioraventi noir.*

Baume de Fourcroy ou de Laborde; espèce de liniment composé de plantes aromatiques, de baumes, de résines,

d'aloès, de térébenthine, de thériaque et d'huile d'olive. Calmant.

Baume de Geneviève (onguent de térébenthine camphré); onguent composé d'huile d'olive, de cire jaune, de térébenthine, de santal rouge et de camphre.

Baume hypnotique, balsamum hypnoticum; préparation dont l'opium, la jusquiame, le camphre et quelques autres substances sédatives forment la base. On en frotte les tempes, le nez et les articulations, pour provoquer le sommeil.

Baume hystérique, balsamum hystericum; médicament d'une consistance emplastique, dont l'opium, l'aloès, l'assa-fœtida, le castoreum, unis à des huiles distillées de rue, de succin, etc., forment la base. On le fait respirer, et on l'applique en frictions sur la région hypogastrique, dans les accès hystériques.

Baume de Leictour, de Condom ou de Vineguère, balsamum lectorense; mixture aromatique très-énergique, que l'on préparait en exposant à une douce chaleur un mélange d'huiles essentielles de lavande, de térébenthine et de genièvre, de la poudre de safran, de camphre, de musc, d'ambre gris, etc.

Baume de Lucatel, balsamum Lucatelli; préparation onguentacée, composée de cire, d'huile, de térébenthine, de vin d'Espagne et de baume du Pérou, et colorée avec du santal rouge. On l'administrait à l'intérieur dans les phthisies pulmonaires.

Baume néphrétique de Fuller, balsamum nephreticum Fulleri; médicament liquide, composé d'huiles, de résines, de baumes, qui ont éprouvé un commencement de carbonisation par l'acide sulfurique concentré qui entre dans cette préparation. On le donnait à la dose de 15 à 3o gouttes, dans certaines affections des reins.

Baume nervin ou nerval, balsamum nervinum (onguent d'herbes vulnéraires, de baume du Pérou et de camphre); sorte d'onguent composé d'huiles essentielles, de différens corps gras, de camphre et de teinture de Tolu. Employé en frictions dans les douleurs des membres et des articulations.

Baume opodeldoch ou opodeltoch, balsamum opodeltoch (savon de moelle de bœuf ammoniacal); médicament d'un aspect et d'une consistance gélatineuse, composé de savon de moelle de bœuf, d'alcool, d'huiles essentielles de romarin, et de thym , de camphre, d'ammonia-que, d'hydrochlorates d'ammoniaque et de soude. Employé en frictions dans les douleurs rhumatismales et goutteuses.

Baume paralytique de Mynsicht ; sorte de liniment ou mélange mou d'huiles es-sentielles de diverses plantes aromati-ques , d'huile de térébenthine, de suc-cin , auquel on ajoutait, *pour les plus riches ,* des trochisques de noix muscade (Lemery).

Baume de pareira - brava , balsamum pareira-brava ; mélange mou de baume, de résine , d'hydrochlorate d'ammonia-que et de poudre de la racine de pareira-brava. On le donnait intérieurement comme excitant des organes sécréteurs de l'urine.

Baume de Saturne, balsamum Saturni ; solution de sel de Saturne dans l'essence de térébenthine, concentrée par évapo-ration , et à laquelle on ajoute du cam-phre. Ce baume était employé pour hâ-ter la cicatrisation des plaies.

Baume du Samaritain ; sorte d'onguent préparé en faisant bouillir, à une douce chaleur, parties égales de vin et d'huile. C'est , dit-on, l'onguent qu'employa le Samaritain de l'Evangile pour guérir un malade couvert d'ulcères.

Baume saxon ; sorte de liniment exci-tant , composé d'huiles volatiles , telles que celles de lavande , de muscade , de rue , de succin, etc.

Baume de soufre , balsamum sulfuris ; dissolution de soufre dans une huile. — *anisé , anisatum* (huile d'anis soufrée); dissolution de soufre dans l'huile essen-tielle d'anis, que l'on donne comme car-minative. —*succiné, succinatum ;* disso-lution de soufre dans l'huile de succin. — *térébinthiné, terebinthinatum ;* disso-lution de soufre dans l'huile essentielle de térébenthine , qu'on administrait comme diurétique et anti-calculeuse. Le *baume de soufre de Ruland* est une solu-tion de soufre dans l'huile de noix ou de lin.

Baume de sympathie , balsamum sym-pathicum ; onguent dans lequel entrait de l'usnée (râpure) de crâne humain, du sang et de l'axonge d'homme. On en frottait le fer dont on avait été blessé, pour guérir les plaies.

Baume tranquille , balsamum tranquil-lum (huile des narcotiques) ; médica-ment liquide employé à l'extérieur en frictions, et préparé en faisant macérer et bouillir dans l'huile d'olive des plan-tes narcotiques et vireuses, la belladone.

la mandragore, la jusquiame, le stramo-nium , et faisant ensuite infuser au bain-marie, dans la décoction filtrée , diver-ses plantes aromatiques.

Baume vert de Metz , balsamum viride ; médicament escarotique , liquide, d'u-ne couleur verte, préparé en faisant dissoudre , dans un mélange d'huiles fixes , du vert - de - gris , du sulfate de zinc , et ajoutant à la solution de la téré-benthine, de l'aloès , et de l'huile dis-tillée de genièvre et de girofle.

Baume de vie d'Hoffmann , balsamum vitæ Hoffmanni ; alcoolat composé d'hui-les essentielles et d'ambre gris, employé comme stimulant à l'intérieur et comme topique.

Baume vulnéraire de Minderer , bal-samum vulnerarium Mindereri ; sorte de liniment composé de térébenthine , de résine élémi, d'huile de millepertuis et de cire distillée, employé en frictions et au pansement des plaies.

Baurac, dont on a fait *borax ,* syno-nyme de *nitre ,* ou de *sel* en général.

Baurin , village près de Guise , qui possède une source d'eau minérale sa-line chaude.

Bave, s. f. ; salive qui découle de la bouche chez les vieillards qui ont perdu leurs dents , et chez les enfans qui font les leurs. Liquide spumeux qui sort de la gueule des animaux enragés, ainsi que de la bouche des hydrophobes , et qui est de la salive mêlée avec du mucus bronchique. | Sauvages s'est servi de ce mot comme synonyme de *salivation.*

Baxana , s. f. ; arbre de l'Inde, peu connu quant à ses caractères botani-ques , mais qu'on dit être un antidote précieux contre tous les poisons.

Bdella, s. m. Quelques auteurs se sont servis de ce mot comme synonyme de *sangsue.*

Bdellium, s. m., *bdellium,* βδέλλιον ; gomme - résine que le commerce nous apporte du Levant et des grandes Indes, et que l'on soupçonne être produite par une espèce encore peu connue d'*amyris.* Il est solide, fragile, d'un brun foncé, d'une saveur âcre et amère, d'une odeur suave. C'est un médicament stimulant , fort rarement employé aujourd'hui, quoi-qu'il ait été singulièrement vanté par les anciens. Il entre encore dans quelques préparations emplastiques.

Bdellomètre , s. m. (βδέλλα, sangsue, et μέτρον, mesure) ; instrument destiné à remplacer l'emploi des sangsues pour les saignées capillaires. Il consiste en une ventouse à laquelle est adaptée, d'une part, une pompe aspirante destinée à faire le vide dans la cloche, de l'autre, une boîte en cuir, par laquelle pénètre une tige d'acier qui supporte le scarificateur. Celui de Sarlandière porte, de plus, un robinet propre à faire écouler le sang sans déplacer l'appareil; mais ce conduit est peu utile, et n'existe pas dans le bdellomètre de Demours.

Beaulieu, village près de Saint-Germain, non loin duquel coule une source d'eau minérale froide.

Beauvais, chef-lieu du département de l'Oise, aux environs duquel existent deux sources d'eau minérale ferrugineuse froide.

Bec, s. m., *rostrum* ; nom que l'on a donné à plusieurs espèces de pinces à branches longues, à bec épais, court et recourbé, garnies de dentelures aux côtés correspondans de leurs mors, et qui servaient soit à l'extraction des dents, soit à celle des corps étrangers enfoncés dans les parties. Les plus remarquables de ces instrumens étaient le bec-de-corbin (*rostrum corvinum*), le bec-de-perroquet (*rostrum psittacinum*), le bec-de-vautour (*rostrum vulturinum*), le bec-de-grue (*rostrum gruinum*). | *Bec-de-cuiller, processus cochleariformis* ; lamelle très-mince qui sépare la portion osseuse de la trompe d'Eustachi du canal par lequel le muscle interne du marteau se glisse dans la caisse du tympan ; tige d'acier, boutonnée à l'une de ses extrémités, garnie d'un cuilleron à l'autre, qui sert à extraire les balles des plaies d'armes à feu, et qui fait partie du tribulcon.

Bec-de-grue ; nom donné à plusieurs espèces de géranion, telles que le *geranium gruinum*, à cause de la forme allongée de leur fruit.

Bec-de-lièvre, s. m., *labium leporinum ;* difformité qui consiste dans la division de l'une des lèvres en deux parties. Cette lésion est appelée *naturelle* ou *congéniale,* lorsque le sujet l'apporte en naissant ; elle est *accidentelle,* au contraire, quand un coup porté sur l'une des lèvres l'occasionne. Le bec-de-lièvre est *simple,* lorsqu'il n'existe qu'une simple division de la lèvre ; *double,* quand il y en a deux ; *compliqué,* lorsqu'en même temps les os maxillaires sont écartés, les dents déviées, etc.

Bec-de-perroquet, s. m. ; pince courbée sur le sens selon lequel on l'ouvre,

et dont les dentistes se servent pour arracher les dents de devant et les débris des racines des autres dents.

Beccabunga, s. f. ; nom donné à une espèce de véronique (*veronica beccabunga,* L.) de la famille des pédiculaires et de la diandrie monogynie, qui croît sur le bord des étangs et des ruisseaux. Ses feuilles, qui sont un peu épaisses et charnues, ont une saveur piquante, assez analogue à celle du cresson, et s'emploient quelquefois comme antiscorbutiques.

Béchion, s. m. (βὴξ, toux) ; nom que l'on a donné anciennement aux tussilages.

Béchique, adj. et s. m., *bechicus,* βηχικὸς (βὴξ, toux) ; médicament propre à calmer la toux.

Bédégar ou Bédéguar, s. m. C'est le nom d'une excroissance qui se forme sur diverses espèces de rosiers sauvages, par l'effet de la piqûre d'un petit insecte nommé *cynips rosæ.* Elle ressemble à une pelote de mousse, et intérieurement elle offre un grand nombre de petites alvéoles dans lesquelles sont renfermés les œufs déposés par l'insecte. On a long-temps regardé les bédégars comme un antidote infaillible contre la morsure de tous les animaux venimeux. Ils sont aujourd'hui tombés dans un juste oubli.

Bégaiement, s. m., *balbuties, lingua hesitantia,* ψελλισμὸς ; prononciation vicieuse, qui consiste à répéter plusieurs fois la même syllabe. Cette infirmité dépend moins de la faiblesse des muscles laryngés que d'un état cérébral peu connu.

Bégayer, v. n., *balbutire ;* être affecté de bégaiement. | *Bégayer, succutere ;* se dit d'un cheval qui bat à la main, qui secoue continuellement la tête, et par conséquent la bride. *V.* Battre *à la* main.

Begma, s. m. ; βήγμα ; synonyme de crachat.

Bègue, adj., *balbus ;* celui qui ne parle qu'en bégayant.

Bégut, adj. ; se dit d'un cheval qui conserve la cavité externe de la dent incisive plus long-temps que de coutume. Les chevaux de race et les jumens sont plus exposés à être béguts que les autres.

Béhen, s. m. On trouvait autrefois sous ce nom, dans le commerce, deux racines venant d'Orient, et distinguées en *béhen blanc* et *béhen rouge.* La première est produite par une espèce de centaurée, *cen-*

laurea behen ; elle est aromatique et un peu astringente. La seconde, que l'on croit être produite par le *statice limonium*, est en tranches compactes, d'un rouge foncé ; elle est astringente et tonique. On l'employait contre la diarrhée et les hémorrhagies.

BÉLÉNOÏDE, adj., *belenoïdes*, *beloïdes* (βέλος, flèche, εἶδος, forme) ; qui a la forme d'une flèche. Ce nom a été donné aux apophyses styloïdes des os temporal et cubitus.

BELLADONE, s. f., *atropa belladona*, L. ; plante vivace, de la famille des solanées et de la pentandrie monogynie, qui est fort commune dans les lieux incultes et les décombres. Ses fruits, qui sont des baies arrondies, d'un rouge noirâtre et de la grosseur d'une cerise, sont fort vénéneux. Ses feuilles sont âcres et narcotiques, ainsi que sa racine. L'extrait des feuilles, appliqué sur l'œil, dilate la pupille ; on s'en sert avant l'opération de la cataracte. La poudre des feuilles et de la racine s'administre à la dose d'un demi-grain à un grain, contre la coqueluche. La mandragore (*atropa mandragora*, L.), autre espèce du même genre, jouit de propriétés également délétères.

BELLE - DAME, s. f. ; l'un des noms vulgaires de la *belladone*.

BELLE-FACE ; se dit d'un cheval qui a les poils du chanfrein d'une couleur blanche.

BELLERIS, s. m. ; *myrobolanus bellerica* ; c'est une des espèces de myrobolan.

BELLESME, ville peu distante de Mortagne, à une demi-lieue de laquelle coule une source d'eau minérale ferrugineuse froide.

BELLON, s. m. On appelle de ce nom une maladie que sont sujets à contracter les individus qui travaillent dans les mines de plomb, et qui revêt la plupart des caractères de la colique métallique.

BELLOTAS ou BALLOTAS ; nom donné aux glands de diverses espèces de chênes, qui sont doux et bons à manger, et entre autres à ceux du *quercus ilex* et du *quercus ballota* de Desfontaines.

BELZOE ou BELZOIN, s. m. ; l'un des noms vulgaires du benjoin.

BEN, s. m., *guilandina moringa*, L., ou *moringa oleifera*, Lamarck ; arbre de la famille des légumineuses et de la diadelphie décandrie, qui croît dans différentes parties des grandes Indes. Son bois, qui est amer et un peu âcre, porte le nom de *bois néphrétique*, à cause de l'usage que l'on en faisait autrefois contre la néphrite calculeuse. Il est inusité. Les graines renfermées dans ses gousses contiennent une huile un peu âcre et purgative, qui n'est plus usitée aujourd'hui, si ce n'est par les horlogers et les parfumeurs.

BENATH ; pustule phlegmoneuse.

BÉNÉFICE *de nature*, *alvi profluvium* ; dévoiement spontané et de courte durée, qui est suivi d'une amélioration sensible de la maladie. On dit encore *bénéfice de la nature*, *beneficium naturæ*, quand une maladie se termine heureusement, sans qu'on ait été obligé d'avoir recours à des moyens actifs.

BÉNIGNITÉ, s. f., *bona indoles* ; se dit des maladies qui ne sont point susceptibles de revêtir un caractère fâcheux.

BÉNIN, adj., *benignus* ; qualification donnée aux maladies peu graves, dont l'issue ne saurait être défavorable. | *Médicamens bénins*, ceux dont l'action est peu intense.

BENJOIN, *Benzoin* ou *Asa dulcis*, s. m. On retire ce baume, qui est solide, du *styrax benzoin*, arbrisseau découvert à Sumatra par Marsden et Dryander. Le plus pur est en masses solides, fragiles, à cassure résineuse, d'un brun rougeâtre avec des parties blanches, de la grosseur d'une petite amande ; de là le nom de *benjoin amygdaloïde*. Son odeur est très-agréable ; sa saveur est un peu âcre et aromatique. Il brûle en répandant une fumée blanche, qui, lorsqu'elle est condensée, forme de petits cristaux blancs qu'on appelle *fleurs de benjoin* ; c'est de l'*acide benzoïque*. Il est soluble dans l'alcool ; l'eau l'en précipite, et forme une liqueur blanche connue sous le nom de *lait virginal*, fort employée comme cosmétique. Le benjoin est excitant. On l'emploie surtout contre les catarrhes pulmonaires chroniques.

BENOITE, s. f., *geum urbanum*, L. ; plante vivace qui est fort commune dans les lieux incultes et près des habitations, et qui fait partie de la famille des rosacées et de l'icosandrie polygynie. Sa racine est une petite touffe de fibres brunâtres, d'une saveur amère et un peu âcre, d'une odeur aromatique ayant quelque ressemblance avec celle du gérofle ; de là le nom de *radix caryophyllata*, sous lequel on la connaît dans les pharmacies : elle est stimulante et tonique. C'est un des succédanés indigènes du quinquina. La benoite aquatique, *geum rivale*, possède les mêmes vertus.

BENZOATE, s. m., *benzeas* ; genre de

sels formés par la combinaison de l'acide benzoïque avec les bases. Le benzoate de chaux, obtenu en faisant bouillir du benjoin en poudre dans de l'eau sursaturée de chaux, sert à obtenir l'acide benzoïque. Il suffit de le décomposer par l'acide hydrochlorique. Tous les autres benzoates sont sans usage.

BENZOÏQUE, adj., *benzoïcus* ; nom d'un acide qui n'existe que dans les baumes et l'urine de quelques espèces d'animaux quadrupèdes herbivores. Retiré du benjoin par sublimation, et purifié par l'acide nitrique, il est solide, en lames minces, blanches, satinées, légèrement ductiles, inodores, d'une saveur piquante et un peu amère, en partie volatil, décomposable par la chaleur, presque insoluble dans l'eau, très-soluble dans l'alcool, d'où il est précipité par l'eau en flocons blancs, inaltérable par les acides minéraux concentrés. On l'emploie non purifié, c'est-à-dire uni à une petite quantité d'huile essentielle, comme excitant de la membrane muqueuse trachéo - bronchique.

BER, s. m. ; espèce de jujubier des Indes qui produit de la gomme-laque.

BERBÉRIDÉES, s. f., *berberideæ* ; famille de plantes dicotyledones polypétales à étamines hypogynes, dont le genre *berberis* ou *vinettier* forme le type. Les fruits, dans la plupart des genres, sont charnus, ont une saveur aigrelette, et peuvent servir à préparer des boissons rafraîchissantes.

BERBERIS ; nom latin du vinettier.

BERCE, s. f., *heracleum sphondylium*, L. ; plante vivace, de la famille des ombellifères et de la pentandrie digynie, qui croît en abondance dans les prés humides : elle est un peu aromatique. En Russie, en Pologne et en Lithuanie, on en retire, par le moyen de la fermentation, une liqueur spiritueuse très-enivrante. Ses fruits ou semences passent pour carminatifs. Willdenow a cru que l'assa-fœtida était produite par une espèce de ce genre, qu'il a décrite et figurée sous le nom d'*heracleum gummiferum*.

BERCER, v. r., *oscillare*. Le cheval qui se berce est celui en qui la croupe est vacillante lorsqu'il marche au pas ou au trot.

BERGAMOTE, s. f. On appelle ainsi une espèce d'orange, qui est petite et d'une odeur très-agréable. L'huile essentielle que l'on retire de son écorce est très-suave, et employée dans la parfumerie.

BÉRIBÉRI, s. m. ; tremblement douloureux observé aux Indes, et inconnu en Europe.

BERLE, s. f. On donne spécialement ce nom à une plante de la famille des ombellifères et de la pentandrie digynie, que l'on trouve dans les ruisseaux et les fossés, et que Linné a nommée *sium angustifolium*. Ses feuilles, qui ont une odeur aromatique et piquante, ont été regardées comme antiscorbutiques, emménagogues, etc. Le genre *sium* renferme plusieurs autres espèces intéressantes. *V.* CHERVI et NINSI.

BERLUE, s. f., *caligatio* ; obscurcissement passager de la vue. | Etat de l'œil dans lequel on croit voir des objets qui n'existent pas.

BENS ; espèce d'électuaire dans la composition duquel entrent du poivre, des semences de jusquiame blanche, de l'opium, de l'euphorbe et du safran. Les Egyptiens font usage de cette préparation pour se procurer quelques momens d'un délire gai.

BERTINAL, s. m. ; les *cornets sphénoïdaux* ou *de Bertin* ont reçu de M. Geoffroy Saint-Hilaire le nom d'*os bertinaux*.

BESICLES, s. f. pl., *conspicilla* (de *bis oculi* ou *bis circuli*, œil ou cercle double ; suivant d'autres, de *bis χύχλος*, d'où l'on aurait fait *bycycles*, puis *bécyales*, et enfin *besicles*) ; lunette à deux verres, maintenus sur le nez, devant les yeux, au moyen de branches qui embrassent les tempes.

BESOIN, s. m. ; sentiment qui nous porte à nous livrer à certains actes indispensables au maintien de notre existence. | Faim, misère, nécessité.

BESSANEM, s. m. ; mot dont Avicenne s'est servi pour désigner la rougeur de la peau des membres et de la face, causée par le froid.

BESSE, petite ville du département du Puy-de-Dôme, près de laquelle coule une source d'eau minérale acidule froide.

BESSON, adj. ; jumeau. *V.* ce mot.

BÉTAIL, s. m., *pecus*. On comprend sous ce nom un troupeau d'animaux à quatre pieds. Le gros bétail se compose de bœufs, de vaches ; le menu bétail, de moutons, de chèvres.

BÉTEL, s. m. ; nom indien d'une espèce de poivrier (*piper betel*, L.) qui croît aux Indes orientales, et dont les fruits ont une saveur aromatique et poivrée, analogue à celle du poivre noir. Les Indiens en mâchent presque continuellement les feuilles avec de la chaux,

et donnent également à cette préparation le nom de *bétel*.

Bétise, s. f., *ineptia*. Sauvages donne
à ce mot la même signification qu'à celui de *démence*.

Bétoine, s. f., *betonica officinalis*, L. ;
famille des labiées, didynamie gymnospermie. Cette plante vivace croît dans
les bois ; ses feuilles et sa racine, réduites en poudre, sont employées comme
sternutatoires. La dernière est un peu
émétique.

Bétoine des montagnes ; nom vulgaire
de l'arnique.

Bétoine d'eau. On appelle ainsi la scro-
phulaire aquatique.

Béton, s. m., *protogala* (πρωτόγαλα) ;
lait trouble, granuleux, jaunâtre, qui
se trouve dans les mamelles des nouvelles accouchées.

Bette, s. f., *beta vulgaris* ; famille des
chénopodées, pentandrie digynie. Cette
plante annuelle présente trois variétés
principales : 1° la *poirée*, dont les feuilles
sont fades et employées comme aliment ;
2° la *carde poirée*, qui a la côte ou nervure médiane fort large, seule partie
que l'on mange ; 3° la *betterave*, remarquable surtout par sa racine, qui est
grosse et charnue, que l'on mange après
l'avoir fait cuire, et dont on retire une
grande quantité de sucre blanc et cristallisé, qui peut rivaliser avec celui des
colonies.

Betterave, s. f. ; variété de la *bette*.

Bétuline, s. f., *betulina* ; substance
blanche, très-légère, cristallisée en longues aiguilles, insoluble dans l'eau et
les alcalis, soluble dans l'acide sulfurique
concentré, l'éther, l'alcool, les huiles
grasses, les huiles volatiles, fusible, volatilisable et inflammable, que Lowitz
a découverte en 1788 dans l'écorce du
bouleau.

Beurre, s. m., *butyrum* (βοῦς, vache,
τυρὸς, fromage) ; sorte d'huile concrète
retirée de la crème qui se forme, par le
repos, à la surface du lait fourni par les
femelles des animaux mammifères, et
plus spécialement de la vache, de la chèvre et de la brebis. Le beurre est solide,
d'un blanc jaunâtre, d'une saveur fade ;
devient rance et âcre à l'air, fondant à
une douce chaleur ; se décompose par
une chaleur plus forte en acide sébacique. Il est formé de stéarine, d'élaïne,
d'acide butirique et d'une matière colorante. Il est nourrissant et émollient. On
désigne encore sous le nom de *beurre*,
1° certaines substances végétales gras-

ses et concrètes, qui lui sont très-analo-
gues par leur composition et leurs propriétés ; 2° certains chlorures métalliques, à cause de leur consistance, de leur
aspect butyreux, et de la facilité avec
laquelle ils fondent par une douce chaleur.

Beurre d'antimoine glacial, *butyrum
vel oleum glaciale antimonii* ; nom ancien
du deutochlorure d'antimoine sublimé.

Beurre d'arsenic, *butyrum vel oleum
corrosivum arsenici* ; nom donné anciennement au chlorure d'arsenic sublimé.

Beurre de bismuth, *butyrum bismuthi* ;
nom ancien du chlorure de bismuth sublimé.

Beurre de cacao, *butyrum è nucleis cacao* ; substance grasse, plus dure que le
suif, blanche, fade, rancissant promptement, qu'on retire des amandes du *theobroma cacao* ; pour cela on les prive de
leur enveloppe membraneuse par la torréfaction, on les broie, et on les fait
bouillir dans de l'eau : on enlève l'huile
qui se rend à la surface, et on la coule
dans des moules. Le beurre de cacao sert
d'excipient à quelques médicamens ; on
en fait des suppositoires, etc. Il est nourrissant et émollient.

Beurre de cire, *butyrum ceræ* ; huile
noirâtre, épaisse et pyrogénée, qui est
fournie par la distillation de la cire.

Beurre d'étain, *butyrum Jovis vel
stanni* ; ancien nom du chlorure d'étain.

Beurre de Saturne, *butyrum Saturni* ;
mélange mou de vinaigre de Saturne et
de miel rosat.

Beurre ou *baume de succin*, *balsamum
succini* ; dissolution de succin dans l'huile
de térébenthine. C'est un excitant des
reins et du système nerveux, quand on
le donne à la dose d'une à six gouttes.

Beurre de zinc, *butyrum zinci* ; ancien
nom du chlorure de zinc.

Bévue, s. f. (*bis*, deux fois, *visus*,
vue) ; vue double. Ce mot a la même
signification que *diplopie*.

Bézoard, s. m., *bezoar* ; concrétion
qui se forme dans les voies digestives
des animaux.

Bézoard factice ; nom que l'on donnait à des médicamens composés de substances aromatiques et excitantes, auxí
quels on attribuait les mêmes vertus
qu'aux bézoards animaux.

Bézoard jovial, poudre composée
d'oxides d'étain, d'antimoine et de mercure.

Bézoard lunaire ; médicament essentiellement composé de chlorure d'ar-

gent, que l'on administrait surtout dans l'épilepsie et autres affections nerveuses.

Bézoard martial ; médicament tonique , dont le tritoxide de fer faisait la base.

Bézoard mercuriel ; préparation pharmaceutique , dont l'acide d'antimoine fait la base, et dans laquelle il n'entre pas de mercure. Ce médicament a été appelé ainsi parce que les hydrochlorates d'antimoine qui en font la base portaient le nom de *mercure de vie*.

Bézoard minéral ; ancien nom du deutoxide d'antimoine ou acide antimonieux préparé par l'acide nitrique.

Bézoard de Saturne ; préparation pharmaceutique dont le plomb faisait partie.

Bézoard solaire ; médicament dont l'or faisait partie.

Bézoard de Vénus ; préparation dans laquelle entrait de la limaille de cuivre.

BÉZOARDIQUE , adj. , *bezoardicus* ; qui jouit des propriétés du bézoard , qui contient du bézoard : nom donné autrefois à toutes les substances qu'on croyait capables de combattre les effets des poisons.

BICEPS , adj. et s. m. , *biceps* ; qui a deux têtes ; se dit de tout muscle dont l'une des extrémités est divisée profondément en deux chefs.

Biceps brachial , biceps brachii ; muscle de la partie antérieure et interne du bras , qui s'étend du contour de la cavité glénoïde et du sommet de l'apophyse coracoïde à la tubérosité bicipitale du radius , qui fléchit l'avant-bras sur le bras, et ramène la main à la supination.

Biceps crural , biceps femoris ; muscle de la partie postérieure de la cuisse, étendu de la tubérosité de l'ischion et d'une grande portion de la lèvre externe de la ligne âpre du fémur , au sommet du péroné ; il sert à fléchir la jambe sur la cuisse.

BICHIOS. *V.* DRAGONNEAU.

BICHO. *V.* DRAGONNEAU.

BICIPITAL , adj. , *bicipitalis* : qui est en rapport avec le muscle biceps : *coulisse ou gouttière bicipitale* de l'humérus, *tubérosité bicipitale* du radius.

BICONJUGÉ , adj. , *biconjugatus*. Les feuilles de plusieurs mimeuses sont biconjugées , c'est-à-dire que leur pétiole commun est bifurqué à son sommet , et que chaque bifurcation porte une paire de folioles.

BICORNE , s. m. , *ditrachyceros* ; genre de vers intestinaux qu'on reconnaît à un corps vésiculeux, ovale et comprimé ,

portant à sa partie antérieure une corne dure , profondément bifurquée , et couverte d'aspérités filamenteuses. Il n'a été observé qu'une seule fois. | En botanique, l'épithète de *bicorne, bicornis*, s'applique à toutes les parties des végétaux qui sont terminées par deux cornes ; telles sont les anthères de beaucoup de bruyères , etc.

BICUSPIDÉ , adj. et s. m., alors écrit *bicuspide, bicuspidatus* ; qui est terminé par deux pointes. Les deux premières molaires sont quelquefois appelées *dents bicuspidées, * ou simplement *bicuspides*. | *Bicuspidé* se dit en botanique des feuilles terminées par deux lobes étroits et divergens.

BIDENTÉ , adj. , *bidentatus* ; qui offre deux dents.

BIDIGITÉ-PENNÉ , adj. , *bidigitato-pinnatus*. Les feuilles de plusieurs mimeuses, composées d'un pétiole commun , qui porte à son sommet deux feuilles pennées , sont *bidigité-pennées*.

BIÈRE , s. f. , *cerevisia* ; liqueur alcoolique , ordinairement mousseuse , plus ou moins colorée, d'une saveur piquante et amarescente, qu'on obtient en faisant fermenter des décoctions de céréales germées, auxquelles on ajoute des végétaux amers et aromatiques.

Bière sapinette ; boisson médicamenteuse qu'on prépare en faisant macérer des bourgeons de sapin, des feuilles de cochléaria et de la racine de raifort dans de la bière blanche , peu houblonnée et non mousseuse.

BIFEMORO-CALCANIEN , adj. et s. m. , *bifemoro-calcaneus* ; nom donné par Chaussier aux muscles jumeaux de la jambe.

BIFERÉ , adj. , *biferus*. Ce terme s'emploie pour les végétaux qui portent fleur deux fois dans le cours de l'année.

BIFIDE , adj. , *bifidus* ; une partie quelconque d'un végétal est bifide , lorsqu'elle offre une fente qui la partage en deux, environ jusqu'à sa partie moyenne. Ainsi le calice de la pédiculaire des marais et les feuilles de beaucoup de bauhinies sont bifides.

BIFLORE , adj. , *biflorus* ; qui renferme ou porte deux fleurs ; les pédoncules du *geranium columbinum* , la spathe de plusieurs iridées , etc., sont *biflores*.

BIFORÉ , adj. , *biforatus* ; toute partie percée de deux trous est biforée : telles sont les anthères des bruyères , etc.

BIFURCATION , s. f. , *bifurcatio* ; séparation en deux branches. Se dit en anatomie des veines et des artères.

BIFURQUÉ, adj., *bifurcatus* ; qui se termine par deux branches écartées.

BIGLE, adj. : s'employait anciennement dans le même sens que le mot *louche*.

BIJUGÉ, adj., *bijugatus* ; on appelle *feuilles bijugées*, celles dont le pétiole commun porte deux paires de folioles : telles sont celles de plusieurs gesses et mimeuses.

BILABIÉ, adj., *bilabiatus* ; qui offre deux lèvres : le calice et surtout la corolle sont bilabiés dans un grand nombre de plantes de la famille des labiées.

BILAMELLÉ, adj., *bilamellatus* ; qui est composé de deux lamelles. Le stigmate du mimulus est formé de deux lamelles qui se rapprochent étroitement lorsqu'on irrite leur face interne.

BILAZAY, bourg du département des Deux-Sèvres, non loin duquel existe une source d'eau minérale sulfureuse, dont la chaleur est de 19 à 20 degrés R.

BILE, s. f., *bilis, fel, cholera*, χολὴ ; liqueur jaunâtre ou verdâtre, visqueuse, amère, fade, nauséabonde, et plus pesante que l'eau, qui est sécrétée par le foie. On la distingue en *hépatique* et *cystique*, suivant qu'elle coule immédiatement dans le duodénum, ou qu'elle séjourne dans la vésicule du fiel.

Bile répandue. V. ICTÈRE.

BILIAIRE, adj., *biliaris, biliarius* ; qui a rapport à la bile ; *abcès, calcul, conduit, fistule, pore, vésicule biliaire.*

BILIEUX, adj., *biliosus* ; qui a rapport à la bile, qui contient de la bile, ou qui est causé par la bile : épithète qu'on donne à certaines constitutions et à quelques maladies que l'on croit l'effet d'une surabondance de la sécrétion biliaire.— *Tempérament, symptôme bilieux, maladie bilieuse.*

BILIN, ville de Bohême, célèbre par ses sources d'eau minérale saline froide.

BILLARDER, v. a., *oscillare.* Le cheval billarde lorsqu'en trottant il jette en dehors les jambes de devant.

BILLOT, s. m.; espèce de mors en bois arrondi qui fait partie de la bride des chevaux de charrette. | Se dit encore d'un morceau de bois qu'on enveloppe d'un linge dans lequel on met de l'assa-fœtida. | Morceau de bois qu'on place sous la queue du cheval lorsqu'on la coupe.

BILOBÉ, adj., *bilobus* ; qui est partagé en deux lobes par un sinus obtus, plus ou moins profond.

BILOCULAIRE, adj., *bilocularis* ; qui offre deux loges ; le fruit du lilas, des ombellifères, etc., les anthères du lis, etc., sont biloculaires.

BIMANE, adj. et s. m., *bimanus* ; qui a deux mains : épithète donnée à l'homme, parce qu'il est le seul mammifère qui jouisse de la prérogative d'avoir deux mains entièrement disponibles.

BINAIRE, adj., *binarius* ; se dit en chimie d'un composé de deux élémens ou corps simples.

BINOCLE, s. m., *bis oculus* ; bandage que l'on applique sur les yeux. Il exige une bande de huit à dix aunes, roulée à un ou à deux cylindres, dont les jets doivent être alternativement conduits du crâne sur chaque œil. | Télescope au moyen duquel on voit les objets avec les deux yeux en même temps.

BI-PARIÉTAL, adj., *bi-parietalis* ; nom donné au diamètre transversal de la tête, qui s'étend d'une bosse pariétale à l'autre.

BIPARTI, adj., *bipartitus* ; on dit d'une feuille, d'un pétale, etc., qu'ils sont bipartis, lorsqu'ils sont partagés en deux par une incision qui s'étend au-dessous de leur milieu.

BIPARTIBLE, adj., *bipartibilis* ; qui peut se séparer spontanément en deux parties. Les valves de la capsule du tabac sont bipartibles.

BIPÈDE, adj. et s. m., *bipes* ; qui a deux pieds, comme l'homme, par exemple.

BIPINNATIFIDE, adj., *bipinnatifidus.* On dit des feuilles qu'elles sont bipinnatifides, lorsque sur les parties latérales de leur pétiole commun elles offrent des divisions qui sont elles-mêmes pinnatifides. Beaucoup de plantes à fleurs composées présentent cette disposition dans leurs feuilles.

BIPINNÉ, adj., *bipinnatus* ; se dit des feuilles composées dont le rachis ou pétiole commun porte des feuilles pinnées sur leurs parties latérales.

BISANNUEL, adj., *biennis* ; se dit des végétaux qui vivent deux ans. Les plantes bisannuelles ne fleurissent qu'une fois ; la première année elles ne poussent que des feuilles sans tige ; elles donnent naissance, la seconde année, à une tige qui porte les fleurs et les fruits.

BISCUIT, s. m., *biscoctus*, cuit deux fois ; pain jaune, mince, dur, sonore, fragile et brillant dans sa cassure, qu'on emploie surtout dans la marine ; pâtisserie légère, aromatique et très-délicate, qu'on fait avec de la farine, des œufs et du sucre.

BI-SEL, s. m. On appelle ainsi un sur-sel ou un sel avec excès d'acide, qui contient deux fois autant de celui-ci que le sel neutre.

BISEXE, adj., *bis-xuinus* (*bis*, deux fois, *sexus*, sexe) ; état d'un individu qui réunit deux sexes.

BISEXUEL. *V.* BISEXE.

BISMUTH, s. m., *bismuthum* (étain de glace, marcassite) ; métal solide, blanc avec un reflet irisé, lamelleux, très-cassant, et facile à réduire en poudre, dix fois à peu près plus pesant que l'eau, inaltérable à l'air sec, fusible à 205 degrés R., non volatil, cristallisant en cubes qui forment ordinairement une pyramide quadrangulaire renversée, dont chaque face présente une sorte d'escalier ; susceptible de se combiner avec la plupart des corps simples non métalliques et métalliques, formant avec ces derniers des alliages en général bien plus fusibles que les métaux qui les composent ; entièrement soluble dans l'acide nitrique, d'où l'eau le précipite à l'état de sous-nitrate ou blanc de fard. Le bismuth existe dans la nature, surtout à l'état de sulfure, d'où on le retire communément. Il a peu d'usages.

BISTORTE, s. f., *polygonum bistorta* ; cette plante, de la famille des polygonées et de l'octandrie trigynie, a reçu ce nom de sa racine qui offre deux courbures rapprochées. Elle croît dans les lieux montueux. Sa racine est employée comme astringente et tonique, surtout en injection.

BISTORTIER ou BISTOTIER, s. m. ; espèce de pilon de bois dont les pharmaciens se servent pour triturer certaines substances dans un mortier de marbre.

BISTOURI, s. m., *scalpellus* ou *scalpea* ; instrument tranchant, assez semblable à un petit couteau, composé d'une lame et d'un manche, et qui sert en chirurgie à diviser les parties molles du corps. Son nom vient, suivant Huet, de la ville de Pistori, ou existait autrefois une excellente fabrique de bistouris, que l'on appelait *pistorenses gladii*. Sous le rapport de leurs formes, on nomme—*droits*, ceux dont la lame est droite, ainsi que le tranchant ;—*convexes*, ceux dont le côté tranchant est arrondi et convexe ; —*courbes*, ceux qui ont une lame étroite, recourbée, concave ou convexe sur le tranchant ; —*boutonnés*, ceux dont l'ex-

trémité de la lame est surmontée d'un renflement olivaire ; — *ailé*, celui qui présente à son dos une plaque transversale plus ou moins large. Les bistouris sont *à lames flottantes*, *à lames fixes* ou *à ressort*, suivant que leur lame est toujours mobile sur le manche, qu'elle y est invariablement fixée, ou qu'elle est retenue dans l'extension par un ressort, à la manière des couteaux de poche. Il est encore des bistouris plus ou moins compliqués, tels que le *bistouri gastrique* de Morand, le *bistouri caché* de Bienaise, le *bistouri royal*, dont la forme s'éloigne beaucoup de celle des autres instrumens du même genre. Il existe enfin un *bistouri à la lime*, dont la lame droite et boutonnée avait un tranchant fait à la lime, et qui ne pouvait couper que les parties très-tendues. Il servait à la dilatation du palais, et quelquefois au débridement des hernies.

BISTOURNAGE, s. m. ; opération pratiquée par les vétérinaires, dans la vue d'anéantir la faculté génératrice chez les mammifères, et qui consiste à tordre le cordon spermatique pour le désorganiser. Ce mode de castration, incertain et dangereux, est peu usité aujourd'hui.

BITERNÉ, adj., *biternatus* ; expression appliquée aux feuilles composées, qui au sommet de leur pétiole commun portent trois feuilles trifoliées.

BITHNIMALCA, s. f. ; nom imposé par Dolaeus à l'action personnifiée de l'estomac, qu'il érigeait en principe chargé d'opérer la chylification, et de séparer les excrémens de la portion alibile des alimens.

BITTERN, s. f. ; nom de l'eau-mère qui reste après la cristallisation du sel contenu dans l'eau de la mer.

BITUME, s. m., *bitumen*. On donne ce nom collectif à des substances liquides, molles ou solides, électrisables par le frottement, très-odorantes, liquéfiables au feu quand elles sont solides, moins pesantes que l'eau, et qui brûlent avec flamme, en répandant une épaisse fumée, et exhalant une odeur particulière.

Bitume de Judée ; c'est l'asphalte.

BITUMINEUX, adj., *bituminosus* ; qui a les qualités et entre autres l'odeur de bitume.

BITUMINISATION, s. f., *bituminisatio* (*bitumen*, bitume) ; conversion des substances organiques en matière bitumineuse.

BIVALVE, adj., *bivalvis* ; qui est composé de deux valves. La capsule du lilas, la coquille de l'huître, de la moule, sont bivalves.

BIVENTRE, adj., *biventer*; qui a deux ventres. Synonyme de *digastrique*.

BLADE, s. f., βλάβη; synonyme de *blessure*.

BLACHMAL, s. m. C'est, suivant Johnson, un composé de plusieurs sulfures métalliques.

BLAFARD, adj., *pallidus*, *pallidulus*; qui est d'un blanc terne, qui a perdu ses couleurs naturelles. Se dit plus particulièrement du teint et de la couleur des chairs. *Teint blafard, chairs blafardes*.

BLANC d'*argent*. On donne ce nom, dans le commerce, au plus beau blanc de plomb.

Blanc de baleine, *sperma ceti*; substance grasse, contenue dans le tissu cellulaire interposé entre les membranes du cerveau de diverses espèces de cachalot, surtout du *physeter macrocephalus*. Débarrassé de l'huile liquide dont il est mêlé, le blanc de baleine est solide, blanc, doux au toucher, cassant, inodore, fusible à 45 degrés, peu soluble dans l'alcool, même bouillant, d'où il se précipite, par le refroidissement, en lames cristallines, ne se saponifiant qu'en partie; composé de beaucoup de cétine, d'une certaine quantité d'huile fluide à 18 degrés, et d'un autre principe particulier jaunâtre.

Blanc de bismuth; synonyme de *blanc de fard*.

Blanc de céruse, *cerussa*; nom vulgaire du sous-carbonate de plomb.

Blanc d'Espagne ou *de craie*; dénomination vulgaire du carbonate de chaux finement pulvérisé, réduit en pâte avec de l'eau, et moulé en pains cylindriques ou ovoïdes.

Blanc de fard; dénomination qui a été donnée au sous-nitrate de bismuth, parce qu'on l'emploie pour plâtrer la peau.

Blanc de l'œil; nom donné par le vulgaire à la portion du globe de l'œil, apparente entre les paupières, qui entoure la cornée transparente.

Blanc d'œuf, *albumen*; partie de l'œuf qui enveloppe le jaune, presque entièrement formée d'albumine renfermée dans un tissu aréolaire délicat. Il sert à la clarification des sirops, des vins, etc. Délayé dans l'eau, il prévient et neutralise les effets délétères du deuto-chlorure de mercure, du nitrate d'argent, etc., introduits dans le canal alimentaire.

Blanc de plomb, *plomb blanc*, *plum-*

bum album; nom vulgaire du sous-carbonate de plomb.

Blanc-manger; mélange de lait d'amandes douces et de gelée amylacée, aromatisé avec de l'eau de fleurs d'oranger et de l'huile essentielle de citron. On le prescrit comme aliment léger dans les convalescences.

Blanc-raisin, par corruption de blanc-rhazès; sorte de cérat composé d'huile de cire et de sous-carbonate ou blanc de plomb.

BLANCHET, s. m.; filtre de drap blanc dont les pharmaciens se servent pour passer les sirops.

BLANCHIMENT, s. m.; opération par laquelle on enlève la couleur jaunâtre qu'ont ordinairement les tissus de lin, de coton, de laine et de soie, nouvellement fabriqués.

BLANCHIR, v. a., *dealbare*.—*la sole d'un cheval*, c'est enlever une partie de la sole avec un instrument qu'on appelle *boutoir*. On la pare, on la blanchit.

BLANCHISSAGE, s. m. Ce mot s'applique à l'opération par laquelle on ramène à leur couleur et propreté naturelles, les étoffes ou tissus qui ont été salis par l'usage.

BLANQUETTE; nom vulgaire donné à la soude d'Aigues-mortes.

BLARU, village près de Vernon, qui possède une source d'eau minérale froide.

BLASÉ, adj.; se dit des gens incapables de jouir des plaisirs de la vie, ou qui en sont dégoûtés par cela même qu'ils en ont abusé.

BLASTE, s. m., *blastus* (βλαστάνω, je germe). Richard appelle ainsi toute la partie d'un embryon macrorhize qui est susceptible de développement lors de la germination.

BLASTÈME, s. m., *blastema* (βλαστὸς, bourgeon). Mirbel distingue deux parties dans l'embryon; le *blastème* qui est formé de la radicule, de la gemmule et de la tigelle, et le corps cotylédonaire.

BLASTODERME, s. m., *blastoderma* (βλαστάνω, je germe, δέρμα, peau); nom donné par Pander au corps membraniforme situé au-dessous de la cicatricule de l'œuf, et dont le développement produit toutes les parties du poulet.

BLÉ, s. m., *bladum*; toutes espèces de grains employés pour faire du pain. La graine que l'on retire du *triticum frumentum* et de ses variétés, est celle dont on fait usage le plus communément.

Blé-parler. *V.* BLÉSITÉ.

Blé cornu. *V.* ERGOT.

Blé d'Espagne. V. Maïs.

Blé d'Italie. V. Maïs.

Blé méteil ; mélange de blé et de seigle.

Blé noir. V. Sarrasin.

Blé de la Saint-Jean. V. Seigle.

Blé de Turquie. V. Maïs.

Bléchropyre, s. f., *blechropyrus* (βλἄχρος, lent, πῦρ, feu) ; nom donné par quelques auteurs à la fièvre lente nerveuse.

Bleime, s. f., *contusio ;* meurtrissure qui vient à la sole ou au talon du pied du cheval par suite de violence extérieure.

Blême, adj., *pallidus, exalbidus ;* ce mot a la même signification que le mot *pâle : teint blême, visage blême.*

Blende ; nom par lequel on désigne le sulfure de zinc dans les arts et la minéralogie.

Blennélytrie, s. f., *blennelytria* (βλέννα, morve, ἔλυτρον, gaîne) ; nom que donne Alibert au catarrhe vaginal. Il comprend le sixième genre des blennoses, dans sa Nosologie naturelle.

Blennentérie, s. f., *blennenteria* (βλέννα, morve, ἔντερον, intestin) ; c'est le nom que donne Alibert à la dysenterie qui constitue le troisième genre des blennoses, dans sa Nosologie naturelle.

Blennisthmie, s. f., *blennisthmia* (βλέννα, morve, ἰσθμὸς, gosier). Alibert entend par ce mot une affection catarrhale qui s'établit sur la membrane du pharynx et du larynx, et dont il a formé le huitième genre des blennoses de sa Nosologie naturelle.

Blennophthalmie, s. f., *blennophthalmia* (βλέννα, morve, ὀφθαλμὸς, œil); c'est le septième genre des blennoses d'Alibert, dans lequel il comprend les diverses espèces d'ophthalmies de sa Nosologie naturelle.

Blennopyrie, s. f., *blennopyria* (βλέννα, morve, πῦρ, feu). Alibert a décrit sous cette dénomination plusieurs maladies connues dans les auteurs sous les noms de *fièvre mésentérique, fièvre lente nerveuse, quotidienne gastrique, fièvre adéno-méningée,* etc. La blennopyrie forme le dixième genre de la dixième famille de sa Nosologie naturelle ou des blennoses.

Blennorhinie, s. f., *blennorhinia* (βλέννα, morve, ῥιν, nez); nom sous lequel Alibert désigne le coryza, premier genre des blennoses, dans sa Nosologie naturelle.

Blennorrhagie, s. f., *blennorrhagia*

(βλέννα, morve, ῥήγνυμι, je sors avec force) ; inflammation aiguë de l'urètre et du prépuce chez l'homme, de l'urètre et du vagin chez la femme, suivie de l'écoulement d'une matière jaunâtre ou verdâtre. Cette maladie est souvent le résultat de l'infection vénérienne.

Blennorrhagique, adj., *blennorrhagicus ;* qui appartient à la blennorrhagie.

Blennorrhée, s. f., *blennorrhœa* (βλέννα, morve, ῥέω, je coule). Ce mot est employé pour distinguer la blennorrhagie passée à l'état chronique, particulièrement chez l'homme.

Blennose, s. f., *blennosis* (βλέννα, morve); nom de la dixième famille de la Nosologie naturelle d'Alibert, dans laquelle se trouvent compris les catarrhes ou affections des membranes muqueuses.

Blennothorax, s. m., *blennothorax* (βλέννα, morve, θώραξ, poitrine). Alibert appelle ainsi le catarrhe pulmonaire, qui forme le deuxième genre des blennoses, dans sa Nosologie naturelle.

Blennotorrhée, s. f., *blennotorrhea* (βλέννα, morve, οὖς, oreille, ῥέω, je coule); nom que donne Alibert au catarrhe de l'oreille, ou otorrhée. C'est le neuvième genre de la dixième famille de sa Nosologie naturelle.

Blennuréthrie, s. f., *blennurethria* (βλέννα, morve, οὐρήθρα, urètre). Sous cette dénomination, Alibert a décrit la blennorrhagie. C'est le cinquième genre de la dixième famille de sa Nosologie naturelle.

Blennurie, s. f., *blennuria* (βλέννα, morve, οὖρον, urine). Alibert a désigné sous ce nom le catarrhe vésical, qui, dans sa Nosologie naturelle, forme le quatrième genre.

Blépharides. *V.* Cils.

Blépharite, s. f., *palpebrarum inflammatio* (βλέφαρον, paupière) ; inflammation des paupières.

Blépharoncose, s. f., *palpebrarum tumor* (βλέφαρον, paupière, ὄγκος, tumeur); tumeur des paupières.

Blépharophthalmie, s. f. (βλέφαρον, paupière, ὀφθαλμία, ophthalmie); inflammation des paupières, ou ophthalmie palpébrale.

Blépharoptosis, s. f., *blepharoptosis* (βλέφαρον, paupière, πτῶσις, chute); chute de la paupière supérieure au-devant de l'œil. La paralysie du muscle releveur de la paupière supérieure est la cause de cette affection, qui dépend fréquemment d'une lésion cérébrale.

BLÉPHAROTITE , s. f. , *blepharotis ;* synonyme de *blépharoptose.*

BLÉPHAROXYSTE , s. m. , *blepharoxystum*, βλεφαρόξυστον (βλέφαρον, paupière, ξύω, je racle) ; instrument, actuellement inusité, qui servait aux anciens à emporter les callosités de la face interne des paupières.

BLÉSITÉ , s. f. , *blesitas (blæsus ,* bègue) ; changement involontaire d'une consonne douce en une autre consonne plus dure, dans l'exercice de la parole.

BLESSURE , s. f. , *vulnus, læsio (* πλησσεῖν, frapper) ; lésion produite par une cause extérieure qui agit sur les tissus vivans. Les plaies, les contusions, les fractures, les luxations, les brûlures, etc., sont autant d'espèces de blessures. | On dit vulgairement d'un homme chez lequel une hernie vient de s'opérer, qu'il s'est *blessé.* Quelques personnes disent aussi qu'une femme grosse est *blessée*, lorsqu'elle éprouve un accident qui menace spécialement le fœtus. C'est dans ce sens que la ménorrhagie est considérée comme une blessure par les gens du peuple.

BLÉTISSURE , s. f. ; modification que subit la partie charnue de certains fruits , dont les uns ne peuvent être mangés que quand ils sont parvenus à cet état, tandis que d'autres sont alors moins bons. Il paraît que c'est tantôt un état de maturité parfaite, tantôt aussi un commencement de pouriture.

Bleu de Berlin. V. Bleu de Prusse.

Bleu de cobalt ; composé d'alumine et de phosphate ou d'arséniate de cobalt, pouvant remplacer l'outre-mer dans la peinture sur porcelaine, etc.

Bleu en liqueur ; dissolution d'indigo dans l'acide sulfurique concentré, que l'on emploie dans la teinture et le blanchiment. Elle occasione assez fréquemment l'empoisonnement, dont les symptômes et le traitement sont les mêmes que pour l'acide sulfurique concentré.

Bleu de montagne ; nom minéralogique d'une espèce de *carbonate de cuivre bleu.*

Bleu de Prusse, cæruleum berlinense ; nom que l'hydrocyanate de fer a reçu lors de sa découverte, et qu'il conserve encore dans les arts.

Bleu de Thénard. V. Bleu de cobalt.

BLEUE (maladie), *morbus cæruleus ;* on appelle ainsi la coloration plus ou moins foncée de la peau en bleu, qui est assez souvent l'effet d'une ouverture faisant communiquer ensemble les deux ventricules ou les deux oreillettes du cœur.

BLÉVILLE , village du département de la Seine - Inférieure , qui possède une source d'eau minérale ferrugineuse acidule froide.

B. M. ; mode d'abréviation pour écrire bain-marie.

BLUET ou BARBEAU , s. m. , *centaurea cyanus ,* L. ; plante annuelle , extrêmement commune dans les moissons, qui fait partie de la famille des carduacées et de la syngénésie polygamie frustranée : l'eau distillée de ses fleurs entre assez souvent dans les collyres résolutifs. Cette plante porte aussi les noms d'*aubifoin* et de *casse-lunettes.*

BOCAL, vase cylindrique de verre, de cristal, de porcelaine , etc. , à large ouverture et à col droit ou renversé, qui sert à conserver les substances solides, les matières végétales, animales, etc.

BOCARD , s. m. ; moulin à pilons, ordinairement mû par un courant d'eau, qui sert à concasser ou bocarder les minéraux , avant leur lavage et leur fonte.

BOCARDAGE, s. m. ; action de bocarder.

BOCARDER , v. a. — *une mine,* la concasser à l'aide du bocard.

BOIRE , v. a., *bibere ;* action qui consiste à ingérer des liquides dans l'estomac. Elle s'exerce de trois manières, par *succion* , par *infusion ,* ou par *précipitation.*

Boire dans son blanc ; se dit d'un cheval dont le bout du nez et la lèvre sont blancs.—*la bride ,* se dit quand les montans sont trop courts, et que le mors fait rider les commissures des lèvres.

Bois (maladie des), s. m. ; maladie du bois, du brou; inflammation du canal alimentaire, qui se manifeste lorsque les vaches mangent les jeunes pousses du chêne.

Bois , s. m. , *lignum ;* partie la plus dure du tronc dans les arbres dicotylédonés. On distingue dans les couches ligneuses l'aubier, qui est formé par les couches les plus extérieures, et le bois proprement di , qui est placé sous l'aubier, et forme les couches ligneuses les plus dures et les plus résistantes. Dans les arbres à deux cotylédons, le bois est disposé par couches concentriques emboîtées les unes dans les autres ; à son centre on trouve la moelle, renfermée dans un canal particulier; dans les arbres à un seul cotylédon , tels que les palmiers, le bois est sous forme de filamens épars au milieu d'un tissu spongieux qui constitue presque toute la masse du tronc.

Bois d'aloès. On appelle ainsi le bois de l'*excæcaria agallocha*.

Bois amer ; un des noms du *quassia amara*.

Bois du Brésil ou *brésillet*. C'est le bois du *cæsalpinia echinata*, grand arbre de la famille des légumineuses, qui croît en Amérique. Ce bois, jadis regardé comme tonique et astringent, est employé seulement aujourd'hui dans l'art de la teinture.

Bois de Campêche. On le retire de l'*hæmatoxylon campechianum*, L., grand arbre de la famille des légumineuses, que l'on trouve dans différentes parties du continent de l'Amérique méridionale. Il contient un principe colorant rouge, fort employé en teinture, et qui, lorsqu'il est bien pur, est susceptible de cristalliser. Ce principe a reçu le nom d'*hématine*.

Bois de couleuvre ou de *couleuvrée*, ainsi nommé parce qu'il présente des veines contournées, et, suivant d'autres, parce qu'il est employé contre la morsure des serpens. Il est produit par le *strychnos colubrina*, L., arbrisseau des Indes orientales. Ce bois est vénéneux. Boerhaave le considérait comme fébrifuge et anthelmintique. Inusité.

Bois de Fernambouc ; synonyme de *bois du Brésil.*

Bois de Rhodes, ou *de roses*, ou de *Chypre.* On croit généralement qu'il provient d'un liseron, *convolvulus scoparia*, L., qui croît aux Antilles et aux Canaries. On l'emploie dans les parfums, et quelquefois on le fait entrer dans les poudres sternutatoires.

Bois gentil. V. GAROU.

Bois néphrétique. On appelle ainsi le bois du *ben.*

Bois puant. V. ANAGYRE.

Bois saint. V. GAÏAC.

Bois sucré. V. FAUSSE *cannelle.*

BOISSE, source d'eau minérale purgative, chargée, à ce qu'il paraît, de carbonate et de sulfate de chaux, et d'hydrochlorate de soude, qu'on trouve à une demi-lieue de Fontenay-le-Comte.

BOISSON, s. f., *potus ;* liquide introduit dans les voies digestives afin d'étancher la soif, de délayer la masse alimentaire, d'exciter les organes chargés de l'élaborer, et de fournir à l'économie des matériaux qui réparent les pertes éprouvées à chaque instant par les fluides du corps.

BOIS-YVON, source d'eau minérale, probablement ferrugineuse, qui coule à quatre lieues d'Avranches.

BOÎTE, s. f., *capsa*, πυξις, κάψα, πυξίς ; instrument de bois, de carton ou de toute autre matière, ordinairement destiné à contenir les objets nécessaires à la pratique de certaines opérations. C'est dans ce sens que l'on dit une *boîte à amputation*, *à dissection*, *à cataracte*, *à trépan*, etc. | Portion de l'arbre du trépan qui reçoit la pyramide ou le trépan perforatif.—*Boîte de Petit*, instrument inventé par J.-L. Petit, et destiné à contenir solidement les os de la jambe, à la suite des fractures compliquées de ce membre. | Instrument de gomme élastique ou de fer-blanc que l'on applique au-devant des anus anormaux, afin de recevoir les matières qui s'en écoulent. | Quelques anatomistes ont appelé *boîte* la cavité du crâne. | Le vulgaire désigne souvent les grandes articulations sous le nom de *boîtes* ; de là les expressions triviales de *boîte du genou*, de *genou déboîté.*

Boîte à savonnette, s. f., *pyxidium ;* fruit capsulaire qui se sépare horizontalement en deux valves hémisphériques, comme celui du *mouron.*

BOITEMENT, s. m., *claudicatio ;* mauvais mot qui est synonyme de *claudication.*

BOITER, v. n., *claudicare ;* être affecté de claudication.

BOITERIE, s. f., *claudicatio ;* permanente ou continuelle, intermittente ou de vieux mal. — *à chaud*, si le cheval boite d'autant plus qu'il est plus exercé. — *à froid*, s'il boite après qu'il s'est reposé, qu'il est froid.

BOITEUX, adj., *claudus ;* personne qui boite. — *de l'oreille*, se dit d'un cheval qui accompagne d'un mouvement de la tête chaque pas qu'il fait.

BOITIER, s. m., *unguentaria capsula ;* boîte qui présente divers compartimens, et qui sert, dans les hôpitaux, à contenir les bandes, les compresses, la charpie, les onguens, et les instrumens dont les chirurgiens font usage dans le pansement des plaies. Ce mot est peu usité ; ou le remplace fréquemment par celui d'*appareil.*

BOL, s. m., *bolus* (βῶλος, bouchée) ; préparation pharmaceutique ayant la forme de petites boules, d'une consistance mollasse, qu'on avale sans les mâcher.

Bol alimentaire ; masse arrondie que produit une bouchée d'alimens, quand, après avoir été mâchée, insalivée et roulée par la langue, elle est sur le point de se précipiter dans le pharynx.

Bol d'Arménie, bolus armena ; sorte d'argile, d'un rouge de sang, quelquefois nuancée de jaune, qui renferme une grande proportion d'oxide de fer, auquel elle doit sa couleur. C'est un astringent.

BOLAIRE, adj., *bolaris ;* qui est de la nature du bol : *terre bolaire,* ou bol d'Arménie.

BOLET, s. m., *boletus ;* genre de champignons dont le caractère est d'avoir sa surface inférieure garnie de pores ou de tubes réunis et collés simplement, ou adhérens à la chair. Deux espèces, le *bolet amadouvier, boletus igniarius,* et le *bolet ongulé, boletus ungulatus,* qui croissent abondamment dans toute l'Europe, sur le hêtre, le frêne et le peuplier, fournissent l'*amadou,* et la substance improprement appelée *agaric* par les chirurgiens. C'est le *bolet du mélèze, boletus purgans,* qui donne le purgatif connu sous le nom d'*agaric blanc.* On a vanté dans la phthisie pulmonaire le *bolet odorant, boletus suaveolens,* qui exhale une odeur agréable de vanille et d'anis. Plusieurs espèces sont bonnes à manger, entre autres la *cèpe* ou *gyrole, boletus edulis,* assez commune en France.

BOLÉTATE, s. m., *boletas ;* genre de sels formés par la combinaison de l'acide bolétique avec les bases.

BOLÉTIQUE, *boleticus ;* nom d'un acide qu'on obtient en traitant par le nitrate de plomb le suc exprimé du *boletus pseudo-igniarius,* et décomposant le précipité par un courant de gaz acide hydrosulfurique. Il est blanc, inaltérable à l'air, en prismes irréguliers à quatre pans, d'une saveur analogue à celle du tartrate acide de potasse, peu soluble dans l'eau, plus soluble dans l'alcool, en partie volatil et décomposable par la chaleur.

BOLÉTOÏDES ; nom donné à une section de la famille des champignons, dans laquelle sont compris les bolets.

BOMBEMENT, s. m., *bombus* (βόμβος, bourdonnement) ; sorte de tintouin ou de bourdonnement d'oreilles, dans lequel on croit entendre des battemens répétés. Ce mot a été employé aussi comme synonyme de *borborygme.*

BOMBIATE, s. m., *bombias ;* genre de

sels formés par la combinaison de l'acide bombique avec les bases.

BOMBICIN ; synonyme de *bombique.*

BOMBICIQUE ; synonyme de *bombique.*

BOMBIQUE, *bombicus* (*bombyx,* ver à soie) ; nom d'un acide retiré du ver à soie par Chaussier, qui l'a considéré comme un acide particulier. On le regarde aujourd'hui comme très-analogue, s'il n'est pas tout-à-fait identique, à l'acide acétique.

BON-HENRI ; nom vulgaire d'une espèce d'*anserine, chenopodium bonus henricus.*

BON-HOMME ; nom vulgaire du *bouillon-blanc,* espèce de *molène, verbascum thapsus.*

BONNE-DAME ; nom vulgaire de l'*arroche commune, atriplex hortensis.*

BONNES, village du département des Basses-Pyrénées, connu depuis long-temps par ses eaux minérales sulfureuses, dont la température est de 24 à 26 degrés R.

BONNET, s. m. ; second estomac des ruminans.

Bonnet d'Hippocrate, s. m., *pileus hippocraticus ;* bandage dont l'invention est attribuée à Hippocrate, et que l'on exécute avec une bande longue de dix aunes, large de deux travers de doigt, et roulée à deux cylindres inégaux, dont le plus volumineux sert à faire des circulaires autour de la tête, tandis que l'autre est employé à recouvrir, par des renversés, la surface du crâne. Ce bandage, peu usité, est aussi appelé *bonnet à deux globes,* ou *capeline de la tête.*

Bonnet de prêtre ; nom vulgaire du *fusain ordinaire, evonymus europæus,* à cause de la forme de ses fruits.

BONPLANDIE, s. f., *bonplandia ;* genre de plantes de la pentandrie monogynie et de la famille des simaroubées, dont une espèce, la *bonplandie trifoliée, bonplandia trifoliata,* bel arbre de l'Amérique septentrionale, fournit l'écorce connue dans la matière médicale sous le nom d'*angusture.*

BORACIQUE. *V.* BORIQUE.

BORACITE, s. f. ; dénomination par laquelle les minéralogistes désignent le borate de magnésie.

BORATE, s. m., *boras ;* genre de sels formés par la combinaison de l'acide borique et des bases, et qui sont presque toujours à l'état de sous-sels.

Borate de mercure, sel sédatif mercuriel, boras mercurii ; sel pulvérulent, jaune, insoluble dans l'eau, et produit par l'art, qu'on a vanté comme antisyphilitique.

Borate (sous) de soude, *sub-boras sodæ* (*borax*, *tinchal*, *chrysocolle*) ; sa saveur est alcaline, il verdit fortement le sirop de violettes, se dissout dans deux fois son poids d'eau bouillante, cristallise en prismes hexaèdres, comprimés et terminés par une pyramide trièdre ; s'effleurit à l'air, est décomposé par presque tous les acides qui isolent l'acide borique ; soumis à l'action du feu, il éprouve successivement la fusion aqueuse et la fusion ignée, et se transforme en un verre transparent, qui se ternit à l'air. Les mineurs emploient ce sel pour faciliter la fusion des oxides métalliques, avec lesquels il forme des verres diversement colorés. Il sert à la préparation de l'acide borique, de la plupart des borates, etc. Le borax ou tinchal qui nous vient des Indes, où il se trouve dans certains lacs, est impur, gris, et mêlé d'une matière colorante jaunâtre, dont on le débarrasse en le faisant fondre dans un creuset, dissolvant dans l'eau la masse vitrifiée, et la faisant ensuite cristalliser.

BORAX. *V. Borate (sous) de soude.*

BORBORYGME, s. m., *borborygmus*, βορβορυγμὸς, bruit que détermine la présence de gaz dans le canal intestinal.

BORD, s. m., *margo* ; limite d'une surface. Les anatomistes emploient souvent ce terme dans leurs descriptions, pour les rendre plus précises.

BORDEAUX, grande ville de France, près de laquelle, à la Poussette, existe une source d'eau minérale salino-ferrugineuse, purgative et tonique.

BORE, s. m., *borium* ; corps simple, non métallique, formant la base de l'acide borique, d'où on le retire à l'aide du potassium ou du sodium. Le bore est pulvérulent, insipide, inodore, d'un brun verdâtre, plus pesant que l'eau, infusible ; il s'unit avec flamme à l'oxigène à une température rouge, et forme un borure avec le platine, le fer.

BORÉAL, adj., *borealis* ; qui concerne le nord. | *Pôle boréal*, celui qui regarde le nord.

BORGNE, adj., *cæcus* ; qui ne voit que d'un œil. Épithète que l'on donne en anatomie à certains conduits figurés en cul-de-sac : tels sont le *trou borgne* de l'os frontal, le *trou borgne* ou *aveugle* de la langue. On appelle *fistules borgnes*, certains ulcères profonds qui n'ont qu'une ouverture étroite. Tantôt cette ouverture est à la peau, et alors la maladie

prend le nom de *fistule borgne externe* ; tantôt elle communique avec un des réservoirs où s'accumulent des matières excrémentitielles, tels que la vessie, le rectum, etc., ce qui fait accorder à la lésion la dénomination de *fistule borgne interne*.

BORIQUE, adj., *boricus*, acide boracique, sel sédatif d'Homberg ; nom d'un acide binaire, composé d'oxigène et de bore, qui se présente sous la forme d'écailles hexaédriques, minces, d'un blanc argentin, onctueuses au toucher, inodores et d'une saveur d'abord aigrelette, suivie d'une impression amère et fraîche. Il pèse une fois et demie autant que l'eau, et rougit les couleurs bleues végétales. Fixe quand il est anhydre, il se fond au feu en un verre transparent et dur, qui se ternit à l'air. Il se dissout dans l'alcool, qui brûle avec une flamme verte quand il en contient. Le potassium et le sodium le décomposent, en s'emparant de son oxigène. Avec les bases, il forme des sels connus sous le nom de *borates*. C'est du sous-borate de soude qu'on l'obtient, en versant dans une solution aqueuse de ce sel, faite à chaud, un excès d'acide sulfurique. Par le refroidissement, il se précipite un grand nombre de paillettes brillantes, qu'il suffit de laver avec de l'eau froide, et de faire sécher sur un papier à filtrer, pour avoir l'acide borique pur. Trituré avec sept fois son poids de crème de tartre, il la rend plus soluble. Il sert à la préparation du bore.

BORRAGINÉES, s. f. pl., *borraginoideæ* ; famille naturelle de plantes qui tire son nom de la bourrache, et qui renferme un grand nombre de végétaux pour la plupart émolliens et mucilagineux, dont plusieurs contiennent du nitrate de potasse, et dont certains fournissent une couleur rouge à la teinture.

BORSE, village du Béarn où l'on trouve des eaux minérales qui paraissent être ferrugineuses.

BORURE, s. m., *boruretum* ; composé binaire de bore et d'un corps simple. On ne connaît que les deux *borures de fer* et de *platine*, qui sont solides, cassans, insipides, inodores, et sans aucun usage.

BOSSE, s. f. *gibbus*, *gibba*, *tuber*, proéminence arrondie qui s'élève au-dessus d'une surface quelconque. Des saillies de ce genre existent sur certains os, et donnent lieu aux bosses *frontales*, *nasales*, *pariétales*, *occipitales*, etc. | Tumeur formée par la déviation de quel-

ques-uns des os du tronc. La courbure de
la colonne vertébrale , ou le déplacement du sternum les produisent chez un
grand nombre de sujets ; on les observe
alors en avant ou en arrière. Quelquefois
elles sont dues à la saillie des côtes, ou
aux vices de conformation du bassin.
Presque toujours elles sont occasionées
par ces trois causes réunies. | Dénomi
nation dont le vulgaire fait usage pour
désigner les tumeurs produites par une
forte contusion des parties qui recouvrent les os superficiellement placés. Ces
lésions sont le résultat de l'infiltration
ou de l'extravasation du sang dans le
tissu cellulaire. Quelquefois le liquide
est épanché à leur centre, et seulement
infiltré à leur circonférence.

Bosse, ou *boufle*, ou *boyau violet*. *V.*
CHARBON.

BOTANIQUE , s. f. , *botanica* (βοτάνη,
herbe); science qui a pour objet la connaissance des végétaux , et qui étudie
leurs fonctions, leurs caractères, leurs
différences et leur classification méthodique.

BOTANISTE, adj., *botanicus* ; celui qui
s'occupe de l'étude de la botanique, ou
qui possède cette science.

BOTANOLOGIE. *V.* BOTANIQUE.

BOTARGUE, préparation culinaire qu'on
fait en Italie et dans le midi de la France
avec les œufs et le sang du *mugil cepha-
les*, salés fortement après qu'ils ont subi
un commencement de fermentation putride.

BOTHRION, s. m., βόθριον (βόθρος,
petite fosse); ulcère de la cornée transparente ou de la sclérotique , qui est arrondi , peu profond et peu étendu.

BOTRYCÉPHALE , s. m. , *botrycephalus* ;
genre de vers intestinaux qui ont un
corps mou, allongé, aplati et articulé,
un renflement céphaloïde légèrement té-
tragone, obtus et muni de deux fossettes
latérales, opposées , nues ou armées de
suçoirs géminés. Une seule espèce vit
dans les intestins de l'homme.

BOTRYETES ; nom que les alchimistes
donnaient à une matière en forme de
grappe qu'ils retiraient de la partie supérieure de leurs fourneaux.

BOTTINE , s. f. , *ocrea levior* ; nom
donné à de petites bottes solides , garnies de ressorts, de courroies et de bou-
cles, dont on fait usage , chez les enfans, pour remédier aux conformations
vicieuses et aux déviations des pieds et
des jambes. | On appelle aussi de ce
nom une chaussure en cuir qu'on met

autour du boulet des chevaux qui s'at-
trapent, qui se coupent.

BOUCAGE , s. m. , *pimpinella* ; genre de
plantes de la pentandrie digynie et de la
famille des ombellifères , auquel appartient l'*anis*. *V.* ce mot. Deux autres espèces , le *boucage majeur* , *pimpinella
magna* , et le *boucage mineur* , *pimpinella
saxifraga* , sont employées quelquefois
en médecine comme excitantes. L'huile
essentielle fournie par la première sert à
teindre l'eau-de-vie en bleu.

BOUCHE, s. f. , *os*, στόμα; orifice supérieur ou entrée du canal alimentaire; cavité comprise entre cette ouverture et le
voile du palais ; extrémité , supposée
béante, des vaisseaux appelés *inhalans* et
exhalans. — *belle*,-*bonne*,-*égarée*, quand
le cheval fuit ou répond mal à l'impression du mors.—*chatouilleuse*, lorsqu'elle
est trop sensible au mors.—*perdue*, - *mi-
née*, si le cheval n'obéit plus, s'il s'emporte ; on dit encore qu'*il est sans bouche*.

BOUCHONNER , v. a. , *deficere.* — *un cheval* , le nettoyer, le frotter avec un bouchon de paille.

BOUCLEMENT, s. m., *infibulatio*; opération qui consiste à réunir, au moyen d'u-
ne boucle ou d'un anneau, les tégumens
du prépuce ou des grandes lèvres , afin
de s'opposer à l'exécution du coït chez les
adolescens.

BOUCLER , v. a. , *infibulare* ; pratiquer
le bouclement ou l'infibulation. | Ap-
pareil qu'on emploie pour fermer la vulve
d'une jument, afin qu'elle ne puisse être
saillie.

BOUCLIER , s. m. , *pelta*. Sprengel appelle ainsi la fructification mince , large,
aplatie et sans rebord , de quelques lichens, entre autres du *lichen canina* , L.

BOUES , s. f. pl., *balnea cænosa* ; masses terreuses, plus ou moins diffluentes,
formées par les matières que les eaux
minerales déposent, ou par les terrains
meubles au travers desquels sourdent ces
eaux, qui les délaient, et convertissent
des espaces plus ou moins étendus en de
véritables bourbiers.

BOUFFE, s. f. ; nom donné par Dulau-
rens à la petite éminence formée par la
rencontre des deux lèvres.

BOUFFISSURE, s. f. , *inflatio* ; engorgement d'une partie occasioné par l'infiltration d'une certaine quantité d'air ou
de sérosité dans le tissu cellulaire sous
cutané.

BOUGIE, s. f. , *candelula* , *virga cerea* ,
cereola ; cylindre flexible , plus ou moins
volumineux , destiné à être introduit

dans l'urètre , afin de rétablir la liberté du passage de l'urine. — *simple ,* celle qui est composée de substances solides et entièrement insolubles , telles que certains emplâtres, le plomb, la corde de boyau, etc. Ces bougies n'agissent que mécaniquement sur les parois de l'urètre. — *médicamenteuses ;* il entre dans leur composition des matières suppuratives , escarotiques, etc. , que l'on emploie pour augmenter leur activité.— *à ventre ;* Ducamp a ainsi nommé des bougies pourvues d'un renflement de quatre lignes et demie , près de leur extrémité, afin de dilater complétement les parois urétrales.

BOUILLIE , s. f. , *pulticula ;* aliment que l'on prépare avec de la farine délayée et cuite dans le lait jusqu'à une certaine consistance. La bouillie, convenablement édulcorée avec du sucre, est ordinairement employée pour nourrir les enfans dans les premiers temps de leur existence ; en la donnant avant le deuxième mois , on leur fait courir de grands risques.

BOUILLON , s. m. , *jus ;* décoction dans l'eau de substances végétales ou animales qu'on emploie le plus souvent comme aliment , et quelquefois dans des vues hygiéniques. | C'est aussi le nom vulgaire donné à une excroissance ronde et charnue que l'on voit s'élever quelquefois du centre d'un ulcère syphilitique.

BOUILLON-BLANC , s. m. , *verbascum thapsus ;* espèce de *molène* qui croît par toute l'Europe, dans les lieux incultes , et dont les fleurs , chargées d'un principe muqueux abondant, entrent dans la composition des espèces pectorales.

Bouillon aux herbes ; décoction aqueuse d'oseille , dont on corrige l'acidité par l'addition d'un peu de poirée.

Bouillon sec, tablette de bouillon ; mélange de gélatine et d'osmazome qu'on extrait de diverses viandes, et qu'on fait sécher sous la forme de morceaux plus ou moins volumineux.

BOUILLONNEMENT , s. m. ; synonyme d'*ébullition.* | Les médecins humoristes ont admis un *bouillonnement ,* une *ébullition* du sang , lorsqu'il y a augmentation de la chaleur interne , et démangeaisons dans différentes parties du corps, suivies d'éruption.

BOULE *de Mars, de Nancy ou de Molsheim , globus martialis ,* nom donné à de petites masses sphériques ou ovoïdes de tartrate de potasse et de fer , obtenues en

I.

exposant à une douce chaleur un mélange de limaille de fer et de crème de tartre arrosé d'eau de-vie.

Boule de mercure ; amalgame solide d'étain , auquel on donnait une forme globuleuse.

Boule de Molsheim. V. **Boule** *de Mars.*

BOULEAU , s. m. , *betula ;* genre de plantes de la monoëcie tétrandrie et de la famille des amentacées , qui renferme plusieurs espèces utiles à l'homme. Les feuilles du *bouleau commun, betula alba ,* si commun dans nos forêts, passent pour diurétiques et vermifuges , et son écorce agit comme celle de l'*aune.* D'autres espèces servent à la teinture , ou donnent de la cire. Toutes ont une séve fort abondante au printemps , acidule , agréable à boire , et qui prend un goût vineux quand on la laisse fermenter.

BOULET , s. m. , *commissura ;* région des membres située entre le canon et le paturon.—*Bouleté ,* s'entend d'un boulet qui se porte trop en avant. Le cheval est dit *droit sur ses boulets, bouté, bouleté.*

BOULIMIE , s. f. , *fames bovina ,* βουλι-μὸς (βοῦς, bœuf, λιμός, faim) ; faim insatiable , symptôme de gastrite chronique , et quelquefois effet de l'ouverture du conduit cholédoque dans l'estomac, selon certains auteurs. La boulimie étant, dans la presque totalité des cas, due à une inflammation chronique, c'est par la méthode antiphlogistique qu'on peut en obtenir la guérison , lorsqu'elle n'est pas accompagnée d'un marasme caractérisé.

BOULOGNE , ville du département du Pas-de-Calais, connue depuis très longtemps par sa source d'eau minérale ferrugineuse acidule froide.

BOUQUET , s. m. ; sorte de gale qui vient au nez des agneaux. — *de paille ,* que les marchands de chevaux mettent à la crinière, ou attachent à la queue, pour indiquer que l'animal est à vendre.

Bouquet anatomique de Riolan ; réunion des muscles et ligamens qui s'attachent à l'apophyse styloïde de l'os temporal.

BOUQUETIN , s. m. , *capra ibex ;* mammifère du genre des chèvres , dont on employait autrefois le sang en médecine.

BOURBILLON , s. m. (βόρβορος, boue, limon), *ventriculus furunculi :* corps blanchâtre , grumeleux et élastique , formé par le tissu cellulaire étranglé et gangrené au centre du *furoncle.*

BOURBON-LANCY, ville du département de Saône-et-Loire , depuis long-temps célèbre à cause de ses eaux minérales salines, dont la chaleur varie entre 33 et 46 degrés R.

BOURBON-L'ARCHAMBAULT, ville du département de l'Allier, depuis long-temps célèbre par ses eaux minérales ferrugineuses, dont la température varie entre 48 et 50 degrés R.

BOURBONNE-LES-BAINS, ville du département de la Haute-Marne, célèbre depuis long-temps par ses eaux minérales salines, dont la chaleur varie entre 32 et 46 degrés R.

BOURBOULE, village près du Mont-d'Or, dans lequel on trouve deux sources d'eaux minérales chaudes.

BOURDAINE. *V.* BOURGÈNE.

BOURDONNEMENT, s. m., *bombus, murmur, susurrus*; sensation trompeuse qui fait croire qu'on entend des bruits qui n'existent pas, ou dans le cœur, ou dans la tête du malade. De là le *bourdonnement vrai* et le *bourdonnement faux*, distingués l'un de l'autre par Itard. Dans le *bourdonnement vrai*, le sujet perçoit le bruit des pulsations des artères qui avoisinent l'oreille interne; dans le *bourdonnement faux*, il croit entendre du bruit dont l'idée ne lui est suggérée que par un état pathologique inconnu du nerf auditif, ou du cerveau lui-même. Le premier cesse assez souvent, au moins momentanément, sous l'empire de la saignée; le second a quelquefois été guéri par des moyens très-ingénieux, dont il faut lire l'exposé dans l'excellent ouvrage d'Itard.

BOURDONNET, s. m., *pulvillus*; corps ovalaire, ordinairement arrondi, quelquefois aplati, formé de charpie roulée entre les doigts, et que l'on plaçait entre les lèvres des plaies, ou dans l'intérieur des foyers purulens, afin d'absorber la suppuration, et de s'opposer à la réunion trop prompte des parties.

BOURGÈNE, s. f., *rhamnus frangula*; arbuste d'Europe, appartenant au genre *nerprun*, dont l'écorce a des propriétés purgatives, et dont le bois fournit un charbon très-léger, qui sert à la fabrication de la poudre à canon.

BOURGEONS *celluleux et vasculaires*, s. m. pl., *gemma*; granulations rougeâtres, arrondies, très-rapprochées les unes des autres, et qui, s'élevant de la surface des plaies et des ulcères, servent de base aux cicatrices. Ces bourgeons étaient autrefois appelés *charnus*; mais cette dénomination ne leur convenait pas, puisqu'il n'entre pas de chair proprement dite dans leur composition.

| On appelle vulgairement *bourgeons*, certaines élévations rougeâtres qui surviennent à la peau; de là cette expression triviale: *nez bourgeonné*.

BOURGES, ville à dix lieues de Nevers, qui possède deux sources d'eau minérale ferrugineuse.

BOURRACHE, s. m., *borago*; genre de plantes de la pentandrie monogynie, qui sert de type à la famille des borraginées. Autrefois on vantait beaucoup l'espèce commune, *borago officinalis*, qui est originaire du Levant, comme cordiale, et surtout comme diurétique, à cause du nitrate de potasse qu'elle contient en petite quantité. Aujourd'hui on est convaincu que son infusion n'agirait ni comme diurétique, ni comme diaphorétique, si on ne la buvait très-chaude, et abondamment.

BOURRELET, s. m.; rebord fibro-cartilagineux qui entoure certaines cavités articulaires, telles que la glénoïde de l'omoplate et la cotyloïde de l'os coxal, dont il augmente la profondeur.

Bourrelet roulé; nom donné à la *corne d'ammon* par quelques anatomistes.

BOURSAULT, village voisin d'Epernay, près duquel coule une source d'eau minérale ferrugineuse froide.

BOURSE, s. f., *bursa*, petit sac; terme employé fréquemment comme synonyme de *follicule muqueux* ou de *capsule synoviale*. | *Bourses*, nom vulgaire du scrotum.

Bourse à pasteur; nom populaire d'une espèce de *thlaspi*, *thlaspi bursa pastoris*.

BOURSOUFLÉ, adj.; affecté de bouffissure.

BOURSOUFLURE. *V.* BOUFFISSURE.

BOUSSEROLE. *V.* BUSSEROLE.

BOUT, s. m. On dit qu'un cheval n'a point de *bout*, lorsqu'il recommence souvent des exercices violens et de longue haleine avec la même vigueur. | *A bout*, cheval excédé de fatigue.

BOUTEILLE, s. f. C'est une infiltration qui vient au-dessous de la ganache des moutons affectés de la pourriture. Souvent synonyme de *pourriture*. *V.* ce dernier mot.

Bouteille d'Ingenhousz; petite bouteille de Leyde, couverte d'un vernis de cire d'Espagne, qui sert à la préserver de l'humidité. Elle est accompagnée d'un ruban de taffetas verni et d'un morceau de peau de lièvre, le tout renfermé dans un étui portatif.

Bouteille de Leyde; bouteille de verre dont la surface extérieure est recouverte, dans ses trois quarts inférieurs, d'une feuille d'étain battu, et dont l'intérieur est rempli ou garni jusqu'à la même hauteur de feuilles minces de cuivre, d'argent ou d'or. Le bouchon de liège qui la ferme est traversé par une tige métallique dont la partie inférieure communique avec les feuilles d'or, et dont la partie supérieure se courbe en se terminant en boule. Cet instrument sert à augmenter l'intensité des effets électriques.

BOUT-EN-TRAIN, s. m., *catulitio excitare*; cheval qui hennit fréquemment, dont on se sert dans les haras pour exciter les chaleurs, et pour s'assurer que la jument est dans le cas d'être saillie.

BOUTOIR, s. m., *apri rostrum*; le bout du nez du cochon, du sanglier. On appelle *boutis* ou *travail*, les endroits où la terre est retournée par le sanglier. | Se dit d'un instrument dont se servent les maréchaux pour couper la corne des pieds des chevaux.

BOUTON, s. m.; tige d'acier, longue de sept à huit pouces, dont une extrémité est terminée par un bouton olivaire et l'autre par une curette. Cet instrument, dont on se sert dans l'opération de la taille, porte en outre, suivant sa longueur, une crête qui est destinée à conduire les tenettes dans la vessie. | *Bouton de feu*; cautère actuel en forme de bouton. | Sous ce nom on désigne en pathologie toutes les petites tumeurs qui accompagnent et caractérisent plusieurs phlegmasies cutanées, aiguës ou chroniques. Les boutons que l'on voit sur le visage des jeunes gens, sont très-souvent dus à l'action sympathique d'une irritation gastrique, et dans ce cas ils exigent l'usage des moyens thérapeutiques appropriés à cette phlegmasie; les topiques astringens ne sont jamais exempts de danger. | En chimie, c'est le petit globule métallique qui reste sur les coupelles et au fond des creusets, après la fonte des métaux.

BOUTONNIÈRE, s. f., *fissura, incisio*; petite incision que l'on pratique à l'urètre afin d'extraire un calcul arrêté dans ce canal, et trop volumineux pour en parcourir toute la longueur. | Petite ouverture au moyen de laquelle on pénètre dans la vessie au-dessus du pubis dans les cas de rétention d'urine. | Quelques chirurgiens donnent le nom de *boutonnière* à toutes les incisions de peu d'étendue qu'ils exécutent.

BOYAU, s. m., *intestinum*; expression populaire et triviale, synonyme d'intestin.

BRACHIAL, adj., *brachialis*; qui a rapport ou qui appartient au bras. — *Artère brachiale*, qui s'étend depuis la partie inférieure du pli de l'aisselle jusqu'auprès de l'articulation du coude, le long du bord interne du muscle biceps. — *Plexus brachial*, faisceau formé par les branches antérieures des 5e, 6e, 7e et 8e paires cervicales et 1re dorsale, d'où émanent tous les nerfs de l'épaule et du membre pectoral.

Brachial antérieur ou *interne*, *brachicus internus*; muscle de la partie antérieure, inférieure et interne du bras, situé derrière le biceps, qui s'attache d'une part à l'humérus, depuis l'empreinte deltoïdienne jusqu'auprès du coude, de l'autre à une empreinte raboteuse qui s'observe au-dessous de l'apophyse coronoïde du cubitus : il fléchit l'avant-bras sur le bras.

Brachial postérieur, *brachicus posticus*; nom donné quelquefois au triceps brachial.

BRACHIÉ, adj., *brachiatus*; se dit, en botanique, des rameaux opposés et très-ouverts, comme les bras étendus d'un homme.

BRACHIO-CÉPHALIQUE, adj., *brachiocephalicus*; qui est en rapport avec le bras et la tête : nom donné par les modernes à l'artère innominée.

Brachio-cubital, adj., *brachio-cubitalis*; qui appartient au bras et au cubitus : nom du ligament latéral interne de l'articulation cubito-humérale, qui s'attache au cubitus et à l'humérus.

Brachio-radial, adj., *brachio-radialis*; qui appartient au bras et au radius; nom du ligament latéral externe de l'articulation du coude, qui s'attache à l'humérus et au ligament annulaire du radius.

BRACHIODERMIEN, adj. Blainville appelle ainsi la portion du muscle peaucier général, qui s'étend sur les parties latérales du tronc, et qui se porte au membre antérieur.

BRACHIONCOSE, s. f., *brachioncus* (βραχίον, bras, ὄγχος, tumeur); tumeur développée sur le bras.

BRACHYPNÉE, s. f., *brachypnœa* (βραχύς, court, πνοή, haleine); respiration courte et parfois lente.

BRACHYPOTE, adj., *brachypotus* (βραχύς, court, πωῶ, je bois); qui boit peu.

BRACTÉE, s. f., *bractca*; foliole placée au-dessous du point d'insertion des fleurs, qu'elle recouvre avant l'époque de leur développement.

BRACTÉEN, adj.; nom donné aux strobiles de certaines amentacées et conifères, parce qu'ils sont formés par les bractées.

BRACTÉIFÈRE, adj., *bracteifer*; qui porte ou qui est accompagné d'une ou plusieurs bractées.

BRACTÉIFORME, adj., *bracteiformis*; qui a la forme d'une bractée.

BRACTÉOLE, s. f., *bracteola*; petite bractée.

BRACTETÉ, adj.; synonyme de *bractéifère*.

BRADYPEPSIE, s. f., *bradypepsia* (βραδὺς, lent, πέπτω, je cuis); digestion lente.

BRADYSPERMATISME, s. m., *bradyspermatismus* (βραδὺς, lent, σπέρμα, sperme); émission lente du sperme.

BRAI *gras*; mélange à parties égales de goudron, de brai sec et de poix grasse, cuits ensemble dans une chaudière de fonte. — *sec* (colophane), substance résineuse, solide, brune, cassante, résidu de la distillation de la térébenthine commune.

BRAINE, petite ville à trois lieues de Soissons, qui a des eaux minérales analogues à celles de Passy.

BRANCHE, s. f., *ramus*; morceau de bois qui sort du tronc d'un arbre; petit vaisseau ou nerf qui se détache d'un plus volumineux.

BRANCHE-URSINE, s. f.; nom vulgaire de l'*acanthus mollis*.—*fausse*, nom commun de la *berce piquante*, espèce d'*acanthe*, *acanthus spinosus*. — *sauvage*, nom vulgaire du *cnicaut des prés*, *cnicus oleraceus*, et du *chardon tubéreux*, *carduus tuberosus*.

BRANCHIAL, adj., *branchialis*; qui a rapport aux branchies. — *Arcs branchiaux*, pièces osseuses qui soutiennent les séries des lames sur lesquelles s'étalent les vaisseaux pulmonaires des animaux à branchies. — *Dents branchiales*, pièces osseuses ou cartilagineuses qui sont adossées à la concavité des arcs branchiaux.

BRANCHIE, s. f., *branchia*; organe respiratoire des animaux qui ne respirent l'air que par l'intermède de l'eau. C'est ordinairement un assemblage de lamelles disposées les unes à côté des autres. On observe des branchies chez les poissons, les jeunes batraciens et beaucoup d'animaux sans vertèbres.

BRAS, s. m., *brachium*, βραχίων; le membre thoracique tout entier, depuis l'épaule jusqu'à l'extrémité de la main, ou seulement la portion de ce membre, soutenue par l'humérus, qui s'étend de l'omoplate au coude. — *artificiel*; machine plus ou moins compliquée, destinée à corriger la difformité qui résulte de la perte du bras, et à remplir quelques-uns des principaux usages de ce membre, après son amputation. — *tourné*; conformation vicieuse du bras, ou distorsion de cette partie dans divers sens, ordinairement produite par le *rachitisme*.

Bras de la moelle allongée; nom donné à deux gros paquets médullaires qui sont couchés presque horizontalement sous la base du cerveau, et qui s'étendent de la protubérance annulaire aux couches optiques.

BRASEGUR, lieu voisin de Rhodez, où l'on trouve des eaux minérales cathartiques et astringentes.

BRASQUE, s. f.; matière ordinairement composée de charbon de terre pulvérisé et d'un peu d'argile détrempée, dont on enduit la surface des creusets, et que l'on met aussi au fond des fourneaux et de leurs bassins pour recevoir les métaux fondus.

BRASQUER, v. a.; enduire de brasque.

BRASSICOURT, s. m., *arcuatio*; se dit d'un cheval qui a naturellement les jambes courbées en arc.

BRATHU; nom que quelques auteurs ont donné à la sabine.

BRAYER, s. m., *bracherium* ou *bracheriolum* (dérivé, suivant Ducange, de *bracca*, caleçon, parce qu'on le place sous ce vêtement); bandage propre à contenir les hernies inguinales et crurales. Le *brayer simple* n'a qu'une seule pelote; celui qui est *double* en porte deux, et convient aux personnes qui ont une hernie de chaque côté. Il est aussi des *brayers à ressort continu*, d'autres *à ressort brisé*, d'autres enfin *à pelote fixe* ou *à pelote mobile*, etc. L'art du bandagiste a singulièrement varié les dispositions des diverses parties de ces bandages, dont une lame d'acier élastique forme toujours la base.

BRÈCHES, s. f. pl.; en minéralogie on donne ce nom à un mélange de fragmens de roches unis par un ciment naturel.

BRÉCHET, s. m.; nom populaire du sternum dans quelques contrées de la France.

BRÉDISSURE, s. f., *trismus capistratus*;

impossibilité d'ouvrir la bouche, à raison de l'adhérence des gencives à la face interne des joues, chez les sujets dont ces parties, ulcérées et maintenues en contact, se sont agglutinées.

BREDOUILLEMENT, s. m., *titubantia ;* articulation précipitée et incomplète des mots, dont on ne fait entendre qu'une partie. Le bredouillement se rapproche du bégaiement sous le rapport de la précipitation avec laquelle les mots se succèdent.

BREGMA, s. m., *bregma,* βρέχμα, βρέχμος (βρέχω, j'arrose); sommet de la tête, parce qu'on supposait gratuitement que cette partie est toujours trempée d'humidité chez les enfans.

BRÉHAINE, adj., *sterilis ;* se dit d'une femme stérile. | Se dit encore, mal à propos, d'une jument qui a des crochets, parce qu'on supposait qu'elle était stérile.

BREHER, v. a., *infigere ;* c'est enfoncer des clous dans le sabot du cheval, en les faisant passer par les trous du fer.—*gras,* si le clou est enfoncé trop en dedans, trop près de la partie sensible. — *trop maigre,* c'est l'opposé.—*trop haut.—trop bas.—en musique ,* si un clou est haut, et que le voisin soit plus bas.

BRESILLET, s. m., *cæsalpinia ;* genre de plantes de la diadelphie décandrie et de la famille des légumineuses, qui renferme plusieurs espèces, toutes étrangères à l'Europe. L'une, appelée *bois de Brésil* ou *de Fernambouc, cæsalpinia echinata,* est un gros arbre d'Amérique dont le bois fournit une belle couleur rouge à la teinture. Une autre, nommée *bois de Sapan, cæsalpinia Sappan,* originaire d'Amboine, passe dans le pays pour vulnéraire, et donne une teinture rouge ou noirâtre.

BRÉTAUDÉ, adj. Le *cheval brétaudé* est celui qui a les oreilles coupées.

BREUVAGE, s. m. ; nom donné aux médicamens, à l'état liquide, que l'on fait prendre aux chevaux.

BRICOLER, v. a. ; se dit d'un cheval qui, sans le secours de la bride, passe adroitement entre les cépées en courant à la chasse. | Se dit d'un chien qui ne retrouve la voie qu'à force de la chercher : on dit alors que *le chien bricole.*

BRIDE, s. f., *frenulum , retinaculum ;* filament membraneux et vasculaire qui s'étend entre les parois opposées des abcès, ou qui traverse les plaies d'armes à feu. | Adhérence allongée qui s'établit entre les membranes contiguës, enflammées ou ulcérées, et maintenues en contact. | Cloison plus ou moins

épaisse et imparfaite, qui se forme dans l'urètre à la suite de l'inflammation chronique de la membrane interne de ce canal, et qui s'oppose au libre cours de l'urine. | Lame aponévrotique ou celluleuse qui comprime et étrangle les parties, soit dans les membres enflammés, soit dans les hernies.

BRINGUE, s. f., cheval petit et d'une vilaine figure.

BRIQUEBEC, bourg du département de la Manche, qui possède une source d'eau minérale ferrugineuse froide.

BRIQUET, s. m. ; dénomination appliquée aujourd'hui à tous les moyens propres à se procurer promptement de la lumière.

Briquet électrique , appareil essentiellement composé d'un électrophore et d'un vase contenant un mélange propre à dégager du gaz hydrogène. Celui-ci s'enflamme au moment où le mouvement imprimé à un robinet lui donne issue, en même temps qu'il produit sur le jet du gaz une étincelle électrique, par le contact du plateau de l'électrophore avec un excitateur.

Briquet oxigéné. Il consiste en des allumettes dont l'extrémité est soufrée et recouverte d'un mélange d'une partie de soufre et deux parties de chlorate de potasse légèrement gommées, qu'il suffit de plonger à peine dans l'acide sulfurique concentré pour en déterminer l'inflammation.

Briquet phosphorique. Il se compose d'un petit flacon de verre ou de plomb , dans lequel on a fondu un mélange de soufre et de phosphore ; une allumette soufrée, que l'on appuie en la tournant sur ce mélange, s'enflamme à la sortie du flacon.

Briquet pneumatique ou *à air.* C'est un instrument composé d'un corps de pompe en laiton ou en cristal épais, fermé d'un bout, et d'un piston métallique dont l'extrémité, terminée par une petite cavité, reçoit l'amadou que doit enflammer l'air de l'instrument du corps de pompe, comprimé brusquement et avec force par le piston. Cet instrument, lorsqu'il est de cristal, sert à prouver, en opérant dans l'obscurité, la production de lumière produite par la seule compression de l'air et de quelques autres gaz.

BROCOLI, s. m. ; espèce de chou très-recherchée comme aliment.

BROIEMENT, s. m.; action de broyer. Les pharmaciens emploient ce mode de préparation pour diviser les substances médicamenteuses.

Bromatologie, s. f., *bromatologia* (βρῶμα, aliment solide, λόγος, discours); traité des alimens solides.

Brome, s. m., *bromus*; genre de plantes de la triandrie digynie et de la famille des graminées, qui renferme beaucoup d'espèces utiles dans l'économie rurale et domestique. On en distingue une aussi, le *brome purgatif*, *bromus purgans*, dont les graines sont cathartiques.

Bromographie, s. f., *bromographia* (βρῶμα, aliment solide, γράφω, j'écris); description des alimens solides.

Bronche, s. m., *bronchus* (βρόγχος, gosier); ramification de la trachée-artère, qui commence à se diviser, derrière l'aorte, vis-à-vis de la seconde ou de la troisième vertèbre dorsale.

Bronchéal, adj. et s. m. Geoffroy Saint-Hilaire appelle *os bronchéaux* les lames cartilagineuses qui garnissent la convexité des arcs branchiaux.

Broncher, v. a.; se dit des chevaux qui sont exposés à faire de faux pas, soit parce qu'ils sont usés, soit parce qu'ils ont naturellement les reins et les jarrets faibles. On dit qu'*ils rasent le tapis*, qu'ils sont sujets *à broncher*, *à buter*.

Bronchial, adj., *bronchialis*; qui appartient ou qui a rapport aux bronches.

Bronchique, adj., *bronchicus*; qui appartient ou qui a rapport aux bronches : *artère*, *cellule*, *ganglion*, *glande*, *humeur*, *nerf*, *veine bronchique*.

Bronchite, s. f., *bronchitis*. C'est ainsi qu'on a appelé dans ces derniers temps l'inflammation de la membrane muqueuse des bronches.

Bronchocèle, s. f., *bronchocele*, βρογχοκήλη (βρόγχος, gosier, κήλη, tumeur); hernie de la membrane interne du larynx, de la trachée-artère ou des bronches. L'existence de tumeurs de ce genre n'est pas encore démontrée. Quelques écrivains emploient le mot *bronchocèle* pour désigner le *goitre*, mais il est facile de voir combien cette dénomination est loin d'exprimer la nature de la maladie dont il s'agit.

Bronchophonie, s. f., *raucedo* (βρόγχος, bronche, φωνή, voix); raucité de la voix.

Bronchotome, s. m., *bronchotomus* (βρόγχος, bouche, τέμνω, je coupe); sorte de lancette à pointe mousse et arrondie, montée sur un manche à pans, et adaptée à une canule qui la suit, et qui demeure dans l'ouverture que l'on a pratiquée en la plongeant dans la trachée-ar-

tère. Une espèce de croissant d'acier servait à maintenir ce conduit pendant l'opération. Cet instrument, inventé par Baulot, et le trocar aplati que B. Bell lui avait substitué, sont actuellement bannis de la pratique chirurgicale.

Bronchotomie, s. f., *bronchotomia* (βρόγχος, bronche, τέμνω, je coupe); opération qui consiste à inciser la partie antérieure du cou et à ouvrir les voies aériennes. Pratiquée sur le larynx, cette opération prend le nom de *laryngotomie*; lorsqu'on divise la trachée-artère, elle est appelée *trachéotomie*.

Bronze; synonyme d'*airain*.

Brossardière (la), château du bas Poitou, où l'on trouve des eaux minérales chargées de carbonates de fer et de chaux, d'hydrochlorate de soude et de sulfate de chaux, qu'on vante comme purgatives, diurétiques et apéritives.

Brosse, s. f., *scopula*; instrument composé d'un nombre plus ou moins grand de faisceaux de crin ou de soies de porc, liés, collés ensemble et implantés, par l'une de leurs extrémités, sur des plaques de bois, d'ivoire ou de métal.— *métalliques*, inventées par Westring, et composées d'une plaque d'ébène, appliquée à une autre plaque d'or sur laquelle sont fixés des fils de même métal; elles servent à l'application de l'électricité sur le corps vivant.

Brou, s. m., *arupa*, *putamen*; enveloppe charnue ou pulpeuse qui entoure un noyau solitaire et osseux, la noix, par exemple. — *Mal de brou*. *V*. Mal des bois.

Brouillard, s. m., *nebula*; amas de vapeurs aqueuses qui troublent la transparence de l'air, et qui occupent les dernières couches de l'atmosphère, les plus voisines de la surface de la terre.

Brouiller (se), v. r., *perturbare*. Le cheval *qui se brouille* est celui qui a les aides si fines, qu'il ne sait plus ce que le cavalier exige de lui.

Brownien. *V*. Browniste.

Brownisme, s. m.; nom donné à la théorie médicale de Brown.

Browniste, adj.; partisan de la doctrine de Brown.

Brucée, s. f., *brucea*; genre de plantes de la famille des térébinthacées, comprenant un arbrisseau d'Abyssinie, *brucea ferruginea*, dont les feuilles sont employées dans le pays contre la dysenterie. Sa seconde écorce, connue sous le nom de *fausse angusture*, contient un alcali organique vénéneux, la *brucine*.

Brucine, s. f. ; alcali végétal retiré de l'écorce de la fausse angusture, où il existe combiné avec l'acide gallique. La brucine est blanche, solide, d'une amertume horrible ; elle cristallise en prismes à bases parallélogrammes, très-peu solubles dans l'eau, solubles dans l'alcool (cette solution verdit le sirop de violettes) ; elle se dissout dans les huiles essentielles, mais non dans les huiles fixes, ni dans l'éther, et forme avec les acides des sels cristallisables, très-vénéneux, qui agissent spécialement sur la moelle épinière, et déterminent le tétanos.

Brucourt, village du département du Calvados, dans lequel on trouve une source d'eau minérale ferrugineuse acidule froide.

Bruine, s. f., *bruina* ; pluie extrèmement fine et serrée.

Bruissement, s. m., *fremitus* ; bruit confus que l'on entend. Ce mot est souvent employé pour désigner le son particulier que détermine le sang lors de son passage du cœur dans les anévrismes de cet organe parvenus à leur dernier période.

Bruit, s. m., *sonus* ; mouvement prompt et rapide, mais irrégulier et confus, produit par un choc dans les particules insensibles de plusieurs corps élastiques à la fois, en tant qu'il est perçu par l'oreille.

Brulé, adj., *combustus* ; synonyme d'*oxigéné*, dans le langage des premiers chimistes pneumatiques.

Bruler, v. a., *comburere* ; employé par les chimistes fondateurs de la théorie pneumatique, pour exprimer la combinaison des corps simples avec l'oxigène.

Brulure, s. f., *ustio, ambustio, combustio, adustio* ; lésion produite par l'action du calorique concentré sur nos parties. On nomme *brûlure au 1er degré*, celle qui ne produit que la rubéfaction des tégumens ; — *au 2e degré*, celle qui détermine la vésication ; — *au 3e degré*, celle dans laquelle une partie de l'épaisseur du derme est détruite ; — *au 4e degré*, celle qui provoque la réduction en escarre de toute l'épaisseur de la peau ; — *au 5e degré*, celle qui entraine la combustion de tous les tissus jusqu'aux os ; — *au 6e degré*, celle dont la carbonisation complète d'un membre ou d'une partie de ce membre est la suite. Ces distinctions appartiennent à Dupuytren.

Brunelle, s. f., *prunella* ; genre de plantes de la didynamie gymnospermie

et de la famille des labiées, dont l'une des espèces, la *brunelle commune, prunella vulgaris*, jouit de qualités astringentes qui ont fait conseiller de l'employer en médecine, où elle passait autrefois pour vulnéraire et détersive.

Brut, adj., *brutus* ; grossier. — *Corps bruts*, les minéraux.

Brute, s. f., *brutum* ; animal privé de raison.

Bruyères, petite ville à sept lieues de Lunéville, qui possède des eaux aigrelettes et ferrugineuses.

Bryone, s. f., *bryonia* ; genre de plantes de la monoëcie syngénésie et de la famille des cucurbitacées, dont une des espèces, la *bryone dioïque, bryonia dioica*, plante grimpante, fort commune en Europe, renferme dans ses volumineuses et succulentes racines beaucoup de fécule imprégnée d'un suc âcre, amer et caustique. C'est à ce suc que ces racines doivent leurs propriétés purgatives : on s'en sert rarement, parce qu'elles agissent avec trop de violence, et peuvent même causer l'empoisonnement.

Buanthropie, s. f., *buanthropia* (βοῦς, bœuf, ἄνθρωπος, homme) ; monomanie dans laquelle on s'imagine être transformé en bœuf.

Bube. *V.* Pustule.

Bubon, s. m., *bubo* (βουϐὼν, mot qui tantôt signifie l'aine, et tantôt le gonflement des ganglions de cette partie) ; tumeur inflammatoire formée par les ganglions lymphatiques, ou développée dans le tissu cellulaire de l'aine, de l'aisselle ou même du cou. On nomme *bubon simple*, celui qui est le résultat de l'inflammation primitive des tissus qui en sont le siége ; — *vénérien*, celui que l'on considère comme un des symptômes de la syphilis ; — *pestilentiel*, celui qui survient durant le cours de la peste. Quelques écrivains ont réuni ces deux derniers sous la dénomination de *bubon malin*.

Bubon, s. m., *bubon* ; genre de plantes de la pentandrie digynie et de la famille des ombellifères, dont une espèce, le *bubon galbanifère, bubon galbanum*, originaire d'Afrique, fournit le galbanum. Le *bubon gummifère, bubon gummiferum*, autre plante d'Afrique, fournit une gomme-résine analogue. Les graines du *bubon de Macédoine, bubon macedonicum*, végétal de la Grèce et de la Barbarie, étaient employées autrefois comme carminatives ; elles entraient dans la thériaque et le mithridate.

BUBONOCÈLE, s. m., *bubonocele*, βουδο-μοχήλη (βουδὼν, aine, χήλη, tumeur); hernie inguinale bornée à l'aine. Quelques écrivains ont donné le nom de *bubonorexie*, au bubonocèle dans lequel l'intestin est dépourvu de sac herniaire.

BUBONONCOSE, s. f.. *bubononcus* (βουδὼν, aine, ὄγχος, tumeur); tumeur à l'aine, bubon, bubonocèle.

BUBONOREXIE, s. f., *bubonorexis* (βουδὼν, aine, ῥέω, je coule); nom que quelques auteurs ont donné aux hernies intestinales privées de sac herniaire.

BUCCAL, adj., *buccalis*; qui a rapport aux joues et à la bouche; *cavité buccale*, synonyme de *bouche. Artère, ganglion, glande, membrane, nerf, veine buccale.*

BUCCELATON, s. m.; préparation purgative figurée en pain, et dans laquelle la scammonée entre pour une grande partie.

BUCCINATEUR, adj. et s. m., *buccinator* (*buccina*, trompette); muscle situé dans l'épaisseur de la joue, qui s'attache aux bords alvéolaires, et à une aponévrose descendue du sommet de l'aile interne de l'apophyse ptérygoïde : il porte la commissure des lèvres en arrière, et applique les joues contre les dents.

BUCCO-LABIAL, adj., *bucco-labialis*; qui a rapport à la bouche et aux lèvres : nom donné par Chaussier au nerf buccal.

BUCCO-PHARYNGIEN, adj., *bucco-pharyngeus*; qui appartient à la bouche et au pharynx. — *Aponévrose bucco - pharyngienne*, étendue depuis l'aile interne de l'apophyse ptérygoïde jusqu'à la partie postérieure de l'arcade alvéolaire inférieure, et donnant attache en avant au muscle buccinateur, en arrière au constricteur supérieur du pharynx.

BUCCULE, s. f., *buccula* (*bucca*, bouche); nom que donnait Bartholin à la partie charnue placée au-dessous du menton.

BUCTON; nom par lequel on a désigné la membrane *hymen*.

BUGLE, s. f., *ajuga*, genre de plantes de la didynamie gymnospermie et de la famille des labiées, dont une espèce, la *bugle rampante, ajuga reptans*. très-commune en France, jouit de propriétés astringentes qui l'avaient fait ranger autrefois parmi les végétaux vulnéraires.

BUGLOSE, s. f., *anchusa*; genre de plantes de la pentandrie monogynie et de la famille des borraginées, dont une espèce, très - abondante en Europe, la *buglose commune, anchusa officinalis*, a les mêmes qualités que la bourrache,

c'est-à-dire est à-peu-près inerte comme cette plante. L'*orcanette* appartient au même genre. *V.* ce mot.

BUGRANE, s. f., *ononis*; genre de plantes de la diadelphie décandrie et de la famille des légumineuses, dont deux espèces, la *bugrane des champs, ononis arvensis*, et la *bugrane épineuse, ononis spinosa*, toutes deux très-communes dans nos campagnes, étaient rangées autrefois parmi les apéritifs et les diurétiques. On les connaissait sous le nom vulgaire d'*arrête-bœuf.*

BUIS, s. m., *buxus*; genre de plantes de la monoëcie tétrandrie et de la famille des euphorbiacées, dont l'espèce la plus répandue, et qu'on connaît partout, le *buis en arbre, buxus sempervirens*, a été proposée comme un succédané du gaïac, dans le traitement des maladies vénériennes.

BUISARD; endroit voisin de Château-Thierry, près duquel on trouve des eaux qui contiennent du carbonate de chaux, de l'hydrochlorate calcaire, et, dit-on, une matière alcaline.

BULBE, s. m. et f., *bulbus*; bourgeon d'une nature particulière, que supporte un tubercule mince et aplati, dont la partie inférieure donne naissance à une racine fibreuse. Nom donné par les anatomistes à diverses parties que leur forme a fait comparer a un ognon. — *Bulbe de l'aorte*, grand sinus de l'aorte. — *Bulbe des dents*, assemblage des nerfs et vaisseaux placés dans la cavité dentaire. —*Bulbe du nerf olfactif*, espèce de ganglion que le nerf olfactif produit dans la fosse ethmoïdale, avant de se diviser en filamens. — *Bulbe de l'œil*, l'œil isolé et dégagé de tout ce qui l'entoure.—*Bulbe des poils*, corps globuleux, implanté dans l'épaisseur du derme, et d'où sortent les poils. — *Bulbe de l'urètre*, renflement que ce canal présente près de l'origine de la verge.—*Bulbe de la veine cérébrale*, renflement que la veine jugulaire interne offre à sa sortie du sinus transversal.

BULBES *de la voûte à trois piliers*; nom donné par Winslow aux *tubercules mamillaires.*

BULBEUX, adj., *bulbosus*; qui a un bulbe, qui entre dans la composition d'un bulbe, qui est pourvu d'un bulbe. *Corps bulbeux, substance bulbeuse, plante bulbeuse, racine bulbeuse.*

BULBIFÈRE, adj., *bulbifer*; qui porte des bulbes.—*Racine* ou *plante bulbifère*, celle qui est munie ou chargée de bulbes ou de bulbilles.

BULBIFORME, adj., *bulbiformis* ; qui a la forme d'un bulbe.

BULBILLE, s. f., *bulbillus* ; corpuscule bulbiforme qui naît sur diverses parties de certains végétaux, se détache au bout de quelque temps de la plante mère, s'enfonce dans la terre et produit de nouveaux individus.

BULBILLIFÈRE, adj., *bulbillifer* ; qui porte des bulbilles.

BULBO - CAVERNEUX, adj. et s. m., *bulbo-cavernosus* ; nom d'un muscle situé au-dessous du bulbe de l'urètre et de la racine de la verge, qu'il a pour usage de comprimer, et de porter en avant et en haut, ce qui fait qu'il accélère la sortie de l'urine et du sperme.

BULBO-URÉTRAL, adj. et s. m., *bulbo-urethralis* ; nom donné par Chaussier au muscle *bulbo-caverneux*.

BULLE, s. f., *bulla* ; vésicule ou ampoule remplie de sérosité, qui soulève l'épiderme. Ce sont des bulles que l'on rencontre dans le pemphigus, le zona, la vésication, etc.

BULLÉ, adj., *bullatus*, *bullosus* ; se dit en botanique des feuilles dont la face supérieure est chargée de bosselures auxquelles correspondent autant d'enfoncemens sur l'inférieure.

BULLEUX, adj., *bullosus* ; dénomination sous laquelle on a désigné l'exanthème du pemphigus. Quand l'éruption est accompagnée de fièvre, on l'appelle *fièvre bulleuse*.

BUPHTHALMIE, s. m., *buphthalmia* (βοῦς, bœuf, ὀφθαλμὸς, œil); augmentation de volume avec saillie de l'œil, produite soit par un léger degré d'hydrophthalmie, soit par la sécrétion trop abondante du liquide qui forme le corps vitré.

BUPLÈVRE, s. m., *buplevrum* ; genre de plantes de la pentandrie digynie et de la famille des ombellifères, dont une espèce, le *percefeuille*, *buplevrum perfoliatum*, connue dans toute l'Europe, passait pour un excellent astringent et vulnéraire, tandis qu'une autre, l'*oreille-de-lièvre*, *buplevrum falcatum*, était regardée comme un bon fébrifuge.

BURAC ; nom que les anciens ont donné au borax et à plusieurs autres sels.

BURSAL, adj., *bursalis* (*bursa*, bourse) ; nom donné par Bartholin au muscle obturateur interne, parce qu'il renferme un tendon à quatre divisions qu'on avait comparé aux cordons d'une bourse.

BUSSANG, village du département des Vosges, célèbre par ses sources d'eau minérale ferrugineuse acidule froide.

BUSSEROLE, s. f., *arbutus uva ursi* ; espèce d'*arbousier*, assez commune en Europe, qu'on a rangée pendant longtemps parmi les lithontriptiques, et qui jouit de propriétés astringentes bien prononcées.

BUTICA ; Ruland a employé ce mot comme synonyme de *couperose* ou *dartre pustuleuse*.

BUTYRATE, s. m., *butyras* ; genre de sels formés par la combinaison des bases avec l'acide butyrique. Les butyrates ont tous une odeur forte de beurre frais. Celui de baryte donne à la distillation de l'acide carbonique, et un liquide particulier nommé *acide pyro-butyrique*.

BUTYREUX, adj., *butyrosus* ; qui a rapport, qui est relatif au beurre : *consistance, odeur, substance butyreuse*.

BUTYRIQUE, adj., *butyricus* (*butyrum*, beurre) ; nom d'un acide composé d'hydrogène, de carbone et d'oxigène, auquel le beurre paraît devoir son odeur ; il rougit le tournesol, forme avec l'eau un hydrate, avec l'alcool un composé éthéré qui a l'odeur de pomme de reinette, et avec les bases des sels neutres appelés *butyrates*.

BUVEUR, adj. et s. m., *potator* ; nom donné au muscle droit interne ou adducteur de l'œil.

C.

C. Dans l'alphabet chimique, cette lettre signifie le salpêtre.

CABALE, s. f., *cabala*, *cabbala*, *cabalia*, *cabula*, *kabala*, *kabbala*, *gabalia*. Chez les Juifs, la cabale consistait en une explication mystérieuse de la Bible, fondée sur la tradition, ou communiquée par les anges, ou enfin déduite de quelque combinaison arbitraire des mots et des lettres. Chez les partisans de la médecine hermétique, c'était l'art non moins mystérieux de connaître les propriétés les plus cachées des corps, et de découvrir la cause des phénomènes les plus extraordinaires, par un commerce immédiat avec les esprits, et par l'interprétation de caractères mystiques.

Cabaliste, s. m., *cabalista* ; qui est versé dans la cabale. Aux seizième et dix-septième siècles il y avait beaucoup de cabalistes.

Cabalistique, adj., *cabalisticus* ; qui a rapport à la cabale. On donnait à cette dernière le nom d'*art cabalistique*.

Caballin, adj., *caballinus* (*caballus*, cheval) ; variété de l'aloès, qu'on appelle ainsi parce qu'à raison de son impureté elle n'est employée que dans l'art vétérinaire.

Cabaret. *V.* Asaret.

Cabballique, adj., *cabballicus* (καταβάλλειν, terrasser et fouler aux pieds). Les Lacédémoniens donnent le nom de καββαλλικὴ τέχνη, *ars cabbalica*, à l'un des exercices de la gymnastique, qui consistait à terrasser son adversaire.

Cabrer (se), v. r., *pectus arrigere* ; se dit d'un cheval qui se dresse sur les pieds de derrière. Ménage le fait venir du mot *capra*, chèvre qui se lève sur les pieds de derrière pour atteindre aux branches des arbres. Les Italiens disent *inalberarsi*, devenir arbre.

Cabriole, s. f. (*capreola*, saut de chèvre) ; petit saut vif par lequel le cheval lève le devant et ensuite le derrière, imitant le saut des chèvres.

Cacagogue, adj., *cacagogus* (κάκκη, excrément, ἄγω, je pousse) ; onguent composé d'alun bouilli avec du miel, dont Paul d'Egine conseille de se frotter l'anus pour provoquer d'abondantes déjections alvines.

Cacao, s. m. ; amande ou semence du cacaoyer. Ces amandes sont ovoïdes, violacées, et de la grosseur d'un gland médiocre ; sous une enveloppe lisse et très-amère, elles renferment deux cotylédons inégaux, lisses et violets. — *berbiche*, plus petit, plus épais, plus rond et plus onctueux que le cacao caraque, lisse à la surface, et chargé d'une poussière grisâtre ; il vient de l'île Berbice.— *du Brésil*, long, étroit, aplati, sec et d'un brun foncé : c'est le moins estimé de tous.—*caraque*, long, un peu aplati et pesant ; son amande est d'un brun rougeâtre, un peu brillante, friable, amère, et renfermée dans une tunique facile à briser, ordinairement chargée de paillettes blanches et brillantes. Il vient de la Colombie. — *des Iles*, ou de

la Martinique, petit, mince, aplati, et couvert d'une écorce brune, épaisse, non chargée de poussière. Le cacao fournit par expression l'huile appelée *beurre de cacao*. Il sert à faire le chocolat, après avoir été torréfié.

Cacaoyer, s. m., *theobroma cacao* ; arbre médiocre, de l'Amérique du sud, qui appartient à la polyadelphie pentandrie et à la famille des malvacées. Ses fruits renferment, sous une pulpe acidule et rafraîchissante, l'amande appelée *cacao*. On cultive aussi le *theobroma bicolor*.

Cacatoire, adj., *cacatorius* ; qualification donnée à une fièvre intermittente, à cause de l'abondance et du nombre des selles que l'on observe pendant sa durée.

Caccionde ; épithète par laquelle on a désigné une pilule composée en grande partie de cachou, et que l'on a administrée dans la dysenterie.

Cachectique, adj., *cachecticus*, καχεκτικὸς ; qui est affecté de cachexie, ou qui tient de la cachexie. On dit *une personne cachectique*, un *état cachectique* ; *médicamens cachectiques*, ceux que l'on emploie contre la cachexie.

Cachexie, s. f., *cachexia* (κακὸς, mauvais, ἕξις, habitude du corps) ; état de dépérissement ou d'altération générale du corps, qui se manifeste dans les maladies chroniques, lorsqu'elles viennent à prendre une tournure défavorable. Les auteurs qui ont vu survenir cet état dans certaines affections qu'ils attribuaient à un vice des humeurs, comme dans le scorbut, la syphilis, les scrofules, le cancer, arrivés à leur dernier terme, ont distingué des *cachexies scorbutique, vénérienne, scrofuleuse, cancéreuse*, etc. Les *cachexies* occupent une place très-importante dans les cadres nosologiques de Sauvages et de Cullen. Dans la médecine hippiatrique, la *cachexie* a été mal à propos confondue avec la pourriture des moutons. *V.* Pourriture.

Cachiri. Liqueur spiritueuse en usage à Cayenne. On la prépare avec de la racine de manioc râpée, que l'on fait bouillir dans de l'eau, et qu'on laisse ensuite fermenter.

Cachou, s. m., *catechu, terra japonica* ; substance solide, brune à l'extérieur, quelquefois marbrée de gris à l'intérieur, friable, inodore, d'une saveur austère et un peu amère, difficile à dissoudre dans l'eau froide, soluble dans l'eau chaude, l'alcool, le vin et le vinaigre, qu'on prépare aux Indes orientales en faisant bouillir des fragmens du bois du *mimosa catechu* dans de l'eau, évaporant ensuite la liqueur à un feu doux, et laissant l'extrait se dessécher au soleil. Le cachou est en pains de la grosseur d'un œuf, d'une cassure compacte et brillante. C'est un composé de tannin, de mucilage et d'un principe amer : fréquemment il renferme jusqu'à un tiers de terre argileuse que la fraude y a mêlée. Cette substance, astringente et tonique, entre aux Indes dans la composition du bétel, et chez nous dans une foule de préparations pharmaceutiques.

CACHUNDÉ, s. m., *cachundica confectio.* Les Indiens appellent ainsi des pastilles composées d'un grand nombre de substances amères et aromatiques, dont les principales sont l'ambre, le musc, le bois d'aloès, la rhubarbe, l'absinthe et le bol d'Arménie. C'est un stimulant puissant.

CACOALEXITÈRE, adj., *cacoalexiterus* (κακὸς, mal, ἀλεξέω, je repousse). Ce mot a la même signification qu'*alexitère*.

CACOCHOLIE, s. f., *cacocholia* (κακὸς, mauvais, χολὴ, bile); affection qui est le résultat d'une altération de la bile.

CACOCHYLIE, s. f., *cacochylia* (κακὸς, mauvais, χυλὸς, chyle); mauvaise élaboration du chyle.

CACOCHYME, adj., *cacochymus* (κακὸς, mauvais, χυμὸς, suc); plein de mauvaises humeurs : *homme cacochyme, état cacochyme.*

CACOCHYMIE, s. f., *cacochymia* (κακὸς, mauvais, χυμὸς, suc); dépravation générale des humeurs, et spécialement du sang; l'état cacochyme d'un individu constituait autrefois la cause prochaine de la cachexie.

CACOCNÈME, adj. (κακὸς, mauvais, κνήμη, jambe); qui a de mauvaises jambes.

CACOËTHE, adj., *cacoethes* (κακὸς, mauvais, ἦθος, caractère); de mauvais caractère, malin. — *Ulcère cacoëthe.*

CACONYCHIE, s. f., *caconychia* (κακὸς, mauvais, ὄνυξ, ongle); déformation des ongles.

CACOPATHIE, s. f., *cacopathia* (κακὸς, mauvais, πάθος, maladie); maladie de mauvais caractère.

CACOPHONIE, s. f., *cacophonia* (κακὸς, mauvais, φωνὴ, voix); assemblage de mots mal sonnans, lésion de la voix.

CACOPRAGIE, s. f., *cacopragia* (κακὸς,

mauvais, πράττειν, agir); altération des fonctions nutritives.

CACORACHITE, s. f., *cacorachitis* (κακὸς, mauvais, ῥάχις, épine du dos); déformation de la colonne vertébrale.

CACORHYTHME, adj., *cacorhythmus* (κακὸς, mauvais, ῥυθμὸς, rhythme); dont le rhythme est irrégulier, dépravé.

CACOSITIE, s. f., *cacositia* (κακὸς, mauvais, σιτίον, aliment); répugnance pour les alimens.

CACOSPHYXIE, s. f., *cacosphyxia* (κακὸς, mauvais, σφύξις, pouls); état du pouls qui ne fait rien présager de bon pour le malade.

CACOTHYMIE, s. f., *cacothymia* (κακὸς, mauvais, θυμὸς, esprit); mauvais état des facultés intellectuelles.

CACOTRICHIE, s. f., *cacotrichia* (κακὸς, mauvais, θρίξ, cheveu); altération du tissu des cheveux.

CACOTROPHIE, s. f., *cacotrophia* (κακὸς, mauvais, τροφὴ, nutrition); mauvais état de la nutrition.

CACTIER, s. m., *cactus*; genre de plantes de l'icosandrie monogynie, qui sert de type à la famille des nopalées, et qui renferme plusieurs végétaux utiles. On mange les fruits acidules du *cactus triangularis* et du *cactus opuntia*. C'est sur le *cactus coccellinifer* que vit la cochenille.

CADAVÉREUX, adj., *cadaverosus*; qui a la couleur ou l'odeur d'un cadavre : *face, haleine, odeur cadavéreuse; teint cadavéreux.*

CADAVÉRIQUE, adj., *cadavericus*; qui a rapport au cadavre : *altération, autopsie, lésion, phénomène cadavérique.*

CADAVRE, s. m., *cadaver*, πτῶμα (de *cado*, je tombe, ou par contraction des trois premières syllabes des mots *caro data vermibus*); corps organisé privé de la vie. On n'emploie presque jamais ce mot que pour désigner un animal mort.

CADENCE, s. f., *numerosus*; terme de manége; mesure et égalité que le cheval doit garder dans tous ses mouvemens.

CADMIE, s. f., *cadmia* καδμεία; sublimation de nature diverse qui a lieu sur les parois des fourneaux, ou le long des tuyaux, dans les lieux où l'on traite en grand les mines de cobalt et celles de cuivre qui contiennent du sulfure de zinc.

Cadmie arsenicale; poudre blanche qui recouvre ordinairement les masses vitreuses d'acide arsénieux qu'on trouve dans le commerce.

Cadmie de zinc; croûte dure et noirâtre, mélangée d'oxide et de sulfure de zinc, qui s'attache aux cheminées des fourneaux dans lesquels on traite les minerais de ce métal.

Cadmie naturelle ou *fossile*; nom donné autrefois à l'acide arsénieux, à l'arséniate de cobalt et à l'oxide de zinc.

Cadmie native ou *par excellence*; ancien nom de l'oxide de zinc.

Cadmium, s. m., *cadmium*; métal presque aussi brillant que l'étain, faisant entendre un cri particulier lorsqu'on le ploie, insipide, inodore, susceptible d'un très-beau poli, facile à entamer par le couteau et la lime, très-ductile, très-malléable, d'un tissu compacte, tachant les corps contre lesquels on le frotte, réductible avant la chaleur rouge en une vapeur inodore, brûlant avec dégagement de lumière lorsqu'on le chauffe au contact de l'air, et cristallisable en octaèdres.

Cadre *du tympan, tympanal*; portion de l'os temporal, qui, chez l'homme, supporte la membrane du tympan. C'est l'*os carré* des oiseaux, et le *préopercule* des poissons.

Caduc, adj., *caducus, deciduus* (*cadere*. tomber); qui ne peut se soutenir, qui tombe, qui chancelle. *Age caduc* ou *caducité.*—*Santé caduque*, qui commence à s'altérer, à chanceler.—*Dents caduques*, se dit pour le cheval des premières dents qui tombent, et qui sont remplacées par celles d'adulte.—*Mal caduc* ou *épilepsie*, parce que ceux qui sont atteints de cette affection tombent tout à coup lors de l'invasion brusque des accès. Les vaches laitières sont exposées à cette maladie : c'est un cas redhibitoire. On a pensé que leur lait pouvait être dangereux pour les personnes qui le consommeraient. | Les botanistes donnent cette épithète à toutes les parties des plantes qui ne subsistent pas toujours. — *Calice caduc*, qui tombe avant que la fleur soit développée complètement.—*Corolle caduque*, qui tombe bientôt après son épanouissement.—*Bractée, feuille, stipule caduque.*

Caducité, s. f., *caducitas*; portion de la vie humaine qui s'étend en général depuis 70 ou 72 ans jusqu'à 80 et un peu au delà; on l'appelle ainsi, parce que fort souvent les jambes n'ont plus assez d'énergie pour soutenir, sans de grands efforts, le poids de l'individu, qui fait des chutes fréquentes : elle précède la décrépitude.

Caduque (membrane), *membrana decidua*; la plus extérieure de toutes les enveloppes du fœtus, qui adhère d'abord

d'une part au chorion, et de l'autre à la matrice, entre lesquels elle forme un sac sans ouverture, comme celui de toutes les membranes séreuses. Vers le milieu de la grossesse la portion utérine se détache, s'unit à l'autre, et lui devient adhérente, de sorte qu'elles ne forment plus toutes deux qu'une seule couche assez mince. C'est à cette circonstance qu'elle doit son nom, qui lui a été imposé par Hunter. Avant cet anatomiste on la regardait comme formant la lame externe du chorion, et en conséquence on l'appelait *chorion velouté* ou *pulpeux*. Cuvier appelle *membrane caduque*, et compare à la coquille de l'œuf des oiseaux, une substance muqueuse située plus en dehors que la membrane caduque de Hunter.

Caduque réfléchie; feuillet fœtal ou intérieur de la membrane caduque, que Dutrochet appelle seul de ce dernier nom.

Caduque utérine; feuillet utérin ou extérieur de la membrane caduque, appelé *chorion* par Cuvier et Dutrochet.

Cæcal, adj., *cœcalis* (*cœcus*, aveugle, caché); qui appartient au cæcum. —*Appendice cæcal*, prolongement vermiforme du cæcum, dont la longueur varie de trois à quatre pouces, et qui se termine en cul-de-sac. — *Artère cæcale*, ou *colique droite inférieure*, ainsi appelée par Chaussier parce qu'elle distribue la plupart de ses rameaux au cæcum.

Cæcum, s. m., *cœcum* (*cœcus*, aveugle, caché); portion du canal intestinal qui est située entre la fin de l'iléon et le commencement du colon, et qui remplit presque entièrement la fosse iliaque droite, où le péritoine la retient immobile. Sa longueur est de trois ou quatre travers de doigt. Le cæcum doit son nom à ce que sa portion inférieure se prolonge en manière de cul-de-sac. La valvule *iléo-cæcale* garnit son abouchement avec l'iléon.

Cæsarien. *V.* **Césarien.**

Café, s. m., *coffea*; nom donné à l'arbre qui produit le café, à la graine elle-même, et à l'infusion ou décoction qu'on prépare avec celle-ci, après l'avoir torréfiée et pulvérisée. Cette liqueur doit son odeur et sa saveur agréables à une substance non encore étudiée, que la torréfaction paraît faire développer dans le café. Elle est stimulante, et met surtout en jeu les sympathies de l'estomac avec l'encéphale. — *à la sultane*, infusion ou décoction des coques qui enveloppent le café. — *en coques*, semences du caféyer renfermées deux à deux dans une membrane coriace, qui est la paroi interne des loges du péricarpe — *mondé*, graines du caféyer dépouillées de la membrane qui les enveloppe. — *indigène*, seigle, orge, froment, pois ordinaire, pois-chiche, fève, gesse, souchet, pomme de terre, carotte, panais, betterave, racine de céleri, de scorsonère, de chicorée, graines d'asperges, marrons d'Inde, glands de chêne, etc., et autres substances semblables, torréfiées, par lesquelles on s'est vainement flatté de remplacer le café.

CAFIÈNE, s. f., *coféina*; substance jaune, demi-transparente, d'une saveur amère assez agréable, soluble dans l'eau et l'alcool, inaltérable à l'air, et précipitant les dissolutions ferrugineuses en vert, qu'on obtient du café traité par l'alcool, et qu'on range parmi les matériaux immédiats des végétaux.

CAFÉYER ou CAFIER, s. m., *coffea arabica*; bel arbrisseau de la pentandrie monogynie et de la famille des rubiacées, qui fournit le *café*. Il est originaire de la haute Éthiopie, d'où il a été transporté dans l'Amérique méridionale.

CAFIQUE, adj., *cofficus*; nom donné dans l'origine à la caféine, lorsqu'on la regardait encore comme un acide, quoiqu'elle n'eût aucune propriété des corps de cette classe.

CAGAN, près de Nantes, où l'on trouve une source d'eau tiède qui paraît être de nature sulfureuse.

CAGASTRIQUE, adj. Paracelse donnait cette épithète à toute maladie produite par un principe contagieux.

CAGASTRUM, s. m.; nom donné par Paracelse à tout principe morbifique qui n'est ni donné ni héréditaire, mais engendré par la contagion.

CAGNEUX, adj., *varus* (du vieux mot *cagne*, chien, par allusion, à ce qu'on croit, aux bassets à jambes torses); qui a les jambes en dedans. | Se dit d'un cheval dont les pinces sont tournées en dedans, et aussi des bassets à jambes torses.

CAIEPUT. *V.* HUILE *de cajeput*.

CAÏEU. *V.* CAYEU.

CAILLÉ, adj., *coagulatus*, *coactus*; épithète donnée à un liquide dont les principes constituans se désunissent, de manière à le convertir en une masse plus ou moins consistante. On appelle quel-quefois *caillé* (alors s. m.) la partie caséeuse du lait, séparée du sérum.

CAILLEBOTTE, s. f.; nom sous lequel on désignait autrefois le lait caillé.

CAILLEBOTTÉ, adj., *coagulatus*; coagulé, qui est réduit en caillots, en grumeaux. On emploie rarement ce mot, qui a vieilli; les chimistes s'en servent quelquefois pour désigner l'aspect grumelé de certains précipités.

CAILLE-LAIT, s. m., *gallium*; genre de plantes de la tétrandrie monogynie et de la famille des rubiacées, dont on employait autrefois plusieurs espèces en médecine : le *caille-lait jaune*, *gallium verum*, qui est un peu astringent; et le *caille-lait blanc*, *gallium mollugo*, qui paraît jouir de la même propriété.

CAILLER, v. a., *coagulare*; coaguler, solidifier un liquide. — *Faire cailler*, *se cailler*.

CAILLETTE, s. f., *abomasum*; quatrième estomac, ou plutôt estomac proprement dit des ruminans, qu'on appelle aussi quelquefois *franche mulle* : on le nomme ainsi parce qu'on y trouve, chez les jeunes animaux, la *présure* qui sert à faire cailler le lait. Ses parois sont ridées et extrêmement épaisses. C'est la plus grosse des quatre poches après la panse. Elle communique avec l'intestin par l'orifice pylorique. Tant que l'animal tette, il n'y a que cet estomac qui soit développé, et la rumination ne s'opère point.

CAILLOT, s. m., *grumus*; masse molle qui se forme dans le sang, dès que ce liquide cesse de se mouvoir. C'est un composé de toute la fibrine, de toute la matière colorante, d'un peu de sérum, et d'une certaine quantité de sels. | Concrétion qui se forme dans l'économie lorsque le sang s'échappe de ses voies naturelles. Le caillot qui se forme sur l'ouverture d'une artère divisée, peut servir à arrêter l'hémorrhagie.

CAISSE, s. f., *capsa*; boîte ou étui à compartimens, qui sert à renfermer divers objets, et ordinairement les instrumens nécessaires pour pratiquer chacune des opérations réglées. — *Caisse à amputation*, *de trépan*, *de médicamens*, etc.

Caisse du tambour, ou *du tympan*, *cavitas tympani*; cavité étroite, irrégulière, creusée dans la partie externe du rocher, et constituant la portion moyenne de l'oreille interne. Elle doit son nom à ce qu'on l'a comparée à une caisse militaire, à un tambour.

CAJEPUT ou KAJEPUT. *Voy.* HUILE *de cajeput.*

CAL, s. m., *callus* ou *callum ;* moyen à l'aide duquel s'opère la réunion des fragmens d'un os fracturé, qu'on a successivement regardé comme étant le résultat de l'endurcissement d'un *suc osseux* qui s'épanchait entre les fragmens; comme la suite de l'ossification, en forme de virole, du périoste et de la membrane médullaire, ou comme le produit d'une cicatrice analogue à celles des parties molles. Dupuytren pense qu'à la suite de toutes les fractures, il se forme deux sortes de cal. L'un, *provisoire,* enveloppe en forme de virole les fragmens, tant à l'intérieur du canal médullaire qu'il oblitère, qu'à l'extérieur de l'os où il forme une tumeur, provient de l'ossification de la membrane médullaire et du périoste, et est susceptible d'être redressé, courbé, ou rompu par divers accidens ou par les procédés de l'art. L'autre, *définitif,* se forme beaucoup plus tard, et est le résultat d'un travail de réunion qui se passe entre les bouts des fragmens eux-mêmes. Sa formation est suivie de la disparition du cal provisoire, et par conséquent du rétablissement du canal médullaire, si c'est dans un os long que le travail de la réunion se passe, et, dans tous les cas, de la fonte de la tumeur extérieure. Sa solidité est telle, qu'un effort exercé sur l'os le rompt plutôt ailleurs qu'à l'endroit de la fracture.

CALABA, s. m., *calophyllum ;* genre de plantes de la polyandrie monogynie, et de la famille des guttifères, dont toutes les espèces croissent sous les tropiques. Le *calaba à fruits ronds, calophyllum inophyllum,* fournit le *baume vert,* qui découle de son tronc et de ses branches. Le *baume Marie* provient du *calophyllum balsamum Mariæ;* et le *calophyllum calaba,* outre des fruits édules, quoique peu agréables, contient dans ses amandes une huile bonne à brûler.

CALAGUALA, s. f., *aspidium calaguala ;* fougère peu connue du Pérou, dont la souche, appelée improprement *racine de calaguala,* arrondie, mince, comprimée, jaune-brunâtre en dehors, blanche à l'intérieur, d'une odeur désagréable et d'une saveur très-amère, doit être rangée parmi les toniques et les stimulans, quoiqu'on ait singulièrement exagéré ses propriétés médicinales.

CALAMBAC. *V.* BOIS *de calambac.*

CALAMÉDON, s. m., *calamedon,* χάλα-μηδον (χάλαμος, roseau); sorte de fracture

oblique, suivant les uns, longitudinale ou comminutive, suivant les autres.

CALAMENT *de montagne,* s. m., *melissa calamintha ;* espèce de *melisse* très-commune en Europe, qui a une odeur fortement aromatique, avec une saveur âcre et chaude, et qui jouit de propriétés stimulantes, dont la dessiccation la dépouille en grande partie.

CALAMINAIRE, adj., *calaminaris ;* qui appartient à la calamine. Ce dernier mot et celui de *pierre calaminaire* sont synonymes.

CALAMINE, s. f., *calamina* (χαλὸς, bon, *mina,* mine); nom donné autrefois au protoxide de zinc naturel, quand on ne l'avait pas encore reconnu pour une substance métallique.

Calamine électrique. V. Calamine lamelleuse.

Calamine lamelleuse, silicate de zinc à l'état natif.

Calamine terreuse, carbonate anhydre de zinc.

CALAMITE. *V.* STORAX.

CALAMUS *aromatique,* s. m., *acorus calamus;* plante d'Europe, de l'hexandrie monogynie, et de la famille des aroïdes, dont la racine aromatique, âcre et amère, était fréquemment employée autrefois comme tonique et stimulante, mais ne sert presque plus aujourd'hui.

Calamus scriptorius, partie antérieure du quatrième ventricule du cerveau, qui se continue avec l'aqueduc de Sylvius, et qui repose sur la moelle allongée. Son nom lui vient de ce que sa forme rappelle grossièrement celle du bec d'une plume taillée pour écrire.

CALATHIDE, s. f., *calathides* (χαλαθὶς, petite corbeille); nom donné par quelques botanistes à ce que d'autres appellent *capitule,* et à ce qu'on nommait autrefois *fleur composée.*

CALCAIRE, adj. et s. m., *calcaris* (*calx,* chaux); qui est formé de chaux, ou qui en contient : *terre, pierre, terrain, sel calcaire.* Ce mot, pris substantivement, désigne toutes les variétés du carbonate de chaux, dans le langage des géologues.

CALCANÉO - sous - *phalangien du premier orteil,* adj. et s. m., *calcaneo - infrà-phalanginus primi digiti.* Sous ce nom, Chaussier désigne le muscle abducteur du premier orteil.

Calcanéo - sous - phalangien du dernier orteil, adj. et s. m., *calcaneo - infrà-phalanginus quinti digiti.* Chaussier appelle ainsi le muscle abducteur du petit orteil.

Calcanéo - sous - phalanginien commun, adj. et s. m., *calcaneo - infra - phalanginus communis ;* nom imposé par Chaussier au court fléchisseur commun des orteils.

Calcanéo - sus - phalangettien commun, adj. et s. m., *calcaneo - supra - phalangettianus communis ;* nom donné par Chaussier au muscle court extenseur commun des orteils.

Calcanéum, s. m., *calcaneum, calcaneus,* πτέρνα (*calcare,* fouler aux pieds) ; le plus grand des os du tarse, celui qui forme le talon ; ainsi appelé parce que c'est principalement lui qui supporte le poids du corps dans la station et la progression. | Os du jarret dans le cheval, selon Bourgelat et Girard.

Calcar, s. m. ; mot latin qui signifie éperon. Plusieurs anatomistes ont appelé ainsi le calcanéum.

Calcaton, trochique d'arsenic.

Calcéolaire, s. f., *calceolaria ;* genre de plantes de la diandrie monogynie, et de la famille des rhinanthoïdes, dont une espèce, *calceolaria trifida,* originaire de l'Amérique méridionale, passe pour fébrifuge, tandis qu'une autre, *calceolaria pinnata,* est considérée comme laxative et diurétique par les habitans du Pérou, où elle croît.

Calcination, s. f., *calcinatio* (*calx,* chaux) ; action de soumettre à un feu vif et soutenu un corps minéral infusible qu'on veut priver, soit de l'eau, soit de toute autre substance vaporisable qui entre dans sa composition, ou qu'on se propose de combiner avec l'oxigène. On calcine l'alun pour le débarrasser de son eau de cristallisation, le carbonate de chaux pour le réduire à l'état de chaux pure, et certains métaux pour les oxider.

Calciner, v. a., *comburere ;* opérer la calcination.

Calcium, s. m., *calcium* (*calx,* chaux) ; métal solide, d'un blanc argentin, plus pesant que l'eau, et très-peu connu jusqu'à ce jour, qu'on obtient en décomposant la chaux par la pile galvanique.

Calcoïdien, adj., *calcoideus.* Cette épithète, inusitée aujourd'hui, a été donnée autrefois aux trois os *cunéiformes* du tarse.

Calcul, s. m., *calculus* (*calx,* chaux, pierre) ; nom par lequel on désigne des concrétions qui peuvent se former dans toutes les parties du corps des animaux, mais qu'on rencontre le plus souvent dans les organes destinés à servir de réservoirs, et dans les conduits excréteurs. On en a vu dans les amygdales, dans les articulations, dans les voies biliaires, dans les voies digestives, dans les voies lacrymales, dans les mamelles, dans les oreilles, dans la pancréas, dans la glande pinéale, dans le prostate, dans les poumons, dans les voies salivaires, spermatiques et urinaires, dans l'utérus ; et les causes qui leur donnent naissance sont peu connues. Lorsque les calculs occupent un réservoir ou un conduit, on les attribue au séjour du liquide et au dépôt des sels ou des matières épaisses qui entrent dans sa composition ; et lorsqu'ils se développent au milieu du tissu de quelque organe, on les regarde comme le produit d'une irritation chronique. Ils ont pour effets généraux d'irriter, comme corps étrangers, les parties au milieu desquelles ils existent, et de produire la rétention plus ou moins complète des liquides aux dépens desquels ils sont formés. Leurs symptômes diffèrent en raison de la sensibilité des organes qu'ils font souffrir, et de l'importance des excrétions qu'ils empêchent ; leur résolution est ordinairement impossible ; leur expulsion spontanée et leur extraction sont les seules voies de guérison offertes aux malades qui en sont atteints.

Calculs *des amygdales ,* concrétions pierreuses qui se forment quelquefois dans les capsules muqueuses des tonsilles : on les reconnaît à la vue ou au toucher ; quelquefois les malades les crachent, soit seuls, soit avec le pus d'un abcès qu'ils ont déterminé par leur présence. L'analyse n'en a point été faite.

Calculs articulaires. V. Calculs arthritiques.

Calculs arthritiques, concrétions qui se forment dans les ligamens et les capsules articulaires, chez les personnes affectées de goutte. Ils sont composés d'acide urique, de soude, et d'une petite quantité de matière animale ; très-rarement on y trouve de l'urate de chaux et de l'hydrochlorate de soude. On a voulu étendre, mais à tort, cette dénomination à tous les calculs qui se forment chez les goutteux, quel que soit le lieu qu'ils occupent.

Calculs biliaires, concrétions dont quelques-unes contiennent tous les matériaux de la bile, et ne semblent être autre chose qu'une portion de ce liquide épaissie, dont plusieurs renferment du *picromel,* et dont le plus grand nombre est composé de quatre-vingt-huit à quatre-vingt - quatorze parties de *cholestérine* et de six à douze parties de la matière jaune de la bile. Les calculs biliaires peuvent se trouver dans la vésicule elle-même, et c'est le cas le plus fréquent ; dans la substance du foie, dans les ramifications du canal hépatique, ou dans le canal cholédoque. On nomme les premiers, *cystiques ;* les seconds, *hépatiques ;* les derniers, *hépato-cystiques.* Les causes qui leur donnent lieu sont obscures. Les effets qu'ils produisent sont souvent nuls ; le plus souvent, aussi, ils peuvent être confondus avec ceux d'une hépatite. Quelquefois ils sont rejetés spontanément par les vomissemens ou par les selles, avec une grande quantité de bile qui s'était accumulée derrière eux ; d'autres fois ils déterminent une inflammation abdominale violente, des abcès et des fistules biliaires, la rupture de la vésicule, et un épanchement mortel dans la cavité du péritoine, etc. Les antiphlogistiques, quand il y a des accidens inflammatoires ; les moyens propres à les fondre, tels que les hydrochlorates d'ammoniaque, de potasse et de soude, l'acétate de potasse, le savon, les extraits de saponaire, de pissenlit, de chiendent, de chicorée sauvage, l'alcool rectifié, ou l'éther sulfurique uni à la térébenthine, le fiel de bœuf uni au savon médicinal, les vomitifs et les purgatifs drastiques propres à déterminer de violentes secousses qui facilitent leur expulsion, mais qui peuvent aussi occasioner la rupture de la vésicule biliaire, et enfin l'extraction des calculs par les moyens chirurgicaux, lorsqu'il existe un abcès ou une fistule : tels sont les moyens principaux à l'aide desquels on les combat.

Calculs de l'estomac. Ils sont très-rares ; presque toujours ils ont été apportés dans l'estomac par les contractions antipéristaltiques des intestins. Dans d'autres circonstances, ils sont venus du dehors. Quelques personnes pensent que l'usage des poudres absorbantes peut y donner lieu. Ils produisent les accidens d'une gastrite chronique.

Calculs intestinaux, concrétions assez fréquentes chez les animaux (*V.* Bezoard), et très-rares chez l'homme. Les causes qui leur donnent naissance sont peu connues ; quelquefois c'est un calcul biliaire qui leur sert de noyau. Leur composition varie. Elles sont légères, dures, très-fétides et non inflammables. Elles se développent ordinairement dans les appendices des intestins grêles, ou

dans les cellules des gros intestins, quelquefois dans des hernies anciennes. Tant qu'elles restent hors du cours des matières alimentaires, elles ne produisent aucun accident ; lorsqu'elles sont, au contraire, dans la cavité même de l'intestin, elles peuvent occasioner tous les accidens d'un corps étranger volumineux, la gêne du cours des matières, leur rétention complète, etc. On reconnaît quelquefois la tumeur *ambulante* qu'elles forment à travers les parois abdominales. Quelquefois elles sont rejetées par le vomissement ; le plus souvent elles se présentent à l'anus, et en sortent spontanément, ou bien on les extrait.

Calculs lacrymaux, concrétions très-rares qui se forment dans les voies lacrymales, où elles déterminent des abcès et des fistules qui guérissent par leur extraction. L'analyse n'en a point été faite.

Calculs des mamelles. Haller rapporte qu'une concrétion d'une couleur jaune blanchâtre, et qui avait la forme de l'un des conduits excréteurs de la glande mammaire, fut extraite d'un abcès qui avait son siége dans cet organe.

Calculs de l'oreille, concrétions dures, légères et inflammables, qui naissent dans le conduit auditif externe, et ne sont autre chose que du cérumen endurci. Elles constituent une cause très-fréquente de surdité. On les reconnaît à la vue, et on les extrait à l'aide d'une pince et d'une curette, après les avoir détachées du conduit, à l'aide de quelques injections savonneuses.

Calculs du pancréas, affection très-rare et très-peu connue. Ces calculs sont composés de phosphate de chaux et de matière animale.

Calculs de la glande pinéale, concrétions qu'on observe toujours dans l'épaisseur de la glande pinéale, et qui sont ordinairement composées de phosphate de chaux. Aucun signe ne les fait reconnaître pendant la vie.

Calculs de la prostate, concrétions composées de phosphate de chaux, qu'on observe assez communément dans l'épaisseur de la prostate. Leurs symptômes sont difficiles à distinguer de ceux des engorgemens chroniques, et de ceux des calculs urinaires.

Calculs pulmonaires, concrétions qu'on observe très-fréquemment dans les poumons des personnes affectées de *pneumonie chronique,* et qui ont été regardées tour à tour comme la cause ou comme l'effet de cette affection. Leur figure est toujours irrégulière, leur volume varie depuis celui d'un grain de millet jusqu'à celui d'une noix, et leur nombre est quelquefois si considérable que le poumon s'en trouve comme farci. Quelques personnes en rendent par expectoration, sans en paraître incommodées; le plus souvent leur présence est accompagnée des symptômes de la phthisie.

Calculs salivaires, concrétions composées ordinairement de phosphate de chaux et de matière animale, et qui se développent dans l'épaisseur des glandes salivaires, ou dans leurs conduits excréteurs. Dans le premier cas, il est facile de les confondre avec un simple gonflement de la substance de la glande; dans le second, outre qu'elles occasionent la rétention du liquide, on peut presque toujours les reconnaître au toucher. On les extrait par une incision faite, autant que possible, dans l'intérieur de la bouche.

Calculs spermatiques. On en a quelquefois trouvé dans les vésicules séminales, sur les cadavres. On n'a point de moyens de les reconnaître pendant la vie. Leur analyse n'a pas été faite.

Calculs urinaires, concrétions qui se forment aux dépens des matériaux cristallisables de l'urine, et qu'on rencontre non-seulement dans toute l'étendue des voies urinaires, mais encore dans les trajets fistuleux, et partout où l'urine passe ou séjourne naturellement ou accidentellement. L'acide urique, l'oxalate de chaux, quelques phosphates et une matière animale particulière entrent fréquemment dans la composition de celles qu'on rencontre dans les reins et dans les uretères. Celles qu'on trouve dans la vessie, ont une composition beaucoup plus variable. L'acide urique, l'urate d'ammoniaque, l'oxalate de chaux, formant des calculs qu'à cause de leur surface inégale on nomme *mûraux.* La silice, le phosphate de chaux, celui d'ammoniaque et de magnésie, etc., unis à une matière animale particulière, sont les substances qui entrent dans la composition des autres. Les causes qui y donnent lieu sont obscures. Quelquefois un caillot de sang, une portion de mucus, un corps étranger, en forment le noyau; quelquefois ces calculs acquièrent un développement assez considérable, sans occasioner aucune incommodité; le plus souvent ils sont accompagnés d'accidens graves : quand ils sont d'un très-petit volume, ils peuvent être spontanément

expulsés. Jamais on ne peut les dissoudre; et quand la nature ne parvient pas à s'en débarrasser, on doit les extraire par une opération chirurgicale, toutes les fois qu'ils sont accessibles. Les accidens que produisent les calculs urinaires, et les secours qu'ils réclament, varient comme le lieu qu'ils occupent. —Ceux qui ont leur siége dans les reins, et qu'on nomme calculs *rénaux,* ont presque toujours une forme très-irrégulière : quelquefois ils restent inaperçus; d'autres fois ils se bornent à produire de temps à autre quelques accès de colique néphrétique, accompagnés ou non d'urines sanguinolentes ou troubles; assez souvent ils déterminent l'inflammation des reins, qui presque toujours passe à l'état chronique, amène la fonte de l'organe, des abcès, des fistules, tous les accidens de la phthisie rénale, et la mort de l'individu. Le traitement général est rafraîchissant et antiphlogistique. On a proposé la néphrotomie; mais elle ne peut guère être pratiquée que quand un trajet fistuleux établi spontanément peut conduire l'instrument jusqu'au calcul, et ce cas est très-rare. —Les *calculs des uretères;* ils viennent des reins, et ne produisent guère d'accidens que lorsqu'ils ont assez de volume pour s'opposer au cours de l'urine, et amener la distension de toute la portion de l'uretère qui leur est supérieure, ou une surface assez inégale pour blesser la membrane muqueuse, et déterminer des douleurs, des hémorrhagies, des abcès, etc. Ces accidens, et la nature et le siége des douleurs, servent à les faire reconnaître; s'ils sont arrêtés à la partie inférieure de l'urétère, on peut les sentir avec le doigt introduit dans le rectum. Le traitement est le même que le précédent. Une opération chirurgicale ne convient qu'autant qu'ils sont prêts à entrer dans la vessie. — Les *calculs vésicaux* sont les plus communs; quelquefois ils viennent des reins, le plus souvent ils se sont formés dans la vessie elle-même. La pesanteur au périnée, quelquefois le sentiment d'un corps qui roule quand le malade change de position, la douleur à l'extrémité du gland pour les hommes, les envies fréquentes d'uriner, l'interruption brusque et à plusieurs reprises du jet des urines pendant leur émission, le pissement de sang, et tous les symptômes d'une cystite aiguë d'abord, puis chronique, sont les signes principaux qui en font soupçonner l'existence, dont on ne peut acquérir la certitude qu'à l'aide du cathétérisme fait avec une sonde de métal, afin que le choc de cette sonde contre le calcul ne soit pas amorti. Quelquefois, lorsqu'ils sont d'un petit volume, ils sont expulsés ; le plus souvent ils restent dans la vessie, dont ils amènent la désorganisation si on ne les extrait à l'aide d'une opération chirurgicale. *V.* LITHOTOMIE. — *Calculs de l'urètre ;* ils viennent presque toujours de la vessie, à moins que le canal n'ait éprouvé une dilatation partielle dans laquelle séjourne l'urine. La gêne qu'ils apportent à l'écoulement du liquide, la tumeur dure qu'ils forment, le son clair qui résulte de leur rencontre avec une sonde, les font aisément reconnaître. On les extrait à l'aide d'une incision faite sur le lieu qu'ils occupent.— *Calculs placés hors des voies urinaires ;* ils se forment quand il existe quelque trajet fistuleux étroit à travers lequel l'urine filtre goutte à goutte ; ils sont faciles à reconnaître et à extraire. | Dans le cheval, les *calculs vésicaux* sont composés de carbonate de chaux ; ceux des intestins, de phosphate ammoniaco-magnésien.

Calculs de l'utérus ; ils sont très-rares. Les signes par lesquels ils se manifestent pendant la vie sont ceux des engorgemens chroniques de l'utérus ; par conséquent, on ne peut constater leur existence qu'après la mort.

CALCULEUX, adj. et s. m., *calculosus ;* qui a rapport aux concrétions calculeuses, qui est affecté de calcul.

CALCULIFRAGE, adj., *calculifragus (calculus,* calcul, *frangere,* briser) ; qui a la propriété de diviser les calculs.

CALDAS, en Portugal, à dix lieues de Lisbonne, possède des eaux sulfureuses acidules, dont la température s'élève à 95 degrés F.

CALÉFACTION, s. f., *calefactio (calor,* chaleur, *facere,* faire) ; action de chauffer.

CALENTURE, s. f., *calentura (calere,* avoir chaud) ; on donne ce nom à une maladie à laquelle sont exposés les marins qui voyagent sous la zone torride ; elle est caractérisée par un délire des plus violens.

CALICE, s. m., *infundibulum (κάλυξ,* tasse) Les anatomistes donnent ce nom à de petits conduits membraneux qui embrassent la circonférence des mamelons des reins, et s'ouvrent profondément dans le bassinet, où ils transmet-

tent l'urine. Leur nombre varie depuis six jusqu'à douze dans chaque rein. | Enveloppe extérieure des fleurs dont le périanthe est double, ou le périanthe lui-même quand il est simple. — *commun,* involucre qui entoure le phoranthe.

CALICÉ, adj., *calicatus ;* qui est environné d'un calice. *Fleur calicée, fruit calicé.*

CALICIFLORE, adj., *caliciflorus (calyx,* calice, *flos,* fleur) ; qui naît sur le calice : *corolle caliciflore.*

CALICINAL, adj., *calicinus ;* qui a rapport au calice : *écaille, foliole calicinale.*

CALICINIEN, adj., *calicinianus ;* qui a les caractères d'un calice. — *Enveloppe calicinienne,* celle que le calice forme autour de certains péricarpes provenant d'un ovaire libre.

CALICULE, s. m., *caliculus ;* petit calice. Nom donné par les botanistes à une ou deux bractées qui, dans certaines fleurs, sont placées à la base externe du calice.

CALICULÉ, adj., *caliculatus ;* qui est pourvu d'un calicule : *calice caliculé, fleur caliculée.*

CALIGO, s. f., *caligo,* brouillard ; obscurcissement de la vue produit par une tache de la cornée. | Cette tache elle-même.

CALLEUX, adj., *callosus (callus,* cal, dureté) ; qui est dur ou rempli de duretés. — *Ulcère calleux,* ulcère dont les bords sont épais et durs.—*Corps calleux. V.* ce mot.

CALLIBLÉPHARON, s. m., *calliblepharon* (κάλλος, beauté, βλέφαρον, paupière). Galien donnait ce nom à toutes les substances propres à embellir les paupières.

CALLIPÉDIE, s. f., *callipedia,* καλλιπαίδια (κάλλος, beauté, παῖς, enfant) ; art chimérique de faire de beaux enfans.

CALLOSITÉ, s. f. (*callositas,* dureté) ; épaississement et endurcissement de l'épiderme. | Induration qui s'observe dans les plaies anciennes, autour des vieux ulcères et des trajets fistuleux.

CALMANT, adj. et s. m., *sedans ;* qui calme, qui adoucit. On dit *remèdes calmans.*

CALOMÉLAS ou CALOMEL, s. m., *calomelas* (καλὸς, beau, μέλας, noir) ; ancien nom du protochlorure de mercure, lorsqu'il avait été sublimé six fois.

CALORICITÉ, s. f., *caloricitas (calor,* chaleur) ; faculté de dégager la quantité de calorique nécessaire à l'entretien de la vie, et non pas, comme l'ont dit quelques auteurs, faculté de conserver une chaleur supérieure à celle du milieu dans lequel on vit ; car il y a des corps vivans dont la température est inférieure à celle de ce milieu. Tous les êtres vivans jouissent de cette faculté, dont on a eu tort de faire une propriété vitale distincte, puisqu'elle n'est qu'un résultat nécessaire de l'exercice de la vie.

CALORIFICATION, s. f., *calorificatio (calor*, chaleur, *facere*, faire) ; faculté de produire de la chaleur.

CALORIFIQUE, adj., *calorificus ;* qui échauffe.—*Pouvoir calorifique des rayons de lumière :* ceux-ci sont distingués par les physiciens en *lumineux* et en *calorifiques.*

CALORIMÈTRE, s. m., *calorimetrum (calor*, chaleur, μέτρον, mesure) ; instrument dont on se sert pour déterminer la quantité de calorique spécifique contenue dans un corps, d'après celle de glace dont il procure la fonte.

CALORINÈSE, s. f. (*calor*, chaleur, νόσος, maladie) ; nom donné par Baumes à des maladies qui, d'après lui, ont pour caractère une altération notable dans la quantité du principe de la chaleur animale.

CALORIQUE, s. m., *caloricum (calor*, chaleur) ; nom sous lequel on désigne le principe dont l'action sur nos organes détermine les diverses nuances de la sensation de la chaleur, que ce soit d'ailleurs une simple propriété de la matière, ou une modification de la lumière, ou une modification d'un fluide encore inconnu, ou enfin le résultat des ondulations d'une matière infiniment ténue. On appelle *calorique libre*, celui qui fait éprouver la sensation de la chaleur ; *calorique spécifique*, celui qui est nécessaire pour porter à un même degré la température de plusieurs corps égaux en poids ; *calorique combiné, latent* ou *de fluidité* (Black), celui qui fait partie de la manière d'être de chaque corps, et qui n'est nullement sensible pour nous ; *calorique rayonnant*, celui qui s'échappe des corps sous la forme de rayons divergens.

CALOTTE, s. f., *pileolus.* Les anatomistes emploient quelquefois ce mot ; ils donnent le nom de *calotte aponévrotique* à l'aponévrose du muscle occipito-frontal, et celui de *calotte du crâne* à la partie supérieure ou voûte de la cavité cranienne. | Emplâtre fort agglutinatif dont on recouvre la tête des individus affectés de teigne, après avoir rasé le cuir chevelu, et qu'on arrache de vive force pour enlever les bulbes des cheveux. C'est un

moyen presque abandonné. | Sorte de coiffe faite en cuir bouilli, dont on se sert pour suppléer à la solidité des os du crâne chez les personnes qui en ont perdu une partie par suite d'opérations, de carie, de nécrose, etc.

CALUS, s. m., *callus;* moyen à l'aide duquel se rétablit la continuité d'un os fracturé. *V.* **CAL.** | Tumeur qui indique le lieu où a existé une fracture sur un os, et celui où les deux bouts d'un tendon se sont réunis après avoir été divisés par une plaie ou par une rupture. | Épaississement et endurcissement de l'épiderme dans les points où la peau est exposée à des frottemens rudes, et qu'on fait disparaître, après les avoir ramollis à l'aide d'un cataplasme émollient, à l'aide de l'instrument tranchant, ou avec la pierre ponce.

CALVITIE, s. f., *calvities (calvus*, chauve) ; état d'une tête chauve ou dépourvue de cheveux. | *Calvitie des paupières*, défaut de cils le long des bords des paupières.

CALYBION, s. m., *calybium* (χαλύβη, loge, cabane) ; nom donné par Mirbel aux fruits couverts, formés d'un ou de plusieurs glands, contenus dans une capsule, comme ceux du *chêne*, de l'*if*, du *châtaignier.*

CALYCE. *V.* **CALICE.**

CALYPTRÉ, s. f., *calyptratus ;* qui est pourvu d'une *coiffe. V.* ce mot.

CAMARA, s. m., *lantana ;* genre de plantes de la didynamie angiospermie, et de la famille des verbénacées, dont la plupart des espèces exhalent une odeur aromatique très-forte. On mange au Brésil les fruits du *lantana involucrata*, qui sont aigrelets.

CAMARÈS, petit canton situé près de Silvanès, dans le département de l'Aveyron, qui possède des eaux minérales ferrugineuses acidules froides.

CAMARINE, s. f., *empetrum;* genre de plantes de la dioëcie triandrie, et de la famille des bruyères. On fait une sorte de limonade avec les fruits de l'*empetrum album*, en Portugal ; et l'on mange chez nous ceux de l'*empetrum nigrum*, dont les feuilles passent aussi pour antiscorbutiques.

CAMAROME, s. f. *V.* **CAMAROSIS.**

CAMAROSIS, s. f., *camaroma*, καμάρωσις (καμάρα, arcade) ; espèce de fracture du crâne, dont les fragmens sont disposés de manière à former une voûte appuyée par sa base sur la dure-mère (Galien, Paul d'Égine).

8.

Cambium, s. m., *cambium*; nom donné autrefois à un prétendu suc nutritif qu'on supposait tirer son origine du sang, et avoir subi une telle action, une telle assimilation, qu'il était capable de servir immédiatement à la réparation des pertes faites par les organes. | Fluide d'abord clair et limpide, devenant peu à peu plus épais, qu'on trouve dans les plantes, entre le liber et l'aubier, et qui est formé par la séve descendante, mélangée à une partie des sucs propres du végétal. A mesure qu'il s'épaissit, des filamens se forment dans son intérieur; bientôt il s'organise, et présente l'aspect du tissu végétal.

Cambo, village du département des Basses-Pyrénées, qui possède une source ferrugineuse acidule froide, et une autre sulfureuse dont la température est de 18 degrés R.

Cambonnes, village peu éloigné de Castres, où se trouvent des eaux minérales qu'on dit être ferrugineuses et acidules.

Cambouis, s. m., *curulis axungia*; axonge dont on enduit les essieux des roues de voitures. Quelques charlatans en ont fait pendant long-temps un secret. | On appelle encore ainsi une matière sébacée noire qu'on trouve dans le fourreau du pénis du cheval.

Cambré, adj., *cameratus* (χαμάρα, arcade); courbé en forme d'arc.

Cambrure, s. f., *concameratio* (χαμάρα, arcade); courbure d'un membre en manière d'arc.

Cambuca, s. f.; nom donné par Paracelse à une espèce de tumeur ulcérée aux aines.

Camelée, s. f., *cneorum tricoccum*; arbrisseau du midi de l'Europe, qui appartient à la triandrie monogynie et à la famille des térébinthacées. Il contient un principe âcre et très-irritant, à raison duquel les anciens l'employaient comme purgatif. Mais on craint avec raison aujourd'hui de le donner à l'intérieur, et l'on n'emploie plus que la décoction de ses feuilles à l'extérieur comme détersif.

Caméléon *blanc*; nom donné autrefois à la *carline sans tige*, et surtout à sa racine.

Caméléon minéral. On désigne sous ce nom, à cause des nuances diverses qu'elle présente, lorsqu'on abandonne sa dissolution dans l'eau à elle-même, ou qu'on la traite soit par les acides, soit par les alcalis, une combinaison de péroxide de manganèse et de potasse ou de soude, qui s'opère par l'absorption d'une certaine quantité d'oxigène; c'est ou un manganésiate de potasse, ou un composé de péroxide de manganèse et de potassium, suivant celui des deux oxides auxquels s'unit le surplus d'oxigène, ce qu'on n'a pas encore déterminé.

Caméline, s. f., *myagrum sativum*; plante herbacée de la tétradynamie siliculeuse et de la famille des crucifères, qu'on cultive en diverses contrées de l'Europe, à cause de ses graines d'où l'on retire une huile bonne à brûler.

Camébation. *V.* **Camarosis.**

Camisole, s. f., *inducula*; on l'appelle encore *gilet de force*. C'est un vêtement dont les manches sont réunies, et que l'on ferme par derrière. Cette espèce de gilet, ordinairement faite d'un coutil très-fort, est employée pour contenir les maniaques ou les malades qui sont dans un délire violent.

Camomille, s. f., *anthemis*; genre de plantes de la syngénésie polygamie superflue et de la famille des corymbifères, dont on emploie en médecine plusieurs espèces, telles que la *pyrètre*, *V.* ce mot, la *camomille romaine*, la *fétide* et celle des *teinturiers*.

Camomille commune. *V.* **Matricaire.**

Camomille fétide, *anthemis cotula*; plante herbacée, très-commune dans toute l'Europe, qui exhale une odeur forte et désagréable. Elle agit de même que la camomille romaine.

Camomille romaine, *anthemis nobilis*; plante herbacée, commune en France, dont les fleurs, très-amères et aromatiques, jouissent de la propriété tonique, et sont administrées comme fébrifuges et diaphorétiques.

Camomille des teinturiers, *anthemis tinctoria*; plante herbacée d'Europe, qui sert à teindre la laine en jaune aurore, et qui passe aussi pour vulnéraire et détersive.

Camosiers, canton voisin de Marseille, où l'on trouve des eaux chargées de soufre et d'hydrochlorate de soude, avec du carbonate calcaire et un sel volatil, qu'on dit être purgatives et utiles dans les affections herpétiques et psoriques.

Campagne, village du département de l'Aude, près duquel sourdent des eaux minérales ferrugineuses, dont la chaleur est de 22 degrés R.

Campane, s. f., *campana*, cloche; tumeur arrondie, située sur la pointe du jarret, et qu'on appelle encore *capelet*. Lafosse la nomme *campagne*.

Campaniforme, adj., *campaniformis*,

campanulatus (*campana*, cloche, *forma*, forme); qui a la forme d'une cloche. *Calice*, *corolle campaniforme.*

CAMPANULE, s. f., *campanula*; genre de plantes de la pentandrie monogynie, qui sert de type à la famille des campanulacées. Plusieurs espèces, telles que la *campanula rapuncula*, ou *raiponce*, et la *campanula trachelina*, sont des plantes potagères dont on mange les racines et les jeunes feuilles crues.

CAMPANULÉ. *V.* **CAMPANIFORME.**

CAMPÊCHE, s. m., *hœmatoxylon campechianum*; arbre originaire de la baie de Campêche, mais naturalisé aux Antilles, qui appartient à la décandrie monogynie et à la famille des légumineuses. C'est lui qui fournit le *bois de Campêche.* *V.* ce mot.

CAMPER (se), v. r., *se poncre.—Cheval qui se campe*, situation particulière qu'il prend pour uriner.

CAMPHORATE, s. m., *camphoras* (*camphora*, camphre); sel produit par la combinaison de l'acide camphorique avec une base salifiable. Aucun de ces sels n'existe dans la nature.

CAMPHORIQUE, adj., *camphoricus* (*camphora*, camphré); nom d'un acide produit par l'action de l'acide nitrique à chaud sur le camphre, cristallisable en aiguilles blanches, opaques, efflorescentes; soluble dans l'eau, l'alcool, les huiles et les acides minéraux; d'une odeur safranée, d'une saveur amarescente, volatilisable et sans usages.

CAMPHRE, s. m., *camphora*; substance solide, blanche, transparente, d'une odeur forte, aromatique et désagréable, d'une saveur amère, âcre et brûlante, grasse et onctueuse au toucher, ductile, granuleuse, volatile même à la température ordinaire, très-inflammable, brûlant sans résidu, soluble dans 1152 fois son poids d'eau froide, miscible à ce liquide par l'intermède d'un corps mucilagineux, très-soluble dans l'alcool, les huiles volatiles et l'acide acétique, transformable en acide camphorique par l'action continuée de l'acide nitrique, qu'on obtient en distillant avec de l'eau des fragmens du bois du *laurus camphora*, et raffinant, par une nouvelle distillation avec la chaux ou la craie, la poudre grise et impure qui résulte de cette première opération. Le camphre existe aussi dans plusieurs autres espèces de lauriers, dans beaucoup de labiées, et dans quelques ombellifères. C'est un stimulant très-

énergique, qui devient poison à la dose de deux ou trois gros.

Camphre artificiel; substance cristalline, mais de forme indéterminable, grenue, brillante, plus légère que l'eau, et d'une odeur camphrée, qu'on obtient en faisant passer un courant d'acide hydrochlorique gazeux à travers l'huile essentielle de térébenthine.

CAMPHRÉ, adj., *camphoratus* (*camphora*, camphre); qui a les qualités du camphre, ou qui en contient dans sa composition: *eau-de-vie camphrée*, *odeur camphrée.*

CAMPHRÉE, s. f., *camphorosma monspeliensis*; plante de la tétrandrie digynie et de la famille des atriplicées, qui croît abondamment en France, sur les côtes de la Méditerranée, et qui doit son nom à l'odeur de camphre qu'elle exhale. On l'emploie en infusion théiforme, comme stimulant.

CAMPSIS, s. f., *campsis* (κάμπτω, je courbe); incurvation contre nature. Synonyme de *contracture.*

CAMUS, adj., *simus*; se dit d'un cheval qui a un enfoncement à la partie supérieure du chanfrein.—On dit aussi *nez camus*, en parlant d'une personne qui a le nez très-court.

CANAL, s. m., *canalis* (χαίνω, j'ouvre); excavation en forme de conduit, par laquelle passe un liquide. En anatomie on donne ce nom à des conduits qui livrent passage les uns à des liquides, et les autres à des vaisseaux, des nerfs, ou d'autres organes quelconques. | Espace compris entre les deux branches de l'os maxillaire, et destiné à loger la langue.

Canal alimentaire, *canalis cibarius.* On désigne ainsi ceux des organes digestifs qui s'étendent depuis la bouche jusqu'à l'anus.

Canal artériel, *ductus arteriosus*; vaisseau qui, dans le fœtus, établit une communication entre l'aorte et l'artère pulmonaire, et qui s'oblitère après la naissance.

Canal carotidien, *ductus caroticus*; canal creusé dans la portion pierreuse du temporal, qui, dirigé d'abord verticalement en haut, se courbe bientôt pour se porter horizontalement en dedans et en avant, et qui livre passage à l'artère carotide interne, ainsi qu'à plusieurs filets nerveux.

Canal cholédoque, *ductus choledocus*; conduit qui résulte de la jonction de l'hépatique et du cystique, et qui s'ouvre obliquement dans le duodénum, près de sa dernière courbure.

Canal cystique, ductus cysticus; conduit excréteur de la vésicule biliaire, qui s'unit à angle aigu avec l'hépatique, pour former le canal cholédoque.

Canal déférent, ductus deferens, qui s'étend de l'épididyme à l'une des deux vésicules séminales.

Canal dentaire, ductus dentalis. Le *canal dentaire supérieur et antérieur,* l'une des divisions du sous-orbitaire, descend dans la paroi antérieure du sinus maxillaire, et donne passage aux nerfs et vaisseaux du même nom. Les *canaux dentaires postérieurs* sont percés dans la tubérosité maxillaire. Le *canal dentaire inférieur,* par lequel passent les vaisseaux et nerfs de ce nom, s'étend de la face interne de la mâchoire inférieure à l'externe, près du menton.

Canal digestif, canalis digestivus; synonyme de *canal alimentaire.*

Canal de Ferrein, ductus Ferreini; gouttière triangulaire que Ferrein supposait résulter du rapprochement du bord libre des paupières, appliqué contre le globe de l'œil, et qu'il croyait propre à diriger les larmes vers les points lacrymaux durant le sommeil. On a reconnu que ce canal n'existe point.

Canal godronné, ductus Petiti. François Petit a donné ce nom au petit espace triangulaire qui sépare le corps vitré du corps ciliaire, dans toute la circonférence du cristallin. On n'aperçoit ce canal qu'en y poussant de l'air, qui y produit des bosselures inégales. C'est de là que lui vient son nom, parce qu'on a cru voir quelque analogie entre ces bosselures et l'espèce d'ornement architectural qu'on appelle *godron.*

Canal hépatique, ductus hepaticus; conduit excréteur du foie, qui, après un pouce et demi de trajet, s'unit au cystique pour donner naissance au canal cholédoque.

Canal inflexe de l'os temporal, ductus inflexus ossis temporalis; nom donné par Chaussier au canal carotidien.

Canal intermédiaire des ventricules; ce nom est donné quelquefois à l'aquéduc de Sylvius.

Canal intestinal, canalis intestinorum; portion du canal digestif qui s'étend depuis l'estomac jusqu'à l'anus.

Canal médullaire, canalis medullaris; grande cavité qui occupe le centre du corps des os longs, et qui loge la moelle.

Canal nasal, ductus nasalis; conduit formé par l'os maxillaire supérieur, seul ou le plus souvent réuni avec le cornet inférieur et l'os lacrymal, qui succède au sac lacrymal, et qui transmet les larmes dans la cavité nasale, au-dessous du cornet inférieur.

Canal pancréatique, ductus pancreaticus; conduit excréteur du pancréas, qui s'ouvre à un angle aigu dans le canal cholédoque, ou s'accole simplement à lui pour entrer isolément dans le duodénum.

Canal de Petit, ductus Petiti, très-souvent désigné aussi sous le nom de *canal godronné.*

Canal rachidien; synonyme de *canal vertébral.*

Canal salivaire, ductus salivalis. On appelle le canal de Stenon *conduit salivaire supérieur,* et celui de Warthon *canal salivaire inférieur.*

Canal sous-orbitaire, ductus infrà orbitalis; canal creusé dans l'épaisseur de la paroi inférieure de l'orbite, formée par l'os maxillaire supérieur, et qui loge les vaisseaux et nerfs du même nom.

Canal spiroïde du temporal, ductus spiroïdeus ossis temporalis. Chaussier appelle ainsi l'aquéduc de Fallope.

Canal de Stenon, ductus Stenonis; canal excréteur de la glande parotide, qui s'ouvre dans la bouche vis-à-vis l'intervalle de la seconde et de la troisième dents molaires supérieures.

Canal thoracique, ductus thoracicus; vaisseau auquel aboutissent tous les lactés et la plupart des lymphatiques.

Canal veineux, ductus venosus; branche de la veine ombilicale qui s'insère dans une des hépatiques, et n'existe que chez le fœtus.

Canal vertébral, ductus vertebralis; conduit qui règne tout le long de la colonne vertébrale, qui loge la moelle épinière, et qui est formé par la succession des trous vertébraux.

Canal de Warthon, ductus Warthonis; conduit excréteur de la glande maxillaire, qui s'ouvre à côté du frein de la langue.

Canaux demi-circulaires, canales semi-circulares. On donne ce nom à trois conduits creusés dans l'intérieur de la portion pierreuse du temporal, dont deux sont verticaux, l'un supérieur, l'autre postérieur, et le troisième horizontal; ils s'ouvrent dans le vestibule par cinq orifices seulement, l'un de ces orifices étant commun à deux d'entre eux.

CANCER, s. m., *cancer, carcinoma.*

καρκίνωμα ; dégénérescence des tissus organiques en une matière appelée *encéphaloïde* ou *cérébriforme*, dont la présence est assez souvent annoncée par de vives douleurs lancinantes chroniques, avec abolition de la fonction de l'organe. Le cancer, effet direct ou indirect de l'inflammation chronique, doit être prévenu et combattu par la méthode antiphlogistique interne et externe ; tout irritant hâte ses progrès, et précipite la mort du sujet. | Lorsqu'un cancer est placé à l'extérieur, qu'il est unique, isolé, bien circonscrit, mobile, enveloppé par des parties saines au milieu desquelles on peut porter l'instrument tranchant, il est dans les circonstances les plus favorables pour que l'ablation en réussisse, et cette opération doit être pratiquée.

Cancéreux, adj., *cancrosus* ; qui a rapport au cancer : *ulcère cancéreux, phthisie cancéreuse, vice cancéreux.*

Cancroïde, adj. et s. m., *cancroïdeus* (*cancer*, cancer, εἶδος, forme) ; qui revêt la forme cancéreuse ; nom qui a été assigné par Alibert à certains cancers de la peau.

Candé, village près de Loudun, qui possède des eaux minérales froides acidules.

Candi, adj., *candum, canthum* (*candidus*, blanc) ; blanchi, purifié. Cette épithète est donnée au sucre cristallisé régulièrement.

Candisation, s. f., *candisatio* ; terme peu usité, qui désigne l'opération au moyen de laquelle on obtient le sucre candi.

Canepin, s. m., *cannabinus* ; pellicule mince qu'on lève de dessus la peau du mouton, après qu'elle a trempé quelque temps dans la chaux. | Se dit encore de l'écorce du bouleau, sur laquelle les anciens écrivaient.

Canicide, s. m. (*canis*, chien, *cædere*, tuer) ; meurtre d'un chien ; dissection d'un chien vivant. — C'est aussi un nom de l'aconit, parce qu'il devient mortel pour les chiens qui en mangent.

Caniculaire, adj., *canicularis* (*canis*, chien) ; qui a rapport à la canicule. Les jours caniculaires, qui sont ordinairement les plus chauds de l'année, s'étendent depuis le 24 juillet jusqu'au 23 août.

Canicule, s. f., *canicula* (*canis*, chien) ; étoile fixe, la plus brillante de toutes, et qui fait partie de la constellation du *grand-chien*. On donne aussi ce nom au temps de l'année durant lequel le soleil se lève avec cette étoile.

Canin, adj., *caninus* ; qui a quelque rapport avec la structure du chien. *Muscle canin*, étendu de la fosse canine à la commissure des lèvres, qu'il relève et porte en dedans. *Fosse canine*, creusée à la face externe de l'os maxillaire supérieur, un peu au-dessus de la dent canine. *Dents canines*, placées entre les incisives et les molaires, au nombre de quatre, une à chaque mâchoire et de chaque côté, coniques, à sommet mousse et tuberculé, à une seule racine longue et comprimée. *Faim canine*, que rien ne peut apaiser. *Ris canin*, marque de dédain produite par la contraction du muscle canin, surtout d'un seul côté.

Canitie, s. f., *canities* (*canus*, blanc) ; se dit de la blancheur des poils, et particulièrement de celle des cheveux.

Canne aromatique. *V.* **Calamus** aromatique.

Canne à sucre ou *Canamelle*, s. f., *saccharum officinale* ; graminée de la triandrie digynie, originaire des Indes, mais cultivée en Afrique et en Amérique, dont la tige est remplie d'une moelle blanchâtre et spongieuse, qui fournit par expression un suc doux et abondant d'où l'on retire le sucre, à l'aide de procédés assez compliqués.

Canneberge, s. f. ; nom vulgaire d'une espèce d'airelle, *vaccinium oxycoccos. V.* **Airelle.**

Cannelé, adj., *canaliculatus, striatus, sulcatus* ; qui offre une ou plusieurs cannelures. *Corps cannelé* ou *strié*, l'un des ganglions cérébraux. — *Sonde cannelée*, instrument fort usité en chirurgie. — *Substance cannelée* ou *tubuleuse*, substance intérieure du parenchyme du rein. — *Muscle cannelé*, nom imposé par Lieutaud aux deux muscles jumeaux de la cuisse, qu'il croyait n'en former qu'un seul.

Cannelle, s. m., *cinnamomum*, κιννά-μωμον ; seconde écorce du *laurus cinnamomum*. Elle a une odeur agréable, une saveur aromatique, douce, chaude et un peu sucrée. On en distingue trois sortes, la *fine*, la *moyenne* et la *grossière*. La première seule est estimée : on la tire des branches âgées de trois ans. Cette écorce est stimulante et tonique. On l'emploie en médecine, dans l'art culinaire et dans celui du parfumeur.

Cannelle *blanche*, s. f., *cannella alba* ; nom donné dans le commerce à deux écorces blanchâtres et aromatiques fournies par le *drymis aromatica*, ou le *drymis ponctuata*, et par le *Winteriana cannella*, arbres de l'Amérique méridionale. La seconde est l'*écorce de Winter*, et la première est la *fausse écorce de Winter*. *V*. ces mots.

Cannelle de Ceylan; nom donné quelquefois à la *cannelle ordinaire*.

Cannelle de la Chine; espèce de cannelle grise, plus épaisse et d'une odeur moins suave que celle de Ceylan; elle croît sur les montagnes de la Chine.

Cannelle fausse. *V*. Fausse *cannelle*.

Cannelle giroflée, *cortex caryophyllata*; écorce mince, peu roulée, très-friable, d'un brun rougeâtre, qu'on tire de l'Amérique méridionale, où elle est fournie par le *myrtus caryophyllata*.

Cannelle poivrée. *V*. Fausse *écorce de Winter*.

Cannellier, *s. m.*, *laurus cinnamomum*; espèce de *laurier*, qui croît à Ceylan, et dont la seconde écorce est connue sous le nom de *cannelle*. *V*. ce mot.

Cannelure, *s. f.*, *sulcus*; petit canal, sorte de gouttière pratiquée sur plusieurs instrumens, tels que des sondes, par exemple.

Canon, *s. m.* On donne ce nom à la partie de la jambe du cheval comprise entre le genou ou le jarret et le boulet. Elle se compose de trois os, les deux styloïdes, situés en arrière, et l'os du canon, placé en devant; celui-ci est le plus gros. — Se dit d'une partie de la bride faite d'une pièce de fer arrondie qui entre dans la bouche du cheval.

Cantharide, *s. f.*, *cantharis*, χάνθαρις, (diminutif de χάνθαρος, escarbot). On donne vulgairement ce nom à un insecte du genre *cantharide* des entomologistes, *cantharis vesicatoria*. C'est un coléoptère oblong, d'un beau vert doré luisant, d'une odeur âcre et nauséabonde. Cet insecte est irritant à un haut degré, et vénéneux. Appliqué sur la peau, il y détermine la vésication. Il agit spécialement sur les organes urinaires et génitaux.

Cantharidine, *s. f.*, *cantharidina* (χάνθαρος, escarbot); substance lamelleuse, micacée, blanche, brillante, insoluble dans l'eau et l'alcool froid, soluble dans l'alcool chaud et dans l'éther, à laquelle les cantharides doivent leur propriété vésicante.

Canthus, *s. m.*, *canthus*, χάνθος; angle ou coin de l'œil: le grand canthus est l'angle interne, et le petit l'angle externe.

Cantonnement, *s. m.*, *regio*; se dit d'un troupeau de moutons attaqué de la clavelée, auquel on assigne une portion de terrain, un canton pour pâturer, d'où il ne peut s'écarter pendant qu'il est affecté du claveau, sans une permission des autorités locales.

Canule, *s. f.*, *tubulus* (*canna*, roseau); tube d'or, d'argent, de platine, de fer, de plomb, de bois, de carton, de gomme élastique, etc., allongé, cylindrique, ordinairement droit ou courbe, de dimensions très-variables, qui s'adapte à divers instrumens, et qui sert, suivant les cas, à protéger les parties contre l'action tranchante, piquante ou caustique de certains instrumens qu'on introduit au milieu d'elles, à entretenir ouvertes certaines plaies, à placer des ligatures, à suppléer certains canaux oblitérés, à porter des liquides qu'on veut injecter dans une cavité, à conduire au dehors ceux qui forment des épanchemens, etc.

Caoutchouc ou Gomme *élastique*, *s. m.*; substance solide, blanche, molle, flexible, très-élastique, tenace, plus légère que l'eau, inodore et insipide, qui se forme dans le suc laiteux de l'*hevea guianensis*, du *jatropha elastica*, du *ficus indica*, et de l'*artocarpus integrifolia* après qu'il a été exposé au contact de l'air. Celui du commerce a une teinte noire, parce que les Indiens le soumettent à l'action de la fumée. Il est insoluble dans l'eau et l'alcool, mais l'eau bouillante le gonfle et le ramollit, après quoi on peut le dissoudre dans l'éther rectifié et les huiles volatiles. On en fait une foule d'instrumens de chirurgie, des canules, des sondes, des pessaires, etc.

Caoutchouc minéral; bitume d'un brun foncé, mou et très-élastique, qu'on trouve en Angleterre dans le comté de Derby.

Cap, abréviation dont on se sert en formulant, au lieu de *capiatur* ou *capiat*, que l'on prenne ou qu'il prenne.

Cap de maure ou *caresse de maure* (*caput*, tête); c'est un rouan, mais avec cette distinction, que l'*aal* a la tête et les extrémités noires.

Capacité, *s. f.*, *capacitas*; aptitude à contenir: rapport entre une cavité et le corps qu'elle contient ou peut contenir. *Capacité pour le calorique*, faculté qu'ont les corps d'absorber chacun une quantité déterminée de calorique, lorsqu'on les élève à la même température.

Caparaçon, *s. m.*; filet ou couverture

qu'on met sur le cheval pour le garantir des insectes.

Capbern ou **Capvern**, village du département des Hautes-Pyrénées, qui possède une source d'eau minérale saline, dont la température est de 19 degrés R.

Capelet, s. m. ; sorte de loupe qui se développe dans l'épaisseur de la peau du cheval, et qui se trouve sur la pointe du jarret. Cette tumeur, que l'on appelle encore *passe-compagne*, est mobile, le plus ordinairement sans douleur, et d'un volume médiocre.

Capeline, s. f., *capistrum* (*caput*, tête) ; bandage figurant une espèce de calotte ou de capuchon, dont il y a plusieurs espèces : la *capeline de la tête*, ou *bonnet à deux globes*, usitée autrefois pour remédier à l'écartement des sutures. *V.* Bonnet *d'Hippocrate*. La *capeline de la clavicule*, qu'on emploie pour contenir les fractures de l'acromion, de l'épine de l'omoplate et de la clavicule. La *capeline* pour l'amputation du bras. La *capeline à un ou deux globes* pour l'amputation de la cuisse.

Capelle-en-Vézie, lieu de l'Auvergne dans lequel existe une source d'eau minérale froide et gazeuse.

Caphopicrite, s. f. ; l'un des principes immédiats des végétaux ; substance brune, opaque, d'une saveur âcre, amère et désagréable, fusible au feu, réductible en vapeurs jaunes, soluble dans l'eau, l'acide acétique et les alcalis, qui constitue le principe colorant de la rhubarbe.

Capillacé, adj., *capillaceus* ; synonyme de *capillaire*.

Capillaire, adj. et s. m. et f., *capillaris*, *capillaceus* (*capillus*, cheveu) ; qui a la ténuité d'un cheveu.—*Tube capillaire* ; les physiciens nomment ainsi les petits tubes dont le diamètre n'excède pas un trentième de pouce, et dans l'intérieur desquels l'eau s'élève au-dessus de son niveau, lorsqu'on plonge une de leurs extrémités dans ce liquide. — *Vaisseaux capillaires* ; nom donné par les physiologistes aux vaisseaux extrêmement déliés et réunis par d'innombrables anastomoses, qu'on suppose former un tissu continu et intermédiaire entre les artères et les veines, quoique cette théorie soit vivement attaquée aujourd'hui. — *Système capillaire* ; ensemble de tous les vaisseaux précédens : Bichat l'a distingué en *général*, qui entre dans la texture de tous les organes, et en *pulmonaire*, qui est propre au poumon. | Nom donné par

Zeder à un genre d'entozoaires établi pour ranger une espèce de tricocéphale. | Genre de plantes établi par Stackhouse aux dépens des varecs. | Nom vulgaire de deux *adiantes* et de cinq ou six *doradilles*. *V.* ces mots. | *Tige, feuille, pédoncule, filet staminal, stigmate capillaire*; tige, feuille, etc., qui est allongée et grêle comme un cheveu.

Capillaire du Canada, *adiantum canadense*; fougère d'Amérique, qui passe pour stimulante, et qu'on donne en infusion théiforme.

Capillaire de Montpellier, *adiantum capillus Veneris* ; fougère du midi de la France, à laquelle on attribue les mêmes propriétés qu'à la capillaire du Canada.

Capillament, s. m., *capillamentum* (*capillus*, cheveu) ; tégument velu. Quelques auteurs ont employé ce mot comme synonyme de *petite fibre*, *fibrille*, *filament*.

Capillarité, s. f., *capillaritas* ; état de ce qui a la ténuité d'un cheveu. On dit quelquefois *capillarité des vaisseaux*.

Capillation, s. f., *capillatio* (*capillus*, cheveu) ; fracture du crâne sans écartement des fragmens, et qui ne se montre que sous l'aspect d'une fente.

Capistration, s. f. *V.* Phymosis.

Capistre, s. m., *capistrum* (*capistrare*, museler, enchevêtrer); nom donné à quelques bandages de la tête. *V.* Capeline, Chevestre. — Vogel a désigné ainsi la raideur tétanique des muscles élévateurs de l'os maxillaire inférieur, plus connue sous le nom de *trismus* ou de *trisme*.

Capital, adj. ; le nom de *poudre capitale* a été donné à la *poudre de Saint-Ange. V.* ce mot.

Capité, adj. ; *capitatus* (*caput*, tête), qui a la forme d'une sorte de tête : *fleur capitée*.

Capiteux, adj. (*caput*, tête) ; qui porte à la tête, qui détermine promptement l'ivresse ; dénomination imposée aux vins qui contiennent beaucoup d'alcool.

Capitiluve, s. m., *capitiluvium* (*caput*, tête, *lavare*, laver); bain de tête.

Capitule, s. m., *capitulum* ; assemblage de petites fleurs soutenues par un réceptacle commun plus large que le sommet du pédoncule qui le supporte, entourées d'un involucre particulier, et tellement serrées les unes contre les autres que de loin elles ont l'apparence d'une fleur unique.

Capitulé, adj., *capitulatus* ; qui a la

forme d'une tête.—*Fleurs capitulées*, rassemblées en capitule.

CAPNOMANCIE, s. f., *capnomantia* (χαπνὸς, fumée, μαντεία, divination) ; art de prédire l'avenir par la contemplation de la fumée.

CAPPONE, dans l'île d'Ischia, où existe une source d'eau chargée de carbonates de soude et de chaux, et d'hydrochlorate de soude.

CAPRAIRE, s. f., *capraria* ; genre de plantes de la didynamie angiospermie et de la famille des personnées, dont une espèce, *capraria biflora*, est connue sous le nom de *thé du Mexique*, parce qu'en Amérique, où elle croît, on fait usage de l'infusion théiforme de ses feuilles, qui ont une odeur fort agréable.

CAPRE, s. f., *gemma condita capparidis* ; bouton à fleur du câprier, confit dans du vinaigre légèrement salé.

CAPRÉOLAIRE, adj., *capreolaris* (*capreolus*, vrille de vigne). Quelques auteurs ont appelé *vaisseaux capréolaires* les vaisseaux spermatiques, à cause des flexuosités qu'ils présentent dans leur trajet.

CAPRIER, s. m., *capparis* ; genre de plantes de la polyandrie monogynie, servant de type à la famille des capparidées, dont les boutons à fleurs confits dans le vinaigre forment le condiment appelé *câpres*.

CAPRIFICATION, s. f., *caprificatio* ; opération célèbre qui consiste à suspendre sur les figuiers cultivés des figues sauvages renfermant des cynips, qui, après s'être développés, vont déposer leurs œufs dans les figues cultivées. Ces insectes n'introduisent pas de pollen, ne sont pas agens de fécondation, comme on l'a cru long-temps, mais ils agissent en excitant l'action vitale.

CAPRISANT, adj., *caprizans* (*capra*, chèvre) ; épithète donnée à une espèce de pouls qui est interrompu au milieu de sa diastole, et qui l'achève ensuite dans un temps plus court qu'il ne l'avait commencée.

CAPRIZANT. *V.* CAPRISANT.

CAPSULAIRE, s. f., *capsularia* ; genre de vers intestinaux appartenant aux poissons, dont le corps cylindrique, aminci en devant et obtus à ses extrémités, est renfermé dans une vésicule capsulaire.

Capsulaire, adj., *capsularis* ; qui a rapport à quelqu'une des parties du corps qu'on désigne sous le nom de *capsules*. — *Ligament capsulaire* ; on appelle ainsi quelquefois les capsules fibreuses qui en-

tourent les articulations scapulo-humérale et coxo-fémorale. — Les *vaisseaux capsulaires* sont plus généralement connus sous le nom de *surrénaux*. — *Fruit capsulaire*, fruit simple et sec, qui s'ouvre à l'époque de sa maturité.

CAPSULE, s. f., *capsula* (χάψα, boîte) ; petite boîte servant à renfermer divers objets. — Les chimistes désignent ainsi un vase arrondi et sans anses qui leur sert pour faire évaporer divers liquides. —Les anatomistes ont donné ce nom à une multitude de parties qui n'ont point de rapport les unes avec les autres. — Nom donné à une espèce de fruit par les botanistes. C'est, suivant Linné, un péricarpe creux, qui s'ouvre d'une manière déterminée ; suivant Richard, un péricarpe sec, déhiscent ou non, qui renferme une ou plusieurs graines ; suivant Decandolle et Mirbel, un fruit simple, sec et polysperme, qui s'ouvre de lui-même à la maturité.

Capsule du cœur, *capsula cordis*. Paracelse désignait ainsi le péricarde.

Capsule du cristallin, *capsula cristallina* ; membrane qui enveloppe le cristallin de toutes parts.

Capsule de Glisson, *capsula glissoniana*, *capsula Glissonis*, *capsula hepatica* ; tissu cellulaire très-dense qui accompagne et environne toutes les ramifications de la veine porte.

Capsules articulaires, *capsulæ articulares*. On donne ce nom, ou celui de *capsules fibreuses*, à des sacs membraneux, fibreux, élastiques, blanchâtres, épais, serrés et résistans, qui entourent les articulations coxo-fémorale et scapulo-humérale.

Capsules atrabilaires, *capsulæ atrabilares* : organes plus connus sous le nom de *capsules surrénales*.

Capsules fibreuses, *capsulæ fibrosæ* ; synonyme de *capsules articulaires*.

Capsules séminales, *capsulæ seminales*. Quelques anatomistes ont appelé ainsi les *vésicules séminales*.

Capsules surrénales, *capsulæ suprarenales*. On donne ce nom à deux petits corps aplatis et triangulaires qui recouvrent la partie supérieure des reins, en manière de casque. Une cavité creusée dans leur intérieur renferme une liqueur brune, rougeâtre ou jaunâtre. On les a crus pendant long-temps chargés de sécréter l'humeur hypothétique que les anciens appelaient *atrabile*.

Capsules synoviales, *capsulæ synoviales* ; poches membraneuses, séreuses, formant des sacs sans ouverture , qui revêtent les parties constituantes de toutes les articulations mobiles et des coulisses qui livrent passage à des tendons , sans en renfermer aucune dans leur intérieur, et qui exhalent un fluide albumineux propre à favoriser les glissemens des surfaces.

CAPUCHON , s. m. , *cucullus , styloste-gium ;* évasement des filets des étamines, qui fait qu'elles couvrent l'ovaire en manière de capuchon , comme dans les asclépiadées. | Muscle *trapèze ,* suivant quelques anatomistes.

CAPUCHONNÉ , adj. , *cucullatus ;* qui a la forme d'un capuchon. — *Pétale capuchonné :* tels sont ceux de l'ancolie.

CAPUCINE , s. f. , *tropæolum ;* genre de plantes de l'octandrie monogynie et de la famille des géraniées, renfermant des végétaux d'ornement, presque tous originaires du Pérou , qui jouissent pour la plupart d'une saveur âcre et analogue à celle du cresson. On mange leurs feuilles et leurs fleurs en salade , et leurs fruits confits au vinaigre.

CAPUS ; nom d'une source peu distante des bains de La Malou, dans le département de l'Hérault, dont les eaux sont acidules , et la température de 18 à 20 degrés R.

CAPUT MORTUUM , s. m. Les anciens chimistes se servaient de ces deux mots pour désigner ce qui reste dans la cornue à la suite d'une distillation sèche.

CAQUE-SANGUE , s. f. (*cacare ,* aller à la selle , *sanguis ,* sang); rendre du sang avec les selles. C'est la même chose que *dysenterie. V.* ce mot.

CARACOL , s. m. , *equi in gyrum conversio ;* se dit de plusieurs demi-tours à gauche et à droite que le cavalier fait faire à son cheval en changeant de main.

CARACTÈRE , s. m., *character,* χαρχκτήρ ; empreinte ou marque qui sert à faire reconnaître quelque objet. Les *caractères* à l'aide desquels les anatomistes distinguent et classent les êtres, sont ordinairement fondés sur leurs principales propriétés physiques ou chimiques. | Le *caractère des maladies* se tire de leur siège et de leur intensité , de la marche qu'elles affectent, de la forme qu'elles revêtent, etc. ; de là les mots de *caractère fâcheux ,* de *caractère de malignité ,* de *mauvais caractère.* | Les *caractères chimiques , pharmaceutiques ,* sont ceux qu'on emploie pour représenter une chose que l'on ne veut pas exprimer complétement.

CARACTÉRISER , v. a., *depingere ;* faire connaître les qualités qui doivent distinguer une chose de toute autre chose.

CARACTÉRISTIQUE , adj., *proprius ;* qui appartient en propre à quelque chose. — *Signes caractéristiques ,* ce sont ceux qui servent à faire reconnaître une maladie.

CARAMBOLIER , s. m., *averrhoa ;* genre de plantes de la décandrie pentagynie et de la famille des térébinthacées, qui renferme plusieurs arbres , tous originaires des Indes orientales, dont les fruits sont plus ou moins aigres. On distingue surtout l'*averrhoa carambola ,* ou *pommier de Goa,* et l'*averrhoa acida,* dont les fruits ont une saveur fort agréable, et sont très-rafraîchissans.

CARAMEL , s. m., *saccharum percoctum ;* sucre qui a été soumis à l'action du feu , et en partie décomposé; il est mou, déliquescent, d'une couleur rouge et d'une saveur âcre, qui prend un peu à la gorge. On dit *caraméliser* le sucre , pour exprimer qu'on va le réduire à cet état.

CARAQUE, s. m. ; nom d'un cacao très-estimé , que l'on tire de la côte de Caraque.

CARBONATE , s. m., *carbonas* (*carbo ,* charbon); sel formé par la combinaison de l'acide carbonique avec une base salifiable. Les carbonates sont tantôt neutres et tantôt avec excès de base , c'est-à-dire à l'état de sous-sel.

Carbonate (*sous-*) *d'ammoniaque , subcarbonas ammonii , ammonium sub-carbonicum ;* sel blanc, cristallisable , d'une saveur caustique , piquante et urineuse, d'une odeur fortement ammoniacale, qui verdit les couleurs bleues végétales , se dissout dans l'eau froide, et ne peut être dissous dans l'eau chaude, à cause de sa grande volatilité. Il se forme par la décomposition des matières animales. Son action sur l'économie est la même que celle de l'ammoniaque, mais moins forte. Il portait autrefois les noms de *sel d'Angleterre ,* et d'*alcali volatil concret.* Il fait la base de l'*esprit volatil de corne de cerf.*

Carbonate (*sous-*) *de baryte , sub-carbonas barytæ , baryta sub-carbonica ;* sel cristallisable, dont toutes les formes secondaires dérivent d'un rhomboïde obtus, presque insoluble dans l'eau, et dont la poussière , jetée sur les charbons ardens , devient lumineuse dans l'obscurité. La nature nous l'offre en plusieurs contrées. C'est un poison, quoiqu'on en ait conseillé l'usage en médecine.

Carbonate (*sous-*) *de chaux , sub-carbonas calcis, calx sub-carbonica;* sel insoluble dans l'eau , à moins qu'elle ne contienne de l'acide carbonique , et susceptible de prendre des formes cristallines très-diversifiées. C'est le corps le plus abondamment répandu dans la nature. Autrefois on le rangeait parmi les substances absorbantes , mais les modernes ne s'en servent plus.

Carbonate (sous-) de cuivre, *sub-carbonas cupri* , *cuprum sub-carbonicum* ; sel insoluble, cristallisable en prismes rhomboïdaux diversement modifiés , vert , bleu ou brun , qu'on rencontre abondamment dans la nature , et qui se forme à la surface du cuivre et du bronze exposés aux intempéries de l'air. C'est un violent poison. On l'a conseillé à l'intérieur. Il entre dans la composition de plusieurs médicamens externes.

Carbonate (sous-) de fer, *sub-carbonas ferri* , *ferrum sub-carbonicum* ; sel jaunâtre , brunâtre , brun ou noirâtre , d'un tissu lamelleux , dont les cristaux ont pour base un rhomboïde, et qu'on trouve en abondance dans la nature. On fabrique de toutes pièces celui qui sert en médecine, et qui porte le nom de *safran de mars apéritif*.

Carbonate (sous-) de magnésie, *sub-carbonas magnesiæ*, *magnesia sub-carbonica;* sel blanc, gris , jaunâtre ou rosé , qui happe fortement à la langue , et qui n'est pas rare dans la nature. Depuis que les médecins l'ont abandonné pour la magnésie pure, les pharmaciens ne le fabriquent plus, comme autrefois, de toutes pièces.

Carbonate (sous-) de plomb , *sub-carbonas plumbi* , *plumbum sub-carbonicum* ; sel blanc , opaque, pesant , friable , mat dans sa cassure , fusible , vitrifiable , insoluble dans l'eau et cristallisable. Il est très-répandu dans la nature, et employé quelquefois en médecine, mais à l'extérieur seulement , uni avec des corps gras.

Carbonate (sous-) de potasse , *sub-carbonas potassæ* , *potassa sub-carbonica ;* al*cali fixe, alcali végétal, sel de tartre, cendres gravelées , nitre fixé par le charbon ;* sel incristallisable , déliquescent , âcre , légèrement caustique et très-soluble dans l'eau , qui verdit avec force les couleurs bleues végétales, et qui est fusible au feu. On l'obtient en brûlant les végétaux, lessivant leurs cendres , et faisant évaporer la liqueur à siccité. Le résidu forme la *potasse* du commerce. C'est un poison violent , qui , à petites doses , n'agit que comme stimulant.

Carbonate (sous-) de soude, sub-carbonas

sodæ, soda sub-carbonica ; alcali minéral , alcali fixe minéral , natron : sel cristallisable , efflorescent , insoluble dans l'eau, d'une saveur âcre et légèrement urineuse, qui éprouve au feu la fusion aqueuse, puis la fusion ignée , et qui verdit les couleurs bleues végétales. Il existe tout formé dans la nature , et on l'obtient aussi en brûlant les végétaux qui croissent sur les bords de la mer : alors il constitue la *soude* du commerce. Son action et ses propriétés sont les mêmes que celles du précédent.

CARBONE , s. m. , *carbonium*, *carboneum, carbonicum* ; corps combustible, rangé parmi les élémens , parce qu'on n'a pas encore pu le décomposer, et qui paraît n'exister à l'état de pureté dans la nature que sous la forme de *diamant*. Il y est d'ailleurs très-abondant , soit mêlé simplement , soit combiné avec d'autres substances, et l'on peut même dire qu'on le rencontre partout.

CARBONÉ , adj. , *carbonatus* ; qui contient du carbone. Le mot *carburé* est synonyme.

CARBONEUX , adj. , *carbonosus* ; nom que Dœbereiner a proposé d'imposer à l'acide oxalique.

CARBONIQUE , adj. , *carbonicus* ; nom d'un acide appelé autrefois *air fixe, acide crayeux, acide méphitique , acide aérien.* C'est un gaz permanent, incolore , d'une saveur aigrelette , d'une odeur légèrement piquante , plus lourd que l'air atmosphérique , qui rougit peu les couleurs bleues végétales, se dissout dans l'eau , et ne peut entretenir ni la combustion ni la respiration. C'est un des corps les plus abondamment répandus dans la nature, où on le trouve soit pur, soit combiné avec d'autres corps. On l'emploie peu en médecine ; cependant sa solution aqueuse est rafraîchissante et antiphlogistique. C'est lui seul qui agit dans la potion de Rivière.

CARBONISATION , s. f. , *carbonisatio* ; transformation d'une matière végétale ou animale en charbon.

CARBONISER , v. a. ; réduire en charbon.

CARBONITE , s. m. , *carbonis* ; les oxalates porteraient ce nom , si l'on adoptait celui d'acide carboneux pour l'acide oxalique.

CARBURE , s. m., *carburetum* ; on appelle ainsi toute combinaison du carbone avec un corps combustible , métallique ou non métallique, qui n'a point les propriétés des acides.

Carbure d'azote, carburetum azoti; plus connu sous le nom de *cyanogène.*

Carbure d'azote et de chlore, carburetum azoti et chlorinæ; communément appelé *acide chloro-cyanique.*

Carbure de fer, carburetum ferri; combinaison du fer avec le carbone. Elle peut se faire dans des proportions très-diverses, d'où résultent l'acier, la plombagine, la fonte, et quelques autres composés dont on s'est peu occupé jusqu'à ce jour.

Carburé, adj.; synonyme de *carboné.*

Carcérulaire, adj., *carcerularis* (*carcer*, prison); épithète générique donnée par Mirbel et Cassini aux fruits découverts qui restent clos.

Carcérule, s. f., *carcerula* (*carcer*, prison); nom donné par Desvaux à des fruits autocarpiens, pluriloculaires et indéhiscens, dont les loges sont confluentes ou distinctes, comme ceux du *tilleul.*

Carchésien, adj., *carchesius* (χαρχή-σιον, corde qui passe par le haut d'un mât); nom donné par Oribase à un lac qui était usité de son temps pour la réduction des fractures.

Carcinomateux, adj., *carcinodes*; qui tient de la nature du carcinôme.

Carcinôme, s. m., *carcinoma* (χαρχίνος, cancre); nom donné par quelques auteurs à des tumeurs différentes du cancer, mais qui, suivant le plus grand nombre, est synonyme de ce dernier mot. Quelques-uns ont cependant attaché le nom de *carcinôme* plus spécialement au cancer commençant, et d'autres au cancer encéphaloïde.

Cardamine, s. f., *cardamine pratensis*; espèce de cresson très commune dans les prés, qui a une saveur âcre et amère, et qui jouit de propriétés excitantes, comme la plupart des crucifères.

Cardamome, s. m., *cardamomum* (χάρ-δαμον, cresson); nom donné à l'*amomum racemosum* et à son fruit. — *grand;* capsules torses, minces, triangulaires, grisâtres et striées de rouge, largement ombiliquées, d'une odeur et d'une saveur camphrées, et contenant des graines triangulaires. — *long;* capsules anguleuses, acuminées, sillonnées en long, grises, contenant de grosses graines brunes, d'une odeur et d'une saveur agréables. — *moyen;* capsules mousses, triangulaires, brunâtres, contenant des graines jaunâtres, anguleuses d'un côté et rondes de l'autre. — *petit;* capsules triangulaires, blanches ou jaunâtres, peu striées,

émoussées, renfermant des graines anguleuses et ridées. Tous les cardamomes sont excitans.

Cardia, s. m., *cardia*, χαρδία; orifice supérieur de l'estomac, situé à gauche, entre le grand cul-de-sac et la petite courbure du viscère. Il répond à l'union des deux tiers droits de celui-ci avec le tiers gauche, et à la hauteur de la partie moyenne du corps des dernières vertèbres dorsales.

Cardiætapie, s. f., *cardiætapis.* Alibert désigne par ce mot l'augmentation du volume du cœur. Elle forme, dans sa Nosologie naturelle, le septième genre des angioses.

Cardiagraphie, s. f., *cardiagraphia* (χαρδία, cœur, γράφω, j'écris); description du cœur.

Cardiaire, adj. et s. m., *cardiarius*; nom donné par divers médecins à des vers, mal déterminés ou hypothétiques, qu'on prétend avoir été trouvés dans le cœur ou dans le péricarde. Ce mot n'est pas plus connu des naturalistes que l'objet qu'il désigne.

Cardialgie, s. f., *cardialgia* (χαρδία, *cardia*, ἄλγος, douleur); douleur ressentie dans la région épigastrique, et dont on suppose que l'orifice supérieur de l'estomac est le siége. On l'a désignée aussi sous le nom de *passion cardiaque.*

Cardialogie, s. f., *cardialogia* (χαρδία, cœur, λόγος, discours); traité sur le cœur.

Cardianastrophie, s. f., *cardianastrophia* (χαρδία, cœur, ἀναστροφὴ, inversion); transposition du cœur.

Cardiaque, adj., *cardiacus* (χαρδία, cœur, ou orifice supérieur de l'estomac); qui appartient au cœur ou au cardia. — *Artères cardiaques* ou *coronaires*, au nombre de deux; elles naissent de l'aorte, un peu au-dessus du bord libre des valvules sigmoïdes, et se distribuent sur les deux faces du cœur. — *Veines cardiaques*, dont le nombre varie; elles correspondent aux artères, et s'ouvrent dans l'oreillette droite. — *Nerfs cardiaques*, le plus souvent au nombre de six; ils naissent des ganglions cervicaux, et se réunissent à un seul point central, le plexus ou ganglion cardiaque. — *Plexus* ou *ganglion cardiaque*, situé à la partie postérieure de la crosse de l'aorte, devant la bifurcation des bronches; il est formé par les nerfs cardiaques, unis à des rameaux considérables des pneumo-gastriques. — *Passion cardiaque. V.* Cardialgie. — *Remèdes cardiaques. V.* Cordial.

CARDIATOMIE, s. f., *cardiatomia* (καρδία, cœur, τέμνω, je coupe); dissection du cœur.

CARDIEURYSME, s. f., *cardieurysma* (καρδία, cœur, εὐρύνω, je dilate); dilatation anormale du cœur.

CARDIHELCOSE, s. m., *cardihelcosis* (καρδία, cœur, ἕλκωσις, suppuration); suppuration du cœur.

CARDIMELECH, s. m.; terme forgé par Dolæus pour désigner un principe d'action particulier qu'il admettait dans le cœur, et qui, suivant lui, présidait à la respiration et à la circulation du sang.

CARDIOCÈLE, s. f., *cardiocele* (καρδία, cœur, κήλη, hernie); hernie du cœur.

CARDIOGME, s. m., *cardiogmus*, καρδιογμός; synonyme de *cardialgie*, dont on s'est servi pour désigner ensuite les palpitations du cœur, ou les anévrismes de cet organe et des gros vaisseaux.

CARDIOPALME. *V.* CARDIOPALMIE.

CARDIOPALMIE, s. f., *cardiopalmus* (καρδία, cœur, παλμός, battement du cœur). Palpitation; premier genre des angioses de la Nosologie naturelle d'Alibert.

CARDIORRHEXIE, s. f., *cardiorrhexis* (καρδία, cœur, ῥῆξις, déchirement); déchirure du cœur.

CARDIOTROTE, adj., καρδιοτρωτός (καρδία, cœur, τρώω, je blesse); qui est blessé au cœur.

CARDIPÉRICARDITE, s. f., *cardipericarditis* (καρδία, cœur, περικάρδιον, péricarde); inflammation simultanée du cœur et du péricarde.

CARDITE, s. f., *carditis* (καρδία, cœur); inflammation du cœur. Elle est peu connue, et mérite d'appeler l'attention des médecins et des anatomistes.

CARDON, s. m., *cynara cardunculus*; espèce d'artichaut dont on mange les pétioles des feuilles, après qu'ils ont été étiolés.

CARÉBARIE, s. f., *carebaria* (κάρη, tête, βάρος, poids); pesanteur de tête.

CARÈNE, s. f., *carena* (κάρω, je fends); épine du dos dans le fœtus, lorsqu'on ne peut point encore distinguer les diverses pièces qui la constituent. | Pétale inférieur des fleurs papilionacées, qui, étant presque toujours roulé sur lui-même et comprimé, présente la forme d'une carène de vaisseau. | Angle formé sur le dos d'une feuille ou de toute autre partie d'un végétal repliée sur elle-même.

CARÉNÉ, adj., *carinatus*; qui présente en dessus une saillie longitudinale analogue à la quille d'un vaisseau : *écaille glumale, feuille carénée.*

CARIE, s. f., *caries*; ulcération des os dépendante quelquefois d'une cause extérieure, mais plus souvent produite par une cause interne, facile à reconnaître au gonflement de l'os qui la précède et l'accompagne, aux abcès qu'elle détermine, aux fistules qui se forment, à la nature sanieuse, à l'odeur particulière et à la quantité de la suppuration, à la facilité avec laquelle un stylet introduit par l'une des fistules pénètre jusqu'au centre de l'os affecté, et brise les lames osseuses qu'il rencontre, etc.; maladie qui guérit quelquefois par les seuls efforts de la nature, mais qui le plus souvent fait des progrès qui entraînent la perte des malades, si on n'en arrête la marche en la transformant en nécrose, à l'aide du cautère actuel ou des agens chimiques, ou en pratiquant l'amputation de la partie. | Maladie des végétaux, qui est contagieuse, et due à un champignon parasite du genre des urédo. Le froment y est plus sujet qu'aucun autre grain.

CARIÉ, adj., *cariosus*; se dit d'un os qui est affecté de carie.

CARIER (se), v. r., *carie infici*; être attaqué de carie.

CARIEUX, adj., *cariosus*; qui a rapport à la carie, qui est entretenu par elle. *Ulcère carieux.*

CARIOPSE, s. f., *cariopsis* (κάρη, tête, ὄψις, figure). Richard appelle ainsi un fruit indéhiscent et monosperme, dont le péricarpe adhère fortement aux tégumens de la graine, comme celui des *graminées.*

CARLINE, s. f., *carlina*; genre de plantes de la syngénésie polygamie égale et de la famille des corymbifères, dont une espèce, *carlina vulgaris*, était employée autrefois en médecine, où l'on connaissait ses racines sous le nom de *radix heracanthæ*. Celles de la *carlina acaulis*, et de la *carlina acanthifolia*, étaient célèbres aussi jadis sous le nom de *caméléon blanc* : elles possèdent des propriétés toniques et stimulantes bien marquées.

CARLSBAD, en Bohême, célèbre par ses eaux acidules et salines chaudes.

CARMINATIF, adj., *carminans, carminativus* (*carminare*, charmer, ou de *carmen*, vers, à cause de la puissance magique que les anciens attribuaient à la poésie de pouvoir calmer les douleurs); on a appelé de ce nom les médicamens que l'on pensait jouir de la propriété de procurer la sortie des gaz contenus dans le canal intestinal. Les remèdes carminatifs

natifs sont toujours choisis parmi les substances aromatiques.

CARMINE, s. f., *carmina ;* synonyme de *cochenilline.* Substance d'un aspect grenu et comme cristallin, d'un rouge pourpre et éclatant, inaltérable à l'air et à la lumière, fusible et décomposable au feu, soluble dans l'eau, insoluble dans l'alcool pur, l'éther et les huiles, précipitable de l'eau par l'alumine, et qui forme la matière colorante de la cochenille, seule substance dans laquelle on l'ait rencontrée jusqu'à ce jour. Elle ne contient point d'azote.

CARNAGE, s. m., *canis visceratio ;* c'est faire manger un cheval aux chiens.

CARNASSIER, adj. et s. m., *carnarius* (*caro*, chair); qui aime à manger de la chair. Les zoologistes donnent ce nom à une famille de mammifères qui se nourrissent de chair.

CARNIFICATION, s. f., *carnificatio* (*caro*, chair, *fieri*, devenir); mode d'altération pathologique dans lequel certains organes paraissent transformés en chair, du moins sous le rapport de leur consistance. On dit *carnification des poumons*, lorsque ces organes sont devenus durs, compactes, et qu'ils présentent une texture semblable à celle du foie; mais le mot *hépatisation*, auquel on a souvent substitué cette dénomination, rend mieux l'idée qu'on doit se faire de cet état du tissu pulmonaire. L'ostéo-sarcôme est regardé comme une véritable *carnification des os.*

CARNIFIÉ, adj., *in carnem conversus ;* converti en chair.

CARNIVORE, adj. et s. m., *carnivorus* (*caro*, chair, *vorare*, dévorer); qui se nourrit de chair : synonyme de *carnassier.* Cette épithète a été donnée aussi à des médicamens destinés à consumer les chairs fongueuses ou les excroissances qui s'élèvent des plaies ou des ulcères.

CARNODE, s. m.; nom donné par Cassini à toute excroissance ou tout épaississement très-notable d'un organe quelconque d'un embryon.

CARNOSITÉ, s. f., *carnositas* (*caro*, chair); végétation fongueuse qu'on supposait autrefois être très-fréquente à la suite de la gonorrhée, que l'anatomie pathologique a démontré être très-rare, et à laquelle on attribuait alors le plus grand nombre des rétentions d'urine causées par le rétrécissement du canal de l'urètre. *Carnosité vénérienne ;* c'est, suivant Cullerier, une tumeur cutanée, cellulaire

et membraneuse, qui reconnaît pour cause le virus syphilitique.

CARONCULE, s. f., *caruncula* (diminutif de *caro*, chair); petit morceau de chair.

Caroncule lacrymale, *caruncula lacrymalis ;* éminence rougeâtre, placée au grand angle de l'œil, et formée par un repli de la conjonctive, qui contient plusieurs follicules muqueux, ainsi que les bulbes de quelques poils d'une grande ténuité. | Chez le cheval elle est garnie de petits poils; dans certains chevaux elle est plus grosse, plus saillante qu'à l'ordinaire, et a été prise par des maréchaux pour une maladie connue sous le nom d'*onglée* ou de *ptérygion.*

Caroncule de l'urètre, *caruncula urethræ virilis ;* nom donné par quelques auteurs au *veru montanum.*

Caroncules myrtiformes, *carunculæ myrtiformes*, *cuticulares ;* petits tubercules rougeâtres, dont le nombre varie, ainsi que la forme, qui sont situés à l'orifice du vagin, et qu'on a supposé être formés par les débris de la membrane hymen, déchirée lors du premier coït.

CARONCULEUX, adj., *carunculosus ;* qui a rapport aux caroncules, ou mieux aux carnosités. La *rétention d'urine caronculeuse* était celle que l'on attribuait autrefois, et à tort, à des carnosités de l'urètre.

CAROTIDAL. *V.* **CAROTIDIEN.**

CAROTIDE, adj. et s. m., *carotides*, *caroticus*, *capitalis*, *jugularis*, *soporalis*, *soporarus*, *soporiferus*, *somniferus*, *apoplecticus*, *lethargicus* (χάρος, assoupissement); nom donné aux six artères principales qui portent le sang à la tête. On les distingue en *primitives*, dont la gauche naît de l'aorte, et la droite, d'un tronc qui lui est commun avec la sous-clavière; *externes*, branches des primitives, qui s'étendent depuis la fin de celles-ci jusqu'au col du condyle de la mâchoire inférieure; et *internes*, autres branches des primitives, qui, nées du même point que les précédentes, entrent dans le crâne, et se terminent au niveau de la scissure de Sylvius, en se partageant en plusieurs rameaux.

CAROTIDIEN, adj., *caroticus ;* qui est en rapport avec les artères carotides. — *Canal carotidien*, qui donne passage a l'artère carotide et à quelques filets nerveux. — *Trous carotidiens*, distingués en externe et en interne, qui sont les orifices du canal de ce nom.

CAROTIQUE, adj., *caroticus* (χάρος, assoupissement); se dit en pathologie d'un sommeil ou d'un assoupissement profond qui approche du carus. *Sommeil carotique, état carotique.*

CAROTTE, s. f., *daucus*; genre de plantes de la pentandrie digynie et de la famille des ombellifères, dont une espèce, la *carotte commune, daucus carotta,* fournit dans ses racines un aliment aussi sain qu'agréable. C'est à tort qu'on a décoré ces racines de propriétés spéciales, car elles n'agissent que par le mucilage sucré et peu aromatique qu'elles renferment. Leur pulpe est utile en cataplasmes dans certains cas, lorsqu'on a donné le temps à la fermentation alcoolique de s'y établir. Les graines sont stimulantes comme celles de presque toutes les ombellifères.

CAROUBIER, s. m., *ceratonia siliqua*; arbre de la polygamie triœcie et de la famille des légumineuses, qui croît dans le midi de l'Europe et le Levant. On mange ses gousses, qui renferment une pulpe sucrée, de consistance sirupeuse.

CAROUGE, s. f.; fruit du *caroubier*. *V.* ce mot.

CARPADÈLE, s. m., *carpadelium* (καρπὸς, fruit, ἄδηλος, découvert); nom donné par Desvaux à des fruits hétérocarpiens déhiscens et pluriloculaires, qui se composent d'un péricarpe sec, enveloppé par le calice, et à loges distinctes, monospermes, opposées, comme ceux des ombellifères.

CARPE, s. m., *carpus*, καρπὸς; partie du membre thoracique qui est intermédiaire entre l'avant-bras et la main, et qu'on appelle vulgairement *poignet.* Le carpe est composé de huit os, disposés sur deux rangées, savoir : le scaphoïde, le semi-lunaire, le cunéiforme, le pisiforme, le trapèze, le trapézoïde, le grand os et l'os crochu. | Articulation du genou, os carpiens, os du genou. (Girard, Bourgelat.)

CARPHOLOGIE, s. f., *carphologia* (κάρφος, fétu, λέγω, je recueille); action de ramasser des brins de paille. Mouvement continuel et automatique que font quelques malades qui semblent chercher des flocons dans l'air, ou bien vouloir enlever le duvet des draps et des couvertures. Symptôme de mauvais augure.

CARPIEN, adj., *carpianus*; qui appartient au carpe. — *Articulations carpiennes,* qui unissent ensemble les os du carpe. — *Ligamens carpiens,* qui maintiennent ces os réunis. — *Région carpienne ou carpe.*

CARPOBALSAME, s. m., *carpobalsamum*;

nom pharmaceutique du fruit de l'*amyris opobalsamum*, arbre du Levant. C'est une baie arrondie ou oblongue, brunâtre, acuminée, ridée et marquée de quatre lignes, qui renferme une amande blanche et huileuse, d'une odeur et d'une saveur agréables. Ce fruit est stimulant.

CARPOLOGIE, s. f., *carpologia* (καρπὸς, carpe, λέγω, je ramasse); action de ramasser avec les mains. Ce mot a la même acception que *carphologie.*

CARPO-MÉTACARPIEN, adj. et s. m., *carpo-metacarpianus*; qui est commun au carpe et au métacarpe. — *Articulations carpo-métacarpiennes,* au nombre de quatre.— *Muscles carpo-métacarpiens*; sous ce nom Chaussier désigne l'*opposant du pouce*, et l'*opposant du petit doigt.*

CARPO-PHALANGIEN *du pouce, carpophalanginus pollicis manûs*; nom donné par Chaussier au muscle *fléchisseur du pouce.*

Carpo-phalangien du petit doigt, carpophalanginus minimis digiti; nom sous lequel Chaussier désigne le muscle *adducteur du petit doigt.*

CARPO-SUS-PHALANGIEN, *carpo-suprà-phalanginus*; dénomination imposée par Chaussier au muscle *court abducteur du pouce de la main.*

CARRÉ, adj., *quadratus*; nom donné à l'os sur lequel les deux mâchoires s'articulent dans les oiseaux. C'est le cadre du tympan, articulé avec le crâne par diarthrose.

Carré de la cuisse, adj. et s. m., *quadratus femoris ; ischio sous-trochantérien,* Ch.; muscle pair, mince, aplati et quadrilatère, qui, de la tubérosité ischiatique, se porte à la ligne oblique par laquelle les trochanters communiquent avec la ligne âpre du fémur. Il est situé entre les deux jumeaux, et contribue à faire tourner le fémur sur son axe, ce qui porte la pointe du pied en dehors.

Carré de la lèvre inférieure. V. ABAISSEUR *de la lèvre inférieure.*

Carré des lèvres, adj. et s. m., *quadratus labiorum*; l'un des anciens noms du muscle *abaisseur de la lèvre inférieure.*

Carré des lombes, adj. et s. m., *quadratus lumborum*; muscle pair, épais, aplati et quadrilatère, qui s'étend de la crête iliaque et du ligament ilio-lombaire à presque toute la longueur du bord inférieur de la dernière fausse côte, qu'il sert à abaisser. Il est situé entre deux des feuillets de l'aponévrose du muscle transverse.

Carré du menton. **V.** Abaisseur *de la lèvre inférieure.*

Carré pronateur, adj. et s. m., *pronator quadratus;* muscle pair, mince, aplati et quadrilatère, situé à la partie inférieure de la face palmaire de l'avant-bras, qui s'étend en travers du cubitus au radius, et opère la rotation de ce dernier os sur son axe, de dehors en dedans, de manière à porter la main dans la pronation.

Carreau, s. m., *tabes mesenterica;* tuméfaction des ganglions lymphatiques du mésentère, suivie d'un état de consomption du sujet. On donne encore le nom impropre d'*atrophie mésentérique* à cette maladie.

Carrelet, s. m., *acus triangularis;* aiguille droite, longue de deux à quatre pouces, à pointe triangulaire, dont on faisait usage autrefois dans plusieurs opérations, et qui est aujourd'hui inusitée.

Carrière, s. f., *hippodromus;* terme de manége, qui se dit d'une grande place destinée aux courses des chevaux.

Carthame, s. m., *carthamus tinctorius;* plante annuelle de la syngénésie polygamie égale et de la famille des cynarocéphales, qui croît en Europe. Ses corolles fournissent une couleur rose ou ponceau pour les étoffes de soie. Ses fruits, purgatifs pour l'homme, sont oblongs, carrés, luisans et blancs; sous une enveloppe très-coriace, ils renferment une amande huileuse, d'une saveur d'abord douce, puis un peu âcre.

Carthamite, s. f., *carthamita;* l'un des principes immédiats des végétaux; substance d'un rouge très-foncé, insoluble dans l'eau et les huiles, soluble dans l'alcool et l'éther, qui constitue le principe colorant du carthame, et qui, broyée avec du talc bien pulvérisé, constitue le *rouge végétal* dont on se sert pour la toilette.

Cartilage, s. m., *cartilago,* χόνδρος. Les anatomistes désignent sous ce nom des solides organiques flexibles, compressibles, peu extensibles, très-élastiques, moins durs, moins pesans et moins compactes que les os, mais plus durs que toutes les autres parties du corps, et qui ont une couleur blanche, laiteuse, opaline. Les uns servent à encroûter les extrémités osseuses destinées à se mouvoir les unes sur les autres; certains entrent dans la composition d'autres organes, comme sont ceux du larynx et de la tra-

chée-artère; plusieurs, enfin, disparaissent avec l'âge, et se convertissent en véritables os.

Cartilagineux, adj., *cartilaginosus;* qui a rapport au cartilage; *substance cartilagineuse, tissu cartilagineux.*

Cartilaginification, s. f., *cartilaginificatio;* transformation, dégénérescence normale ou accidentelle d'un tissu quelconque en cartilage.

Carus, s. m. (κάρος, sommeil profond); sommeil morbide pendant lequel le malade est dans un état d'insensibilité complète.

Carvi, s. m., *carum carvi;* plante herbacée de la pentandrie digynie, et de la famille des ombellifères, qui croît dans le midi de la France. Ses graines ont une odeur aromatique, forte et agréable; elles sont douées à un haut degré de la propriété stimulante.

Caryocostin, s. m., *caryocostinus* (καροκτόω, j'assaisonne, κόστος, costus); nom d'un électuaire drastique, aujourd'hui abandonné, qu'on préparait avec du costus, du girofle, du gingembre, du cumin, de la scammonée et des hermodactes, incorporés dans du miel blanc.

Cas *rares;* on nomme ainsi tout ce qui présente quelque chose d'extraordinaire en anatomie, en physiologie, ou en pathologie.

Cascarille, s. f., *croton cascarilla;* arbuste du Paraguay, de la famille des euphorbiacées, dont on emploie l'écorce en médecine. Cette écorce est en fragmens roulés, peu épais, très-friables, d'un gris cendré à l'extérieur, bruns en dedans, d'une odeur très-aromatique, d'une saveur âcre et amère. C'est un fort stimulant tonique, qui passe pour fébrifuge, et qu'on joint souvent au quinquina.

Caséate, s. m., *caseas;* sel produit par la combinaison de l'acide caséique avec une base salifiable.

Caséate d'ammoniaque, caseas ammonii; sel incristallisable, d'une saveur salée, piquante et amère, à laquelle tous les fromages faits, qui en contiennent beaucoup, doivent l'impression qu'ils causent sur l'organe du goût.

Caséation, s. f., *caseatio;* action par laquelle la partie caséeuse se convertit en fromage.

Caséeux, adj., *casearius;* qui est de la nature du fromage. — *Matière caséeuse* ou *caséum.* — *Oxide caséeux* ou *caséine.*

Caséine, s. f., *caseina;* substance légère, blanche, spongieuse, pulvérulente, insipide, inodore, onctueuse au toucher, sans action sur les couleurs végétales, soluble dans l'eau chaude, insoluble dans l'éther, presque insoluble dans l'alcool, soluble dans la potasse, et sublimable en partie par le feu, qui fait la base de tous les fromages fermentés, dans lesquels elle se développe spontanément, et dont elle altère d'autant plus la qualité qu'elle est plus abondante, car c'est elle qui les rend cassans.

CASÉIQUE, adj., *caseicus*; nom d'un acide légèrement jaunâtre, de consistance mellitique, soluble dans l'eau et l'alcool, d'une saveur aigre, amère et fromageuse, qui se développe spontanément dans les fromages, par l'effet de la fermentation, et qu'on peut aussi se procurer en faisant fermenter du gluten dans de l'eau.

CASEMATE, s. m.; trou d'environ deux pieds de diamètre, dans lequel les renards et les blaireaux font tête aux bassets.

CASÉUM, s. m., *caseum*; substance blanche, insipide, inodore, sans action sur les couleurs végétales, plus pesante que l'eau, insoluble dans ce liquide, soluble dans les alcalis et les acides organiques, enfin susceptible de fermenter, qu'on obtient en faisant coaguler le lait, et lavant le caillé à grande eau.

CASQUE, s. m., *galea*; lèvre supérieure des corolles labiées, quand elle est concave en dessous, convexe en dessus. On donne aussi ce nom aux divisions supérieures du périanthe des orchidées.

CASSAVE, s. f.; sorte de gâteau que les Américains préparent avec la fécule de *manioc*.

CASSE, s. f., *cassia*; genre de plantes de la décandrie monogynie, et de la famille des légumineuses, dont plusieurs espèces intéressent la médecine. Le *caneficier, cassia fistula*, arbre d'Égypte et des Indes orientales, donne la *casse des boutiques*. *V.* ce mot. La *casse lancéolée, cassia lanceolata*, fournit le *séné du Levant*; celle d'Italie, *cassia senna*, le *séné d'Italie*, et celle à feuilles obtuses, *cassia obovata*, le *séné de Barbarie*. Les feuilles de sept ou huit autres espèces peuvent être substituées au *séné* véritable. Les graines du *cassia absus* sont chargées de mucilage. On mange les fruits de quelques espèces.

Casse aromatique. V. FAUSSE *cannelle.*

Casse cuite, casse mondée qu'on a fait cuire à un feu doux, avec un peu de sucre et d'eau de fleurs d'oranger.

Casse des boutiques. V. Casse en bâtons.

Casse en bâtons; nom pharmaceutique des légumes du *cassia fistula*, qui sont cylindriques, droits, longs d'un pied et demi à deux pieds, épais d'un pouce, et qui, sous une pellicule mince, dure, ligneuse, noirâtre, renferment un grand nombre de cloisons transversales formant des loges remplies d'une pulpe noire, molle et un peu sucrée, au milieu de laquelle se trouvent les graines. Cette pulpe est un doux laxatif fort usité en médecine.

Casse en noyaux; mélange de pulpe, de graines et de débris des cloisons transversales, qu'on obtient en ratissant l'intérieur des bâtons de casse, après les avoir fendus longitudinalement.

Casse mondée; pulpe de casse qu'on a débarrassée des graines et des cloisons, en la passant à travers un tamis de crin.

CASSURE, s. f., *fractura*: ce mot s'applique en général aux solutions de continuité des corps fragiles, et se dit particulièrement de l'aspect que présentent les minéraux qui ont été cassés. *Cassure vitreuse*, etc.

CASTELLETTO-ADORNO, en Italie, près d'Acqui, possède des eaux minérales sulfureuses.

CASTERA-VIVENT, petit village du département du Gers, près duquel coule une source minérale ferrugineuse acidule froide, et une autre sulfureuse, dont la température est de 25 degrés et demi R.

CASTLEAD, dans le comté de Ross en Angleterre, a des eaux minérales salines, qui contiennent un peu de soufre.

CASTORÉUM, s. m., *castoreum* (χάστωρ, castor); substance brune, solide, cassante, d'une saveur amère et âcre, d'une odeur nauséabonde, qui se ramollit par l'action de la chaleur, et qui provient de la solidification d'une humeur jaune et sirupeuse fournie par plusieurs amas de follicules situés de chaque côté de l'ouverture commune de l'anus et du prépuce du castor, d'où elle se verse dans une cavité centrale et piriforme. C'est un excitant qui paraît agir d'une manière spéciale sur le cerveau, par la voie des sympathies, et qu'on range parmi les antispasmodiques.

CASTRAT, s. m., *castratus* (*castrare*, châtrer); individu auquel on a retranché les testicules.

CASTRATION, s. f., *castratio*: opération par laquelle on retranche les testicules, qui, pendant long-temps, a été en usage en Italie, où elle est maintenant défenduc, pour conserver aux enfans une voix claire et aiguë ; qui est encore usitée dans l'Orient envers les esclaves chargés de la garde des femmes ; qu'on a pratiquée aussi dans l'intention d'obtenir la cure radicale des hernies , mais dont l'emploi doit être restreint aux cas où les testicules sont affectés d'une maladie qui les a désorganisés, et qui compromet l'existence de l'individu. On peut la réduire aux règles suivantes : 1° tendre les tégumens sur la tumeur, en saisissant celle-ci d'une main par sa partie postérieure, et la ramenant en arrière ; 2° les inciser d'un seul trait de bistouri dirigé de l'anneau inguinal vers le fond des bourses, s'ils sont sains ; comprendre, au contraire, entre deux incisions semi - elliptiques toute la portion qui est affectée, s'ils sont malades : le testicule, pressé de toutes parts, sort alors entre les lèvres de la plaie, et fait saillie au dehors ; 3° l'isoler par quelques coups de bistouri, ainsi que le cordon spermatique, après l'avoir fait saisir et soulever par un aide ; 4° serrer alors une forte ligature autour du cordon , afin de le retenir, et en pratiquer la section d'un seul coup ; 5° lier avec soin tous les vaisseaux ; 6° retrancher la ligature destinée à retenir le cordon , et panser la plaie simplement. — Opération qui consiste à faire l'ablation des testicules ou des ovaires aux animaux, pour les empêcher de se reproduire.

CataaL, adj. et s. m. Geoffroy Saint-Hilaire donne le nom d'*os cataaux* à la seconde paire d'osselets placés au-dessous du cycléal, et reposant immédiatement sur les paraaux, dans les animaux chez lesquels les pièces vertébrales sont géminées.

Catablème, s. m., κατάβλημα. Hippocrate désigne par ce nom une bande dont on fait usage pour entourer et resserrer un bandage.

Catacérastique , adj., *catacerasticus* (κολακεράννυμι, je tempère) ; on donnait autrefois ce nom à des médicamens que l'on croyait propres à corriger l'acrimonie des humeurs. C'étaient ordinairement des fruits doux, contenant un principe mucoso sucré.

Catachasme, s. m., *scarificatio*, κατάχασμα (καταχαίνω, je m'entr'ouvre) ; crevasse. | Scarification.

Catachysis (καταχέω, je verse). Par ce mot, Hippocrate entendait parler des affusions d'eau froide.

Cataclase, s. f., *cataclasis*, κατακλά-σις (κλάω, rompre) ; mot employé par Hippocrate et Vogel pour exprimer la distorsion des yeux.

Cataclysme, s. m., *cataclysmus* (κατακλύζειν, inonder, ensevelir). Dans les ouvrages d'Hippocrate, ce mot est synonyme de *clystère*. Cœlius Aurélianus donne ce nom à une sorte d'écrasement. Quelques auteurs se sont servis de cette expression pour désigner un bain de douche.

Catagme, s. m., *catagma* (κατάγω, je brise) ; fracture.

Catagmatique, adj., *catagmaticus* (κατάγω, je brise) ; qui est propre à favoriser la consolidation des fractures. *Bandage, emplâtre, remède catagmatique.*

Cataire, s. f., *nepeta cataria* ; plante vivace et fruticuleuse de la didynamie gymnospermie, et de la famille des labiées, qui exhale une odeur fétide et désagréable , à raison de laquelle on la regardait autrefois comme anti-hystérique et emménagogue.

Catalepsie, s. f., *catalepsia, catalepsis* (καταλαμβάνω, je surprends) ; maladie dans laquelle il y a suspension subite de l'action des sens et du mouvement, et possibilité aux membres et même au tronc de conserver les diverses positions qu'on leur fait prendre. Quelques auteurs grecs se sont servis de ce mot dans sa véritable acception, pour marquer l'action de surprendre , de saisir, etc.

Cataleptique, adj., *catalepticus* ; qui est dans un état de catalepsie, ou qui a quelque rapport à la catalepsie.

Catalotique. *V.* Catulotique.

Catapasme, adj., *catapasmatus* (καταπάσσω, je saupoudre) ; nom que les anciens donnaient à des poudres composées, dont ils faisaient usage pour saupoudrer les ulcères ou la peau.

Catapétale, adj., *catapetalus* ; nom donné par Linné à la corolle dont les pétales, attachés sur l'androphore, ne tombent point séparément après la floraison.

Cataphora, s. m., *prostratio, somnolentia* (κατὰ, en bas, φορέω, je porte) ; somnolence avec prostration , les membres tombant quand on les abandonne à leur propre poids. | Premier degré du coma.

Cataphracta, s. m. (κατάφρακτα, cuirasse) ; nom par lequel Galien désigne un bandage qui s'applique autour du thorax et des épaules, et qui est analogue à celui qu'on appelle aujourd'hui *quadriga*.

Cataplasme, s. m., *cataplasma ;* médicament mou, et de consistance pulpeuse, qu'on applique à l'extérieur du corps. La manière d'agir des cataplasmes varie suivant la nature des substances qu'on ajoute à celles qui en font la base, ou dont on se sert pour les composer entièrement. C'est ainsi qu'on peut les rendre à volonté émolliens, toniques, excitans, irritans, rubéfians, épispastiques, narcotiques, etc.

Cataplexie, s. f., *cataplexia* (κατα-πλήσσειν, frapper de stupeur) ; engourdissement subit qui s'empare d'un membre ou de toute autre partie du corps.

Catapsyxie, s. f., *catapsyxis* (κατα-ψύχειν, rafraîchir) ; refroidissement du corps sans transpiration ni tremblement.

Cataptose, s. f., *cataptosis* (καταπίπ-τειν, tomber) ; ce mot a été employé pour exprimer l'action de tomber subitement à terre, comme cela arrive souvent lors d'une attaque d'épilepsie ou d'apoplexie.

Cataracte, s. f., *cataracta, suffusio oculi,* καταράχης (καταράσσω, je tombe) ; maladie qui consiste dans l'opacité isolée ou simultanée du cristallin, de sa membrane, ou du fluide de Morgagni, qu'on attribuait, avant les travaux des anatomistes et des physiciens du dix-huitième siècle, à un *afflux* d'humeurs s'épaississant en forme de pellicule ou de membrane entre la pupille et le cristallin, dont les signes principaux sont, 1° la diminution progressive et lente et l'extinction presque totale de la vue, le malade, dans les dernières périodes de la maladie, ne pouvant plus que distinguer la lumière des ténèbres, mais le pouvant toujours ; 2° une tache de couleur différente, suivant les cas, et placée immédiatement derrière la pupille, qui conserve sa mobilité : dont les causes les plus ordinaires sont les progrès de l'âge, les professions qui exposent les yeux à une vive lumière, et les violences extérieures, et qui ne peut guérir que par une opération chirurgicale qu'on peut faire de quatre manières, c'est-à-dire par quatre méthodes différentes : 1° *l'abaissement,* qui consiste à plonger dans la sclérotique, un peu au-dessus du diamètre transversal de l'œil, et à deux lignes de la circonférence de la cornée transparente, une aiguille à cataracte, dont on fait parvenir la pointe dans la chambre postérieure de l'œil, et à l'aide de laquelle on saisit par leur partie supérieure et par leur face anté-

rieure le cristallin et sa capsule, pour les porter à la partie externe et inférieure du globe, où on les abandonne ; 2° *le broiement,* qui se fait de la même manière que la méthode précédente, excepté qu'au lieu de détourner le cristallin de l'axe des rayons visuels, on le divise en place à l'aide du tranchant de l'aiguille, et qu'on en dissémine les fragmens dans l'épaisseur du corps vitré et même dans la chambre antérieure, où ils sont absorbés ; 3° *l'extraction,* qui consiste à détacher par une incision demi-circulaire la demi-circonférence inférieure de la cornée transparente, à inciser la membrane cristalline, et à faire sortir le cristallin, à l'aide d'une pression douce, à travers l'incision de sa capsule, la pupille et la plaie de la cornée ; 4° *la kératonyxis,* qui consiste à faire arriver une aiguille à cataracte à travers la cornée transparente et la pupille, jusqu'au cristallin, qu'on déprime ou qu'on broie. | Les maréchaux l'appellent *dragonneau* lorsqu'elle est incomplète, et *dragon* si elle est complète. Du reste, on fait les mêmes distinctions que dans l'homme ; on préfère l'abaissement.

Cataracte blanche ; variété très-commune de la cataracte cristalline, dans laquelle elle présente une couleur blanche.

Cataracte branlante ; cataracte dans laquelle le cristallin affecté d'opacité est en même temps mobile. Elle est extrêmement rare.

Cataracte brune ; variété assez rare de la cataracte, dans laquelle le cristallin présente une couleur brune.

Cataracte caséeuse ; variété de la cataracte, dans laquelle le cristallin est transformé en une substance qui présente l'apparence du *caséum* du lait.

Cataracte cristalline ; opacité du cristallin.

Cataracte fixe ; cataracte dans laquelle le cristallin devenu opaque reste immobile dans le lieu qu'il occupe. C'est la plus ordinaire.

Cataracte grise ; variété assez commune de la cataracte, dans laquelle le cristallin est d'une couleur grise.

Cataracte jaune ; variété de la cataracte, dans laquelle le cristallin présente une couleur jaune.

Cataracte laiteuse ; variété de la cataracte, dans laquelle le cristallin est transformé en un liquide semblable à du lait.

Cataracte membraneuse ; opacité de la membrane cristalline.

Cataracte noire ; variété très-rare de la

cataracte, dans laquelle le cristallin opaque est d'une couleur noire. | Amaurose, suivant quelques auteurs.

Cataracte perlée ; variété très-commune de la cataracte cristalline, dans laquelle le cristallin présente l'apparence de la perle.

Cataracte pierreuse ; variété de la cataracte, dans laquelle le cristallin opaque présente la dureté de la pierre.

Cataracte primitive ; opacité de la membrane cristalline, qui survient avant qu'on ait pratiqué l'opération.

Cataracte secondaire ; opacité de la membrane cristalline, qui survient quelquefois après qu'on a extrait, déprimé ou broyé le cristallin.

Cataracte verte ; variété rare de la cataracte, dans laquelle le cristallin présente une couleur verte.

CATARACTÉ, adj., *cataractatus, cataractâ vitiatus ;* qui est affecté de la cataracte.

CATARACTER (se), v. n., *suffundi ;* se dit des yeux dont le cristallin ou sa membrane commence à perdre sa transparence.

CATARRHAL, adj., *catarrhalis ;* qui a rapport au *catarrhe : toux catarrhale, fièvre catarrhale.*

CATARRHE, s. m., *catarrhus* (κατὰ, en bas, ῥέω, je coule) ; nom donné primitivement aux écoulemens qui sont le produit de l'inflammation des membranes muqueuses : les catarrhes sont donc des phlegmasies. Le *catarrhe nasal,* le *catarrhe de l'oreille,* le *catarrhe pulmonaire,* le *catarrhe de l'estomac,* le *catarrhe de la vessie,* etc., sont des inflammations des membranes muqueuses du nez, du conduit auditif, des bronches, de l'estomac et de la vessie.

CATARRHECTIQUE, adj., *catarrhecticus* (κατορρήγνυμι, fondre, briser) ; on appelait jadis ainsi des substances auxquelles on attribuait des propriétés dissolvantes, comme l'oxymel, etc.

CATARRHEUX, adj., *catarrhosus, catarrho obnoxius ;* sujet au catarrhe, affecté d'un catarrhe.

CATARRHEXIE, s. f., *catarrhexis,* κατάρρηξις ; propriété dont jouissent les remèdes qu'Hippocrate nommait *catarrhectiques.* | Ce mot signifie aussi, dans ses ouvrages, *évacuation alvine.*

CATARRHOPIE, s. f., κατάρροπία (κατὰ, en bas, ῥέω, je coule) ; mot par lequel on désignait l'afflux des liquides vers les parties inférieures, et plus particulière-

ment vers les viscères abdominaux. Le mot αναρροπία lui est opposé.

CATARTISME, s. m., *catartismus* (καταρτίζω, je raccommode, je réunis) ; réduction d'une luxation.

CATASTALTIQUE, adj., *catastalticus* (καταστέλλειν, resserrer) ; astringent, styptique.

CATASTASE, s. f., *catastasis,* κατάστασις (κατίστημι, j'établis) ; état, manière d'être, constitution.

CATATASE, s. f. (κατατείνω je dirige, j'étends) ; extension ou réduction des membres fracturés.

CATÉIADION, s. m., κατειαδιον ; instrument dont parle Arétée, et dont on se servait pour provoquer une hémorrhagie nasale dans les cas de céphalalgie.

CATÉONÈSE, s. f., *cataeonesis* (κατακονάω, j'arrose) ; synonyme d'*ablution.*

CATHARSIE, s. f., *catharsis* (καθαίρω, je purge) ; évacuation naturelle ou artificielle qui a lieu par une partie quelconque du corps.

CATHARTIQUE, adj. et s. m., *catharticus,* καθαρτικὸς (καθαίρω, je purge) ; nom générique sous lequel on désigne toutes les substances qui purgent sans irriter beaucoup ni long-temps le canal intestinal, comme font les sulfates, tartrates, phosphates et hydrochlorates de potasse, de soude et de magnésie.

CATHÉMÉRINE, adj., *cathemerinus* (κατὰ, pendant, ἡμέρα, jour) ; nom donné aux fièvres dont les accès reviennent tous les jours.

CATHÉRÈSE, s. f., *cathaeresis* (καθαίρω, je soustrais, j'abats) ; épuisement, déperdition ou évacuation qui n'est point l'effet de l'emploi de la saignée ou des purgatifs.

CATHÉRÉTIQUE, adj., *cathaereticus* (καθαίρω, je détruis, je ronge) ; on nomme ainsi certaines substances légèrement caustiques, dont on se sert pour consumer les chairs fongueuses qui s'élèvent quelquefois des plaies ou des ulcères, ou pour faire disparaître des excroissances situées sur les membranes muqueuses.

CATHÉTER, s. m., *catheter,* καθετὴρ (καθίημι, faire descendre) ; nom donné autrefois à toutes les espèces de sondes qu'on introduisait dans la vessie (*V.* SONDE), et qui ne sert plus aujourd'hui qu'à désigner une sonde d'acier pleine, cylindrique, droite, et terminée par une plaque à l'une de ses extrémités, courbée en arc d'ellipse vers l'autre, et présentant sur la convexité de sa courbure une rainure qui se termine en cul-de-sac à trois ou quatre lignes de cette extrémité, et qui est destinée à guider le couteau-lithotome dans l'opération de la taille.

CATHÉTÉRISME, s. m., *catheterismus*, καθιτηρισμὸς; opération qui consiste à introduire une sonde ou un cathéter dans la vessie.

CATHIDRYSIS, s. f.; action de replacer ou déplacer une partie.

CATHOLCEUS, s. m.; bande que l'on appliquait autour d'une sorte de bandage de tête appelé *periscepostrum*, pour en prévenir le relâchement.

CATHOLICON, s. m., *catholicum*, καθολικὸς (κατὰ, par, ὅλος, tout); nom d'un électuaire minoratif, aujourd'hui fort peu usité, qui se compose de pulpe de casse et de tamarin, de poudres de rhubarbe, séné, réglisse, semences de violettes et quatre semences froides majeures, qu'on incorpore dans un sirop préparé avec les semences de fenouil, les racines de polypode, de chicorée, de réglisse, et les feuilles d'aigremoine et de scolopendre.

CATHOLIQUE, adj., *catholicus* (κατὰ, par, ὅλος, tout); général, universel. On entendait anciennement par *humeurs catholiques*, celles qui se trouvent par tout le corps; *remèdes catholiques*, ceux que l'on pensait être appropriés à toutes les maladies; *fourneau catholique*, celui qui était propre à toute espèce d'opérations.

CATIAS, s. m., *catias* (κατίαπτω, je blesse); instrument tranchant dont on faisait usage quand on voulait extraire le fœtus mort de la matrice.

CATOCATHARTIQUE, adj. et s. m., *catocatharticus* (κατὰ, en bas, καθαίρω, je purge); se dit des médicamens qui purgent par les selles.

CATOCHE ou CATOCHUS, s. m., *catochus* (κατέχω, je retiens); disposition au sommeil, sans cependant que celui-ci ait lieu.

CATOCLÉSIE, s. f., *catoclesium* (κατὰ, autour, κλέπω, je recouvre). Desvaux appelle ainsi des fruits hétérocarpiens, monospermes, indéhiscens, dont le péricarpe, coriace et non ligneux, est recouvert par le calice, qui ne devient jamais charnu, tels que ceux des *ansérines*.

CATOMISME, s. m., *subhumeratio* (κατὰ, dessous, ὦμος, épaule); opération autrefois usitée pour réduire la luxation de l'humérus, et dans laquelle le chirurgien, après avoir placé son épaule sous l'aisselle du bras luxé, enlevait le malade

de terre, confiant à la seule pesanteur du corps le soin d'exercer la contre-extension et la coaptation. C'est de la même manière qu'agissaient la porte, l'échelle, et d'autres moyens analogues qui sont abandonnés depuis long-temps.

CATOPTRE. *V.* SPECULUM.

CATOPTROMANCIE, s. f., *catoptromantia* (κάτοπτρον, miroir, μαντεία, divination); art de faire que les événemens futurs se peignent dans un miroir.

CATORCHITES, vin aigre que l'on fait avec le raisin noir ou les figues sèches. On le donnait autrefois comme emménagogue et diurétique.

CATORÉTIQUE, adj., *catoreticus* (κατὰ, en bas, ῥέω, je coule); purgatif.

CATOTÉRIQUE, adj., *catotericus* (κατὰ, en bas, τιρεῖν, percer); purgatif.

CATULOTIQUE, adj., *catuloticus* (κατουλέω, je cicatrise); cicatrisant, ou qui tend à accélérer la cicatrisation. | Remède propre à faire disparaître les cicatrices.

CAUCALOÏDES, adj. Meschion a donné ce nom à la rotule, qu'il trouvait avoir quelque ressemblance avec la fleur du *caucalis*.

CAUCHEMAR, s. m., *incubus*, *ephialtes*, *oneirodynia*, ἐφιαλτής; perception douloureuse dans le sommeil, d'un poids que l'on s'imagine être placé sur l'épigastre ou la poitrine, avec tendance infructueuse à crier et à s'éloigner de l'objet chimérique dont on est obsédé.

CAUDATION, s. f., *caudatio* (*cauda*, queue); nom donné par quelques pathologistes à l'allongement excessif du clitoris.

CAUDEX, s. m., *caudex*; partie d'une plante qui n'est pas ramifiée. — *ascendant*, tronc du végétal. — *descendant*, pivot de la racine. | Souche des herbes vivaces, selon Link.

CAUDIEZ, petite ville à quelques lieues de Perpignan, où coule une source d'eau tiède qui contient un peu de fer avec du sulfate de soude.

CAUFENNE, lieu près de Dax, où existe une source d'eau froide qu'on croit être ferrugineuse.

CAULEDON, s. m. (καυλὸς, tige); sorte de fracture en travers, dont les fragmens laissent entre eux de l'écartement.

CAULESCENT, adj., *caulescens* (*caulis*, tige); qui est pourvu d'une tige: *plante caulescente*.

CAULINAIRE, adj., *caulinaris*, *caulinus* (*caulis*, tige); qui appartient à la tige, qui en fait partie. — *Feuilles*, *fleurs*, *ra-*

cines, *stipules caulinaires,* qui naissent sans tige.

Cause, s. f., *causa;* fait qui en précède un autre, et qui paraît avoir été une condition nécessaire de sa manifestation. Les *causes* des maladies sont les changemens qui surviennent dans les modificateurs de l'organisme, puis ceux que les organes éprouvent par suite des premiers. La *cause* prochaine des maladies, qu'on a cherchée si long-temps dans les humeurs, dans les conditions physiques ou chimiques des organes, dans les modifications supposées de l'âme, du principe ou des propriétés vitales, n'existe que dans les tissus organiques. Les *causes prédisposantes* des maladies sont celles qui en préparent le développement, et les *causes occasionelles* celles qui en décident l'invasion.

Causis, s. f., καῦσις (καίω, je brûle); brûlure.

Causticité, s. f., *causticitas* (καίω, je brûle); propriété inhérente à certains corps, qui, en se combinant avec la substance des parties sur lesquelles on les applique, altèrent le tissu de celles-ci, en détruisant leur texture. | On donne encore ce nom à la sensation que déterminent les substances caustiques appliquées sur l'organe du goût.

Caustique, adj. et s. m., *causticus*, καυστικὸς (καίω, je brûle); qui détruit, ronge, consume le tissu de toutes les parties du corps avec lesquelles on le met en contact : synonyme d'*escarrotique*, de *cathérétique* et de *corrosif*, mais non de *cautère*. On doit entendre par *caustique* toute substance capable de surmonter la puissance de la vie dans les parties sur lesquelles on la place, de se combiner avec le tissu même de ces parties, et de produire ainsi une mortification plus ou moins étendue, plus ou moins profonde, appelée *escarre.*

Causus, s. m. (καίω, je brûle); fièvre ardente, à laquelle on a assigné pour caractère principal, une chaleur et une soif très-intenses. | Plus haut degré de la gastrite, avec symptômes intenses de réaction du cœur.

Cautère, s. m., *cauterium*, *cauter*, καυτήριον, καυτήρ (καίω, je brûle); sorte d'exutoire qu'on établissait toujours autrefois au moyen de l'application d'un caustique, qu'on pratique souvent aujourd'hui à l'aide d'un instrument tranchant, et qui consiste dans un petit ulcère arrondi, qu'on empêche de se cicatriser, et dans lequel on entretient la suppuration en y plaçant journellement un ou plusieurs pois.—*Cautère actuel,* instrument de métal qu'on fait rougir au feu, et qu'on présente ou qu'on applique aux parties, dans l'intention d'y exalter la vie, ou d'en détruire l'organisation. Il est composé d'une tige dont une extrémité se joint à un manche en bois, fixe ou amovible, et dont l'autre extrémité, qui est droite ou recourbée, et qui est celle qu'on charge de calorique, fait prendre à l'instrument, selon la forme qu'elle présente, les noms de cautère *annulaire, conique, cultellaire,* ou *hastilé,* ou *en rondache, cylindrique* ou *en roseau, olivaire, nummulaire* ou *en plaque,* etc. On appelle encore le cautère actuel cautère *inhérent,* lorsque, quelle que soit sa forme, on l'applique immédiatement et on le laisse s'éteindre sur les parties; cautère *objectif,* si on le présente à quelque distance des parties qu'on veut simplement échauffer, ou dans lesquelles on veut exciter la vie; cautère *transcurrent,* lorsqu'on le fait courir rapidement sur la surface de la peau, de manière à produire ce qu'on appelle des raies de feu; dans le cas où l'on veut déterminer sur les tégumens une irritation révulsive, on se sert ordinairement comme cautère *transcurrent,* du cautère *cultellaire.*—*Cautère potentiel,* substance qui produit la désorganisation des tissus, en vertu d'une action chimique. *V.* **Caustique.**

Cautérétique, adj., *cautereticus, pyroticus;* ce mot a la même signification que *caustique.*

Cauterets, bourg du département des Hautes-Pyrénées, célèbre par ses dix sources d'eau minérale sulfureuse chaude.

Cautérisation, s. f., *cauterisatio, caustica adustio* (καίω, je brûle); application ou action d'un cautère ou d'un caustique.

Cautériser, v. a., *caustico adurere* (καίω, je brûle); appliquer le cautère actuel ou potentiel. | Agir à la façon du cautère ou du caustique.

Cavale, s. f., *equa;* femelle du cheval.

Cave, adj., *cavus,* creux, ou situé profondément. Les anatomistes donnent ce nom à deux grosses veines qui aboutissent à l'oreillette droite du cœur. La *veine cave supérieure, descendante* ou *thoracique,* est formée par la réunion des deux sous-clavières. La *veine cave inférieure, ascendante* ou *abdominale,* produite par la réunion des iliaques primitives, remonte le long de la partie latérale droite du rachis, à la droite de l'aorte, et traverse l'aponévrose du diaphragme, entre le grand et le petit lobes du foie.

CAVERNE, s. f. Quelques auteurs d'anatomie pathologique se servent de ce mot pour désigner les cavités qui se forment assez souvent dans les poumons attaqués de tubercules.

Caverne de Mars ; nom donné par les chiromanciens à l'espace compris entre les lignes vitale, naturelle et hépatique. On l'appelle aussi le *triangle*, parce qu'il a la forme d'un triangle dont la base est formée par la ligne hépatique, et dont le sommet résulte de l'adossement des deux autres.

CAVERNEUX, adj., *cavernosus* ; qui est rempli de petites cavités, comme une éponge. On donne ce nom au tissu spongieux particulier qui constitue les sinus situés sur les côtés de la selle turcique, qui revêt et enveloppe une portion de l'urètre, enfin qui constitue la majeure partie du membre viril et du clitoris.— *Corps caverneux*, ensemble du tissu spongieux de la verge, de l'urètre et du clitoris.—*Sinus caverneux*, amas de ce même tissu qui forme un des sinus veineux de la dure-mère à la base du crâne.

CAVESSON ou CAVEÇON ; espèce de bride ou de muserole qu'on met sur le nez du cheval pour le dompter, l'assouplir et le dresser.

CAVIAR, s. m. ; nom donné dans le Nord aux œufs de divers poissons, entre autres des *acipenser uso*, *sturio* et *ruthenus*. C'est un mets recherché par les habitans des contrées septentrionales.

CAVITÉ, s. f., *cavitas*, *cavum*, *cavea* ; espace vide, entouré ou non de toutes parts, qui existe dans un corps.—*Cavité crânienne*, ou crâne ; *pectorale*, *thoracique*, ou poitrine ; *abdominale*, ou abdomen ; *orbitaire*, ou orbite ; *pelvienne*, ou bassin ; *buccale*, ou bouche. — *Cavité splanchnique*, qui renferme des viscères.

CAYEU, s. m., *bulbulus* ; petite bulbe produite par une autre bulbe déjà formée, et qui sort de sa base après le développement des feuilles de cette dernière.

CÉCITÉ, s. f., *cæcitas* ; abolition de la faculté de voir. Symptôme de toutes les maladies qui détruisent soit la transparence de l'œil, soit la sensibilité de la rétine, du nerf optique ou du cerveau.

CEDMA, s. f., κέδμα ; engorgement fluxionnaire ou chronique des articulations. *V.* GOUTTE, RHUMATISME. | Tuméfaction des parties génitales.

CÉDRAT, s. m. ; fruit d'une espèce de citronnier.

CÉDRIA, s. f., *cedrium*, *cedrinum*, *cædria*, κεδρία, κέδριον, κέδρινον ; nom donné par les anciens à une résine qui découle du cèdre, et qu'ils décoraient gratuitement de grandes vertus.

CÉDRITES ; vin que l'on donnait autrefois comme vermifuge. C'était du vin doux, dans lequel on faisait entrer de la résine de cèdre.

CEINTURE, s. f., *cingulum*, *zona* ; partie du corps située au-dessous des côtes, et sur laquelle on applique une ceinture; pièce d'étoffe quelconque qu'on applique sur cette partie du corps. On a donné aussi ce nom à une variété de l'érysipèle ; ainsi on dit *ceinture érysipélateuse*, *ceinture dartreuse*. *V.* ZONA.

Ceinture de Vénus ; nom donné par les chiromanciens à une ligne, quelquefois double ou triple, souvent aussi courte ou interrompue, qui se porte de l'espace intermédiaire entre l'index et le doigt du milieu à celui qui sépare l'annulaire de l'auriculaire.

CÉLATION, s. f. ; action de cacher. Ce mot est employé en médecine légale lorsqu'il est question de la grossesse ou de l'accouchement qu'on a eu l'intention de céler.

CÉLERI, s. m. ; variété cultivée de l'ache ordinaire, *apium graveolens*, qui figure parmi nos plantes potagères.

CÉLIAQUE. *V.* CŒLIAQUE.

CELLULAIRE, adj., *cellularis* (*cella*, loge); qui est composé de cellules. — *Tissu cellulaire*, appelé aussi *tissu muqueux*, *tissu cribleux*, *corps poreux*, *corps panniculeux*, *corps muqueux* ; assemblage de fibres et de lamelles blanchâtres, courtes, molles, entrelacées, entre-croisées et rapprochées en divers sens, qui, par cette disposition, laissent entre elles des espaces plus ou moins grands et plus ou moins irréguliers, communiquant tous les uns avec les autres. Ce tissu est le plus commun de tous, la base, la trame de l'organisation. Il existe aussi-bien dans les plantes que dans les animaux. C'est à tort qu'on le nomme *cellulaire*, car souvent les filamens qui le composent, au lieu de former des lames, qui elles-mêmes donnent naissance à des cellules, ne produisent qu'une sorte de réseau. On l'a donc distingué avec raison en *lamelleux* et *filamenteux*, suivant que les filamens s'entre-croisent seulement, ou s'accolent de manière à former des lames. — *Système cellulaire*, ensemble de tout le tissu cellulaire, dans un corps organisé quelconque. — *Membrane cellulaire*, qui résulte d'un amas de tissu cellulaire disposé par couches.

CELLULE, s. f., *cellula* (*cella*, loge); petite loge, petite cavité qui existe dans l'intérieur de certains organes, par exemple dans les os , les poumons , les corps caverneux , certains sinus. Les lames du tissu cellulaire forment souvent des cellules par leur réunion. — *Cellules bronchiques*, petites cavités qu'on suppose terminer les ramifications des bronches.

CELLULEUX, adj., *cellulosus* (*cella*, loge); qui contient des cellules : synonyme de *cellulaire*. *Tissu celluleux, structure celluleuse.* — Le *tissu celluleux* des os , appelé aussi *substance spongieuse*, est un amas de petites cellules séparées par des cloisons osseuses fort minces.

CÉLOTOMIE, s. f., *celotomia* (κήλη, tumeur, τέμνω, je coupe) ; opération usitée autrefois pour obtenir la cure radicale de la hernie inguinale, et qui consistait principalement dans la ligature en bloc du sac herniaire et du cordon testiculaire. Elle amenait nécessairement la perte du testicule, et ne s'opposait pas , comme on le croyait, au retour de la hernie.

CÉMENT, s. m. , *cementum* ; matière dont on entoure un métal qu'on veut soumettre à la cémentation.

CÉMENTATION, s. f. , *cementatio* ; opération qui consiste à stratifier un métal avec une matière , et à soumettre ensuite le tout à une haute température , afin d'opérer la combinaison des deux corps. — *Acier de cementation* , obtenu en chauffant des barres de fer au milieu d'un mélange de charbon pulvérisé, de suie, de cendre et de chlorure de sodium.

CÉMENTATOIRE , adj. , *cementatorius* ; qui a rapport à la cémentation.

CÉMENTER, v. a. , *cementare* ; soumettre à la cémentation.

CENDRE, s. f. , *ciner* ; résidu de la combustion d'un corps organisé à l'air libre, contenant tous ceux des élémens de ce corps qui ne sont pas susceptibles de se réduire en gaz ou en vapeur.

CENDRÉ, adj. , *cinereus* ; qui a les qualités de la cendre. — *Substance cendrée* du cerveau, ainsi appelée parce qu'elle a la couleur gris-pâle et un peu bleuâtre de la cendre.

CENDRÉE, s. f. ; nom sous lequel on désigne l'oxide grisâtre qui se forme à la surface du plomb en fusion.

CENDRES *bleues* ; mélange bien trituré d'oxide de cuivre précipité du nitrate , avec sept à huit pour cent de chaux vive en poudre.

Cendres gravelées ; on donne vulgairement ce nom au produit de l'incinération des lies de vin desséchées. C'est du sous - carbonate de potasse mêlé avec quelques autres substances.

CÉNOBION, s. m., *cenobium* ; nom donné par Mirbel aux fruits appelés *microbase* par Decandolle.

CÉNOBIONAIRE, adj., *cenobionaris* ; épithète donnée par Mirbel aux fruits composés, provenant d'ovaires qui ne portent pas de style.

CÉNOBIONNIEN. *V.* CÉNOBIONAIRE.

CÉNOSE, s. f. , *cenosis* (κενὸς, vide) ; évacuation générale de toutes les humeurs du corps, celle que procure la saignée , par exemple.

CÉNOTIQUE , adj. , *cenoticus* ; on donnait anciennement ce nom aux purgatifs les plus violens.

CENTAURÉE , s. f. , *centaurea* ; genre de plantes de la syngénésie polygamie frustranée et de la famille des cynarocéphales , qui renferme un grand nombre d'espèces usitées en médecine, à cause de leur amertume, qui les range parmi les toniques plus ou moins efficaces, en raison de son plus ou moins d'intensité.

Centaurée (petite), s. f. , *erythræa centaurella* ; plante de la pentandrie monogynie et de la famille des gentianées, qui croît partout en Europe , et que sa forte amertume a fait mettre au nombre des toniques. On emploie ses sommités fleuries en infusion ou en décoction.

CENTINODE, s. f., *polygonum aviculare* ; espèce de *renouée* , très - commune en Europe , que les anciens employaient souvent contre les hémorrhagies , mais que son astringence presque insensible a fait depuis long-temps abandonner à la routine aveugle des campagnards.

CENTRAL, adj., *centralis* ; qui occupe le centre. — *Artère centrale* de la rétine, vaisseau très-grêle qui naît de l'ophthalmique , s'insinue dans le nerf optique, traverse avec lui la sclérotique, et se répand sur la lame interne de la rétine, où il forme un réseau fort apparent, qu'on ne peut pas suivre au delà du corps ciliaire.

CENTRE, s. m., *centrum* ; point auquel aboutissent tous les rayons d'un cercle ou d'une sphère ; point d'où part la force motrice.

Centre d'action ; viscère dans lequel s'exécutent en grande partie, ou même en totalité, une fonction à laquelle plusieurs autres organes contribuent. C'est ainsi que l'activité vitale semble se concentrer tout entière dans l'estomac, puis dans le duodénum, durant la chymification.

Centre de fluxion ; point du corps vivant vers lequel il se fait un appel plus ou moins considérable des fluides.

Centre des forces parallèles ; point fixe par lequel passe la résultante de deux forces parallèles, et sur lequel elle tourne quand ces deux forces viennent à changer de direction en tournant autour de leurs points d'application.

Centre de gravité ; nom particulier que le centre des forces parallèles reçoit lorsqu'on le considère dans un corps, ou dans un système de corps, dont les particules sont sollicitées par des forces faisant entre elles des angles inappréciables à raison de l'excessive grandeur du rayon terrestre, de sorte qu'on peut regarder la direction d ces forces comme parallèle dans toute l'étendue d'un même corps.

Centre de mouvement ; point autour duquel un corps exécute ses mouvemens.

Centre d'inertie ; synonyme de *centre de gravité* et de *centre de mouvement*.

Centre d'irradiations sympathiques ; organe qui excite sympathiquement l'action d'un ou de plusieurs autres organes plus ou moins éloignés de lui, et avec lesquels il semble ne point avoir de communications immédiates.

Centre épigastrique ; portion aponévrotique du diaphragme, dans laquelle on supposait jadis qu'il réside une force chargée de présider à la nutrition, aux émotions et aux affections. Le rôle qu'on lui faisait jouer alors a été transporté depuis au plexus solaire, et ensuite à la membrane muqueuse gastrique.

Centre nerveux ; point d'où plusieurs nerfs tirent leur origine, comme le cerveau, la moelle épinière et les ganglions.

Centre ovale ; portion de substance médullaire qu'on aperçoit en coupant horizontalement les lobes du cerveau, à la hauteur du corps calleux. Vieussens, dont les anatomistes auteurs de la définition précédente ont mal interprété la pensée, donnait le nom de *centre ovale* au corps calleux, et il exprimait ainsi la tendance des différentes parties de l'encéphale vers un centre commun.

Centre phrénique ; aponévrose centrale du diaphragme.

Centre tendineux du diaphragme ; aponévrose centrale de ce muscle.

CÉNURE, s. m., *cœnurus* ; genre de vers intestinaux, qui se composent d'une vessie externe, mince, kysteuse et remplie d'eau, contenant plusieurs vers groupés et adhérens, dont le corps, allongé, déprimé et un peu ridé, se termine en devant par un renflement muni de quatre suçoirs et d'une couronne de crochets. On y place l'hydatide du cerveau des moutons.

CÉPHALOMATOME, s. m., *tumor sanguineus cranii* ; nom donné par Zeller aux tumeurs sanguines du crâne des nouveau-nés.

CÉPHALAGRAPHIE, s. f., *cephalagraphia* (κεφαλὴ, tête, γράφω, je décris) ; description des parties qui forment la tête.

CÉPHALAGRE, s. f., *cephalagra* (κεφαλὴ, tête, ἀγρεύω, je prends) ; nom donné à l'irritation céphalique quand elle succède à l'irritation arthritique.

CÉPHALALGIE, s. f., *cephalalgia* (κεφαλὴ, tête, ἄλγος, douleur) ; douleur de tête.

CÉPHALALOGIE, s. f., *cephalalogia* (κεφαλὴ, tête, λόγος, discours) ; discours sur la tête.

CÉPHALANTHE, s. m., *cephalanthium* (κεφαλὴ, tête, ἄνθος, fleur) ; assemblage des fleurons qui forment les fleurs composées, selon Richard.

CÉPHALARTIQUE, adj., *cephalarticus* (κεφαλὴ, tête, ἀρτίζω, je purge) ; nom que les anciens ont donné aux remèdes qu'ils croyaient propres à débarrasser, à purger la tête.

CÉPHALATOMIE, s. f., *cephalatomia* (κεφαλὴ, tête, τέμνω, je coupe) ; dissection de la tête.

CÉPHALÉE, s. f., *cephalæa* (κεφαλὴ, tête) ; douleur de tête violente et opiniâtre.

CÉPHALÉOMANCIE, s. f., *cephaleomantia* (κεφαλὴ, tête, μαντεία, divination) ; art de prédire les événemens futurs au moyen d'une tête d'âne rôtie sur des charbons ardens.

CÉPHALINE, s. f., κεφαλινη ; base ou la racine de la langue.

CÉPHALIQUE, adj., *cephalicus*, κεφαλικὸς (κεφαλὴ, tête) ; qui appartient ou qui convient à la tête.—*Artère céphalique* ; nom donné par Chaussier à la carotide primitive. — *Veine céphalique*. Chaussier appelle ainsi la veine jugulaire interne. On donne communément ce nom à une veine du membre pectoral (radiale cutanée, Ch.) située au côté externe du bras, et que les anciens ouvraient dans les affections de la tête , sans doute parce qu'ils avaient observé qu'elle s'anastomose presque toujours avec la jugulaire externe.— *Remèdes céphaliques. V.* CÉPHALARTIQUE.

CÉPHALITE , s. f. , *cephalitis* (κεφαλή , tête) ; ce mot, qui signifie *inflammation de la tête,* a été employé pour désigner *l'inflammation du cerveau.*

CÉPHALODE, s. m., *cephalodium* , κεφαλοειδής (κεφαλή, tête , εἶδος, ressemblance) ; nom donné par Sprengel au réceptacle de quelques lichens , qui est orbiculaire , et dont le rebord disparaît dans la convexité.

CÉPHALOGÉNÈSE , s. f. , *cephalogenesis* (κεφαλή, tête, γένεσις, génération); histoire du développement de la tête chez les animaux , et durant les diverses périodes de la vie de l'homme.

CÉPHALOÏDE, adj., *cephaloïdes* (κεφαλή, tête, εἶδος, ressemblance) ; qui a la forme de la tête, ou qui est de forme sphérique.—*Fleur céphaloïde,* capitée, ou capitulée, ou en tête.

CÉPHALOMÈTRE , s. m. , *cephalometrum* (κεφαλή, tête , μέτρον, mesure); instrument propre à mesurer les dimensions de la tête du fœtus pendant l'accouchement.

CÉPHALONOSE, κεφαλονόσος (κεφαλή, tête, νόσος', maladie) ; par ce mot on a voulu désigner la nuance de l'irritation cérébrale qui forme une variété de la fièvre nerveuse.

CÉPHALO - PHARYNGIEN , adj., *cephalopharyngeus* (κεφαλή, tête, φάρυγξ, pharynx); nom donné par Winslow à quelques fibres charnues de la tunique musculeuse du pharynx, qui naissent de l'apophyse basilaire , et que les modernes rapportent au constricteur supérieur.

CÉPHALOPHYME, s. m. , *cephalophyma* (κεφαλή, tête, φῦμα, tumeur) ; tumeur survenue à la tête.

CÉPHALOPONIE, s. f., *cephaloponia* (κεφαλή, tête, πόνος, douleur) ; douleur de tête.

CÉPHALOPYOSE, s. f., *cephalopyosis* (κεφαλή, tête, πύωσις, suppuration) ; abcès à la tête.

CÉPHALOTOMIE. *V.* CÉPHALATOMIE.

CÉPHALOXIE, s. f., *cephaloxia* (κεφαλή, tête, λοξὸς, oblique) ; renversement de la tête sur une des deux épaules.

CÉRASINE , s. f., *cerasina.* John a proposé de donner ce nom , ou celui de *prunine,* à la substance gommeuse appelée *adraganthine.*

CÉRASME (κεράννυμι, je mêle) ; par ce mot les Grecs désignaient un mélange d'eau chaude et d'eau froide.

CÉRAT, s. m. , *ceratum* , κηρωτὸς , κηρωτή (κηρὸς , cire) ; préparation pharmaceutique dans laquelle il entre de la cire.

Cérat amygdalin ; mélange de cire blanche , d'huile d'amandes douces et d'eau.

Cérat diapalme ; emplâtre diapalme ramolli avec le quart de son poids d'huile d'olives.

Cérat de Galien ; mélange de cire blanche ou jaune , d'huile d'olives et d'eau, dont les chirurgiens font usage.

Cérat de Goulard ou *de Saturne.*

Cérat de Rhazès ; mélange d'huile d'olive, de cire et de carbonate de plomb.

Cérat de Saturne ou *de Goulard ;* mélange de cire , d'huile rosat et d'acétate de plomb liquide.

CÉRATION, s. f. , *ceratio* (κηρὸς, cire) ; terme qu'employaient les alchimistes pour exprimer l'action d'enduire un corps de cire, ou de le réduire de manière à ce qu'il soit susceptible d'être fondu comme de la cire. On entendait encore par ce mot la fixation du mercure.

CÉRATOCÈLE , s. f. , *ceratocele* (κέρας , corne, κήλη, tumeur); hernie de la cornée transparente , ou de la membrane de l'humeur aqueuse, à travers une ouverture de la cornée.

CÉRATO-GLOSSE ou KÉRATO-GLOSSE, adj. et s. m. , *ceratoglossus,* κερατόγλωσσος (κέρας, corne, γλῶσσα, langue); faisceau de fibres charnues qui se porte de la grande corne de l'hyoïde à la base de la langue, et qui fait partie de l'hyo-glosse.

CÉRATOHYAL, adj. et s. m. ; nom donné par Geoffroy Saint-Hilaire à la seconde pièce des cornes antérieures ou branches styloïdiennes de l'hyoïde , chez les animaux où ce corps est pourvu de toutes ses pièces.

CÉRATOÏDE , adj. , *ceratoides* , κερατοειδής (κέρας , corne, εἶδος, ressemblance); nom donné par les Grecs à la cornée transparente , parce qu'elle ressemble à de la corne.

CÉRATO - PHARYNGIEN OU KÉRATO -PHARYNGIEN , adj., *cerato-pharyngeus* (κέρας, corne , φάρυγξ, pharynx) ; nom donné à des fibres charnues qui naissent de la grande corne de l'hyoïde , et qui font partie de la tunique musculeuse du pharynx.

CÉRATO - STAPHYLIN OU KÉRATO - STAPHYLIN , adj., *ceratostaphylinus* (κέρας, corne, σταφυλή, luette) ; nom donné à un faisceau de fibres charnues , qui se porte de la grande corne de l'hyoïde à la luette.

Cératotome, s. m., *ceratotomus* (χέρας, corne, τέμνω, je coupe) ; nom donné par Wenzel à son couteau à cataracte.

Cératotomie, s. f., *ceratotomia*, même étymologie ; incision de la cornée transparente. On la pratique soit pour extraire le cristallin devenu opaque, soit pour évacuer le pus ou l'eau que contient l'œil dans les cas d'hypopyon ou d'hydrophthalmie.

Céraunochrysos, χεραυνόχρυσος (χέραυνὸς, foudre, χρυσὸς, or) ; dénomination grecque sous laquelle les alchimistes entendaient parler de l'or fulminant.

Cerceau, s. m., *circulus* ; on appelle *cerceaux* les segmens cartilagineux que présente la trachée-artère.

Cercle, s. m., *circulus* ; plan que renferme une ligne courbe dont tous les points sont à une égale distance d'un point commun appelé *centre*. Le plus communément on veut exprimer par ce mot une sorte d'anneau formé par un corps mince et étroit, contourné circulairement. On donne toutefois cette épithète à des objets qui sont loin d'offrir un cercle parfait, comme les artères de la base du crâne, que l'on dit former un *cercle anastomotique*, de même que l'appareil galvanique, que l'on nomme *cercle galvanique* lorsqu'on opère le rapprochement de l'arc animal et de l'arc excitateur.

Cercle, *coronatus*. On dit en hippiatrique *pied cerclé*, lorsqu'il y a des bourrelets circulaires au sabot.—*Jarret cerclé*, s'il y a des tumeurs dures, osseuses autour du jarret.

Cercose, s. f., *cercosis* (χέρχος, queue) ; quelques auteurs ont donné ce nom à une excroissance charnue en forme de queue qui sort par l'orifice de l'utérus ; d'autres ont cru que ce n'était autre chose que l'allongement du clitoris.

Céréal, adj. et s. f., *cerealis* (*Cérès*, déesse des moissons). On appelle *plantes céréales*, ou seulement *céréales*, les graminées, telles que le froment, l'orge, le seigle, l'avoine, qui servent à la nourriture de l'homme.

Cérébelleux, adj., *cerebellosus* (*cerebellum*, cervelet); qui appartient au cervelet : nom donné par Chaussier à trois artères qui se portent au cervelet, et dont la principale, appelée autrefois *inférieure du cervelet*, naît de la vertébrale.

Cérébellite, s. f. ; inflammation du cervelet.

Cérébral, adj., *cerebralis* (*cerebrum*,

cerveau), qui appartient, qui a rapport au cerveau, qui en dépend. *Action cérébrale.* — *Substance cérébrale*, qui est propre au cerveau.—*Membranes cérébrales* plus généralement appelées *méninges.*—*Artères cérébrales* (lobaires, Ch.), au nombre de trois, l'*antérieure* et la *moyenne*, qui viennent de la carotide interne, et la *postérieure*, fournie par la vertébrale. Chaussier appelle l'artère vertébrale, *cérébrale postérieure*, et la carotide interne, *cérébrale antérieure.* — *Vaisseaux cérébraux*, qui appartiennent au cerveau. — *Nerfs cérébraux*, qui naissent du cerveau.— *Affections cérébrales*, maladies que l'on pense avoir leur siége dans le cerveau.— *Fièvre cérébrale*, mode d'irritation de l'encéphale qui constitue la fièvre ataxique de Pinel.

Cérébriforme, adj., *cerebriformis* (*cerebrum*, cerveau, *forma*, forme) ; qui affecte la forme, ou, mieux encore, l'aspect de la substance du cerveau. Laennec a désigné sous ce nom un tissu morbide que l'on trouve dans les organes cancéreux.

Cérébrite, s. f. ; inflammation du cerveau.

Cérébro-rachidien, adj. ; qui appartient au cerveau et à la moelle épinière : *appareil nerveux cérébro-rachidien.*

Céréléon, s. m., *cereleum* (χηρὸς, cire, ἔλαιον, huile) ; cérat dans lequel se trouve une plus grande quantité de cire que dans le cérat ordinaire.

Cérérium, s. m., *cererium* ; nom donné par Klaproth au métal que Berzélius et Hisinger ont appelé *cerium*, d'après la planète Cérès, découverte par Piazzi.

Cerfeuil, s. m., *chærophyllum* ; genre de plantes de la pentandrie digynie et de la famille des ombellifères, parmi les espèces duquel on distingue le *cerfeuil ordinaire*, *chærophyllum sativum*, végétal oléracé, dont le suc passe pour apéritif et diurétique, et jouit certainement de propriétés un peu stimulantes.

Cérine, s. f., *cerina* (χηρὸς, cire); substance blanche, grasse, plus douce que la cire, moins fusible et plus pesante qu'elle, qui ne se fond pas dans l'eau bouillante, mais s'y ramollit seulement, et qu'on obtient du liége sous la forme de petites écailles brillantes.

Cérion, s. m., *cerion* (χηρὸς, cire) ; on a nommé ainsi une variété de la teigne appelée par Alibert *teigne faveuse*.

Cérion, s. m., *ceris* (χηρίον, cellule); nom donné par Mirbel au fruit des graminées, appelé *cariopse* par Richard.

Cerise, s. f., *cerasion*, κεράσιον ; fruit du cerisier, qui est en général rafraîchissant ou adoucissant, suivant les variétés. Les pédoncules, qui sont un peu astringens, passent pour diurétiques.

Cerisier, s. m., *cerasus* ; genre de l'icosandrie monogynie et de la famille des rosacées, parmi les espèces duquel on distingue le *cerisier commun*, *cerasus vulgaris*, et toutes ses variétés, dont on mange les fruits. Le *cerasus padus* a une écorce amère et astringente, qu'on a présentée comme fébrifuge et antivénérienne. Celle du *cerasus virginianus* passe aussi pour fébrifuge. Autrefois on rangeait les noyaux des fruits du *cerasus mahaleb* parmi les lithontriptiques. Le *laurier-cerise* appartient au même genre. *V.* ce mot.

Cerisy, bourg peu éloigné de Saint-Lô, où coule une source d'eau froide réputée ferrugineuse.

Cérium, s. m., *cerium* ; métal solide, d'un blanc grisâtre, éclatant, d'une texture lamelleuse, très-cassant, presque infusible et volatil à une haute température, qu'on ne trouve qu'à l'état d'oxide, quelquefois combiné avec l'acide fluorique.

Cernay, bourg peu distant de Châtellerault, où l'on trouve une source d'eau chaude qu'on croit être ferrugineuse.

Cernières, bourg situé à cinq lieues de l'Aigle, près duquel coule une source minérale acidule froide.

Cernin (Saint-), lieu de l'Auvergne où coule une source d'eau froide et ferrugineuse.

Ceroène, **Cerouène** ou **Ciboène**, s. m., *ceroenum* (χηρὸς, cire, οἶνος, vin) ; emplâtre composé de cire jaune, de suif de mouton, de poix navale, de poix de Bourgogne, de bol d'Arménie, d'encens et d'oxide de plomb. | Les vétérinaires faisaient entrer autrefois dans la composition de cet emplâtre de la cire et du vin. On trouve des exemples de ces préparations où l'on n'employait ni vin ni cire. | Garsault appelle de ce nom de la poix fondue au moyen d'une pelle rougie au feu, qu'on applique sur les jambes des chevaux, après y avoir mis le feu.

Céromantie, s. f., *ceromantia* (χηρὸς, cire, μαντεία, divination) ; art de lire l'avenir dans les figures que la cire fondue forme lorsqu'on la laisse tomber goutte à goutte à la surface de l'eau.

Céropisse, s. f., *ceropissus* (χηρὸς, cire, πίσσα, poix) ; emplâtre épilatoire que l'on composait avec de la poix et de la cire.

Cérumen, s. m., *cerumen*, χυψελὶς (χηρὸς, cire) ; humeur épaisse, onctueuse, visqueuse, oléagineuse, d'un jaune orangé, d'une saveur amère, et d'une odeur légèrement aromatique, que fournissent des follicules épars au-dessous de la membrane qui tapisse le conduit auditif externe.

Cérumineux, adj., *ceruminosus* ; qui tient de la nature du cérumen. — *Humeur, matière cérumineuse*, ou cérumen. — *Glandes cérumineuses*, organes folliculaires destinés à sécréter le cérumen.

Céruse, s. f., *cerussa* ; ψίμμυθος (χηρὸς, cire) ; nom vulgaire du sous-carbonate de plomb, qu'on appelle ainsi parce qu'on a cru lui trouver quelque ressemblance avec la cire.

Céruse d'antimoine ; oxide blanc d'antimoine, précipité de l'antimoniate de potasse par les acides forts.

Cerveau, s. m., *cerebrum*. On appelle ainsi tantôt l'organe mou et pulpeux tout entier qui remplit la cavité du crâne, tantôt seulement les circonvolutions et les hémisphères, tantôt enfin toute la masse pulpeuse contenue non-seulement dans le crâne, mais encore dans le canal rachidien.

Cervelet, s. m., *cerebellum* ; portion de la masse pulpeuse contenue dans le crâne, qui remplit les fosses occipitales inférieures au-dessous de la tente, et qui enveloppe la continuation de la moelle allongée, autour de laquelle on la voit former une protubérance annulaire.

Cervelle, s. f. ; nom populaire du cerveau.

Cervical, adj., *cervicalis* (*cervix*, nuque) ; qui est situé à la région du cou, qui concourt à la former. — *Artères cervicales*, au nombre de quatre, l'*ascendante*, fournie par la thyroïdienne inférieure ; la *transverse* ou *scapulaire postérieure* (*cervico-scapulaire*, Ch.), qui vient de la sous-clavière ; la *superficielle*, née de la précédente ; et la *postérieure* ou *profonde* (*trachélo-cervicale*, Ch.), autre branche de la sous-clavière. — *Ganglions cervicaux*, au nombre de trois, distingués en *supérieur*, *moyen* et *inférieur*. — *Ligament cervical antérieur*, étroit faisceau de fibres qui s'étend de l'apophyse basilaire à l'arc antérieur de la première vertèbre. — *Ligament cervical postérieur* ou *sur-épineux cervical*, épaisse couche de tissu cellulaire condensé, qui s'étend de la septième vertèbre du cou à la protubérance occipitale externe, et qui n'est bien prononcée que dans les animaux.—*Nerfs cervicaux*, au nombre de quatorze, divisés en sept paires, dont la première passe entre l'atlas et l'axis, et la dernière entre la première vertèbre dorsale et la septième cervicale.—*Plexus cervical*, réseau nerveux formé par les branches antérieures des trois premiers nerfs cervicaux sur le muscle scalène postérieur, au côté externe du nerf pneumo-gastrique, de l'artère carotide et de la veine jugulaire.—*Veine cervicale inférieure*, qui se jette dans la vertébrale. — *Vertèbres cervicales*, au nombre de sept.

CERVICO-ACROMIEN, adj. et s. m. ; portion antérieure du trapèze, selon Bourgelat.

Cervico-auriculaire externe ; troisième muscle de l'oreille, selon Bourgelat.

Cervico-auriculaire interne ; deuxième portion du quatrième muscle de l'oreille, suivant Bourgelat.

Cervico-auriculaire moyen ; première portion du muscle de l'oreille, d'après Bourgelat.

Cervico-bregmatique, adj., *cervico-bregmaticus ;* nom donné au diamètre de la tête de l'enfant qui se mesure depuis le derrière du cou jusqu'au centre de la fontanelle frontale.

Cervico-conchien, adj. et s. m. ; muscle superficiel et presque transversal, qui de la ligne médiane du ligament cervical se porte à la face dorsale de la conque de l'oreille externe.

Cervico-mastoïdien, adj. et s. m., *cervico-mastoïdeus ;* nom donné par Chaussier au muscle splénius de la tête.

Cervico-nasal, adj. et s. m., *cervico-nasalis ;* nom donné par Blainville à la portion supérieure de la partie céphalique du muscle peaucier considéré d'une manière générale.

Cervico-scapulaire, adj., *cervico-scapularis ;* nom donné par Chaussier à l'artère et aux veines cervicales transverses.

Cervico-scutien, adj. et s. m. ; muscle superficiel, qui, de la ligne médiane du ligament cervical, se porte en avant et en dehors, pour se terminer au bord postérieur du cartilage scutiforme de l'oreille.

Cervico-sous-scapulaire, adj. et s. m. ; releveur propre de l'épaule, selon Bourgelat.

Cervico-tubien, adj. et s. m. ; muscle de l'oreille externe, qui vient des environs de l'occiput, et se termine à la partie membraneuse du fond de la conque.

CERVOISE, s. f., *cerevisia ;* mot employé autrefois pour désigner la bière.

CÉSARIEN, adj., *cæsarianus, cæsareus* (*cædere*, couper). Accouchement *césarien*, ou, plus communément, opération *césarienne ;* opération qui consiste à ouvrir la matrice, à l'aide de l'instrument tranchant, pour extraire l'enfant qu'elle renferme. C'est, au rapport de Pline, d'une semblable opération faite à la mère de *César*, au moment de l'accouchement, que celui-ci a tiré son nom. | *Opération césarienne abdominale ;* elle ne se pratique que quand la femme est morte avant d'accoucher, lorsqu'il existe un vice de conformation du bassin tel que le passage de l'enfant est impossible, ou quand le fœtus est tombé dans la cavité du péritoine, par suite d'une rupture de l'utérus. Elle consiste dans une incision oblique, transversale ou verticale, des parois de l'abdomen et de l'utérus, suffisante pour donner passage au produit de la conception, que l'on extrait avec les précautions convenables. — *vaginale*. Elle doit être pratiquée toutes les fois que la femme est vivante, et que le bassin présente assez de largeur pour le passage du fœtus : elle consiste dans une incision pure et simple de l'utérus.

CÉTÉRACH, s. m., *asplenium ceterach ;* fougère commune en France, qui jouissait autrefois d'une grande célébrité, comme pectorale, adoucissante, astringente et apéritive, mais dont on ne se sert plus aujourd'hui.

CÉTINE, s. f., *cetina* (κῆτος, baleine) ; substance lamelleuse, brillante, blanche, douce au toucher, cassante, insipide, fusible au feu, soluble dans l'alcool, et saponifiable, qu'on retire du blanc de baleine, dont elle forme la plus grande partie.

CÉTIQUE, adj., *ceticus* (κῆτος, baleine) ; nom donné à une combinaison d'acide margarique avec une matière grasse, qui se forme lorsqu'on traite la cétine par les alcalis, et qui fut d'abord considérée comme un acide particulier.

CÉVADATE, s. m., *cevadas ;* sel formé par la combinaison de l'acide cévadique avec les bases salifiables. On connaît encore à peine ces composés.

CÉVADILLE, s. f., *sabadilla ;* nom donné à des fruits composés de trois capsules dispermes accolées, qui ont une saveur amère et nauséabonde, et qui excitent la sécrétion salivaire. On s'en sert pour tuer les poux de tête et les vers intestinaux. Ils viennent du *veratrum sabadilla*, ou d'une espèce de *melanthium*. Peut-être ne sont-ce que les graines de la staphysaigre.

Cévadique, adj., *cevadicus ;* nom d'un acide nouveau que Pelletier et Caventou ont découvert dans la cévadille.

Cézeriat, village près de Bourg en Bresse, où coule une source d'eau minérale froide, qui passe pour être ferrugineuse.

Chæraphrosyne, s. f., *chœraphrosine* (χαίρω, être joyeux, ἀφροσύνη, folie) ; folie gaie et agréable dans laquelle les malades se croient dieux, princes ou rois.

Chaîne, s. f., *catenula ;* petite chaîne de fer destinée à mesurer la taille d'un cheval.

Chair, s. f., *caro ;* nom populaire de toutes les parties musculaires des animaux que nous employons à titre d'aliment. On s'en sert aussi fort souvent pour désigner en général toutes les parties molles du corps.—*Chair musculaire,* partie rouge des muscles qui a pour base la fibrine unie à du tissu cellulaire, du tissu fibreux, des vaisseaux, des nerfs, de la graisse, une substance extractive, divers sels, et un acide libre que Berzélius croit être le lactique.

Chair du pied. On appelle ainsi le réseau réticulaire qui enveloppe l'os du sabot.

Chair de poule ; nom populaire de la corrugation de la peau produite par une cause externe ou par une émotion intérieure.

Chaitose, s. f., *chaitosis* (χαίτη, poil long et dur) ; se dit des cheveux ou des poils épais et durs comme des crins de cheval.

Chalasie, s. f., *chalasis* (χαλάω, je relâche) ; relâchement. Wenzel donne ce nom à l'écartement qui résulte d'une portion de la cornée détachée de la sclérotique par une plaie ou par l'hypopyon.

Chalastique, adj., *chalasticus* (χαλαστικός, relâchant). Galien s'est servi de ce mot pour désigner les remèdes propres à diminuer la tension des fibres.

Chalaze, s. f. (χάλαζα, grêle) ; tumeur des paupières, dure, arrondie, transparente, et qui ressemble à un grain de grêle. | On donne aussi ce nom à deux espèces de cordons ligamenteux qui retiennent le jaune en place dans l'œuf.

Chalazion. *V.* Chalaze.

Chalazose. *V.* Chalaze.

Chalcite, s. f., *chalcitis* (χαλκός, ai-
rain) ; on croit que, sous ce nom, Galien a voulu parler du sulfate de cuivre.

Chaleur, s. f., *calor,* θέρμη ; sensation particulière que la transmission du calorique nous fait éprouver.—*Chaleur animale,* calorique qui se dégage continuellement du corps des êtres vivans, et qui fait qu'ils peuvent se maintenir à une température à peu près égale, quelle que soit celle du milieu dans lequel ils habitent. — *Chaleur des animaux, rut, orgasme génital,* qui se manifeste à des époques périodiques dans la cavale et les autres animaux. — S'entend en médecine de la chaleur extraordinaire que ressentent les malades. Quand elle est *interne,* elle n'est perceptible que pour eux; *externe,* elle devient sensible au toucher, mais n'est jamais aussi forte que la sensation qu'elle produit lorsqu'elle occasione un sentiment de picotement à la main. Avec sécheresse de la peau, la chaleur est dite *âcre* ou *mordicante.* La *chaleur halitueuse* est celle qui est humide et très-élevée ; la chaleur est *sèche,* quand il y a suppression de la transpiration. — *Chaleurs du foie ;* ce sont des taches rouges, livides, qui paraissent sur la peau, et que les anciens croyaient provenir d'une intempérie chaude du foie.

Chalumeau, s. m., *calamus* (χάλαμος, roseau) ; instrument dont on se sert pour diriger avec le souffle la flamme d'une lampe sur de petits corps fixés dans le creux d'un charbon, dont on veut faire l'essai chimique par la voie sèche.

Chalybé, adj., *chalybeatus* (*chalybs,* acier) ; synonyme de *ferrugineux* et de *martial,* rarement employé aujourd'hui. —*Vin chalybé,* vin blanc dans lequel on a fait macérer de la limaille de fer, ou auquel on ajoute de la solution de tartrate de potasse et de fer.

Chamædrys, s. m., *teucrium chamœdrys,* L. ; espèce de *germandrée* très-commune en Europe, dont on a rangé les feuilles parmi les toniques et les fébrifuges, parce qu'elles sont amères et aromatiques.

Chamædrites ; vin dans lequel on fait infuser de la germandrée.

Chambon, lieu de la basse Auvergne où se trouvent des eaux froides et ferrugineuses qui paraissent contenir du sulfate de magnésie.

Chambre, s. f., *camera,* καμάρα ; espace compris entre la capsule cristalline et l'iris d'une part, de l'autre entre l'iris et la cornée transparente. Quoiqu'il ne forme réellement qu'un seul vide chez l'adulte, on en désigne la première portion sous le nom de *chambre postérieure*, et l'autre sous celui de *chambre antérieure*.—Geoffroy Saint-Hilaire distingue aussi dans le tube vocal, étendu depuis la glotte jusqu'aux lèvres, une *chambre laryngée*, où se forme la voix proprement dite, la voix brute; et une *chambre linguale*, séparée de l'autre par l'hyoïde, dans laquelle se forme la parole.

CHAMPIGNON, s. m., *fungus*. Les botanistes donnent ce nom à une famille de plantes caractérisées par leur forme, la simplicité de leur organisation, et l'absence des feuilles, des fleurs, en un mot de tout ce qui distingue les végétaux ordinaires. La plupart des champignons sont inutiles à l'homme; cependant il en est qu'on mange, comme des agarics, des bolets, des clavaires, des mousserons, des morilles, des oronges, des pezizes, des truffes, etc.; mais il y en a bien plus encore qui sont vénéneux, et dont l'action délétère s'annonce par tous les symptômes que produisent les poisons âcres, joints souvent à ceux du narcotisme. Il faut, en pareil cas, recourir d'abord aux vomitifs ou aux purgatifs, suivant le temps qui s'est écoulé, et après avoir expulsé le poison, combattre l'inflammation qu'il a produite, comme si elle provenait de toute autre cause, celle-ci, non plus qu'aucune autre, n'ayant rien de spécifique, sinon le plus ou moins d'intensité avec laquelle elle agit. | En médecine vétérinaire on appelle ainsi une excroissance carcinomateuse qui survient après la castration, lorsqu'on a placé les cassots au-dessous des épididymes.

CHAMPLURE, s. f.; maladie de la vigne dans laquelle les sarmens se séparent presque d'eux-mêmes. Elle est produite par la gelée.

CHANCISSURE, s. f., *mucor* (*canescere*, blanchir); synonyme de *moisissure*.

CHANCRE, s. m., *ulcus cancrosus;* nom vulgaire des ulcères vénériens, lesquels tendent à s'accroître en détruisant les parties environnantes. | Ulcère cancéreux. | Aphthes malins des enfans. *V.* ces mots. | *Chancre à la langue*, ou *glossanthrax;* on appelle ainsi dans la médecine vétérinaire le charbon à cet organe; on le nomme encore *chancre volant*. | Se dit aussi des ulcérations qui se manifestent, dans la morve, sur la membrane muqueuse des narines du cheval.

CHANCREUX, adj., *cancrosus;* qui tient de la nature du chancre. *Ulcère chancreux, bouton chancreux.*

CHANFREIN, s. m.; on donne ce nom à la portion de la tête du cheval qui s'étend depuis les yeux jusqu'aux naseaux.

CHANGE, s. m., *allucinatio.*—Prendre *le change*, c'est lorsque les chiens chassent un autre animal que celui qu'ils ont d'abord entrepris.

CHANONAT, bourg situé à deux lieues de Clermont, qui possède une source assez abondante d'eau minérale.

CHANT, s. m., *cantus;* voix modulée, suite de sons assujettis au rhythme, coupés par des espaces réguliers, et renfermés dans les divers degrés de l'échelle diatonique.

CHANTEJAT, dans la basse Auvergne, où l'on trouve une source d'eau froide, ferrugineuse, dit-on.

CHANTER, v. n.; peindre ses idées par des sons.

CHANTRIGNÉ, bourg voisin de Mayenne, aux environs duquel coule une source d'eau minérale froide très-ferrugineuse.

CHANVRE, s. m., *cannabis sativa :* plante annuelle de la diœcie pentandrie et de la famille des urticées, qu'on cultive en Europe à cause de son écorce filandreuse, dont on fait de la toile. Ses feuilles sont narcotiques et stupéfiantes. Sa graine, appelée *chènevis*, fournit une huile bonne à brûler, et sert à faire une tisane adoucissante, antiphlogistique.

CHAPE, s. f. Ce mot avait autrefois la même acception que *chapiteau*. C'est aussi le nom d'un petit bouton creux que l'on soude sur le milieu d'une aiguille aimantée.

CHAPEAU, s. m., *pileus;* espèce de vêtement dont on se couvre la tête.— Masse épaisse qui se rassemble à la surface des cuves dans lesquelles on fait fermenter le moût de bière, et qui est formée de bière, de ferment, d'un peu d'amidon, et peut-être d'hordéine.

CHAPELET. *V.* COURONNE.

CHAPELLE-GODEFROY (la), près de Nogent, dans le département de l'Aude, possède une source d'eau minérale ferrugineuse acidule froide.

CHAPITEAU, s. m., *capitulum;* partie supérieure de l'alambic, dans laquelle sont reçues et se condensent les vapeurs qui s'élèvent de la cucurbite.

CHAPON, *gallus castrat. s,* d'où vient *chaponner ;* extirpation des testicules ou des ovaires des oiseaux domestiques. *V.* CASTRATION.

CHAPPETONADE, s. f., *vomitus rabiosus;*

vomissement avec délire furieux qui se manifeste chez les Européens dans les pays chauds. | Nom donné à la fièvre jaune dans plusieurs parties de l'Amérique.

Charbon, s. m., *carbo ;* composé de carbone , d'hydrogène, et de diverses substances salines ou autres, dans lequel il n'existe point d'oxigène, qui est noir, cassant , sonore, qui brûle sans répandre de fumée, et qui absorbe l'eau et les gaz avec beaucoup d'avidité. | Maladie des végétaux, due à un champignon parasite du genre des uredo. Elle diffère de la carie en ce qu'elle est plus noire et ne sent pas le pourri. L'orge et l'avoine y sont plus sujettes que le froment.

Charbon. V. Peste et Anthrax.

Charbon. Cette maladie a été confondue avec le furoncle javart. C'est une affection gangréneuse analogue à la pustule maligne. *V.* ce dernier mot.

Charbonneux, adj., *anthracodes ;* qui est de la nature du charbon ou de l'anthrax.

Charbonnières, village près de Lyon, qui possède une source assez abondante d'eau minérale ferrugineuse acidule froide.

Chardon - bénit, *cnicus benedictus ;* plante de la syngénésie polygamie superflue et de la famille des cynarocéphales, qui croît dans le midi de la France , et dont on prétend que les graines sont toniques, sudorifiques et apéritives.

Charge, s. f. ; application d'un topique quelconque sur le corps d'un animal malade. | Quantité de fluide électrique qu'on accumule à la surface d'un appareil quelconque.

Chardauglion, s. m. On appelle ainsi en hippiatrique l'inflammation ulcéreuse de la membrane pituitaire.

Charger, v. a. ; effectuer la charge d'une bouteille de Leyde ou d'une batterie électrique.

Charlatan, s. m., *circulator, agyrtes ;* bateleur qui parcourt les places publiques pour vendre des drogues dont il vante les vertus miraculeuses.

Charlatanerie, s. f., *verbosæ strophæ ;* discours d'un charlatan.

Charlatanisme, s. m. ; manége, savoir-faire du charlatan.

Charlottenbourg, en Silésie, possède des eaux minérales ferrugineuses acidules froides.

Charme, s. m., *carmen, cantatio, incantamentum ;* sorte de puissance magique que l'on invoquait au moyen de certaines pratiques superstitieuses, et que l'on regardait comme devant donner des maladies ou la mort aux individus contre lesquels elle était dirigée.

Charnu, adj., *carnosus ;* qui ressemble à la chair musculaire , ou qui en est formé. — *Fibre charnue* ou *musculaire.*— *Portion charnue* d'un muscle , celle qui est formée de fibres rouges. — *Panni-cule charnu*, membrane musculeuse qu'on rencontre sous la peau de certains animaux.—*Colonnes charnues* du cœur, faisceaux de fibres saillans dans l'intérieur de ce viscère. — *Feuille, plante, racine charnue ; fruit charnu*, dont le tissu est épais, succulent et ferme.

Charpie, s. f., *lintea carpta, lineamentum (carpere*, carder) ; substance composée des filamens qui résultent de la destruction du tissu de petits morceaux de linge fin à demi-usé. On en fait un très-fréquent usage dans les pansemens , parce qu'elle est molle, douce, spongieuse , et éminemment propre à abriter les plaies et à se charger des humidités qu'elles fournissent. On peut l'employer à l'état de charpie brute, c'est-à-dire telle qu'elle sort des mains de celui qui la fait, ou la disposer en plumasseaux , en bourdonnets , en tentes , en mèches, en tampons , en pelotes , etc. *V.* ces mots. —*râpée ,* duvet qu'on obtient en raclant un morceau de linge avec un couteau, et qui est très-siccatif.—*anglaise,* sorte de tissu mince et léger, gommé sur une de ses faces, et tomenteux par l'autre , comme l'*ouate.* Ce tissu, qu'on dispose en rouleaux comme une pièce de toile, et dans lequel on taille des morceaux d'une grandeur et d'une forme proportionnée au besoin, est plus portatif que notre charpie , mais il offre moins d'avantages thérapeutiques.

Charrée, s. f. ; dépôt salin et terreux que laisse la cendre des végétaux traités par l'eau bouillante.

Chart, abréviation employée pour exprimer en formulant *charta* ou *chartula ,* un papier, une carte.

Chartre, s. f., *tabes ;* langueur, consomption. *Être en chartre, tomber en chartre,* sont des locutions employées quelquefois par le vulgaire pour dire d'un individu qu'il dépérit.

Chartres, ville située sur l'Eure, près de laquelle existe une fontaine d'eau minérale ferrugineuse acidule froide.

Chas, s. m., *foramen acus ;* trou rond ou carré, pratiqué près du talon, et quelquefois, comme dans l'aiguille à manche, près de la pointe d'une aiguille.

CHASSE, s. f., *manubrium*; sorte de manche composé de deux lames mobiles de corne, d'écaille, d'ivoire ou de nacre, et qui sont unies l'une à l'autre par un pivot qui traverse une seule de leurs extrémités, ainsi que le talon de la lame qu'elles protégent et qu'elles supportent. La lame des lancettes, qui offre deux tranchans et une pointe fort aiguë, est montée sur une chàsse dont les deux parties offrent alternativement un point d'appui qui permet d'essuyer la pointe de l'instrument sans crainte de l'émousser.

CHASSIE, s. f., *lenia, lippa, lippitudo, gloma, gramia, λήμη, γλήμη*; humeur sébacée dont se couvrent les bords des paupières, et qui les tient souvent agglutinés l'un contre l'autre.

CHASSIEUX, adj., *lippus*; qui est enduit de chassie. *Paupières chassieuses, œil chassieux.*

CHATAIGNE, s. f., *castanea*; fruit du châtaignier. *V.* ce mot.

Châtaigne; excroissance cornée qui se développe à la partie interne des jambes du cheval, au-dessus du genou à celles de devant, au-dessous du jarret à celles de derrière.

CHÂTAIGNIER, *fagus castanea*; gros arbre de la monoëcie polyandrie et de la famille des amentacées, dont les fruits, qui sont farineux, fournissent un bon aliment, et portent le nom de *marrons* quand l'arbre a été greffé.

CHATAIN, adj. et s. m.; ce mot est employé pour désigner les cheveux dont la couleur est presque celle de l'écorce de la châtaigne. On distingue le *châtain clair*, qui approche du blond, et le *châtain foncé*, qui se rapproche du brun.

CHATEAU-LANDON, ville près de Nemours, qui possède une source d'eau alumineuse et ferrugineuse.

CHATEAU-LA-VALLIÈRE, petite ville d'Anjou, aux environs de laquelle coule une source d'eau séléniteuse et ferrugineuse.

CHATEAULIN, petite ville peu éloignée de Quimper, qui a une source d'eau minérale ferrugineuse froide.

CHATEAU-SALINS, dans le département de la Meurthe, où existe une source d'eau minérale saline froide.

CHATELDON, bourg du département du Puy-de-Dôme, près duquel existent deux sources d'eau minérale acidule froide.

CHATEL-GUYON, village du département du Puy-de-Dôme, près de Riom, à peu de distance duquel on voit cinq sources d'eau minérale acidule, dont la température est de 30 degrés C.

CHATENOI, petite ville près de Strasbourg, aux environs de laquelle sourd une eau minérale gazeuse et tiède.

CHATON, s. m., *amentum*; assemblage de fleurs unisexuées, disposées en épi sur un axe commun, par l'intermédiaire de bractées faisant l'office de pédoncules particuliers. | Lame osseuse, contournée sur elle-même, qui entoure la base de l'apophyse styloïde du temporal. | Cavité que la matrice forme souvent après l'expulsion du fœtus, et dans laquelle se trouve retenu le placenta.

CHATONNÉ, adj., *incarceratus*; retenu dans un chaton. — *Calcul chatonné*; calcul urinaire retenu immobile, soit par des chairs fongueuses développées dans la vessie, soit parce qu'il s'est formé dans quelque appendice contre nature de l'organe, soit parce qu'après avoir ulcéré les parois de la poche, il s'est logé entre ses tuniques, soit parce qu'il est encore engagé dans la partie inférieure de l'uretère, soit enfin parce qu'il est enclavé dans le col de la vessie. — *Placenta chatonné*, placenta retenu dans une poche formée par une contraction irrégulière des fibres de l'utérus.

CHATONNEMENT, s. m., *incarceratio*; mot employé par les accoucheurs pour désigner la rétention du placenta dans une arrière-cavité de l'utérus, produite par la contraction irrégulière des fibres de cet organe, après que le fœtus a été expulsé.

CHATOUILLEMENT, s. m. Ce mot a deux acceptions : il exprime l'action de chatouiller (*titillatio*), et la sensation qui en est l'effet (*pruritus*).

CHATOUILLER, v. a., *titillare*; déterminer une sensation vive, plus ou moins agréable, accompagnée de tressaillement et souvent de rire, au moyen de légers frottemens ou de quelque attouchement sur certaines parties du corps.

CHATRÉ, adj., *castratus*; se dit vulgairement d'un animal auquel on a pratiqué l'ablation des testicules. Ce mot est synonyme de *castrat*.

CHATRER, v. a., *castrare*; faire l'ablation des testicules. Cette expression est plus particulièrement employée pour désigner l'opération de la castration chez les animaux.

CHATRURE, s. f., *castratio*; opération

de la castration chez les animaux , au moyen du caustique.

Chauchevieille, s. f. ; nom donné au cauchemar dans quelques provinces de la France.

Chaudebourg, hameau peu éloigné de Thionville, qui possède une source d'eau minérale ferrugineuse acidule froide.

Chaudepisse, s. f. ; nom vulgaire donné à la blennorrhagie, à cause du sentiment de brûlure cuisante qui accompagne l'excrétion de l'urine dans cette maladie.

Chaudes-Aigues, petite ville du département du Cantal, qui possède un grand nombre de sources salines, dont la température est de 88 degrés C.

Chaudière, s. f. ; grand vase de cuivre ou de fonte qui sert à la préparation des alimens ou des médicamens.

Chauffoir, s. m., *linteum calefactorium ;* linge imprégné de chaleur dont on enveloppe un malade qu'on veut réchauffer , ou dont on garnit une femme en couche.

Chaulieu, canton près de Vire en Normandie, qui possède une source d'eau froide réputée ferrugineuse.

Chaume, s. f., *culmus ;* tige simple, ou rarement ramifiée , presque toujours fistuleuse , et garnie de distance en distance de nœuds d'où partent des feuilles alternes, engaînantes, qui est propre aux graminées , aux souchets et aux joncs.

Chaumont, bourg où existe une source d'eau ferrugineuse et gazeuse.

Chausse ou *Chausse d'Hippocrate*, s. f., *manica ;* sac d'étoffe de laine dont on se sert pour filtrer les liquides auxquels leur épaisseur ou leur viscosité ne permet pas de traverser le papier non collé.

Chausser, v. a. On dit *chausser une vache ,* en parlant d'enveloppes de linge que l'on imbibe de quelque liqueur , et dont on entoure le boulet , le paturon des vaches fatiguées, après une longue route.

Chaussetrape, s. f., *centaurea calcitrapa ,* L. ; plante annuelle , très-commune en France sur le bord des chemins. Ses feuilles, qui sont très-amères, passent pour fébrifuges.

Chauve, adj., *calvus ;* qui n'a point de cheveux, ou du moins très-peu.

Chauveté. *V.* **Calvitie.**

Chaux, s. f., *calx ;* nom ancien , et maintenant vulgaire, du protoxide de calcium , rangé d'abord parmi les terres alcalines, puis parmi les alcalis. C'est une substance d'un blanc grisâtre, solide, peu consistante , facile à pulvériser ,

d'une saveur caustique , qui cristallise en prismes hexaèdres réguliers , verdit le sirop de violettes, attire l'humidité et l'acide carbonique de l'air, absorbe l'eau avec avidité , en s'échauffant beaucoup, et se dissout en petite quantité dans ce liquide. La chaux n'existe pas dans la nature à l'état de pureté : on l'obtient en calcinant le carbonate calcaire. Elle sert quelquefois comme cathérétique, et entre dans plusieurs préparations dépilatoires.

Chaux éteinte. On appelle ainsi l'hydrate ou hydroxure de chaux, l'hydrate d'oxide de calcium.

Chaux métallique. Avant l'établissement de la chimie pneumatique, on donnait ce nom à tous les oxides métalliques, de couleur plus ou moins blanche, qui s'obtiennent en exposant les métaux à l'action du feu.

Chaux vive. C'est le protoxide de calcium, exempt d'eau et d'acide carbonique.

Chebule, adj., *chebulus ;* un des cinq myrobolans.

Chef, s. m., *caput ;* le commencement, l'extrémité d'une bande.

Cheilalgie, s. f., *cheilalgia* (χεῖλος, lèvre , ἀλγέω, je souffre) ; douleur ressentie aux lèvres.

Cheilocace, s. m. (χεῖλος, lèvre, κακός, mauvais); nom donné par quelques auteurs à une tumeur avec endurcissement et rubéfaction des lèvres , sans chaleur ni douleur, qui ne se termine jamais par suppuration , et qui est , dit-on , épidémique en Angleterre et en Ecosse , où elle sévit principalement sur les enfans.

Chéilon, s. m., *cheiloncus* (χεῖλος, lèvre); tumeur de la lèvre supérieure ou inférieure.

Chéilophyme, s. m., *cheilophyma* (χεῖλος, lèvre, φῦμα, tumeur) ; tumeur aux lèvres.

Chéilorrhagie, s. f., *cheilorrhagia* (χεῖλος, lèvre, ῥήγνυμι, je coule) ; écoulement de sang par les lèvres.

Cheirisme, s. f., χείρισμα, χειρισμός ; action de toucher avec soin. Emploi de la main.

Chélidoine, s. f., *chelidonium ;* genre de plantes de la polyandrie monogynie et de la famille des papavéracées , dont une espèce, *l'éclaire, chelidonium majus,* très-répandue en France, contient un suc jaune, âcre, amer et corrosif, auquel on attribue bien gratuitement la propriété de détruire les verrues. Cette plante, qui est puissamment excitante, jouit de la vertu purgative et vomitive à un haut degré.

CHEMILLÉ, bourg près d'Angers, non loin duquel on trouve une source d'eau réputée sulfureuse.

CHEMOSIS, s. m., χήμωσις (χαίνω, j'entr'ouvre); dernier degré de violence de l'inflammation de la conjonctive, dans lequel cette membrane forme autour de la cornée transparente un bourrelet saillant, qui la fait paraître déprimée et comme au fond d'une cavité.

CHENAY, non loin de Reims, possède une eau minérale ferrugineuse.

CHÊNE, s. m., *quercus*; genre de plantes de la monoëcie polyandrie et de la famille des amentacées, dont toutes les espèces sont plus ou moins utiles à l'homme. L'écorce du *rouvre*, *quercus robur*, est astringente, et a été mise au nombre des fébrifuges. On a conseillé ses glands torréfiés contre les scrofules. On mange les glands des *quercus ilex* et *ballota*. C'est le *quercus suber* qui fournit le liége, le *quercus infectoria*, qui donne la noix de galle dans le Levant, et le *quercus coccifera* qui nourrit le *kermès animal*.

CHÊNE (petit). *V.* CHAMAEDRYS.

CHÈNEVIS, s. m.; nom vulgaire des graines du *chanvre*. *V.* ce mot.

CHENIL, s m., *canile*; endroit où l'on renferme les chiens sains ou attaqués de maladie.

CHEPTEL, *chepteil*, *chaptel*, *chatel* ou *chetel de capitale*; bail de bestiaux, qui consiste à donner un certain nombre de têtes à un fermier qui se charge de les nourrir moyennant la moitié des profits, et en rendant à la fin du bail le même nombre de bêtes qu'il a reçues. C'est le cheptel le plus ordinaire.

CHERBOURG, grande ville de France, aux environs de laquelle coulent plusieurs sources d'eau froide, qu'on croit être ferrugineuses.

CHERNIBIUM, s. m., χερνίβιον, cuvette; urinal. *V.* ce mot.

CHERVI, s. m., *sium sisarum*; ombellifère annuelle, appartenante au genre *berle*, dont la racine, aromatique et douce, était employée autrefois dans l'hémoptysie et le crachement de sang.

CHEVAL, s. m., *equus*; animal de la classe des mammifères et de la famille des solipèdes.

CHEVALER, v. n.; expression par laquelle on désigne un cheval qui croise les jambes de devant l'une sur l'autre, ou l'une devant l'autre et de côté.

CHEVAUCHANT, adj., *equitans*; se dit, en botanique, des feuilles pliées ou courbées en gouttière, qui s'emboîtent réciproquement.

CHEVAUCHEMENT, s. m., *equitatio*; sorte de déplacement des fragmens d'une fracture qui glissent l'un sur l'autre dans le sens de la longueur du membre, dont ce déplacement amène le raccourcissement. Il survient principalement dans les fractures obliques, et est déterminé par les contractions des muscles qui s'attachent en même temps aux deux fragmens, ou par une mauvaise position de la partie.

CHEVAUCHER, v. n., *equitare*; vieux mot qui signifie aller à cheval, et qui se dit en chirurgie de deux fragmens d'un os fracturé qui anticipent l'un sur l'autre dans le sens de la longueur de l'os.

CHEVELU, adj. et s. m., *capillamentosus*, *comosus*, *capillamentum* : qui porte des cheveux, ou qui y ressemble.—*Cuir chevelu*, partie de la peau de la tête sur laquelle croissent les cheveux.—*Racine chevelue*, celle qui est garnie de nombreuses ramifications capillaires. — *Semence* ou *graine chevelue*, celle qui porte une touffe de poils déliés.—*Chevelu d'une racine*; nom donné à ses ramifications les plus déliées.

CHEVELURE, s. f., *capillitium*, *coma*, *cæsaries*; assemblage de tous les cheveux qui couvrent la tête.

CHEVESTRE, s. m., *capistrum* (*caput*, tête); sorte de bandage qu'on applique autour de la tête pour maintenir réduites les fractures ou les luxations de la mâchoire inférieure. La disposition des tours de bande fait donner à ce bandage les noms de *chevestre simple*, *double* ou *oblique*. | En médecine vétérinaire il signifiait anciennement le licol d'un cheval; d'où s'*enchevêtrer*, se prendre dans son chevestre ou dans sa longe.

CHEVÊTRE. *V.* CHEVESTRE.

CHEVEU, s. m., *capillus*, θρίξ. On donne le nom de *cheveux* aux poils qui couvrent la plus grande partie de la voûte du crâne, depuis le bas de la région occipitale jusqu'à la limite supérieure du front, et qui, formant une sorte de couronne au vertex, descendent circulairement de ce point tout autour de la tête. Ce sont les plus longs de tous les poils du corps.

CHEVILLE *du pied*, s. f.; c'est le nom populaire que portent collectivement les deux malléoles réunies, parce qu'elles figurent la saillie d'une cheville semblable à celle qu'on emploierait pour réunir le pied à la jambe dans un automate.

CHÈVREFEUILLE, s. m., *lonicera* ; genre de plantes de la pentandrie monogynie et de la famille des caprifoliacées, dont les diverses espèces, entre autres les *lonicera periclymenum* et *caprifolium*, servent à l'ornement des jardins. Néanmoins on prétend que leurs feuilles, leurs fleurs et leurs baies sont diurétiques. Ces parties paraissent abonder en principe muqueux, ce qui explique leur utilité dans les affections inflammatoires.

CHEVROTANT, adj. *Pectoriloquie chevrotante. V.* EGOPHONIE.

CHEYLARD, bourg voisin de Tournon, qui possède une source d'eau réputée acidule et ferrugineuse.

CHEZANANCE (χέζω, aller à la selle, ἀνάγκη, nécessité) ; nom d'une composition de miel et d'alun bouillis ensemble. Cet onguent, qui n'est plus en usage, avait pour effet de déterminer des évacuations alvines, en en frictionnant seulement le pourtour de l'anus.

CHIASTOS, s. m., χιαστὸς (χιάζω, donner la forme d'un χ) ; bandage ainsi nommé parce qu'il formait des croisés en forme de χ.

CHIASTRE. *V.* KIASTRE.

CHICORÉE *des jardins*, s. f., *cichorium endivia ;* plante potagère de la syngénésie polygamie égale et de la famille des chicoracées, qu'on mange cuite ou crue. C'est un aliment légèrement amer et tonique.

Chicorée sauvage, s. f., *cichorium intybus ;* plante du même genre que la précédente, fortement amère, et par conséquent tonique. On fait une grande consommation de sa racine torréfiée et moulue, qui remplace le café pour le petit peuple.

CHIENDENT, s. m. ; nom populaire de deux graminées différentes, le *froment rampant* et le *panic stolonifère,* dont les racines renferment, sous un épiderme légèrement astringent, une pulpe mucilagineuse et sucrée, qui communique ses propriétés à l'eau dans laquelle on fait infuser la racine préalablement fendue ou écrasée.

CHILON, s. m., *chilon* (χεῖλος, lèvre) ; nom donné par Vogel à l'inflammation des lèvres.

CHIMELLON, s. m. (χεῖμα, hiver) ; nom donné par Suidas à l'engelure.

CHIMIATRE ou CHYMIATRE, *chimiater* (χυμία, chimie, ἰατρὸς, médecin) ; partisan de la secte iatrochimique, de celle

qui prétend expliquer tous les phénomènes physiologiques et pathologiques par les lois de la chimie.

CHIMIATRIE, s. f., *chimiatria, ars chymiatrica* (χυμία, chimie, ἰατρεία, guérison) ; système dans lequel on explique tous les phénomènes de la vie par les lois de la chimie ; art de guérir les maladies par des remèdes chimiques.

CHIMIE, s. f., *chymia, chimia, spagyria, pyrotechnia, pyrosophia, ars hermetica, ars magorum, ars separatoria, ars sphagirica* (suivant les uns de χυμός, suc ; suivant d'autres de l'arabe *chema*, secret) ; branche des sciences naturelles dont l'objet est de rechercher les principes des corps, d'examiner les propriétés dont jouissent les divers composés produits par l'union de ces principes, et d'étudier la force ou le pouvoir en vertu duquel s'effectuent toutes les combinaisons. Elle s'occupe donc des effets de la nature qui s'offrent à nous sans cause sensible, c'est-à-dire de ceux qui sont dus à l'action des corps envisagés dans leurs molécules intégrantes.

CHIMIQUE, adj., *chimicus*; qui a rapport à la chimie : *analyse, phénomène, loi, procédé, système, théorie, explication chimique.*

CHIMISTE, s. m., *chimicus*; celui qui se livre particulièrement à l'étude de la chimie, qui en fait son occupation principale.

CHIQUE, s. f., *pulex penetrans* ; très-petit insecte des Antilles et de l'Amérique méridionale, qui s'introduit dans le tissu de la peau, y prend un accroissement rapide, multiplie bientôt son espèce à un point prodigieux, et finit par donner naissance à des ulcères de mauvais caractère et gangréneux. On ne doit en craindre les atteintes que quand on marche pieds nus, ou qu'on néglige les soins de propreté. Le meilleur moyen de s'en débarrasser est de l'extraire, lui et ses œufs : tous les autres sont infidèles.

CHIRAGRE, s. f., *chiragra* (χείρ, main, ἄγρα, prise) ; nom donné à la goutte quand elle a son siége aux mains, et quelquefois à celui qui en est tourmenté.

CHIRARTHROCACE, s. f. (χείρ, main, ἄρθρον, articulation, κακὸν, mal) ; carie de l'articulation radio-carpienne.

CHIRIATRE, s. m., *cheiriater, chiriater* (χείρ, main, ἰατρὸς, médecin) ; synonyme de *chirurgien.*

CHIRIATRIE, s. f., *cheiriatrica* (χείρ, main, ἰατρεία, médecine) ; synonyme de *chirurgie.*

Chiromancie, s. f., *chiromancia*, χειρο-μαντία, (χείρ, main, μαντεία, divination); art de deviner les événemens futurs par l'inspection des lignes de la main.

Chiromancien ou **Chiromancier**, *chiromantis*, χειρομαντὶς; celui qui exerce la chiromancie.

Chironien, adj., *chironius*, χειρώνιὸς (χείρων, qui est père, Chiron); épithète donnée à quelques ulcères rebelles, soit pour faire allusion à leur mauvais caractère, soit parce que l'on était dans la croyance que le centaure Chiron était le premier qui fût parvenu à les guérir.

Chironomie, s. f., *chironomia* (χείρ, main, νόμος, règle); art du geste.

Chirurgical, adj., *chirurgicus;* qui a rapport à la chirurgie.

Chirurgie, s. f., *chirurgia* (χείρ, main, ἔργον, œuvre); œuvre de la main. Branche de la médecine qui a pour objet la connaissance des maladies qui réclament, comme moyens principaux de traitement, ceux qui exigent l'emploi de la main seule ou munie d'instrumens.

Chirurgien, s. m., *chirurgus;* médecin qui se livre à la pratique de la chirurgie. Outre les qualités nécessaires au médecin, le chirurgien doit en posséder un grand nombre d'autres qui lui sont spécialement nécessaires. Il faut qu'il soit dans la force de l'âge, qu'il ait des sens exquis, qu'il soit ambidextre, et que sa main ait une grande mobilité, unie à beaucoup de justesse et d'aplomb; qu'il soit familier avec les expériences sur les animaux vivans; qu'il connaisse à fond l'anatomie de détail; qu'il soit instruit en mécanique; qu'enfin il ait, avec du génie, de l'industrie, de la présence d'esprit, de la fermeté, un sang-froid imperturbable, beaucoup de patience, et une grande douceur dans le langage et les manières.

Chirurgique, adj., *chirurgicus. V.* **Chirurgical**, qui est beaucoup plus usité.

Chloracide, s. m., *chloracidum* (χλωρός, verdoyant, *acidum*, acide). Ce terme, peu usité, a été imaginé pour désigner les acides dans lesquels on suppose que le chlore joue le rôle de principe acidifiant.

Chlorate, s. m., *chloras* (χλωρός, verdoyant); sel formé par la combinaison de l'acide chlorique avec une base salifiable. Les chlorates, découverts par Berthollet, ont été appelés d'abord *muriates sur-oxigénés*. La plupart détonnent, par l'effet même de la seule percussion, lorsqu'ils sont mêlés avec un corps combustible, et forment ainsi des poudres fulminantes.

Chlorate de chaux, *protochlorate de calcium*, *chloras calcis*. Les Anglais ont substitué ce sel au chlorate de potasse dans l'art du blanchîment, parce qu'il est moins coûteux.

Chlorate oxigéné ou *perchlorate*, *chlorus oxygenatus*, *perchloras;* sel formé par la combinaison de l'acide chlorique oxigéné avec une base salifiable. On connaît encore très-peu ces composés.

Chlorate de potasse, *protochlorate de potassium*, *chloras potassæ;* sel blanc, cristallisable en prismes rhomboïdaux obtus, ou en petites lames, d'une saveur fraîche, un peu acerbe et désagréable. C'est un produit de l'art, dont on se sert pour obtenir l'oxigène parfaitement pur, et pour préparer les allumettes des briquets oxigénés. On l'a conseillé aussi à l'intérieur dans les maladies vénériennes. Il fait la base de l'*eau de javelle*.

Chlore, s. m., *chlorina* (χλωρός, verdoyant); nom imposé par Davy à la substance appelée autrefois *acide muriatique oxigéné* ou *oximuriatique*, et qu'on range aujourd'hui parmi les corps simples ou indécomposés. C'est un gaz jaune-verdâtre, d'une odeur forte et suffocante, d'une saveur désagréable, impropre à la combustion et à la respiration, très-soluble dans l'eau, et dont la solution, exposée au froid, cristallise en lames d'un jaune foncé. Un de ses principaux caractères est de détruire presque sur-le-champ toutes les couleurs végétales et animales, ce qui tient à sa grande affinité pour l'hydrogène. Il est très-abondant dans la nature, mais partout enchaîné dans des combinaisons. On l'emploie en fumigations pour détruire les miasmes putrides, et en bains pour blanchir les toiles. On l'a conseillé à l'intérieur; mais c'est un violent excitant, un poison redoutable.

Chloreux, adj., *chlorosus*. On a proposé de ranger parmi les acides, sous cette dénomination, l'oxide de chlore qu'on obtient en distillant du chlorate de potasse avec de l'acide hydrochlorique. Cet oxide rougit en effet les couleurs bleues végétales.

Chlorine, s. f., *chlorina;* nom donné dans le principe au *chlore* par Davy.

Chloriodate, s. m., *chloriodas:* sel formé par la combinaison de l'acide chloriodique avec une base salifiable.

Chloriodique, adj., *chloriodicus;* nom que Davy a proposé de donner au chlorure d'iode, en le rangeant parmi les acides , parce que sa dissolution dans l'eau rougit les couleurs bleues végétales.

CHLORIQUE, adj., *chloricus* ; nom donné à l'acide produit par la combinaison d'un volume de chlore avec deux volumes et demi d'oxigène. C'est un liquide inodore et incolore , dont la saveur est très-aigre , et qui détruit les couleurs bleues végétales , après les avoir fait passer au rouge. Il n'existe pas dans la nature.

Chlorique oxigéné ou *perchlorique*, adj., *chloricus oxigenatus , perchloricus* ; nom d'un acide qui résulte de la combinaison d'un volume de chlore avec trois volumes et demi d'oxigène. C'est un liquide incolore et inodore, que les acides hydrochlorique , sulfureux er hydrosulfurique ne décomposent point comme le précédent. Il n'existe pas dans la nature.

CHLOROCYANATE, s. m., *chlorocyanas* ; sel formé par la combinaison de l'acide chlorocyanique avec les bases salifiables. On connaît peu ces composés , qui sont tous des produits de l'art.

CHLOROCYANIQUE, adj., *chlorocyanicus* ; nom d'un acide qui résulte de la combinaison du chlore avec le cyanogène. On l'appelait jadis *prussique oxigéné*. Il est liquide , sans couleur , et d'une odeur très-pénétrante ; il précipite les dissolutions ferrugineuses en vert, et n'existe point dans la nature.

CHLOROPHOSPHATE, s. m. , *chlorophosphas* ; sel formé par la combinaison de l'acide chlorophosphorique avec une base salifiable.

CHLOROPHOSPHORIQUE, adj., *chlorophosphoricus* ; nom d'un acide qui résulte d'une combinaison saturée de chlore et de phosphore. Cet acide est blanc, pulvérulent , volatilisable, fusible , cristallisable en prismes transparens et soluble dans l'eau, qui le décompose à l'instant, en formant des acides phosphorique et hydrochlorique.

CHLOROPHYLLE , s. f., *chlorophylla* (χλωρὸς, verd , φύλλον , feuille) ; principe immédiat des végétaux , qui lui doivent leur couleur verte. C'est une substance d'apparence résineuse , insipide , inodore, peu soluble dans l'eau froide, plus soluble dans l'eau bouillante, soluble dans l'alcool, l'éther, les huiles, les alcalis , l'acide sulfurique et l'acide acétique , qui se ramollit au feu sans se fondre , et que le chlore décompose , ainsi que les acides nitrique et hydrochlorique.

CHLOROSE, s. f., *chlorosis* (χλωρὸς, vert , ou de couleur verdâtre) ; état de langueur générale, avec décoloration de la peau et divers accidens nerveux , que l'on rencontre particulièrement chez les filles qui ne sont pas encore menstruées ou qui le sont mal. C'est cet état que l'on connaît vulgairement sous le nom de *pâles couleurs*.

CHLOROTIQUE, adj., *chloroticus* ; qui est affecté de chlorose.

CHLOROXYCARBONATE, s. m. , *chloroxycarbonas* ; sel formé par la combinaison de l'acide chloroxycarbonique avec une base salifiable.

CHLOROXYCARBONIQUE , adj., *chloroxycarbonicus* ; nom d'un acide qui se forme lorsqu'on expose à l'action du soleil un mélange de parties égales de chlore et de gaz oxide de carbone. Cet acide est gazeux , sans saveur, d'une odeur suffocante, et impropre à la respiration comme à la combustion.

CHLORURE, s. m., *chloruretum*. On appelle ainsi toute combinaison du chlore avec un corps simple combustible , métallique ou non, dont il ne résulte pas un composé jouissant des propriétés des acides. Les chlorures passent à l'état d'hydrochlorates lorsqu'on les dissout dans l'eau.

Chlorure d'antimoine , ou *beurre d'antimoine* , *chloruretum antimonii* ; substance blanche, demi-transparente, d'apparence onctueuse, légèrement déliquescente, cristallisable en tétraèdres, fusible au-dessous de la chaleur de l'eau bouillante, et volatile bien au-dessous de la chaleur rouge. C'est un caustique puissant.

Chlorure d'argent , ou *argent corné* , *chloruretum argenti* ; substance blanche, insipide, insoluble dans l'eau , soluble dans l'ammoniaque, fusible bien au-dessous de la chaleur rouge, et qui se prend, par le refroidissement , en une masse grise , demi-transparente, facile à couper, et comme cornée. On la trouve dans la nature. Elle est sans usages.

Chlorure d'arsenic, ou *beurre d'arsenic*, *chloruretum arsenici* ; liquide incolore , très-âcre, très-caustique , très-vénéneux et très-volatil, qui répand des vapeurs épaisses lorsqu'on l'expose à l'air.

Chlorure de barium, *chloruretum barii* ; substance cristallisable en larges prismes à quatre pans , peu épais, qui décrépitent, se dessèchent et fondent au feu. Elle sert en médecine contre les scrofules.

Chlorure de bismuth, ou *beurre de bismuth*, *chloruretum bismuthi* ; substance qui se vaporise bien au-dessous de la chaleur rouge, puis alors fond et coule comme une masse butyreuse.

Chlorure de calcium, chloruretum calcii, appelé autrefois *phosphore de Homberg,* parce qu'il paraît lumineux quand on le frotte dans l'obscurité.

Chlorure d'étain, ou *beurre d'étain, chloruretum stanni;* liquide transparent, très-limpide, très-volatil, d'une odeur piquante et insupportable, qui se vaporise à l'air, et retombe sous forme de fumée très-épaisse avec les vapeurs que ce fluide contient. On l'appelait autrefois *liqueur fumante de Libavius.*

Chlorure (deuto) de mercure, ou *sublimé corrosif;* substance blanche, inaltérable à l'air, d'une saveur styptique et très-désagréable, volatilisable et cristallisable en petites aiguilles prismatiques, qui se dissout dans vingt parties d'eau à la température ordinaire, et dans trois fois son poids d'eau bouillante. C'est un poison violent, qu'on administre contre la syphilis, et qu'on emploie pour préserver de la putréfaction les matières animales, qu'il rend sèches et dures comme du bois.

Chlorure (proto) de mercure, calomelas, mercure doux, précipité blanc, panacée mercurielle; substance blanche, insipide, volatile, insoluble dans l'eau, qu'on emploie en médecine contre la syphilis, et comme purgatif.

Chlorure de plomb, ou *plomb corné, chloruretum plumbi;* substance blanche, d'une saveur sucrée et astringente, qui cristallise en prismes hexaèdres brillans et satinés, se dissout dans l'eau, se fond au feu, se prend en une masse d'un blanc gris par le refroidissement, et se réduit en vapeurs épaisses lorsqu'on l'expose à une plus forte chaleur.

Chlorure de potassium, chloruretum potassii, cristallisable en prismes à quatre pans, qui décrépitent au feu, et se dissolvent facilement dans l'eau. On l'appelait autrefois *sel fébrifuge de Sylvius.*

Chlorure de sodium, sel marin, sel ordinaire, sel gemme; cristallisable en cubes qui décrépitent fortement au feu, et dont la saveur franche est connue de tout le monde. C'est un des corps les plus répandus dans la nature, et l'un de ceux dont l'usage est devenu un besoin impérieux pour l'homme.

Chlorure de zinc, ou *beurre de zinc, chloruretum zinci;* substance blanche, très-fusible, volatile, et comme onctueuse.

Choanoïde, adj. et s. m., *choanoides, choanoideus* (χοάνη, entonnoir, εἶδος, ressemblance); muscle qui entoure le nerf optique chez les mammifères, et qui du fond de l'orbite se porte à la partie antérieure de la sclérotique. Il n'existe pas chez l'homme.

Choanorrhagie, s. f., *choanorrhagia* (χοάνη, les narines postérieures, ῥήγνυμι, je coule); saignement de nez par les narines.

Choc, s. m.; action qu'un corps déjà mis en mouvement exerce, en vertu de sa masse et de sa vitesse acquise, sur les corps qu'il rencontre et qui s'opposent à son déplacement.

Chocolat, s. m., *chocolatum;* pâte alimentaire qu'on prépare avec des amandes de cacao torréfiées et du sucre. On donne à cette pâte le nom de *chocolat de santé* quand elle ne contient pas de substances aromatiques, et celui de *chocolat à la vanille* dans le cas contraire.

Cholagogue, adj., *cholagogus* (χολή, bile, ἄγω, je chasse). Les anciens donnaient ce nom aux purgatifs qui avaient selon eux pour effet de déterminer de préférence l'ébranlement de la bile.

Cholécyste, s. f., *cholecystis* (χολή, bile, κύσλις, vessie), *vésicule biliaire, vésicule du fiel;* poche membraneuse et pyriforme, logée sous le lobe droit du foie, adhérente à cet organe par une couche de tissu cellulaire, terminée par un canal qui s'unit avec l'hépatique, et destinée à servir de réservoir à la bile.

Cholécystite, s. f., *cholecystitis* (χολή, bile, κύσλις, vessie); inflammation de la vésicule du fiel.

Cholédographie, s. f., *choledographia* (χολή, bile, γράφω, j'écris); description de l'appareil sécréteur de la bile.

Cholédologie, s. f., *choledologia* (χολή, bile, λόγος, discours); histoire de la bile.

Cholédoque, adj., χοληδόχος (χολή, bile, δοχὸς, qui contient); nom du canal formé par la réunion des conduits hépatique et cystique, qui verse la bile dans le duodénum, et qui s'ouvre dans cet intestin, vers la partie postérieure de sa seconde courbure, derrière l'extrémité droite du pancréas.

Cholélithe, s. f., *cholelithus* (χολή, bile, λίθος, pierre); calcul biliaire.

Cholépoièse, s. f., *cholepoiesis* (χολή, bile, ποιέω, je fais); sécrétion abondante de la bile. Synonyme de *polycholie.*

Cholépyre, s. f., *cholepyra* (χολή, bile, πῦρ, feu); on a donné ce nom à la fièvre bilieuse.

CHOLÉRA, s. m., *cholera* (χολή, bile, ῥέω, je coule); maladie dans laquelle il y a augmentation de la sécrétion biliaire, vomissemens très-abondans de matières bilieuses, et évacuations alvines analogues souvent répétées. Cette affection n'est qu'un phénomène intestinal de l'irritation gastrique. On l'a encore désigné sous le nom trivial de *trousse-galant*.

Cholera morbus. V. CHOLÉRA.

CHOLÉRIQUE, adj., *cholericus*; qui appartient au *cholera*. *Fièvre cholérique*, celle qui l'accompagne. On dit *tempérament cholérique*, comme synonyme de *tempérament bilieux*.

CHOLERRHAGIE, s. f., *cholerrhagia* (χολή, bile, ῥέω, je coule); nom que donne Alibert au *cholera morbus*, qui, dans sa Nosologie naturelle se trouve former le sixième genre des choloses.

CHOLESTÉRATE, s. m., *cholesteras*; sel formé par la combinaison de l'acide cholestérique avec une base salifiable.

CHOLESTÉRINE, s. f., *cholesterina* (χολή, bile, στερεός, solide); substance inodore, insipide, en écailles blanches et brillantes, fusible au feu, cristallisable en fibres rayonnées par le refroidissement, et soluble dans l'alcool, qui constitue la partie cristalline de certains calculs biliaires.

CHOLESTÉRIQUE, adj., *cholestericus*; nom donné à un acide solide, jaunâtre, d'une odeur butyreuse, d'une faible saveur styptique, fusible au feu, et presque insoluble dans l'eau, qu'on obtient en traitant la cholestérine par l'acide nitrique.

CHOLOMA ou CHOLOSIS. V. CHOLOSE.

CHOLOSE, s. m. (χωλός, boiteux); action de boiter. | Distorsion d'un membre. | Son inaptitude à exécuter des mouvemens.

CHOLOSE, s. f., *cholosis* (χολή, bile); nom de la troisième famille de la Nosologie naturelle d'Alibert. Les *choloses* comprennent toutes les affections morbides du foie et de la rate.

CHONDRO-GLOSSE, adj., *chondro-glossus* (χονδρός, cartilage, γλῶσσα, langue); faisceau de fibres charnues qui se porte de la petite corne de l'hyoïde à la langue, et qui fait partie de l'hyo-glosse.

CHONDROGRAPHIE, s. f., *chondrographia* (χονδρός, cartilage, γράφω, je décris); description anatomique des cartilages.

CHONDROLOGIE, s. f., *chondrologia* (χονδρός, cartilage, λόγος, discours); description des cartilages.

CHONDRO-PHARYNGIEN, adj., *chondropharyngeus* (χονδρός, cartilage, φάρυγξ, pharynx); on donne ce nom aux fibres de la tunique musculeuse du pharynx qui naissent de la petite corne de l'hyoïde, et qui font partie du constricteur moyen.

CHONDROSYNDESME, s. m., *chondrosyndesmus*, χονδροσύνδεσμος (χονδρός, cartilage, σύνδεσμος, ligament); union de deux os au moyen d'un cartilage.

CHONDROTOMIE, s. f., *chondrotomia* (χονδρός, cartilage, τέμνω, je coupe); dissection des cartilages.

CHORDAPSE, s. m., *chordapsus* (χορδή, intestin, ἅπτειν, lier); colique très-forte causée par le spasme ou l'étranglement intérieur des intestins.

CHORÉE, s. f., *chorea* (χορεία, danse); mouvemens continuels, irréguliers et involontaires d'un ou de plusieurs membres, ou des muscles de la face et du tronc.

CHORÉMANIE, s. f., *choremania* (χορεία, danse, μανία, manie); nom donné par quelques auteurs à la danse de Saint-Guy.

CHORION, s. m., *chorion*, χόριον, χωρίον (χωρεῖν, contenir); portion la plus épaisse du tissu de la peau.—Membrane mince, transparente, pellucide, et composée de deux feuillets superposés, qui enveloppe l'œuf humain de toutes parts.

Chorion velouté, filamenteux, tomenteux; nom donné jusqu'à Hunter au feuillet externe ou utérin de la membrane caduque.

CHOROÏDE, adj., *choroideus, choroides*, χοροειδής (χωρίον, chorion, εἶδος, forme); nom donné à diverses parties qui ont cela de commun avec le chorion, de recevoir beaucoup de vaisseaux. — *Membrane choroïde*, ou simplement *choroïde*, *uvée*, membrane de l'œil située entre la rétine et la sclérotique, qui s'étend depuis l'entrée du nerf optique jusqu'au bord antérieur de cette dernière, et qui, lisse et luisante à sa face interne, est villeuse et couverte d'un enduit noirâtre à l'extérieur. — *Plexus choroides*, productions rougeâtres qu'on observe dans les quatre ventricules du cerveau, et qui sont formées par des replis lâches et flottans de la pie-mère.

CHOROÏDIEN, adj., *choroideus*; qui a rapport aux parties appelées *choroïdes*.— *Artères choroïdiennes*, fournies par la cérébrale antérieure et la cérébelleuse.— *Membrane* ou *toile choroïdienne*, lame de la pie-mère et de l'arachnoïde qui tapisse les cavités ventriculaires de l'encéphale. —*Sinus choroïdien*, ou *longitudinal supérieur*; cavité veineuse qui occupe le bord inférieur de la faux du cerveau.— *Veines choroïdiennes*, qui traversent la toile de même nom, et qu'on appelle aussi *veines de Galien*.

CHOSE, s. f., *res*. On distinguait anciennement, et même il n'y a pas encore très-long-temps, trois sortes de *choses* ; savoir : les *choses naturelles*, celles que l'on regardait comme inséparables de la nature de l'homme, telles que les élémens, les tempéramens, les humeurs, les esprits, les parties similaires, les fonctions ; les *choses non naturelles*, celles qui font la matière de l'hygiène, et qui, destinées à entretenir la santé, viennent à l'altérer lorsqu'on en fait abus, comme l'air, les alimens, le mouvement, le repos, la veille, le sommeil, etc. ; enfin les *choses contre nature*, ou les maladies et tout ce qui a pour effet de détruire l'homme.

CHOU, s. m., *brassica* ; genre de plantes de la tétradynamie siliqueuse et de la famille des crucifères, dont la plupart des espèces, fort nombreuses, servent d'aliment à l'homme. Les anciens avaient décoré ces végétaux d'une foule de propriétés chimériques, sur la foi de Caton. Les vertus anticatarrhales et antiphthisiques que les modernes leur accordent encore ne le sont guère moins. Les choux ne sont que des substances alimentaires toniques, et quelquefois irritantes, du moins pour certaines personnes, ce qui les rend venteux.

Chou-croûte, par corruption du mot allemand *sauerkraut* ; aliment salubre qu'on prépare avec des choux hachés, auxquels on a fait subir un commencement de décomposition.

Chou-fleur ; variété du chou ordinaire, dont les rameaux et les fleurs prenant un accroissement excessif et monstrueux, se convertissent en une masse charnue, blanche et tendre, qui forme un mets recherché. | Nom vulgaire de certaines excroissances lobuleuses ou capitulées qui se développent à l'orifice des membranes muqueuses, principalement auprès de l'anus et de la vulve, dans certaines irritations de ces membranes.

CHROMATE, s. m., *chromas* ($\chi\rho\tilde{\omega}\mu\alpha$, couleur) ; sel formé par la combinaison de l'acide chromique avec une base salifiable.

CHROMATIQUE, adj. et s. f., *chromaticus* ($\chi\rho\tilde{\omega}\mu\alpha$, couleur) ; échelle musicale composée de treize sons. | Genre de musique qui procède par plusieurs semi-tons consécutifs.

CHROME, s. m., *chromium* ($\chi\rho\tilde{\omega}\mu\alpha$, couleur) ; métal solide, d'un blanc grisâtre, très-fragile, susceptible de prendre un beau poli, très-réfractaire, et qu'on n'a pu encore obtenir que sous la forme d'une masse poreuse. Il n'existe dans la nature qu'à l'état d'oxide ou de chromate.

CHROMIQUE, adj., *chromicus* ($\chi\rho\tilde{\omega}\mu\alpha$, couleur) ; nom d'un acide solide, de couleur rouge, cristallisable en prismes, d'une saveur âcre et styptique, déliquescent et décomposable au feu, qu'on trouve dans la nature combiné avec diverses bases salifiables.

CHROMITE, s. f. ; genre de principes immédiats des végétaux, dans lequel on range ceux qui n'ont ni alcalinité ni acidité, et qui sont doués de couleurs dont les acides augmentent l'éclat, et dont les alcalis accroissent l'intensité. Ces substances constituent les divers principes colorans des végétaux et des animaux.

CHROMURGIE, s. f., *chromurgia* ($\chi\rho\tilde{\omega}\mu\alpha$, couleur, $\xi\rho\gamma o\nu$, travail) ; partie de la physique qui traite des couleurs.

CHRONIQUE, adj., *chronicus* ($\chi\rho\acute{o}\nu o\varsigma$, temps). Cette épithète s'applique aux maladies qui ne marchent que lentement vers une terminaison quelconque.

CHRONOGUNÉE, s. f., *chronogunea* ($\chi\rho\acute{o}\nu o\varsigma$, temps, $\gamma\upsilon\nu\acute{\eta}$, femme) ; règles ; écoulement périodique des femmes.

CHRONOMÈTRE, s. m., *chronometron* ($\chi\rho\acute{o}\nu o\varsigma$, temps, $\mu\acute{\epsilon}\tau\rho o\nu$, mesure) ; nom générique de tous les instrumens qui servent à mesurer le temps.

CHRONOSCOPE, s. m. ($\chi\rho\acute{o}\nu o\varsigma$, temps, $\sigma\kappa o\pi\acute{\epsilon}\omega$, je considère). Ce mot a la même signification que *chronomètre*.

CHRYSIDE, s. f., *chrysis* ($\chi\rho\upsilon\sigma\acute{\iota}\varsigma$, qui est d'or) ; nom d'un genre d'insectes hyménoptères, que l'éclat et la vivacité de ses couleurs ont fait appeler *guêpe dorée*. L'une des espèces, la *chrysis ignita*, agit comme stimulant. On l'a conseillée à l'intérieur, dans la paralysie.

CHRYSOCOLLE, s. m., *chrysocolla*, $\chi\rho\upsilon\sigma o\kappa\acute{o}\lambda\lambda\alpha$ ($\chi\rho\upsilon\sigma\acute{o}\varsigma$, or, $\kappa\acute{o}\lambda\lambda\alpha$, colle) ; ancien nom du sous-borate de soude, parce qu'on s'en sert pour souder les métaux, en particulier l'or.

CHRYSOLITHE, s. f., *chrysolithus*, $\chi\rho\upsilon\sigma\acute{o}\lambda\iota\theta o\varsigma$ ($\chi\rho\upsilon\sigma\acute{o}\varsigma$, or, $\lambda\acute{\iota}\theta o\varsigma$, pierre) ; sorte de pierre gemme, sur le compte de laquelle les minéralogistes et les joailliers ne sont pas d'accord, et à laquelle Haüy donne le nom de *péridot*. On la croyait autrefois céphalique et cardiaque : aujourd'hui on ne s'en sert plus en médecine.

CHRYSOMÈLE, s. f., *chrysomela* (χρυσὸς, or, μῆλον, pomme); nom d'un genre d'insectes coléoptères, dont plusieurs espèces ont été décorées d'une vertu antiodontalgique que l'expérience ne leur a point confirmée.

CHRYSOPÉE, s. f., *chrysopæa*, χρυσοπέια (χρυσὸς, or, ποιέω, je fais); art de faire de l'or : synonyme d'*alchimie*.

CHRYSULÉE, s. f., *chrysulea* (χρυσὸς, or, ὑλίζω, je purifie); ancien nom de l'acide hydrochloronitrique, à cause de la propriété qu'il a de dissoudre l'or.

CHUTE, s. f., *casus*; action de tomber, soit du corps en totalité, soit de quelque partie qui s'en détache. *Chute du corps, des dents, des cheveux*, etc. — Déplacement de haut en bas de certains organes. *Chute de la matrice, du rectum, de la luette, de la paupière supérieure. Chute de la matrice*, qu'on appelle aussi *pousser son rôt*, ou *jeter son boulet*. Ce terme est employé par les marchands de bestiaux. | *Chute du membre;* elle résulte de l'impossibilité où se trouve le cheval de faire rentrer la verge dans le fourreau, à cause de la faiblesse ou du relâchement des parties destinées à opérer ce mouvement.

CHYAZATE, s. m., *chyazas*; sel formé par la combinaison de l'acide chyazique avec une base salifiable. Synonyme d'*hydrocyanate*.

Chyazate ferruré de peroxide de fer; sel pulvérulent, d'un bleu foncé, insoluble dans l'eau, inaltérable à l'air et peu soluble dans les acides, qui forme la base du bleu de Prusse.

CHYAZIQUE, adj., *chyazicus*; nom que Porrett a proposé de donner à l'*acide hydrocyanique*, et qui n'a point été adopté.

CHYLAIRE, adj., *chylaris*; qui a rapport au chyle : synonyme de *chyleux*.

CHYLE, s. m., *chylus*, χυλὸς; fluide extrait des alimens par l'absorption intestinale, après qu'ils ont été soumis à l'action des organes digestifs. C'est un fluide demi-transparent, d'un blanc mat ou rosé, opaque ou transparent, presque inodore, d'une saveur douce et à peine salée, qui verdit sensiblement le sirop de violette, et qui se rapproche du sang pour la composition. On suppose qu'il se forme dans le duodénum : cette opinion est peu probable; il paraît être formé par les agens mêmes de l'absorption.

CHYLEUX, adj., *chylosus*; qui a rapport au chyle, qui a du rapport avec lui.

CHYLIFÈRE, adj., *chylifer* (*chylus*, chyle, *fero*, je porte); qui porte le chyle.—*Vaisseaux chylifères* ou *lactés*, qui portent le chyle des intestins dans le canal thoracique. On suppose qu'ils le pompent directement dans les intestins, mais il est beaucoup plus probable qu'ils le forment réellement.

CHYLIFICATION, s. f., *chylificatio* (*chylus*, chyle, *facere*, faire); formation du chyle, but de la digestion.

CHYLOPOIÈSE, s. f., *chylopoiesis*, χυλοποιησίς (χυλὸς, chyle, ποιέω, je fais); formation du chyle.

CHYLOPOIÉTIQUE, adj., *chylopoieticus* (χυλὸς, chyle, ποιέω, je fais); se dit des conduits qui charrient le chyle.

CHYLOSE, s. f., *chylosis*, χύλωσις; formation du chyle.

CHYME, s. m., *chymus*, χυμὸς; pâte homogène, visqueuse, grisâtre, d'une odeur fade, douceâtre et toute particulière, dans laquelle se trouvent convertis les alimens qui ont été soumis pendant quelque temps à l'action de l'estomac.

CHYMIFICATION, s. f., *chymificatio* (χυμὸς, suc, *facere*, faire); formation du chyme.

CHYMOSE, s. f., *chymosis*, χύμωσις; conversion des alimens en chyme.

CHYMIATRE. *V.* CHIMIATRE.

CHYMIATRIE. *V.* CHIMIATRIE.

CHYMIE. *V.* CHIMIE.

CHYTLON, χύτλον; fomentation d'huile et d'eau.

CIBATION, s. f., *cibatio* (*cibare*, nourrir, donner à manger); opération de chimie au moyen de laquelle on donne à un corps plus de solidité qu'il n'en avait.

CIBOULE, s. f.; nom vulgaire de l'ail fistuleux.

CIBOULETTE, s. f.; nom vulgaire de l'ail civette.

CICATRICE, s. f., *cicatrix, cœcatrix*, οὐλὴ (*cœcare*, empêcher de voir, parce qu'elle cache la plaie); réunion des parties divisées. Production celluleuse, membraniforme, d'épaisseur, de forme et de consistance différentes, d'abord rougeâtre, puis blanchâtre, qui, après la guérison, recouvre la surface des solutions de continuité avec perte de substance, ou sert de moyen d'union entre les bords des plaies, lorsqu'on n'a pu les affronter; et dont la formation, dans les plaies qui suppurent et dans les ulcères, est accompagnée par quatre ordres de phénomènes, qui sont : 1° afflux du sang et inflammation ; 2° développement des bourgeons celluleux et vasculaires ; 3° suppuration ; 4° enfin affaissement, réunion et dessiccation des bourgeons. Dans les plaies qui se réunissent par première intention, elle est caractérisée par les phénomènes suivans : 1° inflammation; 2° épanchement entre les lèvres de la plaie d'une lymphe coagulable ; 3° organisation celluleuse de cette lymphe ; 4° inosculation des vaisseaux d'un côté avec ceux du côté opposé.

Cicatricule, s. f., *cicatricula* (diminutif de *cicatrix*, cicatrice); tache blanchâtre qu'on aperçoit sur le sommet du jaune, en cassant un œuf fécondé, et qui contient le rudiment de l'oiseau. | Synonyme de *hile*, en botanique. *V.* ce mot.

Cicatrisant, adj. ; épithète donnée à une classe de remèdes qu'on croyait propres à favoriser la formation de la cicatrice, et qui aujourd'hui n'est plus reconnue.

Cicatrisation, s. f., *cicatrisatio;* travail par lequel la nature produit une cicatrice. *V.* ce mot.

Cicatriser, v. a., *cicatrisare;* fermer une plaie.

Cicutine, s. f,, *cicutina ;* nom sous lequel Brande a désigné un alcali nouveau, découvert par lui dans la grande ciguë.

Cidre, s. m., *pomaceum;* liqueur fermentée et vineuse qu'on prépare le plus souvent avec le jus des pommes, quelquefois aussi avec les poires, ou même avec les cormes.

Ciguë ,s. f., *conium maculatum*, L.; ombellifère très-commune dans toute l'Europe, et qui exhale une odeur nauséeuse. C'est un poison narcotique pour l'homme, qualité pernicieuse qu'elle paraît devoir à la présence d'un alcali appelé *cicutine.* On l'a employée en médecine, parce qu'à petite dose elle produit seulement une irritation gastrique qui peut être quelquefois utile comme moyen révulsif. A l'extérieur, appliquée en cataplasmes, elle dissipe les indurations du testicule, des seins et des ganglions lymphatiques. Mais on s'est bercé d'espérances chimériques quand on a pensé qu'avec son secours on parviendrait à guérir de véritables cancers.

Cil, s. m., *cilium,* ταρσὸς (*celare,* cacher); nom donné aux poils qui garnissent la partie antérieure des deux paupières, existent en plus grand nombre à la supérieure qu'à l'inférieure, et sont disposés sur trois ou quatre lignes irré-

gulières. | Fines lanières qu'on voit à la circonférence de quelques parties de certains végétaux, comme le péristome des mousses, les feuilles de la joubarbe, etc., et qu'on a comparées aux cils des paupières.

Ciliaire, adj., *ciliaris;* qui a rapport aux cils, ou dont la ténuité rappelle ces poils. — *Artères ciliaires*, distinguées en *longues,* au nombre de deux, qui se portent à l'iris, et en *courtes* ou *postérieures,* dont on compte plus de vingt, et qui se distribuent en grande partie aux procès ciliaires.—*Bord ciliaire* des paupières, celui sur lequel sont implantés les cils. —*Cercle ciliaire,* sorte d'anneau grisâtre qu'on observe entre la sclérotique et la choroïde, dans la circonférence duquel l'iris est comme enchâssé, et qui paraît n'être qu'un renflement de la partie antérieure de la choroïde, quoiqu'on l'ait considéré comme un ganglion nerveux. —*Corps ciliaire,* anneau qui résulte de la réunion des procès ciliaires. — *Ligament ciliaire,* synonyme de *cercle ciliaire.* — *Nerfs ciliaires*, au nombre d'une vingtaine, qui naissent du ganglion ophthalmique, et se dirigent vers l'iris, entre la sclérotique et la choroïde.—*Procès ciliaires*, plis triangulaires, au nombre de soixante à quatre-vingts, placés les uns à côté des autres, et rayonnans de manière à figurer le disque d'une fleur radiée, qui sont libres par un de leurs bords, et adhérens par l'autre à la grande circonférence de la capsule cristalline.—*Veines ciliaires*, dont les radicules contournées en tous sens portent le nom de *vasa varicosa :* on en compte douze ou quinze, qui percent la sclérotique, et vont se jeter dans la veine ophthalmique.

Cilié, adj., *ciliatus;* qui est garni de cils ou de poils sur les bords.

Cilier. *V.* Ciliaire.

Cillement. *V.* Clignotement.

Ciller. *V.* Clignoter.

Cillo, s. m., *cillo* (*cilium,* cil) ; nom donné par quelques auteurs à l'individu dont la paupière supérieure est affectée de tremblement.

Cillose, s. f., *cillosis ;* nom donné par Vogel au tremblement chronique de la paupière supérieure.

Cime. *V.* Cyme.

Cimolé. On appelle *terre cimolée,* ou *cimolithe, cimolia terra,* κιμωλία, une variété d'argile smectique, ou de terre à foulon, qu'on trouve dans une île de l'Archipel, appelée autrefois *Cimolis* et aujourd'hui l'*Argentière.* Cette terre a passé pendant long-temps pour astringente et résolutive : on ne s'en sert plus.

Cinabre. *V.* **Cinnabre.**

Cinchonin, s. m., *cinchoninum ;* nom donné dans le principe à la cinchonine, par le portugais Gomès, à qui l'on en doit la découverte.

Cinchonine, s. f., *cinchonina ;* alcali organique cristallin, blanc, d'une saveur amère et un peu astringente, très-soluble dans l'alcool et l'éther, mais presque insoluble dans l'eau, qui constitue le principe actif du quinquina gris.

Cinclèse, s. f., *cinclesis* (κίγχλισις, agitation); mouvement fréquent et peu étendu. Par ce mot Hippocrate entend parler des mouvemens de la poitrine dans le cas de gêne de la respiration. D'autres s'en sont servi comme synonyme de *clignotement.*

Cinclisme. *V.* **Cinclèse.**

Cinéfaction, s. f., *cinefactio* (*ciner,* cendre, *facere,* je fais) ; s'entend des matières organiques qui se réduisent en cendres par la combustion.

Cinération, s. f., *cineratio* (*ciner,* cendre) ; action de brûler, de réduire en cendre. Même signification qu'*incinération.*

Cinnabre, *cinabre,* s. m., *cinnabaris, cinabarium* (κιννάβαρι) ; nom vulgaire du sulfure de mercure rouge.

Cinnabre d'antimoine ; sulfure de mercure rouge, obtenu en décomposant le deuto-chlorure de mercure par le sulfure d'antimoine.

Cinzilla, s. f. ; nom donné par Paracelse au *zona.*

Cionis, s. f. (κιονὶς, luette) ; luette. | Tuméfaction de la luette.

Cipipe; nom de la fécule que l'on obtient de la racine de manioc.

Circiné, adj., *circinalis;* qui est roulé en crosse. Cette disposition s'observe dans beaucoup de parties des plantes.

Circoncis, adj., *circumcisus ;* qui a subi l'opération de la circoncision.

Circoncision, s. f., *circumcisio, circumcisura* (*circum,* autour, *cædere,* couper) ; opération dont l'origine remonte à une très-haute antiquité, et qui, parmi certains peuples où elle est passée en coutume religieuse, consiste dans l'ablation partielle ou totale du prépuce, chez les garçons, et des petites lèvres chez les filles. Les Hébreux n'ont jamais soumis à cette opération que leurs enfans mâles ; les Égyptiens, les Arabes et les Perses y soumettaient les enfans des deux sexes. | En chirurgie on appelle *cir-*

concision, l'opération qui consiste à retrancher une partie ou la totalité du prépuce, opération qui peut être nécessitée par un excès de longueur ou par quelques dégénérations organiques. Pour l'exécuter, le chirurgien, après avoir fait saisir la verge par un aide, tire à lui le prépuce afin de le faire passer en avant du gland, et le retranche, soit avec des ciseaux, soit avec le bistouri. Des lotions froides suffisent souvent pour arrêter l'écoulement du sang.

Circonférence, s. f., *circumferentia* (*circum,* autour, *fero,* je porte) ; ligne qui marque le contour d'une surface. En médecine on entend par-là toute la circonférence du corps.

Circonflexe, adj., *circumflexus* (*circum,* autour, *flexus,* fléchi) ; qui est courbé en manière de cercle. — *Artères circonflexes ;* 1° du bras, distinguées en *antérieure* et *postérieure,* et naissant de l'axillaire, contournent la tête de l'humérus ; 2° de la cuisse, distinguées en *externe* et en *interne,* naissent de la crurale profonde, et contournent le col du fémur. — *Artère circonflexe iliaque,* plus connue sous le nom d'*iliaque antérieure.*—*Nerf circonflexe,* plus généralement appelé *axillaire.* — *Veines circonflexes,* dont la marche est la même que celle des artères.

Circonscrit, adj., *circumscriptus* (*circum,* autour, *scribere,* tracer) ; limité, borné. — *Tumeur circonscrite,* tumeur dont les limites sont bien distinctes dans toute sa circonférence, qui est comme isolée au milieu des parties contiguës.

Circonvolution, s. f., *circumvolutio* (*circum,* autour, *volvere,* s'entortiller). Les anatomistes donnent le nom de *circonvolutions* aux contours que décrivent les intestins grêles en se repliant sur eux-mêmes, et aux saillies onduleuses qu'on aperçoit sur toute la périphérie des hémisphères du cerveau.

Circulaire, adj., *circularis* (*circulus,* cercle) ; qui a la figure ou la forme d'un cercle. *Amputation circulaire.* | On dit quelquefois substantivement *un circulaire,* pour désigner un des cercles que décrit un jet de bande autour d'une partie cylindrique.

Circulation, s. f., *circulatio* (*circum,* autour, *ferre, latum,* porter) ; mouvement circulaire. Les physiologistes donnent ce nom au mouvement du sang, considéré dans sa totalité, et comme un phénomène continu, non interrompu.

Ils supposent que, du cœur, le sang passe, par les artères, dans toutes les parties du corps, d'où il est ramené par les veines à son point de départ. Cette hypothèse, quoique généralement admise, peut être attaquée avec succès ; le retour du sang par les veines n'est point prouvé, n'est pas probable, et on ne peut se dispenser d'admettre que le sang veineux se forme dans la profondeur des tissus, au lieu d'être le sang artériel lui-même, un peu modifié seulement. Du reste on entend par *grande circulation*, le trajet du sang du ventricule gauche à l'oreillette droite, au travers des différentes parties du corps ; et l'on appelle *petite circulation*, le trajet de ce fluide du ventricule droit à l'oreillette gauche, au travers du tissu pulmonaire.

CIRCULATOIRE, adj. ; *circulatorius* ; qui a rapport à la circulation. — *Mouvement circulatoire*, ou circulation du sang.

CIRCULER, v. a., *circulare* ; se mouvoir circulairement : se dit en parlant du cours du sang dans les vaisseaux.

CIRCUMDUCTION, s. f., *circumductio* (*circum*, autour, *ducere*, conduire) ; mouvement dans lequel l'os décrit une sorte de cône, dont le sommet est dans l'articulation supérieure, et la base dans l'inférieure.

CIRCUMFUSA, s. m. pl. ; nom collectif donné par Hallé à tous les objets qui exercent une influence extérieure et générale sur l'homme, comme l'atmosphère, le climat, l'habitation, etc.

CIRE, s. f., *cera* ; substance jaune, d'une odeur aromatique, que l'action réunie de l'air et de l'eau, ou celle du chlore liquide, rend blanche, inodore, insipide et cassante ; elle se fond au feu, brûle facilement, est insoluble dans l'eau, peu soluble dans l'alcool et l'éther, mais se dissout très-bien dans les huiles, et se convertit en savon par l'action des alcalis. Les abeilles la sécrètent dans l'intervalle des anneaux de leur abdomen, et s'en servent pour construire les cellules de leurs ruches. Beaucoup de plantes fournissent une matière fort analogue à la cire.

Cire des oreilles ; nom vulgaire du *cérumen*.

CIROINE. On dit plus souvent *céroëne*.

CIRRHE. *V.* VRILLE.

CIRRHÉ, adj., *cirrhatus* ; qui a la forme d'une vrille : *pétiole cirrhé*.

CIRRHEUX, adj., *cirrhosus* ; qui se termine par une vrille, comme le pétiole du pois ordinaire.

CIRRHIFÈRE, adj., *cirrhiferus* (*cirrhus*, vrille, *fero*, je porte) ; qui porte des vrilles, comme la tige de la vigne et celle du cobæa.

CIRRHIFORME, adj., *cirrhiformis* (*cirrhus*, vrille, *forma*, forme) ; qui a la forme d'une vrille, ou qui en remplit les fonctions, comme font les pétioles de certaines plantes.

CIRRHOSE, s. f. (χιρρὸς, roux, jaune). Laennec donne ce nom à une concrétion granuleuse d'un jaune roux, que l'on rencontre particulièrement dans le foie.

CIRSOCÈLE, s. m. et f., *cirsocele* (χίρσος, varice, χήλη, tumeur) ; dilatation variqueuse des veines du cordon spermatique.

CIRSOMPHALE, s. m., *cirsomphalus* (χίρσος, varice, ὀμφαλὸς, nombril) ; tumeur formée par la dilatation variqueuse des veines de l'ombilic.

CIRSOPHTHALMIE, s. f., *cirsophthalmia* (χίρσος, varice, ὀφθαλμὸς, œil) ; ophthalmie compliquée de la dilatation variqueuse des vaisseaux injectés.

CIRSOTOMIE, s. f., *cirsotomia* (χίρσος, varice, τέμνω, je coupe) ; extirpation des varices.

CISEAU, s. m., *fabrile scalprum* ; instrument d'acier, tranchant par un bout, et qu'on fait agir en frappant sur l'autre avec un maillet de bois ou de plomb. On s'en sert pour agir sur les os dont on veut retrancher quelque portion malade, quelque exostose, etc.

CISEAUX, s. m. pl., *forfices* ; instrument d'acier, composé de deux lames opposées par leur tranchant, et qui sont placées au bout de deux leviers croisés et unis par une vis, laquelle leur sert d'axe et de point d'appui. Les espèces les plus usitées sont les *ciseaux droits*, les *ciseaux courbés sur leur plat*, ou *ciseaux à cuiller*, les *ciseaux courbés sur leurs bords*, et les *ciseaux coudés*. Cet instrument, qui saisit et fixe les tissus avant de les diviser, a de l'avantage sur le bistouri, toutes les fois qu'on veut inciser ou retrancher quelque partie mince et flottante qui offre peu de prise ; d'ailleurs, les plaies qu'il produit sont tout aussi susceptibles de se réunir par première intention que celles qui sont le résultat de l'action des tranchans ordinaires.

CISSAMPELOS, s. m., *cissampelos* ; genre de plantes de la dioécie monadelphie, et de la famille des ménispermées, dont deux espèces, originaires d'Amérique, *cissampelos pareira* et *parciroides*, fournissent la racine employée en médecine sous le nom de *pareira-brava.*

Ciste, s. m., *cistus ;* genre de plantes de la polyandrie monogynie, qui sert de type à la famille des cistoïdes. C'est d'une espèce de ce genre, le *cistus creticus,* qui croît en Grèce et en Syrie, qu'on tire le *ladanum. V.* ce mot. Les *cistus ladaniferus, ledon* et *laurifolius,* qui habitent le premier en Espagne, les deux autres dans le midi de la France, fournissent une gomme-résine analogue.

Cistule, s. f., *cistula* (κίσλη, boîte) ; nom donné par Sprengel au réceptacle de quelques lichens, qui est fermé d'abord, formé par le thallus, et qui contient une poussière.

Citerne, s. f., *cisterna* (κίσλη, coffre) ; réservoir souterrain dans lequel on conserve les eaux pluviales, pour suppléer au défaut ou à la mauvaise qualité de celles des sources.

Citerne de Pecquet, du chyle, ou *lombaire ;* renflement que la partie inférieure du canal thoracique présente à la région lombaire.

Citrate, s. m., *citras ;* sel formé par la combinaison de l'acide citrique avec une base salifiable. On ne trouve dans la nature que les citrates de potasse et de chaux, en petite quantité.

Citrin, adj., *citrinus ;* qui est de couleur de citron : *onguent citrin, pommade citrine.*

Citrique, adj., *citricus ;* nom d'un acide qui cristallise en prismes rhomboïdaux, s'effleurit légèrement à l'air, se dissout dans un douzième de son poids d'eau bouillante, et a une saveur extrêmement acide, mais agréable. On le trouve dans le suc des citrons, et on l'emploie comme rafraîchissant et antiphlogistique.

Citron, s. m., *citrus ;* fruit du citronnier, dont le suc est imprégné d'acide citrique, et l'écorce d'une huile essentielle amère et très-aromatique.

Citronnier, s. m., *citrus medica ;* espèce d'*oranger,* très-répandue dans les pays chauds, dont les fruits portent le nom de *citrons.*

Citrouille. *V.* Courge.

Citta ou Cissa. *V.* Pica.

Cittara, dans l'île d'Ischia, où coule une source d'eau qui contient de l'hydrochlorate de soude, avec du sulfate et du carbonate de chaux.

Civette, s. f., *civetta ;* parfum onctueux, d'une odeur très-pénétrante, qu'on tire de divers mammifères du genre *vi-*

verra, notamment de la *viverra civetta,* et que ces animaux sécrètent dans une poche ou dans un repli de la peau situé entre l'anus et les organes de la génération.

Clair, adj., *limpidus, pellucidus.* Cette épithète est employée pour désigner l'état d'un liquide qui, quelle que soit sa couleur, ne tient en suspension aucune matière solide, et qui, s'il n'est pas très-coloré, ne laisse pas d'être transparent.

Clairet, s. m., *claretum ;* infusion de plantes aromatiques dans du vin que l'on édulcore avec du sucre ou du miel.

Clangor, s. m., *clangor ;* bruit produit par une voix aigre et sifflante. Vogel a fait ce mot synonyme de *paraphonie.*

Clapier, s. m., *latibulum* (κλέπτω, je me cache, par comparaison avec les terriers des lapins) ; sinus purulent caché dans l'épaisseur des chairs, ou sous les tégumens, et qui communique avec les trajets fistuleux, ou avec la cavité principale d'un abcès, dont il ne semble être qu'un embranchement. C'est une complication en général fâcheuse, et qui présente souvent des indications particulières, telles que l'emploi d'une compression méthodique, des contre-ouvertures, etc.

Claquement *des dents ;* bruit que font les dents en frappant les unes contre les autres quand les muscles de la mâchoire inférieure viennent à être pris de tremblement.

Clarification, s. f., *clarificatio (clarus,* clair, *facio,* je fais) ; opération de pharmacie, qui consiste à séparer d'un liquide toutes les substances insolubles qui y sont tenues en suspension, et qui en altèrent la transparence. On a recours pour cela à la décantation, à la filtration, ou à la dépuration.

Clarifié, adj., *clarificatus ;* épithète donnée aux liquides qui ont été soumis à la clarification. On dit *petit-lait clarifié,* comme on dit *suc d'herbes dépuré.*

Clasis, s. f., *clasis* (κλάω, je romps) ; fracture.

Clasme, s. f., *clasma* (κλάω, je romps) ; fracture.

Classe, s. f., *classis* (κλάω, je romps) ; assemblage, réunion d'un plus ou moins grand nombre d'objets. | En histoire naturelle et en médecine, les *classes* comprennent plusieurs divisions dont elles sont l'expression la plus générale.

Classification, s. f., *classificatio (classis,* classe, *facio,* je fais) ; disposition méthodique suivant laquelle on range des êtres ou tous autres objets en classes, ordres, genres, espèces et variétés.

Classy, près de Laon, possède, dit-on, des eaux ferrugineuses.

Claudication, s. f., *claudicatio* (*claudicare*, boiter) ; action de boiter ; symptôme de toutes les maladies qui altèrent la longueur des membres inférieurs, ou qui s'opposent au jeu de leurs articulations et au libre exercice de la contractilité musculaire.

Clavaire, s. f., *clavaria* ; genre de champignons, droits et simples ou rameux, dont on compte un grand nombre d'espèces, parmi lesquelles plusieurs, comme la *clavaria coralloides*, sont alibiles.

Claveau, s. m., *clavus*; boutons, pustules qui surviennent à la peau des brebis, et qui sont analogues à la petite-vérole. | S'entend encore du virus contagieux de la clavelée, qui sert à l'inoculation.

Clavelée. *V.* **Claveau**.

Clavelisation, s. f. ; inoculation de la clavelée.

Claviculaire, adj., *clavicularis* ; qui a quelque rapport avec la clavicule.

Clavicule, s. f., *clavicula*, χλείδιον (diminutif de *clavis*, clef) ; os pair, long et irrégulier, qui fait partie de l'épaule, à laquelle il sert d'arc-boutant : il est situé au-devant de la poitrine, entre le sternum et l'omoplate, avec lesquels il s'articule, et il croise obliquement la direction de la première côte.

Clavicule furculaire, ou *fourchette* ; os analogue à la clavicule des mammifères, chez les autres animaux vertébrés.

Clavicule coracoïde, os spécial produit chez les ovipares par le développement de l'apophyse coracoïde.

Claviculé, adj., *claviculatus* ; qui est pourvu de clavicules. L'homme, le singe, font partie des *animaux claviculés*.

Claviforme, adj., *claviformis*; qui a la forme d'une massue. Cette épithète s'applique à un grand nombre de parties des végétaux.

Clavi-sternal, adj., *clavi-sternalis*; qui a rapport à la clavicule et au sternum. — *Os clavi-sternal*, première pièce du sternum, selon Béclard.

Clavus, s. m., *clavus*, clou; tumeur dure et calleuse qui survient aux pieds, au niveau des articulations des orteils, et qui est plus connu sous le nom vulgaire d'*ognon*. | Tumeur calleuse qui se développe sur la sclérotique, et qui a la forme d'un clou. | Condylôme de l'utérus.

Clefs *du crâne*, *claves calvariæ* ; on donne assez souvent ce nom aux os wormiens.

Clef du forceps, instrument qui sert à fixer ou à démonter le pivot qui unit les deux branches du forceps.

Clef de la pyramide ou *du trépan*, instrument qui sert à monter ou à démonter la pyramide du trépan.

Clef de Garengeot, *à pivot, à pompe, à noix*, instrument dont on se sert pour pratiquer l'évulsion des dents.

Cleidomancie, s. f., *cleidomantia* (χλείς, clef, μαντεία, divination) ; art de prédire les événemens futurs au moyen des clefs.

Cléido - costal, adj., *cleido - costalis* (χλείς, clef, *costa*, côte) ; nom d'un ligament court et fort qui se porte du cartilage de la première côte à la face inférieure de la clavicule.

Cléido-scapulaire, adj., *cleido-scapularis* (χλείς, clef, *scapulum*, épaule) ; nom donné à l'articulation de la clavicule avec l'omoplate, qui est une arthrodie plane.

Cléido - sternal, adj., *cleido - sternalis* (χλείς, clef, *sternum*, sternum) ; nom de l'articulation de la clavicule avec le sternum, qui appartient au genre des arthrodies.

Cleisagre, s. f., *cleisagra* (χλείς, clavicule, ἄγρα, prise) ; goutte ayant son siége à l'articulation cléido-sternale.

Clématite, s. f., *clematis* ; genre de plantes de la polyandrie polygynie, et de la famille des renonculacées, dont deux espèces, la *clématite droite, clematis erecta*, et la *clématite blanche, clematis vitalba*, très - communes en Europe, ont dans toutes leurs parties une saveur âcre et brûlante. Leurs feuilles, appliquées sur la peau, y produisent un effet rubéfiant, et même la vésication. On a employé l'infusion à l'extérieur dans les exanthèmes, et à l'intérieur tant dans la syphilis que dans le cancer.

Clepsydre, s. f., *clepsydra* (χλέπτω, je cache, ὕδωρ, eau) ; nom d'un instrument employé, du temps de Paracelse, pour faire arriver des fumigations dans la matrice.

Clermont-Ferrand, ville du département du Puy-de-Dôme, qui renferme un nombre considérable de sources d'eau minérale acidule, dont la température est de 18 degrés R.

Clèves, ville de Westphalie, possède dans ses environs une source dont l'eau contient du carbonate et du sulfate de fer.

Clignement, s. m., *conniventia* (χλίνω, je

baisse); mouvement par lequel les deux paupières se trouvent rapprochées l'une de l'autre, afin de rendre moins fatigante pour l'œil l'impression d'une trop vive lumière, ou pour faciliter la perception d'objets éloignés ou d'un très-petit volume.

CLIGNER, v. a., *connivere* (κλίνω, je remue); fermer les yeux à demi, en rapprochant les paupières, pour mieux distinguer des objets, ou pour rendre moins pénible l'impression d'une lumière éclatante.

CLIGNOTANT, adj., *nictitans*. On donne le nom de *membrane clignotante* ou *nictitante* à un repli de la conjonctive qui s'aperçoit au grand angle de l'œil, et qui, chez l'homme, n'est qu'un rudiment de la paupière verticale des oiseaux.

CLIGNOTEMENT, s. m., *nictatio*. *V.* CLIGNEMENT.

CLIGNOTER, v. n., *nictare*; baisser fréquemment les paupières.

CLIMACTÉRIQUE. *V.* CLIMATÉRIQUE.

CLIMAT, s. m., *clima*, κλίμα; espace compris entre deux cercles parallèles à l'équateur. | Étendue de pays dans laquelle toutes les circonstances qui influent sur les corps vivans sont à peu près les mêmes. | Ensemble ou réunion de toutes les circonstances, de toutes les conditions de la vie, autres que la texture organique.

CLIMATÉRIQUE, s. m., *climatericus*; qui a rapport à diverses époques de la vie que l'on croyait être celles où la mort était le plus à craindre.

CLINANTHE. *V.* PHORANTHE.

CLINIQUE, adj., *clinicus* (κλίνη, lit); ce qui se fait en médecine près du lit des malades. *Médecine clinique*; elle a pour but de recueillir des observations pratiques sur chaque malade. *Leçons cliniques*, celles qui se font au lit du malade. La *clinique*, ou *école clinique*, est l'endroit où se trouvent les malades destinés à servir à cette espèce d'enseignement.

CLINOÏDE, adj., *clinoïdes*, κλινοειδής (κλίνη, lit, εἶδος, forme). Les anatomistes ont donné le nom d'*apophyses clinoïdes* à quatre éminences de la partie supérieure du corps du sphénoïde, distinguées en *antérieures* et *postérieures*, parce qu'on les a comparées aux colonnes d'un lit sur lequel reposerait le corps pituitaire.

CLIQUETIS. *V.* CRÉPITATION.

CLISÉOMÈTRE, s. m., *cliseometron* (κλίσις, inclinaison, μέτρον, mesure); instrument propre à mesurer le degré d'inclinaison du bassin, et à déterminer le rapport dans lequel l'axe de cette cavité se trouve avec celui du corps.

CLITORIDIEN, adj., *clitorideus*; qui appartient au clitoris. — *Artère clitoridienne*, branche de la honteuse interne. — *Nerf clitoridien*, né du honteux. — *Veine clitoridienne*, située sur le dos du clitoris, et qui se jette dans la honteuse interne.

CLITORIS, s. m., *clitoris*, κλιτορίς (κλείτορίζω, je titille); petit organe arrondi, plus ou moins allongé, qui se trouve situé à la partie supérieure de la vulve, et qui est séparé par un léger intervalle de la commissure antérieure des grandes lèvres. Entouré à sa base d'un léger repli analogue au prépuce, il offre à l'intérieur la même texture que les corps caverneux du pénis.

CLITORISME, s. m.; usage libidineux que font certaines femmes d'un clitoris volumineux.

CLOAQUE, s. m., *cloaca* (*cluere*, purger); poche qu'on observe chez les oiseaux, les monotrèmes, les reptiles et beaucoup de poissons, dont l'ouverture forme l'anus chez ces animaux, et dans l'intérieur de laquelle viennent se rendre les excrémens, l'urine et la semence du mâle, et les produits de la conception de la femelle.

CLOCHE, s. f.; nom vulgaire par lequel on désigne l'ampoule.

CLOISON, s. f., *septum*; partie qui établit une séparation entre deux cavités, ou qui en partage une en plusieurs autres secondaires. Beaucoup de parties portent ce nom en anatomie. | On donne ce nom, en botanique, aux lames qui partagent la cavité d'un fruit en plusieurs loges distinctes renfermant les graines.

CLONIQUE, adj., *clonicus* (κλόνος, agitation); se dit des mouvemens convulsifs irréguliers, tumultueux.

CLONISME, s. m., *clonismus*. Baumes a rangé sous ce nom les maladies convulsives comprises autrefois sous celui de *spasmes cloniques*.

CLOPORTE, s. m., *oniscus*; animal de la classe des crustacés, dont le corps, noirâtre ou cendré, présente en dessus de petites taches jaunâtres le long du dos, et une rangée longitudinale de taches de chaque côté. Les cloportes ont passé long-temps pour diurétiques, fondans et apéritifs.

CLOQUE, s. f.; maladie des feuilles, dans laquelle elles se roulent sur elles-mêmes, et deviennent incapables de remplir leurs fonctions.

CLOU. *V.* FURONCLE.

Clou de girofle, s. m., *caryophyllus;* nom du calice du *giroflier* cueilli avant que les fleurs ne se soient développées. On l'emploie comme assaisonnement.

Clou de l'œil. V. STAPHYLOME.

Clou de rue, corpora extranea; se dit des corps étrangers qui pénètrent dans la sole ou dans la fourchette du cheval, et s'enfoncent dans le pied vif plus ou moins profondément.

Clou hystérique, clavus hystericus. On appelle ainsi une douleur très-aiguë qui n'occupe qu'un seul point de la tête, et à laquelle sont plus particulièrement sujettes les femmes hystériques.

CLUNÉSIE, s. f., *clunesia (clunis,* fesse); phlegmon de la fesse, selon Vogel.

CLYSSUS, s. m., *clyssus* (κλύζω, je lave); nom donné autrefois au mélange de différens produits fournis par une même substance. | Médicament obtenu en faisant détoner le nitre avec diverses substances, et condensant les vapeurs qui s'exhalent.

CLYSTÈRE, s. m., *clysterium, clysma, clysmus, enema,* κλυστήρ, κλυστήριον (κλύζω, je lave); lavement : opération par laquelle on injecte un liquide dans les gros intestins au moyen d'une seringue dont on introduit l'extrémité du canon par l'anus.

CNESME, s. m., *cnesmus,* κνησμός; prurit, démangeaison.

CNICÉLÉON, *cnicelæum* (κνίκος, carthame, ἔλαιον, huile); huile faite avec les semences de carthame.

CNIDÉLÉON, *cnidelæum* (κνίδεις, cnidien, ἔλαιον, huile); huile faite avec les baies du mézéréon.

CNIDIA *grana;* nom donné anciennement, soit aux baies du *daphné mézéréon,* soit à celles de la *camélée.*

CNIDOSIS, κνίδωσις; prurit pongitif semblable à la piqûre de l'*urtica urens.*

COAGULANT, adj., *coagulans;* qui coagule. On assignait autrefois cette épithète à des remèdes ou à des poisons que l'on supposait avoir la propriété de coaguler, d'épaissir les humeurs, particulièrement le sang.

COAGULATION, s. f., *coagulatio;* conversion d'un liquide en une masse plus ou moins molle et tremblante. La plupart des fluides animaux et végétaux sont susceptibles de se coaguler, phénomène durant lequel ils laissent dégager du calorique.

COAGULUM, s. m.; mot latin, conservé en français, par lequel on désigne la

masse plus ou moins molle dans laquelle certains fluides, tels que le sang et le lait, se transforment par l'effet de la coagulation. Synonyme de *caillot.*

COALESCENCE, s. f., *coalescentia (coalescere,* dérivé de *cum,* avec, *alere,* nourrir); se dit de la réunion de parties divisées, telle que celle des plaies ou des adhérences morbides.

COALITION, s. f., *coalitio (cum,* avec, *alere,* nourrir); synonyme de *coalescence.* Pour quelques auteurs, c'est l'action de plusieurs parties organisées qui reçoivent la même nutrition.

COAPTATION, s. f., *coaptatio (aptare,* ajuster, *cum,* avec); action de remettre en rapport les fragmens déplacés d'une fracture, ou les pièces disjointes d'une articulation luxée. Dans beaucoup de cas, la coaptation s'opère pour ainsi dire d'elle-même, quand l'extension et la contre-extension sont bien faites, et le chirurgien n'a besoin que d'aider avec douceur le mouvement de réduction, qui s'exécute à peu près tout seul. Dans d'autres circonstances, lorsque, comme, par exemple, dans les fractures du crâne, des os du nez, de ceux du bassin, etc., il ne peut y avoir ni extension ni contre-extension exercées; ou bien lorsque, comme dans certaines fractures des membres, ces actions ne sont pas ou ne peuvent pas être exercées d'une manière efficace, la coaptation devient une opération très-difficile, et qui nécessite l'emploi de leviers, d'élévatoires, etc., ou qui oblige à des efforts considérables.

COARCTATION, s. f., *coarctatio (coarctare,* resserrer); resserrement, rétrécissement. *Coarctation de l'urètre, du canal digestif, de la pupille.*

COBALT, COBOLT, s. m., *cobaltum;* métal solide, un peu moins blanc que l'étain, cassant et pulvérisable à froid, légèrement ductile à chaud, qui n'a ni saveur ni odeur, et dont le grain est fin et serré.

COCCINE, s. f.; nom qu'on a proposé pour désigner le principe colorant de la cochenille et du kermès animal, ou la *carmine.*

COCCINELLE, s. f., *coccinella;* genre d'insectes coléoptères, dont l'espèce la plus commune, *coccinella septempunctata,* reconnaissable à ses élytres rouges, marquées de sept points noirs, a été décorée d'une vertu anti-odontalgique qui est plus qu'hypothétique.

COCCYCÉPHALE, s. m. (κόκκυξ, coccyx, κεφαλή, tête); nom donné par Geoffroy

Saint-Hilaire aux monstres qui ont un tronc sans tête ni extrémités antérieures, les os du crâne et du cou d'une petitesse extrême, les postérieurs appuyés sur les vertèbres dorsales, et ceux de la sommité sous la forme d'un bec ou d'un coccyx.

COCCYGIEN, adj., *coccygeus;* qui appartient au coccyx. Winslow admettait deux muscles *coccygiens,* l'un *antérieur,* qui est l'ischio-coccygien, et l'autre *postérieur,* qui est le sacro-coccygien.

COCCYGIO-ANAL, adj., *coccygio-analis;* nom donné par Chaussier au muscle sphincter externe de l'anus.

COCCY-PUBIEN, adj., *coccy-pubianus;* nom donné au diamètre antéro-postérieur du détroit périnéal du bassin, parce qu'il s'étend du coccyx au pubis.

COCCYX, s. m., *coccyx,* κόκκυξ; assemblage de plusieurs pièces osseuses, suspendu à la partie inférieure du sacrum, dont il prolonge la courbure en devant, et dont il semble n'être qu'un appendice. Son nom lui vient de ce qu'on l'a comparé au bec d'un coucou. Le plus ordinairement il est formé de quatre pièces.

COCHÉE, s. f., *cochia, cocchia* ou *cocheia* (κόκκος, baie, graine, ou κόχος, écoulement abondant d'humeurs); nom donné à des pilules purgatives, soit à cause de leur forme, soit à cause de l'effet dont elles sont suivies.

COCHEMAR. *V.* CAUCHEMAR.

COCHENILINE, s. f., *cochenilina.* On a proposé ce nom pour désigner le principe colorant rouge de la cochenille, ou la *carmine.*

COCHENILLE, s. f., *coccus;* genre d'insectes hémiptères, dont l'une des espèces, la *cochenille du nopal, coccus cacti,* fournit l'un des plus précieux matériaux à l'art du teinturier, qui seul en fait usage aujourd'hui, quoiqu'on ait voulu l'introduire en médecine. Une autre espèce fournit la laque, et une troisième le kermès végétal.

COCHLÉAIRE, adj., *cochlearis* (*cochlea,* limaçon); épithète donnée par Cuvier à la fenêtre ronde, parce qu'elle fait communiquer la caisse du tambour avec la rampe interne du limaçon.

COCULÉARIA, s. m., *cochlearia officinalis;* plante herbacée, de la tétradynamie siliculeuse, et de la famille des crucifères, qui croît sur les bords de la mer. C'est un des plus puissans antiscorbutiques qu'on connaisse.

COCTION, s. f., *coctio* (*coquere,* cuire); action de cuire, de soumettre une substance alimentaire à l'action du feu, afin de modifier tellement sa texture et même ses qualités internes, que les organes digestifs puissent agir avec facilité sur elle.

Les anciens, qui attribuaient aux humeurs presque toutes les maladies, supposaient que, d'abord dans un état de crudité, elles éprouvaient ensuite un degré de coction sans lequel elles ne pouvaient être rejetées : cette époque de la coction des humeurs précédait toujours de quelque temps celle du déclin de la maladie.

COCYTE, s. m., *cocyta* (κωκυτός, pleurs, lamentations). Linné donne ce nom à la douleur qu'occasione un animal venimeux introduit sous la peau.

CODAGAPALE, s. m., *codagapala;* écorce très-astringente, fournie par le *nerium antidysentericum,* arbre de Ceylan et du Malabar.

CODE, s. m., *codex;* recueil de lois. En médecine, on appelle ainsi une collection de formules médicinales, adoptée d'une manière spéciale. *Code pharmaceutique, code de Parmentier,* etc.

CODEX, s. m. Dans le langage médical, on donne ce nom à un recueil de formules destinées à servir de règle pour la préparation des médicamens. Le *codex de Paris* est un recueil de formules adoptées par la faculté de cette ville.

CŒCAL. *V.* CÆCAL.

CŒCUM. *V.* CÆCUM.

CŒFFE. *V.* COIFFE.

CŒLIAQUE, adj., *cœliacus* (κοιλία, ventre, intestin); qui a rapport aux intestins. — *Artère cœliaque* (opisto-gastrique, Ch.), gros tronc impair qui naît de l'aorte ventrale, et fournit la coronaire stomachique, l'hépatique et la splénique. — *Plexus cœliaque,* prolongement du plexus solaire sur le trajet de l'artère cœliaque. — *Flux cœliaque, morbus cœliacus;* espèce de diarrhée dans laquelle le chyle ou le chyme est, dit-on, rejeté par les selles sans avoir subi aucun changement en passant par les intestins. Le *flux cœliaque* est toujours symptomatique de l'entérite chronique.

CŒLOMA, s. m., *cœloma,* κοίλωμα; ulcère rond et superficiel de la cornée transparente.

CŒLOSTOMIE, s. f., *cœlostomia,* κοιλοστομία; état particulier de la voix qui devient obscure, comme si elle partait d'un endroit éloigné.

CŒNOLOGIE, s. f., *cœnologia* (κοινός, commun, λόγος, discours); discours entre plusieurs personnes, consultation.

CŒRCIBLE, adj., *coercibilis* (*coercere,*

rassembler) ; qui peut être rassemblé dans un certain espace, ou resserré dans un espace moindre qu'auparavant.

COERCITIF, adj., *coercitivus* (*coercere*, réprimer, contraindre). En physique, *la force coercitive* est celle que déploient le fer et l'acier en résistant à l'action de l'aimant, qui tend à les transformer en un autre aimant.

CŒUR, s. m., *cor*, καρδία ; muscle impair, de forme irrégulièrement pyramidale, situé obliquement et un peu à gauche dans la poitrine, reposant sur le diaphragme par une de ses faces, suspendu par sa base au moyen des gros vaisseaux qui le soutiennent, libre et mobile dans le reste de son étendue, et entouré de toutes parts par le péricarde. Creux dans son intérieur, il renferme quatre cavités adossées l'une à l'autre, dont deux, peu épaisses et peu charnues, reçoivent le sang des poumons et de tout le corps, pour le verser dans deux autres à parois épaisses et presque entièrement charnues, qui le poussent dans les poumons et dans toutes les parties du corps. De ces quatre cavités, les premières sont appelées *oreillettes*, et les autres *ventricules*.

Cœur de bœuf; on se sert quelquefois de cette expression en parlant du volume extraordinaire du cœur qui résulte de l'ampliation de ses cavités et de l'épaisseur de ses parois.

COGNASSIER. *V.* COIGNASSIER.

COHABITATION, s. f., *cohabitatio* (*cum*, avec, *habitare*, habiter) ; action d'habiter ensemble. En médecine légale, ce terme s'entend de la consommation du mariage.

COHÉRENCE, s. f., *cohærentia* (*cum*, avec, *hærere*, adhérer); liaison, union, adhérence réciproque de deux corps, ou des diverses parties d'un même corps.

COHÉSION, s. f., *cohæsio* (*cum*, avec, *hærere*, adhérer) ; action en vertu de laquelle les molécules d'un corps adhèrent entre elles, et opposent de la résistance à leur séparation. | Force qui produit ce résultat. | Synonyme d'*affinité moléculaire*, d'*affinité d'agrégation*.

COHOBATION, s. f., *cohobatio;* opération chimique qui consiste à distiller plusieurs fois de suite un liquide sur une même substance.

COHOL, synonyme d'*alcool*. On a également donné ce nom à des collyres réduits en poudre très-fine.

COIFFE, s. f., *galea*, *pileus*, *pileolus*. Le vulgaire appelle ainsi une portion des

membranes fœtales que l'enfant pousse quelquefois devant lui, et qui reste alors appliquée sur sa tête quand celle-ci se présente la première. Un préjugé très-répandu fait regarder cette circonstance comme favorable ; de là vient qu'on dit d'un homme heureux dans ses entreprises, qu'*il est né coiffé.* C'est toutefois un accident plus à craindre qu'à désirer pour la mère, dont il compromet la vie ou du moins la santé, et pour l'enfant, qui court risque de périr suffoqué. | Enveloppe membraneuse qui couvre l'urne renfermant les corpuscules reproducteurs des mousses.

COIGNASSIER, s. m., *pyrus cydonia;* arbre de l'icosandrie pentagynie, et de la famille des rosacées, qui est originaire de Crète, et qu'on cultive à cause de son fruit. Ce dernier est trop acerbe pour pouvoir être mangé cru. Ses graines renferment beaucoup de mucilage.

COIN, s. m. ; instrument avec lequel on sépare les parties d'un corps entre lesquelles on l'interpose. C'est un de ceux à l'aide desquels on ouvre le plus aisément la colonne vertébrale.

COÏNCIDENCE, s. f., *coincidentia* (*coincidere*, tomber ensemble, se rencontrer); concours, réunion de plusieurs choses ou de plusieurs circonstances. — La coïncidence des rayons lumineux sur la rétine est une condition nécessaire à la netteté de la vision.

COÏNCIDENT, adj., *coincidens;* qui coïncide. Se dit des phénomènes qui se rencontrent en même temps dans la même maladie.

COÏNDICANT, adj., *coindicans* (*cum*, avec, *indicare*, indiquer) ; qui fortifie l'indication.

COÏNDICATION, s. f., *coindicatio;* indication thérapeutique fournie par des signes qui viennent à l'appui de l'indication fournie par d'autres signes.

COING, s. m., *malum cydonium;* fruit du coignassier.

COINS, s. m. ; nom des dents incisives du cheval : elles sont les plus voisines des crochets et les plus courtes.

COÏT, s. m., *coïtus;* accouplement des deux sexes. On n'emploie ce mot qu'en parlant de l'espèce humaine.

COL ; abréviation employée, en formulant, pour *colatur* ou *colatura.*

COL ou COU, s. m., *collus*, *collum*, *cervix*, αὐχήν ; partie du corps qui est située entre la poitrine et la tête. Rétrécissement qu'on observe dans l'étendue d'un os ou d'un viscère quelconque.

Col de l'astragale, collum astragali ; enfoncement qui sépare l'extrémité antérieure de l'astragale de son corps.

Col des côtes, collum costarum ; rétrécissement qu'on observe entre la tête et la tubérosité des côtes.

Col des dents, collum dentium ; portion des dents située entre leur couronne et leur racine.

Col du fémur, collum femoris ; portion allongée, rétrécie et oblique du fémur, qui sépare sa tête des deux trochanters.

Col du grand os, collum ossis capitati ; petite rainure circulaire creusée autour de la tête du grand os du carpe.

Col de l'humérus, collum humeri. Les anatomistes appellent ainsi le rétrécissement qui sépare la tête de l'humérus de ses deux tubérosités. Les chirurgiens, au contraire, placent le col de cet os au-dessous des tubérosités ; ce qui fait qu'il se continue avec le corps, sans qu'aucune ligne de démarcation existe entre eux.

Col de la matrice, collum uteri ; partie étroite et allongée de la matrice, qui avoisine son orifice.

Col de la mâchoire inférieure, collum mandibulæ inferioris ; rétrécissement situé de chaque côté de l'os maxillaire inférieur, au-dessous de ses condyles.

Col de l'omoplate, collum scapuli ; rétrécissement que l'angle antérieur et externe de l'omoplate présente derrière la cavité glénoïde.

Col du péroné, collum fibulæ ; portion rétrécie de cet os, qui est située au-dessous de son extrémité supérieure.

Col du radius, collum radii ; portion grêle du radius qui supporte la masse articulaire de son extrémité humérale.

Col de la vessie, collum vesicæ ; partie antérieure et rétrécie de la vessie, qui a la forme d'un goulot de bouteille très-court.

COLATURE, s. f., *colatura (colare, couler) ;* produit de l'opération qui consiste à filtrer un liquide à travers une étamine ou la chausse d'Hippocrate.

COLCHIQUE, s. m., *colchicum autumnale ;* plante de l'hexandrie trigynie, qui sert de type à la famille des colchicacées, et qui croît partout en Europe, dans les prés humides. Ses bulbes contiennent un suc lactescent, âcre et vénéneux : on a proposé de les substituer à la scille. Ils fournissent aussi une fécule alibile.

COLCOTHAR, s. m., *colcothar ;* ancienne dénomination du tritoxide de fer extrait du sulfate par la calcination.

COLÉOPTILE, s. m., *coleoptilus* (χολεός,

étui, πτίλον, aile) ; sorte d'étui qui enveloppe la plumule des liliacées et des alismacées, au moment de la germination de la graine.

COLÉOPTILÉ, adj., *coleoptilatus ;* qui est muni d'un coléoptile.

COLÉORRHIZE, s. f., *coleorrhiza* (χολεός, étui, ῥίζα, racine) ; gaine qui enveloppe la radicule des graminées et autres plantes, au moment de la germination.

COLÉORRHIZÉ, adj., *coleorrhizatus ;* qui est muni d'une coléorrhize.

COLÈRE, s. f., *ira, furor brevis ;* passion violente dont les caractères les plus saillans sont l'accélération du cours du sang et de la respiration, une coloration très-vive de la face, avec des yeux étincelans, joints à l'expression menaçante de la voix et des gestes ; ou bien pâleur du visage, tremblement involontaire, altération de la voix, etc. Tous ces phénomènes sont l'effet de l'état d'excitation violente dans lequel est entré le cerveau, à l'occasion d'une cause quelconque.

COLIQUE, adj., *colicus,* κωλικός (κῶλον, colon) ; qui appartient au colon. — Il y a six *artères coliques,* trois à droite et trois à gauche : les premières naissent de la mésentérique supérieure, et les autres de l'inférieure ; on les distingue par les épithètes de *supérieures, moyennes* et *inférieures.* Toutes ces artères s'anastomosent ensemble dans le méso-colon, et forment des arcades d'où partent les branches qu'elles envoient au colon. — Les *veines coliques,* au nombre de six aussi, vont s'aboucher dans la grande et dans la petite mésaraïques.

COLIQUE, s. f., *colica* (κῶλον, colon) ; douleur ressentie dans une partie quelconque de l'abdomen, mais surtout autour de l'ombilic et dans les régions inférieures de cette cavité. On a nommé *colique bilieuse,* celle qui est attribuée à la présence de la bile dans les intestins ; — *convulsive,* celle qui est attribuée au spasme des intestins ; — *de cuivre,* celle que l'on croit être produite par l'introduction de particules cuivreuses dans l'organisme ; — *d'estomac,* celle dont on pense que le siège est dans l'estomac ; — *intestinale,* celle qui est l'effet de la présence de gaz surabondans dans les intestins ; — *hémorrhoïdale,* celle qui succède à la cessation des hémorrhoïdes, ou qui les accompagne ; — *hépatique,* celle qui dépend de l'irritation du foie ou des conduits biliaires ; — *idiopathique,* celle que l'on croyait ne dépendre d'aucune affection ; — *inflammatoire,* celle que l'on voulait bien reconnaître pour telle ; — *de Madrid*, celle qui est endémique dans cette ville, mais beaucoup moins commune qu'on ne l'a dit, et qui dépend d'un refroidissement subit de la peau, accident si fréquent dans un pays chaud entouré de gorges, de montagnes ; — *menstruelle*, celle qui se fait sentir aux approches de la menstruation ; — *métallique*, celle qui dépend de l'action des poisons métalliques sur l'organisme ; — *métastatique*, celle qui succède à la disparition d'une maladie de la peau ou de toute autre partie du corps ; — *de miserere*, celle que l'on éprouve dans l'*iléus* ; — *néphrétique*, celle qui reconnaît pour cause l'irritation des reins par un calcul urinaire ; — *nerveuse*, celle dans laquelle on suppose que les nerfs sont seuls affectés ; — *de plomb* ou *des plombiers*, celle qui est produite par les émanations que laisse dégager le plomb ; — *des peintres*, celle dont ces artisans sont affectés ; — *de Poitou*, celle qui était endémique dans cette province de l'ancienne France ; — *saturnine*, celle qui est produite par le plomb ; maladie peu connue dans sa nature, et que l'on persiste à combattre par des moyens empiriques dont l'utilité et l'innocuité sont très-contestables ; — *spasmodique*, celle qui est attribuée au spasme de la partie souffrante ; — *stercorale*, cell qui dépend de la présence des excrémens dans les intestins ; — *utérine*, celle qui a son siége dans la matrice ; — *végétale*, celle qui est l'effet de l'abus des vins doux, acides, des cidres nouveaux, des fruits verts ; — *venteuse*, celle qui est attribuée à la présence de gaz dans les intestins ; — *vermineuse*, celle qui est l'effet de la présence des vers dans le canal intestinal.

COLITE, s. f., *colitis* (κῶλον, colon) ; inflammation de la membrane muqueuse du colon.

COLLAPSUS, s. m. ; diminution soudaine de l'énergie du cerveau : chute complète et instantanée des forces.

COLLATÉRAL, adj., *collateralis* (*cum*, avec, *latus*, côté) ; qui marche ou qui se trouve à côté. — Les *artères collatérales* du bras sont au nombre de deux : la *supérieure*, ou *externe*, ou *brachiale profonde* (grande musculaire du bras, Ch.), fournie par la brachiale ; et *l'interne*, ou *inférieure* (*collatérale du coude*, Ch.), qui naît de la même, mais beaucoup plus bas, près de la tubérosité externe de l'humérus. — Les *veines collatérales* se jettent dans l'axillaire.

COLLE *de poisson*. *V.* **ICHTHYOCOLLE**.

Colle-forte, gélatine extraite de diverses substances animales, telles que les peaux et les rognures de sabots, dont on fait un grand usage dans les arts.

COLLECTEUR, adj., *colligens*. Cassini donne ce nom aux poils ou papilles qui garnissent les styles des fleurs hermaphrodites et femelles dans les synanthérées, et qui recueillent le pollen.

COLLECTION, s. f., *collectio* (*colligere*, amasser) ; amas. *Collection purulente, séreuse*, etc.

COLLERETTE. *V.* **INVOLUCRE**.

COLLET, s. m., *collum*. On donne quelquefois ce nom au col des dents. | En botanique on appelle ainsi, 1° la ligne de démarcation entre la tige et la racine ; 2° l'espèce de couronne qu'on aperçoit à la partie supérieure du pédicule des champignons ; 3° la petite saillie qui se remarque à la base des feuilles des graminées.

COLLETIQUE, adj., *colleticus* (κόλλα, colle) ; qui a la propriété de coller. Se disait autrefois des médicamens agglutinatifs.

COLLIER, s. m. ; éruption dartreuse qui embrasse le cou en manière de collier.

COLLIQUATIF, adj., *colliquescens* (*colliquescere*, se fondre, se dissoudre). On donne cette qualification à plusieurs flux suivis d'un prompt épuisement des forces, qui paraissent en quelque sorte entretenus par la dissolution des parties solides du corps. On dit *sueur colliquative, dévoiement colliquatif*.

COLLIQUATION, s. f., *colliquatio* ; fonte, dissolution. Mot par lequel on a cru devoir exprimer une espèce de dissolution des organes, et une fluidité plus grande des humeurs du corps, à laquelle on attribue les flux dits *colliquatifs*.

COLLISION, s. f., *collisio* ; choc de deux corps.

COLLUTOIRE, s. m., *collutorium* ; synonyme de *gargarisme*.

COLLYRE, s. m., *collyrium* (κόλλα, colle, οὐρὰ, queue ; ou κωλύω, j'empêche, ῥέω, je coule). Les anciens appelaient de ce nom un médicament solide, de forme allongée et cylindrique, que l'on engageait dans les oreilles, dans les narines, dans l'anus ou dans le vagin. Actuellement on entend par *collyre* une préparation médicamenteuse que l'on applique sur l'œil ou la conjonctive. Le plus communément les collyres sont *liquides* ; et ils sont *astringens, émolliens, résolutifs*, suivant qu'ils contiennent des médicamens astringens, émolliens, résolutifs.

On nomme encore *collyres secs* ceux qui sont pulvérulens.

COLOBOME, adj., *mutilus*, χολόβωμα; raccourci par une mutilation.

COLOMBATE, s. m., *columbas*; sel produit par la combinaison de l'acide colombique avec une base salifiable. Synonyme de *tantalate*.

COLOMBIQUE, adj., *columbicus*; nom d'un acide pulvérulent, blanc, insipide, inodore, infusible au feu, peu soluble dans l'eau, et indécomposable par la chaleur. On l'appelle aussi *tantalique*.

COLOMBIUM ou TANTALE, s. m., *columbium*, *tantalium*, *tantalum*; métal d'un gris foncé, ayant l'aspect du fer quand on le polit, devenant terreux et brun quand on le pulvérise, qui raie le verre, et qu'on n'a pas encore pu fondre. Il est rare dans la nature. Rougi au contact de l'air, il brûle faiblement sans produire de flamme.

COLOMNAIRE, adj., *columnaris* (*columna*, colonne); qui ressemble à une colonne. Terme de botanique.

COLON, s. m., *colon*, χῶλον; portion du gros intestin qui s'étend depuis le cæcum jusqu'au rectum, et depuis la région iliaque droite jusqu'à celle du côté gauche.

Colon ascendant, portion du colon qui s'étend du cæcum au rebord des fausses côtes droites.

Colon descendant, portion du colon qui se porte du milieu de la face extérieure du rein gauche à la fosse iliaque correspondante.

Colon iliaque ou *S du colon*, portion de cet intestin qui décrit une double courbure, et remplit la fosse iliaque gauche.

Colon lombaire, nom donné au colon ascendant et au colon descendant, dont on appelle alors le premier *lombaire droit*, et le second *lombaire gauche*.

Colon transverse, portion du colon qui se porte en travers d'un côté à l'autre de l'abdomen, à sa partie supérieure.

COLONNE, s. f., *columna*; pilier cylindroïde servant de soutien; masse de matière disposée de telle sorte qu'elle présente plus de hauteur que de base : c'est dans ce dernier sens qu'on dit *colonne d'air*, *colonne de mercure*. — *Colonne vertébrale*, assemblage des vingt-quatre vertèbres. — *Colonnes charnues du cœur*, petits faisceaux de fibres charnues qui font saillie à la surface interne des quatre cavités du cœur, et dont plusieurs n'adhèrent même que par leurs deux extrémités. — *Vessie à colonnes*, dans l'intérieur de laquelle la tunique musculeuse offre une disposition analogue à celle qu'on observe dans le cœur. — *Colonnes du rectum*, nom donné aux rides longitudinales que présente en dedans la partie inférieure du rectum.

COLOQUINTE, s. f., *cucumis colocynthis*; plante de la monoécie monadelphie, et de la famille des cucurbitacées, qui croît dans le Levant. La pulpe de ses fruits est très-amère : les anciens l'employaient souvent comme purgatif.

COLORIFIQUE, adj., *colorificus*; synonyme de *colorant*. — *Pouvoir colorifique* des rayons de la lumière.

COLORISATION, s. f.; manifestation d'une couleur quelconque dans une substance. C'est, selon Newton, l'effet de la propriété qu'ont les molécules colorées de la lumière de pouvoir être réfléchies ou réfractées à des épaisseurs différentes.

COLOSTRATION, s. f., *colostratio*; nom sous lequel certains auteurs ont proposé de comprendre les maladies des enfans nouveau-nés qu'ils pensaient être dues au colostrum.

COLOSTRUM, s. m., *colostrum*, τροφαλίς; premier lait fourni par une femme qui vient d'accoucher. Ce lait est sécrété jusqu'à l'époque de l'invasion de la fièvre de lait : il contient plus de sérum, plus de beurre et moins de caséum que le lait ordinaire, ce qui fait qu'il exerce sur le canal alimentaire du nouveau-né une action légèrement purgative, propre à déterminer l'expulsion du méconium. | On donne aussi ce nom au premier lait qui sort des mamelles des vaches : on le regarde comme purgatif.

COLPOCÈLE, s. f., *colpocele* (χόλπος, cavité, χήλη, hernie); hernie vaginale; synonyme d'*élytrocèle*.

COLPOPTOSE, s. f., *colpoptosis* (χόλπος, cavité, πῖῶσις, chute); chute du vagin.

COLPORRHAGIE, s. f., *colporrhagia* (χόλπος, cavité, ῥήγνυμι, je coule); écoulement de sang par le vagin.

COLPOSE, s. f., *colposis*; inflammation du vagin; synonyme d'*élytroïte*.

COLPOSTÉGNOSE, s. f., *colpostegnosis* (χόλπος, cavité, σίεγνόω, je bouche); atrésie, oblitération du vagin.

COLUMBO, s. m.; nom d'une racine qui nous parvient en tranches d'un à trois pouces de diamètre, et en morceaux longs de deux pouces, couverts d'une écorce brunâtre, épaisse et raboteuse. Elle a une saveur amère, un peu piquante, et une odeur légèrement aromatique. Elle appartient au *menispermum palmatum*. C'est un stimulant très-fort.

COLUMELLE, s. f., *columella, sporangidium*; axe vertical de certains fruits, qui persiste après la chute des autres parties, comme dans les becs de grue. | Axe filiforme qu'on remarque au centre de l'urne des mousses. | Sorte de petite colonne qui forme l'axe d'une coquille spirale. | Luette, suivant quelques anatomistes.

COLUMELLÉ, adj., *columellatus*; qui est muni d'une columelle.

COLYMBADE, κολυμβάδες. Dioscoride donne ce nom à une espèce d'olive que l'on réduit en pulpe, et que l'on applique sur les brûlures, afin de prévenir la formation des phlyctènes.

COLZA, s. m.; variété du chou ordinaire, qu'on cultive en grand dans le nord de la France, et dont les graines fournissent par expression une huile bonne à manger.

COMA, s. f.; touffe de bractées, placée au-dessus des fleurs, comme dans l'impériale.

COMA, s. m., κῶμα; assoupissement ou disposition au sommeil. Les pathologistes ont établi deux espèces de coma : 1° le *coma vigil*, qui consiste dans la propension qu'éprouve continuellement le malade à se livrer au sommeil, réunie à l'évigilation ; 2° le *coma somnolentum*, qui est un sommeil très-profond.

COMATEUX, adj., *comatodes*; qui participe des caractères du coma. *Sommeil comateux, fièvre comateuse.*

COMBINAISON, s. f., *compositio, unio*; union intime de deux corps pour n'en plus former qu'un seul.

COMBURANT, adj., *comburens*; nom donné à l'oxigène quand on croyait que la combustion ne peut avoir lieu qu'en vertu de la combinaison de ce gaz avec un corps combustible.

COMBUSTIBLE, adj., *combustioni obnoxius*; qui est susceptible de brûler, d'entrer en combustion. En chimie, on étend cette épithète à toutes les substances qui peuvent se combiner avec l'oxigène.

COMBUSTION, s. f., *combustio* (*comburere*, brûler) ; action de brûler. Rigoureusement parlant, on ne doit entendre par *combustion* qu'une émission de calorique et de lumière, accompagnée d'un changement dans la nature du corps brûlé. C'est là le sens populaire du mot, qu'on est contraint d'adopter, depuis qu'on sait que certains corps qui ne contiennent pas d'oxigène dégagent du ca-

lorique et de la lumière en se combinant ensemble ; de sorte que les mots *combustion* et *oxigénation* ne peuvent plus être regardés comme synonymes, ainsi qu'ils l'étaient à l'époque, peu éloignée encore de nous, où, laissant de côté les phénomènes les plus remarquables de la combustion, les chimistes n'avaient égard qu'à la nature du changement subi par le corps brûlé.

Combustions humaines ou *combustions spontanées*; on nomme ainsi l'état dans lequel le corps humain se réduit en cendres spontanément, ou par l'effet d'un feu peu considérable qui n'a point été en contact avec le corps. On attribue ces combustions à la production de l'hydrogène phosphoré dans l'organisme.

COMESTIBLE, adj., *edulis* (*comedere*, manger*) ; qui peut être mangé. On prend quelquefois ce mot substantivement, et alors il est synonyme d'*aliment solide*.

COMMÉMORATIF, adj., *commemorativus* (*commemorare*, faire souvenir); qui rappelle le souvenir. — *Signes commémoratifs*, ceux que l'on tire de l'état antérieur du malade.

COMMINUTIF, adj., *comminutus* (*comminuere*, briser). — *Fractures comminutives*, celles dans lesquelles les os sont brisés et séparés en un grand nombre de fragmens.

COMMINUTION, s. f., *comminutio*; écrasement d'un os qui est réduit en esquilles.

COMMISSURE, s. f., *commissura*, συμβολή; moyen d'union, point où plusieurs parties se réunissent ensemble. *Commissures des lèvres, des paupières, de la vulve.*

Commissures du cerveau. Autrefois on appelait ainsi deux bandelettes de substance médullaire, distinguées en *antérieure* et *postérieure*, qui sont tendues transversalement en arrière et au-devant du troisième ventricule cérébral. Gall donne aujourd'hui ce nom à toutes les parties de l'organe encéphalique qui se trouvent sur la ligne médiane, et qu'il prétend être formées par la réunion des fibres convergentes. Dans l'une et dans l'autre hypothèses, les commissures cérébrales sont données pour des organes impairs. Tiedemann a démontré qu'elles sont réellement formées de deux paires latérales, et qu'on n'a pas besoin de recourir à un système hypothétique de fibres rentrantes pour expliquer leur production.

COMMOTION, s. f., *commotio* (*movere*,

mouvoir, *cum*, avec); ébranlement violent. Les effets de la commotion ne sont jamais plus marqués qu'au moment de l'accident, et ils diminuent d'eux-mêmes, à mesure qu'on s'en éloigne. Elle va rarement jusqu'à altérer, au moins d'une manière apparente à l'œil, la texture des organes; mais souvent elle suffit pour en suspendre les fonctions, momentanément ou pour toujours, ou pour déterminer des inflammations, des abcès, etc., comme cela s'observe dans les commotions du cerveau, du foie, etc.

COMMUNICANT, adj., *communicans, conjungens*; qui établit une communication. — *Artère communicante antérieure*, qui sert d'anastomose entre les cérébrales antérieures des deux côtés.—*Artère communicante postérieure*, ou de *Willis*, née de la carotide interne, et qui va se jeter dans la cérébrale postérieure.

COMPACITÉ. s. f., *compacitas* (*compingere*, rassembler); qualité d'un corps qui consiste en ce que ses molécules sont assez rapprochées pour qu'il n'existe entre elles qn'un très-petit intervalle.

COMPACTE, adj.. *compactus*; solide, plein, dense. On donne le nom de *tissu compacte* à la partie la plus dure et la plus serrée des os.

COMPASSION, s. f., *compassio* (*cum*, avec, *pati*, souffrir). Ce mot exprime le résultat du rapport sympathique de deux organes, qui fait que l'un souffre à l'occasion de l'état de souffrance de l'autre. Douleur que l'on éprouve à la vue d'un être souffrant.

COMPLET, adj., *completus*. — *Fleur complète*, celle qui réunit un calice, une corolle, et des organes sexuels, tant mâles que femelles.

COMPLEXE, adj., *complexus*; qui embrasse plusieurs choses distinctes. Dans ses descriptions anatomiques, Chaussier se sert de ce mot de préférence au mot *compliqué*.

COMPLEXION, s. f., *complexio*, assemblage. Par cette expression on désigne spécialement l'ensemble des caractères physiques que présente une personne considérée sous le rapport de la disposition extérieure du corps.

COMPLEXUS, s. m., compliqué.—*Muscle grand complexus*, pair, allongé, et situé à la partie postérieure du col, où il s'étend depuis l'intervalle qui sépare les deux lignes saillantes qu'on observe à la face postérieure de l'occipital, jusqu'aux apophyses transverses et articulaires des six dernières vertèbres du cou, ainsi qu'à

celles des cinq premières du dos. Il sert à redresser, incliner et faire tourner la tête.—*Muscle petit complexus* petit, allongé et situé en dehors du précédent; il s'attache d'une part à l'apophyse mastoïde, de l'autre aux apophyses transverses des quatre dernières vertèbres cervicales : il incline et fait tourner la tête.

COMPLICATION, s. f., *complicatio*; concours de choses de différente nature. Se dit en médecine de la présence ou de la réunion de plusieurs maladies ou de plusieurs circonstances accidentelles, étrangères à la maladie primitive. On la suppose fort souvent où elle n'existe pas.

COMPLIQUÉ, adj., *complicatus*; épithète donnée à une maladie, quand d'autres maladies ou quelque accident viennent à se rencontrer avec elle.

COMPOSÉ, adj. et s. m., *compositus, compositum*; qui contient plusieurs parties. En physique et en chimie on appelle *composé*, le résultat de la combinaison de plusieurs corps, soit simples, d'où résultent les *composés primaires*, soit composés eux-mêmes, ce qui produit les *composés secondaires*. — *Médicament composé*, qui résulte de l'association de plusieurs agens médicinaux. | En botanique, ce mot est synonyme, tantôt de *divisé*, et tantôt d'*agrégé*. — *Bulbe composée*, celle qui est formée par l'assemblage de plusieurs bulbilles. — *Feuille composée*, celle qui se subdivise en plusieurs folioles.—*Fleur composée ou synanthérée*, celle qui résulte de l'assemblage d'un plus ou moins grand nombre de petites fleurs portées sur un calice commun. —*Pédoncule, pétiole composé*, qui se partage en pédoncules et pétioles secondaires. | En pathologie, *composé* se dit d'une maladie dans laquelle plusieurs élémens morbides se trouvent réunis.

COMPOSITION, s. f., *compositio*; action de composer. Ce mot s'entend aussi du résultat de cette action, ou du composé, *compositum*.

COMPRÉHENSION, s. f., *comprehensio*; faculté de contenir. Le nom latin seulement a été employé pour désigner la catalepsie, à cause de la manière dont elle s'empare du malade.

COMPRESSE, s. f., *penicillum, peniculum, splenium*; pièce de linge fin, à demi usé, sans ourlets ni lisières, qui peut être simple, ou pliée en deux ou en trois doubles; longue, carrée, triangulaire, fenêtrée ou criblée, c'est-à-dire percée d'un plus ou moins grand nombre de trous ; taillée en croix de Malte, prismatique ou graduée , c'est-à-dire pliée un grand nombre de fois sur elle-même, de manière que les plis qu'elle forme , et qu'on accumule les uns sur les autres, allant en décroissant dans un sens et en augmentant dans l'autre, il en résulte un corps étroit, épais par un de ses côtés, et mince dans un autre. Les compresses font une partie essentielle des appareils : elles ont pour usage d'envelopper et de contenir les pièces d'appareil qu'on a chargées de médicamens ; d'empêcher la matière que les plaies fournissent de se répandre au-dehors ; de rendre uniforme le plan sur lequel les bandes doivent être appliquées ; de donner les moyens d'exercer des compressions suffisantes pour arrêter certaines hémorrhagies, pour évacuer certains foyers, etc. Enfin elles peuvent remplir des usages médicamenteux , en se chargeant de liquides résolutifs, émolliens, etc.

COMPRESSEUR *de Dupuytren* ; instrument destiné à comprimer l'artère crurale. Il est construit sur les mêmes principes que le tourniquet de J.-L. Petit, dont il ne diffère que parce que, au lieu d'être soutenu par un lac qui comprime toujours plus ou moins la circonférence du membre, les deux pelotes sont placées aux deux extrémités d'un demi-cercle d'acier, qui, passant de l'une à l'autre sans toucher aux parties, limite la compression à deux points opposés de la cuisse , et permet la circulation collatérale de se faire.

Compresseur de Nuck ; instrument destiné à comprimer l'urètre et à prévenir l'écoulement involontaire de l'urine. Il y en a de plusieurs sortes. Le plus usité se compose de deux plaques d'acier courbes , matelassées dans le sens de leur concavité , qui est celui par lequel elles se regardent , jointes par une charnière à l'une de leurs extrémités , et pouvant être réunies par l'autre au moyen d'une espèce de clef à crémaillère. On place la verge entre les deux pelotes, qu'on unit ensuite au moyen de la crémaillère , dont la disposition permet de varier , selon le besoin , le degré de compression qu'on exerce.

Compresseur du nez, constrictor , compressor nasi , narium , naris ; nom donné par quelques anatomistes au muscle *triangulaire du nez.*

Compresseur de la prostate , prostatique supérieur , pubio-prostatique , sous-pubio-prostatique , compressor prostatæ ; faisceau de fibres charnues, qui naissent de la face interne de la branche du pubis , se portent en arrière vers la prostate, qu'elles entourent , compriment cette glande, dans le même temps qu'elles portent l'urètre en avant , et dont plusieurs anatomistes ont fait un muscle particulier, tandis que la plupart les confondent avec la tunique musculeuse du col de la vessie.

COMPRESSIBILITÉ , s. f. , *compressibilitas* (*premere,* presser) ; propriété en vertu de laquelle les corps peuvent être réduits à un moindre volume, par l'effet de la pression, qui rapproche leurs molécules.

COMPRESSIBLE , adj. , *compressibilis ;* dont on peut rapprocher les molécules par l'effet de la pression.

COMPRESSIF , adj. , *compressivus* ; qui sert à exercer la compression.—*Bandage compressif*, bandage qui a pour but et pour effet de comprimer les parties.

COMPRESSION , s. f. , *compressio ;* action qu'exerce sur un corps une puissance placée hors de lui, et qui tend à rapprocher ses parties constituantes , en augmentant sa densité. — Mode d'action, qui , suivant sa durée, sa force , son étendue , et la forme de la partie sur laquelle il est exercé, peut produire la cessation de l'action et l'atrophie des parties, la suspension, momentanée ou durable , partielle ou totale , complète ou incomplète, de la circulation, l'irritation, l'inflammation, la gangrène, etc., mais qui, employé d'une manière méthodique , offre l'un des moyens thérapeutiques dont l'utilité est la plus générale , soit comme auxiliaire, soit comme méthode curative. — *circulaire ,* celle qu'on exerce autour des parties cylindriques , comme les membres , soit pour soutenir un appareil, soit pour remédier à des œdèmes ou à des engorgemens chroniques , à certains ulcères , à certains épanchemens, qu'on veut faire resorber , pour maintenir réduits des os luxés , ou les fragmens d'une fracture que la contraction des muscles fait déplacer , etc. Elle se fait ordinairement à l'aide d'une bande roulée. Les règles de l'application du bandage sont, 1° qu'il soit commencé à la partie inférieure du membre, quelle que soit la hauteur du mal , afin d'éviter les engorgemens séreux, sanguins, inflammatoires, ou même gangréneux, qui pourraient survenir au-dessous du bandage; 2° qu'il soit conduit par une constriction décroissante depuis sa partie inférieure , où il commence, jusqu'à la supérieure, où il finit ; 3° que la constriction qu'il exerce soit proportionnée au besoin , sans être jamais assez considérable pour empêcher la circulation, et déterminer des engorgemens de diverse nature , ni la gangrène de la partie ; 4° qu'il n'arrive que peu à peu , c'est-à-dire après plusieurs pansemens successifs, au degré de constriction qu'on se propose de lui donner; 5° enfin qu'il soit visité et renouvelé souvent.— *directe,* celle qui agit directement sur l'ouverture d'un canal naturel ou artificiel, et parallèlement à l'axe de ce canal. On l'emploie pour arrêter une hémorrhagie , pour prévenir certains développemens de parties, pour contenir des hernies, pour retenir, dans certains foyers qu'on veut rendre apparens, le pus ou les autres matières qui s'en écoulent, etc. Elle est ordinairement immédiate, et comme elle s'exerce sur un point peu étendu , elle détermine facilement l'inflammation des parties. On l'exerce ordinairement à l'aide de bourdonnets de charpie dont on forme une pyramide renversée, qu'on soutient par quelques compresses graduées ou non, et quelques tours de bande. On peut employer, au lieu de charpie, une boulette de cire, une cheville de bois, etc., ou certains bandages élastiques. — *latérale,* celle qui agit de côté sur les parois d'un vaisseau sanguin, d'un conduit excréteur ou fistuleux, dans lesquels on veut empêcher les liquides de circuler, et dont on se propose de déterminer l'oblitération ; sur celles d'un kyste qu'on veut aplatir et faire disparaître; sur celles d'un foyer qu'on veut évacuer, etc. Elle est presque toujours limitée à une petite étendue, et produit facilement, comme la précédente, l'inflammation et la gangrène des parties. Elle agit avec d'autant plus d'efficacité qu'elle est plus *immédiate,* et que le conduit ou le foyer qu'on veut comprimer est appuyé sur des parties plus résistantes , qui offrent un point d'appui solide. On la pratique à l'aide des doigts , de pinces, de tourniquets, de pelotes, de boulettes de charpie amoncelées, de compresses graduées, etc., qu'on soutient à l'aide d'une bande, du tourniquet, du garot, ou de bandages élastiques de différentes espèces, etc.

Comprimer , v. a., *comprimere;* exercer la compression.

Conabion , s. m., *conarium, χωνάριον* (diminutif de χῶνος, cône) ; nom donné par Galien au corps pinéal, et que Chaus-

sier a adopté dans sa nomenclature réformée.

Concasser , v. a., *contorere;* en pharmacie c'est réduire des bois ou des racines en très-petits fragmens.

Concavation, s. f., *concavatio;* gibbosité antérieure du thorax.

Concave , adj. , *concavus;* ce qui est creux et rond. *Miroir concave.*

Concavité, s. f. , *concavitas;* partie concave d'un corps creux et rond.

Concavo-concave , adj. , *concavo-concavus;* se dit des verres dont les deux faces sont concaves.

Concavo-convexe , adj. , *concavo-convexus;* ce qui est concave d'un côté et convexe de l'autre.

Concentration, s. f., *concentratio* (*cum,* avec , *centrum,* centre , *actio,* action) ; action de rassembler les molécules d'un corps, de les rapprocher les unes des autres. — En chimie la concentration consiste à dépouiller une dissolution quelconque de l'excès de dissolvant qu'elle contient , ce qu'on opère presque toujours par l'évaporation, quelquefois par la congélation.—En physique, concentrer les rayons solaires, c'est les rassembler au foyer d'un miroir ardent ou d'une lentille. | En pathologie on entend souvent par *concentration* l'accumulation des liquides ou de la sensibilité dans un organe. On dit *concentration du pouls,* lorsque l'artère est comme revenue sur elle-même.

Concentré , adj. , *concentratus;* se dit en chimie des dissolutions qu'on a dépouillées de l'excès de dissolvant qu'elles contenaient.

Concentrer , v. a., *ad centrum compellere;* revenir au centre, resserrer. On dit *concentrer les rayons solaires,* les rassembler au foyer d'une lentille. *Concentrer un sel, un acide,* ou tout autre liquide, lorsqu'à l'aide de procédés particuliers on parvient à les priver plus ou moins complétement de l'eau qui tenait leurs molécules écartées.

Concentrique, adj., *concentricus;* épithète que l'on donne aux cercles ou aux courbes qui ont un centre commun.

Conceptacle , s. m. , *conceptaculum;* nom donné par Desvaux aux fruits que Decandolle appelle *follicules.*

Conception , s. f. , *conceptio, χύησις* (*concipere,* concevoir) ; action de concevoir; opération vitale que le coït excite chez la femme, et d'où il résulte qu'un nouvel être se produit dans le sein de cette dernière. Acte de l'intelligence qui nous fait apercevoir certains rapports entre les idées et les objets auxquels elles sont relatives.

Concho - anthélicien, adj. et s. m., *concho-anthelix*; petit muscle qui se porte de l'anthélix à la conque de l'oreille.

Concho-anthélix, s. m., *concho-anthelicœus*; nom donné par quelques anatomistes au *muscle transverse de l'oreille*.

Concho-hélicien, adj. et s. m., *concho-helix*; petit muscle qui se porte de l'hélix à la conque de l'oreille.

Concho-hélix, s. m., *concho-helicœus*. Quelques anatomistes donnent ce nom au muscle du petit hélix.

Concoction, s. f., *concoctio*; même signification que *déjection*.

Concombre, s. m., *cucumis sativus*; plante herbacée, de la monoécie polyadelphie et de la famille des cucurbitacées, dont on mange le fruit, avec la pulpe duquel on fait une pommade cosmétique. Ses semences font partie des quatre semences froides majeures.

Concomitant, adj., *concomitans*; qui accompagne. On dit *signes concomitans, affection concomitante*.

Concret, adj., *concretus* (*concrescere*, se solidifier); qui s'est solidifié. On donne cette épithète en chimie aux substances volatiles qui ont pris la forme solide, et à celles qui sont plus ou moins solides ou molles, quoique la plupart de leurs analogues soient fluides.

Concrétion, s. f., *concretio*; action de se condenser, de s'épaissir. Dans ce sens on dit *concrétion du lait, de l'huile*. En chirurgie on entend par ce mot une réunion de parties en masse : telles sont les *concrétions arthritiques biliaires*. *V.* Calcul. On appelle aussi *concrétion des doigts* leur adhérence. | On donne ce nom en hippiatrique à un dépôt de matière calcaire qui se fait dans le tissu des poumons, du foie, etc., des bêtes bovines, surtout dans la maladie appelée *pommelière*.

Condamner, v. a., *condemnare*; jugement qu'un vétérinaire porte sur un cheval affecté d'une maladie incurable ou contagieuse, qui détermine le propriétaire à le faire abattre.

Condensabilité, s. f., *condensabilitas*; propriété de pouvoir être condensé, c'est-à-dire de pouvoir occuper moins d'espace.

Condensable, adj., *condensabilis*; dont les molécules peuvent être rapprochées de manière à occuper moins d'espace.

Condensateur, s. m., *condensator*; instrument de physique dont on se sert pour rendre sensibles les quantités très-faibles d'électricité, en les accumulant.

Condensation, s. f., *condensatio, inspissatio*; rapprochement des molécules d'un corps, qui a pour effet d'augmenter la densité de ce dernier.

Condenser, v. a., *densare, condensare*; resserrer, rapprocher les molécules d'un corps.

Condiment, s. m., *condimentum* (*condire*, assaisonner); synonyme d'*assaisonnement*.

Condit, s. m., *conditus*; se dit des substances confites avec le sucre ou le miel. Il est synonyme de *confiture*.

Conditum; nom d'une composition dans laquelle entrent du vin, du miel, du poivre et d'autres substances aromatiques.

Conducteur, s. m., *conductor*; qui sert à guider, à conduire. Certains instrumens usités autrefois dans l'opération de la taille, et qui servaient à la fois à dilater la plaie et à guider les tenettes, portaient le nom de *conducteurs* : une sonde cannelée, sur laquelle on glisse un bistouri; le bouton, sur la vive-arête duquel on glisse les tenettes, etc., sont des *conducteurs*. Le doigt est le meilleur conducteur qu'on puisse employer. | En physique on donne le nom de *conducteur* à tout corps susceptible de transmettre le calorique ou l'électricité.

Conductibilité, s. f., *conductibilitas*; propriété dont jouissent certains corps de transmettre le calorique et l'électricité.

Conduction, s. f., *conductio*; ce mot latin a été employé dans le même sens que *convulsio*.

Conduit, s. m., *meatus, ductus*. Ce mot est synonyme de *canal*, et souvent on emploie l'un ou l'autre sans distinction; mais il est aussi des cas où les anatomistes ne se servent guère que du premier : l'usage seul a été pris pour guide dans cette distribution arbitraire.

Conduit auditif, meatus auditorius. On appelle *conduit auditif externe*, le canal cartilagineux, membraneux et osseux, qui s'étend de la conque de l'oreille au tympan; et *conduit auditif interne*, le canal osseux, creusé dans la face postérieure du rocher, par lequel le nerf auditif s'introduit dans l'oreille.

Conduit guttural de l'oreille, ductus gutturalis auris; nom donné par Chaussier à la *trompe d'Eustache*.

Conduit ptérygoïdien, ductus pterygoï-

deus. Le *conduit vidien* porte aussi ce nom.

Conduit ptérygo - palatin, *ductus ptérygo-palatinus*; petit canal à la formation duquel concourent le sphénoïde et l'os palatin, et par lequel passent les vaisseaux et le nerf du même nom.

Conduit vidien, *ductus vidianus*; petit canal creusé à la base de l'apophyse ptérygoïde : il donne passage au nerf et aux vaisseaux du même nom.

Conduits nourriciers des os, *ductus nutritii*; petits canaux par lesquels s'insinuent les vaisseaux qui pénètrent dans l'intérieur des os pour servir à la nutrition de leur tissu.

Conduplioué, adj., *conduplicatus*; se dit, en botanique, des feuilles pliées longitudinalement en deux, et placées les unes à côté des autres dans le bourgeon, ainsi que des cotylédons, lorsqu'ils offrent la même disposition.

Condyle, s. m., *condylus*, χόνδυλος; éminence articulaire, aplatie dans une grande partie de son étendue, et arrondie dans le reste. D'après cette définition rigoureuse, il n'y a de vrais condyles que dans les articulations ginglymoïdales; mais, par abus, on a donné aussi le nom de *condyles* à des éminences non articulaires, comme les tubérosités latérales de l'extrémité inférieure de l'humérus, et même à des enfoncemens, tels que les faces articulaires concaves de l'extrémité supérieure du tibia.

Condylien, adj.; qui a rapport aux condyles. *Trou condylien*, *fosses condyliennes*.

Condyloïde, adj., *condyloïdes* (χόνδυλος, condyle, εἶδος, forme); qui a la forme d'un condyle.

Condyloïdien, adj., *condyloïdeus*; qui avoisine le condyle, ou qui lui appartient. — *Fosses condyloïdiennes*, cavités creusées en avant et en arrière de chaque condyle de l'occipital, et qu'on distingue en *antérieures* et en *postérieures*. — *Trous condyloïdiens*, creusés au fond des fosses précédentes, et distingués aussi en *antérieur*, par lequel passe le nerf hypoglosse, et en *postérieur*, que traversent des vaisseaux veineux et artériels.

Condylôme, s. m., *condyloma*, χονδύλωμο; excroissance molle, indolente et charnue, qui se développe le plus ordinairement aux parties génitales externes, près des orifices, à la partie inférieure du rectum, et quelquefois sur les doigts et sur les orteils.

Cône, s. m., *conus*, strobilus (χῶνος,

cône); assemblage, en forme de cône, d'écailles cornées qui sont imbriquées en tous sens autour d'un axe commun : telle est la disposition des fruits du pin, du cèdre, du sapin.

Confection. s. f., *confectio* (*conficere*, faire); préparation pharmaceutique, de consistance pultacée, et qui renferme un grand nombre de substances différentes, avec du sirop ou du miel.

Configuration, s. f., *figura*, *forma*; forme extérieure des corps.

Confire, v. a., *condire*; pénétrer ou imprégner les fruits ou les légumes d'un suc ou d'une liqueur.

Confluent, adj., *confluens* (*cum*, avec, *fluere*, couler); qui coule ensemble, qui vient en foule. Par exemple, lorsque les pustules varioliques sont en grand nombre, et qu'elles se confondent, on dit que la *variole est confluente*.

Confluent des sinus. V. Pressoir d'Hérophile.

Conformation, s. f., *conformatio*; manière dont se trouvent disposées primitivement les différentes parties d'un corps. On appelle *vices de conformation*, ceux qu'on apporte en venant au monde. | En chirurgie ce mot a été employé comme synonyme de *coaptation*.

Confortant et Confortatif. V. Fortifiant.

Confortation, s. f., *confortatio*; corroboration, action de fortifier.

Conforter, v. a., *confortare*, corroborare; rendre plus fort, donner du ton.

Confrication, s. f., *confricatio* (*confricare*, frotter contre); action de réduire une substance friable en poudre, par le froissement.

Confusion, s. f., *confusio*, σύγχυσις; nom sous lequel on désigne le mélange des humeurs de l'œil ; cataracte.

Congélation, s. f., *congelatio*, πῶξις; conversion d'un fluide en un corps mou ou solide par l'action du froid.

Congelé, adj., *congelatus*; qui est frappé de congélation.

Congeler, v. a., *congelare*; faire passer un liquide à l'état de glace, en lui enlevant le calorique.

Congénère, adj., *congener* (*cum*, avec, *genus*, genre); qui est de même espèce, qui se ressemble à certains égards. On appelle *muscles congénères*, ceux dont l'action tend au même but, qui concourent à produire le même effet, c'est-à-dire à mouvoir une partie du corps dans tel ou tel sens donné.

Congénial, adj., *congenitus* (*cum*,

avec, *genitus*, engendré); épithète appliquée à tout vice de conformation, à toute difformité, infirmité ou maladie, que les enfans apportent au monde en naissant.

CONGÉNITAL, adj., *congenitus*; employé dans le même sens que le mot *congénial*, dont il est synonyme.

CONGESTION, s. f., *congestio* (*congerere*, accumuler); accumulation lente et successive d'un liquide dans une partie du corps. Quoique ce soit l'idée la plus générale que l'on se fasse du mot *congestion*, néanmoins il est des cas où des congestions ont lieu brusquement dans un organe, comme le cerveau, le poumon, par exemple ; c'est pourquoi on a divisé les congestions en *actives* et *passives*.

CONGLOBÉ, adj., *conglobatus* (*conglobare*, assembler en rond); les anatomistes donnent ce nom à de petits corps arrondis, formés par un entrelacement de vaisseaux sanguins et de filamens nerveux, et qui sont dépourvus de conduits excréteurs. On dit improprement *glande conglobée* pour *ganglion*.

CONGLOMÉRÉ, adj., *conglomeratus* (*conglomerare*, réunir en pelote); cette épithète a été donnée à des amas de petits corps chargés de sécréter un fluide particulier qui s'échappe par un conduit spécial. C'est ainsi qu'on dit *glande conglomérée*.

CONGLUTINANT, adj., *conglutinans*; nom qu'on donnait autrefois à une classe de remèdes qu'on croyait propres à favoriser l'agglutination des lèvres d'une plaie.

CONGLUTINATION, s. f., *conglutinatio*; action des remèdes conglutinans.

CONGRE, s. m., *conger*; poisson de mer dont on mange la chair, qui n'est pas très-estimée.

CONGRÈS, s. m., *congressus*. On donnait autrefois ce nom au coït exercé en présence de chirurgiens et de matrones, afin de constater la puissance ou l'impuissance des époux, dans le cas de demande de divorce.

CONIDE, s. m., *conidium* (χῶνος, cône); corpuscule arrondi qui naît sur certains lichens. Les conides peuvent être isolés ou agglomérés ; dans ce dernier cas leur assemblage porte le nom de *soredion*.

CONJOINT, adj., *connatus*, *coalitus*; se dit de choses qui sont soudées, unies ensemble, ou qui existent simultanément. *Etamines, feuilles, stipules, pétales conjoints*, qui sont soudés ensemble par la base. — *Maladies conjointes*, celles qui marchent simultanément, ou

qui se succèdent l'une à l'autre.—*Causes conjointes* ou *continentes*. *V*. ce mot. — *Signes conjoints*, ceux qui accompagnent toujours une maladie.

CONJONCTIVE, s. f., *conjunctiva*, *membrana adnata* (*cum*, avec, *jungere*, joindre); membrane muqueuse, mince et transparente, qui doit son nom à ce qu'elle unit le globe de l'œil aux paupières, en passant de l'un aux autres. Quelques anatomistes supposent qu'elle se borne à la circonférence de la cornée transparente : cette opinion compte peu de partisans.

CONJUGAISON, s. f., *conjugatio* (*cum*, avec, *jugare*, atteler); accouplement de deux choses qui se ressemblent. — *Trous de conjugaison*, ouvertures situées deux à deux sur les parties latérales de la colonne rachidienne, formées par la réunion des échancrures vertébrales, et destinées au passage des nerfs spinaux.

CONJUGUÉ, adj., *conjugatus*; se dit, en botanique, des feuilles composées dont les folioles sont disposées par paires des deux côtés du pétiole.

CONNÉ, adj., *connatus*; qui est né avec, ou qui est réuni à une partie semblable du côté opposé.—*Feuilles connées*, celles qui sont opposées et soudées par la base. —*Maladies connées*, celles qu'on apporte en venant au monde.

CONNECTIF, s. m., *connectivum*; nom donné par Richard à un corps placé au sommet du filet de l'étamine, qui sert de moyen d'union entre les deux loges de l'anthère, quand celles-ci sont séparées et plus ou moins éloignées l'une de l'autre.

CONNIVENT, adj., *connivens* (*connivere*, fermer à demi). — *Valvules conniventes*, replis formés par la membrane interne des intestins. | Se dit, en botanique, des parties qui sont rapprochées, ou qui ont une tendance manifeste à se rapprocher. *Calice connivent, feuilles conniventes*.

CONOÏDE, adj., *conoides, conoideus* (χῶνος, cône, εἶδος, forme); qui a la forme d'un cône.—*Corps conoïde*, ancien nom de la glande pinéale. — *Dents conoïdes*, nom donné par Chaussier aux dents canines.

CONOPHTHALME, s. f., *conophthalmus* (χῶνος, cône, ὀφθαλμὸς, œil); le staphylome de l'œil a été nommé ainsi à cause de sa forme conique.

CONQUASSATION, s. f.; action de réduire en fragmens plus ou moins petits diffé-

rentes parties des végétaux, à l'aide d'un
pilon.

CONQUE, s. f., *concha* ; portion du pavillon de l'oreille qui représente une
large cavité ovalaire, bornée en haut et
en arrière par l'anthélix, en bas par le
tragus et l'antitragus.

CONSÉCUTIF, adj., *proxime sequens,
subsequens.* On donne cette épithète aux
phénomènes morbides que laissent après
elles les maladies.

CONSENTEMENT *des parties, consensus
partium* ; rapport qui existe entre toutes
les parties du corps, plus généralement
connu sous le nom de *sympathie.*

CONSERVATION, s. f., *conservatio (conservare,* conserver) ; art d'empêcher,
par des procédés particuliers, que les
médicamens ne viennent à s'altérer.

CONSERVE, s. f., *conserva (conservare,*
conserver) ; préparation pharmaceutique, de consistance molle et pulpeuse,
dans laquelle la substance médicamenteuse qui en fait la base se trouve asso-
ciée avec une quantité double au moins
de sucre.

CONSISTANCE, s. f., *consistentia (cum,*
avec, *sistere,* retenir) ; degré de rapprochement ou de liaison des molécules
d'un corps, qui fait que ce dernier oppose plus ou moins de résistance à ceux
qui agissent sur lui et tendent à le briser.
| État d'un liquide qui devient plus
épais. Dans ce sens on dit faire évaporer
jusqu'à *consistance* de sirop, etc.

CONSOLIDANT, adj., *consolidativus;* qui
est propre à aider la consolidation des
plaies, des fractures, des cicatrices. Les
consolidans formaient autrefois une classe de remèdes.

CONSOLIDATION, s. f., *consolidatio ;* réunion des lèvres d'une plaie, des fragmens
d'une fracture. | Action des *consolidans.*

CONSOMMÉ, s. m., *consummatum ;* bouillon très-chargé de gélatine, et qui est susceptible de se prendre en gelée par le
refroidissement.

CONSOMPTIF, adj., *consumptivus (con-
sumere,* consumer) ; qui consume, qui
brûle. Nom qu'on donnait autrefois aux
substances caustiques servant à réprimer
les végétations charnues des plaies. L'alun
calciné, le nitrate d'argent fondu, etc.,
sont des *consomptifs.*

CONSOMPTION, s. f., *consumptio (con-
sumere,* consumer) ; décroissement lent
et progressif des forces et du volume de
toutes les parties molles du corps. Cet
état est entretenu le plus ordinairement
par quelque phlegmasie chronique. La
fièvre hectique a quelquefois reçu le nom
de *fièvre de consomption.*

CONSOUDE, s. f., *symphytum officinale ;*
plante de la pentandrie monogynie et de
la famille des borraginées, très-commune en Europe, et dont les racines,
chargées d'un mucilage abondant, sont
émollientes.

CONSTERNATION, s. f., *consternatio ;* synonyme de *stupeur.*

CONSTIPATION, s. f., *constipatio (con-
stipare,* resserrer); impossibilité ou difficulté extrême d'aller à la selle.

CONSTITUTION, s. f., *constitutio, status ;*
mode d'assemblage ou de structure de
tout ce qui forme une chose en général.
Dans ce sens on dit, par exemple, *la
constitution de l'homme diffère de celle de
la femme. — atmosphérique,* état de l'atmosphère. — *médicale,* histoire des maladies qui se sont succédé dans un pays
pendant une ou plusieurs saisons.

CONSTITUTIONNEL, adj. ; qui tient à la
constitution, quoique pouvant s'entendre d'un état particulier du corps qui a
rapport à la constitution atmosphérique.
Ce mot sert à qualifier plus ordinairement une maladie qui dépend de la constitution du sujet, ou qui exerce sur son
économie une influence générale.

CONSTRICTEUR *de l'anus, constrictor ani ;*
muscle plus généralement connu sous le
nom de *sphincter de l'anus.*

*Constricteur de l'œsophage, constrictor
œsophagi ;* faisceau circulaire de fibres
charnues qui entoure l'extrémité supérieure de l'œsophage.

*Constricteur de la vessie, constrictor ve-
sicæ ;* plus connu sous le nom de *sphincter de la vessie.*

Constricteur du vagin, constrictor cunni ;
anneau musculaire qui entoure l'orifice
du vagin, au-dessus des grandes lèvres.

*Constricteurs du pharynx, constrictores
pharyngis,* au nombre de trois : le *supérieur,* qui s'attache à l'apophyse ptérygoïde, à l'extrémité de la ligne myloïdienne, et aux côtés de la base de la
langue ; le *moyen,* qui s'insère aux grande
et petite cornes de l'hyoïde, ainsi qu'au
ligament stylo-hyoïdien ; l'*inférieur,* attaché au cartilage cricoïde et à la petite
corne du thyroïde. Ces trois muscles
constituent le plan musculeux du pharynx. Les anciens anatomistes les avaient
partagés en huit muscles, d'après les diverses parties d'où naissent leurs fibres.
Chaussier, au contraire, les considère
comme n'en formant qu'un seul avec le
stylo-pharyngien, et son opinion est

adoptée à peu près généralement aujour-
d'hui.

Constriction, s. f., *constrictio ;* resserrement.

Consultant, s. m., *consultor ;* qui donne
des conseils.—*Médecin consultant*, celui
qui est appelé à donner son avis sur l'état
d'un malade, soit par écrit, soit verba-
lement.

Consultation, s. f., *consultatio, deli-
beratio.* Ce mot se prend dans plusieurs
sens : tantôt il exprime l'avis que donne
un médecin à un malade qui vient le
consulter, ou la réponse qu'il fait à un
mémoire contenant l'exposé de l'état
d'un malade ; tantôt il désigne une réunion de médecins appelés près d'un malade pour délibérer sur la maladie, ou
bien encore le résultat écrit de cette dé-
libération.

Contabescence, s. f., *contabescentia*
(*contabescere*, maigrir) ; synonyme de
consomption, marasme.

Contact, s. m., *contactus ;* état de
deux corps qui se touchent. Relativement
à la contagion, on distingue le *contact
médiat* et le *contact immédiat.*

Contagieux, adj., *contagiosus* (*cum*,
avec, *tangere,* toucher) ; épithète donnée
aux maladies susceptibles de se communiquer par le contact, ou d'être trans-
mises par des corps intermédiaires. On
refuse aujourd'hui ce nom à celles qui
ne se communiquent que par l'intermédiaire de l'air.

Contagion, s. f., *contagio, contagus,
contagium ;* transmission d'une maladie
par le contact ou d'une autre manière
quelconque. Des deux significations, la
première est la seule qui doive être conservée. On a donné à ce mode de transmission des maladies le nom de *contagion
immédiate* ou *vive ;* et à la transmission
par le contact avec les effets du malade,
ou tout autre objet qui l'a touché, celui de
contagion *morte* ou *médiate.* L'air peut-il
servir de véhicule dans cette dernière ?
c'est ce dont on ne saurait guère douter
pour plusieurs maladies. Cette considé-
ration est importante. | On donne en-
core le nom de *contagion* aux maladies
contagieuses elles - mêmes, et à la cause
inconnue de leur transmission.

Contemplatif, adj., *contemplativus ;*
adonné à la contemplation ; qui dirige
exclusivement son attention sur certains
objets. — *Vie contemplative*, celle que
l'on consacre à la contemplation.

Contemplation, s. f., *contemplatio ;* ac-

tion de regarder attentivement. Ce nom
a été donné aussi à la catalepsie.

Contentif, adj., *continens* (*continere,*
contenir) ; qui sert à contenir.—*Bandage
contentif*, bandage qui sert à maintenir
en place un appareil. — *Appareil contentif*, appareil qui sert à maintenir rapprochés les lèvres d'une plaie, les fragmens
d'une fracture, etc.

Contention, s. f., *contentio* (*continere,*
contenir) ; action de contenir. | Ensem-
ble des moyens qui servent à contenir.

Contexture, s. f., *contextura* (*cum*,
avec, *texere,* ourdir, tisser) ; texture,
structure des corps organiques.

Contigu, adj., *contiguus* (*contingere,*
toucher) ; qui touche immédiatement.

Contiguité, s. f., *contiguitas ;* rapprochement de deux choses qui se touchent
sans adhérer l'une à l'autre, et qu'on
peut séparer sans effort, sans solution
de continuité.

Continence, s. f., *continentia ;* abstinence du coït.

Continent, adj., *continens.* En pathologie on appelle *causes continentes*, celles
qui, après avoir produit une maladie,
persistent pendant toute sa durée ; *fièvre
continente*, celle dont la durée n'offre
aucune alternative d'exacerbation ou de
rémission, qui n'éprouve aucun changement.

Continu, adj., *continuus ;* dont les parties se tiennent.—*Fièvre, maladie continue*, celle qui n'est point interrompue
dans sa durée.

Continuité, s. f., *continuitas ;* liaison
intime des parties d'une chose, d'un
corps, d'un tissu ; succession de phénomènes qui dépendent les uns des autres,
ou qui tiennent à la même cause.

Contondant, adj., *contundens* (*contundere*, contondre) ; qui contond, qui
meurtrit. Tous les corps orbes, qui, mus
avec quelque vitesse, meurtrissent ou divisent les parties sans les piquer ni les
couper à la manière des instrumens tranchans, sont des corps contondans.

Contorsion, s. f., *contorsio ;* mouvement violent, suivi d'une sorte de torsion
de la partie qui l'éprouve.

Contracter (se), v. r., *contrahi, con-
tractione crispari ;* se resserrer sur soi-
même, se raccourcir.

Contractil. *V.* Astringent.

Contractile, adj., *contractilis ;* qui
peut se contracter. Quoique tous les solides organiques soient contractiles, dans
l'acception rigoureuse du mot, on ne
donne néanmoins cette épithète qu'à

ceux dans lesquels le rapprochement des molécules produit des mouvemens manifestes, comme, par exemple, à la fibre musculaire.

CONTRACTILITÉ, s. f., *contractilitas*; faculté de se raccourcir en se resserrant sur soi-même. Rigoureusement parlant donc la contractilité appartient à tous les solides organiques, et ne diffère point de l'*irritabilité*, ou, pour mieux dire, n'est que l'ensemble des effets manifestes de cette dernière, ou de ceux qui ont des mouvemens pour résultat. Cependant comme ces mouvemens ne sont pas toujours bien manifestes, Bichat admettait deux sortes de contractilité, l'une *sensible*, c'est-à-dire apparente et visible; l'autre *insensible*, c'est-à-dire appréciable seulement par ses effets. De pareilles distinctions sont inadmissibles aujourd'hui, et le mot *contractilité* ne peut être conservé qu'en l'appliquant uniquement à la faculté dont jouit la fibre musculaire de se raccourcir.

CONTRACTION, s. f., *contractio*; rapprochement des molécules d'un corps, qui a pour effet de diminuer le volume apparent de ce corps. Dans le langage anatomique, *contraction* est synonyme, ou à peu près, d'*action musculaire*.

CONTRACTURE, s. f., *contractura* (*contrahere*, ramasser, resserrer); état de rigidité auquel les muscles arrivent d'une manière lente et progressive, à la suite de rhumatismes, de névralgies, de convulsions, de paralysies, etc. L'extension mécanique de la partie, précédée ou non de la section du tendon rétracté, est le seul moyen chirurgical qu'on oppose à la contracture des muscles.

CONTRA YERVA, s. m., *dorstenia contrayerva*; plante de la tétrandrie monogynie et de la famille des urticées, qui croît dans l'Amérique méridionale, et dont les racines, qui sont amères et aromatiques, ont été rangées parmi les stimulans diaphorétiques.

CONTRE-COUP, s. m., *contra-fissura, repercussio*; contusion, déchirure ou fracture qui est produite, par transmission de mouvement, dans un autre organe ou dans un autre point d'un même organe que celui sur lequel a agi la cause déchirante.

CONTREXEVILLE, village du département des Vosges, qui possède des eaux ferrugineuses acidules froides.

CONTRE-EXTENSION, s. f., *contra-extensio*; action par laquelle on fixe, médiatement ou immédiatement, à l'aide de lacs, de draps, de serviettes pliées en cravate, et qu'on confie à des aides, ou mieux qu'on attache à quelque corps parfaitement immobile, la partie la moins mobile d'une articulation luxée, ou le fragment supérieur d'une fracture, pendant qu'on pratique l'*extension* en tirant sur la partie inférieure du membre, pour opérer la *réduction*.

CONTRE-FENTE. *V.* **CONTRE-COUP**.

CONTRE-FRACTURE. *V.* **CONTRE-COUP**.

CONTRE-INDICATION, s. f., *contra-indicatio*; circonstance particulière qui empêche de faire ce qui d'abord avait été jugé nécessaire pour la guérison d'une maladie.

CONTRE-OUVERTURE, s. f., *contra-incisio*; incision qu'on pratique, soit à l'aide d'une aiguille à contre-ouverture, soit avec le bistouri, vers le point le plus déclive d'un foyer purulent, d'une plaie, etc., dont l'entrée est mal placée pour le libre écoulement des matières, ou pour l'extraction des esquilles, des corps étrangers, etc.

CONTRE-PIED, s. m., *contrarium*; s'entend d'un chien qui au lieu d'aller du côté où la bête se dirige va vers celui d'où elle est partie.

CONTRE-POISON, s. m., *antidotum*; remède propre à neutraliser les effets d'un poison.

CONTRITION, s. f.; synonyme de *broiement*.

CONTRE-STIMULANT, adj. et s. m., *contrastimulans*; substance qui a la propriété de ralentir directement l'action vitale, selon Rasori.

CONTRE-STIMULISME, s. m., *contra-stimulismus*; doctrine de Rasori sur le *contre-stimulus*.

CONTRE-STIMULISTE, adj. et s. m.; partisan de la doctrine de Rasori sur le *contre-stimulus*.

CONTRE-STIMULUS, s. m., *contra-stimulus*; mot employé par Rasori pour désigner l'action des modificateurs de l'organisme qui débilitent, qui ralentissent directement l'action vitale, par une propriété spécifique, et non pas seulement parce qu'ils ne stimulent point assez énergiquement les organes.

CONTUS, adj., *contusus*; meurtri, froissé, affecté ou accompagné de contusion. *Plaie contuse.*

CONTUSION, s. f., *contusio* (*contundere*, meurtrir); lésion qui résulte du choc d'un corps orbe, et qui est sans perte de substance et sans plaie apparente. Si la peau est divisée, la maladie prend le nom de *plaie contuse*. Les nuances d'intensité qu'elle peut présenter sont infinies. Cependant on peut reconnaître trois degrés principaux. Dans le premier, la contusion est superficielle ; le sang séjourne dans les capillaires de la peau, est infiltré dans le tissu cellulaire sous-cutané. Le repos et quelques applications résolutives froides suffisent pour dissiper ces accidens. Dans le second, le tissu des parties a été déchiré ; il y a épanchement de sang, stupeur plus ou moins marquée, selon l'étendue et la gravité de la maladie. Des saignées, des applications résolutives, quelquefois des applications émollientes, quelquefois même aussi l'amputation de la partie, pour prévenir la gangrène, ou pour y remédier, sont les moyens que l'art doit mettre en usage. Enfin, dans le dernier degré, toutes les parties molles et solides, excepté toujours la peau, sont confondues, broyées et réduites en une sorte de bouillie ; il ne reste d'espoir que dans l'amputation, lorsqu'elle est possible.

CONVALESCENCE, s. f., *convalescentia ;* état de celui qui relève de maladie : temps qu'il met à recouvrer complétement la santé.

CONVALESCENT, adj. et s. m., *convalescens ;* celui qui est entré en convalescence.

CONVERGENCE, s. f., *convergentia ;* disposition de lignes ou de rayons qui convergent ou vont se rendre vers un même point.

CONVERGENT, adj., *convergens ;* qui converge : *rayons convergens, lignes convergentes.*

CONVERGER, v. n. (*vergere*, être tourné vers, *cum*, avec) ; tendre vers un même point. On se sert de cette expression en parlant de lignes qui, de différens points, viennent se réunir en un seul.

CONVERSION, s. f., *conversio* (*cum*, avec, *vertere*, tourner) ; changement. On a appelé *conversion des maladies*, le changement d'une maladie en une autre.

CONVEXE, adj., *convexus* (*convehere*, porter, soutenir ensemble) ; se dit d'une surface courbée, dont le centre est plus élevé que les bords.

CONVEXITÉ, s. f., *convexitas ;* disposition convexe d'une surface.

CONVEXO - CONCAVE, adj., *convexo-concavus ;* qui est convexe d'un côté et concave de l'autre.

CONVEXO-CONVEXE, adj., *convexo-convexus ;* qui est convexe des deux côtés.

CONVOLUTÉ, adj., *convolutus ;* roulé en cornet ; *feuille convolutée, gaîne convolutée.*

CONVOLUTIF, adj., *convolutivus.—Feuille convolutive*, roulée autour d'un de ses bords, qui semble en devenir l'axe.

CONVULSÉ, adj., *convulsus ;* qui est attaqué de convulsion. *Muscle convulsé.*

CONVULSIBILITÉ, s. f. ; disposition aux convulsions.

CONVULSIBLE, adj. ; disposé aux convulsions.

CONVULSIF, adj. ; qui est accompagné de convulsions, ou qui en est le résultat. *Toux convulsive, mouvement convulsif.* On a appelé *remèdes convulsifs*, ceux dont l'administration est suivie de convulsions.

CONVULSION, s. f., *convulsio ;* alternative brusque de mouvemens irréguliers de flexion et d'extension, d'abduction et d'adduction, occasionée par l'irritation primitive ou secondaire d'un point quelconque du système nerveux. C'est toujours un symptôme, jamais une maladie.

CONVULSIONNAIRE, adj. et s. m. ; nom que l'on donnait autrefois à des personnes chez lesquelles les idées religieuses ou l'espoir d'un salaire déshonorant provoquaient des convulsions réelles ou des contorsions volontaires.

COPALINE, s. f., *copalina ;* principe immédiat des végétaux qui existe dans la gomme copal. C'est une substance incolore, dure, friable, insoluble dans l'eau et l'alcool, et qui forme avec l'éther une masse gélatineuse, transparente et filante.

COPHOSE, s. f., *cophosis* (κωφὸς, sourd) ; diminution ou perte totale du sens de l'ouïe.

COPROCRASIE, s. f., *coprocrasia* (κόπρος, excrément, ἀκρασία, impossibilité de retenir) ; sortie involontaire des matières fécales.

COPROCRITIQUE. *V.* ECCOPROTIQUE.

COPROÉMÈSE, s. f., *coproemesis* (κόπρος, excrément, ἐμεσία, vomissement) ; vomissement de matières fécales.

COPROPHORIE, s. f., *coprophoria* (κοπρὸς, excrément, φέρω, je fais sortir) ; action d'un purgatif ou purgation.

COPRORRHÉE, s. f., *coprorrhœa* (κόπρος, excrément, ῥέω, je coule) ; synonyme de *diarrhée.*

COPROSCLÉROSE, s. f., *coprosclerosis* (κόπρος, excrément, σκληρόω, j'endurcis) ; endurcissement des matières fécales.

COPROSTASIE, s. f., *coprostasia* (κόπρος, excrément, ἵστημι, j'arrête) ; rétention des excrémens. Elle constitue le premier genre de la deuxième famille ou des entéroses de la Nosologie naturelle d'Alibert.

COPTARION, mot grec par lequel on désignait des médicamens en forme de petits gâteaux que l'on administrait dans les maladies de poitrine.

COPTE, κόπτον ; préparation pharmaceutique végétale sous forme de gâteau, que les anciens donnaient à l'intérieur, ou appliquaient sur la région de l'estomac.

COPULATION, s. f., *copulatio* ; union des deux sexes, qui a pour but la production d'un nouvel individu. Synonyme de *coït*.

COQ., abréviation employée pour *coquatur*, que l'on fasse cuire.

COQUE, s. f., *coccum* ; péricarpe qui s'ouvre avec élasticité quand les graines sont mûres, ou qui reste toujours clos, mais est formé d'une valve soudée par les bords.

Coque du Levant, s. m., *coccus orientalis* ; fruit du *menispermum cocculus*, L., arbrisseau de la côte du Malabar. On ne s'en sert qu'à l'extérieur, surtout pour détruire les poux. Elle doit à la picrotoxine qu'elle contient l'action vénéneuse qu'elle exerce sur les animaux, et dont on profite pour prendre les poissons, qu'elle enivre et tue. C'est dans l'amande que réside ce principe délétère : le tégument n'est que vomitif.

COQUELICOT, s. m., *papaver rhœas* ; plante de la polyandrie monogynie et de la famille des papavéracées, qui abonde dans nos moissons. L'infusion aqueuse de ses pétales passe pour diaphorétique et un peu calmante. Il est probable qu'elle n'agit que par l'eau et la chaleur dont celle-ci se trouve imprégnée.

COQUELOURDE, s. f., *anemone pulsatilla* ; jolie plante indigène de la polyandrie polygynie et de la famille des renonculacées, dont on a voulu introduire en médecine l'extrait, qui est stimulant, et vénéneux à haute dose.

COQUELUCHE, s. f., *pertussis* ; toux violente et convulsive pendant laquelle une seule inspiration est suivie de plusieurs expirations successives. Cette toux revient par accès appelés *quintes* ; on l'observe surtout chez les enfans. C'est le symptôme d'une variété de la bronchite rémittente ou intermittente.

COR, s. m., *gemursa*, *clavus pedis* ; petite tumeur dure et cornée qui se développe sur les parties saillantes des orteils ou du pied, où elle est ordinairement produite par la pression qu'exercent les chaussures étroites. La forme des cors est celle d'un clou dont la tête, large et convexe, serait saillante au-dessus du niveau de la peau, et dont la pointe, conique et mousse, s'enfoncerait dans l'épaisseur des tégumens, et même jusqu'aux tendons des orteils et au périoste. La simple immersion des pieds dans l'eau chaude suffit quelquefois pour les faire détacher ; dans tous les cas, la cautérisation ou l'ablation avec le bistouri peut les détruire ; mais outre que ces procédés ne sont pas sans danger, ils ne préviennent pas toujours la récidive du mal, lors même que l'individu fait usage de chaussures plus larges. Il arrive quelquefois qu'un abcès, déterminé par l'irritation produite par le cor, le soulève, le détache, et en débarrasse pour toujours le malade.

CORACO - BRACHIAL, adj., *coraco-brachialis* ; nom d'un muscle du bras (coraco-huméral, Ch.), qui du sommet de l'apophyse caracoïde se porte à la partie moyenne de la face et du bord internes de l'humérus, et qui dirige le bras en avant, le rapproche du corps, et le fait tourner un peu sur son axe de dedans en dehors.

Coraco-claviculaire, adj., *coraco-clavicularis* ; nom d'un fort ligament qui unit la clavicule à l'apophyse coracoïde.

Coraco-cubital (Girard) ; le long fléchisseur de l'avant-bras (Bourgelat).

Coraco - huméral, adj., *coraco-humeralis* ; nom donné par Chaussier au muscle coraco-brachial.

Coraco-hyoïdien, adj., *coraco-hyoïdeus* ; quelques anatomistes appellent ainsi le muscle omoplat-hyoïdien.

CORACOÏDE, adj., *coracoïdes, coracoideus, ancyroïdes, rostriformis*, κοραχοει–δὴς (κόραξ, corbeau, εἶδος, forme) ; nom d'une éminence étroite, allongée et recourbée sur elle-même, qui termine le bord supérieur de l'omoplate en devant. —*Clavicule coracoïde* ; nom donné à l'apophyse coracoïde, dans les ovipares, chez lesquels elle sort de l'état rudimentaire, et prend un grand développement.

CORACOÏDIEN, adj. ; nom d'un petit faisceau fibreux qui convertit en un trou l'échancrure du bord supérieur de l'omoplate.

CORACO-RADIAL, adj., *coraco-radialis* ; épithète que le muscle biceps brachial a reçue de Winslow.

CORAIL, s. m., *corallium*, κοράλλιον ; genre de polypier pierreux, solide, strié à sa surface, et couvert d'une enveloppe charnue, garnie de pores qui logent les polypes. Le corail est rouge ou blanc. On ne s'en sert plus aujourd'hui en médecine, si ce n'est dans les poudres dentifrices.

CORALLINE, s. f., *corallina*; genre de polypiers dont la tige et les rameaux sont garnis d'articulations cornées, et couverts d'une substance calcaire dont la superficie ne présente pas de cellules visibles. La *coralline officinale* est une des nombreuses productions marines dont le mélange constitue la *mousse de Corse*.

CORDE, s. f., *chorda*; espèce de bride formée par le canal de l'urètre rendu inextensible par l'inflammation : elle s'oppose à l'allongement de la verge, qu'elle tient courbée en bas au moment de l'érection.

Corde d'Hippocrate, s. f., *chorda Hippocratis*. Ce nom a été donné quelquefois au tendon d'Achille.

Corde du tambour ou *du tympan*, *chorda*, *funiculus tympani* ; filet nerveux (tympanique, Ch.) provenant du ganglion sphéno-palatin, qui s'introduit dans la caisse du tympan par une ouverture située au-dessus de la pyramide, en sort par la scissure de Glaser, s'accole au nerf lingual, et finit par se jeter dans un ganglion particulier, au niveau de la glande sous-maxillaire.

CORDÉ. On dit vulgairement que l'uréthrite est *cordée*, lorsque l'intensité de l'inflammation de l'urètre est telle qu'elle empêche ce dernier de s'étendre autant que les corps caverneux.

CORDES *vocales* ou *de Ferrein*, *chordæ vocales*, *Ferrenii* ; nom donné aux ligamens de la glotte, parce que Ferrein les a comparés à des cordes tendues, et leur a attribué la production de la voix.

CORDIAL, adj., *cordialis*, *cardiacus*. On a donné ce nom à des médicamens toniques ou excitans, que l'on jugeait propres à remonter l'action du cœur.

CORDIFORME, adj., *cordiformis* ; qui a la forme d'un cœur. On donne ce nom en botanique aux feuilles qui ont à peu près cette forme.

CORDON, s. m., *funiculus*; petite corde. Les anatomistes donnent ce nom à des parties qui ressemblent à une corde peu volumineuse. *Cordon nerveux*, synonyme de *nerf*.

Cordon ombilical, *funiculus umbilicalis* ; assemblage de la veine ombilicale, des artères du même nom, et, durant les premiers mois de la gestation, des vaisseaux omphalo-mésentériques, unis par un tissu cellulaire assez dense. La longueur de ce cordon varie communément de seize à vingt-deux pouces, et son volume, fort inégal, se rapproche assez de celui du petit doigt. Il s'étend du placenta a l'ombilic du fœtus.

Cordon spermatique, *funiculus spermaticus* ; assemblage du conduit déférent, de l'artère, des veines et des nerfs spermatiques, unis par du tissu cellulaire, et entourés d'une gaîne fibreuse. Il s'étend de l'épididyme à l'anneau inguinal.

Cordon sus-pubien. Chaussier donne ce nom au ligament rond de la matrice.

CORDYLÉE, s. f., *cordylea* ; nom donné par les anciens aux excrémens d'une espèce de stellion, très-usités autrefois contre les maladies de la peau, et qui ont passé pendant long-temps pour un précieux cosmétique.

CORIANDRE, s. f., *coriandrum sativum* ; plante herbacée de la pentandrie digynie et de la famille des ombellifères, qu'on cultive sur quelques points de la France, et qui, fraîche, exhale une odeur désagréable de punaise. Les graines sèches sont aromatiques et toniques. On en fait des dragées, et on les emploie aussi comme assaisonnement.

CORMÉ, s. m. ; liqueur fermentée, sorte de vin qu'on prépare avec les cormes.

CORNACHINE, poudre composée de diagrède, de crème de tartre et d'antimoine diaphorétique. Elle tire son nom du médecin Cornachini, qui l'avait inventée.

CORNAGE, s. m. ; s'entend des chevaux qui ont la respiration sifflante. On appelle ces chevaux *corneurs* ou *cornards*, parce qu'ils font entendre un bruit semblable à celui qui a lieu lorsqu'on souffle dans une corne.

CORNE, s. f., *cornu*, κέρας ; éminence conique et dure, qui croît sur la tête de certains animaux, auxquels elle sert d'arme offensive ou défensive. Les anatomistes ont donné ce nom à des parties du corps de l'homme qui ont à peu près la même forme que les cornes des animaux.

Corne antérieure du ventricule latéral, *cornu anterius ventriculi lateralis* ; portion du ventricule latéral du cerveau, qui est logée dans le lobe moyen, et qui forme le commencement de cette vaste cavité.

Corne d'Ammon, *corne de bélier*, *grand hippocampe*, *pied de cheval marin*, *protubérance cylindroïde*, *cornu Ammonis*, *hippocampus*, *protuberantia cylindrica*, *cornu arietis*, *processus cerebri lateralis* ; large et volumineuse éminence, recourbée sur elle-même, qu'on remarque dans la corne postérieure du ventricule latéral du cerveau, et dont la surface présente deux ou trois tubercules séparés par des rainures peu profondes.

Corne de cerf, *cornu cervi* ; bois du cerf, qui renferme beaucoup de gélatine et de phosphate de chaux. La *corne de cerf coupée* sert à préparer des boissons mucilagineuses ; *calcinée* ou privée de la gélatine, elle entre dans la décoction blanche de Sydenham. On appelle encore *corne de cerf* plusieurs champignons des genres clavaire et hydne, et quelques plantes dont les feuilles sont disposées à peu près comme les bois du cerf.

Corne de la peau ; excroissance qui se forme à la surface de la peau, et qui ressemble par sa forme à une corne d'animal. On en pratique l'ablation, en enlevant la portion de peau qui lui donne naissance.

Corne descendante ou *inférieure du ventricule latéral*, *cornu descendens ventriculi lateralis* ; terminaison du ventricule latéral du cerveau dans le lobe moyen, derrière la scissure de Sylvius, au-dessous du point où commence cette cavité irrégulière.

Cornes du cartilage thyroïde, *cornua thyroïdeæ cartilaginis* ; éminences du cartilage thyroïde, distinguées en *grandes* ou *supérieures*, qui s'articulent avec les grandes cornes de l'hyoïde, et en *petites* ou *inférieures*, qui s'unissent avec le cartilage cricoïde.

Cornes du coccyx, *cornua coccygea* ; nom donné à deux petites éminences tuberculeuses de la base du coccyx, qui s'articulent avec celles du sacrum.

Cornes de l'hyoïde, *cornua hyoïdei ossis* ; on appelle ainsi quatre pièces de l'hyoïde humain qui surmontent le corps, et qu'on distingue en *petites* ou *supérieures*, et *grandes* ou *latérales*.

Cornes de la matrice, *cornua uteri* ; cette dénomination a été donnée aux *trompes de Fallope*.

Corne postérieure du ventricule latéral, *cornu posterius ventriculi lateralis* ; prolongement triangulaire que le ventricule latéral du cerveau envoie dans l'épaisseur du lobe occipital.

Cornes du sacrum, *cornua sacralia* ; deux tubercules situés à la partie postérieure et inférieure du sacrum, qui s'unissent quelquefois aux cornes du coccyx, et sous lesquels passe la dernière paire sacrée.

CORNÉ, adj., *corneus* ; qui participe de la nature de la corne, ou qui en a l'apparence. On a eu tort d'établir un tissu particulier sous le nom de *corné*, car toutes les productions cornées se rattachent au système pileux. Plusieurs substances s'appelaient autrefois *cornées*, à cause de leur aspect : ainsi on nommait le chlorure d'argent, *argent corné*.

CORNÉE *transparente*, s. f., *cornea transparens* ; membrane transparente, convexe en devant et concave en arrière, qui s'enchâsse dans la sclérotique, forme à peu près le cinquième antérieur du globe de l'œil, et représente un segment d'une sphère de sept lignes et demie de diamètre. C'est un assemblage de lames superposées, sur le nombre desquelles les anatomistes ne s'accordent pas.

Cornée opaque, s. f., *cornea opaca* ; la sclérotique est souvent désignée sous ce nom.

CORNET, s. m., *cucullus*. Les anatomistes appellent ainsi des lamelles osseuses contournées sur elles-mêmes, qui sont situées dans l'intérieur des fosses nasales.

Cornet acoustique, s. m., *tubus acusticus, acusticum cornu* ; cône creux fait en argent, en fer-blanc, en gomme élastique, etc., dont on place le sommet vers l'entrée du conduit auditif, et la base vers le son qu'on veut percevoir, et dont il est destiné à augmenter l'intensité. Cet instrument est fort utile aux personnes affectées de dureté de l'ouïe.

Cornet de Bertin, plus généralement appelé *cornet sphénoïdal*.

Cornet ethmoïdal, ou *cornet moyen*.

Cornet inférieur, *os turbinatum inferius*, *concha nasi inferior*, *os sous-ethmoïdal*, Ch. ; os irrégulier, elliptique, contourné sur lui-même et très-rugueux, qui sépare l'un de l'autre les méats inférieur et moyen des fosses nasales, et s'articule avec l'ethmoïde.

Cornet de Morgagni, appelé aussi *cornet supérieur*.

Cornet moyen ou *ethmoïdal*, *os turbinatum medius* ; lame osseuse, courbée et rugueuse, qui sépare le méat moyen du méat supérieur des fosses nasales, et qui fait partie de l'ethmoïde.

Cornet sphénoïdal ou *de Bertin*, *cornu sphénoïdale* ; osselet mince et recourbé sur lui-même en manière de pyramide creuse, qui se trouve situé entre le sphénoïde et l'ethmoïde, avec lesquels il se confond dans l'âge adulte, et dont il existe deux, un de chaque côté.

Cornet supérieur ou *de Morgagni* ; lame

mince, recourbée sur elle-même, et quelquefois double , qui fait partie de l'ethmoïde , et surmonte le méat supérieur des fosses nasales.

CORNICHON , s. m. ; fruit d'une variété du concombre cultivé, que l'on confit au vinaigre, pour servir d'assaisonnement.

Cornichon de câpre ; capsule encore verte du câprier , confite au vinaigre.

CORNICULE , s. f. , *cornicula ;* sorte de ventouse allongée en forme de cornet , dont on applique la base aux parties, et dans laquelle on fait le vide , par aspiration , au moyen d'une ouverture placée à son sommet.

CORNU , adj. , *cornutus :* se dit d'un cheval dont les os de la hanche s'élèvent aussi haut que la croupe.

CORNUE , s. f. , *cornuta ;* vase de verre, de grès ou de métal, ayant la forme d'une bouteille courbée sur elle-même à la hauteur de son col , dont on se sert pour distiller certaines substances. Une *cornue tubulée* est celle qui a sa partie supérieure percée d'une ouverture qu'on peut fermer à volonté.

COROLLACÉ , adj. , *corollaceus ;* qui ressemble à une corolle.

COROLLAIRE , adj. , *corollaris ;* qui dépend de la corolle.—*Vrille corollaire,* formée par un pétale ou par un segment de la corolle.

COROLLE , s. f. , *corolla (corona ,* couronne); enveloppe intérieure des fleurs à double périanthe , qui entoure immédiatement les organes sexuels , et dont le tissu est mou et délicat, quoiqu'elle fasse suite à la partie ligneuse de la tige.

COROLLÉ , adj. , *corollatus ;* qui est pourvu d'une corolle : *fleur corollée.*

COROLLIFÈRE , adj. , *corolliferus ;* qui porte la corolle.

COROLLIFORME , adj., *corolliformis ;* qui ressemble à une corolle, qui en a l'apparence.

COROLLULE , s. f. , *corollula ;* petite corolle ou *fleuron.*

CORONAIRE , adj. , *coronarius (corona ,* couronne); qui est contourné en manière de couronne.—Les artères et veines cardiaques ont reçu le nom de *coronaires ,* parce qu'elles se contournent autour du cœur.—*Os coronaire, ou os de la couronne du pied ;* pièce osseuse, placée en partie dans le sabot du cheval , en partie hors de cette boîte, et qui s'articule d'une part avec l'os du pâturon, de l'autre avec l'os du pied.—*Os coronaire ou coronoïdien,* l'une des six pièces qui forment les branches de chaque maxillaire inférieur dans les reptiles et les oiseaux.

Coronaire stomachique ; nom d'une artère (gastrique, Ch.) qui provient de la cœliaque, et suit la petite courbure de l'estomac jusqu'au pylore : une veine , qui porte la même dénomination , l'accompagne.

CORONAL , adj. , *coronalis, coronarius ;* qui a rapport à la couronne.—*Os coronal* ou *frontal,* ainsi appelé parce que c'est en partie sur lui que pose la couronne des rois.—*Aponévrose coronale ,* plus généralement appelée *occipito - frontale.*— *Suture coronale ,* qui unit les deux moitiés latérales de l'os frontal.

CORONOÏDE , adj. , *coronoides* (κορώνη, corneille , εἶδος, forme); nom d'une éminence triangulaire située à la partie antérieure et supérieure de la branche de la mâchoire , et dont le sommet donne attache au muscle temporal ; nom d'une autre apophyse du cubitus qu'on observe en avant et au-dessous de l'olécrane.

CORONOÏDIEN , adj. , *coronoideus :* nom donné par Cuvier à l'une des six pièces de la branche de la mâchoire dans les oiseaux et les reptiles.

CORPS , s. m. , *corpus ,* σῶμα ; objet qui frappe un ou plusieurs de nos sens ; portion de matière qui remplit un certain espace, et qui se compose de molécules unies ensemble par la force de cohésion ; tout composé de parties ; assemblage de parties qui concourent à un but commun ; partie la plus considérable d'un assemblage de parties qui tendent à un but commun ; partie principale d'un os ou d'un muscle; sorte de vêtement qui ne couvre que le tronc.

Corps bigéminés , corpora bigemina. On a donné ce nom aux *tubercules quadrijumeaux.*

Corps calleux , voûte médullaire , plafond des ventricules du cerveau , centre ovale (Vieussens), *mésolobe* (Ch.), *grande commissure du cerveau* (Gall) *, corpus callosum ;* large bande blanche, molle et fibreuse , qu'on aperçoit en écartant les deux hémisphères du cerveau , qui lui donnent naissance par la jonction de leurs fibres sur la ligne médiane.

Corps cannelés , appelés aussi *corps striés.*

Corps caverneux , corpus cavernosum ; corps formé d'un tissu spongieux, résultant lui-même d'un lacis inextricable de veines, qui constitue la plus grande partie du pénis et du clitoris, et qui est susceptible d'érection.

Corps ciliaire. V. CILIAIRE.

Corps cribleux, corpus cribrosum; on a donné ce nom au tissu cellulaire.

Corps dentelé, corpus denticulatum, ciliare; synonyme de *corps festonné.*

Corps étranger, s. m., corpus externum, alienum; toute substance organique ou inorganique, animée ou inanimée, solide, liquide ou gazeuse, venue du dehors ou développée au dedans, qui ne fait pas ou qui ne fait plus partie de l'organisation du corps, et qui occupe, au milieu des tissus ou dans quelque cavité, un lieu qu'elle ne devrait point occuper. Tous les animaux parasites, tous les corps venus du dehors, toutes les concrétions, toutes les matières épanchées, sont des corps étrangers. Ils fatiguent les organes au milieu ou dans la cavité desquels ils se trouvent, en raison de leur développement, de leur poids, de l'irrégularité plus ou moins grande de leur surface, de leurs propriétés chimiques, quelquefois en raison de leurs appétits, etc. L'absorption les détruit quelquefois, quelquefois aussi ils sont expulsés spontanément; mais dans beaucoup de circonstances l'art est obligé d'aider la nature, et d'en favoriser l'expulsion ou d'en pratiquer l'extraction.

Corps festonné, corpus fimbriatum; noyau grisâtre, entouré d'une ligne jaunâtre et ondulée qui forme le centre du cervelet, et qu'on aperçoit en pratiquant une coupe verticale qui divise ce dernier en deux parties égales.

Corps fibreux, corpora fibrosa. Bayle nomme ainsi des productions fibreuses accidentelles, de forme arrondie, plus ou moins adhérentes, quelquefois pédiculées, qui se développent dans certaines parties du corps, et particulièrement dans l'épaisseur de l'utérus.

Corps frangé, corpus fimbriatum; bandelette mince, aplatie et très-fine, qui règne le long du bord concave de la corne d'Ammon, et qui est la continuation d'une partie du pilier postérieur de la voûte à trois piliers.

Corps genouillés, corpora geniculata; éminences que les couches optiques présentent en dehors, à leur face inférieure.

Corps d'Highmore, corpus Highmori; saillie oblongue (sinus des vaisseaux séminifères, Ch.) qui règne le long du bord supérieur du testicule, et qui paraît formée par un renflement de la membrane albuginée que traversent obliquement

les principaux troncs des vaisseaux séminifères qui vont se rendre à l'épididyme.

Corps jaune, corpus luteum; petit corps jaunâtre qu'on aperçoit sur l'ovaire de la femme, après la rupture d'une des vésicules par l'effet d'un coït suivi d'imprégnation.

Corps muqueux, corpus mucosum. Bordeu appelait ainsi le tissu cellulaire. On donne ce nom, ou celui de *réticulaire*, à un assemblage de vaisseaux sanguins, d'un tissu blanc particulier et de granulations sécrétoires, qui est situé entre le derme et l'épiderme.

Corps olivaires, corpora olivaria. On appelle ainsi les éminences olivaires qu'on voit à la face occipitale de la moelle allongée.

Corps pampiniforme, corpus pampiniforme; réseau vasculaire que les artères et veines spermatiques forment par leur entrelacement au-devant du muscle psoas.

Corps papillaire, corpus papillare; assemblage de granulations papillaires qui sont situées entre le derme et l'épiderme.

Corps psalloïde, corpus psalloides. On a donné ce nom à la *voûte à trois piliers.*

Corps pyramidaux, pyramides antérieures (Gall), *éminences pyramidales* (Ch.), *corpora pyramidalia.* On donne ce nom aux deux éminences internes qu'on observe sur la face antérieure de la moelle allongée, et qui sont séparées par le sillon médian.

Corps restiforme, corpus restiforme; le plus postérieur et le plus externe des trois faisceaux fibreux dans lesquels se divise chacun des deux cordons principaux de la moelle allongée. C'est ce qu'on appelle aussi *cuisses postérieures du cervelet, racines, bras* ou *jambes du cervelet, petites branches de la moelle allongée.*

Corps réticulaire, corpus reticulare; synonyme de *corps muqueux.*

Corps rhomboïdal, corpus rhomboidale; synonyme de *corps festonné.*

Corps striés, grand ganglion supérieur du cerveau (Gall), *couches des nerfs ethmoïdaux* (Chaussier), *corpora striata, colliculi nervi ethmoidalis, apices crurum medullæ oblongatæ;* éminences grisâtres, pyriformes, terminées en pointe, rapprochées en devant, écartées en arrière, qu'on trouve au-dessous de la voûte à trois piliers, et qui doivent leur nom à ce que, quand on les coupe, on voit qu'elles résultent d'un mélange de substance grise et de substance blanche, disposées par lignes longitudinales et alternatives.

Corps vitré, corpus vitreum ; masse transparente et de consistance gélatineuse, qui remplit l'œil, derrière le cristallin, et qui est formée par l'humeur vitrée contenue dans les cellules que lui forme la membrane hyaloïde.

CORPULENCE, s. f., *corpulentia ;* se dit de la taille ou de l'embonpoint du corps, et de l'un et de l'autre, sans spécifier s'ils présentent rien d'extraordinaire.

CORPUSCULAIRE, adj., *corpuscularis ;* qui a rapport aux corpuscules. — *Philosophie corpusculaire* ou *atomisme,* système de quelques anciens philosophes grecs, dans lequel on expliquait les phénomènes de l'univers par l'existence des corpuscules ou atomes.

CORPUSCULE, s. m., *corpusculum ;* corps d'une excessive ténuité, et qu'on suppose indivisible. Synonyme d'*atome.*

CORRECTIF, adj. et s. m., *correctorius, corrigens.* On donne cette épithète à toute substance qu'on fait entrer dans une préparation pharmaceutique quelconque, pour adoucir et tempérer l'activité des agens destinés à jouer le principal rôle.

CORROBORANT, adj., *corroborans (corroborare,* fortifier) ; se dit des substances propres à donner du ton, à fortifier.

CORROBORATION, s. f., *corroboratio ;* action de fortifier.

CORRODANT. *V.* CORROSIF.

CORROSIF, adj., *corrosivus (corrodere,* ronger) ; cette épithète est donnée à toute substance qui détruit les parties avec lesquelles on la met en contact, soit en exerçant sur elles une véritable action chimique, soit en excitant une inflammation dont la violence cause la gangrène.—*Sublimé corrosif,* ancien nom du *deutochlorure de mercure.*

CORROSION, s. f., *corrosio ;* action des substances corrosives.

CORRUGATEUR, adj., *corrugator (corrugare,* plisser) ; certains anatomistes ont appelé ainsi le muscle *sourcilier,* à cause des plis longitudinaux dont il couvre la racine du nez quand il se contracte.

CORRUGATION, s. f., *corrugatio,* ῥίκνωσις (*corrugare,* plisser) ; froncement ou plissement de la peau, produit par l'action de toute cause, externe ou interne, qui détermine le resserrement de ce tissu sur lui-même.

CORRUPTION, s. f., *corruptio ;* altération que subit un corps lorsque ses élémens viennent à réagir les uns sur les au

tres. | Se disait autrefois des humeurs que l'on supposait altérées, dépravées, et même putréfiées.

CORSET, s. m., *tunica thoracis ;* vêtement qui embrasse étroitement le tronc, et dont l'usage est très-répandu parmi les femmes des pays civilisés. | Nom donné à plusieurs bandages plus ou moins compliqués qui embrassent la plus grande partie du tronc. — *de Brasdor,* nom d'un bandage imaginé par Brasdor pour maintenir en place les fragmens de la clavicule fracturée.

CORTICAL, adj., *corticalis ;* qui a du rapport avec l'écorce. — *Substance corticale,* portion extérieure de la substance du cerveau et des reins, qui diffère de l'intérieure par sa couleur plus foncée. | Se dit en botanique de tout ce qui a rapport à l'écorce. — *Bouton cortical.*— *Couches corticales,* plans les plus extérieurs du liber, qui ne sont apparens que dans un petit nombre d'arbres.

CORTIQUEUX, adj., *corticosus ;* épithète donnée aux fruits qui sont durs et coriaces en dehors, et charnus ou pulpeux en dedans.

CORYBANTIASME, s. m., *corybantiasmus* (κορύβας, corybante) ; nom donné autrefois à une frénésie dans laquelle les malades étaient en proie à des visions fantastiques et à une insomnie continuelle.

CORYMBE, s. m., *corymbus* (κόρυμβος, sommet) ; assemblage de fleurs dont ni les pédoncules ni les pédicules ne partent du même point de la partie supérieure de la tige, mais arrivent cependant tous à peu près à la même hauteur, comme dans la mille-feuille.

CORYZA, s. m., *coryza ;* inflammation de la membrane muqueuse des fosses nasales, et de celle qui tapisse les divers sinus qui viennent s'y aboucher.

COSCINOMANTIE, s. f., *coscinomantia* (κόσκινον, crible, μαντεία, divination) ; art de reconnaître la culpabilité d'un homme par le moyen d'un crible tenu horizontalement sur un bâton, et qui se penche vers le coupable.

COSMÉTIQUE, adj. et s. m. et f., *cosmeticus* (κόσμος, embellissement). On donne ce nom à différentes préparations destinées à la toilette, comme les eaux de senteur, les essences, le savon, les fards, etc.

COSSE, s. f., *siliqua ;* nom populaire de la *silique. V.* ce mot.

COSSUM, s. m., *cossum ;* sorte d'ulcère du nez. (Paracelse.)

COSTAL, adj., *costalis (costa,* côte) ; qui appartient aux côtes. — *Cartilages costaux*, qui font suite aux côtes ; ils sont au nombre de douze, dont les sept premiers se continuent avec le sternum, les quatre suivans s'unissent au septième, et le dernier demeure presque toujours flottant au milieu des chairs.—*Vertèbres costales* ou *dorsales*. — *Nerfs costaux* ou *dorsaux*. — *Plèvre costale*, portion de la plèvre qui revêt l'intérieur de la cavité pectorale.

Costo-abdominal, adj., *costo abdominalis* ; nom donné par Chaussier au muscle *oblique externe* du bas-ventre.

Costo-claviculaire, adj., *costo-clavicularis* ; nom donné quelquefois au ligament *cléido-costal*, et imposé par Chaussier au muscle *sous-clavier*.

Costo-coracoïdien, adj., *costo-coracoideus* ; nom donné par Chaussier au muscle *petit pectoral*.

Costo-scapulaire, adj., *costo-scapularis* ; nom donné par Chaussier au muscle *grand dentelé*.

Costo-sternal, adj., *costo-sternalis* ; épithète par laquelle on désigne l'articulation du sternum avec l'extrémité antérieure des sept côtes supérieures.

Costo-thorachique, adj., *costo-thoracicus*. Chaussier appelle ainsi les *vaisseaux thorachiques inférieurs*.

Costo-trachélien, adj., *costo-trachelianus* ; sous ce nom Chaussier désigne la masse réunie des muscles *scalènes antérieur* et *postérieur*.

Costo-transversaire, adj., *costo-transversarius* ; nom donné à l'articulation des tubérosités des côtes avec les apophyses transverses des vertèbres du dos.

Costo-vertébral, adj., *costo-vertebralis* ; dénomination imposée à l'articulation des têtes des côtes avec la colonne vertébrale, et aux ligamens qui l'affermissent.

Costo-xyphoïdien, adj., *costo-xyphoideus* ; nom d'un ligament qui unit le cartilage de la septième vraie côte à l'appendice xyphoïde.

Costus d'*Arabie*, s. m., *costus arabicus* ; plante de la monandrie monogynie et de la famille des amomées, dont on emploie en médecine, comme tonique et excitante, la racine, qui est légère, poreuse, friable et aromatique.

Côte, s. f., *costa*. On appelle *côtes* des arceaux osseux, irréguliers, longs, courbés sur eux-mêmes et un peu aplatis, qui garnissent obliquement les parties latérales de la poitrine. Il y en a vingt-quatre, douze de chaque côté, qu'on distingue en *vraies côtes* ou *côtes sternales*, dont les

cartilages s'étendent jusqu'au sternum ; et en *fausses côtes* ou *côtes asternales*, dont les cartilages ne vont pas jusqu'à cet os, mais dont les extrémités antérieures s'unissent ensemble, ou demeurent libres et en quelque sorte flottantes entre les muscles de l'abdomen. | En botanique le mot *côte* est employé comme synonyme de *nervure*, plus toutefois par le vulgaire que par les naturalistes.

Cotignac, gelée que l'on prépare avec des coings non entièrement mûrs et du sucre blanc. C'est une confiture stomachique et astringente.

Coton, s. m., *gossypium* ; duvet tendre et filamenteux, d'un blanc de lait quand il a été lavé, inodore, insipide, très combustible, et soluble dans les alcalis concentrés, qui garnit les graines de diverses plantes, entre autres des cotonniers et des asclépias. On le range parmi les principes immédiats des végétaux.

Cotonneux. *V.* Tomenteux.

Cotonnier, s. m., *gossypium* ; genre de plantes de la monadelphie polyandrie et de la famille des malvacées, qui renferme plusieurs espèces d'Amérique et des Indes orientales, toutes précieuses à cause de la bourre qui enveloppe leurs graines, et qui constitue le coton.

Cotyle, s. f., *cotyla, cotyle, acetabulum*, κοτύλη : cavité d'un os qui reçoit la tête d'un autre os. Les Grecs appelaient ainsi les cavités nommées aujourd'hui *cotyloïde* et *glénoïde*.

Cotyléal, s. m. Sous ce nom Geoffroy Saint-Hilaire désigne l'un des os qui forment la voûte du crâne, et qui sert de lien pour le rocher et le cadre du tympan.

Cotylédon, s. m., *cotyledon*, κοτυλεδών. Les anatomistes donnent le nom de *cotylédons* à des excroissances celluleuses qu'on aperçoit dans la matrice de quelques mammifères, durant la gestation, et dans lesquelles plongent autant de faisceaux vasculaires du fœtus, disséminés sur la face interne du chorion.—Les inégalités ou bosselures que le placenta présente à l'extérieur, ont reçu aussi cette dénomination. | En botanique c'est un corps tantôt simple, tantôt double ou multiple, qui accompagne l'embryon dans la graine, et qui paraît servir à favoriser son développement, en lui fournissant les premiers matériaux de sa nutrition.

Cotylédonaire, adj., *cotyledoneus* ; qui a rapport aux cotylédons.—*Corps cotylé-*

donaire; nom donné aux cotylédons lorsqu'ils sont rapprochés ou soudés de manière à ne former qu'une seule masse.

COTYLÉDONÉ, adj., *cotyledoneus*; nom donné aux végétaux dont les graines sont pourvues de cotylédons.

COTYLOÏDE, adj., *cotyloides* (χοτύλη, cavité, εἶδος, forme); nom d'une cavité presque hémisphérique qui est creusée dans la portion de la face externe de l'os coxal tournée en devant et en bas, et qui loge la tête du fémur.

COTYLOÏDIEN, adj., *cotyloideus*; qui appartient à la cavité cotyloïde. — *Échancrure cotyloïdienne*, située en devant, au bord de la cavité, et destinée au passage des vaisseaux articulaires. — *Ligament cotyloïdien*, bourrelet fibro-cartilagineux qui entoure la cavité cotyloïde, sans se continuer avec le cartilage d'incrustation.

COUCHE ou COUCHES, *parturitio* (coucher); accouchement, enfantement.— *Fausse couche*, accouchement prématuré. | Temps pendant lequel une femme reste au lit après être accouchée. | *Suite de couches*, ce sont les *lochies*.

COUCHER, s. m., *decubitus*; position dans laquelle une personne est couchée. On distingue le coucher en *supination* ou sur le dos, *cubitus supinus vel resupinus*, en *pronation* ou sur le ventre, *cubitus pronus*, enfin sur l'un ou l'autre côté.

COUCHES *optiques, couches des nerfs oculaires* (Ch.), *grand ganglion inférieur du cerveau* (Gall), *thalami optici, colliculi nervorum opticorum*; nom donné à deux éminences blanchâtres, ellipsoïdes, plus volumineuses en arrière qu'en devant, et formées de fibres longitudinales blanches, séparées par d'autres de substance grise, qu'on aperçoit, dans les ventricules latéraux de l'encéphale, entre les corps striés, mais plus en arrière.

COUDE, s. m., *cubitus*; partie postérieure et saillante de l'articulation cubito-humérale, formée en grande partie par l'olécrane. On appelle aussi *coude*, mais improprement, l'articulation elle-même tout entière.

Coude-pied, s. m.; saillie qu'on remarque à la partie supérieure du pied, entre les os du métatarse et l'articulation tibio-tarsienne, et qui est produite par les os du tarse.

COUENNE, s. f., *cutis suilla*; nom que l'on donne communément à la peau du cochon. On a appelé ainsi en pathologie l'organisation particulière de la peau dans laquelle celle-ci présente une sur-

face plus ou moins étendue, saillante, de couleur brunâtre, et recouverte de poils. On a encore désigné par ce mot la couche grisâtre, plus ou moins épaisse, qu'offre souvent à sa superficie le caillot du sang tiré des veines. On l'a nommée en latin *corium phlogisticum, crusta pleuretica*, parce qu'on la voit se former principalement dans les phlegmasies, et surtout dans celles de la poitrine.

COUENNEUX, adj., *crustâ phlogisticâ obductus*; se dit du sang que recouvre la couenne inflammatoire.

COULANT, s. m., *flagellum*; jet qui, de distance en distance, pousse des feuilles et des racines, dont il est dépourvu dans les intervalles. Le fraisier en offre un exemple.

COULER, v. a. Ce verbe exprime l'action de faire passer des infusions ou des décoctions à travers des linges, ou de verser des minéraux ou des métaux fondus dans des vases destinés à leur donner une forme particulière. | Se dit aussi d'une chienne qui avorte peu de temps après avoir été couverte.

COULEUR, s. f., *color*, χρῶμα; impression que la lumière, directe ou réfléchie, produit sur l'organe de la vue. On distingue les couleurs en *primitives*, qui sont produites par la décomposition des rayons lumineux à l'aide du prisme; et en *secondaires*, qui résultent de la combinaison d'un certain nombre des précédentes. On compte sept couleurs primitives, qui, rangées d'après l'ordre de leur réfrangibilité, sont : le violet, l'indigo, le bleu, le vert, le jaune, l'orangé et le rouge.

COULISSE, s. f. Les anatomistes désignent sous ce nom toute rainure profonde pratiquée à la surface d'un os, et dans lequel peut glisser un tendon : telle est la *coulisse bicipitale* de l'humérus.

COULOIR, s. m. On donnait anciennement ce nom aux conduits destinés à éliminer du corps les humeurs excrémentielles.

COUP, s. m., *ictus* (*colpus*, formé par corruption de *colaphus*, qui vient de χόλαφος, *coup de la main*, dont la racine est χολάπλω, je frappe); choc, impression d'un corps contondant, piquant ou tranchant, sur un autre. | Marque de l'action du corps qui a frappé.

Coup de feu, s. m., *vulnus sclopetarium. V.* PLAIE *d'arme à feu.*

Coup de maître. V. TOUR *de maître.*

Coup de sang. C'est ainsi que l'on appelle vulgairement l'apoplexie sanguine.

Coup de soleil, ictus solis: effet que

produit l'action plus ou moins prolongée des rayons du soleil sur une partie du corps. C'est, pour la plupart du temps, un érysipèle ; d'autres fois, une inflammation du cerveau ou des méninges, si la tête est restée long-temps exposée à l'insolation.

Coup de tonnerre ; bruit particulier que les masses d'électricité atmosphérique produisent dans certains de leurs déplacemens.

COUPE, s. f., *scyphus* (κύπελλον, vase à boire) ; cavité qui, dans certains lichens, renferme les corpuscules reproductifs.

COUPELLATION, s. f. ; opération à l'aide de laquelle on sépare l'argent de tous les métaux, l'or excepté, avec lesquels il se trouve allié. Pour cela on le fond dans une coupelle avec du plomb, qui, en passant à travers les parois de ce vase, entraîne avec lui les métaux étrangers.

COUPELLE, s. f., *cupella ;* petit vase fait avec des os calcinés réduits en poudre, puis délayés dans de l'eau, et dont on se sert pour coupeller l'argent.

COUPER, v. a. ; c'est diminuer les propriétés d'un liquide en l'étendant dans un autre liquide moins actif. C'est dans ce sens qu'on dit *lait coupé, bouillon coupé.*

Couper (se), v. r. ; s'entend en médecine vétérinaire d'un cheval qui se blesse au boulet ou à la jambe avec le fer de l'autre, ou qui se frappe les jambes l'une contre l'autre.

COUPEROSE, s. f., *cuperosa* (*cuprum,* cuivre, *rosa,* rose) ; nom donné autrefois à plusieurs sulfates métalliques. | On a nommé *couperose* ou *goutte-rose, gutta rosea vel rosacea,* une affection chronique de la peau du visage, caractérisée par des boutons rouges et irréguliers. D'après Alibert, elle constitue une variété de la dartre pustuleuse.

Couperose blanche, ancien nom du *sulfate de zinc.*

Couperose bleue, ancien nom du *deutosulfate de cuivre* du commerce.

Couperose verte, ancien nom du *protosulfate de fer.*

COUPEROSÉ, adj., s'applique aux personnes qui sont affectées de couperose.

COUPURE, s. f., *cæsura, incisio* (κόπτω, je coupe) ; solution de continuité produite par un instrument tranchant.

COURANTE, s. f. ; expression triviale, synonyme de *diarrhée.*

COURAP, nom que l'on donne dans l'Inde aux affections psoriques.

COURBARIL, s. m., *hymenaca courbaril :*

arbre de la décandrie monogynie, et de la famille des légumineuses, qui croît à Cayenne. La résine *animé* découle de son tronc et de ses branches. Ses gousses renferment une pulpe farineuse et aromatique, agréable à manger.

COURBATURE, s. f., *acerba lassitudo ;* état d'une personne qui, après s'être livrée à des travaux fatigans, éprouve des douleurs contusives dans les membres et dans les lombes, suivies de lassitudes dans ces parties, et d'une faiblesse générale : à ces symptômes se joint quelquefois un léger mouvement fébrile, accompagné de perte de l'appétit, de céphalalgie, d'insomnie, et cet état se dissipe souvent au bout de deux ou trois jours. | Maladie inflammatoire qui affecte la membrane muqueuse des fosses nasales, le tissu des poumons, quelquefois de la plèvre. | *Vieille courbature,* s'entend de tubercules ramollis ou vomiques, situés dans le tissu pulmonaire, et envisagés par les maréchaux comme une matière puriforme. | S'entend encore d'animaux harassés de fatigue.

COURBATURÉ, adj. ; se dit des individus qui sont malades d'une courbature.

COURBE, s. f. ; tumeur osseuse qui vient à la face interne du jarret, et sur le condyle inférieur du tibia. | Se dit des chevaux qui tirent les bateaux sur les rivières.

COURBE, adj. ; on nomme ainsi deux lignes que présente la face postérieure de l'occipital : on les distingue en *supérieure* et en *inférieure.*

COURBURE, s. f., *curvatura, curvamen,* κύρτωμα, ὕδωμα ; disposition en arc d'une surface ou d'une ligne. On appelle *courbures de la colonne vertébrale, du duodénum,* les inflexions que présentent ces parties. | Altération de la rectitude d'une partie, qui est ordinairement le résultat d'une solution de la continuité des os, ou d'un ramollissement de leur tissu.

COURMI, κοῦρμι. Dioscoride donne ce nom à une boisson fermentée, faite avec de l'orge.

COURONNE, s. f., *corona.* En anatomie, on donne ce nom à toute partie de forme circulaire qui en circonscrit ou surmonte d'autres. La partie la plus basse du pâturon du cheval, qui règne le long du sabot, porte aussi ce nom. | L'os de la couronne, suivant Bourgelat, est le deuxième phalangien de Girard. | On donne ce nom, en botanique, à un appendice qui surmonte la gorge, soit de la corolle, soit du périanthe simple, dans quelques fleurs.

Couronne ciliaire, *corona ciliaris*. Quelques anatomistes donnent ce nom au *corps ciliaire*.

Couronne des dents, *corona dentium*. On appelle ainsi la portion de ces petits os qui fait saillie hors des gencives.

Couronne du gland, *corona glandis*; bourrelet à peu près circulaire qui entoure la base du gland de la verge.

Couronne de trépan, s. f., *modiolus*; cylindre d'acier, creux, d'un pouce et demi environ de hauteur, dont une des extrémités est dentelée, et présente la forme d'une scie circulaire, et dont l'autre extrémité est fermée par une plaque d'où s'élève en dehors une tige au moyen de laquelle on le fixe à *l'arbre* destiné à lui imprimer le mouvement de rotation, et d'où s'abaisse en dedans une *pyramide* aiguë, amovible, qui dépasse légèrement le niveau de la scie, au centre de laquelle elle est placée, et qui sert à l'empêcher de glisser, jusqu'à ce qu'elle se soit fait une voie assez profonde.

Couronne de Vénus; on appelle ainsi des pustules rouges, arrondies, sèches ou humides, qui se remarquent plus particulièrement au front et aux tempes, et que l'on croit être l'effet de la maladie vénérienne constitutionnelle.

Couronné, adj., *coronatus*. — *Épi couronné*, terminé par des feuilles ou par de grandes bractées. — *Fruit couronné*, qui fait corps avec le calice, dont il conserve une partie du limbe à son sommet, en mûrissant. — *Cheval couronné*, qui s'est excorié les genoux, ou qui a perdu les poils de cette partie, à la suite d'une chute, ou en se frottant, soit contre la muraille, soit contre l'auge.

Couronnement, s. m., *corona*; terme employé par les accoucheurs pour désigner le bourrelet circulaire que forme, à une certaine époque de l'accouchement, l'orifice externe de l'utérus au-devant de la tête du fœtus, sur laquelle il est appliqué. *La tête est au couronnement.*

Cours, s. m., *cursus*; trajet que parcourent les liquides dans les vaisseaux qui les contiennent.

Cours de Saint-Gervais; nom d'une source d'eau minérale acidule froide, qui coule à peu de distance de la petite ville de Saint-Gervais, dans le département de l'Hérault.

Cours de ventre, s. m., *alvi fluxus*; dévoiement; déjections alvines liquides et souvent répétées.

Course, s. f., *cursus*, *cursio*, *cursura*; mouvement saccadé, par lequel le corps se projette à chaque pas en avant, en se soulevant le moins possible; quelquefois aussi succession de sauts plus ou moins rapprochés.

Court, adj., *brevis*; qui n'est pas long. — *Muscles courts*; on en connaît dix qui portent cette épithète: le court *abducteur du pouce*, le court *abducteur du gros orteil*, le court *extenseur du pouce*, le court *extenseur commun des orteils*, le court *fléchisseur du pouce*, le court *fléchisseur des doigts*, le court *fléchisseur du gros orteil*, le court *fléchisseur commun des orteils*, le court *péronier latéral*, et le court *supinateur*. — *Os courts*, qui ont des dimensions peu considérables en tous sens. — *Vaisseaux courts*, *vasa brevia* (spléno-gastriques, Ch.), qui se portent de la rate au grand cul-de-sac de l'estomac. | Le cheval trop court est celui qui n'a pas deux têtes et demies de la pointe de l'épaule à la pointe de la fesse. Le cheval est jointé lorsque le paturon n'a pas la proportion qu'il doit avoir.

Court-épineux (Bourgelat), le muscle dorso-épineux de Girard.

Courtaud, adj., *curtus*. Le cheval courtaud est celui qui a les oreilles et la queue coupées.

Courte-haleine, s. f., *respiratio brevis*. Ce mot, employé vulgairement, a la même signification que *dyspnée*, *asthme*.

Coussinet, s. m., *pulvillus*, *parvum pulvinar*; petit sac rempli de plumes, de crin, de laine, de son, de balle d'avoine, etc., et dont la forme varie selon l'usage auquel il est destiné. Il y en a qui portent le nom de *remplissages*, et dont on fait usage dans le traitement des fractures, pour empêcher que les attelles ou les fanons ne blessent les parties saillantes du membre; d'autres sont carrés, oblongs, etc., et servent à soutenir mollement les parties malades, surtout lorsqu'elles doivent garder long-temps la même position.

Cousu, s. m., *consutus*; se dit d'un cheval maigre qui a les flancs près l'un de l'autre; on croirait qu'ils sont cousus ensemble. Il a ordinairement le ventre levretté.

Couteau, s. m., *culter*, *cultellus*; instrument de chirurgie dont on se sert pour diviser les parties molles, et quelquefois même pour couper les parties dures. Il ressemble beaucoup au bistouri; seulement il présente, le couteau à cataracte excepté, des dimensions beaucoup plus grandes, et sa lame est fixée sur le manche.

Couteau à amputation. Les couteaux à amputation sont les plus grands de tous ceux dont on se sert en chirurgie. Autrefois ils étaient courbés en serpette ; aujourd'hui ils sont droits, et à un seul ou à deux tranchans.

Couteau à cataracte, keratotomus ; instrument dont les dimensions sont trèspetites, et dont on se sert pour pratiquer l'incision de la cornée transparente, dans l'opération de la cataracte par la méthode de l'extraction. Beaucoup de praticiens en ont modifié la forme, mais on n'a conservé dans la pratique que le couteau de Wenzel et celui de Richter. Le premier, qui a reçu de l'auteur le nom de *cératotome,* est une lame de lancette à grain d'avoine, fixée sur un manche, tranchante dans toute la longueur de l'un de ses bords et dans un sixième seulement de la longueur de l'autre ; le second est une lame de même dimension que celle du premier, et fixée comme elle sur un manche dont le bord supérieur est aussi émoussé dans les cinq sixièmes de son étendue qui regardent le talon, et dont le bord inférieur est tranchant dans toute sa longueur ; mais les deux bords sont droits, et la lame est pyramidale.

Couteau à crochet, cultellus uncus ; tige d'acier arrondie, fixée sur un manche, et terminée par un coteau recourbé en forme de crochet, dont on se servait autrefois pour vider le crâne des fœtus monstrueux, ou même pour les dépecer, lorsque le volume de la tête, ou quelque vice de conformation, s'opposait à l'accouchement.

Couteau à deux tranchans, cultellus anceps ; couteau dont la lame est droite, peu large, et tranchante des deux côtés. On s'en sert, dans l'amputation de la jambe et de l'avant-bras, pour couper les parties molles situées entre les os ; et, dans les amputations dans l'article, pour opérer la désarticulation.

Couteau courbe, culter curvus, culter falcatus ; couteau dont la lame est courbe et concave sur son tranchant. On s'en servait autrefois pour pratiquer les amputations circulaires ; mais son usage est maintenant abandonné.

Couteau de Cheselden ; couteau à lame courte, fixe sur son manche, à tranchant très-convexe et à dos concave, dont Cheselden faisait usage pour pratiquer l'opération de la pierre.

Couteau désarticulateur de Larrey ; c'est le couteau à deux tranchans ordinaire.

Couteau droit, culter rectus ; couteau dont la lame est droite. On s'en sert pour pratiquer les amputations.

Couteau en serpette ; instrument en forme de serpette, dont se servait Desault pour couper la paroi osseuse du sinus maxillaire, afin d'en extraire les tumeurs fongueuses.

Couteau inter-osseux ; c'est le couteau à deux tranchans.

Couteau lenticulaire, culter lenticularis ; lame très-courte, très-épaisse, convexe d'un côté, plane de l'autre, tranchante par un seul de ses bords ou par les deux, terminée par un fort bouton, et dont on se sert pour enlever les inégalités qui restent quelquefois sur le contour osseux de l'ouverture faite par la couronne de trépan.

Couteau lithotome ; couteau à lame longue, droite, et coudée sur son manche, dont Foubert se servait pour pratiquer l'opération de la taille par la méthode qui porte son nom, et qu'il avait appelée *taille latérale.*

Couteau pour la rescision des amygdales, cultellus tonsillarum excisorius ; instrument proposé par Caqué pour la rescision des tonsilles engorgées. C'est une lame de quatre pouces de longueur, dont la pointe est mousse afin d'éviter la blessure de la paroi postérieure du pharynx, et qui est montée à angle obtus sur un manche à pans ayant trois pouces de long, de manière que son tranchant regarde du côté du sinus de l'angle.

COUTURE, s. f., *sutura ;* suture. | Cicatrice bridée, saillante, et allongée en forme de colonne charnue.

COUTURÉ, adj., *cicatricosus ;* se dit d'une partie qui est déformée par des cicatrices saillantes et allongées en forme de colonne charnue. *Visage couturé par la petite-vérole.*

COUTURIER, s. m., *sutorius, sartorius ;* nom d'un muscle de la cuisse (ilio-prétibial, Ch.), qui s'insère d'une part à l'épine antérieure et supérieure de l'os coxal, de l'autre à la partie interne de l'extrémité supérieure du tibia, et qui sert à ployer la jambe en dedans, suivant la position habituelle aux tailleurs. C'est le plus long de tous les muscles du corps.

COUVERTURE, s. f., *operculum.* On dit, en maréchalerie, *fer couvert,* qui a trop de couverture, lorsqu'il est trop large dans ses branches et à sa voûte.

Couvre-chef, s. m., *cucullus*, *fasciatio cucullata*; espèce de bandage contentif qu'on applique sur la tête. — *Grand couvre-chef*; il se fait avec une serviette ou un morceau de toile plié en carré. — *Petit couvre-chef*; il se fait avec un morceau de toile simple et triangulaire, ou double et plié en triangle.

Coxagre, s. f., *coxagra* (*coxa*, cuisse, ἀγρεύω je prends); synonyme de *coxalgie*.

Coxal, adj., *coxalis* (*coxa*, hanche); nom d'un os pair et très-volumineux qui forme les parois antérieure et latérale du bassin. On l'appelle aussi *iliaque*, *innominé*, *os des hanches*. Il est recourbé sur lui-même dans deux sens opposés, et rétréci vers sa partie moyenne. Dans les premiers temps de la vie il se compose de trois pièces, l'*ilion*, l'*ischion* et le *pubis*, qui se réunissent ensemble dans la cavité cotyloïde. Il s'articule en devant avec son congénère, en arrière avec le sacrum, et latéralement avec le fémur.

Coxalgie, s. f., *coxalgia* (*coxa*, hanche, ἄλγος, douleur): douleur de la hanche: elle est souvent un symptôme du rhumatisme ou de la maladie connue sous le nom de *tumeur blanche* de l'articulation coxo-fémorale.

Coxarthrocace, s. f. (*coxa*, cuisse, ἄρθρον, articulation, κακὸν, mal); carie de l'articulation coxo-fémorale.

Coxo-fémoral, adj., *coxo-femoralis*; nom de l'articulation du fémur avec l'os coxal, qui appartient au genre des énarthroses, et qu'on appelle aussi *ilio-fémorale*.

Crade, s. f.; ulcération de la paume des mains ou de la plante des pieds, que l'on observe dans le pian.

Crachat, s. m., *sputum*; matière rejetée hors de la bouche dans l'acte du crachement, composée de salive et du mucus sécrété par la membrane muqueuse des fosses nasales et de l'arrière-bouche, et par la membrane laryngo-bronchique. On donne aux crachats le nom d'*érugineux* quand ils sont d'un jaune verdâtre; *gommeux*, quand ils ressemblent à une solution épaisse de gomme; *mousseux*, quand ils sont couverts d'écume; *rubigineux* ou *rouillés*, quand ils sont d'un jaune rougeâtre; *striés*, quand ils contiennent des stries de sang.

Crachement, s. m., *exscreatio*; action d'expulser, de la bouche seulement, les matières que contient cette cavité: *crachement de pus*, *de sang*. On se sert quel-

quefois de ces expressions comme synonymes de *phthisie pulmonaire*, *vomique* ou *hémoptysie*.

Cracher, v. a., *exscreare*; expulser de la bouche une matière qui s'y trouve contenue.

Crachoir, s. m.; vase dans lequel on crache.

Crachotement, s. m., *sputatio*; action de cracher fréquemment, expuition souvent répétée d'une petite quantité de salive.

Craie. *V.* **Carbonate** *de chaux*.

Crampe, s. f., *crampus*; contraction subite, involontaire et très-douloureuse de quelques muscles, surtout de ceux des extrémités inférieures, et parfois de ceux de la main et du cou.

Crampe nerveuse de l'estomac, ou *crampe d'estomac*; douleur très-vive que l'on rapporte à cet organe. Elle est accompagnée d'un sentiment pénible de constriction à l'épigastre. On croit qu'elle est l'effet de la contraction spasmodique de la tunique musculaire gastrique.

Crampon, s. m., *fulcrum*; nom donné à tout organe des plantes qui leur sert à accrocher leur tige aux corps voisins, sans se contourner autour d'eux, comme font les vrilles, et sans y rien pomper, comme font les racines.

Crane, s. m., *calvaria*, *cranium*, *cranion*, *balva*, κρανίον (κράνος, casque); assemblage des os qui forment la boîte destinée à loger le cerveau et ses membranes, ainsi que leurs vaisseaux et quelques nerfs. Ces os sont au nombre de huit: le frontal, l'occipital, les pariétaux, les temporaux, le sphénoïde et l'ethmoïde.

Cranien, adj., *cranianus*; qui a rapport au crâne: *cavité crânienne*. | *Tempérament crânien*, constitution dans laquelle prédomine l'influence cérébrale. — *Vertèbres crâniennes*, analogues des vertèbres rachidiennes, que l'anatomie comparée a fait reconnaître dans le crâne, et dont le nombre, sur lequel on n'est pas encore bien d'accord, paraît devoir être porté à quatre.

Cranio-abdominal, adj., *cranio-abdominalis*. On a donné ce nom à la constitution individuelle dans laquelle prédominent à la fois l'influence du cerveau et celle des viscères de l'abdomen.

Craniologie, s. f., *craniologia* (κρανίον, crâne, λόγος, discours); exposé des inductions qu'on peut tirer des protubérances que présente la surface du crâne, relativement aux penchans et aux dispositions morales de chaque individu.

CRANIOMÉTRIE, s. f., *craniometria* (κρανίον, crâne, μέτρον, mesure); art d'employer certaines déterminations mathématiques pour réduire les gradations diverses de la capacité du crâne à un petit nombre de formules simples.

CRANIOSCOPIE, s. f., *cranioscopia* (κρανίον, crâne, σκοπέω, j'examine); inspection du crâne, exploration de cette boîte osseuse, ayant pour but de faire connaître toutes les particularités qu'elle présente; art de reconnaître le développement des parties du cerveau, des organes particuliers ou des conditions matérielles de l'intelligence, d'après la configuration extérieure du crâne. Synonyme de *crâniologie*.

CRANIOMANCIE, s. f., *craniomantia* (κρανίον, crâne, μαντεία, divination); art de deviner les dispositions morales d'une personne, d'après l'inspection de son crâne ou de sa tête.

CRANIO-THORACIQUE, adj., *cranio-thoracicus*; épithète donnée à la constitution des individus chez lesquels les organes de la poitrine et le cerveau exercent une influence prédominante.

CRANOLOGIE. *V.* **CRANIOLOGIE**.

CRANSSAC, village du département de l'Aveyron, à six lieues de Rhodez, qui possède des eaux minérales ferrugineuses acidules froides, connues depuis long-temps.

CRANTÈRE, adj., *cranter*, κραντήρ (κραίνω, j'achève); nom donné aux dernières dents molaires, ou dents de sagesse.

CRAPAUD, s. m., *ficus*; excroissance fibreuse qu'on croit de la nature du cancer, et qui a son siége à la fourchette et aux talons. | Nom par lequel quelques chirurgiens désignaient autrefois certaines tumeurs fibreuses de la face.

CRAPAUDINE, s. f.; ulcère qui a son siége à la couronne et à l'origine du sabot.

CRASE, s. f., *crasis* (κεράννυμι je mêle); composition des diverses parties d'un liquide. *Crase du sang, des humeurs*. Quelques auteurs se sont servis de ce mot dans le sens de *tempérament, constitution*.

CRASPEDON, s. m.; chute ou relâchement de la luette.

CRASSAMENTUM, lie, dépôt; mot latin employé pour désigner la partie coagulable du sang.

CRASSE, s. f.; sorte d'enduit malpropre qui recouvre la peau. Il est l'effet de l'exhalation qui se fait à sa surface, ou

bien il est formé par la poussière qui s'y attache.

CRAUTE (la), village près d'Autun, où l'on trouve des eaux minérales salines.

CRAYEUX, adj.; qui a rapport à la craie. —*Acide crayeux*; nom donné par Keir à l'acide carbonique.

CRÉMASTER, s. m., *cremaster*, κρεμαστήρ (κρεμάω, je suspends); nom d'un faisceau musculaire très-mince, et quelquefois peu apparent, qui se détache du muscle oblique interne du bas-ventre, traverse l'anneau inguinal, vient s'épanouir autour de la tunique vaginale, et sert à soulever le testicule, auquel il imprime de légers mouvemens.

CRÈME, s. f., *cremor*; nom que l'on donne à des espèces de bouillies que l'on fait avec les farines de différentes graines : telles sont les *crèmes de riz, d'orge, d'avoine*, etc. Substance blanche ou jaunâtre, molle, onctueuse, épaisse et opaque, qui monte à la surface du lait quand on l'abandonne à lui-même, à la température ordinaire. C'est un composé de la matière butyreuse, mêlée avec une certaine quantité de sérum et de matière caséeuse.

Crème de chaux; pellicule de sous-carbonate de chaux qui se forme à la surface de la dissolution d'oxide du calcium quand on la laisse exposée à l'air.

Crème de tartre, *cremor tartari*; nom vulgaire du *tartrate acidule* ou *surtartrate de potasse*.

CRÉMNONCOSE, s. f., *cremnoncus*; tumeur occupant les lèvres de la vulve.

CRÉMOCARPE, s. m., *cremocarpon* (κρεμάω, je suspends, καρπός, fruit). Mirbel appelle ainsi le fruit des ombellifères, ou la *carpadile* de Desvaux, la *polachêne* de Richard.

CRÉNÉ. *V.* **CRÉNELÉ**.

CRÉNELÉ, adj., *crenatus*; qui est découpé sur le bord en dents arrondies et séparées par des angles rentrans aigus. Terme de botanique.

CRÉNELURE, s. f., *crena*, *crenatura*; division en forme de dent obtuse, qui est perpendiculaire au bord de la partie sur laquelle on l'observe. Les anatomistes donnent ce nom aux petites dents qui garnissent les os plats du crâne, et qui servent à leur engrenure mutuelle.

CRÉNULÉ, adj., *crenulatus*; qui présente un grand nombre de petites crénelures.

CRÉPITANT, adj., qui crépite. Laënnec appelle *râle crépitant*, le bruit que fait entendre la respiration dans la pneumonie au premier degré et l'œdème du poumon, à cause de l'analogie qu'il a avec celui qu'on détermine en pressant un poumon sain entre les doigts.

CRÉPITATION, s. f., *crepitatio* (*crepitare*, craquer, pétiller); bruit que produisent certains sels sur le feu. | Sorte de craquement particulier, sensible au toucher et souvent à l'oreille, qu'on produit en saisissant un membre fracturé au-dessus et au-dessous de la fracture, et en faisant mouvoir les mains en sens inverse, comme pour frotter les fragmens l'un contre l'autre.

CRÉPU, adj., *crispus.*— *Cheveux crépus,* qui sont très-frisés naturellement, comme ceux des nègres. — *Feuilles crépues,* qui sont ondulées et garnies de petites rides très rapprochées sur leurs bords.

CRESSON, s. m.; nom vulgaire de plusieurs plantes, qui sont toutes également antiscorbutiques.—*alénois, lepidium sativum. — de fontaine, sisymbrium nasturtium. — d'Inde, tropæolum majus. — de Para, spilanthus oleraceus.—sauvage, cochlearia coronopus.* Les deux premières plantes figurent seules sur nos tables.

CRÊTE, s. f., *crista.* Les anatomistes donnent ce nom à des saillies que présentent certains os. — *Crête iliaque,* ou *de l'os des îles,* bord supérieur de l'ilion. — *Crête ethmoïdale,* ou apophyse *crista galli.* — *Crête du tibia,* bord antérieur de cet os. — *Crêtes du clitoris,* nom donné aux nymphes par Winslow. | Excroissance frangée qui se développe ordinairement au pourtour de l'anus, de la vulve et de la base du gland, et qui est due au virus syphilitique.

Crête de coq. V. **CRÊTE.**

CRÉTIN, adj. et s. m.; affecté de crétinisme, c'est-à-dire idiot et goîtreux. Les crétins n'ont d'autre sentiment que celui de la faim; ils sont fort souvent enclins à la plus sale débauche.

CRÉTINISME, s. m.; idiotisme ordinairement accompagné de goître énorme, souvent héréditaire, endémique dans les vallées subalpines, et que l'on peut considérer comme un état très-voisin de l'animalité, ou qui peut-être même lui est inférieur.

CREUSET, s. m., *crucibulum;* vase de terre ou de métal, moins large au fond qu'à l'ouverture, et capable de soutenir un feu violent, dans lequel on opère la fusion et la calcination des substances qui exigent beaucoup de calorique.

CREUX *de l'estomac;* nom vulgaire de l'épigastre.

CREUZOT, montagne voisine du Mont-Cénis, d'où sort une source d'eau minérale froide salino-ferrugineuse.

CREVASSE, s. f.; on nomme ainsi en médecine vétérinaire des fissures qui se manifestent au pli des paturons des chevaux et des bêtes asines, et desquelles découle une humeur âcre et fétide qui en corrode les parois.

CRI, s. m., *clamor;* explosion de la voix, qui exige une inspiration profonde, suivie d'une expiration forte, rapide et entrecoupée, et qui sert à exprimer toutes les émotions vives et soudaines.

Cri de l'étain; bruit particulier que l'étain produit quand on le ploie.

CRIBLÉ, adj., *cribrosus* (*criblum,* crible); qui est percé de trous comme un crible.—*Lame criblée* de l'ethmoïde, portion supérieure et horizontale de cet os, ainsi appelée à cause des nombreux trous qu'elle offre pour le passage des filets du nerf olfactif.

CRIBLEUX, adj., *cribrosus* (*criblum,* crible); qui est percé de trous comme un crible.—*Os cribleux,* nom donné par Bartholin à l'os ethmoïde. — *Tissu cribleux,* ou cellulaire.

CRIBRATION, s. f., *cribratio* (*cribrum,* crible); opération pharmaceutique qui consiste à passer une substance à travers un crible, pour séparer les parties grossières des plus fines.

CRIBRIFORME, adj., *cribriformis* (*cribrum,* crible); qui ressemble à un crible. Les anciens anatomistes ont appelé l'ethmoïde *os cribriforme.* — *Membrane cribriforme,* nom donné par Osiander à la membrane caduque de l'œuf humain.

CRICÉAL, s. m. Geoffroy Saint-Hilaire donne ce nom à la quatrième paire d'os auxiliaires des arcs branchiaux, situés à la région hyoïdienne chez les poissons.

CRICO-ARYTÉNOÏDIEN, adj., *crico-arytenoideus;* qui a rapport aux cartilages aryténoïde et cricoïde. — *Articulation crico-aryténoïdienne,* arthrodie qui unit ensemble ces deux cartilages. — *Muscle crico-aryténoïdien latéral,* étendu de la base du cartilage aryténoïde au bord supérieur du cricoïde. — *Muscle crico-aryténoïdien postérieur,* étendu de la partie postérieure du cartilage cricoïde à la base de l'aryténoïde. — *Muscle crico-aryténoïdien supérieur,* nom donné par Winslow à une portion du muscle aryténoïdien.

CRICOÏDE, adj., *cricoïdes, cricoideus, annularis, cymbalaris,* κρικοειδής (κρίκος, anneau , εἶδος , forme) ; qui a la forme d'un anneau. On donne ce nom à un cartilage placé à la partie inférieure du larynx , entre le thyroïde et le premier arceau de la trachée-artère, et qui a beaucoup plus de hauteur en arrière qu'en devant.

CRICO-PHARYNGIEN , adj. , *crico-pharyngæus* ; qui est en rapport avec le cartilage cricoïde et le pharynx. Winslow appelait ainsi quelques fibres du constricteur inférieur du pharynx , qui proviennent du cartilage cricoïde.

Crico-thyroïdien , adj. et s. m. , *crico-thyroideus* ; qui est en rapport avec les cartilages cricoïde et thyroïde.—*Muscle crico-thyroïdien,* qui se porte obliquement de l'un à l'autre de ces cartilages.—*Membrane crico-thyroïdienne* , tendue aussi de l'un à l'autre.

Crico-thyro-pharyngien , adj. et s. m. , *crico-thyro-pharyngæus* ; nom donné par Dumas au muscle constricteur inférieur du pharynx.

Crico-trachéal , adj. , *crico-trachealis ;* épithète donnée à la membrane qui unit le cartilage cricoïde au premier arceau de la trachée-artère.

CRIN, s. m. ; poil rude et long qui vient au cou et à la queue des chevaux et de quelques autres animaux.

CRINAL, s. m., *crinale* ; instrument de chirurgie, qui tire son nom d'une petite pelote remplie de crin , à l'aide de laquelle il exerçait une compression sur les tumeurs et sur les fistules lacrymales. Son usage est abandonné.

CRINIÈRE, s. f., *juba* ; assemblage de poils qui recouvrent la partie supérieure du cou ou de l'encolure du cheval.

CRINON, s. m., *crino*; genre de vers intestinaux dont le corps est allongé, cylindrique, grêle, nu, et atténué vers les deux extrémités, moins toutefois vers la tête que vers la queue, et dont la tête est garnie de deux pores latéraux. Il paraît certain que les crinons n'existent point chez l'homme, et qu'on les rencontre seulement chez les animaux.

CRIOGÈNE ; nom donné à des trochisques employés par Paul d'Egine pour déterger des ulcères de mauvais caractère.

CRISE, s. f. , *crisis,* κρίσις (κρίνομαι , je juge); effort de la nature qui tend à neutraliser l'action d'une cause morbifique. Sécrétion dont le rétablissement annonce cet effort conservateur. La crise n'est pas toujours *salutaire* ; lorsqu'elle se fait sans évacuations , on l'appelle *lysis.*

Pour être *régulière* , il faut qu'elle arrive à certains jours, et qu'elle soit précédée de certains phénomènes ; pour qu'elle soit *complète* , il faut qu'elle soit suivie du rétablissement parfait du malade. | Aujourd'hui on ne voit plus dans les crises que le retour des fonctions au rhythme normal, par l'effet de la diminution de l'état morbide local qui avait enrayé le mouvement vital dans plusieurs organes, et particulièrement dans les sécréteurs : par conséquent la crise annonce la fin de la maladie, mais elle n'est pas un moyen de guérison employé par la nature.

CRISPATION, s. f., *crispatura* (*crispare,* rider) ; contraction , resserrement. Les gens du monde disent que leurs nerfs sont crispés, sans savoir ce que c'est qu'un nerf.

CRISPÉ, adj., *crispatus*; qui est contracté , resserré. Se dit des vaisseaux capillaires dont les parois se rapprochent par l'effet de l'irritation que causent l'instrument et le contact de l'air, à la suite d'une plaie ou d'une opération , ce qui fait que l'hémorrhagie n'a pas lieu immédiatement. Le vulgaire dit d'une personne qui éprouve de légers mouvemens convulsifs , le plus souvent partiels , qu'elle a les nerfs *crispés.* En botanique ce mot est synonyme de *crépu.*

CRISTA-GALLI, s. f. ; nom sous lequel on désigne une apophyse qui s'élève perpendiculairement au-dessus de la lame criblée de l'os ethmoïde , et à laquelle on a cru trouver quelque ressemblance avec la crête d'un coq.

CRISTAL , s. m., *crystallum,* χρύσαλλος ; minéral affectant une forme polyédrique qu'on peut déterminer géométriquement. — Verre blanc, parfaitement transparent et d'une grande pesanteur , dans la composition duquel il entre de l'oxide de plomb.

Cristal minéral ; masse opaque et comme vitreuse, que forme le *nitrate de potasse* quand on le laisse refroidir , après lui avoir fait subir la fusion ignée.

CRISTALLIN, s. m. , *crystallinus* , *lens crystallina, lens crystalloides, corpus crystallinum* ; corps lenticulaire et transparent , situé entre le corps vitré et l'humeur aqueuse de l'œil, à l'union du tiers antérieur de cet organe avec ses deux tiers postérieurs. Il se compose d'une substance extérieure molle , et d'une autre intérieure formant un noyau solide, dans lequel on aperçoit un grand nombre de couches ellipsoïdes. On l'appelle aussi *humeur cristalline, corps cristallin, lentille cristalline.*

CRISTALLINE, s. f., *crystallina* (χρύσταλλος, cristal) ; phlyctène remplie d'un liquide séreux, dont la circonférence est rouge, violacée, et qui se manifeste au prépuce ou au pourtour de l'anus. Elle n'est pas toujours un symptôme de l'infection syphilitique, quoiqu'elle se développe à la suite des mêmes actes qui occasionent celle-ci.

CRISTALLISATION, s. f., *crystallisatio* (χρύσταλλος, cristal) ; action par laquelle les molécules intégrantes d'une substance inorganique homogène, suspendues dans un fluide quelconque, se réunissent et donnent naissance à des polyèdres réguliers, semblables à ceux de la géométrie. On peut aussi moins restreindre la signification de ce mot, et dire qu'il exprime l'opération en vertu de laquelle un corps passe de l'état gazeux ou fluide à l'état solide, en prenant une forme plus ou moins régulière.

CRISTALLOGRAPHIE, s. f., *crystallographia* (χρύσταλλος, cristal, γράφω, je décris) ; partie de la physique et de l'histoire naturelle qui traite de la description des formes régulières qu'affectent les minéraux, et des lois en vertu desquelles ils prennent ces formes.

CRISTALLOÏDE, adj., *crystalloides* (χρύσταλλος, cristal, εἶδος, forme). On donne ce nom à la capsule fibreuse, mince et transparente, qui enveloppe le cristallin sans y adhérer, et qui est logée dans un dédoublement de la membrane hyaloïde. On l'appelle aussi *capsule cristalline.*

CRISTALLOMANCIE, s. f., *cristallomantia* (χρύσταλλος, cristal, μαντεία, divination) ; art de lire l'avenir dans les figures qui se forment à la surface des métaux bien polis.

CRISTALLOTECHNIE, s. f., *crystallotechnia* (χρύσταλλος, cristal, τέχνη, art) ; art de faire cristalliser les substances minérales susceptibles de prendre des formes régulières.

CRISTAUX *de Vénus* ; ancien nom de l'*acétate de deutoxide de cuivre.*

CRISTÉ, adj., *cristatus*, qui est garni d'une crête. | Terme de botanique.

CRITHE, s. m., *hordeum* (κριθή, orge); orgelet.

CRITHOMANCIE, s. f., *crithomantia* (κριθή, orge, μαντεία, divination) ; art de lire l'avenir dans la farine d'orge répandue sur la tête d'une victime.

CRITIQUE, adj., *criticus ;* qui appartient

à la crise. C'est dans ce sens que l'on dit *pouls critique, sueur critique, dépôt critique, phénomènes critiques.* On appelle *temps critique, âge critique,* chez les femmes, l'époque où elles cessent d'être réglées.

CROCHET, s. m., *hamus ;* petit croc ; instrument de chirurgie, en acier ou en fer, dont le nom indique la forme, et dont on se sert pour saisir et attirer au-dehors, par quelque partie du corps, le fœtus dont on veut aider l'expulsion. Il y a des crochets mousses, aigus, ronds, engaînés, etc. | Se dit des dents laniaires, angulaires ou canines du cheval. On croit que les jumens qui ont des crochets sont stériles.

CROCHU, adj., *arcuatus.* Un cheval crochu est celui qui a les jarrets trop près l'un de l'autre : on le dit encore *jarretier.—Os crochu* de Bourgelat; *suscarpien,* Girard.

CROCIDISME, s. m., *crocidismus* (χροκιδίζω, j'arrache des flocons) ; mouvement automatique par lequel certains malades cherchent à ramasser du duvet sur leurs couvertures, ou à chasser des flocons dans l'air.

CROCUS *martis adstringens ;* ancien nom du tritoxide de fer.

Crocus martis antimoniatus Stahlii; mélange d'oxide de fer et d'antimoine.

Crocus martis aperiens ; mélange de deutoxide et de sous-carbonate de fer, qu'on obtient en exposant le métal à la rouille.

Crocus martis tertius Lemery : ancien nom du tritoxide de fer.

Crocus martis Zwelferi cachecticus ; oxide de fer obtenu par la déflagration du métal avec le nitrate de potasse.

Crocus metallorum; hydro-sulfate d'antimoine demi-vitreux. Il est très-employé dans la médecine vétérinaire.

CROISÉ, adj., *decussatus, cruciatus ;* disposé en forme de croix. On appelle *ligamens croisés* deux faisceaux fibreux très-forts qui se trouvent dans l'intérieur de l'articulation du genou. | On dit de la paralysie qu'elle est *croisée,* lorsqu'elle affecte un bras d'un côté et une jambe de l'autre.

CROISETTE, s. f., *valentia cruciata ;* plante annuelle de nos climats, qui appartient à la polygamie monoëcie et à la famille des rubiacées. Elle est un peu astringente, ce qui la fait regarder comme vulnéraire.

CROISSANCE, s. f., *crescentia* (*crescere,* croître) ; se dit plus particulièrement de

’homme, en parlant de son développement dans le sens de la hauteur. | *Croissances*, nom vulgaire donné à de petites tumeurs qu’on nomme encore *croisans* ou *glandes de croissance*, et qui sont formées par l’engorgement léger et douloureux des ganglions lymphatiques chez les enfans.

CROISSANT, s. m., *arcus*; éminence semi-lunaire qui survient à la sole de corne près de la pince de certains chevaux affectés de fourbure.

CROIX *de fer*, s. f., *crux ferrea*; instrument imaginé par Heister, pour maintenir les fragmens de la clavicule fracturée, sur la branche transversale duquel il fixait les épaules pour les porter en arrière, tandis que la branche verticale descendait le long du dos, et était attachée par une espèce de ceinture qui partait de son extrémité, et faisait le tour de l’abdomen. Il n’est plus usité.

Croix de Malte, s. f., *splenium cruciatum*; sorte de compresse à laquelle on donne la forme d’une croix de Malte, en prenant un morceau de linge carré qu’on plie en quatre, et auquel on fait, avec des ciseaux, une incision qui part des quatre angles réunis qu’elle divise, et qui arrive jusqu’auprès de son centre. La croix de Malte sert principalement dans le pansement des parties saillantes, comme le moignon d’un membre, d’un doigt, de la verge, etc., qui ont subi une amputation. La demi-croix de Malte se fait avec un linge carré dont on divise seulement deux angles.

CROSSE, s. f., *arcus*. Les anatomistes donnent ce nom, ou celui d’*arcade*, à des portions du système vasculaire qui sont effectivement courbées en manière de crosse.

Crosse de l’aorte, *arcus aortæ*; courbe que l’aorte décrit à sa sortie du cœur, et avant de prendre le nom d’*aorte pectorale*.

CROTAPHE, s. m., *crotaphium* (κρόταφος, tempe); céphalalgie ayant son siége aux régions temporales.

CROTAPHITE, s. m., *crotaphites*, κροταφίτης (κρόταφος, tempe); nom donné quelquefois au *muscle temporal*.

CROTONE, s. m., κροτων. On a donné ce nom à une sorte de tumeur fongueuse qui se développe sur les os.

CROUP, s. m.; nom écossais, sous lequel on a désigné une nuance de l’inflammation du larynx, de la trachée-artère et des bronches. Cette affection, particulière aux enfans, a pour caractères distinctifs d’être promptement suivie de la formation d’une pseudo-membrane qui revêt l’intérieur du conduit aérien, et de produire la dyspnée, la suffocation, et cette altération de la voix que l’on a comparée au chant d’un jeune coq, ou à la résonnance que détermine l’air insufflé dans un tube d’airain. On a appelé encore le croup *angine laryngée, trachéale, membraneuse, angina laryngea, trachealis, membranosea, suffocatio stridula* ou *cynanche stridula*.

CROUPADE (la), s. f., *saltus*. C’est un saut relevé qui tient le devant et le derrière du cheval dans une égale hauteur, sans montrer ses fers.

CROUPAL, adj.; qui appartient au croup. *Voix croupale, son croupal.*

CROUPE, s. f., *equi tergum*; région qui s’étend de la terminaison des reins jusqu’à l’origine de la queue.

CROUPION, s. m., *uropygium*; nom vulgaire de la portion inférieure et postérieure du bassin, de celle qui répond au coccyx.

CROUTE, s. f., *crusta*; c’est la réunion ou l’assemblage de petites plaques produites par le dessèchement d’une matière séreuse ou purulente: *croûtes varioleuses, dartreuses* — *Croûtes laiteuses, crusta lactea*; éruption exanthématique qui se montre au cuir chevelu et au visage chez les enfans.—*Croûte inflammatoire. Voy.* COUENNE.

CRU, adj., *crudus*; qui n’est pas cuit, ou qui n’est pas mûr. *Matières crues*, celles qui n’ont pas été suffisamment élaborées. *Métaux crus*, ceux qui n’ont subi aucune préparation, qui sont à l’état natif.

CRUCIAL, adj., *crucialis*: qui a la forme d’une croix.

CRUCIFÈRES, s. f. pl., *cruciferæ* (*crux*, croix, *fero*, je porte); famille de plantes dycotylédones, polypétales, à étamines hypogynes, qui sont pour la plupart alimentaires ou médicamenteuses et antiscorbutiques. C’est à ce groupe qu’appartiennent le chou, le navet, le radis, le cochléaria, le raifort, le cresson, la moutarde, etc. Toutes ces plantes contiennent de l’azote. Elles sont plus ou moins stimulantes.

CRUCIFORME, adj., *cruciformis*; qui est disposé en croix. — *Corolle cruciforme*, celle dont les pétales, au nombre de quatre, sont opposées deux à deux, en manière de croix. — *Ligamens cruciformes ou croisés.*

CRUDITÉ, s. f., *cruditas*; ce mot désignait autrefois les matières que l'on supposait avoir été mal élaborées par nos organes.

Cruor, s. m. ; terme dont la signification est très-vague, et qu'on a employé pour désigner le sang entier, le caillot, la matière colorante, ou même seulement la partie rouge de la couenne ou du caillot.

Crural, adj., *cruralis (crus*, membre abdominal)*; qui appartient ou qui a rapport à la cuisse, au membre abdominal.—*Arcade crurale* ou *inguinale, ligament de Fallope, ligament de Poupart,* portion interne du bord inférieur de l'aponévrose du muscle grand oblique du bas-ventre, qui se fixe d'une part au pubis, de l'autre, à l'épine antérieure et supérieure de l'os coxal, et qui limite en devant une excavation circonscrite en arrière par ce dernier. — *Artère crurale,* étendue depuis l'arcade jusqu'à la gouttière aponévrotique du muscle grand adducteur de la cuisse. Chaussier appelle *artère crurale* le tronc qui s'étend depuis l'iliaque primitive jusqu'aux tibiales. — *Muscle crural,* nom donné quelquefois au ventre moyen du triceps.—*Nerf crural,* le plus externe des trois cordons de terminaison du plexus lombaire, qui naît des branches extérieures des quatre premiers nerfs de cette région, et dont les branches se distribuent à la partie antérieure et interne du membre pelvien.—*Plexus crural,* Ch., réunion des branches antérieures des quatre dernières paires de nerfs lombaires et des quatre premières paires sacrées. — *Veine crurale,* disposée de même que l'artère.

Crymode, χρυμώδης (χρυμὸς, froid) : nom donné anciennement à une fièvre accompagnée de chaleur très-forte à l'intérieur et de froid à l'extérieur.

Crypsorchis, s. m., *crypsorchis* (χρύπτω, je cache, ὄρχις, testicule); vice de conformation de ceux dont les testicules restent cachés dans l'abdomen.

Crypte, s. f., *crypta* (χρυπτὸς, caché). Ce nom, ou celui de *follicule,* est donné à de petites poches membraneuses et vasculaires, situées dans l'épaisseur de la peau et des membranes muqueuses, à la surface desquelles elles versent des liquides de diverse nature.

Cryptocéphale, s. m. (χρυπτὸς, caché, χεφαλῆ, tête); nom donné par Geoffroy-Saint-Hilaire aux monstres qui ont une tête avec des extrémités antérieures, mais dont la tête, très-petite et non apparente au-dehors, se trouve réduite à

un assemblage de pièces osseuses portées sur une colonne cervicale droite.

Cryptogame, adj., *cryptogamus* (χρυπτὸς, caché, γάμος, mariage); nom donné autrefois aux plantes dans lesquelles on ne voit pas nettement, ou l'on n'aperçoit même point du tout les organes sexuels, et réservé aujourd'hui pour désigner celles qui ont ces organes peu apparens ou cachés.

Cryptogamie, s. f., *cryptogamia* (χρυπτὸς, caché, γάμος, mariage); nom de la vingt-quatrième classe du système de Linné.

Cryptopyique, adj., *cryptopyicus* (χρύπτω, je cache, πύον, pus); nom donné autrefois à un état morbide entretenu par un abcès occulte.

Cubital, adj., *cubitalis*; qui est en rapport avec le cubitus, ou avec la partie interne et postérieure de l'avant-bras. —*Artère cubitale,* la plus volumineuse des branches de la radiale, qui s'étend depuis le pli du coude jusqu'à l'arcade palmaire superficielle. — *Muscle cubital antérieur* ou *interne, cubito-carpien,* Ch.: qui s'attache d'une part à la tubérosité interne de l'humérus et à l'olécrâne, de l'autre à l'os pisiforme, et qui sert à fléchir la main. — *Muscle cubital postérieur* ou *externe, cubito-sus-métacarpien,* Ch.; étendu de la tubérosité externe de l'humérus à la partie interne et postérieure du sommet du cinquième os du métacarpe, et servant à étendre la main.—*Nerf cubital,* branche du plexus brachial (*cubito-digital,* Ch.), qui se porte aux deux derniers doigts de la main. — *Veines cubitales,* qui vont se jeter dans la basilique.—*Attelle cubitale,* attelle que Dupuytren ajoute au bandage ordinaire des fractures du radius. C'est une bande de fer, recourbée sur son plat dans son quart inférieur, qu'on place sur le côté externe de l'avant-bras, la convexité de la courbure regardant le bord cubital de la main, et sur laquelle on ramène cette partie, qui tend à se renverser en dedans.

Cubito-carpien, adj. et s. m., *cubito-carpianus*; nom donné par Chaussier au muscle cubital interne.

Cubito-cutané, adj., *cubito-cutaneus*; nom donné par Chaussier au nerf cutané interne.

Cubito-digital, adj., *cubito-digitalis*; nom donné par Chaussier au nerf cubital.

Cubito-métacarpien oblique (Girard); l'extenseur oblique du canon (Bourgelat).

Cubito-palmaire, adj., *cubito-palma-*

ris ; nom donné par Chaussier à la portion de l'artère cubitale qui s'étend depuis le poignet jusqu'à sa terminaison.

Cubito-phalangettien commun, adj., *cubito-phalangettianus communis* ; nom donné par Chaussier au muscle fléchisseur profond des doigts de la main.

Cubito-radial, adj., *cubito-radialis* ; nom donné par Chaussier au muscle carré pronateur. — *Articulation cubito-radiale supérieure*, formée par la petite cavité sigmoïde du cubitus, reçue au côté interne de la circonférence de la tête du radius.—*inférieure*, résultant de la tête du cubitus reçue dans une facette concave de la partie inférieure et interne du radius.

Cubito-sus-métacarpien, adj. et s. m., *cubito-suprà-metacarpianus* ; nom donné par Chaussier au muscle cubital externe.

Cubito-sus-métacarpien du pouce, adj. et s. m., *cubito-suprà-metacarpianus pollicis manûs* ; nom donné par Chaussier au muscle long abducteur du pouce.

Cubito-sus-palmaire, adj., *cubito-suprà-palmaris* ; nom donné par Chaussier à une artère que la cubitale fournit un peu au-dessus du poignet, et à une veine correspondante.

Cubito-sus-phalangettien de l'index, adj. et s. m., *cubito-suprà-phalangettianus secundi digiti manûs* ; nom donné par Chaussier au muscle extenseur propre du doigt indicateur.

Cubito-sus-phalangettien du pouce, adj. et s. m., *cubito-suprà-phalangettianus pollicis manûs* ; nom donné par Chaussier au muscle long extenseur du pouce.

Cubito-sus-phalangien, adj., *cubito-suprà-phalangianus* ; nom donné par Chaussier au muscle court extenseur du pouce.

Cubitus, s. m., *cubitus, ulna*, χυ6ιτον ; nom d'un des deux os de l'avant-bras, parallèle au radius, un peu moins long que lui, irrégulier, et un peu moins volumineux à son extrémité inférieure qu'à la supérieure, qui s'articule avec l'humérus, le radius et l'os pyramidal, et dont la saillie supérieure et postérieure forme le coude.

Cuboïde, adj. et s. m., *cuboïdes*, χυ6οειδής (χύ6ος, cube, είδος, forme) ; nom donné à l'un des os du tarse, à cause de sa forme à peu près cubique. Cet os, situé à la partie externe du pied, s'articule avec le troisième cunéiforme et les deux derniers métatarsiens.

Cuboïdo-calcanien, adj., *cuboïdo-calcanianus*; qui appartient au cuboïde et au calcanéum.— *Articulation cuboïdo-calcanienne*, arthrodie affermie par trois ligamens.

Cuboïdo-scaphoïdien, adj., *cuboïdo-scaphoïdeus*; qui appartient au cuboïde et au scaphoïde. — *Articulation cuboïdo-scaphoïdienne*.

Cucullaire, adj., *cucullaris* (*cucullus*, capuchon) ; ancien nom du muscle *trapèze*, à cause de sa ressemblance avec le capuchon d'un moine renversé sur le dos, quand on le contemple accollé à son congénère.

Cucullan, s. m., *cucullanus* (*cucullus*, capuchon) ; genre de vers intestinaux, étrangers à l'homme, dont le corps allongé, cylindrique, élastique, obtus en devant, pointu en arrière, se termine par une bouche orbiculaire, située sous un capuchon strié.

Cuculliforme, adj., *cuculliformis* ; roulé en cornet. | Terme de botanique.

Cucuphe, s. m., *cucupha, cucullus, pileus, sacculus cephalicus*; sorte de bonnet à double fond, dont les deux fonds renferment un mélange de poudres aromatiques auxquelles du coton sert d'excipient, afin que ces poudres ne se ramassent pas vers un seul point. Ce bonnet est piqué. C'était autrefois un remède céphalique.

Cucurbitain, s. m. ; nom d'une espèce de tœnia, dont les anneaux ressemblent à des semences de courge, lorsqu'ils sont détachés. Les anciens considéraient tantôt les anneaux isolés du tœnia comme des vers distincts, tantôt les tœnias comme des assemblages de cucurbitains attachés à la suite les uns des autres.

Cucurbite, s. f., *cucurbita* ; portion de l'alambic qu'on introduit dans le fourneau, et qui reçoit la substance qu'on veut soumettre à la distillation.

Cudowa, dans le comté de Glatz, en Angleterre, possède une source d'eau minérale ferrugineuse acidule, dont la température s'élève à 48 degrés et demi F.

Cuir, s. m., *corium* (*caro*, chair); peau de certains quadrupèdes, qu'on a rendue plus solide, imperméable à l'eau et incorruptible, par le tannage.

Cuir chevelu; nom donné à la portion de la peau de la tête de l'homme qui est couverte par les cheveux, parce qu'elle a un tissu plus serré, plus dense et plus compacte.

Cuissart, s. m. ; nom bizarre donné par Malacarne à l'*accessoire du pied d'Hippocampe*.

Cuisse , s. f. , *crus , femur , coxa , μη-ρός*; portion du membre inférieur qui s'étend depuis le bassin jusqu'au genou.

Cuisson , s. f. , *urentis doloris sensus* : sentiment incommode de chaleur et de douleur produit par une piqûre , une brûlure, ou le contact d'un corps irritant sur une partie déjà très-sensible. *Cuisson* est aussi synonyme de *coction*.

Cuivre , s. m. , *cuprum , as*; métal solide, d'un rouge rosé , très-brillant , plus dur que l'or et l'argent, plus sonore que tous les autres métaux , très-malléable , le plus ductile des métaux après l'or , le platine et l'argent, qui acquiert une odeur désagréable par le frottement , s'oxide difficilement à l'air libre , et brûle en répandant une flamme verte. Par lui-même il est sans action nuisible sur les corps vivans, mais on doit craindre qu'introduit dans les voies digestives , il ne se convertisse en oxide , lequel est très-vénéneux.

Cuivre faux ; nom donné au *nickel* vers la fin du 17ᵉ siècle.

Cuivre jaune; alliage de cuivre et de zinc.

Cuivreux , adj. ; qui est de couleur de cuivre.

Culbute , s. f. ; mouvement qu'on présumait être exécuté par le fœtus à la fin du septième mois de la grossesse , et au moyen duquel sa tête se trouvait vers l'orifice de l'utérus : ce mouvement est de toute impossibilité.

Cul - de - poule. Les vétérinaires appellent de ce nom les ulcères dont les bords sont saillans et renversés en dehors.

Culilawan. *V.* Écorce *de Culilawan*.

Culmifère , adj. , *culmiferus (culmus , chaume , fero , je porte)*; nom donné aux plantes qui ont un chaume pour tige, comme toutes les céréales.

Cultellaire, adj.; qui a la forme d'un couteau.—*Cautère cultellaire*, c'est celui qu'on nomme encore *couteau de feu* , et qui sert pour la cautérisation transcurrente. Son extrémité cautérisante a la forme d'une petite hache, dont le dos a environ quatre lignes d'épaisseur, et dont le tranchant , qui est mousse, forme le quart d'un cercle d'un pouce ou d'un pouce et demi de rayon.

Cumin , s. m. , *cuminum cyminum* ; plante herbacée de la pentandrie digynie et de la famille des ombellifères , qui croît naturellement dans le Levant. Ses graines ne diffèrent point de celles de l'anis, pour l'odeur , la saveur et les propriétés.

Cumin *des prés*. *V.* Carvi.

Cunéen, adj. , *cuneenus*; qui a rapport aux os cunéiformes. — *Articulations cunéennes*, celles qui unissent ces os entre eux et avec le scaphoïde.

Cunéiforme, adj. , *cuneiformis*; qui a la forme d'un coin. — Cette épithète a été donnée au *sphénoïde* et à l'os *pyramidal*. — *Os cunéiformes*, faisant partie de la seconde rangée du tarse, et au nombre de trois, qu'on distingue par les noms numériques de *premier, second et troisième*, en comptant de dedans en dehors. —*Tubercules cunéiformes* ; ce sont deux cartilages peu consistans qui occupent le sommet des aryténoïdes et l'intervalle existant entre ceux-ci et l'épiglotte. | Se dit, en botanique, de toutes les parties qui s'élargissent en manière de coin, depuis leur base jusqu'à leur sommet , lequel est obtus. *Feuilles, filets des étamines , pétales cunéiformes*.

Cunéo - cuboïdien , adj. , *cuneo - cuboideus ;* qui appartient au cuboïde et à l'os cunéiforme. — *Articulation cunéo-cuboïdienne*, celle par laquelle s'unissent ensemble le cuboïde et le troisième cunéiforme.

Cunéo - scaphoïdien , adj. , *cuneo - scaphoideus ;* qui appartient au scaphoïde et à l'os cunéiforme. — *Articulation cunéo-scaphoïdienne*, arthrodie établie entre le scaphoïde et les trois cunéiformes.

Cupulaire , adj. , *cupularis (cupula , petite coupe)*; en forme de petite coupe. *Cautère cupulaire*, sorte de cautère en forme de cupule , dont on faisait autrefois usage pour cautériser la peau du crâne.

Cupule , s. f. , *cupula* ; assemblage de petites bractées écailleuses, serrées autour de la fleur, et persistantes, qui entourent la base du fruit, ou l'enveloppent entièrement à l'époque de sa maturité.

Cupulé, adj. , *cupulatus* ; qui est muni d'une cupule. *Fleur cupulée, fruit cupulé*.

Cupulifère , adj. , *cupuliferus ;* qui porte une cupule.

Curabilité, s. f. ; qualité d'une maladie susceptible d'être guérie.

Curable, adj., *sanabilis*; qui peut être guéri.

Curatif, adj. ; qui a rapport à la cure d'une maladie.—*Indications curatives*, se dit de celles qui déterminent le mode de traitement à employer.—*Traitement curatif*, celui qui est mis en œuvre pour guérir une maladie. Dans ce dernier sens, on dit : *moyen curatif, méthode curative.*

CURATION, s. f., *curatio, sanatio*; réunion ou disposition générale des moyens employés pour guérir une maladie.

CURCUMA *long, curcuma longa*; plante des Indes orientales, dont la racine, qui a l'odeur du safran et du gingembre, est employée comme condiment par les Indiens, et jouit de propriétés stimulantes fort énergiques.

Curcuma rond, curcuma rotunda; racine d'une plante des Indes orientales, qui fait partie de la monandrie monogynie et de la famille des amomées. Elle a les mêmes propriétés que la précédente.

CURCUMINE, s. f. ; matière colorante jaune du curcuma ; substance d'un rouge brunâtre, qui devient d'un beau jaune quand on l'étend dans un dissolvant, qui se fond au feu, et qui, insipide d'abord, développe avec le temps une saveur âcre et poivrée dans la bouche.

CURE, s. f., *curatio (cura*, soin); guérison ou terminaison heureuse d'une maladie.

CURE-DENT, s. m., *dentiscalpium*; instrument fait avec un tube de plume, un morceau de corne ou d'écaille, et dont on se sert pour enlever les portions d'alimens qui se sont introduites dans les intervalles des dents.

CURE-LANGUE, s. m., *linguæscalpium*; lame d'ivoire, d'écaille, de corne, etc., de forme diverse, et dont quelques personnes se servent pour racler leur langue, afin d'enlever l'enduit muqueux qui la recouvre.

CURE-OREILLE, s. m., *auriscalpium*; petite curette qui sert à extraire du conduit auditif externe, soit le cérumen endurci, soit les corps étrangers qui peuvent s'y être introduits.

CURETTE, s. f., *cochleare*; espèce de cuiller plus ou moins profonde, dont on se sert pour opérer l'extraction des balles, des calculs ou des fragmens de calculs urinaires, et de divers autres corps étrangers, principalement de ceux qui sont mous, ou dont la forme est arrondie.

CURVATEUR, adj., *curvator (curvare*, courber); qui courbe. On appelle *muscle curvateur du coccyx* le muscle ischio-coccygien.

CURVINERVÉ, adj., *curvinervis (curvus*, courbe, *nervus*, nervure); se dit des feuilles qui ont les nervures prolongées en une ligne courbe.

CUSCUTE, s. f., *cuscuta Europæa*; plante parasite de la tétrandrie digynie, et de la famille des convolvulacées, qui a passé pendant long-temps pour apéritive et légèrement purgative. On a décoré la *cuscuta epithymum* des mêmes propriétés.

CUSPIDÉ, adj. pris quelquefois subst., et alors écrit *cuspide, cuspidatus*; qui est terminé par une pointe. Les dents canines sont quelquefois appelées *dents cuspidées*, ou simplement *cuspides.*

CUTANÉ, adj., *cutaneus*; qui fait partie de la peau, ou qui s'y porte. — *Absorption cutanée*, celle qui se fait par la peau. — *Exhalation cutanée*, celle qui a lieu par la peau. — *Maladie cutanée*, ou *exanthème*, affection qui frappe le tissu de la peau. — *Muscle cutané*, nom donné quelquefois au *peaucier.* — *Nerf cutané interne* (cubito-cutané, Ch.), la plus petite des branches du plexus brachial, qui se perd dans les tégumens de l'avant-bras et de la main. — *Nerf cutané externe* (radiocutané, Ch.), plus connu sous le nom de *musculo-cutané.*

CUTICULE, s. f., *cuticula* (diminutif de *cutis*, peau); synonyme d'*épiderme.*

CUTUBUTH, s. m. Les Arabes ont appelé de ce nom une mélancolie que caractérise un état d'agitation continuelle.

CYANATE, s. m., *cyanas*; sel produit par la combinaison de l'acide cyanique avec une base salifiable.

CYANIQUE, adj., *cyanicus*; nom d'un acide qui résulte de la combinaison de l'oxigène avec le cyanogène, mais dont les propriétés n'ont point encore été examinées.

CYANOGÈNE, s. m. (κυάνος, bleu, γείνομαι, j'engendre); gaz permanent, d'une odeur vive et pénétrante, soluble dans l'eau, inflammable, et brûlant avec une flamme violette, qui résulte de la combinaison du carbone avec l'azote.

CYANOMÈTRE, s. m., *cyanometrum* (κυάνος, bleu, μέτρον, mesure); instrument imaginé par Saussure pour prouver que l'air est sans couleur, et que la teinte bleue du ciel est produite par les vapeurs suspendues dans l'atmosphère.

CYANOPATHIE, s. f., *cyanopathia* (κυάνος, bleu, πάθος, affection); maladie bleue, aussi appelée *ictère bleu*; affection dans laquelle toute la peau du corps est colorée en bleu : elle est ordinairement le résultat de la communication des cavités droites avec les cavités gauches du cœur. La cyanopathie forme le onzième genre de la sixième famille, ou des angioses, de la Nosologie d'Alibert.

CYANOSE. *V.* CYANOPATHIE.

CYANURE, s. m.; combinaison neutre du cyanogène avec un corps simple.

Cyanure de mercure; substance incolore, inodore, d'une saveur styptique et désagréable, qui excite la salivation, et qui cristallise en longs prismes à quatre pans coupés obliquement. C'est un violent poison qu'on a essayé d'introduire dans le traitement des maladies vénériennes.

CYATHIFORME, adj., *cyathiformis* (*cyathus,* verre, *forma,* forme); qui a la forme d'un gobelet. *Corolle cyathiforme.*

CYATHISCUS, s. m., *cyathiscus,* κυαθίσκος (κύαθος, petit gobelet); concavité d'une sonde faite en forme de cuiller.

CYCÉON, médicament composé de vin, d'eau, de miel, de fleur de farine d'orge et de fromage.

CYCLAME, s. m., *cyclamen Europæum,* L.; plante herbacée de la pentandrie monogynie, et de la famille des primulacées, qui croît dans les montagnes. Sa racine, âcre, émétique, et fortement purgative, entrait autrefois dans la composition de l'onguent d'arthanita.

CYCLE, s. m., *cyclus* (κύκλος, cercle); série de moyens curatifs, méthodiquement combinés pour altérer profondément la constitution d'un sujet en proie à une maladie chronique. — *résomptif;* il se composait de la diète et de l'inaction absolues, puis d'un passage graduel à l'usage des alimens et aux exercices accoutumés, et comprenait l'espace de neuf jours. — *récorporatif,* augmentation successive des alimens, que l'on rendait de plus en plus nourrissans. Après ce cycle, qui durait également neuf jours, on donnait un vomitif, et on défendait les alimens salés et âcres que l'on avait permis dans le second cycle. Après neuf jours, on revenait au premier cycle, et ainsi de suite.

CYCLÉAL, s. m.; nom donné par Geoffroy-Saint-Hilaire à un os vertébral, impair, disposé en anneau, et toujours tubulaire dans les insectes, qui, d'abord creux, se comble bientôt, et devient le corps de la vertèbre.

CYCLIQUE, adj.; qui appartient au cycle. *Méthode cyclique, règle cyclique.*

CYCLO-PARAAL, s. m.; nom donné par Geoffroy-Saint-Hilaire à l'os paraal touchant au cycléal, c'est-à-dire à la première pièce inférieure au delà du cycléal, dans les animaux chez lesquels les pièces vertébrales sont disposées en une seule série.

CYCLOPE, s. m.; fœtus qui n'a qu'un seul œil placé au milieu du front.

CYCLO-PÉRIAL, s. m.; nom donné par Geoffroy-Saint-Hilaire à l'os périal touchant au cycléal, c'est-à-dire à la première pièce supérieure au delà du cycléal, dans les animaux chez lesquels les pièces vertébrales sont disposées en une seule série.

CYCLOTOME, s. m., *cyclotomus* (κύκλος, cercle, τέμνω, je coupe); instrument imaginé par Guérin, de Bordeaux. Il se compose d'un cercle d'argent et d'une lame tranchante qui agit au moyen d'un ressort à détente, et il est propre à la fois à fixer le globe de l'œil et à inciser la cornée dans l'opération de la cataracte par extraction. Plusieurs inconvéniens l'ont fait abandonner.

CYÉSIOLOGIE, s. f., *cyesiologia* (κύησις, grossesse, λέγω, j'enseigne); histoire des phénomènes de la grossesse.

CYLINDRE, s. m., *cylindrus* (κυλίω, je roule); instrument de cuivre ou de plomb, qu'on remplit de charbon allumé, et dont on se sert pour faire chauffer l'eau des bains.

CYLINDROÏDE, adj., *cylindroïdes* (κύλινδρος, cylindre, εἶδος, forme); qui a la forme d'un cylindre. Chaussier nomme *protubérances cylindroïdes* les cornes d'Ammon.

CYLLOSE, s. f., *cyllosis,* κύλλωσις (κυλλός, boiteux, tortu); claudication par vice de conformation ou par mutilation.

CYMATODE, adj., κυματώδης; fluctuant. On entend par ce mot les vacillations qu'offre le pouls chez les individus plongés dans un état de faiblesse.

CYME, s. f., *cyma* (κύμα, partie la plus élevée de la tige); assemblage de fleurs dont les pédoncules partent d'un même point, mais dont les pédicules sont inégaux, ce qui n'empêche pas les fleurs d'arriver toutes au même niveau, comme dans le cornouiller et le sureau.

CYMEUX, adj., *cymosus;* qui est disposé en cyme. *Fleurs cymeuses.*

CYNANCHE ou CYNANCIE, s. f., *cynanche,* κυνάγχη (κύων, chien, ἄγχω, j'étrangle); sorte d'angine dans laquelle la langue, devenue gonflée, sort de la bouche comme le ferait celle d'un chien.

CYNANQUE, s. m., *cynanchum;* genre de plantes de la pentandrie digynie, et de la famille des apocynées, dont plusieurs espèces sont utiles en médecine. Le *cynanchum monspeliacum* fournit la *scammonée de Montpellier.* On falsifie souvent le séné avec les feuilles du *cynan-*

chum arghel, qui ont à peu près les mêmes propriétés. Les racines du *cynanchum vomitorium* sont émétiques.

CYNANTHROPIE, s. f., *cynanthropia* (κύων, chien, ἄνθρωπος, homme); mélancolie ou manie dans laquelle le malade se croit métamorphosé en chien.

CYNIQUE, adj., *cynicus*, κυνιχὸς (κύων, chien); qui tient du chien. — *Spasme cynique*, état convulsif des muscles d'un côté de la face.

CYNODECTUS, adj., *cynodectos*, κύνοδηκτος (κύων, chien, δάκνω, je mords); qui a été mordu par un chien.

CYNOGLOSSE, s. f., *cynoglossum officinale;* plante herbacée, très-commune en France, qui appartient à la pentandrie monogynie et à la famille des borraginées. Ses feuilles passent pour anodynes. Elle fait la base des pilules de cynoglosse, qui seraient probablement tout-à-fait inertes sans l'opium qu'elles contiennent.

CYNOREXIE, s. f., *cynorexia*, κυνορέξις (κύων, chien, ὄρεξις, appétit); faim canine. Nom que les anciens ont donné à un appétit extraordinaire qu'éprouvent certains malades, qui, après l'avoir satisfait, rejettent les alimens qu'ils avaient pris. C'est le plus ordinairement un symptôme de la gastrite chronique.

CYNORRHODE, s. m., *cynorrhodium* (κύων, chien, ῥόδον, rose); nom donné par Desvaux à des fruits pseudocarpiens, formés par un grand nombre d'ovaires à péricarpe soudé, renfermé dans un calice charnu, presque clos, mais distinct de la paroi intérieure, comme ceux des *rosiers.*

CYNORRHODON, s. m. (κύων, chien, ῥόδον, rose); nom donné au fruit de l'églantier, avec lequel on prépare, en le pilant et le délayant dans du sucre et du vin rouge, une conserve célèbre, qui est tonique et astringente.

CYNOSBATOS, s. m. (κύων, chien, βάτος, ronce); ancien nom de l'églantier.

CYPHOME, s. m., *cyphoma*, κύφωμα (κυφόω, je voûte); gibbosité.

CYPHOS, s. m., *cyphos*, κυφός. *V.* CYPHOMA.

CYPHOSE, s. f., *cyphosis*, κύφωσις. *V.* CYPHOME.

CYPRÈS, s. m., *cupressus sempervirens;* arbre de la monoécie monadelphie, et de la famille des conifères, qui croit dans le midi de l'Europe, et dont les fruits, *astringens*, passaient autrefois pour fébrifuges.

CYPSÈLE, s. m., *cypsele;* nom donné

par Mirbel aux fruits que Desvaux désigne sous celui de *stéphanoc.*

CYSSOTIS (κύσσος, anus). Vogel donne ce nom à l'extrémité inférieure du rectum.

CYSTALGIE, s. f., *cystalgia* (κύστις, vessie, ἄλγος, douleur); douleur ou névralgie de la vessie, dans la Nosologie naturelle d'Alibert. Elle constitue le huitième genre des uroses.

CYSTANASTROPHE, s. f., *cystanastrophe* (κύστις, vessie, ἀναστρόφη renversement); inversion, exstrophie de la vessie, vice primitif de conformation.

CYSTENCÉPHALE, s. m. (κύστις, vessie, κεφαλή, tête). Geoffroy-Saint-Hilaire appelle ainsi les monstres dont le cerveau est restreint dans son développement, de sorte que les hémisphères se présentent sous la forme d'une vessie mammelonée supérieurement, que le crâne est ouvert, et que les ailes occipitales sont moins étendues, plus rapprochées, les vertèbres cervicales étant à l'ordinaire tubuleuses.

CYSTÉOLITHE, s. m., *cysteolithos*, κυστεολίθος (κύστις, vessie, λίθος, pierre); pierre de la vessie. | Médicament propre à la dissoudre.

CYSTHÉPATIQUE, adj., *cysthepaticus* (κύστις, vessie, ἧπαρ, foie); nom donné à des vaisseaux qui paraissent exister quelquefois chez les animaux, et qui portent directement la bile du foie dans la cholécyste.

CYSTHÉPATOLITHIASE, s. f., *cysthepatolithiasis* (κύστις, vessie, ἧπαρ, foie, λιθίασις, douleur causée par un calcul). On a proposé d'appeler ainsi l'appareil d'accidens causés par la présence des calculs biliaires.

CYSTIPHLOGIE, s. f., *cystiphlogia* (κύστις, vessie, φλόγω, je brûle); inflammation de la vessie.

CYSTIQUE, adj., *cysticus;* κυστίχος (κύστις, vessie); qui a rapport à la vessie ou à la cholécyste. — *Artère cystique*, fournie par l'hépatique, et qui se distribue à la vésicule du fiel. — *Bile cystique*, celle qui a séjourné pendant quelque temps dans la cholécyste. — *Calcul cystique*, ou *biliaire*, ou *cholélithe*. — *Canal ou conduit cystique*, qui du col de la cholécyste va gagner le canal hépatique, avec lequel il s'unit à angle aigu, pour donner naissance au conduit cholédoque. — *Oxide cystique*, substance cristalline, jaunâtre, demi-transparente, insoluble dans l'eau, l'alcool, l'éther et les acides végétaux, soluble dans les acides minéraux, les alcalis et leurs carbonates, qui se forme par l'action vitale pervertie des reins, et qui constitue quelquefois des calculs vésicaux. — *Veines cystiques*, le plus souvent au nombre de deux, qui suivent le trajet de l'artère.

Cystirrhagie, s. f., *cystirrhagia* (χύσλις, vessie, ῥηγνύω, je romps); hémorrhagie de la vessie.

Cystirrhée, s. f., *cystirrhœa* (χύσλις, vessie, ῥέω, je coule); écoulement abondant de mucus qui vient de la vessie, et qui sort avec l'urine chez les individus affectés de cystite. Quelques médecins ont confondu cet écoulement muqueux avec la cystirrhagie.

Cystite, s. f., *cystitis* (χύσλις, vessie); inflammation de la vessie. Elle peut affecter une ou plusieurs membranes de cet organe; le plus souvent, c'est la membrane muqueuse. A l'état chronique, les auteurs en traitent communément sous le nom de *catarrhe vésical*.

Cystitome, s. m., *cystitomus* (χύσλις, vessie, τέμνω, je coupe); instrument qu'a inventé Lafaye, et qui n'est plus usité aujourd'hui, pour inciser la capsule du cristallin, dans l'opération de la cataracte par extraction. Il était construit sur le modèle du pharyngotome. Cet instrument vient de subir une nouvelle modification, imaginée par le docteur Bancal.

Cysto-bubonocèle, s. m. ou f., *cystobubonocele* (χύσλις, vessie, βουβών, aine, κήλη, tumeur); hernie de la vessie à travers l'anneau inguinal.

Cystocèle, s. m. et f., *cystocele* (χύσλις, vessie, κήλη, hernie); hernie de la vessie urinaire. Cette espèce de hernie, qui est assez rare, peut avoir lieu par le canal inguinal, et c'est le cas le plus fréquent, par le canal crural, par le périnée, par le vagin, par le trou sous-pubien, etc. La tumeur qui en résulte est molle, fluctuante, souvent transparente; elle augmente de volume quand le malade retient ses urines. Si on la presse, elle se vide, et le besoin d'uriner se fait sentir plus vivement : tels sont au moins les signes qu'elle présente quand elle est inguinale ou crurale. Dans les autres cas, elle est très-difficile à caractériser. Il faut la réduire, et la maintenir réduite à l'aide d'un brayer, quand elle a son siége à l'aine, à l'aide d'un pessaire quand elle se fait à travers les parois du vagin. Si le prolongement de la vessie à l'extérieur est adhérent et irréductible, on conseille de le vider en pressant dessus, et d'appliquer derrière un brayer, dans l'intention de

déterminer l'oblitération de la poche qu'il forme ; mais cela est fort difficile. | *Cystocèle biliaire*, hernie de la vésicule biliaire.

Cystocèlie, s. f., *cystocele*; hernie de la vessie. C'est le dixième genre des uroses de la Nosologie naturelle d'Alibert.

Cystodynie, s. f., *cystodynia* (χύσλις, vessie, ὀδύνη, douleur); douleur de la vessie. Ce mot s'entend plus particulièrement des douleurs rhumatismales ayant leur siége dans la tunique musculaire de la vessie.

Cystolithique, adj., *cystolithicus* (χύσλις, véssie, λίθος, pierre); qui concerne le calcul vésical.

Cystomérocèle, s. f. et m., *cystomerocele* (χύσλις, vessie, μηρὸς, cuisse, κήλη, hernie); hernie de la vessie par l'arcade crurale.

Cystophlegmatique, adj., *cystophlegmaticus* (χύσλις, vessie, φλέγμα, mucus); qui participe des caractères du mucus vésical.

Cystophlogie, s. f., *cystophlogia*; synonyme de *cystite*.

Cystoplégie, s. f., *cystoplegia* (χύσλις, vessie, πλήσσω, je frappe); paralysie de la vessie.

Cystoplégique, adj., *cystoplegicus* (χύσλις, vessie, πλήσσω, je frappe); qui a rapport à la paralysie de la vessie.

Cystoplexie, s. f., *cystoplexia*; paralysie de la vessie.

Cystoptose, s. f., *cystoptosis* (χύσλις, vessie, πίπτω, je tombe); relâchement, et prolapsus de la membrane interne de la vessie à travers son col.

Cystopyique, adj., *cystopyicus* (χύσλις, vessie, πύον, pus); qui a rapport à la suppuration de la vessie.

Cystosomatotomie, s. f., *cystosomatotomia* (χύσλις, vessie, σῶμα, corps, τέμνω, je coupe); incision du corps de la vessie.

Cystospastique, adj., *cystospasticus* (χύσλις, vessie, σπάω, je serre); épithète donnée à des affections qui dépendent du spasme du sphincter de la vessie.

Cystosténochorie, s. f., *cystostenochoria* (χύσλις, vessie, στενοχωρία, espace étroit); épaississement de la vessie, qui en diminue la capacité.

Cystothromboïde, adj., *cystothromboidus* (χύσλις, vessie, θρόμβος, grumeau, caillot); qui a rapport à la présence de caillots de sang dans la vessie.

Cystotome, s. m., *cystotomus* (χύσλις, vessie, τέμνω, je coupe); instrument dont l'usage est d'inciser la vessie. Il est synonyme de *lithotome*, mais il vaut mieux.

Cystotomie, s. f., *cystotomia* (κύσλις, vessie, τέμνω, je coupe); incision de la vessie. On a d'abord employé ce mot pour désigner l'incision de la vessie faite dans l'intention d'en extraire l'urine, et l'on réservait celui de *lithotomie* pour l'incision faite dans l'intention d'extraire les calculs. Depuis, quelques personnes ont remplacé le dernier de ces mots, qui n'est pas exact, par le premier. Deschamps pense qu'on doit réserver le nom de *cystotomie* pour les méthodes d'opérer la taille, telles que celles de Foubert, de Thomas, et celle dite *le haut appareil*, dans lesquelles on incise le corps de la vessie sans toucher à son col.

Cystotrachélotomie, s. f., *cystotrachelotomia* (κύσλις, vessie, τράχηλος, col, τέμνω, je coupe); incision du col de la vessie.

Cytise, s. m., *cytisus laburnum*, L.; joli arbrisseau de la diadelphie décandrie, et de la famille des légumineuses, qui sert à la décoration des jardins, et dont les graines sont émétiques et purgatives.

Cytisine, s. f., *cytisina*; principe immédiat des végétaux qu'on a trouvé dans les graines du cytise et les fleurs de l'arnique; substance amère, nauséabonde, d'une couleur jaune brunâtre, qui est vomitive et vénéneuse. Elle constitue le principe actif de l'arnique.

D.

D. Dans l'alphabet chimique, cette lettre dénote le sulfate de fer. Suivant Galien, les anciens employaient un Δ, pour désigner la fièvre quarte. Dans les formules médicinales, D. signifie *detur*, *que l'on donne*; D. et S., *detur et signetur*, *qu'on donne et qu'on étiquette*; D. D., *detur ad*, *qu'on donne dans*; D. D. Vitr., *detur ad vitrum*, *qu'on donne dans un verre*.

Dacrycystalgie, s. f., *dacrycystalgia* (δακρύω, je pleure, κύσλις, sac, ἀλγέω, je souffre); douleur ressentie au sac lacrymal.

Dacrydion, s. m. (δακρύω, je pleure); ancien nom de la scammonée.

Dacrynome, s. m., *dacrynoma* (δακρύω, je pleure); nom donné par Vogel au larmoiement causé par la coarctation des points lacrymaux.

Dacryoadénalgie, s. f., *dacryoadenalgia* (δακρύω, je pleure, ἀδήν, glande, ἀλγέω, je souffre); douleur ressentie à la glande lacrymale.

Dacryoadénite, s. f., *dacryoadenitis* (δακρύω, je pleure, ἀδήν, glande); inflammation de la glande lacrymale.

Dacryoblennorrhée, s. f., *dacryoblennorrhoca* (δακρύω, je pleure, βλέννα, morve, ῥέω, je coule); écoulement de larmes mêlées de mucosités.

Dacryocyste, s. f., *dacryocystis* (δακρύω, je pleure, κύσλις, sac); sac lacrymal.

Dacryocystite, s. f., *dacryocystitis* (δακρύω, je pleure, κύσλις, sac); inflammation du sac lacrymal.

Dacryode, adj., δακρύωδης; qui pleure. Ce nom a été donné à des ulcères desquels découle un pus sanieux.

Dacryohæmorrhyse, s. f., *dacryohæmorrhysis* (δακρύω, je pleure, αἷμα, sang, ῥέω, je coule); écoulement de larmes mêlées de sang.

Dacryopé, adj., *dacryopæus* (δακρύω, je pleure); nom donné à toute substance qui excite à pleurer, en activant l'action sécrétoire de la glande lacrymale.

Dacryopyorrhée, s. f., *dacryopyorrhoea* (δακρύω, je pleure, πύον, pus, ῥέω, je coule); écoulement de larmes purulentes.

Dacryorrhyse, s. f., *dacryorrhysis* (δακρύω, je pleure, ῥέω, je coule); écoulement de larmes, larmoiement.

Dacryrrhée, s. f., *dacryrrhæa* (δάκρυω, je pleure, ῥέω, je coule); flux de larmes, larmoiement.

Dactyliomancie, s. f., *dactyliomantia* (δακτύλιος, anneau, μαντεία, divination); art de prédire l'avenir au moyen d'anneaux constellés.

Dactylion, s. m., *dactylium* (δάκτυλος, doigt). Vogel donne ce nom à l'adhérence congéniale ou accidentelle des doigts entre eux.

Dactylite, s. f., *dactylitis* (δάκτυλος,

doigt) ; inflammation d'un doigt, panaris.

Dactylothèce, s. m., δακτυλοθήκη; instrument de chirurgie propre à maintenir le pouce ou les autres doigts dans l'extension.

Damnata *terra. V.* **Caput** *mortuum.*

Danevert, nom d'une source minérale ferrugineuse acidule froide, située près d'Upsal, en Suède.

Daniel, nom d'une source d'eau minérale qu'on croit être ferrugineuse, et qui coule à un quart de lieue d'Alais.

Danse, s. f., *saltatio;* genre d'exercice qui se compose d'une suite de mouvemens, de gestes et d'attitudes, exécutés à pas mesurés, en cadence, et au son de la voix ou d'un instrument de musique.

Danse de Saint-Guy. V. **Chorée.**

Danseur, adj. et s. m. ; se dit d'un chien qui voltige et ne suit pas bien la voie.

Daphnéléon, s. m., *daphnelæon,* δαφνέλαιον (δάφνη, laurier, ἔλαιον, huile) ; nom de l'huile de baies de laurier, chez les Grecs.

Daphnine, s. f., *daphnina;* substance incristallisable, volatile, sans action sur le sirop de violettes, qui rétablit la couleur du tournesol rougie par les acides, peut s'unir aux corps gras, et se trouve dans l'écorce du *daphne alpina.* On la rapporte avec doute à la classe des alcalis organiques. Le même nom est donné à une autre substance qui existe aussi dans l'écorce des *daphne,* et qui est blanche, cristallisable, très-amère, fusible au feu, volatilisable, et soluble dans l'eau.

Dartos, s. m., *dartos,* δαρτὸς (δέρω, j'écorche) ; membrane cellulo-filamenteuse, rougeâtre, dépourvue de graisse, et très-vasculaire, qui répond d'une part au scrotum, et de l'autre à la tunique vaginale, qui fournit une enveloppe séparée à chaque testicule, et qui paraît provenir de l'épanouissement du *gubernaculum testis.*

Dartre, s. f., *herpes, impetigo, serpigo* (δαρτὸς, écorché) ; inflammation de la peau, le plus souvent chronique, qui se présente sous la forme de petites vésicules ou de pustules accompagnées de prurit, lesquelles se rompent et laissent suinter une humeur ichoreuse qui, par sa dessiccation, forme des croûtes ou des écailles. Quelquefois la dartre a l'apparence d'un ulcère de la peau ; d'autres fois ce n'est qu'un simple érythème de ce tissu. Les différens caractères que revêt cette affection l'ont fait distinguer par Alibert en plusieurs espèces.

Dartre crustacée, herpes crustaceus; croûtes de forme et de couleur variées, qui, après être tombées au bout d'un temps plus ou moins long, sont ensuite remplacées par d'autres.

Dartre érythémoïde, herpes erythemoïdes; petits boutons rouges et enflammés, se terminant par desquamation.

Dartre furfuracée, herpes furfuraceus: exfoliations légères de l'épiderme, semblables à du son.

Dartre phlycténoïde, herpes phlyctænoïdes; phlyctènes remplies de sérosité ichoreuse, qui, après s'être desséchées, laissent des écailles rougeâtres.

Dartre pustuleuse, herpes pustulosus; pustules de volume variable, et plus ou moins distantes les unes des autres, qui se couvrent de croûtes ou d'écailles, lesquelles, après leur chute, laissent des taches rouges sur la peau.

Dartre rongeante, herpes cædens; boutons pustuleux, ou ulcères fournissant un pus ichoreux, qui, en s'étendant en largeur et en profondeur, détruisent la peau, les muscles et même les cartilages.

Dartre squameuse, herpes squamosus; exfoliations de l'épiderme, plus larges que dans la dartre furfuracée.

Dartreux, adj. ; qui participe des caractères de la dartre, ou qui est affecté de dartres.

Dasymma, s. m. ; variété du *trachoma,* auquel, d'après Sauvages, les anciens donnaient ce nom lorsqu'il paraissait dépendre d'une affection dartreuse.

Dasytes, *hirsuties,* δασύτης; accroissement extraordinaire des poils, ou apparition de poils sur des parties qui en sont habituellement dépourvues.

Datte, s. f., *palmula, dactylus,* δάκτυλος, βάλανος, φοινικὸς; fruit du dattier, qui forme un des principaux alimens des peuples orientaux.

Dattier, s. m., *phœnix dactylifera;* palmier qui croît en Asie, en Afrique et dans le midi de l'Europe, où les habitans utilisent presque toutes ses parties, surtout ses fruits, qui font la base de leur nourriture.

Daulhac, lieu de la Haute-Auvergne, où l'on trouve une source d'eau minérale peu connue, qui paraît contenir beaucoup de sous-carbonate de soude et de magnésie.

Dauphin, village de la Provence, qui possède deux sources d'eau minérale, l'une sulfureuse, et l'autre chargée d'hydrochlorate de soude.

Dauphinelle, s. f., *delphinium;* genre

de plantes de la polyandrie trigynie, et de la famille des renonculacées, dont plusieurs espèces sont intéressantes sous le rapport médical. Les anciens employaient, comme vulnéraire, la *dauphinelle des champs, delphinium consolida,* si abondante dans nos moissons; mais on ne s'en sert plus aujourd'hui. Quelques auteurs ont écrit que les droguistes vendent souvent pour les graines de la cévadille celles de la *dauphinelle élevée, delphinium elatum,* plante de la Suisse et du Dauphiné. Enfin, la *staphysaigre, delphinium staphysagria,* est célèbre par les propriétés médicales dont on l'a décorée. *V.* STAPHYSAIGRE.

DAVIER, s. m., *denticeps, denticulum;* sorte de pinces dont les mors sont droits et égaux, ou recourbés et inégaux. On se sert de cet instrument pour arracher les dents.

DAX, ancienne ville du département des Landes, entourée d'un grand nombre de sources d'eaux minérales salines, qu'on emploie peu à l'intérieur, à cause de leur haute température qui s'élève jusqu'à 49 degrés R.

DÉALBATION, s. f., *dealbatio, albificatio;* action de blanchir. Les anatomistes appellent ainsi l'opération par laquelle ils se procurent des os parfaitement blancs.

DÉARTICULATION, s. f., *dearticulatio;* synonyme d'*abarticulation.*

DÉBILITANT, adj., *debilitans.* On donne cette épithète à tous les modificateurs qui ont pour effet de diminuer l'énergie vitale des organes du corps humain, soit dans l'état normal, soit dans l'état de maladie.

DÉBILITATION, s. f., *debilitatio;* affaiblissement.

DÉBILITÉ, s. f., *debilitas;* synonyme de *faiblesse.*

Débilité, adj., *debilitatus;* qui est affaibli.

DÉBILITER, v. a., *debilitare;* affaiblir.

DÉBOITEMENT, s. m., *dislocatio, luxatio;* synonyme de *luxation.* Ce terme n'est guère en usage que parmi les gens du peuple.

DÉBORDEMENT, s. m., *effusio;* terme populaire employé pour désigner l'évacuation soudaine, et presque toujours considérable, de quelque humeur, soit par les selles, soit par le vomissement.

DÉBOURRER, v. a., *emollire.* — *un cheval,* c'est le façonner, le rendre souple, par l'exercice du trot. — *les épaules,* c'est les rendre plus mobiles et moins froides.

DÉBRIDEMENT, s. m., *frænorum solutio;* opération de chirurgie au moyen de laquelle on fait cesser l'étranglement de certaines parties, en divisant des tissus qui en compriment d'autres. Un bistouri droit ou courbe, et une sonde cannelée, ou le doigt, suffisent communément pour pratiquer le débridement. Les hernies, le paraphimosis, l'anthrax, les inflammations du tissu cellulaire du crâne, sont les cas qui réclament le plus souvent cette opération.

DÉBRIDER, v. a., *fræna solvere;* opérer le débridement.

DÉBRULER, DÉBRULÉ, *decomburere, decombustus;* synonyme de *désoxigéner, désoxigéné.*

DÉCANTATION, s. f., *decantatio;* opération pharmaceutique ou chimique qui consiste à séparer doucement, soit par inclinaison, soit à l'aide d'un syphon ou d'un robinet, une liqueur qui surnage un autre liquide plus dense, ou un dépôt solide et pulvérulent.

DÉCANTER, v. a., *decantare;* faire la décantation d'un liquide.

DÉCAPER, v. a.; enlever, à l'aide d'un acide, du sable ou de la lime, l'oxide pur ou carbonaté qui s'est formé à la surface d'un métal.

DÉCHAUSSEMENT, s. m., *dentium scalptura;* opération par laquelle on détache la gencive de la dent que l'on se propose d'enlever. — État des dents qui ne sont plus revêtues par les gencives.

DÉCHAUSSOIR, s. m., *dentis scalpium;* instrument dont on se sert pour pratiquer le déchaussement des dents. C'est une lame d'acier épaisse, recourbée, et présentant sur son bord concave un tranchant peu évidé.

DÉCHIREMENT, s. m., *dilaceratio;* solution de continuité des parties molles, qui ont été tiraillées au delà de leur extensibilité. On employait autrefois assez souvent le déchirement pour opérer la division d'un tissu.

DÉCHIRURE. *V.* DÉCHIREMENT, RUPTURE.

DÉCLAMATION, s. f., *declamatio;* art de peindre les sentimens dont on est pénétré par des inflexions de voix accompagnées de gestes, ce qui rend la pensée plus sensible, et fait passer dans le cerveau des auditeurs les profondes émotions qu'on éprouve soi-même.

DÉCLIN, s. m., *declinatio, inclinatio, remissio;* époque à laquelle arrivent une maladie, un paroxysme ou un accès, lorsque leurs symptômes, après avoir été portés à un haut degré d'intensité;

viennent à diminuer graduellement. Le *déclin de l'âge, l'âge de déclin*, est cet état de la vie où les facultés physiques et morales perdent peu à peu de leur activité et de leur énergie.

Déclive, adj., *declivis;* qui présente un plan incliné.

Décoction, s. f., *decoctio* (*coquere*, cuire); opération par laquelle on fait bouillir une ou plusieurs substances dans un liquide quelconque, pour en extraire les parties solubles à cette température. | Produit liquide de cette opération. —

Décoction blanche, decoctum album, boisson préparée en faisant bouillir dans l'eau de la mie de pain, de la corne de cerf calcinée, ou mieux, râpée, et qu'on aromatise ensuite avec de la teinture de cannelle. On la prescrit dans les irritations du gros intestin.

Décoctum, s. m.; mot proposé par Chaussier pour exprimer, dans le discours français, le produit de la décoction.

Décollement, s. m.; séparation de deux parties qui étaient précédemment adhérentes entre elles. — *Obtruncatio*, terme dont se servent les accoucheurs pour désigner la séparation de la tête du fœtus d'avec le tronc, lorsque celui-ci demeure dans la matrice.—*du placenta, deglutinatio, vel reglutinatio placentæ;* séparation totale ou partielle du placenta d'avec la face interne de l'utérus.—On donne enfin le nom de *décollement* à l'isolement de la peau d'avec les parties sous-jacentes. — On dit que les épiphyses se sont *décollées*, lorsqu'elles sont detachées du reste de l'os.

Décoller, v. a.; opérer le décollement.

Décoloration, s. f., *decoloratio;* perte de la couleur naturelle. Un objet décoloré devient blanc, ou prend une teinte qui se rapproche plus ou moins du blanc.

Décombustion, s. f., *decombustio;* synonyme de *désoxigénation*.

Décomposé, adj., *dissolutus;* corps qui a éprouvé une décomposition. | La face est dite *décomposée*, lorsque l'ensemble des traits offre cette disposition que l'on remarque aux approches de la mort.

Décomposition, s. f., *decompositio, dissolutio;* destruction d'un corps composé, par la séparation des diverses substances ou des divers principes qui le constituent. Elle diffère de l'analyse en ce que celle-ci tend à isoler ces substances, ces principes, au lieu de se borner seulement à en détruire l'association.

Décortication, s. f., *decorticatio* (*cortex*, écorce); opération par laquelle on enlève l'écorce d'un arbre, ou la première enveloppe d'une racine, d'un fruit, d'une semence.

Decrementum, s. m., (*decrescere*, décroître); période de déclin des maladies.

Décrépit, adj., *decrepitus;* qui est dans la décrépitude.

Décrépitation, s. f., *decrepitatio;* bruit pétillant que font entendre certains sels quand on les chauffe, et qui tient au brisement des lames de leurs cristaux, soulevées par l'effort que fait, pour s'échapper, l'eau de cristallisation réduite en vapeur par le calorique.

Décrépitude, s. f., *decrepitudo, ætas decrepita, ultima senectus;* dernier terme de la vieillesse, dernier période de la vie humaine, qu'on fixe communément aux années qui suivent la quatre-vingtième, mais qu'une foule de circonstances peuvent accélérer, et dont le caractère consiste dans la série toujours croissante des phénomènes qui annoncent l'extinction prochaine de la vie.

Décretoire, adj., *decretorius* (*decernere*, juger); qui juge. Les anciens appelaient *jours decrétoires*, les jours critiques.

Décreusage, s. m.; opération qui consiste à enlever, à l'aide des alcalis, aux tissus de coton, de lin, de chanvre et de soie, les corps étrangers qui les recouvrent, en altèrent la blancheur, en diminuent la flexibilité, et s'opposent à l'action des matières colorantes.

Décubitus, s. m., synonyme de *coucher*.

Décuit, adj.; se dit d'une substance, d'un sirop, par exemple, qui a perdu de son degré de cuisson. — s. m.; substitué par Schwilgue au mot *decoctum*.

Décupellation, s. f., *decupellatio;* synonyme de *décantation*.

Décussation, s. f., *decussatio;* entrecroisement. Les anatomistes emploient quelquefois ce mot lorsqu'ils parlent de l'entre-croisement des nerfs, particulièrement de celui des nerfs optiques.

Décussoire, s. m., *decussorium;* instrument de chirurgie dont les anciens faisaient usage pour déprimer la dure-mère, et pour faciliter la sortie des liquides épanchés sur cette membrane.

Dédolation, s. f., *dedolatio;* action par laquelle un instrument, porté obliquement sur une partie du corps, y fait une plaie oblique ou avec perte de substance. On dit que l'on fait agir un bistouri en *dédolant*, lorsque cet instrument semble raser la surface d'une partie, et n'en emporte qu'une très-faible épaisseur.

Défaillance, s. f., *animi deliquium*; diminution soudaine et plus ou moins marquée de l'action du cœur, suivie d'une perte incomplète et instantanée de la connaissance. Elle constitue le premier degré de la syncope. — Ce mot était synonyme, dans l'ancienne chimie, de *déliquescence*. On disait huile de tartre par *défaillance*, pour exprimer du sous-carbonate de potasse devenu liquide à l'air.

Défécation, s. f., *defecatio*; opération pharmaceutique qui consiste à séparer, par le repos, les substances tenues en suspension dans un liquide. | Série d'actions vitales qui s'exécutent depuis la fin de l'iléon jusqu'à l'extrémité du rectum, et qui ont pour résultat définitif l'expulsion des matières accumulées au-dessus de l'anus. | Acte au moyen duquel les débris ou résidus des alimens sont rejetés hors de l'économie par l'anus.

Défectuosité, s. f., *viciositas*; vice, défaut. Conformation vicieuse, défectueuse des parties extérieures du corps des animaux domestiques.

Défendre (se), v. r., *obniti*; s'entend d'un cheval qui résiste, refuse de sauter ou de reculer. — *des lèvres*. *V.* s'Armer *des lèvres*.

Défense, s. f.; dent laniaire de la mâchoire inférieure du sanglier ou du porc.

Défensif, adj., *defensivus* (*defendere*, défendre). On donnait ce nom jadis à des applications topiques dont on recouvrait un endroit malade pour le défendre de l'action des corps environnans.

Déférent, adj., *deferens* (*de*, hors, *fero*, je porte); qui porte, qui décharge. On appelle *conduit* ou *canal déférent*, le conduit excréteur du testicule.

Déferrer, v. a., *detrahere*; c'est ôter le vieux fer par un procédé convenable. — (se), se dit des chevaux qui perdent leurs fers, soit parce qu'ils étaient mal attachés, soit parce que la corne était trop cassante.

Déflagration, s. f., *deflagratio* (*deflagrare*, brûler); double phénomène de chaleur et de flamme qui accompagne la combinaison rapide des corps. Synonyme du mot *combustion*, pris dans son acception rigoureuse.

Défloration, s. f., *defloratio, deviriginatio*; action de déflorer une fille, de lui faire exercer le coït pour la première

fois. Ce mot n'est employé qu'en médecine légale.

Défloré, adj.; se dit d'une fille qui a perdu sa virginité.

Déflorer, v. a.; faire perdre à une fille sa virginité.

Déformation, s. f., *deformatio*; altération de la forme de quelque partie du corps, comme le bassin, la tête, etc.

Défrutum, s. m.; mot de l'ancienne pharmacie, qui désignait le suc des raisins diminué environ d'un tiers par l'évaporation.

Dégénération, s. f., *degeneratio*; action par laquelle un corps éprouve un changement qui lui fait perdre son caractère générique. Comme on attache une importance exagérée à ce caractère, il en résulte qu'on regarde toute dégénération comme le passage à un état pire ou inférieur. Pour quelques auteurs, *dégénérer* c'est recevoir, par l'action de certaines causes, des formes ou des attributs autres que les attributs correspondans qu'on tient de sa nature primitive et originelle. Rigoureusement parlant, *dégénérer* c'est changer de forme, d'attributs, de qualités, de propriétés, sous l'empire d'autres circonstances. |

Dégénérescence, s. f., *degeneratio*; synonyme de *dégénération*, mais plus employé par les médecins lorsqu'ils veulent parler des tissus qui ont changé de nature.

Déglutition, s. f., *deglutitio* (*degiutire*, avaler); action de faire passer les alimens de la bouche dans l'estomac, en traversant le pharynx et toute la longueur de l'œsophage.

Dégorgement, s. m.; se dit vulgairement de l'expulsion ou de la sortie d'humeurs qui occasionaient un engorgement.

Dégorger, v. a., *minuere*; se dit lorsque le forgeron frappe sur la rive interne du fer, quand la branche ou la pince est trop large.

Dégoût, s. m., *cibi fastidium*; répugnance, aversion pour les alimens.

Dégraisser, v. a., *detrahere*. — *l'œil*, se dit en maréchallerie de l'enlèvement du coussinet graisseux qui se trouve à la base de l'œil. On imagine guérir, par cette opération barbare, la fluxion périodique, maladie de l'œil.

Degré, s. m., *gradus*; portion d'une mesure, d'une quantité ou d'une qualité quelconque. — *Degré d'ascension, de déclinaison, de latitude, de longitude, de chaleur, de froid, de vitalité*, etc. | Par

le mot *degré*, on désigne encore l'intensité d'une maladie, ou bien l'époque plus
ou moins avancée d'une maladie qui entraîne la désorganisation des parties
qu'elle affecte.

Dégustation, s. f., *degustatio* (*gustare,*
goûter) ; action d'explorer, à l'aide du
sens du goût, les qualités sapides d'une
substance ; exercice volontaire et actif,
fait avec attention, avec conscience de la
faculté que nous avons d'apprécier les sa-
veurs.

Déjection, s. f., *dejectio ;* expulsion
des matières fécales. Synonyme de *défé-
cation*. On appelle aussi les excrémens
déjections, mais le plus souvent alors en
y joiguant l'épithète d'*alvines*.

Délayant, adj. et s. m., *diluens*. On
a appelé de ce nom des substances que
l'on croyait jouir de la propriété de délayer le sang et les bumeurs. On emploie
comme *délayans* les boissons aqueuses,
mucilagineuses, ou légèrement acidu-
lées.

Délétère, adj., *deleterius*, δηλητήριος ;
qui donne la mort. On appelle ainsi tout
corps qui éteint la vie, soit immédiatement, soit par l'effet du trouble qu'il apporte dans l'exercice et l'harmonie des
fonctions.

Délibérer, v. a., *fluctuare.—un cheval*, c'est le déterminer à prendre un air
relevé de manége, ou le résoudre à aller
au trot ou au galop.

Déligation, s. f., *deligatio, fasciarum
applicatio, plagarum vinctura, fasciatio*.
Suivant les anciens, la déligation comprenait l'application des appareils et
l'emploi des médicamens externes ; on
ne comprend plus actuellement sous
cette dénomination que l'application
méthodique des bandages.

Déliquescence, s. f. ; propriété qu'ont
différentes substances d'absorber l'humidité de l'atmosphère, et de se résoudre
en liqueur.

Déliquescent, adj. ; susceptible de déliquescence. Se dit plus particulièrement des sels.

Déliquium, s. m. ; synonyme de *déliquescence*.

Délirant, adj., *delirans ;* qui est dans
le délire, qui a pour caractère le délire.
On a donné le nom de *fièvre pernicieuse
délirante* à une irritation fébrile intermittente, dans laquelle le délire est le phénomène prédominant.

Délire, s. m., *delirium ;* lésion des
facultés intellectuelles qui a lieu, suivant Esquirol, toutes les fois qu'il n'existe

aucun rapport entre les sensations et les
objets extérieurs, entre les idées et les
sensations, entre le jugement, les déterminations et les idées, ou bien lorsque les idées, les jugemens et les déterminations sont indépendans de la volonté. Landré-Beauvais dit qu'il y a délire quand le malade allie des idées in-
compatibles, et prend ces idées, ainsi
alliées, pour des vérités réelles. Le plus
communément, on entend par délire
toutes les erreurs du jugement. Cet état
est toujours symptomatique d'une affection cérébrale. Suivant les diverses circonstances dont il s'accompagne, le délire est *gai, triste, silencieux, taciturne,
extatique, inquiet, furieux*.

Délirer, v. n. ; être dans le délire.

Délitescence, s. f., *delitescentia* (*deli-
tescere*, se cacher) ; mode de terminaison
de l'inflammation dans lequel celle-ci
cesse brusquement, avant d'avoir parcouru entièrement sa marche.

Délivrance, s. f., *partus secundarius,
secundinarum expulsio vel extractio ;* sortie spontanée, ou provoquée par l'art, du
placenta et des membranes fœtales hors
de la cavité utérine.

Délivre, s. m. ; synonyme d'*arrière-
faix*.

Délivrer, v. a. ; opérer la délivrance.

Delphinate, s. m. ; genre de sel formé
d'une base et d'acide delphinique.

Delphinine, s. f. ; nom d'un nouvel alcali vénéneux que Brandes a découvert
dans les graines de la staphysaigre. Il est
blanc, cristallisable, extrêmement âcre,
et d'une saveur d'abord un peu amère ; il
n'a pas d'odeur, se fond au feu, et brûle en
exhalant une fumée épaisse, d'une odeur
particulière ; il est soluble dans l'eau, et
se dissout très-bien dans l'alcool et l'é-
ther sulfurique.

Delphinique, adj., *delphinicus :* nom
d'un acide particulier retiré par Chevreul de l'huile de dauphin (*delphinus
globiceps*). Son odeur est aromatique,
forte, et analogue à celle de l'acide butyrique, sa saveur très-piquante. Il est très-
volatil, et sa vapeur a un goût sucré d'é-
ther ; peu soluble dans l'eau, très-soluble
dans l'alcool, il rougit fortement la teinture de tournesol, et forme des sels avec
les bases.

Deltoïde, adj. et s. m., *deltoides*, (δέλτα,
D majuscule des Grecs, Δ, εἶδος, forme) ; nom d'un muscle (sus-acromio-hu-
méral, Ch.) pair, aplati, épais et triau-
gulaire, qui forme le moignon de l'é-
paule, dont il embrasse l'articulation. Il

s'attache en haut à tout le bord postérieur de l'épine de l'omoplate, au bord inférieur de l'acromion, et au tiers interne du bord antérieur de la clavicule ; en bas à l'empreinte deltoïdienne de l'humérus. Il sert à élever le bras, et à le porter en avant ou en arrière.

DELTOÏDIEN, adj., *deltoideus* ; qui est en rapport avec le deltoïde.—*Empreinte deltoïdienne*, surface inégale et raboteuse qu'on voit à la partie supérieure de la face externe de l'humérus, où elle sert à l'insertion du tendon du muscle deltoïde.

DÉLUTER, v. a. ; enlever le lut qui ferme les ouvertures d'un appareil chimique ou pharmaceutique.

DÉMANGEAISON, s. f., *pruritus* ; expression vulgaire à laquelle les médecins ont substitué celle de *prurit*.

DÉMENCE, s. f., *dementia*, *amentia* ; affection cérébrale qui consiste dans l'affaiblissement et quelquefois la perte de la faculté de penser ou de lier des idées. Des actes continuels d'extravagance, l'incohérence des discours, le défaut de mémoire, l'impossibilité d'apercevoir des rapports, de porter un jugement, une sorte d'existence automatique, etc., tels sont les caractères qui appartiennent à la démence.

DEMI - APONÉVROTIQUE, adj. et s. m., *semi-aponevroticus* ; nom donné quelquefois au muscle demi-membraneux.

DEMI - AZYGOS ; nom d'une veine impaire, qui naît des premières lombaires, pénètre dans la poitrine à travers une ouverture particulière du diaphragme, et va se jeter dans l'azygos.

DEMI-BAIN, s. m., *insessio*, ἐγκάθισμα ; bain dans lequel on n'entre que jusqu'à l'ombilic.

DEMI-CIRCULAIRE, adj., *semi-circularis* ; qui a la forme d'un demi-cercle. — *Canaux demi-circulaires. V.* ce mot.

DEMI ÉPINEUX, adj., *semi-spinosus* ; épithète imposée à des faisceaux charnus qui font partie des muscles transversaires.

DEMI-INTEROSSEUX *du pouce*, adj., *semi-interosseus pollicis manûs* ; nom donné par Winslow au muscle *court fléchisseur du pouce*.

DEMI-MEMBRANEUX, adj. et s. m., *semi-membranosus* ; muscle (ilio-popliti-tibial, Ch.) de la partie postérieure de la cuisse, qui s'étend de la tubérosité de l'ischion à la face postérieure et interne de l'extrémité supérieure du tibia, et qui doit son nom à ce qu'il est étroit et aponévro-

tique dans son tiers supérieur. Il sert à fléchir la jambe, et à la tourner en dedans.

DEMI-MÉTAL, s. m. Les anciens désignaient ainsi les métaux qui, au lieu d'offrir la ductilité et la malléabilité de l'or et de l'argent, auxquels ils réservaient le nom de métaux, ou de métaux parfaits, sont au contraire cassans et faciles à réduire en poudre, tels que l'antimoine, le bismuth, l'arsenic, etc.

DEMI-NERVEUX, adj. et s. m., *semi-nervosus* ; nom donné quelquefois au muscle demi - tendineux, parce que, dans une partie de son étendue, il ressemble à un cordon nerveux.

DEMI-ORBICULAIRE, adj., *semi - orbicularis* ; nom donné par Winslow à chacune des deux portions, supérieure et inférieure, du muscle *orbiculaire des lèvres*.

DEMI-TENDINEUX, adj. et s. m., *semi-tendinosus* ; muscle (ischio-prétibial, Ch.) de la partie postérieure de la cuisse, qui s'étend de la tubérosité de l'ischion, à laquelle il s'insère par un tendon commun avec la longue portion du biceps, jusque derrière le côté interne de l'articulation du genou. Il fléchit la jambe sur la cuisse, et la tourne aussi un peu en dedans.

DÉMONOLOGIE, s. f., *dæmonologia* (δαίμων, démon, λόγος, discours) ; doctrine des démons, des génies, des êtres intermédiaires entre l'homme et la divinité.

DÉMONOMANCIE, s. f., *dæmonomantia* (δαίμων, démon, μαντεία, divination) ; faculté de prédire l'avenir par les inspirations d'un démon intérieur.

DÉMONOMANIE, s. f., *dæmonomania* (δαίμων, démon, μανία, folie) ; espèce de folie dans laquelle on se croit possédé du démon.

DÉNIAU, village de la Souabe où l'on trouve une eau minérale chargée d'acide carbonique, de carbonates de fer et de chaux, de sulfate de magnésie et de sous-carbonate de soude.

DENIS-LES-BOIS (Saint-) ou **SAINT-DENIS-SUR-LOIRE**, petit village près de Blois, qui possède une source d'eau minérale.

DENSE, adj., *densus* ; qui renferme beaucoup de matière sous un petit volume, à raison du rapprochement des molécules.

DENSITÉ, s. f., *densitas* ; qualité d'un corps qui dépend du rapport de ses molécules les unes à l'égard des autres, et qui fait que, sous un volume donné, il renferme plus de molécules qu'un autre n'en contient. La *densité* correspond donc à la pesanteur spécifique, et n'est autre chose que la relation qui existe entre la masse réelle et le volume des corps.

Dent, s. f., *dens*, ὁδοὺς (*edere*, manger). On a récemment proposé d'appeler ainsi tous les organes, plus ou moins durs, calcaires ou cornés, que les animaux présentent le plus souvent à l'entrée du canal intestinal, quelquefois aussi plus ou moins profondément dans son intérieur, et qui servent à saisir, retenir, déchirer, mâcher, broyer une proie. Cette définition, reçue en histoire naturelle, ne l'est point en médecine, où l'on donne le nom de *dents* aux petits corps compactes et très-durs qui sont implantés dans les alvéoles des deux mâchoires. Ce ne sont point des os, car ils diffèrent de ceux-ci par l'absence du périoste à leur surface, leur exposition, partielle du moins, au contact de l'air, la variabilité de leur nombre, suivant l'âge, leur chute avant celui de la mort sénile, leur dureté, leur couleur, leur structure organique, et leur mode de développement et de nutrition. Ce sont des parties dépourvues de vie, et semblables aux coquilles des mollusques. Chez l'homme adulte on compte trente-deux dents, divisées en trois classes, les *incisives*, les *canines* et les *molaires*. Chacune se compose d'une partie saillante hors de l'alvéole, qu'on appelle *couronne*, et d'une autre, cachée dans cette cavité, qu'on nomme *racine*. Ces deux parties sont séparées par un rétrécissement appelé *collet*. Toutes les dents sont formées de deux substances, l'une extérieure, l'*émail*, l'autre intérieure, l'*ivoire*. Cette dernière enveloppe, sans y adhérer, le *germe* ou *noyau pulpeux*, seule partie de la dent qui jouisse de la vie.

Dent de lion; nom vulgaire du *pissenlit*, *leontodum taraxacum*.

Dentaire, adj., *dentarius*; qui appartient aux dents. — *Arcades dentaires*. On appelle ainsi les deux rangées de dents. — *Artères dentaires*, fournies par la carotide externe. — *Cavité dentaire*, celle que chaque dent renferme. — *Follicules dentaires*, nom donné quelquefois aux noyaux pulpeux des dents. — *Nerf dentaire antérieur*, branche du sous-orbitaire, qui anime les deux incisives, la canine et les deux petites molaires. — *Nerfs dentaires postérieurs*, au nombre de trois ou quatre, qui proviennent du maxillaire supérieur, et se portent aux trois ou quatre dernières molaires. — *Nerf dentaire inférieur*, qui naît du maxillaire in-

férieur, anime toutes les dents d'en bas, et s'épanouit sous le menton. — *Os dentaire*, l'une des six pièces qui forment la branche de la mâchoire dans les oiseaux et les reptiles. — *Pulpe dentaire*, substance pultacée, rougeâtre, molle et fort sensible, qui remplit la cavité des dents. — *Veines dentaires*, dont la distribution ressemble à celle des artères.

Dentaire, s. f., *dentaria*; genre de plantes de la tétradynamie siliqueuse et de la famille des crucifères, renfermant plusieurs plantes herbacées de l'Europe et de l'Amérique du nord, qui ont une saveur âcre et piquante, et qu'on employait autrefois comme carminatives et vulnéraires.

Dentelaire, s. m., *plumbago*; genre de plantes de la pentandrie monogynie, type de la famille des plombaginées, dont une espèce, originaire des pays chauds de l'Europe, le *plumbago Europæa*, est douée dans toutes ses parties d'une âcreté excessive, qui en avait fait appliquer autrefois la racine au traitement des cancers ulcérés et de la gale. Toutes les autres espèces, qui sont exotiques, n'ont pas moins d'âcreté; plusieurs produisent un effet vésicant lorsqu'on les applique sur la peau.

Dentelé, adj., *denticulatus*; découpé en manière de dent. — *Muscle grand dentelé* (costo-scapulaire, Ch.), étendu du bord postérieur et interne, ainsi que des angles supérieur et inférieur de l'omoplate, à la face externe des huit ou neuf premières côtes, auxquelles il s'attache par autant de languettes oblongues : il sert à élever l'épaule. — *Muscle petit dentelé antérieur*, nom donné quelquefois au *petit pectoral*. — *Muscle petit dentelé postérieur et supérieur* (dorso-costal, Ch.), qui du ligament surépineux cervical et des apophyses des septième, huitième, neuvième et quelquefois dixième vertèbres dorsales, se porte à la face externe et au bord supérieur des seconde, troisième, quatrième et cinquième côtes, auxquelles il s'attache par quatre digitations : il élève les côtes, et favorise l'inspiration. — *Muscle petit dentelé postérieur et inférieur* (lombo-costal, Ch.), né des deux ou trois dernières apophyses épineuses des vertèbres dorsales, et des trois ou quatre premières lombaires, il va s'attacher, par quatre faisceaux, à la lèvre externe du bord inférieur des quatre dernières fausses côtes : il abaisse ces os, et facilite l'expiration. — *Ligament dentelé*, bandelette mince, blanchâtre, transparente, très-forte, et garnie de vingt à vingt-deux denticules sur son bord externe, qui s'étend depuis le trou occipital jusqu'à l'extrémité de la moelle épinière, en passant de chaque côté entre les racines antérieures et postérieures des nerfs rachidiens.

Denticule, s. f., *denticula ;* petite dent, légère dentelure.

Dentier, s. m.; plaque de métal, d'ivoire ou d'autres substances analogues, sur laquelle sont montées des dents artificielles destinées à remplacer la totalité ou une portion des arcades dentaires.

Dentiforme, adj., *dentiformis (dens,* dent, *forma,* forme *) ;* qui a la forme d'une dent. Synonyme d'*odontoïde.*

Dentifrice, s. m., *dentifricium (dens,* dent, *fricare,* frotter); poudre délayée dans de l'eau, ou incorporée dans du miel, dont on frotte les dents pour les débarrasser du tartre qui s'amasse à leur surface.

Dentiste, s. m., *dentarius ;* nom que l'on donne à ceux qui s'occupent exclusivement du traitement des maladies des dents.

Dentition, s. f., *dentitio ;* sortie des dents hors des alvéoles et des gencives, ou, mieux, ensemble des phénomènes qui caractérisent les diverses périodes de leur existence. Les dents ne sont d'abord que des membranes repliées sur elles-mêmes, et percées d'un pore à leur sommet, qui enveloppent d'une double coiffe une pulpe dans laquelle rampent des vaisseaux et des nerfs. Sur la face externe de la duplicature intérieure l'ivoire se dépose par couches, qui augmentent peu à peu de largeur et d'épaisseur, forment la couronne, puis descendent le long du cordon vasculo-nerveux, et produisent la racine. La face interne de la duplicature extérieure dépose l'émail sur chaque couche, à mesure qu'elle est formée. La dent dilate peu à peu le pore terminal de cette duplicature, et les pores correspondans de la gencive, pour apparaître au-dehors. Ce travail constitue la *première dentition,* et produit vingt dents appelées *de lait* ou passagères, qui paraissent dans cet ordre : l'incisive externe, la petite molaire antérieure, l'incisive latérale, la canine et la molaire postérieure. L'époque et la durée de leur sortie varient à l'infini, comme aussi l'époque de leur chute, qui cependant s'opère vers l'âge de sept ans à peu près, et dans le même ordre que leur éruption. Elles sont remplacées alors par les *dents permanentes,* et cet autre travail consti-

tue la *seconde dentition.* Les nouvelles dents se forment de la même manière, et proviennent de noyaux semblables à ceux des dents de lait, mais situés sous, derrière, ou entre les racines de ces dernières, dont la duplicature externe des capsules leur envoie un prolongement dans lequel ils se développent. On ignore quelle cause provoque la chute des dents de lait, et frappe de mort leur noyau pulpeux, mais le travail s'étend jusqu'aux alvéoles, qui changent de forme et de nombre ; l'absorption détruit les racines des premières dents, qui, privées de point d'appui, vacillent et tombent, sans que cet effet puisse être attribué à la pression exercée par la dent permanente, qu'on n'aperçoit souvent que long-temps après. Les nouvelles dents n'ont ni la même direction, ni la même forme que les anciennes, et sont plus nombreuses ; les plus postérieures d'entre elles ne sortent ordinairement que fort tard, et quelquefois même ne percent jamais : on les appelle *dents de sagesse.* En général les phénomènes de la dentition ont été envisagés d'une manière beaucoup trop mécanique, ce qui a exercé une influence funeste sur les opinions et la conduite des médecins dans les cas où sa marche est entravée, ou dans ce qu'on appelle la *dentition difficile.*

Dents ; celles des poulains portent le nom de *caduques ;* celles des chevaux, de *persistantes* ou d'*adultes.* | On reconnaît l'âge par la chute, le rasement, la farme, la direction et la couleur des dents.

Dents de lait ; nom donné aux vingt premières dents, qui sont destinées à tomber et à être remplacées.

Dents de sagesse ; nom donné aux quatre molaires postérieures, ou à la dernière molaire de chaque côté, à chaque mâchoire, parce qu'elles sortent ordinairement fort tard des mâchoires.

Denture, s. f.; expression moins médicale que familière, dont on se sert pour désigner tout l'ensemble des dents.

Dénudation, s. f., *denudatio ;* état d'une partie qui est dépouillée de ses enveloppes naturelles.

Départ ou **Linquart**, s. m.; opération par laquelle on sépare les métaux, et plus spécialement l'or, de l'argent, au moyen de l'acide nitrique, qui dissout entièrement celui-ci sans attaquer l'or.

Dépérissement, s. m.; perte progressive de l'embonpoint et des forces.

Déphlegmation, s. f., *dephlegmatio* (φλέγμα, phlegme, eau); opération par laquelle on enlève, d'une manière quelconque, l'eau mêlée à un autre corps liquide. Synonyme de *concentration*, de *rectification*.

Déphlogistiqué, adj. ; qui a perdu son phlogistique. *V.* ce mot.—*Air déphlogistiqué*, gaz oxigène des chimistes pneumatistes.

Dépilation, s. f., *depilatio* (*pilus*, poil); chute des poils.

Dépilatoire, s. m., *depilatorium* ; préparation pharmaceutique propre à faire tomber les poils, et ordinairement composée de substances irritantes, ou même corrosives, telles que l'oxide d'arsenic, etc. , ce qui en rend l'application dangereuse.

Déplacement, s. m. ; action de changer de place. — *de la cataracte*, abaissement du cristallin devenu opaque. | Changement de rapport éprouvé par les extrémités des os, à la suite des fractures.

Dépôt, s. m. ; sédiment de matières solides , qui se forme dans les liquides par l'évaporation, le refroidissement, ou simplement le repos.—Nom vulgaire des *abcès*.

Dépravation, s. f. , *depravatio* (*pravus*, mauvais); changement défavorable qu'éprouve une fonction ou le produit d'une sécrétion. *Dépravation du goût, de l'ouïe, des humeurs.*

Dépression, s. f., *depressio*. On a donné ce nom à la méthode opératoire par laquelle on abaisse le cristallin devenu opaque. On dit aussi des fractures du crâne, qu'elles sont accompagnées de *dépression*, lorsque quelques-uns de leurs fragmens sont enfoncés sur la dure-mère.

Dépressoir, s. m., *depressorium* ; nom que l'on donnait autrefois au méningophylax.

Déprimé , adj., *depressus* ; qui est enfoncé au-dessous du niveau des parties voisines. On dit que le pouls est *déprimé*, lorsque les pulsations artérielles sont moins élevées et moins fortes que dans l'état normal.

Dépuratif, adj. et s. m., *depurans* (*depurare*, purifier) ; nom que l'on donnait autrefois à des médicamens que l'on croyait propres à opérer la dépuration du sang et celle des autres humeurs. C'étaient toujours des amers, des purgatifs, des diurétiques, des diaphorétiques, que l'on employait comme moyens dépuratifs.

Dépuration, s. f., *depuratio ;* action de purifier , de débarrasser un corps de ce

qu'il contient d'impur. Les humoristes cherchaient à obtenir la dépuration du sang et des humeurs viciées, par l'emploi de remèdes qu'ils jugeaient devoir produire cet effet. De nos jours, certains médecins regardent encore les affections exanthématiques comme une véritable dépuration. | En pharmacie, ce mot est synonyme de *clarification*. et de *défécation*.

Dépuratoire, adj. , *depuratorius* ; qui opère la dépuration. Cette expression s'appliquait autrefois à un état morbide qui passait pour amener ce résultat. C'est dans ce sens qu'on disait *mouvement dépuratoire, crise dépuratoire, maladie dépuratoire*.

Dépuré , adj. , *depuratus ;* synonyme de *clarifié*. — *Sucs dépurés*, ceux que l'on obtient des végétaux frais, et qui ont été clarifiés. — *Humeurs dépurées*, celles que l'on croyait avoir rendues à leur état de pureté après l'usage des remèdes dits *dépuratifs*.

Dérencéphale, s. m. ; nom donné par Geoffroy Saint-Hilaire aux monstres qui ont un très-petit cerveau posé tant sur les occipitaux que sur les vertèbres cervicales, lesquelles sont ouvertes postérieurement, et élargies en forme de bassin ou de coquille.

Dérivatif, adj. et s. m. , *deflectens ;* nom donné à des agens thérapeutiques qui , par leur action irritante, peuvent effectuer la dérivation, en réveillant les sympathies qui existent entre les organes : tels sont la saignée , les purgatifs, les sinapismes , les vésicatoires. On regardait anciennement comme dérivative la saignée qui était pratiquée le plus près possible du lieu malade.

Dérivation, s. f. , *derivatio, deflectio* (*derivare*, détourner); action par laquelle on veut déplacer une irritation , fixée sur un organe important, en en déterminant une autre sur une partie qui l'est moins.

Dériver, v. a. , *deterere ;* se dit de l'action d'enlever le rivet d'un clou qui fixe le fer au pied du cheval.

Dermatite, s. f. , *dermatitis* (δέρμα, peau); inflammation de la peau.

Dermatoïde, adj., *dermatoides*, δέρματωδὴς (δέρμα, peau, εἶδος, ressemblance); épithète donnée à la dure-mère par quelques écrivains, et qu'il faudrait réserver exclusivement, soit pour la peau, soit pour les tissus qui ont la même consistance qu'elle , ou mieux encore une structure analogue à la sienne.

DERME, s. m., *derma, corium, cutis, δέρμα* (*δέρω*, j'écorche); feuillet le plus profond de la peau, celui qui en forme presque toute l'épaisseur, qui en constitue la seule partie organisée et vivante.

DERMOGRAPHIE, s. f., *dermographia* (δέρμα, peau, γράφω, je décris); description de la peau.

DERMOÏDE, adj., *dermoides* (δέρμα, peau, εἶδος, ressemblance); synonyme de *dermatoïde*, employé par Bichat, mais qui doit être proscrit, comme contraire aux règles de la grammaire.

DERMOLOGIE, s. f., *dermologia* (δέρμα, peau, λόγος, discours); traité sur la peau.

DERMOTOMIE, s. f., *dermotomia* (δέρμα, peau, τέμνω, je coupe); dissection de la peau.

DÉROBÉ, adj., *fractus;* c'est lorsque la corne du sabot est éclatée à la partie inférieure.

DÉROBER (se); se dit quand le cheval, en galopant, accélère tout à coup son allure, et de lui-même, pour se défaire du cavalier. — *la voie*, c'est lorsqu'un chien la retrouve, et la poursuit quelque temps sans aboyer, pour devancer les autres.

DERVAL, bourg entre Nantes et Rennes, qui possède une source d'eau minérale dont la nature n'est pas bien connue.

DÉSARÇONNER, v. a., *excutere;* se dit d'un cheval qui, par ses mouvemens brusques, fait sortir le cavalier de la selle.

DÉSARTICULATION, s. f. Ce mot signifie tantôt l'amputation des membres dans une de leurs articulations, tantôt le temps de cette opération, qui consiste à diviser les liens fibreux qui unissent les os, et à séparer leurs surfaces articulaires. — Préparation qui consiste à isoler les différens os du squelette, et en particulier ceux de la tête.

DÉSARTICULÉ, adj.; se dit des os qui sont séparés les uns des autres.

DÉSARTICULER, v. a.; pratiquer la désarticulation des os.

DÉSASSIMILATEUR, adj.; qui produit un effet contraire à l'assimilation. *Faculté désassimilatrice* ou *de décomposition*.

DÉSASSIMILATION, s. f.; action organique qui a pour résultat la destruction de l'individu ou l'entretien de l'espèce, en détruisant les rapports des diverses parties qui forment un corps vivant, ou isolant quelques-unes de ses parties, pour produire un nouvel être.

DESCALORINÈSES. Baumes appelle ainsi les maladies dans lesquelles il y a diminution de la chaleur.

DESCENTE, s. f.; terme devenu populaire, et qui est synonyme de *hernie*. — *Descente de matrice*, déplacement de la matrice en bas. Lorsque l'utérus n'est que légèrement abaissé, on donne à la maladie le nom de *relâchement* ou de *relaxation* des ligamens utérins (*uteri relaxatio*); quand le col est descendu au niveau de l'entrée du vagin, on dit qu'il y a descente de la matrice proprement dite (*uteri prolapsus*): enfin la sortie complète de l'utérus, qui pend entre les cuisses, est désignée sous la dénomination de *chute de la matrice* (*uteri procidentia*).

DÉSENFLURE, s. f.; diminution de l'enflure.

DÉSENTRAVER, v. a., *liberare;* c'est ôter les entraves ou liens employés pour assujettir les animaux.

DÉSERGOTER, v. a., *extrahere;* c'est couper ou enlever les portions de corne nommées *ergots*.

DÉSINFECTER, v. a.; dépouiller l'air, les vêtemens, ou tout autre tissu organique, des miasmes putrides dont ils sont imprégnés, au moyen d'agens propres à en opérer la destruction: les plus efficaces sont le chlore, les gaz acides sulfureux et hydrochlorique, l'acide nitrique, etc.

DÉSINFECTION, s. f.; opération qui consiste à détruire les miasmes.

DESMOGRAPHIE, s. f., *desmographia* (δεσμός, ligament, γράφω, je décris); description des ligamens.

DESMOLOGIE, s. f., *desmologia* (δεσμός, ligament, λόγος, discours); traité sur les ligamens.

DESMOPHLOGIE, s. f., *desmophlogia* (δεσμός, ligament, φλόγειος, enflammé); tuméfaction inflammatoire des ligamens.

DESMOTOMIE, s. f., *desmotomia* (δεσμός, ligament, τέμνω, je coupe); dissection des ligamens.

DÉSOBSTRUANT, adj. et s. m. On a donné ce nom à des médicamens employés pour remédier aux obstructions.

DÉSOBSTRUCTIF. *V.* **DÉSOBSTRUANT**.

DÉSOPILANT. *V.* **DÉSOBSTRUANT**, **APÉRITIF**.

DÉSOPILATIF. *V.* **DÉSOPILANT**.

DÉSOPILATION, s. f., *desopilatio;* action de désobstruer, traitement des obstructions.

DÉSORGANISATION, s. f., *desorganisatio;* altération profonde dans la texture d'un tissu, qui lui a fait perdre la plupart de ses caractères distinctifs. La *cautéri-*

sation, les *transformations*, la *gangrène*, la *putréfaction*, la *destruction* d'une partie, sont autant de modes de désorganisation.

DÉSOXYDATION, DÉSOXYGÉNATION, s. f.; séparation de l'oxygène des substances oxygénées.

DÉSOXYDER. v. a. ; enlever l'oxygène aux substances avec lesquelles cet élément est uni.

DÉSOXYGÉNATION. *V.* DÉSOXYDATION.

DÉSOXYGÉNÉ, adj.; qui a été dépouillé de son oxygène.

DÉSOXYGÉNER. *V.* DÉSOXYDER.

DESPOTAT, s. m. On donnait anciennement ce nom à des infirmiers qui suivaient les armées, et dont l'occupation était de relever les blessés, de les transporter du champ de bataille là où l'on pouvait leur donner les premiers secours.

DESPUMATION, s. f., *despumatio* (*spuma*, écume); séparation de l'écume et autres impuretés qui, par l'action du feu, se rendent à la surface d'un liquide.

DESPUMÉ, adj., *despumatus*; synonyme de *dépuré*, *clarifié*. *Miel despumé*, etc.

DESQUAMATION, s. f., *desquamatio* (*desquamare*, écailler); chute de l'épiderme, qui se détache sous la forme de plaques ou d'écailles, à la suite de toutes les irritations de la peau.

DESSÉCHEMENT, s. m., *atrophia*. Ce mot est employé quelquefois comme synonyme d'*atrophie*. — *des marais*; il consiste à faciliter l'écoulement ou l'évaporation des eaux qu'ils contiennent, afin de faire cesser l'action délétère des effluves qui s'en échappent.

DESSICCATIF, adj. et s. m., *exsiccans*; épithète donnée à des substances qui ont la propriété de dessécher les surfaces sur lesquelles elles sont appliquées. Les *dessiccatifs* que l'on employait dans le traitement des plaies et des ulcères étaient presque toujours choisis parmi les substances astringentes, toniques ou excitantes.

DESSICCATION, s. f., *dessiccatio*; opération pharmaceutique par laquelle on prive un corps de l'eau et autres liquides qu'il contient.

DESSOLER, v. a.; opération qui consiste à enlever la sole de corne du pied du cheval ou du bœuf.

DESTRIER ou DÉTRIER, s. m., *dextrarius*; se dit d'un grand et beau cheval de bataille, ou cheval de main, couvert d'une housse de taffetas chargée des armoiries du banneret qui le montait.

DÉSUDATION, s. f., *sudamina*; éruption de petits boutons semblables à des grains de millet, qui se manifeste chez les enfans, et dont la malpropreté est ordinairement la cause.

DÉSUINTAGE, s. m.; opération par laquelle on enlève à la laine la matière brune connue sous le nom de *suint*, qui la recouvre, et qui est d'autant plus abondante que la laine est plus fine.

DÉSUNI, adj.; se dit d'un cheval dont le galop est faussé, soit du devant, soit du derrière. On dit aussi *se désunir*.

DESVRES, ville de France près de laquelle existe une source d'eau minérale ferrugineuse.

DÉTERGENT. *V.* DÉTERSIF.

DÉTERGER, v. a., *detergere*; nettoyer, mondifier la surface d'une plaie.

DÉTERSIF, adj. et s. m., *detergens*; nom imposé à des substances qui, appliquées sur une plaie ou un ulcère de mauvais aspect, les mettent dans des dispositions favorables à une prompte cicatrisation. Aujourd'hui on emploie les émolliens comme *détersifs*, de préférence aux médicamens irritans.

DÉTONATION, s. f., *detonatio*; bruit plus ou moins fort, qui est dû à l'ébranlement subit de l'air par la formation ou la disparition instantanée d'un volume considérable de gaz.

DISTORSION, s. f., *distortio*; synonyme d'*entorse*.

DÉTRAQUÉ, adj., *perturbatus*; se dit d'un cheval auquel on a fait perdre ses bonnes allures.

DETRITUS, s. m. (*deterere*, broyer, gâter); expression latine dont on se sert pour désigner la matière que l'on retrouve dans des organes qui ont éprouvé la désorganisation.

DÉTROIT, s. m., *angustia*, *fretum*; nom donné à la partie la plus resserrée du grand et du petit bassins. — *inférieur* ou *périnéal*, formé par la circonférence inférieure du petit bassin. — *supérieur* ou *abdominal*, qui a pour limites la symphyse des pubis, leur branche horizontale, la ligne saillante de la face interne de l'ilion, et l'articulation sacro-lombaire.

DÉTRONCATION, s. f., *detruncatio*; séparation du tronc d'avec la tête du fœtus, cette dernière partie restant dans la matrice.

DÉTUMESCENCE, s. f., *detumescentia*; diminution du gonflement ou de l'intumescence d'une partie.

DEUTÉRIE, s. f., *deuteria* (δεύτερος, second). Vogel donne ce nom aux accidens produits par la rétention de l'arrièrefaix.

Deutéropathie, s. f., *deuteropathia* (δεύτερος, second, πάθος, maladie) ; état morbide qui se développe sous l'influence d'une autre maladie.

Deutéropathique, adj., *deuteropathicus* ; se dit des maladies ou des phénomènes symptomatiques.

Développement, s. m., *evolutio, incrementum* ; synonyme d'*accroissement*, quand il désigne l'action par laquelle les corps vivans augmentent en tous sens jusqu'à l'époque où ils ont acquis leurs proportions normales ; et d'*invasion* ou de *naissance*, lorsqu'il signifie l'origine ou les premiers commencemens d'une maladie.

Déviation, s. f., *deviatio* ; changement de direction. On désigne par ce mot la courbure vicieuse de la colonne vertébrale, ou des autres os, la mauvaise direction que prennent les dents ou toute autre partie, le passage du sang, de la bile, de l'urine, du lait, etc., dans des vaisseaux que ces fluides ne parcourent pas dans l'état naturel.

Dévoiement, s. m., *alvi solutio* ; synonyme de *diarrhée*.

Diabète, s. m., *diabetes* (διαβαίνω, je passe à travers) ; maladie qui consiste dans l'élaboration considérable et l'émission fréquente d'une urine sucrée ou miellée. Cette affection s'accompagne ordinairement d'un appétit et d'une soif insatiables, et ne tarde pas à jeter les malades dans un état de consomption dont la mort est souvent le terme. On a encore appelé *diabète faux* ou *insipide* les flux d'urine dans lesquels ce liquide se trouve seulement en plus grande abondance que les boissons ingérées, quoique rien n'y démontre la présence d'un principe sucré.

Diabétique, adj., *diabeticus* ; qui est affecté de diabète, ou qui appartient à cette maladie : *urine diabétique*.

Diablotin, s. m. ; nuage irrégulier, en général petit, rarement isolé ou solitaire, terminé en ses bords, mais singulièrement lacinié, déchiqueté, tortueux ou en zig-zag, d'une couleur grisâtre ou plombée, qui paraît presque immobile, et qu'on appelle aussi *nuage de tonnerre*, parce qu'on ne le voit jamais que dans les temps d'orage, soit avant et pendant que celui-ci se prépare, soit après qu'il a éclaté.

Diabotanum, s. m. ; emplâtre résolu-

tif, dans la composition duquel il entre beaucoup d'herbes.

Diabrose, s. f., *diabrosis* (δια, à travers, βρώσκω, je ronge). Synonyme d'*érosion* ou de *corrosion*.

Diabrotique, adj., *diabroticus* ; épithète donnée à des médicamens qui agissent en corrodant les tissus sur lesquels ils sont appliqués, et dont l'activité, plus puissante que celle des escarotiques, l'est moins que celle des caustiques.

Diacarcinon ; préparation pharmaceutique à laquelle on attribuait la vertu de guérir les morsures faites par un chien enragé. L'écrevisse de mer faisait la base de ce médicament.

Diacarthame ; électuaire solide, qui doit son nom aux semences de carthame, et ses propriétés actives au diagrède, au gingembre, à la manne, etc., qui en constituent la base.

Diacassis, s. m. ; nom d'un électuaire laxatif dont la casse forme la base, et que l'on donnait en lavemens, à la dose d'une à deux onces.

Diacatholicum ; électuaire laxatif dans lequel entrent la plus grande partie des substances qui composent l'électuaire *catholicum*.

Diacausie, s. f., *diacausis* (διακαύω, je brûle) ; chaleur très-forte, échauffement.

Diacaustique, adj., *diacausticus* (δια, à travers, καυστικός, caustique) ; qui cautérise par réfraction. Telle est la cautérisation que l'on pratique à l'aide des rayons solaires rassemblés au moyen d'une lentille.

Diachalasis (διαχαλάω, je suis relâché) ; écartement des sutures du crâne, ou fracture dans ces mêmes sutures.

Diachalciteos ; sorte d'emplâtre diapalme préparé avec une décoction de jeunes branches de palmier ou de chêne, de l'huile, de l'axonge, de la litharge et du colcothar, auquel l'emplâtre doit sa couleur rouge.

Diachylon ou **Diachylum**, s. m. ; emplâtre fait avec l'huile de mucilage, la litharge et la décoction de racine de glayeul. L'emplâtre diachylon composé ou gommé, contient en outre de la poix, de la térébenthine, de la cire et quatre gommes résines. Cet emplâtre, étendu en couches minces sur de la toile, constitue une espèce de sparadrap.

Diacode, s. m., *diacodium* : nom que les anciens donnaient à l'extrait de têtes de pavot, et qui désigne aujourd'hui un sirop préparé avec des capsules du pavot blanc, que l'on remplace même par l'ex trait d'opium. Ce sirop se donne à la dose d'une once, comme sédatif.

Diacolocynthidos, s. m. ; électuaire drastique, ainsi nommé parce qu'il contient de la coloquinte, à laquelle il doit ses propriétés, ainsi qu'à la scammonée, à la racine d'hellébore, etc.

Diacopé, s. f., *diacope* ; division linéaire, fente ou fracture longitudinale du crâne. On donnait aussi ce nom aux incisions obliques de cette partie.

Diacoprégie, s, f., *diacoprægia* (διὰ, avec, κόπρος, excrément, αἴξ, chèvre) ; préparation médicamenteuse faite avec la fiente de chèvre. On l'administrait anciennement dans les affections du foie, de la rate et des glandes parotides.

Diacoustique, s. f., *diacoustica* (διὰ, à travers, ἀκούω, j'entends) ; art d'apprécier les propriétés du son, quand il traverse des milieux plus ou moins denses.

Diacranien, adj., *diacranianus* (διὰ, auprès, κρανίον, crâne) ; épithète donnée à la mâchoire inférieure, parce qu'elle est simplement unie au crâne d'une manière lâche, et par une articulation mobile.

Diacrèse. *V.* Crise.

Diacrocie ; collyre avec le safran.

Diacurcuma ; médicament préparé avec le curcuma.

Diacydonite, *diacydonitis* ; médicament composé avec des coings.

Diadaphedon (διὰ, avec, δάφνη, laurier) ; emplâtre préparé avec des baies de laurier et quelques autres substances. On l'employait anciennement comme suppuratif.

Diadexie, s. f., διαδέξις. Hippocrate s'est servi de ce mot pour exprimer le transport de la matière morbifique d'une partie du corps sur une autre partie.

Diadoche, s. f., *diadoxis* (διαδέχομαι, je succède). Ce mot servait à désigner, dans l'ancienne médecine, la disparition d'une maladie grave, suivie de la manifestation d'une autre maladie qui l'était beaucoup moins.

Diagnose, s. f. (διαγινώσκω, je connais) ; connaissance fournie par les signes diagnostiques.

Diagnostic, s. m., *diagnosis* (même étymologie) ; connaissance de la nature et du siége des maladies.

Diagnostique, adj., *diagnosticus*. Cette épithète s'applique aux signes qui font connaître la nature et le siége des maladies.

Diacrède, s. m., *diacrydium* ; nom donné anciennement à la scammonée préparée. *Diagrède cydonié, diacrydium cydoniatum* ; composé de deux parties de scammonée et d'une partie de suc de coing épaissi et desséché à une douce chaleur. *Diagrède glycyrrhisé, diacrydium glycyrrhisatum*, préparé en substituant au suc de coing l'extrait de réglisse. *Diagrède sulfuré*, préparé en exposant la scammonée à la vapeur du soufre en combustion.

Diahermodactyle, s. f., *diahermodactylium* ; composition pharmaceutique dont les hermodactes font la base.

Diaion, s. m. (διὰ, avec, ἴον, violette) ; pastille ou trochisque dans lequel entre la violette comme substance principale.

Diaire, adj., *diarius* (*dies*, jour) ; qui dure un jour. Ce mot est synonyme d'*éphémère*.

Diaireos, s. m. ; préparation faite en grande partie avec l'iris.

Dialacca, s. f. ; médicament composé particulièrement avec la laque.

Dialacoon, s. m. ; médicament anciennement employé pour combattre les obstructions. Il y entrait de la fiente de lièvre.

Dialeipyre, s. f., *dialeipyra* (διαλείπω, je cesse, πῦρ, feu) ; synonyme de *fièvre intermittente*.

Dialepsie, s. f. ; terme dont Hippocrate s'est servi pour désigner les intervalles qu'on laisse entre les circonvolutions de certains bandages.

Dialibonon, s. m. ; médicament dans lequel on faisait entrer autrefois l'encens comme principale substance.

Dialoès, s. m. ; préparation pharmaceutique dont l'aloès fait partie.

Dialthée, s. f., *dialthæa* ; onguent ainsi nommé parce que le mucilage de guimauve en fait la base.

Dialyse, s. f., διαλύσις ; solution de continuité que l'on reconnaît facilement à la vue et par le toucher.

Diamant, s. m., *adamas* ; carbone cristallisé, carbone pur. Ce corps, le plus dur que l'on connaisse, raye tous les autres, n'est rayé par aucun, et n'est usé que par sa propre poudre. Ordinairement limpide et inodore, d'autres fois diversement coloré, il cristallise en octaèdres, en dodécaèdres ; souvent ses cristaux ont vingt-quatre ou quarante-huit faces légèrement arrondies, ce qui leur donne une forme sphéroïdale. Il pèse 3,5, ou 3,55, s'électrise par le frottement, n'est pas conducteur de l'électricité, réfracte fortement la lumière, est inaltérable par la chaleur seule, et se convertit, sans laisser de résidu, en acide carbonique, quand il est soumis à l'action simultanée du feu et de l'oxigène pur ou de l'air atmosphérique. Le diamant est l'une des pierres précieuses les plus belles et les plus recherchées à cause de sa rareté et de sa dureté ; il nous vient de l'Inde et du Brésil, où il se rencontre toujours dans un sable ferrugineux, composé d'argile, de silex, et même de cailloux, immédiatement au-dessous de la terre végétale.

DIAMARGARITUM *simplex (manus Christi)*; tablettes de sucre rosat, dans la composition desquelles on fait entrer, sur chaque livre, une demi-once de perles préparées.

DIAMARMATUM; confection liquide faite avec des cerises aigres, du sucre et un aromate.

DIAMÈTRE, s. m., *diameter* (διὰ, à travers, μέτρον, mesure) ; ligne qui traverse une courbe fermée, en passant par son centre. Les anatomistes ne prennent pas le mot *diamètre* dans cette acception rigoureuse des géomètres ; c'est pour eux une ligne qui traverse une partie ou une cavité quelconque du corps, en se rapprochant le plus possible du centre de cette partie ou de cette cavité.

DIAMORUM (μόρον, mûre) ; sirop de mûres, préparé soit avec le sucre, soit avec le miel.

DIAMOSCHU, s. m.; nom donné anciennement à un antidote dont le musc faisait partie.

DIANACARDION, s. m. ; antidote composé en grande partie d'anacarde.

DIANE, s. f., *diana ;* nom donné à l'argent par les alchimistes.

DIANITRIE, s. f. ; poudre diurétique dont le nitrate de potasse faisait la base, et que l'on donnait à la dose d'un demi-scrupule.

DIANTHON ou DIANTHUM, s. m.; poudre excitante composée de beaucoup de substances aromatiques.

DIANUCUM, s. m. (*nux*, noix) ; nom d'un rob fait avec du suc de noix vertes et du miel.

DIAOLIBAN, s. m. ; poudre excitante dont l'oliban fait la base, et qu'on a regardée pendant long-temps comme un puissant anti-épileptique.

DIAOPORON, s. m. (διὰ, avec, ὀπώρα, fruits d'automne) ; médicament composé avec des fruits d'automne, comme les coings, les nèfles, les cormes.

DIAPALME, s. m., *diapalma ;* emplâtre préparé avec la litharge, la cire, l'huile, l'axónge et le sulfate de zinc : mêlé avec le quart de son poids d'huile de rose ou d'olive, il forme ce que l'on appelait *cérat diapalme*, ou *diapalme dissous*.

DIAPASME, s. m., *diapasma* (διαπάσσω, je saupoudre); mélange pulvérulent dans lequel entraient des substances aromatiques. Les anciens en saupoudraient les vêtemens et la peau.

DIAPÉDÈSE, s. f., *diapedesis*, διαπήδησις, (διαπηδάω, je traverse); transsudation du sang à travers les parois des vaisseaux. On entend plus communément par *diapédèse* une hémorrhagie de la peau.

DIAPEUTE, s. m. ; mot grec qui désignait un médicament composé de cinq sortes de drogues.

DIAPHANE, adj., *diaphanes, perlucidus, translucidus* (διὰ, à travers, φαίνω, je brille); qui laisse passer librement les rayons lumineux.

DIAPHANÉITÉ, s. f., *diaphaneitas* (διὰ, à travers, φαίνω, je brille); qualité d'un corps qui se laisse traverser par la lumière. Ce mot est synonyme de *transparence*.

DIAPHŒNIX, *diaphœnicum ;* électuaire drastique, qui doit son nom aux dattes qui entrent dans sa composition, et ses propriétés purgatives à la scammonée qu'il contient.

DIAPHORÈSE, s. f., *diaphoresis* (διαφορέω, je dissipe); augmentation d'activité de la peau, laquelle a pour effet de déterminer des sueurs plus ou moins abondantes.

DIAPHORÉTIQUE, adj. et s. m., *diaphoreticus ;* épithète donnée aux substances médicamenteuses qui jouissent de la propriété d'augmenter la transpiration. | Fièvre dans laquelle on observe une sueur abondante.

Diaphorétique minéral, antimonium diaphoreticum ; peroxide d'antimoine, que l'on préparait en calcinant l'antimoine avec trois parties de nitre, et lavant ensuite le résidu à plusieurs reprises. On l'a donné long-temps comme excitant spécial de la peau.

DIAPHRAGMATIQUE, adj., *diaphragmaticus ;* qui a rapport ou qui appartient au diaphragme. — *Artères diaphragmatiques supérieures*, au nombre de deux, naissent de la mammaire interne au niveau du sternum; les *inférieures*, en même nombre, proviennent de l'aorte ou de la cœliaque : on les distingue en *droite* et *gauche*. – *Nerfs diaphragmatiques*, au nombre de deux, émanent de l'extrémité du plexus cervical. — *Plexus diaphragmatiques*, au nombre de deux, naissent de la partie supérieure du plexus solaire. | *Veines diaphragmatiques*, au nombre de quatre ; les *supérieures* viennent de la veine cave supérieure et de la sous-clavière ; les *inférieures*, de la veine cave inférieure.

DIAPHRAGMATITE, s. f., *diaphragmatitis* ; inflammation du diaphragme. Maladie fort rare, si elle existe.

DIAPHRAGMATOCÈLE, s. f., *diaphragmatocele* (διάφραγμα, diaphragme, κήλη, hernie) ; hernie du diaphragme.

DIAPHRAGME, s. m., *diaphragma, phrenes*, διάφραγμα (διά, entre, φράσσω, je ferme) ; large muscle impair, tendu transversalement entre les cavités abdominale et pectorale, qu'il sépare l'une de l'autre, aponévrotique au centre, mince, aplati, presque circulaire, et recourbé inégalement de haut en bas. Il est charnu à sa circonférence, qui s'attache à l'appendice xyphoïde, aux six dernières côtes, à l'aponévrose étendue de la dernière côte à l'apophyse transverse de la première vertèbre lombaire, enfin au corps des trois ou quatre premières vertèbres lombaires.

DIAPHRAGMITE. *V.* DIAPHRAGMATITE.

DIAPHTHORA, s. f., διαφθορὰ (φθείρω, je corromps). Hippocrate s'est servi de ce mot pour désigner la corruption du fœtus dans le sein de sa mère ; d'autres l'ont employé pour exprimer la prétendue corruption des alimens dans l'estomac.

DIAPHYLACTIQUE. *V.* PROPHYLACTIQUE.

DIAPHYSE, s. f., *diaphysis*, διάφυσις (διαφύω, je nais entre) ; interstice, division, ce qui sépare deux choses. On appelle ainsi le corps ou la partie moyenne des os longs.

DIAPNOÏQUE. *V.* DIAPNOTIQUE.

DIAPNOTIQUE, adj. et s. m., *diapnoticus*. Ce mot est synonyme de *diaphorétique* ; néanmoins quelques auteurs s'en sont servis pour désigner les diaphorétiques les moins énergiques.

DIAPRUN, s. m., *diaprunum* ; électuaire purgatif, dont la pulpe de pruneaux et la rhubarbe forment la base. En ajoutant au *diaprun simple* un vingt-quatrième en poids de scammonée en poudre, on a le *diaprun solutif* ou *composé*, beaucoup plus actif que le précédent.

DIAPYÉTIQUE. *V.* MATURATIF, SUPPURATIF.

DIARRHAGE, s. f., διάῤῥαγὴ ; fracture. James donne ce nom à la fracture de l'os temporal.

DIARRHÉE, s. f., *diarrhœa* (διαῤῥέω, je coule de toutes parts) ; évacuation souvent répétée par l'anus de matières fécales liquides, bilieuses, muqueuses, séreuses, puriformes. C'est un symptôme de l'entérite.

DIARRHODON, s. m., *diarrhodon* ; poudre composée, excitante et tonique, qui doit son nom aux roses rouges qui entrent dans sa composition.

DIARTHRODIAL, adj., *diarthrodialis* ; qui a rapport à la diarthrose : *articulation diarthrodiale*. —*Cartilage diarthrodial* ou *d'incrustation*, lame cartilagineuse qui revêt l'extrémité articulaire d'un os.

DIARTHROSE, s. f., *diarthrosis*, διάρθρωσις (διά, à travers, ἀρθρωδία, articulation) ; articulation qui permet aux pièces osseuses de se mouvoir et de jouer librement en tous sens les unes sur les autres.

DIASATYRION, s. m. ; électuaire dans lequel entre spécialement le satyrion. Les anciens le regardaient comme aphrodisiaque.

DIASCORDIUM, s. m., *diascordium* ; électuaire tonique et astringent, ainsi nommé parce qu'il contient des feuilles de scordium, mais qui doit ses propriétés aux autres substances qui entrent dans sa composition, telles que la bistorte, la gentiane, la tormentille, les roses rouges, la cannelle, le styrax, l'opium, etc. On le donnait particulièrement dans les entérites chroniques, à la dose d'un demi à deux gros.

DIASEBESTE, s. m. ; électuaire laxatif dont les sebestes, espèce de prunes, forment la base.

DIASENNA, s. f. Ce nom désigne un électuaire et une poudre purgative dont le séné forme la base.

DIASOSTIQUE, s. f., *diasostica* (διασώζω, je conserve) ; synonyme d'*hygiène*.

DIASOSTIQUE, adj., *diasosticus* : épithète donnée aux moyens que fournit l'hygiène pour conserver la santé.

DIASPENNATUM, s. m. ; composition pharmaceutique dans laquelle il entre beaucoup de semences.

DIASTASE, s. f., *diastasis*, διάστασις ; écartement des os, et en particulier des os du crâne. Les anciens ont aussi désigné par ce mot les trois dimensions du corps, la longueur, la largeur, l'épaisseur ; l'intervalle qui sépare le malade du médecin ; le temps durant lequel s'opèrent les changemens dans les maladies.

DIASTOLE, s. f., *diastole*, διαστολὴ (διαστέλλω, je dilate) ; état de dilatation dans lequel le cœur et les artères se trouvent quand le sang afflue dans leur intérieur.

DIASTROPHIE, s. f., *diastrophia*, διαστροφὴ; déplacement des os, des muscles, des tendons, des nerfs.

DIATARTARI, s. m.; poudre purgative composée, dont la crème de tartre fait la base.

DIATESSARON, s. m., *diatessarum*; électuaire excitant, ainsi nommé parce qu'il est formé de quatre substances, la myrrhe, les baies de laurier, les racines de gentiane et d'aristoloche.

DIATETTIGON, s. m.; médicament dans lequel on faisait entrer des cigales.

DIATHECOLITHU, s. m. : médicament dont la pierre de Judée faisait partie.

DIATHÈSE, s. f., *dispositio*, *diathesis*; διάθεσις; disposition, constitution, affection du corps; prédisposition à certaines maladies plutôt qu'à d'autres; premier degré à peine sensible d'une maladie préparée lentement. C'est avec raison que Castelli dit que ce mot a été employé comme renfermant les idées de maladie, de cause et de symptôme.

DIATONIQUE, adj., *diatonicus*; échelle musicale composée des huit sons successifs de la gamme.

DIATRAGACANTHE, s. f., *diatragacantha*; poudre adoucissante, composée de gomme adragant, d'où lui vient son nom, de gomme arabique, d'amidon, de graines de pavot blanc et de semences froides.

DIATRION, s. m.; poudre composée, dont on distingue deux espèces : 1° *diatrium piperum*, dont les poivres font la base; 2° *diatrium santalorum*, dont les trois bois de santal font la base, et qui est bien moins irritante que la précédente.

DIATRITAIRE, adj. et s. m., *diatritarius*; médecin méthodiste qui assurait guérir toutes les maladies, en tenant les malades, pendant trois jours, à une diète sévère.

DIAZOMA, s. m., διάζωμα; nom du muscle diaphragme.

DIAZOSTER, s. m., διαζωστήρ; nom donné à la douzième vertèbre dorsale, parce qu'elle répond à la ceinture.

DICLÉSIE, s. m., *diclesium* (δὶς, deux fois, κλητίζω, je ferme); nom donné par Desvaux aux fruits pseudocarpiens simples, composés de la graine soudée avec la base de la corolle endurcie et persistante, comme ceux des *belles de nuit*. Ce sont les *scléranthes* de Mœnch.

DICQ, lieu voisin du Bos-en-Rivière, où l'on trouve des eaux minérales peu connues, qui paraissent contenir du sulfate de chaux, avec un peu de fer, et même du soufre, suivant quelques personnes.

DICROTE, adj., *dicrotus*, *bisferiens* (δὶς, deux fois, κρούω, je frappe). Se dit d'un pouls qui, à chaque pulsation, semble battre deux fois. Le *pouls dicrote* ou *rebondissant*, comme on l'a encore appelé souvent, est le présage d'une hémorrhagie.

DICTAME *blanc*. *V*. FRAXINELLE *blanche*.

Dictame faux. *V*. MARRUBE *faux dictame*.

Dictame de Crète, s. m., *origanum dictamnus*, L.; espèce d'origan dont les sommités fleuries, prodigieusement célèbres autrefois, comme vulnéraires et cordiales, entrent dans la composition de la thériaque, du mithridate, du diascordium et de la confection d'hyacinthe.

DICTAMNITE, s. m.; vin emménagogue que l'on préparait anciennement en mettant le moût fermenter sur le dictame.

DICTYOIDES, s. m. pl., δικτοειδής; synonyme de *réticulaire*.

DIDYMALGIE, s. f., *didymalgia* (δίδυμοαι, testicules, ἄλγος, douleur); douleur des testicules.

DIÉ (Saint-), bourg voisin de Sales, sur la Loire, à quelque distance duquel coule une fontaine minérale.

DIERENBACH, ville de Bavière, à deux lieues de laquelle coule une source d'eau minérale sulfureuse.

DIÉRÈSE, s. f., *diæresis* (διαιρέω, je divise); opération de chirurgie consistant à diviser et à séparer les parties du corps qui sont unies.

DIÉRÉSILE, s. f., *dieresila* (διαιρέω, je divise); nom donné par Mirbel aux fruits hétérocarpiens simples, déhiscens, pluriloculaires, à loges mono ou polyspermes distinctes, comme ceux des *malvacées* et des *géraniées*, que Desvaux appelle *stérymé*.

DIÉRÉSILIEN, adj., *dieresilianus* (διαιρέω, je divise). Mirbel donne cette épithète générique à tous les fruits simples qui se divisent en plusieurs coques à leur maturité.

DIÉRÉTIQUE, adj. et s. m., *diæreticus* (διαιρέω, je divise); nom donné aux agens mécaniques ou chimiques propres à opérer la division d'un tissu.

DIÈTE, s. f., *diæta*, *victùs ratio*, δίαιτα. Ce mot a plusieurs acceptions : on s'en sert pour désigner l'abstinence plus ou moins complète d'alimens, ou l'emploi raisonné de la nourriture dans les maladies, ou bien pour déterminer l'usage plus ou moins rationnel de tous les modificateurs de l'organisme appelés improprement *choses non naturelles*.

DIÉTÉTIQUE, s. f., *diætetica ;* partie de la thérapeutique qui règle l'emploi des modificateurs de l'organisme dans le traitement des maladies.

DIÉTÉTIQUE, adj., *diæteticus.* On qualifie ainsi les divers agens thérapeutiques que fournit l'hygiène, et dont le médecin se sert dans la guérison des maladies.

DIÉTÉTISTE, s. m. ; épithète imposée aux médecins qui procédaient à la cure des maladies par l'usage seulement de la diététique.

DIEU-LE-FIT, gros bourg du département de la Drôme, près duquel coulent trois sources d'une eau minérale ferrugineuse froide.

DIFFORMITÉ, s. f., *difformitas ;* terme vulgaire, synonyme de *vice de conformation extérieure.*

DIFFRACTION, s. f. ; terme générique employé pour désigner toutes les modifications que la lumière éprouve en passant auprès des extrémités des corps.

DIFFUS, adj., *diffusus ;* trop étalé, trop étendu.—*Anévrysme diffus*, ou faux primitif.—*Objet diffus*, qui ne forme pas une image bien nette sur la rétine. — *Style diffus*, sans précision, sans cohérence dans les idées. — *Plante diffuse*, qui étale lâchement ses rameaux.

DIFFUSIBLE, adj. et s. m. ; nom donné à des médicamens excitans, qui ont la propriété d'augmenter l'action des systèmes circulatoire et nerveux d'une manière vive, mais passagère.

DIFFUSION, s. f., *diffusio ;* action de répandre. — *Anévrysme par diffusion*, ou faux primitif, infiltration de sang dans le tissu cellulaire, à la suite d'une plaie faite à une artère.

DIGASTRIQUE, adj. et s. m., *digastricus, biventer* (δὶς, deux, γαστήρ, ventre) ; nom d'un muscle pair, qui s'étend de la rainure mastoïdienne à la symphyse du menton, et qui, charnu à ses deux extrémités, présente, dans sa partie moyenne, un tendon arrondi qui traverse la partie inférieure du muscle sterno-hyoïdien. Il abaisse la mâchoire inférieure, ou élève l'hyoïde, et le porte en avant.

DIGE, village près d'Auxerre, qui possède une source d'eau minérale froide.

DIGESTEUR. *V.* MARMITE *de Papin.*

Digesteur distillatoire, s. m. ; espèce de marmite de Papin, qui sert à traiter par l'alcool ou d'autres liquides, à l'aide d'une forte pression, les substances végétales ou animales, et à recueillir les produits de la distillation. Cette pression, en élevant la température, augmente beaucoup l'action des liquides sur les substances que l'on traite ainsi.

DIGESTIF, s. m., *digestivum ;* nom d'une sorte d'onguent que l'on prépare avec la térébenthine, un jaune d'œuf et de l'huile rosat ou de l'huile de millepertuis, et auquel on ajoute quelquefois des teintures de myrrhe ou d'aloès, ou de l'alcool camphré. C'est un irritant que l'on employait, il n'y a pas encore très-long-temps, pour activer la suppuration dans les plaies.

DIGESTION, s. f., *digestio*, ἀνάδοσις, διαφώνησις ; opération de pharmacie qui consiste à mettre, pendant quelque temps, une substance médicamenteuse en contact avec de l'eau chaude. | Série d'opérations vitales, consistant à recevoir dans un organe commun une certaine quantité de substances étrangères au corps vivant, qui y changent de nature, et forment un composé nouveau, dans lequel l'absorption puise les matériaux réparateurs des pertes journalières de ce corps, après quoi le reste, impropre à la nutrition, est expulsé sous la forme d'excrémens.

DIGITAL, adj., *digitalis ;* qui appartient aux doigts, ou qui a la forme d'un doigt.—*Appendice digital*, ou *vermiculaire du cæcum. — Artères digitales*, ou *collatérales des doigts. — Impressions digitales*, légères dépressions qu'on observe à la face interne des os du crâne.—*Veines digitales*, ou *collatérales des doigts.*

DIGITALE, s. f., *digitalis ;* genre de plantes de la didynamie gymnospermie et de la famille des personnées, dont l'espèce la plus célèbre est la *digitale pourprée, digitalis purpurea*, belle plante des contrées tempérées de l'Europe, dont on a exagéré et mal analysé les propriétés médicales. A petites doses, lorsque l'estomac est sain, elle diminue le nombre des battemens du cœur, ralentit la circulation, dispose au sommeil, et produit un effet sédatif. A hautes doses, ou à petites doses réitérées, ou enfin quand l'estomac est irrité, elle accélère le pouls, provoque la sueur, augmente les urines, et active toutes les sécrétions. Elle est donc sédative à dose faible, et excitante à dose plus élevée, ou dans l'état d'irritation de l'estomac. C'est presque toujours la poudre de ses feuilles qu'on administre.

DIGITALINE, s. f., *digitalina*; principe âcre, et vraisemblablement alcalin, qui existe dans les feuilles de la digitale pourprée.

DIGITATION, s. f., *digitatio*; division en forme de doigt. Plusieurs muscles présentent des *digitations* ou des dentelures semblables à celles que forment les doigts des deux mains jointes.

DIGNE, ancienne ville du département des Basses-Alpes, connue depuis très-long-temps par ses sources d'eaux minérales hydrosulfureuses, dont la température varie entre 28 et 32 degrés R.

DIL, abréviation de *diluatur*, que l'on délaie.

DILACÉRATION, s. f., *dilaceratio*; solution de continuité des parties molles, avec froissement et déchirement de ces parties.

DILATABILITÉ, s. f., *dilatabilitas*; propriété de s'étendre, c'est-à-dire d'occuper un plus grand espace sous un volume donné.

DILATANT, adj. et s. m., *dilatans*; corps dont on fait usage pour maintenir béantes ou pour agrandir certaines ouvertures ou certains canaux naturels ou accidentels.

DILATATEUR, adj. et s. m., *dilatatorius*; épithète donnée aux muscles qui servent à dilater une cavité, comme font les muscles inspirateurs par rapport à la poitrine.

DILATATEUR, s. m., *dilatatorium, speculum*; instrument dont on fait usage pour opérer une brusque dilatation des ouvertures fistuleuses, des trajets fistuleux, ou des orifices naturels des membranes muqueuses.

Dilatateur antérieur du larynx; nom donné par Lieutaud au muscle crico-thyroïdien.

Dilatateur postérieur du larynx; nom donné par Lieutaud au muscle crico-aryténoïdien postérieur.

DILATATION, s. f., *dilatatio*, εὐρυσμὸς, ἀνευρυσμὸς, διευρυσμὸς; augmentation du volume des corps, qu'on attribue à l'écartement de leurs molécules. | Élargissement d'une plaie, d'une ouverture, d'un canal, soit naturel, soit accidentel.

DILATATOIRE. *V.* DILATATEUR.

DILATER, v. a., *dilatare*; augmenter le volume des corps, sans en augmenter la masse.

DIMENSION, s. f., *dimensio*, διάστασις (*dimetior*, je mesure); étendue d'un corps, en tant qu'il est susceptible d'être mesuré. On distingue la dimension en largeur, en longueur, et en épaisseur ou profondeur.

DINAN, petite ville du département du Nord, qui possède une source assez célèbre d'eau minérale ferrugineuse acidule froide.

DIODONCÉPHALE, s. m., *diodoncephalon* (δὶς, deux, ὀδοὺς, dent, κεφαλὴ, tête); nom donné par Geoffroy-Saint-Hilaire aux monstres qui ont une double rangée d'os dentaires.

DIONCOSE, s. f., διόγκωσις. Les méthodistes assignaient ce nom à la pléthore, qu'ils croyaient être l'effet de la diffusion des liquides en circulation, ou de la rétention des humeurs excrémentitielles.

DIOPHTHALME, s. m., *diophthalmica fascia*. Ce mot est moins usité que celui de *binocle*, dont il est synonyme.

DIOPTRE, s. m., *dioptrum, speculum* (δια, à travers, ὄπτομαι, je vois); instrument dont l'usage est de maintenir écartées les ouvertures naturelles, afin de rendre plus facile l'inspection des parties situées plus profondément.

DIOPTRIQUE, s. f., *dioptrica* (δια, à travers, ὄπτομαι, je vois); partie de la physique qui étudie les propriétés de la lumière réfractée, ou les effets qu'elle produit en traversant des milieux de densité différente.

DIORRHÈSE. *V.* DIORRHOSE.

DIORRHOSE, s. f., *diorrhosis* (δια, à travers, ὀῤῥὸς, sérosité); flux d'urine dont l'abondance finit par jeter le malade dans un état de consomption.

DIORTHOSE, s. f., *diorthosis*, διόρθωσις; se dit de l'opération qui consiste à réduire une fracture ou une luxation.

DIPLOÉ, s. m., *meditullium*, διπλόη (διπλόος, double); nom donné au tissu celluleux des os plats du crâne, qui sépare leurs deux tables l'une de l'autre.

DIPLOÏQUE ou DIPLOÉTIQUE, adj., *diploeticus*; qui est relatif au diploé. — *Canal, cellule, substance, tissu diploïque, vaisseaux diploïques*.

DIPLÔME, s. m., *diploma*; appareil chimique, qui n'est que le *bain-marie*. — Certificat qui constate le titre de docteur légalement acquis.

DIPLOPIE, s. f., *diplopia*; vue double, ou dans laquelle chaque objet produit deux sensations distinctes.

DIPLOTÉGE, s. f., *diplotegia* (διπλόος, double, τέγη, toit); nom donné par Desvaux à des fruits hétérocarpiens simples, déhiscens, secs et inférés, ou engagés dans le calice.

Dipsétique, adj.. *dipseticus* (δίψα, soif); qui provoque la soif.

Dirradiation, s. f., *dirradiatio, irradiatio*, ἀκτινωβολισμὸς; expansion de la lumière qui émane d'un corps. Van Helmont s'est servi de ce mot pour désigner les volitions de l'âme, qu'il considérait comme les lumières de la vie.

Discret, adj., *discretus*; qui présente des intervalles. Se dit de la variole dont les pustules sont distinctes les unes des autres.

Discrimen, s. m.; bandage employé après la saignée de la veine frontale.

Discussif, adj., *discutiens* (*discutere*, dissoudre). Cette épithète a été assignée à des remèdes que l'on appliquait extérieurement pour fondre une tumeur ou un engorgement.

Dislocation, s. f., *dislocatio*; synonyme de *luxation*.

Dispensaire, s. m., *dispensatorium*; ouvrage dans lequel il est traité de l'histoire, des qualités physiques, de la composition chimique et du mode de préparation des divers agens pharmaceutiques. | Etablissement formé par une réunion de personnes, qui, en échange d'une modique somme qu'elles donnent, reçoivent des cartes dont elles peuvent disposer en faveur des malades peu fortunés; et par un bureau de consultation, formé de trois médecins, trois chirurgiens et un élève en chirurgie. Les gens de l'art visitent les malades porteurs d'une carte de souscripteur, et, sur leur ordonnance, un pharmacien payé par l'association délivre les médicamens.

Dispensation, s. f., *dispensatio*, διοίχησις; opération de pharmacie qui consiste à peser ou mesurer, puis à ranger dans l'ordre où l'on doit les employer, les diverses substances simples qui entrent dans la composition d'un médicament magistral ou officinal.

Dispersion, s. f., *dispersio*, διάσπασις; terme dont les physiciens se servent pour désigner la division que la lumière éprouve en traversant le prisme, cet instrument faisant suivre des routes différentes aux rayons colorés dont la combinaison forme la lumière blanche.

Disposition, s. f., *dispositio*, *diathesis*. En anatomie ce mot signifie arrangement, rapport des diverses parties du corps humain entre elles; en pathologie, l'aptitude d'un tissu, d'un organe, d'un

appareil d'organes, ou d'une personne, à être affecté de telle maladie, préférablement à d'autres.

Dissection, s. f., *dissectio*, διαχοπὴ, ἀνατομὴ (*dissecare*, dépecer); opération qui consiste à faire des sections méthodiques sur un corps organisé, afin de connaître la disposition, la forme, les rapports et la structure des parties dont il est composé.

Dissemblable, adj., *dissimilaris, dissimilis*, ἀνόμοιος; qui n'est pas de même nature.

Disséquer, v. a., *dissecare*; pratiquer l'art des dissections.

Dissimilaire, adj., *dissimilaris*; synonyme de *dissemblable*.

Dissimulé, adj., *dissimulatus*; se dit improprement des maladies que l'on veut cacher.

Dissoluble, adj., *solubilis*; qui est susceptible de se dissoudre.

Dissolution, s. f., *dissolutio*, διάλυσις; opération qui a pour but de combiner un corps avec une quantité d'eau suffisante pour détruire totalement l'agrégation de ses molécules. L'action est réciproque entre ces deux corps, et c'est à tort qu'on a cru pendant long-temps que le solide se comportait d'une manière purement passive. | En pathologie, on s'est servi de cette expression pour désigner une plus grande fluidité du sang et des humeurs.

Dissolvant, adj. et s. m., *dissolvens, diluens*; épithète donnée à tout liquide capable d'opérer la dissolution d'un corps solide. Il n'y a pas de *dissolvans* proprement dits, puisque, dans toute dissolution, les corps en contact agissent l'un sur l'autre, et prennent une part égale à la formation du produit.

Dissous, adj., *solutus*. Les humoristes appliquaient cette expression au sang devenu plus liquide que dans l'état normal.

Distension, s. f., *distensio*; tension considérable produite par la présence de quelque matière dans certaines parties du corps.

Distichiase, s. f., *distichiasis*, διστιχία ou διστιχίασις; maladie qui consiste dans la présence, sur le bord libre des paupières, d'une double rangée de cils, dont l'une se dirige contre le globe de l'œil.

Distillation, s. f., *distillatio* (*stillare*, dégoutter); opération par laquelle on sépare, à l'aide de la chaleur, et dans des vaisseaux clos, les parties volatiles des parties fixes d'un corps, dans la vue spéciale de recueillir les premières, qui sont condensées dans les récipiens par le refroidissement. Les anciens distinguaient la distillation *per latus*, *per ascensum* et *per descensum*, suivant la direction que l'on faisait prendre aux substances volatilisées.

Distillé, adj., *distillatus*; qui a éprouvé la distillation.

Distiller, v. a., *distillare*; séparer, à l'aide de la chaleur, et dans des vaisseaux clos, les parties volatiles des parties fixes ou moins volatiles d'un corps.

Distorsion, s. f., *distorsio*, διάστρεμμα, διαστροφή; mouvement brusque, qui consiste à tourner violemment une partie sur elle-même. La distorsion des membres est une cause fréquente de *l'entorse*.

Ditrachyceros, s. f. (δὶς, deux, τραχὺς, rude, κέρας, corne). *V.* Bicorne.

Diurèse, s. f., *diuresis*; excrétion abondante d'urine.

Diurétique, adj. et s. m., *diureticus*; nom donné aux agens thérapeutiques propres à augmenter l'action sécrétoire des reins. Telles sont les boissons chaudes, aqueuses, abondantes, légèrement acides, etc.

Diurne, adj., *diurnus*; qui appartient au jour; s'applique aux maladies qui paraissent ou augmentent d'intensité pendant le jour seulement.

Divergent, adj., *divergens*; qui s'écarte d'un centre commun. Terme employé par les géomètres, les physiciens et les naturalistes.

Diverticule, s. m., *diverticulum*. Les anatomistes désignent ainsi tout appendice creux et terminé en cul-de-sac, qui s'élève à la surface du canal intestinal, avec la cavité duquel la sienne communique.

Divination, s. f., *divinatio*, *mantice*, μαντεία, πρόγνωσις, προγνωστική; faculté dont certains hommes se disent ou passent pour être doués de prévoir, avec assurance ou probabilité, les événemens futurs.

Divisif, s. m., *dividens*; qui divise. — *Bandage divisif* (*fascia dividens*); qui maintient les parties écartées, et s'oppose à leur reunion.

Division, s. f., *divisio*, διαίρεσις; destruction accidentelle, ou produite par l'art, de la continuité de quelques-unes des parties du corps.

Divulsion, s. f., *divulsio*, διασπάσις;

arrachement, rupture ou déchirement des organes.

Docimasie, s. f., *docimasia* (δοκιμάζω, j'essaie); art d'essayer en petit un minéral, pour déterminer sa nature et les proportions de ses composans, afin d'évaluer les produits qu'on peut espérer de son exploitation en grand. — *Docimasie pulmonaire*, ensemble des épreuves diverses auxquelles on peut soumettre les poumons d'un enfant nouveau-né, afin de déterminer si celui-ci a respiré ou non avant de naître.

Docimasologie, s. f., *docimasologia* (δοκιμασία, essayage, examen, λόγος, discours); traité sur l'art du toucher dans les accouchemens.

Docimastique, adj., *docimasticus*; qui a rapport à la docimasie. *Art*, *moyen*, *opération*, *procédé docimastique*.

Doctrine, s. f., *doctrina*, διδασκαλία, παιδεία; collection de propositions relatives à des faits, à des hypothèses, à des préceptes sur quelque partie ou sur la totalité des connaissances humaines.

Dogmatique, adj.; nom que l'on donnait aux médecins partisans du dogmatisme : ils étaient opposés aux empiriques. On appelait *école dogmatique* la secte qu'ils formaient.

Dogmatisme, s. m.; théorie médicale qui, chez les anciens, était le résultat de l'application de la philosophie et des théories physiques et chimiques à la médecine. Elle avait pour objet la connaissance de la nature et des causes cachées des maladies. De nos jours, le dogmatisme médical consiste dans une série d'observations bien faites et raisonnées d'après une étude approfondie de la physiologie de l'homme sain et malade.

Doigt, s. m., *digitus*, *dactylus*, δάκτυλος; nom donné aux cinq prolongemens qui forment l'extrémité de la main, et terminent le membre pectoral. On en compte cinq à chaque main : le premier, ou le *pouce*; le second, ou l'*index*, *l'indicateur*; le troisième, ou le *medius*, le *doigt du milieu*; le quatrième, ou l'*annulaire*; et le cinquième, ou l'*auriculaire*, le *petit doigt*. Tous ont trois phalanges, à l'exception du premier qui n'en a que deux.

Dol, ville de Bretagne, où l'on trouve une source d'eau minérale froide, qui passe pour être ferrugineuse.

Doloire, s. m., *dolabra*; jet de bande oblique, qui ne recouvre que les deux tiers environ du jet précédent. *Bandage en doloire*, qui se compose de jets obliquement placés les uns sur les autres, de manière à recouvrir une partie du corps plus ou moins étendue.

Dôme ou Réverbère, s. m.; pièce supérieure du fourneau à réverbère, ayant la forme d'une calotte hémisphérique percée dans son centre d'une ouverture circulaire, disposée de manière à recevoir un pied de tuyau de poêle ou cheminée, quand on veut rendre le courant d'air plus rapide, afin d'activer la combustion.

Dompter, v. a., *domare*. L'industrie de l'homme met en usage différens procédés pour dresser, dompter, apprivoiser les animaux.

Donner, v. a., *dare*. — *le vert ou mettre au vert*, c'est nourrir un cheval avec de l'herbe verte et fraîchement coupée. — *un coup de corne*, c'est saigner le cheval au palais avec une corne de chamois. — *des plumes à un cheval*, opération barbare qui consistait à détacher les muscles de l'épaule pour y introduire des plumes ou des tranches de lard.

Dorsal, adj., *dorsalis*, νοταῖος (*dorsum*, dos); qui a rapport au dos.—*Muscle grand dorsal*, ou très-large du dos (lombo-huméral, Ch.), pair, mince, large, aplati et presque carré; il s'étend des cinq, six, sept ou huit dernières apophyses épineuses des vertèbres du dos, de toutes celles des lombes et du sacrum, des aspérités des gouttières sacrées, de la moitié postérieure de la crête iliaque et des trois ou quatre dernières fausses côtes, à la lèvre postérieure de la coulisse bicipitale de l'humérus, qu'il rapproche de la poitrine, en l'abaissant et le portant en arrière.—*Muscle long dorsal* (portion costo-trachélienne du sacro-spinal, Ch.), pair, allongé, épais, et étendu de l'os sacrum au sommet du dos, trajet dans lequel il fournit en dehors seize ou dix-sept languettes qui s'attachent aux apophyses transverses et articulaires des vertèbres lombaires, et aux apophyses transverses des vertèbres dorsales; et en dedans onze, huit ou sept autres languettes qui se fixent au bord inférieur des onze, huit ou sept dernières côtes. — *Vertèbres dorsales*, au nombre de douze, reconnaissables à ce que leur corps présente sur les côtés deux demi-facettes, l'une supérieure, l'autre inférieure, qui s'articulent avec les têtes des côtes; leurs apophyses transverses en présentent aussi qui sont en rapport avec les tubérosités de ces mêmes côtes. — *Face dorsale du*

pied, ou coude-pied. — *Face dorsale de la main*, ou dos de la main.

Dorso-acromien; c'est la portion postérieure du trapèze chez le cheval.

Dorso-costal, adj. et s. m., *dorso-costalis*; nom donné par Chaussier au muscle petit dentelé postérieur et supérieur.

Dorso-épineux; nom que donne Girard au muscle court épineux.

Dorso-huméral; c'est le muscle appelé *grand dorsal* par Bourgelat.

Dorso-occipital. Le grand complexus est ainsi nommé par Girard.

Dorso-scapulaire, dorso-scapularis; épithète donnée par Chaussier au muscle rhomboïde.

Dorso-sous-scapulaire. Girard donne ce nom au rhomboïde.

Dorso-sus-acromien, dorso-suprà-acromianus; nom du muscle trapèze dans la nomenclature de Chaussier.

Dorso-trachélien, dorso-trachelianus; nom donné par Chaussier au muscle splénius du cou.

Dos, s. m., *dorsum*, νῶτον; partie postérieure du tronc; partie supérieure de la main, du pied, du nez, de la verge. | Chez le cheval, c'est la région qui s'étend du garot à la croupe. — *de carpe*. — *de mulet*. — *trop bas*, qu'on appelle encore *reins bas*.

Dose, s. f., *dosis*, δόσις; quantité, déterminée par poids ou par mesure, d'un agent pharmaceutique, qui doit être administrée à la fois.

Doser, v. a.; indiquer par écrit les quantités des médicamens qu'un malade doit prendre.

Dothien, s. m., *furunculus*, δοθιὴν; furoncle.

Douce-amère, s. f., *solanum dulcamara*, L.; espèce de *morelle* très-commune en Europe, où elle étale ses tiges grimpantes dans les haies et les buissons. On emploie en médecine ses sommités fleuries, qui, à une certaine dose, produisent des nausées, des vomissemens, et presque toujours une légère purgation. Cette plante est donc excitante, et probablement elle serait vénéneuse à très-haute dose.

Douche, s. f., *ducia*; colonne de liquide ou de vapeur, d'un diamètre et d'une hauteur déterminée, qu'on dirige vers une partie du corps, à laquelle elle imprime une secousse proportionnée à sa force de progression. On distingue les douches en *descendantes, ascendantes* et *latérales*.

Douleur, s. f., *dolor*, ἄλγος, ἄλγημα,

ὀδύνη ; sensation insupportable qui fait naître un vif désir de la voir cesser. Castelli dit avec raison que c'est un symptôme et non une maladie. La douleur varie autant et plus que le plaisir ; on la dit *aiguë*, quand elle est fort vive ; *pungitive*, quand elle semble occuper une partie large et profonde ; *gravative*, quand elle est accompagnée d'un sentiment de pesanteur ; *tensive*, quand la partie semble être distendue ; *lancinante*, quand elle ressemble à celle qu'occasione une pointe aiguë ; *dilacérante*, quand il semble que la partie à laquelle on la rapporte se déchire ; *brûlante*, quand elle consiste dans un sentiment de brûlure ; *prurigineuse*, quand il y a démangeaison insupportable, etc. On voit que la douleur est le *summum* de toutes les sensations pénibles.

DOUTEUX, adj., *dubius*. On appelle cheval douteux celui chez lequel il existe un des symptômes qui caractérisent la morve.

DOUVE, s. f. ; nom vulgaire d'un entozoaire appelé par les naturalistes *fasciole hépatique*, et de deux espèces de renoncules (*R. lingua, R. flammula*) qui croissent dans les marais, et qui sont vénéneuses.

DOUX, adj., *dulcis*, γλυκύς ; qui a une saveur sucrée ; qui agit faiblement sur nos sens ou nos organes. — *Métal doux*, qu'on peut aplatir sous le marteau, sans le casser.

DRACHME. *V.* DRAGME.

DRAGÉ, village voisin d'Avranches, qui possède une source d'eau minérale ferrugineuse froide.

DRAGÉE, s. f. ; préparation culinaire, qui consiste en une amande ou tout autre menu fruit recouvert d'un sucre trèsdur.

Dragées de Keyser, préparation pharmaceutique autrefois célèbre dans la syphilis ; c'est un composé d'acétate de mercure, de manne, d'amidon et de mucilage de gomme adragant.

DRAGME, s. f., *drachma*, δραχμή ; nom d'une pièce de monnaie des Grecs : elle pesait un gros. Actuellement il sert à déterminer ce poids.

DRAGONNEAU, s. m., *gordius* ; genre de vers libres dont le corps nu, lisse et égal dans presque toute sa longueur, ressemble à un fil qui se contourne en tous sens : ce sont des animaux innocens, auxquels on a gratuitement attribué une action funeste sur l'économie animale.

Le *ver de Guinée* ne fait plus partie de ce genre : c'est une *filaire*.

DRAGONNIER, s. m., *dracæna* ; genre de plantes de l'hexandrie monogynie, et de la famille des asparaginées, dont l'une des espèces (*dracæna draco*), grand arbre des îles Canaries, fournit la résine appelée *sang-de-dragon*. A la Chine, on emploie les racines d'une autre espèce (*dracæna terminalis*) contre la diarrhée et la dysenterie.

DRAPEAU, s. m. ; synonyme de *ptérygion*. — Bandage qui sert à maintenir certains appareils sur le nez.

DRASTIQUE, adj. et s. m., *drasticus* (δράω, j'opère) ; se dit des purgatifs violens, tels que la *résine de jalap*, la *scammonée*, l'*ellébore*, la *coloquinte*, la *gomme gutte*, etc.

DRÈCHE ou MALT, s. f. ; orge dans laquelle on a développé la matière sucrée par l'immersion dans l'eau, et que l'on a torréfiée ensuite pour arrêter la germination. La drèche, réduite en poudre par l'action du moulin, sert à la fabrication de la bière.

DRESSER, v. a. ; c'est apprendre à un cheval différens exercices ou airs de manège. — (*se*). *V.* CABRER (se). — *la voie*. lorsque l'animal que l'on poursuit cesse de ruser.

DRIMYPHAGIE, s. f., *drimyphagia* (δριμύς, âcre, aromatique, φάγω, je mange); mot par lequel on a voulu désigner l'usage d'alimens fortement épicés.

DROGUE, s. f., *res cathartica, medicamentum ;* nom donné par les pharmaciens à tous les médicamens simples, et par le vulgaire à tous ceux qui s'administrent intérieurement.

DROGUIER, s. m., *catharticarius ;* collection d'échantillons de tous les médicamens simples, rangée méthodiquement.

DROGUISTE, s. m., *pharmacopola;* marchand qui débite les matières premières dont les pharmaciens se servent.

DROIT, adj., *rectus;* épithète donnée par les anatomistes à toute partie située de haut en bas, le corps étant debout, ou qui se dirige en ligne droite le long d'une autre partie principale, ou enfin qui n'offre dans sa longueur ni courbure ni flexion.

DROIT *de l'abdomen*, adj. et s. m., *rectus abdominis ;* muscle (sterno-pubien, Ch.) pair, allongé, renfermé dans une enveloppe fibreuse que forment les deux lames principales de l'aponévrose abdominale, et étendu depuis la symphyse

15

pubienne jusqu'au ligament costo-xyphoïde, et au bord inférieur des cartilages des septième, sixième et cinquième côtes. Il incline la poitrine sur le bassin.

Droit antérieur (grand) de la tête, rectus capitis anticus major ; muscle (grand trachélo-sous-occipital, Ch.) pair, allongé, aplati, qui se porte de la surface basilaire au tubercule antérieur des sixième, cinquième, quatrième et troisième apophyses transverses des vertèbres du cou, et qui fléchit la tête sur le cou, en l'inclinant de son côté.

Droit antérieur (petit) de la tête, rectus capitis anticus minor ; muscle (petit trachélo-sous-occipital, Ch.) pair, court et étroit, étendu de la partie antérieure de la masse latérale et de l'apophyse transverse de l'atlas jusqu'au devant du trou occipital. Il a les mêmes usages que le précédent.

Droit antérieur de la cuisse, grêle antérieur, rectus femoris anticus ; muscle (ilio-rotulien, Ch.) pair et allongé, qui se porte de l'épine antérieure et inférieure de l'ilion à la rotule, et qui étend la jambe sur la cuisse.

Droit externe de l'œil, abductor oculi ; muscle (orbito-extùs-scléroticien, Ch.) pair, situé au côté externe de l'œil, qu'il tire en dehors, et qui s'étend du voisinage du trou optique à la partie antérieure de la sclérotique.

Droit inférieur de l'œil, depressor oculi ; muscle (sous-optico-sphéno-scléroticien, Ch.) pair, né d'un tendon qui lui est commun avec l'interne et l'externe, et qui se termine à la partie antérieure de la sclérotique. Il abaisse l'œil, sous lequel il est placé.

Droit interne de l'œil, adductor oculi ; muscle (orbito-intùs-scléroticien, Ch.) pair, placé au côté interne de l'œil, qu'il porte en dedans. Il naît d'un tendon qui lui est commun avec le précédent et avec l'externe.

Droit interne de la cuisse, grêle interne, gracilis : muscle (sous-pubio-prétibial, Ch.) pair, qui s'étend de la face antérieure du corps du pubis, de sa branche et de celle de l'ischion à la partie supérieure et externe du tibia, et qui rapproche la cuisse de l'axe du corps.

Droit latéral de la tête, rectus lateralis ; muscle (atloïdo-sous-occipital, Ch.) pair, qui s'étend de la partie supérieure et antérieure de l'apophyse transverse de l'atlas jusqu'à une empreinte qu'on voit à l'os occipital, derrière la fosse jugulaire. Il incline la tête de son côté.

Droit postérieur (grand) de la tête, rectus capitis posticus major ; muscle (axoïdo-occipital, Ch.) pair, qui se porte du tubercule de l'apophyse épineuse de l'axis sous la ligne courbe inférieure de l'occipital, et qui sert à étendre la tête.

Droit postérieur (petit) de la tête, rectus capitis posticus minor ; muscle (atloïdo-occipital, Ch.) pair, étendu du tubercule de l'arc postérieur de l'atlas aux empreintes internes de la crête occipitale, au-dessous de la ligne courbe inférieure, et qui incline la tête en arrière.

Droit supérieur de l'œil, attollens oculi ; muscle (sus-optico-sphéno-scléroticien) placé à la partie supérieure de l'œil, qu'il élève. Il s'étend de l'apophyse d'Ingrassia et de la gaîne fibreuse du nerf optique à la partie antérieure de la sclérotique.

DROPACISME. *V.* **DÉPILATION.**

DROPAX, s. m. (δρέπω, j'arrache); nom d'un emplâtre dépilatoire composé d'huile et de poix.

DUALISME, s. m., *dualismus ;* mot créé par les écoles philosophiques modernes de l'Allemagne, qui s'en servent pour désigner le système dans lequel on explique tous les phénomènes de la nature au moyen de deux principes opposés.

DUALISTE, s. m. ; partisan du dualisme.

DUCTILE, adj., *ductilis, ductibilis,* ἕλκιμος, ἐνόλκιμος (*ducere,* conduire); qui peut s'étendre et s'allonger.

DUCTILITÉ, s. f., *ductilitas ;* faculté qu'ont les corps, et plus particulièrement les métaux, de s'étendre sous le choc du marteau, et de se réduire en fils en passant à la filière.

DUCTO-CONCHIEN, adj. et s. m. ; muscle de l'oreille externe, qui s'attache d'une part au rebord du canal auditif osseux, de l'autre à la face antérieure de la conque.

DULCIFICATION, s. f., *dulcificatio (dulcis,* doux, *facere,* faire): opération qui consiste à tempérer la force des acides minéraux en les mêlant avec l'alcool.

DULCIFIÉ, adj., *dulcificatus ;* se dit d'un acide étendu d'alcool.

DUODÉNAL, adj., *duodenalis ;* qui appartient ou qui a rapport au duodénum. *Artères et veines duodénales, nerfs duodénaux, extrémité duodénale du pancréas.*

DUODÉNITE, s. f., *duodenitis ;* nom imposé par Broussais à l'inflammation du duodénum : elle existe rarement seule ; la gastrite a lieu presque toujours en même temps qu'elle.

DUODÉNUM, s. m., *duodenum, ventriculus succenturiatus,* δοδεχαδάχτυλον; première portion du canal intestinal, celle qui succède immédiatement à l'estomac. Sa longueur est de douze travers de doigt à peu près, et comme le péritoine ne la recouvre qu'en partie, il est susceptible d'une grande dilatation, qui lui a valu le nom de *ventricule succenturié.*

DUPLICATURE, s. f., *duplicatura;* nom donné par les anatomistes au renversement d'une membrane sur elle-même. *Duplicature de la dure-mère, du péritoine, de la plèvre.*

DUR, adj., *durus,* σχληρὸς; qui offre beaucoup de résistance. En anatomie, on appelle *parties dures* toutes celles qui composent la charpente osseuse du corps, c'est-à-dire le squelette. — *Pouls dur,* c'est celui qui fait éprouver à l'observateur une sensation analogue à celle que déterminerait un solide qui viendrait frapper l'extrémité de l'un des doigts.

DURE-MÈRE, s. f., *dura mater, crassa meninx, dura meninx, meninx exterior;* membrane albuginée qui enveloppe le cerveau et le cordon rachidien, dont elle soutient la masse et isole les diverses portions.

DURETAL, petite ville à quatre lieues d'Angers, qui possède des eaux minérales peu connues, mais qu'on croit ferrugineuses.

DURETÉ, s. f., *duritia, durities,* σχληρότης, σχληρυσμὸς; qualité de ce qui est dur.

DURILLON, s. m., *callus;* petite tumeur solide, formée par l'épaississement de l'épiderme, et quelquefois de la peau elle-même, aux pieds, aux mains, et à toutes les parties du corps qui sont soumises à des frottemens rudes et continuels.

DUUMVIRAT, s. m., *duumviratus;* nom sous lequel Van Helmont désignait le principe vital spirituel qu'il attribuait en commun à l'estomac et à la rate, et qui, suivant lui, exerçait de là son empire sur tous les autres organes du corps humain.

DYNAMIQUE, s. f., *dynamica* (δύναμις, force); partie de la mécanique qui a pour objet les forces motrices, c'est-à-dire les puissances par lesquelles les corps sont mis en mouvement.

DYNAMOMÈTRE, s. m., *dynamometrum* (δύναμις, force, μέτρον, mesure); instrument propre à mesurer la force musculaire d'un homme ou d'un animal, et

à la comparer avec celle d'un autre animal ou d'un autre homme.

DYONISIEN, adj., *dionysiscos, dionysiacus,* διονυσίσχος (Διόνυσος, Bacchus); nom donné aux excroissances osseuses, ou cornes, qui naissent sur les parties latérales du front, près des tempes. | Individu qui porte de semblables excroissances.

DYSARTHRITE, s. f., *dysarthritis* (δὺς, difficile, ἀρθρῖτις, goutte); goutte irrégulière.

DYSARTHROSE, s. f., *dysarthrosis* (δὺς, mauvais, ἀρθρώσις, articulation); mauvaise conformation d'une articulation.

DYSCATABROSE, s. f., *dyscatabrosis* (δὺς, difficile, καταβρύχω, j'avale); difficulté de la déglutition.

DYSCATAPOSE, s. f., *dyscataposis* (δὺς, difficile, κατάποσις, déglutition); difficulté de la déglutition.

DYSCHOLIE, s. f., *dyscholia* (δὺς, mauvais, χολή, bile); dépravation de la bile.

DYSCHROÏE, s. f., *dyschroia* (δὺς, mauvais, χρόα, couleur); altération de la couleur de la peau.

DYSCHYLIE, s. f., *dyschylia* (δὺς, mauvais, χυλὸς, chyle); dépravation du chyle.

DYSCHYMIE, s. f., *dyschymia* (δὺς, mauvais, χυμὸς, suc); altération des humeurs.

DYSCINÉSIE, s. f., *dyscinesia* (δὺς, difficile, κινέω, je meus); difficulté dans les mouvemens volontaires.

DYSCOILIE, s. f., *discoilia* (δὺς, difficile, κοιλία, selle); difficulté d'aller à la selle.

DYSCRASIE, s. f., *dyscrasia* (δὺς, mauvais, κράσις, mélange des humeurs); altération des humeurs.

DYSDACRIE, s. f., *dysdacria* (δὺς, mauvais, δάκρυον, larme); altération des larmes.

DYSECCRISE, s. f., *dyseccrisis* (δὺς, difficile, ἔκκρισις, excrétion); excrétion difficile.

DYSÉCIE, s. f., *dysecœa* (δὺς, difficile, ἀκούω, j'entends); affaiblissement de l'ouïe.

DYSÉCOÏE, s. f., *dysecoia* (δὺς, mauvais, ἀκοή, ouïe); diminution ou perte de l'ouïe.

DYSENTERIE, s. f., *dysenteria* (δὺς, difficile, ἔντερον, intestin); expression employée pour désigner la diarrhée sanguinolente, effet de l'inflammation du gros intestin. Broussais lui a donné le nom de *colite,* parce que la plus grande portion de l'intestin enflammé est formée par le colon.

DYSENTÉRIQUE, adj., *dysentericus;* qui appartient à la dysenterie, ou qui en est affecté.

DYSESTHÉTÉRIE, s. f., *dysæsthetcria* (δὺς, mauvais, αἰσθητήριον, sens externe); lésion des sens externes.

DYSGALIE, s. f., *dysgalia* (δὺς, mauvais, γάλα, lait); dépravation du lait.

DYSGENNÉSIE, s. f., *dysgennesia* (δὺς, difficile, γέννησις, génération); lésion de fonction des organes génitaux.

DYSGEUSIE, s. f., *dysgeusia* (δὺς, mauvais, γεῦσις, goût); dépravation du goût.

DYSHAPHIE, s. f., *dyshaphia* (δὺς, mauvais, ἁφή, tact); lésion du tact.

DYSHÉMIE, s. f., *dyshæmia* (δὺς, mauvais, αἷμα, sang); dépravation du sang.

DYSHÉMORRHÉE, s. f., *dyshemorrhæa* (δὺς, difficile, αἷμα, sang, ῥέω, je coule); difficulté qu'éprouve le sang à couler.

DYSHYDRIE, s. f., *dishidria* (δὺς, mauvais, ἱδρὼς, sueur); altération de la sueur.

DYSLALIE, s. f., *dyslalia* (δὺς, difficile, λαλία, parole); difficulté de parler.

DYSLOCHIE, s. f., *dyslochia* (δὺς, difficile, λοχεία, accouchement); état d'une femme en couches chez laquelle les lochies s'établissent difficilement.

DYSMÉNIE, s. f., *dysmenia* (δὺς, difficile, μῆνες, règles); menstruation difficile.

DYSMÉNORRHÉE, s. f., *dysmenorrhæa* (δὺς, difficile, μῆνες, règles, ῥέω, je coule); écoulement difficile des règles, ou retard de cette évacuation.

DYSODIE, s. f., *dysodia* (δὺς, mauvais, ὄζω, je sens); exhalation fétide, fétidité.

DYSODONTIASE, s. f., *dysodontiasis* (δὺς, difficile, ὀδοντίασις, dentition); dentition difficile.

DYSOPIE, s. f., *dysopia* (δὺς, difficile, ὄπτομαι, je vois); affaiblissement de la vue.

DYSOPSIE, s. f., *dysopsia* (δὺς, difficile, ὄψις, vue); diminution de la vue.

DYSOREXIE, s. f., *dysorexia* (δὺς, difficile, ὄρεξις, appétit); perte de l'appétit. Alibert désigne ainsi une affection caractérisée par un état d'inappétence pour les alimens solides : cette maladie constitue le troisième genre des gastroses, première famille de sa Nosologie naturelle.

DYSOSMIE, s. f., *dysosmia* (δὺς, mauvais, ὀσμὴ, odeur); altération de l'odorat.

DYSOSPHRÉSIE, s. f., *dysosphresia* (δὺς,

mauvais, ὄσφρησις, odorat); dépravation du sens de l'odorat.

DYSOSTOSE, s. f., *dysostosis* (δὺς, mauvais, ὀστέον, os); maladie ou mauvaise conformation des os.

DYSPEPSIE, s. f., *dyspepsia* (δὺς, difficile, πέπτω, je cuis, je digère); difficulté ou impossibilité de digérer, mauvaise digestion : elle dépend toujours d'une gastrite aiguë ou chronique.

DYSPERMASIE, s. f., *dyspermasia* (δὺς, difficile, σπέρμα, sperme); difficulté ou impossibilité de l'émission du sperme.

DYSPERMATISME. *V.* **DYSPERMASIE**.

DYSPERMIE, s. f., *dyspermia* (δὺς, mauvais, σπέρμα, sperme); altération du sperme.

DYSPHAGIE, s. f., *dysphagia* (δὺς, difficilement, φάγω, je mange); difficulté d'avaler, ou impossibilité d'exercer la déglutition.

DYSPHONIE, s. f., *dysphonia* (δὺς, mauvais, φωνὴ, voix); altération de la voix.

DYSPHORIE, s. f., *dysphoria* (δυσφορέω, je souffre); état de souffrance.

DYSPIONIE, s. f., *dyspionia* (δὺς, mauvais, πίον, graisse); dépravation de la graisse.

DYSPNÉE, s. f., *dyspnœa* (δὺς, difficilement, πνέω, je respire); difficulté de respirer, gêne de la respiration.

DYSPNÉIQUE, adj., *dyspnœicus;* qui tient à la dyspnée.

DYSSIALIE, s. f., *dysialia* (δὺς, mauvais, σίαλον, salive); altération de la salive.

DYSSYNUSIE, s. f., *dyssynusia* (δὺς, difficile, συνουσία, coït); inaptitude de la femme à exercer l'acte vénérien.

DYSTHÉLASIE, s. f., *dysthelasia* (δὺς, difficile, θηλάζω, j'alaite); inaptitude de la femme à alaiter.

DYSTHÉSIE, s. f., *dysthesia* (δὺς, difficile, τίθημι, je pose); état d'impatience, de mauvaise humeur des malades.

DYSTHYMIE, s. f., *dysthymia* (δὺς, mauvais, θυμὸς, courage); abattement, morosité.

DYSTOCIE ou **DYSTOKIE**, s. f., *dystocia* (δὺς, difficile, τίκτω, j'accouche); parturition difficile, qui exige les secours de l'art.

DYSTOCOLOGIE, s. f., *dystocologia* (δὺς, difficile, τόκος, parturition, λέγω, j'enseigne); traité sur la parturition difficile.

DYSTŒCHIASE, s. f., *dystœchiasis* (δὺς, mauvais, στοῖχος, ordre); disposition vicieuse des cils.

DYSTONIE, s. f., *dystonia* (δὺς, mauvais, τόνος, ton); altération du ton d'un tissu.

DYSURÉSIE, s. f., *dysuresia* (δὺς, difficile, οὐρέω, j'urine); difficulté d'uriner.

DYSURIE, s. f., *dysuria* (δὺς, difficile, οὐρέω, j'urine); difficulté d'uriner.

E.

EAU, s. f., *aqua*, ὕδωρ; liquide transparent, sans couleur, sans odeur, sans saveur, élastique, peu compressible, possédant la propriété de transmettre les sons, et celle de mouiller presque tous les corps. C'est un composé de 100 parties d'oxigène et de 199,89 d'hydrogène. Le froid la solidifie, et la chaleur la réduit en vapeurs.

Eau aérée, eau qui contient de l'air en dissolution. Autrefois on appelait ainsi celle qui est chargée d'acide carbonique. L'air contenu dans l'eau est composé de 32 parties d'oxigène sur 68 d'azote, c'est-à-dire qu'il est plus riche en oxigène que l'air atmosphérique, parce que l'eau dissout plus facilement le gaz oxigène que le gaz azote.

Eau alcaline gazeuse, eau chargée de six fois son volume de gaz acide carbonique, et qui contient un quatre-vingtième de carbonate de potasse; on l'emploie comme légèrement excitante.

Eau anticalculeuse de Quercetanus, liqueur obtenue en distillant au bain de sable un mélange de sucs de poireau, de raifort, d'ognon, de pariétaire et de citron, qu'on laisse digérer ensemble jusqu'à ce qu'ils éprouvent un léger degré de fermentation.

Eau antihystérique. V. ESSENCE *antihystérique de Lemort.*

Eau antiputride de Beaufort, limonade préparée avec l'acide sulfurique.

Eau bénite, aqua benedicta; nom donné à une dissolution de six grains de tartrate de potasse et d'antimoine dans deux verres d'eau, qu'on fait prendre en deux fois aux personnes atteintes de la colique des peintres, ne laissant qu'une demi-heure d'intervalle entre les deux prises.

Eau blanche, on donne ce nom à celle que l'on prépare avec du son ou de la farine d'orge, et que l'on donne à boire aux chevaux malades. Synonyme d'*eau végéto-minérale.*

Eau céleste, aqua cælestis; liqueur d'un bleu vif, qu'on obtient en décomposant la solution aqueuse de deuto-sulfate de cuivre par l'ammoniaque, et ajoutant assez de cette dernière pour dissoudre le précipité blanc bleuâtre qui se forme.

Eau d'alun, eau qui tient une plus ou moins grande quantité d'alun en dissolution.

Eau d'Anhalt, liqueur très-stimulante qu'on prépare en faisant macérer de la térébenthine, de l'encens, du girofle, de la muscade, des cubèbes, de la cannelle, des baies de laurier, des graines de fenouil, du bois d'aloès, du safran et du musc dans de l'alcool, au bain-marie, et distillant ensuite le tout.

Eau d'arquebusade, ancien nom de l'*eau vulnéraire spiritueuse.*

Eau d'arquebusade blanche. V. Eau vulnéraire blanche.

Eau de Barnaval, ou *liniment antiparalytique;* mélange de carbonate d'ammoniaque alcoolisé, d'huile de petits chiens, de savon noir et d'alcool de romarin.

Eau de Belloste, composée de parties égales d'acide hydrochlorique du commerce, d'eau-de-vie et de safran, qu'on laissait digérer ensemble pendant quelque temps, et auquel on ajoutait ou non de l'eau ordinaire. On l'employait autrefois à l'extérieur comme résolutif : on ne s'en sert plus aujourd'hui.

Eau de boule, liqueur excitante et résolutive, qu'on obtient en plongeant des boules de Mars dans de l'eau-de-vie, qui dissout le tartrate de potasse et de fer dont elles sont formées.

Eau de bouquet, mélange d'alcoolats de miel odorant, sans pareil, de jasmin, de girofles, de violettes, de souchet long, de calamus aromatique, de lavande et de fleurs d'oranger.

Eau de chaux, aqua calcis; solution d'oxide de calcium dans l'eau. L'eau de chaux saturée contient une partie d'oxide sur 400 à 450 parties de liquide.

Eau de Cologne, alcoolat d'une odeur agréable, qu'on obtient en distillant ensemble un grand nombre de plantes aromatiques avec de l'alcool rectifié.

Eau de crâne humain, nom donné autrefois à l'eau qu'on avait fait distiller sur des portions de crâne humain, et à laquelle on attribuait gratuitement des propriétés médicales dans certaines maladies.

Eau de cristallisation, eau combinée avec les molécules intégrantes d'un sel, et à laquelle celui-ci doit presque toujours la faculté de former des cristaux transparens.

Eau de Dardel, mélange d'alcoolats de sauge, de menthe, de romarin, de thym et de mélisse composée.

Eau de foie et de poumon de cerf, eau qu'on a fait distiller sur du foie ou sur du poumon de cerf, et qu'on employait autrefois en médecine.

Eau de goudron, liqueur préparée en faisant digérer pendant plusieurs jours du goudron pur dans de l'eau commune.

Eau de Goulard, synonyme d'*eau végéto-minérale*.

Eau de javelle, solution de chlorate de potasse dans l'eau, qu'on emploie pour enlever les taches de vin ou de fruit sur le linge.

Eau de Luce, *aqua Lucæ*; savonule composé d'ammoniaque liquide et d'huile essentielle de succin rectifiée. On l'emploie en médecine comme stimulant.

Eau de madame de la Vrillière, alcoolat dentifrice qu'on prépare en distillant de l'alcool avec des roses rouges, de la cannelle, du girofle, des écorces de citrons et du cochléaria.

Eau de magnanimité, alcoolat préparé avec de l'alcool chargé d'acide formique qu'on distille avec de la zédoaire, de la cannelle, du girofle, des cubèbes et du petit cardamome.

Eau de mélisse des Carmes, mélange d'alcoolats de mélisse, de romarin, de thym, de cannelle, de muscades, d'anis vert, d'écorce de citron, de marjolaine, d'hysope, de sauge, d'angélique, de coriandre et de girofle, dans des proportions dont le secret est la propriété du collège de pharmacie.

Eau de mer; elle a une odeur nauséabonde, avec une saveur désagréable, amère et salée; elle contient de l'hydrochlorate de soude, de magnésie et de chaux, des sulfates et des carbonates de chaux et de magnésie, quelquefois du sulfate de soude, et toujours des débris de corps organisés.

Eau de miel d'Angleterre, liqueur aromatique, qu'on obtient en distillant de l'alcool avec du miel blanc, de la co-

riandre, de la vanille, de l'écorce de citron, du girofle, de la muscade, du benjoin et du storax calamite, et ajoutant au produit des alcoolats de roses et de fleurs d'oranger.

Eau de mille fleurs, produit de la distillation de l'urine et des excrémens de la vache, à l'époque où les plantes dont cet animal se nourrit sont en fleurs.

Eau de nitre, nom donné par Basile Valentin à l'acide nitrique.

Eau d'orge, eau dans laquelle on a fait bouillir de l'orge mondé. Elle est adoucissante et en même temps un peu nutritive, parce qu'elle contient de l'amidon.

Eau de pluie; lorsqu'on ne l'a pas recueillie au voisinage d'une grande ville et dès les premiers instans de sa chute, elle est assez pure; cependant elle contient de l'air atmosphérique, de l'acide carbonique et un peu de carbonate de chaux.

Eau de Rabel, *aqua Rabelliana*; mélange fait à froid de trois parties d'alcool bien rectifié, et d'une partie d'acide sulfurique à 60 degrés: c'est l'acide sulfurique alcoolisé. On l'emploie comme astringent.

Eau de tête de cerf, *aqua è typhis cervi*; nom donné autrefois au premier produit de la distillation de la corne de cerf, qui paraît contenir, outre une matière animale putrescible, une légère quantité d'acétate d'ammoniaque.

Eau de toilette. V. Eau de bouquet.

Eau-de-vie, *aqua vitæ*; mélange d'une certaine quantité d'alcool, de beaucoup d'eau et d'une substance huileuse aromatique, qu'on obtient en distillant le vin, les corps farineux, etc. La proportion de l'alcool est singulièrement sujette à varier.

Eau-de-vie allemande purgative, eau-de-vie à 21 degrés, dans laquelle on a fait macérer à froid du jalap, de la scammonée et de la racine de turbith.

Eau-de-vie camphrée, eau-de-vie à 21 degrés, chargée de deux gros de camphre par livre.

Eau-de-vie de gayac, eau-de-vie à 21 degrés, dans laquelle on a fait infuser des râpures de bois de gayac.

Eau dentifrice, mélange d'eau-de-vie à 21 degrés, de sous-carbonate de potasse, et de teintures de girofle et de cannelle.

Eau des hydropiques, nom vulgaire de la sérosité qui s'accumule dans les membranes séreuses, dans des kystes, ou dans le tissu cellulaire, chez les personnes atteintes d'hydropisie.

Eau des lacs, des étangs, des marais ; amas des eaux de pluie, de source et de rivière, dont la teinte brunâtre et l'aspect mucilagineux qu'elles présentent quelquefois tiennent à ce qu'elles sont toujours plus ou moins chargées de débris de corps organisés, qui les altèrent en s'y décomposant.

Eau des puits ; elle ne diffère de celle des sources qu'en ce qu'étant stagnante, elle enlève au sol davantage de particules étrangères.

Eau des rivières ; quoiqu'elle résulte du mélange des eaux de pluie et de source, elle est plus pure que toutes deux, quand le fleuve coule sur un lit sablonneux : tout au plus contient-elle alors, outre l'air et l'acide carbonique, un peu de carbonate de chaux et d'hydrochlorate de soude. Quand le lit de la rivière est argileux, l'eau présente une teinte opaline produite par les particules terreuses qu'elle entraîne.

Eau des sources, produite par l'eau de pluie qui, après avoir filtré peu à peu à travers la terre, se rassemble à la surface des couches imperméables, et sourd au-dehors ; elle renferme de plus qu'elle les matériaux divers dont elle a pu se charger en traversant les différens terrains.

Eau distillée, aqua distillata ; eau qui a passé à la distillation, pour la débarrasser de l'air et de toutes les substances étrangères qu'elle peut contenir.

Eau diurétique camphrée de Füller ; mélange d'eau, de nitrate de potasse et d'alcool camphré à 22 degrés, qu'on prescrivait autrefois dans l'uréthrite.

Eau forte, aqua fortis ; nom de l'acide nitrique du commerce.

Eau générale, alcoolat pour la préparation duquel on distille avec de l'alcool rectifié quatre-vingt-une substances végétales, toutes plus ou moins aromatiques.

Eau impériale, alcoolat aromatique très-composé, qu'on prescrivait autrefois pour dissiper les douleurs néphrétiques.

Eau mercurielle, eau chargée de surproto-nitrate de mercure, qu'on obtient en traitant par l'eau le proto-nitrate cristallisé, qui se décompose en partie, et laisse un résidu de sous-proto-nitrate insoluble.

Eau-mère, résidu de toute dissolution saline qui a fourni tous les cristaux qu'elle était susceptible de donner. Les eaux-mères contiennent encore du sel, mais elles n'en sont pas saturées.

Eau minérale, aqua mineralis ; potion préparée avec quatre grains de tartrate de potasse et d'antimoine, et une demi-once de sulfate de soude dissoute dans trois onces d'eau. C'est un éméto-cathartique qu'on fait prendre de demi-heure en demi-heure.

Eau oxigénée, deutoxide d'hydrogène ; liquide incolore, inodore, qui détruit peu à peu la couleur du tournesol et du curcuma, attaque et blanchit tout d'un coup l'épiderme, produit sur la langue une impression indéfinissable, et dont la densité est de 1,453. L'eau oxigénée contient jusqu'à 616 fois son volume d'oxigène, c'est-à-dire le double de la quantité qui lui est propre.

Eau phagédénique, aqua phagedœnica ; mélange de deuto-chlorure de mercure et d'eau de chaux, qu'il faut agiter avant de s'en servir, car les deux liqueurs se décomposent. Il se forme un précipité orangé d'oxide de mercure, que surnage de l'hydrochlorate de chaux liquide : c'est à cet oxide que l'eau phagédénique doit sa propriété légèrement excitante.

Eau régale, aqua regalis : ancien nom de l'acide hydro-chloro-nitrique.

Eau sans pareille, cosmétique odorant qu'on obtient en distillant ensemble de l'alcool rectifié, de l'alcoolat de romarin, et des huiles essentielles de cédrat, de citron et de bergamote.

Eau seconde, acide nitrique étendu d'à peu près deux parties d'eau. On donne aussi ce nom à l'eau de chaux qu'on se procure en versant de l'eau sur un morceau de chaux qui a déjà servi au même usage.

Eau thériacale, alcoolat très-excitant, dont la thériaque fait la base, mais dans lequel il entre aussi un grand nombre de substances stimulantes.

Eau végéto-mercurielle, liqueur de Pressavin ; solution aqueuse de tartrate de potasse et de mercure.

Eau végéto-minérale, eau blanche, eau de Goulard ; solution d'une demi-once de sous-acétate de plomb liquide dans deux livres d'eau distillée, à laquelle on ajoute deux onces d'eau-de-vie. Elle n'est blanche que quand on l'a préparée avec l'eau ordinaire, les sels calcaires de celle-ci décomposant l'acétate de plomb, en sorte que la liqueur est un mélange de sulfate, de carbonate, d'acétate de plomb et d'acétate de chaux.

Eau vitale, limonade préparée avec l'acide sulfurique.

Eau vulnéraire blanche, alcoolat obtenu en faisant infuser une double dose d'alcool sur la même quantité de plantes que celle qui sert à préparer l'eau vulnéraire rouge, et distillant ensuite.

Eau vulnéraire rouge, alcoolat aromatique qu'on obtient en distillant de l'eau-de-vie ordinaire avec des fleurs de lavande, des feuilles d'angélique et de basilic, et des sommités de sauge, d'absinthe, de fenouil, d'hysope, de rue, de marjolaine, d'origan, de serpolet, de sarriette, de menthe poivrée, de mélisse, de thym, de romarin, de calament et de scordium. On le colore en rouge avec l'orcanette ou la cochenille.

Eau vulnéraire spiritueuse, *eau d'arquebusade*, *aqua vulneraria spirituosa*; alcool très-étendu d'eau, et chargé de diverses huiles essentielles, qu'on obtient en distillant du vin blanc avec un grand nombre de plantes aromatiques.

EAUTOGNOSIE, s. f., *eautognosia* (ἑαυτός, soi-même, γνῶσις, connaissance); connaissance de soi-même; synonyme de *physiologie*.

EAUX *acidules*, *aquæ acidulæ*; qui sont chargées d'acide carbonique.

Eaux aux jambes, sérosité ichoreuse qui découle des paturons et des jambes des chevaux. Cette maladie est quelquefois accompagnée d'ulcères.

Eaux-bonnes. V. BONNES.

Eaux carboniques. V. EAUX *acidules*.

Eaux chalybées. V. *Eaux ferrugineuses*.

Eaux-chaudes. V. AIGUES-CAUDES.

Eaux de l'amnios, *aqua amnii*; sérosité qui remplit la portion de la cavité de l'amnios que le fœtus n'occupe pas, et qui, suivant plusieurs physiologistes, concourt à la nutrition de ce dernier.

Eaux distillées liquides obtenus en distillant des substances végétales ou animales avec une certaine quantité d'eau.

Eaux distillées spiritueuses, nom donné autrefois aux *alcoolats*.

Eaux dures, nom donné à toutes les eaux naturelles qui contiennent du carbonate ou du sulfate de chaux en dissolution. Ces eaux ont une saveur désagréable; elles pèsent sur l'estomac, et causent des coliques. Le savon ne s'y dissout pas, et les légumes y durcissent au lieu d'y cuire. On appelle aussi *eau dure* celle qui ne contient pas d'air.

Eaux ferrugineuses, *aquæ ferruginosæ*; qui contiennent des composés ferrugineux en dissolution : ce sont les plus communes de toutes. En général limpides, inodores et douées d'une saveur styptique, elles se couvrent d'une pellicule irisée quand on les expose à l'air libre, et forment, par l'addition de la noix de galle, un précipité purpurin qui passe promptement au bleu noir. Le fer y est ordinairement à l'état de carbonate, quelquefois aussi à celui de sulfate; souvent l'acide carbonique existe en excès : l'eau est alors acidule et martiale à la fois.

Eaux gazeuses ou *acidules*, qui sont chargées d'acide carbonique.

Eaux hépatiques ou *sulfureuses*, *aquæ hepaticæ*. V. *Eaux hydro-sulfureuses*.

Eaux hydro-sulfureuses, *aquæ hydro-sulfurosæ*; qui tiennent de l'acide hydro-sulfurique en dissolution.

Eaux martiales, *aquæ martiales*. V. *Eaux ferrugineuses*.

Eaux minérales, *aquæ minerales*; nom très-impropre donné à toutes les eaux qui sont sapides, et qui contiennent assez de substances étrangères pour pouvoir agir d'une manière remarquable sur l'économie animale. C'est en traversant les terrains qui leur servent de filtres, qu'elles se chargent des principes auxquels elles doivent leurs propriétés. On les partageait autrefois en *chaudes*, *tempérées* et *froides*; aujourd'hui on les divise en *hydro-sulfureuses*, *acidules*, *ferrugineuses* et *salines*.

Eaux salines, *aquæ salinæ*; qui tiennent diverses substances salines en dissolution, sans fer et sans excès d'acide carbonique. On les partage en quatre sections : 1° celles qui contiennent du sulfate ou du carbonate de chaux; 2° celles dont l'hydrochlorate de soude est le minéralisateur principal; 3° celles qui sont surtout chargées de sulfate de magnésie; 4° celles qui contiennent du sulfate, du carbonate et de l'hydro-chlorate de soude.

Eaux séléniteuses. V. *Eaux dures*.

Eaux spiritueuses. V. EAUX *acidules*.

Eaux sulfureuses, *aquæ sulfurosæ*. V. *Eaux hydro-sulfureuses*.

ÉBAT, s. m. — Mener les chiens à l'ébat, c'est aller les promener.

ÉBEAUPIN, nom d'une source minérale ferrugineuse acidule froide, du département de la Loire-Inférieure, près de Nantes.

ÉBET, susceptibilité qu'ont les dents de devenir douloureuses sous l'influence de causes qui, dans l'état normal, ne font sur elles aucune impression.

Eblouissement, s. m., *caligatio*; trouble momentané de la vue, causé par l'action d'une lumière trop vive sur la rétine. L'éblouissement est quelquefois un symptôme, et ne dépend point alors de cette cause, mais bien d'une hypérestésie de la rétine ou de l'origine du nerf optique.

Ebrouement, s. m., *efflatus*; sorte d'éternument chez le cheval.

Ebrouer, v. a., *efflare*; se dit de l'expiration prompte et forcée que fait le cheval, et que l'on a comparée à l'action d'éternuer dans l'homme.

Ebullition, s. f., *ebullitio* (*ebullire*, bouillir); état d'un liquide qui bout; mouvement tumultueux et violent d'un liquide, du fond duquel le calorique fait élever des bulles produites par les portions de ce même liquide qu'il réduit à l'état vaporeux. | Terme populaire employé pour désigner toute espèce d'exanthème.

Eburné, adj. (*ebur*, ivoire); qui ressemble à l'ivoire. Cette épithète a été appliquée aux cartilages qui deviennent comme de l'ivoire; l'on a attribué ce phénomène à l'accumulation du phosphate calcaire.

Eburnification, s. f. On a donné ce nom à la transformation éburnée qu'éprouvent les cartilages.

Ecaille, s. f., *squamma*; portion mince et légère, ou dure, épaisse et coriace, de l'épiderme, qui se soulève et se détache dans un grand nombre d'irritations de la peau.

Ecailleux, adj., *squammosus*; qui ressemble à une écaille de poisson. — *Portion écailleuse de l'os temporal*, celle qui en forme la partie supérieure. — *Suture écailleuse*, qui unit le temporal au pariétal. | Se dit de la peau dans l'éléphantiasis et quelques dartres. On emploie plus souvent l'épithète de *squammeuse*, qui signifie la même chose.

Ecaillon, s. m.; vieux mot qui désignait les dents appelées *crochets*, dents canines.

Ecart, s. m., *disjunctio, luxatio*; sorte de luxation incomplète qui fait boiter le cheval, et qui s'appelle *entr'ouverture*, quand la claudication est plus forte. — *Saltus*, action d'un cheval qui a peur, et qui se jette de côté.

Ecbolique, adj. et s. m., *ecbolicus* (ἐx, de, βάλλω, je jette); nom donné aux mé-

dicamens propres à accélérer l'accouchement, ou à provoquer l'avortement.

Ecbyrsome, s. m., *ecbyrsoma, excutatio*, ἐxβύρσωμα (ἐx, de, en dehors de, βύρσα, peau); saillie d'une articulation, d'un os, ou même d'un corps quelconque, qui soulève la peau, ou qui la perce.

Eccathartique. *V.* **Cathartique.**

Ecchymome. *V.* **Ecchymose.**

Ecchymose, s. f., *ecchymosis, ecchymoma*, ἐxχύμωσις, ἐxχύμωμα (ἐx, hors, χυμός, suc, humeur, ou ἐx, hors, et χύω ou χέω, je répands); infiltration ou collection de sang dans l'épaisseur de la peau ou dans le tissu cellulaire sous-cutané, dépendante, soit de la déchirure des vaisseaux par l'action d'un corps contondant, soit d'une simple exhalation sanguine, et qui se manifeste au-dehors par une tache d'abord rouge, puis livide, qui s'étend peu à peu, passe au vert, au jaune, et disparaît au bout d'un temps variable.

Ecclise, s. f., *declinatio*, ἔxxλισις (ἐx, hors, xλίνω, je m'abaisse); luxation.

Eccope, s. f., *eccope*, ἐxxοπή (ἐx, de, xόπτω, je coupe); plaie des os du crâne faite par un instrument qui a agi dans une direction oblique à leur surface, et sans perte de substance. | Excision.

Eccopeus, s. m., *scalpel excisorius*, ἐxxοπεύς (xόπτω, je coupe); espèce de scalpel dont se servaient les anciens pour retrancher quelques parties inutiles ou nuisibles des os, principalement de ceux du crâne, et dont le couteau lenticulaire est une variété.

Eccoprotique, adj. et s. m., *eccoproticus* (ἐξ, dehors, xόπρος, excrément); purgatif doux, qui ne fait guère que provoquer la sortie des excrémens.

Eccorthatique, adj. et s., *eccorthaticus* (ἐξ, dehors, xορθύω, j'amasse); purgatif auquel on supposait autrefois la propriété d'évacuer les amas d'humeurs.

Eccrinologie, s. f., *eccrinologia* (ἐxxρίνω, je sépare, λόγος, discours); traité des sécrétions.

Ecdore, s. f., *excoriatio*, ἐxδορά (ἐx, hors de, δέρας, peau); mot grec qui signifie proprement l'action d'écorcher, et qui a été employé pour désigner en général une excoriation, en particulier celle du canal de l'urètre.

Echalote, s. f., *allium ascolonicum*; espèce d'ail employée comme condiment.

Échalote d'Espagne. V. **Rocambole.**

Echancrure, s. f., *emarginatura, emarginatio*; entaille, de figure à peu près semi-circulaire, ou même irrégulière, qu'on observe à l'un des bords d'un viscère, d'un os, ou d'un assemblage de plusieurs os considéré comme ne faisant qu'un tout. On appelle plus généralement *scissures* les échancrures des organes mous.

Échancrure ethmoïdale, incisura ethmoidalis; qui appartient au coronal, et reçoit la partie supérieure de l'os ethmoïde.

Échancrure nasale, incisura nasalis; creusée dans l'os coronal, à la base du front; elle s'articule avec les os propres du nez.

Échancrure parotidienne, espace triangulaire compris entre l'apophyse mastoïde et le bord parotidien de l'os maxillaire inférieur. Il loge la glande parotide.

Échancrures ischiatiques, incisuræ ischiaticæ: au nombre de deux: la *grande*, placée à la partie inférieure du bassin, est formée par l'iléon et le sacrum; elle donne passage au nerf sciatique, au muscle pyramidal, et aux vaisseaux et nerfs fessiers supérieurs; la *petite*, séparée de la précédente par l'épine sciatique, donne passage au tendon du muscle obturateur interne, et aux vaisseaux et nerfs honteux internes.

Échappé, s. m., *hybridus*; se dit d'un cheval engendré d'un étalon et d'une jument de race et de pays différens.

Échapper, ou laisser échapper de la main son cheval, c'est ne plus le retenir, afin qu'il prenne le galop.

Écharde, s. f., *aculeus ligneus* (ex, de, *carduus*, chardon); petit éclat de bois logé dans l'épaisseur de la peau, et qui détermine une irritation très-vive.

Écharpe, s. f., *mitella* (de l'italien *ciarpa*); bandage qui sert à soutenir le poignet, l'avant-bras et le coude, dans les maladies de ces parties, ou dans celles du bras et de l'épaule, et qu'on fait, soit avec une serviette ou un linge carré qu'on plie en triangle et qu'on noue autour du cou du malade, soit avec une pièce de taffetas d'une demi-aune de long et d'un quart d'aune de large, qu'on plie dans le sens de sa longueur, et qu'on fixe aux vêtemens du malade.

Échaubouleures, s. f. pl., *sudamina*; nom vulgaire donné aux taches rouges, accompagnées d'une vive démangeaison, qui surviennent à la peau en été.

Échaudillon, s. m., *calefactio*; c'est présenter un lopin au feu, afin de le sonder par les deux bouts quand il est chaud.

Échauffant, adj. et s., *calefaciens*; aliment ou médicament qui produit la constipation, selon le vulgaire.

Échauffement, s. m.; nom vulgaire de la *constipation*, du *rhume* et de l'*uréthrite*. | Nom par lequel on désigne souvent les rougeurs et les excoriations qui s'établissent dans les plis de la peau chez les enfans très-gras.

Échelle, s. f., *scala*. On donne quelquefois le nom d'*échelles* aux deux rampes du limaçon de l'oreille interne.

Échine, s. f., *spina dorsalis* (ἐχῖνος, hérisson); nom vulgaire du rachis, à cause des apophyses épineuses dont sa face postérieure est hérissée.

Échinocoque, s. m., *echinococcus* (ἐχῖνος, hérisson, κόκος, grain); genre de vers intestinaux qui a pour caractères d'offrir un kyste rempli d'eau, à la face interne duquel adhèrent de très-petits vers, dont le corps lisse, et presque globuleux ou turbiné, est garni de quatre suçoirs à son sommet, et couronné de crochets.

Échinophthalmie, s. f., *echinophthalmia* (ἐχῖνος, hérisson, ὀφθαλμός, œil); inflammation des paupières dans laquelle les cils sont droits et hérissés.

Échinorhynque, s. m., *echinorhynchus* (ἐχῖνος, hérisson, ῥύγχος, bec); genre d'entozoaires dont le corps, allongé et cylindrique, se termine en devant par une trompe courte, rétractile et hérissée de crochets recourbés. On n'en trouve qu'une espèce dans l'homme: c'est l'*échinorhynque bicorne*.

Écho, s. m., *echo* (ἤχος, son); répétition distincte des ondulations sonores réfléchies par un corps; lieu où cette répétition se fait entendre.

Échomètre, s. m., *echometrum* (ἤχος, son, μέτρον, mesure); règle contenant des divisions qui servent à mesurer la durée, les intervalles et les rapports des sons.

Éclair, s. m., *fulgur*; lueur subite, éclatante et presque sans durée, que produisent les sillonnemens lumineux formés par les masses d'électricité atmosphérique, dans leurs déplacemens.

Éclaire, s. f.; nom populaire de la *chélidoine*. *V.* ce mot.

Éclampsie, s. f., *eclampsis*, ἔκλαμψις (ἐκλάμπω, je brille); convulsion instantanée des enfans, à laquelle on attribue quelque analogie avec l'épilepsie.

Éclectique, adj. et s. m., *eclecticus*; médecin qui se dirige d'après les règles de l'éclectisme.

ECLECTISME, s. m., *eclectismus* ; méthode de philosopher en médecine, qui consiste, soit à choisir, sans trop savoir pourquoi, parmi les résultats indiqués par les différens auteurs, soit à choisir, d'après les règles d'une sévère analyse, ce qu'il y a de conforme à la nature et à la raison dans les théories et la pratique de chaque auteur, de chaque praticien : de ces deux genres d'éclectisme, le premier est la honte de la médecine, et le second le fait d'un esprit sage.

ECLEGME, s. m., *linctus, linctuarium, eclegma* (ἐκλείχω, je lèche) ; synonyme peu usité de *looch*.

ECLISSE, s. f., *hastella* : morceau de bois mince et aplati dont on se sert pour contenir l'appareil que l'on applique sous le pied, à la suite de la dessolure ou des piqûres. *V.* **ATTELLE**.

ECONOMIE, s. f., *œconomia*, οἰκονομία (οἰκία, maison, famille, νέμω, je règle). *Économie animale*, terme vague dont on se sert pour désigner l'ordre et l'enchaînement des phénomènes qui s'observent dans les animaux, l'ensemble des lois qui régissent leur organisation.

ECORCE, s. f., *cortex*, φλοιὸς, φλοὸς, φλοῦς ; enveloppe extérieure du tronc et des branches, dans les plantes dycotylédonées.

Ecorce caryocostine. V. **CANNELLE** *blanche.*

Ecorce d'Alcornoque. V. **ALCORNOQUE**.

Ecorce d'anis étoilé. V. Ecorce de Lavola.

Ecorce de Bé-lahé ou *de Béla-aye* ; écorce astringente d'un arbre qui croît à Madagascar.

Ecorce de Cascarille, cortex thuris, cortex eleutherii, thus judæorum. V. **CASCARILLE**.

Ecorce de Culilawan, cortex caryophylloides ; écorce du *laurus culilaban*, l'arbre d'Amboine. Elle a l'odeur et les propriétés du sassafras.

Ecorce de Lavola. nom donné par Murray à une écorce qui a l'odeur et la saveur de la badiane.

Ecorce de Magellan. V. Ecorce de Winter.

Ecorce de Massoy, nom donné par Murray à une écorce qui a l'odeur de la cannelle, et qui vient d'Amboine.

Ecorce de Poggereba, écorce d'un arbre d'Amérique, qu'on emploie dans le pays contre la diarrhée, ce qui, d'après les idées reçues, semblerait faire croire qu'elle est astringente.

Ecorce des Jésuites. V. **QUINQUINA**.

Ecorce de Winter, cortex Winteranus, cortex Magellanicus, cinnamomum Magellanicum ; écorce roulée, grisâtre en dehors, brunâtre en dedans, qui exhale une odeur agréable, surtout quand on la frotte, et qui a une saveur âcre, brûlante et amère. On la tire d'Amérique, où elle provient de la *winterane cannelle*. C'est un puissant excitant.

Ecorce du Pérou. V. **QUINQUINA**.

Ecorce éleuthérienne. V. **CASCARILLE**.

Ecorce sans pareille. Voy. Ecorce de Winter.

ECORCHURE, s. f., *intertrigo* (*ex*, de, *scortum*, peau) ; plaie superficielle résultant de l'enlèvement ou de la déchirure par frottement des couches les plus extérieures de la peau : elle est ordinairement accompagnée d'une irritation vive et d'une forte douleur, guérit rarement sans suppuration, et nécessite souvent l'emploi des applications anodines, siccatives et sédatives en même temps.

ECOULEMENT, s. m., *fluxus* ; on désigne sous ce nom, en pathologie, la sortie du sang menstruel ou des diverses humeurs qui, dans l'état de santé, ne dépassent point les orifices naturels de la surface du corps. | Le vulgaire donne le nom d'*écoulement* au flux muqueux qui accompagne l'uréthrite.

ECOURTÉ, adj., *mutilatus* ; cheval auquel on a coupé la queue.

ECOUTEUX, adj., *cunctator* ; cheval qui hésite à prendre une allure. | Se dit encore d'un cheval qui ne part pas franchement, qui saute au lieu d'aller en avant.

ECOUVETTE, s. f., *scapula* ; petit balai dont se sert le maréchal pour ramasser le charbon dans le foyer, ou pour le mouiller quand il brûle trop vite.

ECPHRACTIQUE, adj. et s. m., *desobstruans* (ἐκφράσσω, je débouche) ; médicament auquel on attribuait la propriété de *désobstruer* les couloirs et conduits *engorgés* du corps humain.

ECPHYAS, s. m., ἔκφυας ; chose attachée à une autre, dont elle est née ; appendice : nom donné par les Grecs à l'appendice vermiculaire du cæcum.

ECPHYSE, s. f., ἔκφυσις (ἐκ, de, φύω, je pousse, j'engendre) ; synonyme d'*apophyse*. | Quelques auteurs ont appelé le duodénum *ecphysis ventriculi*.

ECPHYSÈSE, s. f., ἔκφυσις (ἐκ, de, φυσάω, je souffle) ; grande et subite expiration, dans laquelle un grand volume d'air sort à la fois du poumon ; respiration d'un homme essoufflé.

ECPIESME, s. f., *ecpiesma*, ἐκπίεσμα (ἐκπιέζω, je comprime); fracture du crâne, dans laquelle des esquilles enfoncées compriment le cerveau ou ses enveloppes. Saillie de l'œil, ou sortie de cet organe à travers l'ouverture des paupières, par l'effet de quelque cause étrangère au globe, et sans augmentation du volume réel de cette partie.

ECPLÉROME, s. f., ἐκπλήρομα (πληρόω, je remplis); coussinet, remplissages dont on se sert pour faire disparaître les inégalités d'une partie, afin de rendre plus uniforme l'application des bandages.

ECPLEXIE, s. f., ἔκπληξις (ἐκ, de, πλήσσω, je frappe); stupeur.

ECPNOÉ, s. f., *ecpnoe*, ἐκπνοὴ, ἔκπνευσις (ἐκ, de, πνέω, je souffle); expiration.

ECPTOME, s. m., *prolapsus*, ἔκπτωμα (πίπτω, je tombe); déplacement des os luxés ou des fragmens d'une fracture. | Hernie des parties molles. | Elimination et chute des parties gangrenées.

ECPYÈME, s. m., ἐκπύημα (ἐκ, de, πύον, pus); suppuration. | Abcès.

ECPYÉSIS, s. f., ἐκπυήσις. *V.* ECPYÈME.

ECPYÉTIQUE, adj. et s. m., ἐκπύητικον (ἐκ, de, πύον, pus); suppuratif.

ÉCREVISSE, s. f., *astacus*; genre de crustacés dont on mange la chair, qui est difficile à digérer, mais nourrissante, et dont l'estomac présente, entre ses membranes, à l'époque de la mue, deux masses orbiculaires de carbonate calcaire, mêlé d'un peu de gélatine, qu'on employait beaucoup autrefois sous le nom ridicule d'*yeux d'écrevisse*.

ECREXIS, s. f., ἔκρηξις (ἐκ, ῥήσσω, je romps); déchirure. | Rupture de l'utérus.

ECRHYTHME, adj., ἔκρυθμος (ἐκ, sans, ῥυθμὸς, rhythme irrégulier: *pouls écrhythme*.

ECROUELLES, s. f. pl., *scrophulæ*; nom populaire des *scrofules*.

ECRYSIS, ἔκρυσις (ἔκρεω, je coule). Hippocrate désigne par ce mot l'écoulement d'une liqueur fécondante qui, n'étant point restée dans l'utérus, n'a pu prendre la forme d'un fœtus.

ECSARCOME, s. m., *ecsarcoma*, ἐκσάρκωμα (ἐξ, dehors, σάρξ, chair); excroissance charnue, ou végétation fongueuse, de quelque nature qu'elle soit.

ECTASE, s. f., ἔκτασις (ἐκτείνω, j'étends); extension, allongement, développement de la peau.

ECTHÉLYNSIS, s. f., ἐκθηλύνσις (θῆλυς; féminin, délicat, mou); mollesse des chairs et de la peau. | Relâchement d'un bandage.

ECTHLIMME, s. m. (θλίβω, je comprime); ulcération superficielle de la peau, produite par une forte compression.

ECTHYMATE, s. f., *ecthymatum* (ἔκθυμα, pustule); nom que donne Vogel à des tumeurs dures et inégales qui se forment à la peau, et qui disparaissent ensuite.

ECTHYME, s. f., *ecthyma*, ἔκθυμα (ἐκθύω, je fais irruption); exanthème léger qui apparait subitement, et dure peu.

ECTILLOTIQUE, adj. et s. m., *depilatorius*, ἐκτιλλωτίκος (ἐκ, de, τίλλω, j'arrache); dépilatoire.

ECTOME, s. f., *ectome*, ἐκτομή (τέμνω, je coupe); excision, ablation, amputation. | Eccopé.

ECTOPIE, s. f., *ectopia* (ἐκ, de, τόπος, lieu); déplacement des os. Luxation.

ECTOPISIE, s. f., ἐκτοπισὶς (ἐκ, de, τόπος, lieu); situation anormale et permanente d'un viscère, de vaisseaux, ou de l'orifice de quelques canaux excréteurs.

ECTOPOCYSTE, s. f., *resicæ sitûs mutatio* (ἔκτοπος, hors de place, κυστίς, vessie); déplacement de la vessie.

ECTOPOCYSTIQUE, adj., *ectopocysticus* (ἔκτοπος, hors de lieu, κυστίς, vessie); épithète qu'on donne aux affections qui sont le résultat du déplacement de la vessie.

ECTOPROTIQUE. *V.* ECCOPROTIQUE.

ECTRIMME, s. f., ἔκτριμμα; ulcération de la peau dans les parties du corps en contact avec le lit : ce mot est bien préférable à l'absurde dénomination de *coccyx* donné par quelques médecins à cette fâcheuse lésion de la peau qui recouvre le sacrum, dans les maladies aiguës, prolongées ou chroniques.

ECTROPION, s. m., *ectropium*, *eversio palpebræ*, ἐκτρόπιον (ἐκτρέπω, je détourne); renversement en dehors de la paupière supérieure ou inférieure, dépendant, soit d'une cicatrice étroite ou bridée de la peau qui la recouvre, soit d'un bourrelet formé par la conjonctive qui la tapisse, et auquel on remédie, dans l'un et l'autre cas, par l'excision de la membrane muqueuse palpébrale.

ECTROSE, s. f. (ἐκτιτρώσκω, j'avorte); avortement.

ECTROTIQUE. adj. et s. m., *ectroticus* (ἐκτιτρώσκω, j'avorte); qui est propre à faire avorter.

ECTYLOTIQUE, adj. et s. m., *ectyloticus* (ἐκ, de, τύλος, durillon, cal); épithète donnée à des médicamens qui ont la propriété de consumer les callosités.

Écume, s. f., *spuma* ; salive blanche, plus ou moins abondante, qui remplit la bouche du cheval lorsqu'il est en mouvement. | Se dit encore d'une certaine quantité de sueur blanche qui se trouve autour des harnais du cheval.

Écusson, s. m., *scutellum* ; organe propre aux graminées, qui consiste en une excroissance de la tigelle.

Écuyer, s. m., homme qui dresse les chevaux, ou qui a soin de l'écurie des princes.

Eczème, s. m., ἔκζεμα ; pustule brûlante.

Eczèse, s. f., ἔκζεσις ; effervescence.

Eczesme. *V.* **Eczème.**

Edenté, adj., *edentatus* ; se dit d'un individu qui a perdu ses dents.

Edessenum, s. m. ; nom donné autrefois à un collyre composé de gomme-adragant, de gomme arabique, de suc d'acacia, d'amidon, de sarcocolle, d'opium, de céruse, de cadmie et d'eau.

Edulcoration, s. f., *edulcoratio*, γλύκανσις ; opération qui a pour but d'enlever à une substance sa saveur âcre et désagréable, ou du moins de masquer cette saveur.—Addition d'un corps sucré (sucre, miel ou sirop,) à une substance dont on veut adoucir la saveur.

Efférent, adj., *efferens* (*e*, de, *fero*, je porte) ; qui emporte, qui enlève. On appelle *vaisseaux efférens* ceux qui ramènent les liquides vers le cœur, comme les veines et les lymphatiques. On a aussi donné ce nom aux conduits excréteurs.

Effervescence, s. f., *effervescentia* ; ἐξέσις, ἔκζεσις ; bouillonnement produit par un gaz qui s'échappe à travers un liquide, quand ce phénomène se passe à la température ordinaire de l'atmosphère. | Les humoristes ont pensé qu'il s'opérait un mouvement semblable dans les corps vivans ; aussi dans leurs théories voit-on souvent le sang et les humeurs entrer dans un état d'effervescence.

Effervescent, adj., *effervescens* ; qui est susceptible de faire effervescence.

Efficace, adj., *efficax* (*efficere*, faire) ; qui produit son effet : *remède, moyen efficace.*

Efficient, adj., *efficiens* (*efficere*, faire). On appelle *cause efficiente* celle qui détermine l'apparition d'une maladie.

Efflanqué, adj., *anhelus* ; se dit d'un cheval qui a le ventre levreté, les flancs

creux, mange peu, a ordinairement de l'ardeur, et soutient peu la fatigue. On dit que ce cheval a peu d'haleine.

Effleurir (s'), v. n., *efflorescere* ; tomber en efflorescence, se couvrir de poussière, se réduire à l'état pulvérulent.

Efflorescence, s. f., *effloratio, efflorescentia* (*efflorescere*, s'effleurir) ; conversion d'une substance solide en une matière pulvérulente par son exposition à l'air libre, ce qui peut tenir ou à ce qu'elle attire l'humidité atmosphérique, et se convertit en un hydrate pulvérulent, ou à ce qu'on lui enlève une portion de son eau de cristallisation, ou enfin à ce qu'elle se combine à la fois avec l'eau et avec l'oxigène de l'air. | Végétation saline qui se forme à la surface de certains terrains et de certaines roches. | Tout exanthème aigu quelconque. Nom donné par Sauvages à cet ordre de maladies.

Efflorescent, adj., *efflorescens* ; qui a la propriété de tomber en efflorescence. *Sel efflorescent.*

Efflux, s. m., *effluxus* ; expulsion d'un fœtus au premier ou au septième jour d'une maladie de sa mère.

Effluxion, s. f., *effluxio* (*ex*, de, *fluo*, je coule) ; expression employée par quelques accoucheurs pour désigner la sortie de l'embryon peu de temps après la conception, et avant le troisième mois de la gestation, époque à laquelle seulement cet accident doit, suivant eux, prendre le nom d'*avortement.*

Effort, s. m. ; nom que le vulgaire donne aux hernies, lesquelles apparaissent souvent à l'occasion d'un effort. | Douleur très-vive qui survient dans le corps d'un muscle, ou vers ses points d'attache, à l'occasion d'une violente contraction de ses fibres, et qui dépend, soit de la rupture de quelques-uns de ses faisceaux constituans, soit de la séparation des fibres charnues d'avec les fibres tendineuses. | Se dit de la distension des ligamens qui affermissent les différentes articulations du cheval, surtout au boulet, au jarret, au rein, etc. ; d'où *effort de rein, de boulet,* etc.

Effracture, s. f., *effractura* (*frango*, je brise) ; fracture du crâne avec dépression et enfoncement des fragmens.

Effusion, s. f., *effusio* (*effundere*, répandre) ; épanchement d'un liquide dans quelque partie du corps.

Egagropile, s. m., *ægagropilus* (αἴξ, chèvre, ἄγριος, sauvage, πῖλος, balle de laine) ; concrétion qu'on trouve quelquefois dans l'estomac et le cœcum des solipèdes, et moins rarement dans le rumen et la caillette des ruminans. C'est un composé de détritus de plantes, de molécules calcaires, et de poils agglomérés par de la mucosité.

ÉGAL, adj., *æqualis*; pareil, qui est toujours le même. — *Pouls égal,* celui dont les battemens sont en tout uniformes.—*Respiration égale,* celle qui n'offre aucune différence dans la grandeur ou le retour des mouvemens d'inspiration et d'expiration.

ÉGARÉ, adj., *vagus.* On dit de la face et des yeux qu'ils sont *égarés,* lorsqu'ils expriment chez les malades un état de souffrance morale, telles que la frayeur, la colère, la fureur, ou toute autre passion violente, sans qu'on puisse savoir à quelle cause extérieure les rapporter. Ce phénomène est ordinairement l'effet d'une irritation ou d'une phlegmasie du cerveau.

ÉGARROTÉ, adj.; se dit d'un cheval qui est blessé au garrot.

ÉGILOPE. *V.* ÆGILOPS.

ÉGILOPS. *V.* ÆGILOPS.

ÉGLANDER, v. a., *exstirpare;* opération qui consiste à enlever les glandes lymphatiques sous-linguales, qui s'engorgent, se durcissent dans la morve. Les maréchaux imaginent par cette opération faire disparaître la maladie.

ÉGOPHONIE, s. f., *ægophonia* (αἴξ, chèvre, φωνή, voix); voix de chèvre, voix chevrotante. Se dit de celle que l'on entend à l'aide du cylindre appliqué sur la poitrine, et qui, suivant Laënnec, plus aigre, plus argentine que celle du malade, est tremblotante et saccadée comme celle d'une chèvre, ou bien simule la voix de *polichinelle.* Laënnec pense que l'égophonie est un effet de la résonnance naturelle de la voix dans les rameaux bronchiques, transmise par l'intermède d'une couche mince et tremblante de liquide épanché. Ce médecin croit qu'elle a lieu dans presque tous les cas de pleurésie.

ÉGRA, ville de la Bohème, qui possède des eaux minérales salines gazeuses fort célèbres.

ÉHANCHÉ, adj., *fractus.—Hanche rompue, cheval épointé,* lorsqu'une des hanches est plus basse que l'autre.

ÉILSEN, dans la principauté de la Lippe, assez célèbre à cause de ses eaux minérales salines froides.

ÉJACULATEUR, adj., *ejaculator (jaculare, lancer, darder).— Conduits éjacu-*

lateurs, au nombre de deux, qui, des vésicules séminales, se portent, à travers le prostate, dans l'urètre, où ils s'ouvrent sur les parties latérales et antérieures du verumontanum. —*Muscles éjaculateurs,* ou *bulbo-caverneux.*

ÉJACULATION, s. f., *ejaculatio (jaculare,* lancer, darder); émission du sperme; acte par lequel cette humeur est dardée au-dehors par l'urètre.

ÉJACULATOIRE, adj.; synonyme d'*éjaculateur.*

ÉJECTION, s. f., *ejectio (ejicere,* chasser); action qui a pour but de pousser les excrémens et les urines au-dehors. Synonyme de *déjection.*

ÉLABORATION, s. f., *elaboratio (laborare,* travailler); action par laquelle les êtres vivans impriment aux substances du dehors, et même aux matériaux puisés dans leur intérieur, des modifications qui les rendent capables de servir aux usages que la nature leur a assignés.

ÉLÆOMEL. *V.* ÉLEOMEL.

ÉLÆOSACCHARUM. *V.* ÉLEOSACCHARUM.

ÉLAGUIR, s. m.; peroxide de fer obtenu par la calcination du protosulfate jusqu'au rouge.

ÉLAINE, s. f., *elaina* (Ἔλαιον, huile); substance fluide à la température de 7 ou 8 degrés, plus légère que l'eau, presque inodore, sans couleur ou d'une teinte citrine, soluble dans l'alcool, transformable en acides oléique et margarique par l'action de la potasse, qu'on obtient en traitant la graisse de porc par l'alcool.

ÉLAN, s. m., *cervus alces;* mammifère ruminant dont on employait autrefois le sabot comme anti-épileptique, parce qu'on croyait que cet animal, sujet, disait-on, à des attaques d'épilepsie, se guérissait en introduisant son pied dans son oreille.

ÉLANCEMENT, s. m., *lancinatio (lancea,* lance); douleur vive, aiguë, que l'on compare à celle qu'occasionerait un coup de lance.

ÉLAS *martis;* nom donné par les alchimistes aux oxides de plomb qui sont le produit de la calcination du métal.

ÉLASTICITÉ, s. f., *elasticitas, elater. contractilitas* (ἐλαύνω, je pousse en avant): propriété en vertu de laquelle certains corps reviennent à un volume et à une forme déterminés, toutes les fois que la cause qui les en a fait changer cesse d'agir sur eux.

ÉLASTIQUE, adj., *elasticus;* qui est doué de l'élasticité.

ÉLATERIUM, s. m., *elaterium,* ἐλατήριον (ἐλαύνω, je lance); nom d'une plante de la famille des cucurbitacées, le *concombre sauvage, momordica elaterium,* L., dont le suc, évaporé jusqu'à siccité, fournit un purgatif très-violent, qu'on n'emploie plus aujourd'hui.

ÉLATÉROMÈTRE, s. m., *elaterometrum* (ἐλατήρ, qui pousse devant soi, μέτρον, mesure); instrument propre à mesurer, d'une manière approximative, le degré de densité ou de raréfaction de l'air contenu dans le récipient de la machine pneumatique.

ÉLECTIF, adj., *electivus* (*eligere,* choisir).—*Attraction* ou *affinité élective,* force en vertu de laquelle un corps simple ou composé opère la décomposition d'un composé binaire. On l'appelle *simple,* quand l'un des principes constituans du composé binaire se trouve mis à nu; et *double,* quand l'action s'exerce entre quatre corps combinés deux à deux, qui se décomposent réciproquement.—*Sensibilité élective,* celle qui établit un rapport spécial entre un organe et un corps donné.

ÉLECTION, s. f., *electio* (*eligo,* je choisis); choix du temps le plus propice, ou de la région du corps la plus favorablement disposée, pour pratiquer certaines opérations. C'est dans ce sens qu'on dit : pratiquer une opération dans le temps et sur le lieu d'*election,* par opposition aux cas où la nature des accidens et du désordre forcent le chirurgien à opérer dans un temps et sur un lieu de *nécessité.*

ÉLECTRICITÉ, s. f., *electricitas* (ἤλεκτρον, succin); nom générique d'une collection de phénomènes que certains corps présentent, soit naturellement, soit par l'action de divers excitateurs, et qui consistent en ce qu'ils attirent les corps légers, qu'ils repoussent sur-le-champ, produisent de la lumière et du son, opèrent la décomposition d'un grand nombre de composés, et font éprouver des commotions plus ou moins fortes aux êtres vivans mis en rapport avec eux. On ignore absolument quelle est la cause prochaine de ces phénomènes, mais pour rendre raison de chacun d'eux, on a admis plusieurs hypothèses, dont les deux suivantes méritent seules d'être rapportées. 1° Celle de *Franklin,* qui suppose l'existence d'un fluide particulier répandu dans tous les corps, et dont chacun d'eux possède une quantité relative à sa capacité; tant que le fluide est en équilibre dans un système de corps, on n'observe rien de particulier, mais dès que cet équilibre vient à être rompu par une cause quelconque, il tend aussitôt à se rétablir, et donne ainsi lieu aux phénomènes électriques. 2° Celle de *Symmer,* qui suppose dans tous les corps l'existence d'un fluide dont le globe est le réservoir commun. Ce fluide, appelé *naturel,* n'a pas de propriétés électriques par lui-même; il résulte de la combinaison de deux autres fluides dans lesquels seuls résident ces propriétés, qu'on peut isoler de diverses manières, qui produisent alors des phénomènes dépendans de leur nature respective, qui ont en outre une grande tendance à se neutraliser l'un l'autre, et qui, en se réunissant, donnent encore lieu à d'autres effets. L'électricité joue un grand rôle dans la nature. On a constaté depuis peu qu'il fallait ajouter les phénomènes magnétiques à ceux qui composaient déjà son domaine.

Électricité animale, ou *galvanisme.*

Électricité galvanique, galvanisme, voltaïsme; électricité développée par le contact de deux corps de nature différente.

Électricité magnétique. V. MAGNÉTISME.

Électricité négative. C'est, dans l'hypothèse de Symmer, celle qui jouit, à l'égard de l'autre, des mêmes propriétés que celles de la grandeur négative des géomètres par rapport à la grandeur positive. Selon Franklin, un corps est électrisé négativement, quand il contient moins d'électricité qu'un autre. L'électricité négative répond à l'électricité résineuse. On a imaginé pour la désigner le signe : —E.

Électricité positive. Dans l'hypothèse de Symmer, c'est celle qui présente, par rapport à l'autre, les mêmes propriétés que celles de la grandeur positive des géomètres par rapport à la grandeur négative. Dans le système de Franklin, un corps est électrisé positivement, quand il contient plus d'électricité qu'un autre corps. L'électricité positive répond à l'électricité vitrée. On la désigne souvent par ce signe : +E.

Électricité résineuse; celle qui se manifeste le plus souvent lorsqu'on frotte une résine.

Électricité vitrée; celle qui se développe le plus ordinairement quand on frotte le verre.

ÉLECTRIQUE, adj., *electricus* (ἤλεκτρον, succin); qui a rapport à l'électricité. — *Aigrette électrique,* jet de lumière que, dans l'obscurité, on voit s'élancer d'une pointe placée sur le conducteur d'une machine, lorsqu'on tourne le plateau ; il faut que la machine soit disposée pour donner du fluide positif, car avec le fluide négatif on n'obtient qu'un point lumineux : ce phénomène tient à ce que les corps pointus ne peuvent pas conserver l'électricité qu'on leur communique. —*Atmosphère électrique*, synonyme de *sphère d'activité électrique.*—*Bain électrique*, atmosphère électrique dont on entoure une personne assise sur un isoloir en forme de tabouret, et communiquant avec le conducteur d'une machine en mouvement.—*Balance électrique*, balance de torsion de Coulomb modifiée, dont on se sert pour mesurer les forces attractives et répulsives des fluides électriques. —*Batterie électrique*, réunion d'un certain nombre de bouteilles de Leyde, dont on fait communiquer entre elles, d'une part les garnitures extérieures, de l'autre les garnitures intérieures, pour obtenir de plus grands effets électriques.— *Bocal électrique*, gobelet de verre dont les deux faces sont garnies de feuilles d'étain jusqu'à une petite distance des bords.—*Canne électrique*, tube de verre garni comme une bouteille de Leyde ordinaire, et qui est renfermé dans un tube de fer-blanc peint. — *Carillon électrique*, résonnance produite par des timbres métalliques portés sur une tige métallique, accrochée elle-même au conducteur d'une machine électrique. — *Carreau électrique* ou *fulminant*, plaque de verre recouverte sur chacune de ses deux faces d'une feuille d'étain qui ne s'étend pas jusqu'à son bord. — *Cerf-volant électrique*, machine imaginée par Roumas, pour constater l'identité de la foudre avec l'électricité. — *Combustion électrique*, combustion produite par l'étincelle électrique lancée sur un corps combustible. — *Commotion électrique* ; secousse plus ou moins violente, donnée par l'électricité à un être doué de la sensibilité. —*Conducteur électrique* ; cylindre métallique, soutenu par des colonnes de verre, qui est placé au-devant du plateau de la machine électrique.—*Courant électrique*; lorsqu'on fait communiquer un fil métallique avec les deux pôles d'une même pile, il s'établit dans son intérieur deux courans en sens inverse, d'un pôle à l'autre. — *Corps électrique*, qui est susceptible de s'électriser, ou qui l'est effectivement. — *Danse électrique* ; expérience de physique qui consiste à faire sauter de petites figures en papier ou en

moelle de sureau sur une plaque de métal suspendue au conducteur de la machine.—*Étincelle électrique* ; bleuette lumineuse qu'on tire d'un corps conducteur chargé d'électricité, quand on lui présente le doigt, ou un corps conducteur à l'état naturel. — *Fluide électrique* ; on a donné aux deux fluides électriques, 1° les noms de *vitré* et de *résineux*, parce que l'un est ordinairement fourni par le frottement du verre, et l'autre par celui de la résine, quoique cela n'ait pas lieu dans toutes les circonstances ; 2° ceux de *positif* et de *négatif*, dénominations par lesquelles on les compare à des quantités mathématiques de même genre, affectées de signes contraires, qui se détruisent en tout ou en partie, par leur addition, suivant leur rapport de grandeur, et dont la plus grande produit un reste affecté de son signe.—*Force électrique* ; cause qui produit les divers phénomènes électriques.—*Machine électrique*; instrument de physique au moyen duquel l'électricité produite par le frottement d'une plaque de verre entre quatre coussins remplis de soie, s'accumule à la surface d'un cylindre métallique placé devant ce plateau. — *Matière électrique* ; cause hypothétique des phénomènes électriques.—*Phénomène électrique*; effet produit par l'électricité. — *Plateau électrique*; plaque de verre par le frottement de laquelle on développe l'électricité dans la machine de ce nom. — *Principe électrique* ; cause inconnue des phénomènes de l'électricité.—*Poissons électriques*, qui développent à leur gré une plus ou moins grande quantité d'électricité, dont ils se servent pour se défendre contre les attaques de leurs ennemis, ou pour engourdir les animaux dont ils font leur pâture : ce sont la torpille vulgaire, la torpille à une tache, la torpille marbrée, la torpille de Galvani, la raie du Brésil, le trichiure électrique, l'anguille de Surinam, le silure électrique et le tétrodon électrique. — *Secousse électrique*; commotion donnée à un animal par l'électricité.—*Sphère d'activité électrique*; espace circonscrit hors des limites duquel un corps électrisé cesse de pouvoir manifester son action. — *Tension électrique*; quantité plus ou moins considérable d'électricité accumulée à la surface d'un corps, où elle est retenue par l'air ambiant. — *Vertu électrique*; propriété de donner lieu aux phénomènes de l'électricité.

ÉLECTRISATION, s. f., *electrisatio*; opération de physique qui consiste à exciter ou à mettre en évidence la propriété électrique dans les corps. Le frottement, le contact, la chaleur et la compression, sont les moyens qu'on emploie à cet effet. Il se développe aussi de l'électricité dans quelques opérations chimiques, et divers poissons ont la faculté d'en dégager à volonté.

ÉLECTRISER, v. a.; développer l'état électrique dans un corps; le mettre dans les conditions nécessaires à la manifestation des phénomènes électriques; lui communiquer le fluide électrique par un moyen quelconque. On électrise un corps de deux manières, 1° par *communication*, en approchant un conducteur isolé d'un corps non conducteur à l'état électrique; 2° par *excitation*, c'est-à-dire en décomposant le fluide naturel par le frottement, le contact, la pression, la chaleur, et quelques autres moyens analogues. Quant à l'application de l'électricité en médecine, elle se fait par simple communication, par bain, par étincelles, par aigrettes ou par commotion.

ÉLECTROCHÉMISME, s. m., *electrochemismus*; théorie dans laquelle on explique l'affinité et tous les phénomènes chimiques des corps par les lois de la polarité électrique.

ÉLECTROGÈNE, s. m., *electrogenium* (ἤλεκτρον, succin, γένω, j'engendre); nom donné par quelques physiciens à la cause inconnue des phénomènes électriques.

ÉLECTROLOGIE, s. f., *electrologia* (ἤλεκτρον, succin, λόγος, discours); théorie de l'électricité.

ÉLECTROMÈTRE, s. m., *electrometrum* (ἤλεκτρον, succin, μέτρον, mesure); instrument qui sert à déterminer la quantité approximative de fluide électrique que renferme un corps.

ÉLECTOMOTEUR, s. m.; nom générique qu'on emploie pour désigner tout appareil propre à développer l'électricité par le simple contact de corps d'une nature différente.

ÉLECTROPHORE, s. m., *electrophorum* (ἤλεκτρον, succin, φέρω, je porte); instrument au moyen duquel on peut rendre l'électricité sensible à volonté dans un plateau de verre.

ÉLECTROSCOPE, s. m., *electroscopium* (ἤλεκτρον, succin, σκοπέω, je considère); instrument destiné à faire connaître l'espèce d'électricité qui anime un corps.

ÉLECTUAIRE, s. m., *electuarium*, *electarium*; composé pharmaceutique mou et un peu plus épais que le miel, qu'on prépare avec des poudres, des pulpes, des extraits, du sirop, du miel, etc.

Électuaire anthelmintique. V. OPIAT anthelmintique.

Électuaire bénit laxatif; composé de racine de turbith, d'écorce de racine d'ésule, de scammonée, d'hermodactes, de roses rouges, de girofle, de spicanard, de gingembre, de safran, de graines d'amomum, de saxifrage, d'ache, de persil, de carvi, de petit houx, de gremil et de grand cardamome, de poivre long, de macis, de petit galanga et de chlorure de sodium, substances qu'on incorpore au miel despumé, après les avoir réduites en poudre.

Électuaire caryocostin. V. CARYOCOSTIN.

Électuaire catholicon double. V. CATHOLICON.

Électuaire diaphœnix. V. DIAPHÆNIX.

Électuaire diaprun simple. V. DIAPRUN.

Électuaire diaprun solutif. V. DIAPRUN.

Électuaire de Galien. V. HIERA picra.

Électuaire de Mésué. V. ÉLECTUAIRE de psyllium.

Électuaire de Nicolas de Salerne. V. Électuaire bénit laxatif.

Électuaire de Paschius. V. HIERA diacolocynthidos.

Électuaire de psyllium; composé de sucre, de sucs dépurés de buglose, de bourrache, d'endive, d'ache et de fumeterre, de feuilles de séné, d'épithym, de graines d'anis, de racine d'asaret, de capillaire blanc, de spicanard, de graines de psyllium et de violettes, de scammonée, de roses rouges, de rhubarbe, de réglisse, d'ivoire calciné à blanc, de graines d'épine-vinette, de pourpier, de coriandre, d'anis et de fenouil, de gomme adragant et de mastic.

Électuaire de Rhazés; composé excitant, dans lequel on fait entrer des baies de laurier, des feuilles de rhue, du sagapenum, de l'opopanax, des graines d'aunée, de cumin, de nielle, de livèche, de carvi, de daucus de Crète, de l'acore vrai, de l'origan entier, des amandes amères, du poivre long, du poivre noir, de la menthe aquatique et du castoreum, le tout bien pulvérisé et incorporé dans du miel liquéfié.

Électuaire fébrifuge. V. OPIAT febrifuge.

Électuaire lénitif; composé de racine de polypode de chêne, d'orge entier et mondé, de tamarin, de raisin sec, de jujubes, de sebestes, de pruneaux noirs, de scolopendre, de mercuriale, de fleurs de violette, de réglisse, de séné de la Palte, de graines d'anis et de fenouil, de pulpes de pruneaux, de tamarin et de casse, et de sucre.

Électuaire stomachique. V. OPIAT *stomachique d'Helvétius.*

ÉLÉMENT, s. m., *elementum, principium primitivum.* On donne aujourd'hui ce nom, en chimie, à celles des parties constituantes des corps qui, soumises à l'action de tous les menstrues connus, ne se montrent point composées de substances hétérogènes, ce qui prouve non pas qu'elles sont réellement simples, mais qu'on n'est point parvenu jusqu'aujourd'hui à les décomposer. Le nombre en est considérable, et varie sans cesse par les progrès journaliers de l'art. | On appelle *élémens* des couples de plaques de zinc et de cuivre, soudées par toute leur surface, dont on se sert pour construire les piles voltaïques dites *à auge.*

ÉLÉMENTAIRE, adj., *elementaris;* qui a, ou auquel on attribue le caractère d'un élément : *feu, fibre, principe, qualité élémentaire.*

ELÉMI, s. m.. *elemi resina;* nom donné à deux résines très-voisines l'une de l'autre : 1° *élémi oriental,* fourni par l'*amyris zeylonica,* arbre d'Éthiopie et de Ceylan : il est jaunâtre ou d'un blanc vert, solide à l'extérieur, mou et gluant à l'intérieur, d'une odeur de fenouil, et en petites masses cylindriques ; 2° *élémi bâtard,* fourni par l'*amyris elemifera,* arbre d'Amérique : il est en grosses masses demi-transparentes, fragiles, et d'une saveur amère. Ces deux résines sont irritantes : on ne les emploie qu'à l'extérieur.

ELÉOMÉLI, s. m., *elæomeli, ἐλαιόμελι;* huile épaisse, âcre et purgative, dont parle Dioscoride. On ignore quelle plante la fournit.

ELÉO-SACCHARUM, s. m., *elæo-saccharum, ἐλαιοσάγχαρον;* médicament composé qu'on prépare en versant une huile essentielle sur du sucre en poudre, et triturant le mélange jusqu'à ce que les deux substances soient unies intimement.

ELÉPHANTIASIS, s. m., *elephantiasis, elephantia, elephantiasmus* (ἐλέφας, éléphant); phlegmasie chronique de la peau, dans laquelle celle-ci est dure, tuméfiée, inégalement squammeuse, ridée, et finit souvent par s'ulcérer, ce qui entraîne la chute des poils et des ongles, la carie des os voisins, etc. D'autres fois elle con-

siste dans un gonflement douloureux des glandes lymphatiques, qui forment une sorte de chapelet le long du trajet des vaisseaux ; la partie qui est affectée devient rouge, douloureuse, augmente de volume, et présente des nodosités ; les mouvemens y sont difficiles, etc. A cet état se joignent des phénomènes sympathiques plus ou moins importans, suivant l'intensité de la maladie et le siége qu'elle occupe : cette dernière nuance, qui constitue l'*éléphantiasis des Arabes,* se répète plusieurs fois de cette manière, avant que de devenir permanente ; la première forme l'*éléphantiasis des Grecs.*

| Les *éléphantiasis de Cayenne, des Indes, de Java,* ne sont autre chose que des variétés de la même affection, à laquelle on a imposé l'épithète d'*éléphantiasis,* à cause de la ressemblance qu'on a cru trouver entre la peau malade et celle de l'éléphant.

ELÉPHANTIQUE, adj., *elephanticus;* qui est affecté d'éléphantiasis.

ELÉPHANTOPE, *elephantopus* (ἐλέφας, éléphant, πούς, pied); se dit de l'éléphantiasis qui attaque les extrémités inférieures.

ELÉVATEUR *commun de l'aile du nez et de la lèvre supérieure,* s. m., *elevator labiorum communis;* muscle (grand-sus-maxillo-labial, Ch.) pair, mince et triangulaire, qui, de l'apophyse montante de l'os maxillaire supérieur, se porte à l'aile du nez et à la lèvre supérieure, parties qu'il sert à élever et à tirer un peu en dehors.

Élévateur de l'aile du nez, elevator alæ nasi. V. PYRAMIDAL *du nez.*

Élévateur de l'épiglotte, elevator epiglottidis. V. HYO-ÉPIGLOTTIQUE.

Élévateur de l'humérus, elevator humeri. V. DELTOÏDE.

Élévateur de la lèvre inférieure, elevator labii inferioris. V. HOUPPE *du menton.*

Élévateur de l'œil, elevator oculi. V. DROIT *supérieur.*

Élévateur de l'oreille, elevator auris; petit faisceau de fibres charnues, à peine prononcé, qui s'attache à la partie supérieure du cartilage de l'oreille externe.

Élévateur de la paupière inférieure, elevator palpebræ inferioris. Quelques anatomistes ont donné ce nom à la portion inférieure du muscle orbiculaire des paupières, qu'ils croyaient propre à relever l'inférieure.

Élévateur de la paupière supérieure, elevator palpebræ superioris. V. RELEVEUR *de la paupière supérieure.*

Élévateur du testicule, elevator testiculi. *V.* CRÉMASTER.

Élévateur propre de la lèvre supérieure, elevator labii superioris proprius ; muscle (moyen-sus-maxillo-labial, Ch.) pair, aplati, mince et carré, qui s'attache d'une part aux os jugal et maxillaire, et se perd de l'autre dans la lèvre supérieure, qu'il élève et porte un peu en dehors.

ÉLÉVATION, s. f., *elevatio ;* état d'une chose qui se trouve portée au-dessus, soit d'une autre, soit du point qu'elle devrait occuper. — *Élévation de température,* chaleur plus considérable. — *Élévation du pouls,* force plus grande avec laquelle l'artère frappe le doigt appliqué sur elle.

ÉLÉVATOIRE, s. m., *elevatorium, vectis elevatorius ;* tige d'acier, longue de six à huit pouces, dont les extrémités sont plus ou moins fortement recourbées en sens inverse, aplaties, taillées en biseau, et rugueuses du côté de leur concavité, dont on se sert, comme d'un levier du premier genre, pour relever les pièces d'os enfoncées vers l'intérieur du crâne, ou pour extraire la rondelle osseuse détachée par la couronne de trépan.

Élévatoire de J.-L. Petit. Il se compose, 1° d'un chevalet destiné à servir de point d'appui, et qui représente une sorte d'arc dont les extrémités reposent sur le crâne, à quelque distance de la fracture, et dont la convexité offre à sa partie moyenne une espèce de pivot entouré d'un pas de vis ; 2° d'un long levier monté sur un manche, recourbé à son extrémité comme les élévatoires ordinaires, et dont la tige est percée de trous taraudés qui, recevant le pivot que présente le chevalet, fixent d'une manière invariable, et selon le besoin, la longueur des bras du levier.

Élévatoire de Louis ; c'est celui de J.-L. Petit, modifié de manière que le levier, au lieu de se joindre par une charnière au chevalet, est articulé avec lui par une jointure en genou, ce qui procure la facilité de donner à l'instrument les divers degrés d'inclinaison nécessités par la position variable des fragmens qu'on veut relever.

Élévatoire triploïde, vectis triploides ; instrument dont l'usage est aujourd'hui abandonné, et dont on se servait autrefois pour relever les fragmens des fractures du crâne, enfoncés vers l'intérieur de la cavité. Il était composé de trois branches écartées l'une de l'autre par une de

leurs extrémités, de manière à former un trépied qu'on appuyait sur les points solides voisins de la fracture, après l'avoir garni de coussinets ; réunies, par l'extrémité opposée, au moyen d'un écrou traversé par une vis terminée d'un côté par un crochet, et de l'autre par une poignée destinée à le faire mouvoir de haut en bas ou de bas en haut, selon qu'on voulait abaisser le crochet pour l'engager sous les fragmens osseux, ou que, les ayant saisis, on voulait les ramener au niveau des autres pièces du crâne.

ÉLEVURE, s. f., *efflorescentia ;* ce mot est synonyme d'*exanthème.*

ÉLIQUATION. *V.* COLLIQUATION.

ÉLIXATION, s. f. *elixatio,* ἕψησις ; coction, décoction.

ÉLIXIR, s. m., *elixir* (ἕλκω, j'extrais, ou ἀλέξω, je porte secours, ou de l'arabe *al-ccsir,* chimie) ; médicament composé de plusieurs substances dissoutes dans l'alcool.

Élixir américain. V. Élixir antilaiteux de Courcelles.

Élixir antiasthmatique de Boerhaave, teinture alcoolique de racines d'asaret, de calamus aromatique, d'aunée, d'iris de Florence et de réglisse, de graines d'anis, et de camphre.

Élixir antilaiteux de Courcelles, produit de la distillation de l'alcool à 32 degrés avec des racines de cabaret, de palmiste, d'aunée, de canne à sucre, d'aristoloche ronde et de canne des jardins, des calebasses, de l'opium, de l'écorce de bois de fer, de l'herbe aux charpentiers, des feuilles d'avocatier, de millepertuis, de petit baume, de sureau et d'oranger, des fleurs d'oranger et de tilleul, des baies de genièvre et des sommités de romarin, auquel on ajoute assez d'eau pour le ramener à 20 degrés, et dans lequel on fait infuser ensuite le marc de la distillation réduit en cendres, des fleurs de coquelicot et de la racine de garance. Outre l'alcool et les substances aromatiques, il contient au moins du sous-carbonate de potasse.

Élixir antiscrofuleux de Peyrilhe, teinture alcoolique affaiblie de racine de gentiane, dans laquelle on fait dissoudre du sous-carbonate de potasse.

Élixir antiseptique d'Huxham, teinture alcoolique de safran, d'écorce d'orange, de quinquina, de serpentaire de Virginie, de cochenille et de camphre.

Élixir d'aulx, produit de la distillation répétée trois fois de l'alcool à 52 degrés sur des aulx pilés, dans lequel on fait dissoudre du camphre.

Elixir de Garus, teinture alcoolique d'aloès, de myrrhe, de safran, de cannelle, de girofle et de muscade, édulcorée avec le sirop de capillaire, et aromatisée avec l'eau de fleurs d'oranger.

Elixir de propriété de Paracelse, teinture alcoolique de myrrhe, de safran et d'aloès, à laquelle on ajoute souvent un peu d'acide sulfurique.

Elixir de Spina. V. Baume de vie.

Elixir odontalgique de la Faudiguère, teinture alcoolique de gayac, de pyrèthre, de muscade, de girofle, et d'huiles volatiles de bergamotte et de romarin.

Elixir parégorique anglais, mélange d'ammoniaque liquide, d'acide benzoïque, de safran, d'opium, et d'huile essentielle d'anis, sans alcool.

Elixir pour les dents, d'Ancelot; teinture alcoolique de romarin et de pyrèthre.

Elixir stomachique de Stoughton, teinture alcoolique d'absinthe, de chamædrys, de gentiane, d'écorce d'orange amère, de cascarille, de rhubarbe et d'aloès.

Elixir thériacal, alcool de mélisse composé, dans lequel on a fait macérer de l'esprit volatil huileux, de la thériaque, du sucre, de l'eau de cannelle, et du lilium de Paracelse, ou alcool de potasse pure.

Elixir viscéral d'Hoffmann, infusion d'extraits d'absinthe, de chardon bénit, de petite centaurée et de gentiane, et d'écorce d'orange amère, dans du vin de Malaga ou de Hongrie.

Elixir vitriolique de Mynsicht, alcool qu'on a fait digérer sur un mélange de racines de galanga et d'acore, de bois d'aloès, d'écorce de citron, de fleurs de camomille romaine, de feuilles de sauge, de petite absinthe et de menthe frisée, de girofle, de cannelle, de cubèbes, de muscade et de gingembre, noirci et charbonné par l'acide sulfurique.

ÉLIXIVIATION. *V.* Lixiviation.

ELLÉBORE. *V.* Hellébore.

ELLÉBORISME. *V.* Helléborisme.

ÉLONGATION, s. f., *elongatio* (*elongare*, allonger, étendre); augmentation de la longueur d'un membre, par suite de la maladie d'une articulation supérieure. | Extension pratiquée pour opérer la réduction des fractures et des luxations.

ÉLUTRIATION, s. f., *elutriatio*, μεταγ-ίσμός (*elutriare*, verser d'un vase dans un autre); décantation.

ÉLUXATION. *V.* Luxation.

ÉLYTROCÈLE, s. f., *elytrocele* (ἔλυτρον, enveloppe, κήλη, tumeur); nom donné par Vogel à la hernie vaginale.

ÉLYTROÏDE, adj., *elytroïdes*, ἐλυτροειδής (ἔλυτρον, gaîne, enveloppe, εἶδος, ressemblance); nom donné au prolongement du péritoine qui accompagne le testicule quand celui-ci franchit l'anneau inguinal pour passer dans le scrotum, et qui lui forme une enveloppe spéciale quand le col par lequel cette expansion communiquait avec l'abdomen s'est oblitéré.

ÉLYTROÏTE ou ÉLYTRITE, *elytroitis*, *elytritis* (ἔλυτρον, gaîne); inflammation du vagin.

ÉLYTROPTOSE, s. f., *elytroptosis* (ἔλυτρον, gaîne, πῖωσις, chute); renversement du vagin, selon Callisen.

ÉLYTRORRHAGIE, s. f., *elytrorrhagia* (ἔλυτρον, gaîne, ῥέω, je coule); écoulement de sang par le vagin.

ÉMACIATION, s. f., *emaciatio*; amaigrissement, maigreur.

ÉMACIÉ, adj., *emaciatus*; amaigri, devenu maigre.

ÉMAIL *des dents*, s. m., *dentium nitor*; substance d'un blanc laiteux, lisse et polie à la surface, composée de fibres presque perpendiculaires, d'où lui vient son aspect velouté, qui forme une couche assez mince sur la couronne des dents, et qui est sécrétée par la face interne de la lame interne de la capsule dentaire. On l'appelle aussi *substance vitrée*.

ÉMAILLÉ, adj., *nitens*; qui est d'émail ou couvert d'émail.—*Substance émaillée, vitrée, ou émail.*

ÉMANATION, s. f., *emanatio* (*emanare*, émaner, prendre sa source); s'entend de corps qui proviennent ou tirent leur origine d'autres corps, tels que la lumière qui émane du soleil, les miasmes qui résultent de la décomposition putride des substances animales ou végétales.

ÉMASCULATION, s. f., *emasculatio*; action d'émasculer.

ÉMASCULER, v. a., *emasculare*; priver un animal mâle des organes ou de la faculté de la génération.

EMBARRAS *gastrique*, s. m., *colluvies gastrica*; nuance de l'irritation gastrique dans laquelle il y a perte de l'appétit, amertume et empâtement de la bouche, langue blanche ou jaunâtre, sentiment de gêne à l'épigastre, et quelquefois douleur à cette région, avec des nausées et vomissemens bilieux : cet état s'accompagne de céphalalgie, de lassitudes et de douleurs dans le dos et les membres.

Embarras gastro-intestinal, gastro-entérite légère dans laquelle se trouvent réunis les symptômes de l'embarras gastrique et de l'embarras intestinal.

Embarras intestinal. On ne sait pas jusqu'à quel point l'embarras intestinal des auteurs peut exister sans que l'estomac soit affecté en même temps. Dans tous les cas, ils lui assignent pour caractères principaux le gonflement et la tension du ventre, des coliques, des borborygmes, la sortie de gaz par l'anus, la constipation, ou la diarrhée de matières jaunes ou verdâtres, etc., etc.

EMBARRER (s'), *impedire ;* se dit d'un cheval qui, dans l'écurie, passe une de ses jambes de l'autre côté de la barre.

EMBARRURE, s. f., *engisoma* (*in*, en, *vara*, pièce de bois transversale); passage d'une esquille du crâne entre les os sains et la dure-mère ; placement de cette esquille en travers de la direction de la fracture. | Les hippiatres appellent *embarrure* une contusion ou une écorchure provenant de ce qu'un cheval s'est embarré.

EMBAUMEMENT, s. m., *balsamatio, conditura cadaverum* (*balsamum*, baume); opération qui consiste à imprégner les cadavres des animaux morts de substances propres à les empêcher de se putréfier, et à les mettre ainsi en état de se conserver.

EMBLIC. *V.* MIROBOLAN *emblic.*

EMBOLE, s. f., ἐμβολή (ἐμβάλλω, je remets); réduction.

EMBONPOINT, s. m., *bona corporis habitudo ;* état du corps de l'homme et des animaux, dans lequel la quantité de graisse est proportionnée à son volume et à sa stature. L'embonpoint excessif avoisine l'état maladif, et constitue *l'obésité.*

EMBORISME, synonyme d'*anévrisme.*

EMBOUCHER, v. a., *indere lupulum ;* c'est choisir une bride et un mors appropriés à la bouche d'un cheval. D'où vient *embouchure.*

EMBROCATION, s. f., *embrocatio, embrogma, impluvium* (ἐμβρέχω, j'arrose). Cette expression est employée pour désigner les fomentations que l'on fait avec l'huile. *V.* FOMENTATION, dont ce mot est synonyme.

EMBRYOCTONIE, s. f., *fœtus trucidatio* (ἔμβρυον, embryon, κτείνω, je tue); opération généralement réprouvée aujourd'hui, et qui consistait à faire périr le fœtus dans le sein de sa mère, pour faciliter l'accouchement.

EMBRYOGRAPHIE, s. f., *embryographia* (ἔμβρυον, fœtus, γράφω, je décris); description générale du fœtus.

EMBRYOLOGIE, s. f., *embryologia* (ἔμβρυον, fœtus, λόγος, discours); traité sur le fœtus.

EMBRYON, s. m., *embryo*, ἔμβρυον (ἐν, dans, βρύω, je pousse); premier rudiment d'un corps organisé, peu de temps après qu'il a été formé par l'acte de la génération.

EMBRYOTHLASTE, s. m. (ἔμβρυον, embryon, θλάω, je brise); instrument propre à briser les os du fœtus, pour en faciliter l'extraction.

EMBRYOTOCIE, s. f., *embryotokia* (ἔμβρυον, fœtus, τοκάω, je suis sur le point d'accoucher); terme créé par Schurig pour désigner les cas dans lesquels on a vu un enfant du sexe féminin venir au monde avec un fœtus dans sa matrice.

EMBRYOTOME, s. m., *embryotomus* (ἔμβρυον, embryon, τέμνω, je coupe); instrument propre à dépecer le fœtus mort dans le sein de sa mère.

EMBRYOTOMIE, s. f., *embryotomia* (ἔμβρυον, embryon, τέμνω, je coupe); dissection d'un fœtus. | Opération chirurgicale qui consiste à dépecer un fœtus mort avant de naître, pour en faciliter l'extraction.

EMBRYULCE, s. m., *embryulcus*, ἐμβρυουλκός (ἔμβρυον, embryon, ἕλκω, j'entraîne); crochet de fer décrit par Fabrice d'Aquapendente, et dont on se servait pour extraire l'enfant de l'utérus.

EMBRYULCIE, s. f., ἐμβρυουλκία (ἔμβρυον, embryon, ἕλκω, je tire); extraction du fœtus à l'aide de l'embryulce.

EMÉRIL, s. m., *smyris*, σμύρις; coryndon granulaire, roche noirâtre, d'une texture grenue, formée d'alumine, de silice et de fer, et que sa grande dureté fait qu'on l'emploie pour polir les métaux, après l'avoir réduite en poudre.

EMÉTINE, s. m., *emetina* (ἐμέω, je vomis); principe immédiat des végétaux, en écailles transparentes, d'un brun rougeâtre, presque inodore, d'une saveur amère et un peu âcre, inaltérable à l'air, soluble dans l'eau et l'alcool, et insoluble dans l'éther, qu'on trouve dans la partie corticale de l'ipécacuanha. Elle excite le vomissement à la dose de quatre grains dissous dans quatre onces d'eau pour un adulte, auquel on administre cette dose en deux ou trois prises.

EMÉTIQUE, adj. et s. m., *emeticus* (ἐμέω,

je vomis); qui détermine le vomissement. | Nom vulgaire du tartrate de potasse et d'antimoine.

ÉMÉTISER, v. a.; administrer un vomitif, faire vomir.

ÉMÉTO - CATHARTIQUE, adj. et s. m., *emeto-catharticus* (ἔμετος, vomissement, καθαρτικός, purgatif); substance ou préparation médicamenteuse qui fait vomir et purge en même temps.

ÉMÉTOLOGIE, s. f., *emetologia* (ἔμετος, vomissement, λόγος, discours); traité sur les vomitifs et le vomissement.

ÉMINENCE, s. f., *eminentia*, ἐξοχὴ, ἐξάνθημα; saillie qui s'observe à la surface d'un organe.

Éminences olivaires. V. CORPS *olivaires.*

Éminences portes. V. PORTES.

Éminences pyramidales. V. CORPS *pyramidaux.*

ÉMISSAIRE *de Santorini*, adj., *emissarius Santorini;* nom donné à des veinules qui communiquent avec les sinus de la dure-mère par certaines ouvertures du crâne, et qui, dans quelques cas, peuvent transmettre au dehors le sang que ces cavités contiennent.

ÉMISSIF, adj. (*emittere*, envoyer); qui envoie. — *Pouvoir émissif*, faculté qu'ont certains corps d'émettre du calorique, de la lumière.

ÉMISSION, s. f., *emissio* (é, dehors, *mittere*, envoyer); action par laquelle on chasse une matière quelconque hors du corps. *Émission de l'urine, du sperme, du pollen, des graines.* — *Émission sanguine*, sortie du sang provoquée par l'art.

EMMÉNAGOGUE, adj. et s., *emmenagogus* (ἔμμηνα, menstrues. ἄγω, je pousse); nom donné à des remèdes que l'on croit propres à déterminer l'éruption des règles.

EMMÉNAGOLOGIE, s. f., *emmenagologia* (ἔμμηνα, règles, λόγος, discours); traité des emménagogues.

EMMÉNOLOGIE, s. f., *emmenologia* (ἔμμηνα, menstrues, λόγος, discours); traité sur la menstruation.

EMMIELLURE, s. f., *unguentum mellitum;* préparation dans laquelle entrait du miel, et qu'on appliquait dans différentes maladies du pied du cheval.

ÉMOLLIENT, adj. et s. m., *emolliens* (*emollire*, amollir, ramollir); nom donné à des remèdes internes ou externes qui ont la propriété d'affaiblir le ton des tissus vivans, de ralentir les mouvemens de la vie : on les tire des substances végétales formées en grande partie de

mucilage, de fécule, d'huile fixe, et des matières animales dans lesquelles la gélatine, l'albumine et un corps gras se trouvent en grande proportion.

ÉMONCTOIRE, s. m., *emunctorium* (*emungere*, nettoyer); expression dont les humoristes se servaient pour désigner tout organe chargé d'effectuer les excrétions qu'ils croyaient destinées à débarrasser d'un excédant superflu, soit cet organe seulement, soit l'organisme tout entier.

ÉMOTION, s. f., *emotio* (é, hors de, *motus*, mouvement); agitation d'esprit. | Luxation.

EMPASME, s. m., *empasma*, ἔμπασμα, κατάπασμα; poudre aromatique qu'on répand sur une partie du corps pour absorber la transpiration cutanée, ou pour en masquer l'odeur.

EMPÂTEMENT, s. m.; tuméfaction œdémateuse qui cède à la pression des doigts, et qui en conserve l'impression.

EMPÊTRER, v. a., *impedire;* mettre des liens aux jambes des animaux qu'on fait pâturer. — (s'), se dit d'un cheval qui est pris dans ses traits.

EMPHRACTIQUE, adj. et s. m., *emphracticus* (ἐμφράσσω, j'obstrue); se dit des substances qui bouchent les pores de la peau. Ce mot est synonyme d'*emplastique.*

EMPHRAGME, s. m., *obturamentum*, ἔμφραγμα (ἐν, à l'intérieur, φράσσω, je bouche); obstacle que le fœtus apporte lui-même à sa sortie dans les accouchemens difficiles.

EMPHRAXIE, s. f., *emphraxis* (ἐμφράσσω, j'obstrue); obstruction.

EMPHYSÈME, s. m., *emphysema*, ἐμφύσημα (ἐν, dans, φυσάω, je souffle); tuméfaction plus ou moins élastique, crépitante et sans changement de couleur à la peau, produite par le développement spontané ou par l'infiltration accidentelle de l'air ou de quelque fluide aériforme dans le tissu cellulaire.

EMPIRIQUE, adj. et s. m., *empiricus* (ἐμπειρία, expérience); qui ne suit que l'expérience; nom donné aux partisans de l'empirisme. Quelquefois on se sert de ce mot comme synonyme de *charlatan.*

EMPIRISME, s. m. (ἐμπειρία, expérience); médecine établie sur l'observation seulement, et dans laquelle n'entrait aucune théorie sur les causes et l'essence des maladies. — *Empirisme raisonné;* il était basé sur l'observation, l'histoire et l'analogisme, que l'on nommait le trépied de l'empirisme, et s'occupait à rechercher les différences qui existent entre les maladies à l'aide du raisonnement.

EMPLASTIQUE, adj., *emplasticus, obstruens, ἐμπλαστικὸς, ἐμφρακτικὸς, ἐμπλαπτομενὸς*; qui a les caractères d'un emplâtre, qui s'attache comme un emplâtre : *bougie, composition, consistance, médicament, onguent emplastique.*

EMPLASTROPOIÈSE, s. f., *emplastropoiesis, ἐμπλασΊροποιὶα*; art de faire les onguens.

EMPLATRE, s. m., *emplastrum, ἔμπλασΊρος*; médicament composé, solide, ferme et glutineux, qui se ramollit par l'action de la chaleur, et qui devient alors susceptible d'adhérer aux corps sur lesquels on l'applique. On ne donne à proprement parler ce nom aujourd'hui qu'aux topiques dans lesquels il entre des oxides métalliques.

Emplâtre agglutinatif; mélange de poix blanche et d'emplâtre diachylon simple, qu'on fait fondre ensemble.

Emplâtre brûlé. V. **EMPLATRE** *de céruse noir.*

Emplâtre brun. V. **ONGUENT** *brun.*

Emplâtre d'André de la Croix; mélange de poix résine, de résine élémi, de térébenthine et d'huile de laurier, liquéfiées ensemble à un feu très-doux.

Emplâtre d'Ange Sala. V. Emplâtre magnétique.

Emplâtre de Benoît Textor. V. Emplâtre de mucilage.

Emplâtre de bétoine; suc non dépuré de bétoine, bouilli avec de la cire, de la résine de pin, de la poix blanche, de la térébenthine, et des feuilles de plantain, d'ache, de laurier, de sauge, de verveine et de scrofulaire : quand l'eau de végétation est évaporée, on ajoute du mastic, de l'encens et de la résine élémi.

Emplâtre de blanc de balcine; mélange de cire blanche, de blanc de baleine et d'huile des quatre semences froides, liquéfiées ensemble à feu doux : on le coule sur un marbre, et on le roule en magdaléons.

Emplâtre de céruse blanc; huile d'olives dans laquelle on fait cuire, avec un peu d'eau, de l'oxide de plomb blanc, en ajoutant sur la fin de la cire blanche.

Emplâtre de céruse noir; mélange d'huile à brûler et d'oxide blanc de plomb, qu'on fait bouillir ensemble, en agitant sans cesse, jusqu'à parfaite dissolution de ce dernier.

Emplâtre de charpie; composé d'huile d'olives, d'oxide de plomb blanc, de litharge, de poix noire, de cire jaune, d'aloès, de myrrhe et d'encens. Autrefois on y ajoutait de la décoction de charpie.

Emplâtre de ciguë; mélange de poix résine, de cire jaune, de poix blanche et d'huile de ciguë, qu'on fait liquéfier avec des feuilles contuses de grande ciguë.

Emplâtre de cire verte; composé de cire jaune, de poix résine, de térébenthine et de vert-de-gris.

Emplâtre de l'abbé de Grasse; composé d'huile rosat, de litharge, d'oxide blanc de plomb, de suc dépuré de roses pâles et de cire jaune.

Emplâtre de l'abbé Doyen; composé d'emplâtre de la mère, de poix molle et de cire jaune.

Emplâtre de la main de Dieu; composé d'huile d'olives, de litharge, de gomme ammoniaque, de galbanum, d'opopanax, de sagapenum, de mastic, d'encens, de bdellium, d'aristoloche ronde, de pierre calaminaire, de vert-de-gris et de cire jaune.

Emplâtre de la mère Thécle. V. **ONGUENT** *brun.*

Emplâtre de mélilot simple; suif chauffé avec des sommités fraîches de mélilot jusqu'à consomption de l'humidité, et auquel on ajoute ensuite de la poix résine et de la cire jaune.

Emplâtre de mélilot composé; suif liquéfié avec de la cire jaune dans un mélange d'huile de mélilot et de camomille, auquel on ajoute de la térébenthine, et dans lequel on incorpore ensuite des fleurs de mélilot et de camomille, des racines de guimauve, des graines de fenu-grec, des racines de glayeul, du bdellium et de la gomme ammoniaque.

Emplâtre de minium; composé d'huile d'olives, d'oxide de plomb rouge, de cire jaune et d'eau.

Emplâtre de minium mou. V. **CÉRAT** *de minium.*

Emplâtre de mucilage; mélange liquéfié d'huile de mucilage, de poix résine, de térébenthine et de cire jaune, auquel on ajoute de la gomme ammoniaque, du galbanum, de l'opopanax, du sagapenum et du safran.

Emplâtre de Nicolas Alexandrin. V. **ONGUENT** *de pompholix.*

Emplâtre de Nuremberg; mélange d'huile d'olives, de cire jaune, de suif, de minium et de camphre.

Emplâtre de Ruland. V. Emplâtre de soufre.

Emplâtre contre les ruptures ; mélange liquéfié de poix noire, de cire jaune et de térébenthine, dans lequel on incorpore de la racine de consoude, du mastic, du laudanum, du suc d'hypocyste, de la terre sigillée et des noix de cyprès, le tout réduit en poudre.

Emplâtre de savon ; composé d'oxide rouge et d'oxide blanc de plomb, d'huile d'olives, de savon blanc, de cire jaune et d'eau.

Emplâtre de savon camphré ; le même que le précédent, auquel on ajoute du camphre.

Emplâtre de soufre ; mélange liquéfié au feu de cire jaune, de colophane, de myrrhe et de baume de soufre de Ruland.

Emplâtre de styrax ; composé de colophane, de cire jaune, de résine élémi, d'emplâtre de charpie et de styrax liquide.

Emplâtre de tacamahaca. V. Emplâtre stomacal.

Emplâtre de Vigo cum mercurio ; emplâtre de Vigo simple, liquéfié au feu, dans lequel on incorpore du mercure coulant, éteint dans du styrax liquide et de la térébenthine.

Emplâtre de Vigo réformé ; mélange de vinaigre et de vin blanc, dans lequel on fait macérer des racines d'aunée et d'hièble. On le fait bouillir avec de l'huile de lin, de l'axonge et de la litharge, puis on ajoute de l'huile de laurier, de la cire jaune, de la térébenthine, du styrax, de l'encens, de la myrrhe, du safran, de la racine d'aunée, et des huiles volatiles de lavande, de camomille, d'aneth et de matricaire.

Emplâtre de Vigo simple ; composé d'une décoction de grenouilles, de vers de terre lavés dans du vin blanc, de racines d'hièble et d'aunée dans un mélange de vinaigre, de vin blanc et d'eau ; on y fait infuser des fleurs de camomille, de lavande, de matricaire et de mélilot ; ou fait bouillir la liqueur avec de la litharge, de la graisse de veau, de l'axonge, et des huiles grasses de grenouilles, de vers, d'aneth, de camomille, de lavande, d'aunée et de lis ; et l'on y ajoute de l'huile de laurier, de la cire jaune, du styrax liquide, de la térébenthine, de l'encens, de l'euphorbe, de la myrrhe, du safran, des vipères, et de l'huile volatile de lavande.

Emplâtre diabotanum. V. Diabotanum.

Emplâtre diachylon. V. Diachylon.

Emplâtre diapalme. V. Diapalme.

Emplâtre divin ; combinaison de li-

tharge, de vert-de-gris, d'huile d'olives, de cire jaune, de galbanum, de myrrhe, de bdellium, de gomme ammoniaque, d'encens, d'opopanax, de mastic, d'aristoloche ronde et d'aimant en poudre.

Emplâtre du prieur de Cabryan. V. Emplâtre contre les ruptures.

Emplâtre épispastique. V. Emplâtre vésicatoire.

Emplâtre fondant des quatre ; mélange liquéfié au feu d'emplâtres diachylon gommé, de mucilage, diabotanum et de Vigo *cum mercurio.*

Emplâtre magnétique ; composé de cire jaune, de térébenthine, de sagapenum, de gomme ammoniaque, de galbanum, de sulfure d'antimoine arsénical, de colcothar, et d'huile empyreumatique de succin.

Emplâtre miraculeux ; composé de litharge, de minium, de blanc de plomb, d'huile d'olives, de savon blanc, de camphre et de baies de laurier.

Emplâtre odontalgique ; composé de résine tacamahaca, de résine élémi, d'encens, de mastic, de résine de pin, de camphre, de pétrole et d'opium en poudre.

Emplâtre oxycroceum. V. Oxycroceum.

Emplâtre pour les cors ; mélange liquéfié au feu de diachylon simple, de galbanum, de poix noire, de sel ammoniac et d'oxide de cuivre.

Emplâtre stomacal ; mélange de cire jaune, de térébenthine, de résine tacamahaca, de mastic, de laudanum, de storax calamite, de benjoin, de girofle, de muscade et d'huile volatile de menthe, de genièvre et d'absinthe.

Emplâtre styptique de Crell ; composé de minium, de calamine, de litharge, d'huiles de lin, d'olives et de laurier, de cire jaune, de colophane, de sandaraque, de térébenthine, de gomme ammoniaque, de bdellium, de galbanum, d'opopanax, de sagapenum, de succin, d'encens, de myrrhe, d'aloès, d'aristoloches ronde et longue, de pissasphalte, de racine de tormentille, d'hématite, de bol d'Arménie, de sang-dragon, de vitriol blanc, de fleurs rouges d'antimoine, de safran de mars astringent, de camphre et d'huile volatile de genièvre.

Emplâtre triapharmacum. V. Triapharmacum.

Emplâtre vésicatoire ; mélange de poix, de cire et de térébenthine, qu'on fait liquéfier à feu doux, après quoi l'on y ajoute de la poudre d'euphorbe et de cantharides.

EMPNEUMATOSE, s. f., ἐμπνευμάτωσις (ἐν, dans, πνέω, je souffle) ; emphysème.

EMPOISONNÉ, adj., *potionatus, veneficio laborans* ; qui a pris du poison, qui éprouve les accidens d'un empoisonnement. — *venenatus*, où il y a du poison : *breuvage empoisonné, flèche empoisonnée*.

EMPOISONNEMENT, s. m., *veneficium* ; action d'empoisonner. Les signes de l'empoisonnement peuvent être rapportés en général à des lésions du tube digestif, du cerveau, du cœur ou du poumon, dont les symptômes diffèrent suivant l'espèce de poison, la manière dont il a été introduit, et la quantité dans laquelle il se trouve.

EMPOISONNER, v. a., *veneficio afficere* ; donner à l'intérieur, ou appliquer à l'extérieur du corps, une substance vénéneuse dans une quantité telle qu'elle devient susceptible de produire la mort, soit en désorganisant les parties avec lesquelles elle entre en contact, soit en y faisant cesser subitement la vie par un mode d'action qui lui est propre.

EMPORE, s. m., *emporium* (ἐμπόριον, marché, dépôt). Dans l'ancienne physyologie ce nom était imposé à un prétendu réservoir où devoient se réunir les esprits animaux filtrés par la pulpe médullaire de toute la substance cendrée du cerveau.

EMPORTER (s'), v. a., *rapere* ; lorsqu'un cheval lancé au galop ne peut être arrêté par le cavalier.

EMPREINTE, s. f., *impressio* ; légère excavation bordée d'aspérités qu'on observe à la surface de beaucoup d'os, et qui correspond à l'attache d'un tendon, d'un ligament, ou qui marque le trajet d'un nerf, d'un vaisseau.

EMPROSTHOTONOS, s. m., ἐμπροσθοτονὸς (ἔμπροσθεν, en avant, τόνος, tension) ; tétanos avec flexion ou courbure du corps antérieurement.

EMPSYCHOSE, s. f., empsychosis (ἐμψυχόω, j'anime, je vivifie); vieux mot qui servait à désigner l'union de l'âme avec le corps.

EMPTOÏQUE, adj., *emptoicus* (ἐμπτύω, je crache) ; se dit de ceux qui crachent du sang.

EMPYÈME, s. f., *empyema*, ἐμπύημα (ἐν, au dedans, πύον, pus) ; formation du pus en général. | Collection purulente dans le poumon. | Collection de pus dans la cavité de la plèvre. Cette dernière acception est maintenant presque la seule reconnue.

EMPYOCÈLE, s. m., *empyocele* (ἐν, dans, πύον, pus, κήλη, hernie) ; hernie purulente, c'est-à-dire, abcès dans le testicule, la tunique vaginale, ou le tissu cellulaire des bourses.

EMPYOMPHALE, s. m., *empyomphalus* (ἐν, dans, πύον, pus, ὀμφαλὸς, nombril) ; collection de pus dans le sac d'une hernie ombilicale ; abcès quelconque ayant son siège à l'ombilic.

EMPYREUMATIQUE, adj., *empyreumaticus* ; qui a les qualités ou les caractères de l'empyreume : *huile, odeur, saveur empyreumatique*.

EMPYREUME, s. m., *empyreuma*, ἐμπύρευμα (ἐμπυρόω, je brûle) ; odeur particulière qu'exhalent les produits volatils qu'on obtient en décomposant les substances animales et végétales à feu nu.

EMULGENT, adj., *emulgens* (*emulgere*, traire) ; nom donné par les anciens aux artères et aux veines rénales, qu'ils appelaient *vaisseaux émulgens*.

EMULSIF, adj., *emulsivus* (*emulgere*, traire, tirer) ; on donne ce nom aux semences qui donnent de l'huile par expression.

EMULSION, s. f., *emulsio* (*emulgere*, traire) ; liquide opaque et d'un blanc laiteux, qu'on obtient en pilant, dans un mortier, des amandes débarrassées de leur pellicule, avec un peu d'eau et de sucre, ajoutant ensuite de l'eau peu à peu, passant la liqueur et l'édulcorant. C'est un composé d'huile fixe tenue en suspension dans l'eau au moyen d'un mucilage.

Émulsion camphrée ; émulsion simple, à laquelle on ajoute du camphre trituré avec du sucre.

Émulsion fausse ; liquide lactescent qu'on obtient en ajoutant de l'eau de pourpier à un mélange de camphre, de sucre et de jaune d'œuf triturés ensemble.

Émulsion huileuse ; liquide lactescent qu'on prépare en versant de l'eau de cerises noires non spiritueuse, dans un mélange de sirop de capillaire et d'huile d'amandes douces, trituré avec de la gomme arabique.

Émulsion purgative ; émulsion simple, à laquelle on ajoute de la résine de jalap et de la scammonée.

Émulsion térébenthinée ; émulsion simple, qu'on bat avec un jaune d'œuf et une certaine quantité d'huile essentielle de térébenthine.

ENANTÈSIS, s. f., *enantesis*, (ἐναντίον, en face de) ; nom donné par Galien à la rencontre des vaisseaux ascendans et descendans, par exemple à l'anastomose de l'artère mammaire interne avec l'épigastrique.

ENANTIOSE, s. f., *enantiosis*, ἐναντίωσίς ; contradiction, opposition ; nom donné par les pythagoriciens à chacune des dix oppositions qu'ils regardaient comme la source de toutes choses.

ENARTHROSE, s. f., *enarthrosis* (ἐνάρθρωσις (ἐν, dans, ἄρθρον, articulation) ; articulation mobile, formée par une tête reçue dans une cavité plus ou moins profonde.

ENCANTHIS, s. m., *encanthis*, ἐγκανθίς (ἐν, dans, κανθὸς, angle de l'œil) ; tuméfaction fongueuse, ou dégénération carcinomateuse de la caroncule lacrymale, maladie qui, dans le premier cas, peut guérir par l'usage des applications résolutives, mais qui souvent nécessite l'extirpation de la caroncule, qu'on doit toujours se hâter de pratiquer dans le second.

ENCAPUCHONNER (s'), v. a. *V.* ABMER (s').

ENCASTELÉ. *V.* ENCASTELURE.

ENCASTELURE, s. f., *contractio* ; se dit du resserrement de la corne du sabot à la partie supérieure des quartiers, vice qui fait boiter l'animal.

EN-CATAAL, s. m. ; nom donné par Geoffroy Saint-Hilaire à l'os cataal situé en dedans, c'est-à-dire à la troisième pièce inférieure au delà du cycléal, dans les animaux chez lesquels les pièces vertébrales sont disposées en une seule série.

ENCATALEPSIE, s. f., *encatalepsis.* Dans Hippocrate ce mot est synonyme d'*apolepsie*, de *catalepsie*.

ENCAUME, s. m., ἔγκαυμα (ἐν, dans, καίω, je brûle) ; marque produite par le feu. | Ulcère profond des tuniques de l'œil, avec issue des humeurs et fonte de cet organe.

ENCAUSSE, village du département de la Haute-Garonne, qui possède plusieurs sources d'eaux minérales salines gazeuses, dont la température est supérieure à celle de l'atmosphère.

ENCAVURE, s. f. *V.* ARGEMA.

ENCÉLIALGIE, s. f., *encelialgia* (ἐγκοίλια, les intestins, ἀλγέω, je souffre) ; douleur dans les intestins.

ENCELITE, s. f., *encælitis*, *encelialgia inflammatoria* (ἐγκοίλια, les intestins) ; inflammation des intestins. Synonyme d'*entérite*.

ENCENS. *V.* OLIBAN.

ENCÉPHALALGIE, s. f., *encephalalgia* (ἐγκέφαλος, cerveau, ἀλγέω, je souffre) ; douleur dans le cerveau.

ENCÉPHALE, s. m., *encephalum* (ἐν, dans, κεφαλὴ, tête) ; ensemble de toutes les parties contenues dans le crâne. On a restreint la signification rigoureuse de ce mot, qui désigne tantôt le cerveau seul, tantôt l'assemblage du cerveau, du cervelet et de la moelle allongée.

ENCÉPHALIQUE, adj., *encephalicus* (ἐν, dans, κεφαλὴ, tête) ; qui est contenu dans la tête. *Membranes, vaisseaux encéphaliques.*

ENCÉPHALITE, s. f., *encephalitis* (ἐν, dans, κεφαλὴ, tête) ; inflammation du cerveau.

ENCÉPHALOCÈLE, s. f., *encephalocele* (ἐγκέφαλος, cerveau, κήλη, hernie) ; hernie du cerveau à travers les parois du crâne, par une ouverture congénitale, c'est-à-dire dépendante d'un défaut d'ossification, d'un vice d'organisation, etc. ; ou accidentelle, c'est-à-dire due à une fracture, une carie, une névrose, une plaie par instrument tranchant, par le trépan, etc. Tumeur molle, qu'on peut réduire facilement et avec avantage quand elle est petite, mais dont la réduction devient plus difficile, et est suivie de symptômes de compression cérébrale lorsqu'elle a acquis un certain volume. Maladie dangereuse, au développement de laquelle il faut s'opposer par l'emploi des calottes de cuir bouilli, ou d'autres moyens contentifs.

ENCÉPHALOÏDE, s. m., *encephaloïdes* (ἐγκέφαλον, cerveau, εἶδος, ressemblance), Laënnec appelle ainsi une matière blanche, homogène, plus ou moins consistante, parsemée de points rosés, à laquelle il trouve de l'analogie avec la substance médullaire du cerveau. L'encéphaloïde se trouve quelquefois rassemblé dans un kyste, d'autres fois réuni en masses irrégulières dans lesquelles se sont développés des vaisseaux sanguins, d'autres fois enfin comme infiltré au milieu des diverses altérations morbides de l'organe cancéreux. Ce mode de dégénérescence de nos tissus est le dernier terme du cancer.

ENCÉPHALOTOMIE, s. f., *encephalotomia* (ἐν, dans, κεφαλὴ, tête, τέμνω, je coupe) ; dissection de l'encéphale.

ENCHARAXIE, s. f., ἐγχάραξις (χαράσσω, je sillonne) ; scarification.

ENCHATONNEMENT. *V.* CHATONNEMENT.

Enchevestrure, s. f., *incapistratura.*
V. **Chevestre**, **Licol**.

Enchifrené, adj.; celui qui a un enchifrenement.

Enchifrenement, s. m.; synonyme de
coryza. Il n'est en usage que parmi les
gens du monde.

Enchyme, s. m., ἔγχυμα; action de
remplir; réplétion.

Enchymome, s. f., (ἐν, dans, χύω, je
verse); ecchymose spontanée.

Enchymose, s. f., ἐγχύμωσις. *V.* **Enchymome**.

Enclavé, adj., *insertus* (*inhærens*):
qui est fiché comme un clou. On dit que
la tête du fœtus est *enclavée*, quand elle
est engagée avec force et retenue immobile dans le détroit supérieur du bassin.

Enclavement, s. m., *insertio, inclusio*
(*clavus*, clou); état dans lequel la tête
du fœtus, trop volumineuse, est engagée avec force dans le détroit supérieur
du bassin, et retenue immobile par deux
points opposés de ce détroit; accident
fâcheux, qui compromet la mère et l'enfant, auquel on remédie facilement,
quand celui-ci est mort, en vidant le
crâne, mais qu'il est très-difficile de
faire cesser quand le fœtus est vivant,
parce que souvent la tête résiste à l'effort
que fait la main de l'accoucheur pour la
remettre au-dessus du détroit, et parce
qu'il ne reste pas assez d'intervalle entre elle et les parois du bassin pour permettre l'application du forceps. Quelques accoucheurs admettent un enclavement par le détroit inférieur.

Enclaver (s'), v. n., *inhærere;* se dit
de la tête du fœtus quand, après s'être
engagée avec force, et en s'allongeant,
dans le détroit supérieur du bassin, elle
y reste immobile malgré la continuation
des contractions de l'utérus et des efforts
de la mère.

Enclouer, v. a., *clavo pedem vulne-
rare;* c'est implanter un clou dans le
tissu réticulaire du pied.

Enclume, s. f., *incus:* osselet de l'o-
reille interne placé entre le lenticulaire
et le marteau, et dont le corps présente
en dessus une branche horizontale correspondant à l'entrée des cellules mastoïdiennes, et une branche verticale articulée avec le lenticulaire.

Enclysme. *V.* **Clystère**.

Encolpisme, s. m., *incolpismus*, ἐγχολ-
πισμὸς (ἐγχολπίζω, je reçois dans, dont
les racines sont ἐν, dans, χόλπος, lèvre);
injection dans le vagin.

Encolure, s. f., *colli species;* région
du cheval située entre la nuque et le garrot. Elle est dite *bien sortie, rouée, renversée, trop courte, trop longue, fausse.*

Encopé, s. m., *encope,* ἐγχοπὴ (ἐν, dans,
χόπτω, je coupe); plaie par instrument
tranchant. Entaille.

Encorné, adj.; qui tient à la corne.
V. **Javart**.

Endémique, adj., *endemicus* (ἐν, dans,
δῆμος, peuple); épithète dont on se sert
pour qualifier des maladies qui sont propres aux habitans d'une contrée : telles
sont la peste, la fièvre jaune, dans les
pays chauds, les scrofules dans les pays
marécageux, etc.

Endophragme, s. m., *endophragma*
(ἔνδον, dedans, φράγμα, cloison); nom
donné aux engorgemens transversaux
qu'on remarque dans un certain nombre de thélassiophytes ou plantes marines, et qu'on considérait jadis comme formant de véritables articulations.

Endose, s. f., ἔνδοσις; rémission.

Endromie, s. f., *endromis* (ἔνδρομις,
sorte de vêtement fourré); robe de bain
doublée d'une fourrure qui avait cela de
commode, que les poils longs et hérissés
dont elle était garnie ne s'appliquaient
pas sur la peau. Elle était en usage chez
les Romains, qui, dit-on, la faisaient
venir des Gaules.

Enduit, s. m. Par ce mot on entend
désigner en pathologie une couche de
matière plus ou moins tenace qui recouvre quelques organes, et qui, étant pour
l'ordinaire le produit altéré d'une sécrétion, offre de nombreuses différences,
suivant sa couleur, son épaisseur et sa
consistance, comme les *enduits muqueux, blanchâtres, jaunâtres, fuligineux,* des diverses parties de la bouche,
l'*enduit visqueux, graisseux* de la peau.

Endurcissement *du tissu cellulaire. V.*
Scléréme.

Enéorème, s. m., *enæorema* (ἐναιρέω,
je suspends); nuage en suspension qui
occupe le milieu ou le tiers inférieur de
l'urine. On le distingue du nuage proprement dit, en ce qu'il est toujours situé au-dessous de celui-ci, et qu'il n'est
souvent apercevable que quelques jours
après ce dernier.

Energie, s. f., *energia,* ἐνέργεια; action, puissance agissante; exaltation
passagère d'une fonction, de quelques-
unes, ou même de toutes.

Enervation, s. f., *enervatio* (*enervare,*
affaiblir); faiblesse, découragement. |
Aponévrose. | Interruption aponévroti-

que de la longueur des fibres charnues d'un muscle.

ENERVER, v. a., *enervare;* s'entend de la section des tendons, que les anciens maréchaux appelaient *nerfs.* | Se dit encore de la section du tendon du coraco-cubital, et de la section d'une des ramifications des nerfs plantaires.

ENFANCE, s. f., *infantia, pueritia, puerilitas* (*in*, partic. négat., *fari*, parler); premier âge de la vie; période de la vie qui s'étend depuis la naissance jusqu'à la septième année, ou même jusqu'à l'invasion des premiers signes de la puberté. On donne le nom de *première enfance, infantia,* au premier de ces deux laps de temps, et celui de *seconde enfance, pueritia,* au second.

ENFANT, s. m., *infans, parvulus;* individu humain, quel que soit son sexe, depuis l'instant de sa naissance jusqu'à celui où il devient pubère.

ENFANTEMENT, s. m., *parturitio* (*infans*, enfant). *V.* **PARTURITION.**

ENFER *de Boyle;* instrument inusité aujourd'hui, dont on se servait autrefois pour préparer le deutoxide de mercure.

ENFLAMMÉ, adj., *inflammatus;* qui offre le caractère de l'inflammation.

ENFLAMMER (s'), v. r., *inflammari;* revêtir les caractères de l'inflammation.

ENFLURE, s. m., *tumefactio, inflatio* (*in*, dans, *flare,* souffler). *V.* **TUMÉFACTION.**

ENGASTRILOQUE, mot hybride, synonyme d'*engastrimythe.*

ENGASTRIMANDRE. *V.* **ENGASTRIMYTHE.**

ENGASTRIMYSME, s. f., *engastrimysmus,* (ἐν, dans, γαστὴρ, ventre, μῦθος, parole); manière de parler qui consiste à ménager sa voix de telle sorte qu'elle semble ne pas sortir de la bouche, mais venir d'un endroit éloigné de celui qui parle.

ENGASTRIMYTHE, adj., *engastrimythus,* ἐγγαστρίμυθος; qui a la faculté d'exécuter l'engastrimysme. Le mot *ventriloque* est plus usité.

ENGELURE, s. f., *pernio, burgantia;* inflammation de la peau et du tissu cellulaire sous-cutané des pieds, des mains, du nez, des oreilles, qui se développe sous l'influence du froid, et affecte de préférence les enfans et les femmes d'une constitution lymphatique.

ENGHIEN, petite ville, près de Paris, aux environs de laquelle existe une source d'eau minérale hydrosulfureuse froide, à laquelle on cherche maintenant à donner de la célébrité.

ENGISSOME, s. m., *engissoma,* ἐγγίσωμα (ἐγγίζω, je m'approche). *V.* **EMBARRURE.**

ENGORGÉ, adj,; qui est affecté d'engorgement.

ENGORGEMENT, s. m.; embarras et par suite tuméfaction qui résultent de l'afflux trop considérable du sang dans les vaisseaux d'une partie.

ENGOUEMENT, s. m., *obstructio, inertia;* obstruction de la cavité d'un organe, occasionée par le séjour de matières qui s'y amassent en trop grande quantité. L'*engouement des bronches* a lieu lorsque des mucosités bouchent leur capacité. L'*engouement des poumons* est produit par un mélange d'air et de sérosité qui remplit leurs cellules et les dernières ramifications des bronches. L'*engouement intestinal* est l'effet de la stagnation des matières stercorales dans une anse d'intestin herniée.

ENGOUER (s'), v. r.; s'embarrasser, s'obstruer.

ENGOURDI, adj.; qui est plongé dans l'engourdissement.

ENGOURDIR (s'), v. r.; tomber dans l'engourdissement.

ENGOURDISSEMENT, s. m., *torpor;* sentiment de pesanteur que l'on éprouve dans une partie du corps, avec une diminution dans la sensibilité et le mouvement de cette même partie.

ENGRENURE. *V.* **SUTURE.**

ENHARMONIQUE, adj., *enharmonicus;* échelle musicale composée de vingt-quatre sons.

ENKYSTÉ, adj., *cystide obductus* (ἐν, dans, κύστις, sac, vessie); renfermé dans un kyste.

ENKYSTEMENT. *V.* **CHATONNEMENT.**

ENORMON, s. m., ἐνορμῶν, *impetum faciens;* nom donné par Hippocrate à l'activité vitale.

ENRHYTHME, adj., *enrhythmus,* ἔνρυθμος (ἐν, dans, ρυθμὸς, rhythme); régulier : *pouls régulier.*

ENROUEMENT, s. m., *raucitas, raucedo;* synonyme de *raucité. V.* ce mot.

ENS, s. m., *ens;* tout ce qui existe, ou à quoi on peut attribuer l'existence. Paracelse donnait ce nom au pouvoir que certains êtres déploient, suivant lui, sur le corps de l'homme : *ens Dei, ens astrorum, ens morborum,* etc.

Ens Martis; ancien nom de l'hydrochlorate d'ammoniaque et de fer.

Ens primum; nom donné par les alchimistes à une teinture qu'ils croyaient douée du pouvoir de transmuer les métaux.

Ens Veneris ; ancien nom de l'hydrochlorate d'ammoniaque et de cuivre.

Ensal, adj. On appelait autrefois *cautère ensal*, une sorte de cautère actuel, maintenant abandonné, dont on se servait pour cautériser les lèvres.

Ensellé, adj. ; se dit d'un cheval qui a le dos concave.

Ensiforme, adj., *ensiformis* (*ensis*, épée, *forma*, forme) ; qui a la forme d'une épée ou d'un sabre. — *Apophyses ensiformes*, petites ailes du sphénoïde. —*Appendice* ou *cartilage ensiforme*, cartilage xyphoïde.—*Feuille ensiforme*, celle qui est large, un peu épaisse au milieu, tranchante sur les deux bords, et qui se rétrécit de la base au sommet, lequel est aigu —*Os ensiforme*, nom donné autrefois au sternum tout entier.

Ensisternal, adj. et s. m., *ensisternalis ;* nom donné par Béclard à la dernière pièce osseuse du sternum.

Entaille, s. f., *incisio, excisio, eccope ;* incision ou plaie par instrument tranchant, large et profonde.

Entendement, s. m., *intellectus ;* ensemble des facultés intellectuelles.

Entéradénographie, s. f., *enteradenographia* (ἔντερον, intestin, ἀδήν, glande, γράφω, je décris) description des glandes des intestins.

Entéradénologie, s. f., *enteradenologia* (ἔντερον, intestin, ἀδήν, glande, λόγος, discours) ; description des follicules muqueux intestinaux, en particulier de ceux qui sont connus sous le nom de *glandes de Peyer*.

Entéralgie, s. f., *enteralgia* (ἔντερον, intestin, ἄλγος, douleur) ; douleur des intestins.

Entérangiemphraxie, s. m. (ἔντερον, intestin, ἄγχω, j'étrangle, ἐμφράσσω, j'obstrue) ; obstruction, par étranglement, du canal intestinal.

Entérélésie, s. f., *enterelesia ;* nom que donne Alibert à la douleur causée par l'invagination ou l'étranglement des intestins. Il la range dans les entéroses, qui forment la deuxième famille de sa Nosologie naturelle.

Entérenchyta, s. f., *enterenchyta,* ἐντερινχύτα (ἔντερον, intestin, χέω, je verse); instrument propre à faire des injections dans les intestins.

Entérique, adj., *entericus* (ἔντερον, intestin); qui appartient aux intestins. Synonyme d'*intestinal*.

Entérite, s. f., *enteritis* (ἔντερον, intestin); inflammation de la membrane muqueuse de l'intestin grêle. Les auteurs qui ont décrit cette phlegmasie, l'ont confondue avec la gastro-entérite et la péritonite. Il est vrai qu'il est très-difficile de déterminer quels sont les caractères qui lui appartiennent en propre, puisqu'elle est presque toujours observée avec la gastrite.

Entérocèle, s. f., *enterocele* (ἔντερον, intestin, κήλη, hernie); hernie formée par l'intestin. — L'entérocèle est rénitente et égale ; elle se réduit en masse, et fait alors entendre un gargouillement très-marqué ; elle est sujette à de fréquentes variations de volume, et s'accompagne toujours d'une gêne plus ou moins considérable dans le cours des matières fécales. Lorsqu'elle vient à s'étrangler, la douleur est vive, et les vomissemens de matières stercorales ne tardent pas à survenir, tandis que le malade reste constipé.

Entérocélie, s. f., *enterocele.* Alibert a substitué ce nom à celui d'entérocèle, pour désigner les hernies formées par les intestins.

Entéro-cystocèle, s. f., *enterocystocele* (ἔντερον, intestin, κύστις, vessie, κήλη, hernie) ; hernie formée par l'intestin et la vessie urinaire.

Entéro-épiplocèle, s. f., *entero-epiplocele* (ἔντερον, intestin, ἐπίπλοον, épiploon, κήλη, hernie) ; tumeur herniaire formée par l'intestin et l'épiploon.

Entéro-épiplomphale, s. f., *entero-epiplomphalus* (ἔντερον, intestin, ἐπίπλοον, épiploon, ὀμφαλὸς, ombilic) ; hernie ombilicale formée par l'intestin et l'épiploon.

Entérogastrocèle, s. f., *entero-gastrocele* (ἔντερον, intestin, γαστὴρ, ventre, κήλη, hernie); hernie ventrale, ou éventration.

Entérographie, s. f., *enterographia* (ἔντερον, intestin, γράφω, je décris) ; description des intestins.

Entéro-hydrocèle, s. f., *entero-hydrocele* (ἔντερον, intestin, ὕδωρ, eau, κήλη, hernie) ; hernie formée par l'intestin, et compliquée de l'hydropisie du sac herniaire ou de la tunique vaginale.

Entéro—hydromphale, s. f., *entero-hydromphalus* (ἔντερον, intestin, ὕδωρ, eau, ὀμφαλὸς, ombilic); hernie ombilicale formée par l'intestin, et compliquée de l'hydropisie du sac herniaire.

Entéro-ischiocèle, s. f., *entero-ischiocele* (ἔντερον, intestin, ἰσχίον, ischion, χήλη, hernie); hernie ischiatique formée par l'intestin.

ENTÉROLITHIASIE , s. f., *enterolithiasis* (ἔντερον, intestin, λίθος, pierre) ; formation de pierres ou de calculs dans le tube intestinal.

ENTÉROLOGIE, s. f., *enterologia* (ἔντερον, intestin, λόγος, discours) ; traité des intestins.

ENTÉRO-MÉROCÈLE, s. f., *entero-merocele* (ἔντερον, intestin, μηρός, cuisse, χήλη, hernie) ; hernie crurale formée par l'intestin.

ENTÉRO - MÉSENTÉRIQUE, adj. ; dénomination imposée par Petit à la fièvre adynamique de Pinel, à cause des ulcérations que l'on rencontre sur la membrane muqueuse des intestins grêles, et de l'engorgement des glandes du mésentère.

ENTÉROMIASIE, s. f., *enteromiasis* ; maladie produite et entretenue par des insectes.

ENTÉROMPHALE, s. f., *enteromphalus* (ἔντερον, intestin, ὀμφαλὸς, ombilic) ; hernie ombilicale formée par l'intestin.

ENTÉROPÉRISTOLE, s. f., *enteroperistole* (ἔντερον, intestin, περιστέλλω, je cache, j'enveloppe) ; étranglement des intestins.

ENTÉROPHLOGIE, s. f., *enterophlogia* (ἔντερον, intestin, φλέγω, je brûle) ; synonyme d'*entérite*.

ENTÉROPYRIE, s. f., *enteropyria*. Alibert décrit sous ce nom la fièvre mésentérique de Baglivi et la fièvre entéro-mésentérique de Petit et Serres.

ENTÉRO-RAPHÉ. *V.* ENTÉRORAPHIE.

ENTÉRORAPHIE, s. f., *enteroraphia* (ἔντερον, intestin, ῥαφὴ, couture) ; suture pratiquée pour maintenir en contact les lèvres d'une plaie faite à l'intestin.

ENTÉRORRHAGIE, s. f., *enterorrhagia, hœmatochezia* (ἔντερον, intestin, ῥέω, je coule) ; écoulement de sang par les intestins.

ENTÉRORRHÉE, s. f., *enterorrhea*. Dans sa Nosologie naturelle, Alibert donne ce nom à la diarrhée : elle constitue le deuxième genre des entéroses.

ENTÉRO-SARCOCÈLE, s. f., *entero-sarcocele* (ἔντερον, intestin, σάρξ, chair, χήλη, hernie); hernie intestinale compliquée d'hypersarcose des parties. | Hernie intestinale compliquée de sarcocèle.

ENTÉROSCHÉOCÈLE, s. f., *enteroscheocele* (ἔντερον, intestin, ὄσχεον, scrotum, χήλη, hernie) ; hernie scrotale formée par l'intestin.

ENTÉROTOMIE, s. f., *enterotomia* (ἔντε-

ρον, intestin, τέμνω, je coupe) ; dissection des intestins. | Opération chirurgicale qui consiste à ouvrir une anse intestinale, pour évacuer les matières au cours desquelles s'opposent un rétrécissement, une imperforation, etc.

ENTHLASIE, s. f., *enthlasis*, ἔνθλασις (ἐν, dans, θλάω, je brise) ; fracture comminutive du crâne avec enfoncement des esquilles. Il y en a trois espèces : l'ecpiesme, l'embarrure et la camération.

ENTITÉ, s. f., *entitas* (*ens*, être); ce qui constitue l'essence d'une chose.

ENTOHYAL, s. m. ; nom donné par Geoffroy-Saint-Hilaire à un os intermédiaire qui existe quelquefois entre le corps et la queue de l'appareil connu sous le nom d'*hyoïde*.

ENTOMOLOGIE, s. f., *entomologia* (ἔντομον, insecte, λόγος, discours) ; partie de la zoologie qui traite de l'histoire des insectes.

ENTOMOLOGISTE, s. m. ; naturaliste qui s'occupe spécialement de l'histoire des insectes.

ENTONNOIR, s. m., *infundibulum* ; lame osseuse qui fait partie de l'oreille interne ; prolongement conique de la base du troisième ventricule du cerveau, qui s'étend jusqu'au corps pituitaire ; portion évasée du pavillon des trompes de Fallope ; cellule antérieure de l'ethmoïde, qui s'abouche avec l'ouverture des sinus frontaux ; espèce de sac membraneux qui enveloppe chaque papille des reins.

ENTORSE, s. f., *distorsio* ; tiraillement violent des parties molles et des ligamens qui environnent une articulation ginglymoïdale, et qui peut être porté jusqu'à la déchirure d'un des ligamens latéraux. Toujours due à l'action d'une cause qui tend à faire exécuter à une articulation un mouvement auquel s'opposent la disposition de ses surfaces articulaires et celle des appareils ligamenteux qui l'assujettissent, l'entorse est une maladie grave qui s'accompagne de douleur vive, de gonflement, d'ecchymose, d'inflammation, et qui peut amener l'engorgement chronique et la carie de l'articulation malade. Le repos le plus absolu, les résolutifs froids dans les premiers temps, les émolliens, les saignées locales lorsque l'inflammation se déclare, et enfin les remèdes appropriés pour combattre les engorgemens chroniques ordinaires, tels sont les moyens dont cette maladie peut indiquer l'emploi, selon les périodes où elle est arrivée et le caractère qu'elle revêt.

ENTOZOAIRES, s. m. pl., *entozoaria* (ἐν-τός, intérieur, ζῶον, animal); nom donné par Rudolphi à la famille des vers intestinaux, c'est-à-dire de ceux qui vivent dans l'intérieur du corps des autres animaux.

ENTRAILLES, s. f. pl., *enteralia viscera* (ἔντερον, intestin); expression populaire dont on se sert pour désigner les organes que renferment les cavités splanchniques, en particulier ceux qui sont contenus dans l'abdomen.

ENTRAVES, s. f. pl., *impedimenta*; liens qu'on met aux pieds des chevaux pour les empêcher de courir, ou pour les abattre.

ENTRECOUPER (s'), ENTRETAILLER (s'), v. r.; s'entretailler. *V.* ATTRAPER.

ENTREPAS, s. m. *V.* AUBIN.

ENTRICHOMA, s. m., *entrichoma*, ἐντρί-χωμα (ἐν, dans, θρίχωμα, poil); extrême bord des paupières, où sont implantés les cils.

ENTYPOSE, s. f., *entyposis*, ἐντύπωσις (ἐν, dans, τύπος, empreinte); cavité glénoïde de l'omoplate.

ENUCLÉATION, s. f., *enucleatio* (*enucleare*, ôter le noyau); terme que Percy propose d'adopter pour désigner un mode particulier d'extirpation qui consiste à faire une incision sur une tumeur, et à la faire sortir à travers la plaie, à peu près comme un *noyau* qu'on chasse d'entre les doigts. L'*énucléation* ne peut être pratiquée que pour les tumeurs circonscrites, très-mobiles, et plongées au milieu d'un tissu cellulaire lâche et abondant.

ENULA-CAMPANA. *V.* AUNÉE.

ENURÉSIE, s. f., *enuresis* (ἐνουρέω, j'urine); excrétion involontaire de l'urine.

ENVIE, s. f., *nævus*; tache de naissance que l'on croit être l'effet d'envies éprouvées par la mère pendant le temps de la gestation. | Dépravation de l'appétit. | Petit lambeau d'épiderme qui s'enlève près des ongles.

ENZOOTIE, s. f. (ἐν, dans, ζῶον, animal); se dit des maladies qui attaquent en même temps divers animaux d'une certaine contrée.

EOLIPYLE, s. f., *æolipyla* (Αἴολος, Éole, πύλη, porte); globe de métal creux, terminé par un tuyau recourbé dont l'orifice est fort étroit; après l'avoir chauffé pour en chasser la plus grande partie de l'air, on le plonge dans l'eau, dont il se remplit presque entièrement; lorsqu'alors on l'expose à une forte chaleur, l'eau vaporisée s'échappe avec bruit par l'ouverture du tuyau.

EPACTAL, adj., *epactalis*; nom donné par Fischer à l'os inter-pariétal de Geoffroy-Saint-Hilaire.

EPAGOGE, s. m., *epagogium*, ἐπαγώγιον (ἐπάγω, je couvre); nom du prépuce chez les Grecs.

EPAGOGUE, s. m., ἐπαγωγὴ; réunion des chairs.

EPANADIPLOSIE, s. f., *epanadiplosis*, ἐπανάδιπλωσις; synonyme de *paroxysme*.

EPANASTASIE, s. f., *epanastasis*, ἐπανάστασις; synonyme d'*exanthème*.

EPANCHEMENT, s. m., *suffusio*; accumulation d'un liquide animal dans une cavité naturelle ou accidentelle qui n'est pas destinée à le recevoir.

EPANCYLOTE, s. m., ἐπαγκυλωτὸς (ἐπὶ, sur, ἀγκύλος, recourbé); sorte de bandage décrit par Oribase, et dont les jets renversés représentaient certaines figures.

EPAPHÉRÈSE, s. f., *epapheresis* (ἐπα-φαιρέω, j'ôte encore); saignée répétée.

EPARME, s. m., ἔπαρμα (ἐπὶ, sur, αἴρω, j'élève); élévation, tumeur; et, suivant quelques-uns, tumeur qui s'élève auprès de l'oreille.

EPARSIE. *V.* EPARME.

EPARVIN, s. m., *suffrago*; tumeur osseuse qui a son siége à la face interne du jarret, près la tête du péroné. — *sec*, lorsque le cheval lève les jambes de derrière plus haut qu'à l'ordinaire, et par un mouvement brusque, qu'on appelle *harper*.

EPAULE, s. f., *scapula*, ὦμος; partie la plus élevée du membre thoracique, qui est soutenue par deux os, la clavicule et le sternum. | Dans le cheval, les épaules forment la région supérieure des membres antérieurs : elles sont dites *belles*, *sèches*, *chargées*, *chevillées*, *froides*, *engourdies*, etc.

EPEAUTRE, s. m., *triticum spelta*; espèce de *froment* qu'on cultive sur quelques points de l'Europe, pour la nourriture de l'homme.

EPÉE, s. f.; long épi de poil que l'on remarque sous la crinière de certains chevaux; c'est un signe favorable.

EPERLAN, s. m., *osmerus eperlanus*; petit poisson remarquable par sa couleur nacrée et son odeur de violette, dont on estime beaucoup la chair.

EPERON, s. m., *calcar*; pli aigu qu'on remarque dans les artères, lorsqu'elles se bifurquent, à l'endroit de l'embranchement des deux rameaux.

EPERVIER, s. m., *Menecratis accipiter*; sorte de bandage autrefois employé pour contenir les plaies et les fractures du nez, et qu'on avait ainsi nommé parce que les circonvolutions des jets de la bande imitaient les liens du bonnet dont on coiffe les éperviers. On lui substitue aujourd'hui la fronde.

EPHÈBE, s. m., *ephebus, puer, pubes,* ἔφηβος (ἐπὶ, vers, ἥβη, puberté); nom donné aux jeunes gens des deux sexes, quand ils entrent dans l'âge de puberté.

EPHÉDRANE, s. f., *ephedrana* (ἐφεδρεύω, je m'assieds); fesse.

EPHELCE, s. f., ἐφελκίς (ἐπὶ, sur, ἕλκος, ulcère, ou ἕλκω, je traîne); croûte qui recouvre un ulcère. | Caillot de sang rejeté par la toux.

EPHÉLIDE, s. f., *ephelis* (ἐπὶ, sur, ἥλιος, soleil). On donne ce nom à des taches de grandeur, de forme et de couleur variées, qui se manifestent à la surface de la peau. Alibert en a décrit trois espèces.

Ephélide lentiforme, ephelis lentigo; taches lenticulaires, fauves, rousses ou brunes, affectant spécialement les parties exposées au soleil ou au feu.

Ephélide hépatique, ephelis hepatica; taches d'un jaune safrané, plus larges que les précédentes, persistantes ou fugitives : elles se manifestent ordinairement au cou et au tronc, et le plus souvent à la partie antérieure de ces parties.

Ephélide scorbutique, ephelis scorbutica; taches très-étendues, de couleur sale et brunâtre : on les observe sur le tronc, la partie externe des membres, et quelquefois sur toute la surface du corps.

EPHÉMÈRE, adj., *ephemerus* (ἐπὶ, sur, ἡμέρα, jour). On donne ce nom à des maladies dont l'existence ne se prolonge pas au delà d'un jour ou d'un jour et demi.

EPHÉMÉROPYRE, s. f., *ephemeropyra* (ἐφήμερος, qui dure un jour, πῦρ, fièvre); fièvre quotidienne.

EPHIALTE, s. m., *ephialtes, incubus, epibole* (ἐφάλλομαι, je saute dessus); synonyme de *cauchemar, d'incube.*

EPHIDROSE, s. f., *ephidrosis, sudatiuncula* (ἐπὶ, sur, ἱδρόω, je sue); sueur critique incomplète, suivant Hippocrate; sueur en général, selon Willis.

EPHIPPION, s. m., *ephippium,* ἐφίππιον (ἐπὶ, sur, ἵππος, cheval); nom donné autrefois à la *selle turcique.*

EPHODE, s. m., *ephodus* (ἐπὶ, sur, ὁδός, chemin); épithète que l'on donnait anciennement aux vaisseaux ou aux conduits par lesquels devaient s'écouler

les matières destinées à être rejetées au-dehors.

EPI, s. m. *V.* SPICA.

EPIAL, adj., *epialus.* Ce nom a été donné à la fièvre dans laquelle se font sentir de temps à autre des frissons irréguliers pendant la période de chaleur.

Epial, adj. et s. m. Geoffroy-Saint-Hilaire appelle *os épiaux* la seconde paire d'osselets placés au dessus du cycléal, et reposant sur les périaux, dans les animaux chez lesquels les pièces vertébrales sont géminées.

EPIALTE. *V.* EPHIALTE.

EPICARPE, s. m., *epicarpium* (ἐπὶ, sur, καρπὸς, le poignet); topique irritant qu'on appliquait autrefois sur le poignet, à l'endroit du pouls, et qu'on regardait comme fébrifuge; l'ellébore, le poivre, l'ognon, l'ail, la thériaque, etc., entraient dans ces compositions.

EPICAUME, s. m., *epicauma* (ἐπὶ, sur, καίω, je brûle); ulcère de la cornée transparente, semblable à celui qui résulterait de l'action du feu.

EPICE. *V.* EPICERIE.

EPICÉRASTIQUE, adj. et s. m., *epicerasticus* (ἐπικεράννυμι, je tempère). On appelait ainsi les médicamens émolliens, rafraîchissans, acidules, que l'on employait dans l'intention de diminuer l'acrimonie des humeurs.

EPICERIE, s. f. On donne ce nom à toutes les substances végétales exotiques qui ont une saveur chaude et piquante, accompagnée d'arôme, et dont on se sert pour assaisonner diverses préparations culinaires.

EPICHOLE, adj., *epicholus,* ἐπίχολος (ἐπὶ, sur, χωλὴ, bile); synonyme de *bilieux* ou *colérique.*

EPICHORDE, s. m., *epichordis,* ἐπιχορδίς (ἐπὶ, sur, χορδὴ, intestin); nom du mésentère chez les Grecs.

EPICHORION, s. m., *epichorion,* ἐπιχώριος (ἐπὶ, sur, χωρίον, chorion); ancien nom de l'*épiderme.* | Chaussier appelle ainsi la membrane caduque de l'œuf. | Chez les Grecs, ce mot était synonyme d'*épidémie.*

EPICHORIQUE, adj., *epichoricus* (ἐπὶ, sur, χωρίον, lieu); qui existe dans un lieu, endémique.

EPICŒLE, s. f., *epicœlis.* La paupière supérieure est désignée sous ce nom par quelques auteurs.

EPICŒMASIE, s. f., *epicœmasis* (ἐπικοιμάομαι, je dors); sommeil.

EPICOLIQUE, adj., *epicolicus* (ἐπὶ, sur, κόλον, colon); nom donné par quelques anatomistes aux parties de la région abdominale qui sont contiguës au colon.

Epicondyle, s. m., *epicondylus* (ἐπὶ, sur, κόνδυλος, condyle); nom donné par Chaussier à une éminence de l'extrémité inférieure de l'humérus, placée au côté externe de cet os, et au-dessus de sa petite tête.

Epicondylo-cubital, adj. et s. m., *epicondylo-cubitalis*; nom du muscle *anconé*, dans la nomenclature de Chaussier.

Epicondylo-radial, adj. et s. m., *epicondylo-radialis*; nom du muscle *court supinateur*, selon Chaussier.

Epicondylo - sus - métacarpien, adj. et s. m., *epicondylo - suprà - metacarpianus*. Chaussier donne ce nom au muscle *second radial externe*.

Epicondylo-sus-phalangettien commun, adj. et s. m., *epicondylo - suprà - phalangettianus communis*; nom que le muscle *extenseur commun des doigts* porte dans la nomenclature réformée de Chaussier.

Epicondylo - sus - phalangettien du petit doigt, adj. et s. m., *epicondylo-suprà-phalangettianus minimi digiti*; nom donné par Chaussier au muscle *extenseur propre du petit doigt*.

Epicophose. *V.* Cophose.

Epicrane. s. m., *epicranium* (ἐπὶ, sur, κρανίον, crâne); qui est placé sur le crâne. Nom donné improprement au muscle *occipito-frontal*.

Epicranien, adj., *epicranianus* (ἐπὶ, sur, κρανίον, crâne); qui est situé sur le crâne. — *Aponévrose épicranienne*, aponévrose centrale du muscle occipito-frontal. — *Muscle épicranien*, ou *occipito-frontal*.

Epicrase, s. f., *epicrasis*, ἐπίκρασις (ἐπι-κεράννυμι, je tempère); cure des maladies opérée au moyen des médicamens rafraîchissans, adoucissans.

Epicrise, s. f., *epicrisis*, ἐπίκρισις (ἐπι-κρίνω, je juge); jugement par lequel on détermine, d'après l'état d'une maladie, l'issue qu'elle doit avoir. Ce mot est encore pris dans le sens de *crise*.

Epidémie, s. f., *epidemia*, ἐπιδήμιος (ἐπὶ, sur, δῆμος, peuple); maladie qui attaque à la fois un grand nombre d'individus dans un même pays.

Epidémique, adj., *epidemicus*; qui se répand dans le peuple: *maladie épidémique*.

Epiderme, s. m., *epidermis*, *cuticula*, *epidermatis*, ἐπιδερμίς; (ἐπὶ, sur, δέρμα, peau); membrane transparente, sèche, mince, dépourvue de nerfs et de vaisseaux, qui recouvre toute la surface de la peau, à l'exception des endroits qui correspondent aux ongles.

Epidermique, adj., *epidermicus* (ἐπὶ, sur, δέρμα, peau); qui a rapport à l'épiderme. — *Système épidermique*, ordre de tissus organiques créé par Bichat, et qui renferme, outre l'épiderme, celui qu'on admet sur les membranes muqueuses et les ongles.

Epidermoïde, adj., *epidermoides*; qui ressemble à l'épiderme.

Epidèse, s. f., *epidesis*, ἐπίδεσις (ἐπὶ, sur, δέω, je lie); application d'une bande ou d'une ligature.

Epidesme, s. m., ἐπίδεσμος (ἐπὶ, sur, δέω, je lie); lien destiné à assujettir un appareil.

Epididyme, s. m., *epididymis*, ἐπιδίδυμίς (ἐπὶ, sur, δίδυμος, testicule); qui est placé sur le testicule; corps oblong, vermiforme, mince au milieu, mais renflé à ses extrémités, et aplati de haut en bas, qui repose le long du bord supérieur du testicule : c'est un conduit replié un grand nombre de fois sur lui-même, qui reçoit tous les troncs séminifères, et qui forme le commencement du canal déférent.

Epidose, s. f., *epidosis*, ἐπίδοσις (ἐπι-δίδωμι, je crois); accroissement.

Epidrome, s. f., *epidrome*, ἐπιδρομή; affluence des humeurs vers une partie du corps.

Epigastralgie, s. f., *epigastralgia* (ἐπὶ, sur, γαστήρ, ventre, ἄλγος, douleur); douleur à l'épigastre.

Epigastre, s. m., *epigastrium*, ἐπιγάστριον (ἐπὶ, sur, γαστήρ, ventre); partie supérieure de la région abdominale, comprise entre deux lignes transversales, dont l'une passerait sous l'appendice xyphoïde, et l'autre un peu au-dessus du nombril.

Epigastrique, adj., *epigastricus* (ἐπὶ, sur, γαστήρ, ventre); qui appartient à l'épigastre. — *Artère épigastrique*, branche de l'iliaque externe, qui la fournit un peu au-dessus de l'arcade crurale; placée derrière le cordon spermatique, elle suit le bord externe du muscle droit, et s'anastomose, vers l'ombilic, avec la mammaire interne. — *Région épigastrique*, ou *épigastre*. — *Veine épigastrique*, ordinairement disposée comme l'artère; elle se jette dans l'iliaque externe.

Epigastrocèle, s. f., *epigastrocele* (ἐπὶ, sur, γαστήρ, estomac, κήλη, hernie); hernie épigastrique, qu'elle soit ou non formée par l'estomac.

Epigénèse. s. f., *epigenesis*. ἐπιγένεσις

ἐπίγευνημα (ἐπὶ , sur , γίνομαι , naître) ; système dans lequel on explique la formation des corps organisés par une addition successive de leurs diverses parties , soumise à des lois déterminées. | Nom donné à tout symptôme qui survient dans le cours d'une maladie, sans en changer la nature.

ÉPIGINOMÈNE, s. m., *epiginomenum* (ἐπὶ. sur, γίνομαι, naître) ; accident qui survient pendant la durée d'une maladie, et que l'on attribue à des fautes commises par le malade ou par ceux qui le soignent.

ÉPIGLOTTE, s. f., *epiglottis*, ἐπιγλωῖτὶς (ἐπὶ, sur, γλωῖτὶς, glotte); corps fibro-cartilagineux, mince, souple, flexible, élastique, aplati et ovalaire, qui tient au bord supérieur de la face interne du cartilage thyroïde, ainsi qu'à la base de la langue , qui s'observe au-dessus de la glotte, où il se tient naturellement relevé, et qui, recouvrant cette ouverture au moment de la déglutition, empêche les alimens de s'y introduire.

ÉPIGLOTTI-ARYTÉNOÏDIEN, adj. et s. m., *epiglotti-arytænoidus*; nom donné quelquefois aux muscles aryténo-épiglottiques.

ÉPIGLOTTIQUE, adj., *epiglotticus* (ἐπὶ, sur, γλωῖτὶς, glotte); qui a des connexions avec l'épiglotte. —*Cartilage épiglottique,* ou *épiglotte.*— *Glande épiglottique,* groupe de follicules muqueux, situé entre l'épiglotte et l'hyoïde.

ÉPIGLOTTITE, s. f., *epiglottitis* (ἐπὶ, sur, γλωῖτὶς, glotte) ; inflammation de l'épiglotte.

ÉPIGLOUTE, s. f., *epigloutis* (ἐπὶ, sur, γλουτὸς, fesse) ; région supérieure des fesses.

ÉPIGONATE, s. f., *epigonatis* (ἐπὶ, sur, γόνυ, le genou). La rotule a été décrite sous ce nom par quelques auteurs.

ÉPIGONE, s. m., *epigonon*, ἐπίγονον (ἐπὶ, sur, γίνομαι, engendrer); superfétation.

ÉPILAMPSIE. *V.* ÉCLAMPSIE.

ÉPILATOIRE. *V.* DÉPILATOIRE.

ÉPILEMPSIE. *V.* ÉPILEPSIE.

ÉPILEPSIE, s. f., *epilepsia*, ἐπιληψία, ἐπίληψις (ἐπιλαμβάνω, je saisis); maladie cérébrale, primitive ou secondaire, qui se manifeste par accès plus ou moins rapprochés, dans lesquels il y a perte de connaissance et mouvemens convulsifs des muscles. Souvent l'accès s'empare brusquement du malade ; d'autres fois il est précédé de malaise, de vertiges, d'assoupissement. Dans tous les cas, on observe abolition du sen-

timent, chute rapide, distorsion des yeux, visage rouge, pourpre ou violet, grincement des dents, bouche écumante, renversement du corps en arrière, convulsions des membres , gonflement successif de l'abdomen, de la poitrine et du cou, respiration difficile, stertoreuse, quelquefois déjections involontaires ; après l'accès, nul souvenir de ce qui s'est passé, céphalalgie, assoupissement, lassitude générale.

ÉPILEPTIQUE, adj. et s. m., *epilepticus*; qui est attaqué d'épilepsie, qui tient à cette maladie, ou qui est employé pour la combattre. C'est dans ces divers sens qu'on dit : *personne épileptique, symptôme épileptique, remède épileptique.*

ÉPINARD, s. m., *spinacia oleracea*; plante de la dioécie pentandrie et de la famille des arroches, qui est originaire de Perse. On la cultive beaucoup chez nous, à cause de ses feuilles, qui, cuites et diversement assaisonnées, fournissent un aliment sain, peu nourrissant, émollient et un peu laxatif.

ÉPINE, s. f., *spina*; nom donné par les anatomistes aux apophyses, que leur sommet acéré a fait comparer aux épines des végétaux.

Épine de l'omoplate, spina scapuli; éminence triangulaire et aplatie, qui est placée à peu près vers le tiers supérieur de la face dorsale de l'omoplate, et qui la partage transversalement en deux portions.

Épine du dos; nom vulgaire soit de la crête que les apophyses épineuses des vertèbres forment à la partie postérieure du corps, soit de la colonne elle-même qui résulte de la réunion des vertèbres.

Épine ischiatique, spina ischiatica; éminence de l'os ischion, qui donne attache au petit ligament sacro-sciatique.

Épine palatine, spina palatina; éminence du bord postérieur de la portion horizontale de l'os du palais, qui forme l'épine nasale par sa réunion avec celle du côté opposé.

Épine du sphénoïde, spina sphænoides; éminence pointue qui donne attache au ligament latéral interne de l'articulation de la mâchoire et au muscle antérieur du marteau.

Épines iliaques, spinæ iliacæ; éminences de l'os ilion, au nombre de quatre, qu'on distingue en *antérieures* et *postérieures*, distinguées à leur tour en *supérieures* et *inférieures.*

Épines nasales, spinæ nasales, au nombre de deux : l'*antérieure*, située au milieu de l'échancrure nasale de l'os du front ; la *postérieure*, formée par la réunion de deux éminences du bord postérieur de la portion horizontale des os palatins.

Épineux, adj., *spinosus* ; qui a la forme d'une épine. — *Apophyses épineuses*, situées à la partie postérieure des vertèbres, dont la seconde seulement en est dépourvue. — *Artère épineuse*, ou *méningée moyenne*.—*Muscle grand épineux du dos* ; nom donné par Winslow à une portion du muscle transversaire épineux.—*Muscle petit épineux du dos*, assemblage de petits faisceaux charnus, qui font aussi partie du transversaire épineux.— *Trou épineux*, plus souvent appelé *sphéno-épineux*.

Épineux court ; c'est le dorso-épineux, d'après Girard.

Épineux transversaire ; c'est le transverso-épineux, d'après Girard.

Épingle, s. f., *spina ferrea, acus capitata* ; petite tige de fer ou de laiton, dont une extrémité est garnie d'une tête, tandis que l'autre est pointue. On se sert des épingles pour attacher les bandages. On a voulu les employer pour pratiquer certaines sutures, mais on leur a substitué avec avantage les aiguilles.

Épinière, adj., *spinalis* ; qui tient à l'épine. — *Colonne épinière*, ou *rachis*.—*Moelle épinière*, ou *prolongement rachidien*.

Épinotion, s. f., ἐπινώτιον (ἐπὶ, sur, νῶτος, dos) ; omoplate.

Épinyctide, s. f., *epinyctis*, ἐπινυκτὶς (ἐπὶ, sur, νύξ, nuit) ; éruption de pustules livides, rouges ou blanchâtres, qui se développent sur la peau pendant la nuit, et se dissipent avec le jour.

Épiphanie, s. f., *epiphania*, ἐπιφάνεια (ἐπὶ, sur, φαίνομαι, j'apparais) ; habitude extérieure du corps.

Épiphénomène, s. m., *epiphænomenum* (ἐπὶ, sur, φαίνομαι, j'apparais) ; symptôme qui survient dans le cours d'une maladie, et dont l'apparition n'est pas nécessaire pour en déterminer le caractère.

Épiphlogisme, s. m., ἐπιφλόγισμα (ἐπὶ, sur, φλέγω, je brûle) ; ardeur, chaleur brûlante.

Épiphora, s. m., *epiphora*, ἐπιφορὰ (ἐπὶ, sur, φέρω, je porte) ; chute des larmes sur la joue ; larmoiement. L'épiphora est toujours symptomatique d'une irritation sécrétoire de la glande lacrymale, qui, dans un temps donné, fournit plus de larmes que les points lacrymaux n'en peuvent absorber. Nom d'un obstacle quelconque apporté à leur cours dans les voies lacrymales.

Épiphragme, s. m., *epiphragma* (ἐπὶ, sur, φράγμα, cloison) ; membrane mince, attachée au péristome de quelques mousses, et qui, le plus souvent, persiste même après la chute de l'opercule.

Épiphysaire, adj., *epiphysaris* ; qui a le caractère d'*épiphyse*. *Os épiphysaire*, *ossification épiphysaire*.

Épiphyse, s. f., *epiphysis*, ἐπίφυσις (ἐπὶ, sur, φύω, je nais) ; portion d'un os séparée du corps par un cartilage qui s'efface avec l'âge.

Épipigme, s. m., ἐπίπιγμα ; instrument décrit par Oribase, et qui était usité pour réduire les luxations de l'humérus. Il était en bois, et avait la forme d'un Π renversé.

Épiplasme. *V.* **Cataplasme**.

Épiplérose, s. f., *epiplerosis*, ἐπιπλήρωσις (ἐπὶ, particule augm., πλήρωσις, réplétion) ; réplétion, distension considérable.

Épiplocèle, s. f., *epiplocele* (ἐπίπλοον, épiploon, κήλη, hernie) ; hernie formée par l'épiploon. Molle, pâteuse et inégale, l'épiplocèle ne fait entendre aucun gargouillement, et n'occasione, ni lorsqu'elle est libre, ni lorsqu'elle est étranglée, aucune interruption dans le cours des matières fécales ; elle est moins fâcheuse que l'entérocèle, et on la traite par les mêmes moyens.

Épiplo-entérocèle. *V.* **Entéro-épiplocèle**.

Épiploïque, adj., *epiploicus* (ἐπὶ, sur, πλέω, je nage) ; qui appartient à l'épiploon.—*Appendices épiploïques*, prolongemens du péritoine au delà de la surface des intestins, qui recouvre.—*Artères épiploïques*, ramuscules artériels fournis à l'épiploon par les gastro-épiploïques.—*Cavité épiploïque*, espace compris dans l'écartement des deux feuillets du grand épiploon, et qui communique avec la cavité abdominale par l'hiatus de Winslow. — *Hernie épiploïque*, ou *épiplocèle*.

Épiplo-ischiocèle, s. f., *epiplo-ischiocele* (ἐπίπλοον, épiploon, ἰσχίον, ischion, κήλη, hernie) ; hernie de l'épiploon par l'échancrure ischiatique.

Épiploïte, s. f., *epiploitis* ; inflammation de l'épiploon.

Épiploméroçèle, s. f., *epiplomerocele* (ἐπίπλοον, épiploon, μηρὸς, la cuisse, κήλη,

hernie); hernie de l'épiploon à travers
l'arcade crurale.

Épiplomphale, s. f., *epiplomphalus* (ἐπίπλοον , épiploon , ὀμφαλὸς , ombilic) ;
hernie de l'épiploon à travers l'ombilic.

Épiplo-omphale. *V.* **Épiplomphale.**

Épiplomphrase, s. f. (ἐπίπλοον, épiploon,
ἐμφράσσω, j'obstrue) ; induration de l'épiploon.

Épiploon, s. m., *epiploon, epiplon, omentum*, ἐπίπλοον, ἐπίπλουν (ἐπὶ, sur, πλέω,
je nage) ; repli du péritoine qui, du diaphragme, du foie et de la rate, se porte
à l'estomac, revêt les deux faces de ce
viscère , puis déborde sa grande courbure , descend plus ou moins bas au-
devant du paquet de l'intestin grêle , se
replie en haut vers l'arc du colon, et présente partout des bandelettes graisseuses
accompagnant des ramifications vasculaires. Il est composé de quatre portions ,
que certains anatomistes regardent encore comme autant d'épiploons séparés.

Épiploon colique , troisième épiploon ;
repli du péritoine qui règne le long de la
portion ascendante du colon jusqu'à sa
réunion avec la portion transverse du
même intestin.

Épiploon gastro-colique, grand épiploon;
repli du péritoine qui s'attache d'une part
à la convexité de l'arc du colon, de l'autre à la grande courbure de l'estomac, et
qui descend plus ou moins bas sur le paquet intestinal.

*Épiploon gastro-hépatique, petit épi-
ploon ;* repli du péritoine qui s'étend de
la scissure transversale du foie, du col
de la vésicule du fiel, du faisceau des vaisseaux hépatiques et du diaphragme, à la
petite courbure de l'estomac , depuis
l'insertion de l'œsophage jusqu'à la naissance du duodénum.

Épiploon gastro-splénique; repli du péritoine qui règne entre la face concave
de la rate et l'estomac, depuis son orifice
œsophagien jusque près de sa grande
courbure, et qui loge les vaisseaux courts
dans l'écartement de ses deux lames.

Épiplo-sarcomphale, s. f., *epiplo-sar-
comphalus* (ἐπίπλοον, épiploon , σάρξ ,
chair, ὀμφαλὸς, ombilic) ; hernie ombilicale formée par l'épiploon endurci et hy-
pertrophié.

Épiploschéocèle, s. f., *epiploscheocele*
(ἐπίπλοον, épiploon, ὄσχιον, scrotum ,
κήλη, hernie) ; hernie de l'épiploon qui
descend jusque dans le scrotum.

Épipolase, s. f., *epipolasis ;* agitation
d'un liquide. | Mode de sublimation.

Épipome. *V.* **Épipigne.**

Épierrhée, s. m. , *epirrhœa*, ἐπίῤῥοὴ ;
transport des humeurs vers un point de
l'économie animale.

Épischèse, s. f., *epischesis*, ἐπίσχεσις
(ἐπίσχω , je retiens); suppression, rétention d'un écoulement , d'une sécrétion.

Épischion, s. m. , *epischion* , ἐπισχίον
(ἐπὶ, sur, ἰσχίον, ischion); nom du pubis chez les Grecs.

Épisémasie, s. f., *episemasia* (ἐπὶ, sur,
σημαίνω, je marque); signe. | Invasion
d'une maladie.

Épisiocèle, s. f., *episiocele* (ἐπίσιον ,
pudendum, κήλη, hernie); hernie dans
les grandes lèvres.

Épision, s. m., ἐπίσιον; le palais a été
désigné sous ce nom dans quelques ouvrages d'anatomie.

Épisiorrhagie, s. f., *episiorrhagia* (ἐπίσιον, pudendum, ῥέω, je coule); écoulement de sang par les grandes lèvres.

Épispadias, s. m. (ἐπὶ, sur, σπάω, je divise); vice de conformation dans lequel
l'urètre s'ouvre à la partie supérieure de
la verge, plus ou moins près du pubis.

Épispasme, s. m., *epispasmus* , ἐπισπασ-
μός (ἐπὶ, sur, σπάω, j'attire); action d'inspirer , d'attirer.

Épispastique , adj. et s. m. , *epispas-
ticus* (ἐπὶ , sur , σπάω , j'attire). On
donne ce nom à des médicamens topiques , qui, une fois en contact avec la
peau, y produisent une vive irritation,
à laquelle succède bientôt la vésication.

Épisphérie, s. f., *episphœria* (ἐπὶ, sur,
σφαῖρα, sphère). Les circonvolutions et
les sinuosités que présente le cerveau
extérieurement , ont été ainsi nommées
par quelques physiologistes.

Épistaphylin, adj., *epistaphylinus* (ἐπὶ,
sur, σταφύλη, luette); qui est sur la luette.
— *Muscle épistaphylin ;* c'est le palato-
staphylin, selon **Winslow.**

Épistase, s. f., *epistasis*, ἐπίστασις (ἐπὶ,
sur, στάω, je reste). Par cette expression
on entend parler du nuage et de l'énéorè-
me suspendus à la partie supérieure et
moyenne de l'urine.

Épistaxis, s. f., *epistaxis*, ἐπίσταξις
(ἐπὶ, sur, στάζω, je coule goutte à goutte); hémorrhagie nasale. Elle annonce
presque toujours , chez ceux qui y sont
sujets , un état d'hypertrophie du cœur.

Épisternal, adj. et s. m., *epitsternalis*
(ἐπὶ, sur, *sternum*, sternum); nom donné par Geoffroy Saint-Hilaire à la première paire ou pièce antérieure du sternum, qui porte toujours la clavicule furculaire, quand elle existe.

EPISTHOTONOS, s. m. ; synonyme d'*emprosthotonos*.

EPISTROPHÉ, adj. et s. f., *epistrophus*, *epistrophæus*, *epistrophea*, ἐπισΤροφὴ, ἐπι-σΤροφεὺς (ἐπὶ, sur, σΤρωφάω, je tourne) ; nom donné à la seconde vertèbre du cou, parce que la première tourne sur elle comme sur un pivot. | Récidive.

EPISTROPHICO-OCCIPITAL, adj. et s. m., *epistrophico-occipitalis* ; nom donné par Hildebrandt au muscle *grand droit postérieur de la tête.*

EPISTROPHIQUE de l'*atlas*, adj. et s. m., *epistrophicus atlantis* ; nom donné par Hildebrandt au muscle *grand oblique de la tête.*

EPISYNANCHE, s. f. ; spasme du pharynx.

EPISYNANGINE. *V.* EPISYNANCHE.

EPISYNTHÉTISME, s. m., ἐπισυνθετικὴ ; secte médicale dont les partisans se proposaient d'accorder les principes des méthodistes avec ceux des dogmatiques et des empiriques.

EPITASE, s. m., *epitasis*, ἐπίτασις ; début d'un abcès, d'un paroxysme. | Suppression.

EPITHELIUM, s. m., *epithelium*, *epithelis* (ἐπὶ, sur, θηλὴ, mamelon) ; nom donné par Ruysch à la couche mince d'épiderme qui recouvre les parties dépourvues de derme proprement dit, les lèvres, par exemple.

EPITHÈME, s. m., *epithema* (ἐπὶ, sur, τίθημι, je pose). Excepté les onguens et les emplâtres, on comprend sous ce nom tout médicament topique dont on fait l'application à l'extérieur du corps. Les fomentations, les sachets remplis de poudre, les cataplasmes, sont autant d'espèces d'épithèmes, que les auteurs ont distingués en liquides, secs et mous.

EPITROCHLÉE, EPITROKLÉE, s. f., *epitrochlea* (ἐπὶ, au-dessus, τροχαλία, poulie) ; nom donné par Chaussier à une protubérance arrondie de l'extrémité inférieure de l'humérus, située à son côté interne, au-dessus de sa partie articulaire.

EPITROCHLO-MÉTACARPIEN, adj. et s. m., *epitrochlo-metacarpianus* ; nom donné au muscle *radial antérieur* par Chaussier.

Epitrochlo-palmaire, adj. et s. m., *epitrochlo-palmaris* ; dénomination imposée par Chaussier au muscle *palmaire grêle.*

Epitrochlo-phalanginien commun, adj. et s. m., *epitrochlo-phalanginianus communis* ; le muscle *fléchisseur superficiel des doigts* porte ce nom dans la nomenclature de Chaussier.

Epitrochlo - prémétacarpien. Bourgelat lui avait donné le nom d'*extenseur droit antérieur du canon*, avant que Girard lui eût imposé celui-là.

Epitrochlo-préphalangien. Girard a substitué cette dénomination à celle d'*extenseur antérieur du pied*, que lui avait donnée Bourgelat.

Epitrochlo-radial, adj. et s. m., *epitrochlo-radialis.* Chaussier appelle ainsi le muscle *rond pronateur.*

Epitrochlo-suscarpien, suivant Girard ; c'est d'après Bourgelat le *fléchisseur externe du canon.*

EPIZOOTIE, s. f., *epizootia* (ἐπὶ, sur, ζῶον, animal) ; maladie épidémique, générale ou contagieuse, qui affecte un grand nombre d'animaux à la fois.

EPIZOOTIQUE, adj., *epizooticus* ; qui appartient à l'épizootie.

EPOINTÉ, adj., *fractus.* Le cheval épointé est celui qui a une hanche plus basse que l'autre.

EPOME, s. f., *epomis* (ἐπὶ, sur, ὦμος, épaule) ; région supérieure de l'épaule.

EPONGE, s. f. ; se dit de l'extrémité de chaque branche du fer. | S'entend aussi d'une tumeur composée d'un tissu érectile, spongieux et celluleux, située à la pointe du coude.

Eponge, spongia ; genre de polypier polymorphe, en masses flexibles et poreuses, dont les filamens, coriaces ou cornés, sont encroûtés pendant la vie d'une matière gélatineuse, très-fugace et irritable. Les éponges contiennent de l'iode.

Eponge préparée ; éponge coupée en morceaux plats, qu'on humecte, soumet à la presse, lie fortement, et laisse ensuite sécher, après quoi on la plonge dans de la cire fondue, et on la soumet de nouveau à la presse.

EPREINTES, s. f. pl., *tenesmus* ; envies fréquentes d'aller à la selle, accompagnées de douleurs et d'efforts souvent inutiles.

EPSOM, village du comté de Surrey en Angleterre, célèbre par ses eaux minérales, qui doivent leur propriété purgative au sulfate de magnésie.

EPUISEMENT, s. m., *virium defectio* ; perte totale des forces ; diminution considérable de l'énergie vitale ; défaut d'excitation dans les organes. La disette, des évacuations abondantes, de longue fatigues, et en général des excès dan stous les genres, sont autant de causes qu'entraînent l'épuisement. | La fortraiture, le défaut ou la mauvaise qualité des alimens, l'acte de la génération trop souvent exercé, sont considérés par les vétérinaires comme produisant le plus ordinairement l'épuisement chez le cheval, dont l'extérieur annonce alors une organisation profondément détériorée.

EPULIDE. *V.* EPULIE.

EPULIE, s. f., *epulis* (ἐπὶ, sur, οὖλον, gencive); tumeur fongueuse qui prend naissance de la gencive, quelquefois entre les dents, qu'elle déchausse, et qu'elle ébranle. L'épulie a une grande tendance à s'accroître, à se reproduire et à dégénérer en cancer. Pour la détruire, il faut arracher les dents ébranlées, s'il en existe, emporter toute la partie de la gencive qui est affectée, et appliquer sur le lieu malade le cautère actuel, afin de détruire le dernier rudiment du mal.

EPULOTIQUE, adj., *epuloticus* (ἐπὶ, sur, οὐλή, cicatrice); cicatrisant.

EPURGE, s. f., *euphorbia lathyris*; plante herbacée de nos climats, dont les graines, drastiques et émétiques, ont été proposées pour remplacer l'ipécacuanha.

EQUILIBRE, s. m., *æquilibrium* (*æquus*, égal, *librare*, peser); état de deux forces ou puissances contraires, qui sont égales l'une à l'autre. | Repos d'un corps sollicité au mouvement par des forces dont les effets se détruisent mutuellement. | Harmonie dans l'action réciproque des organes d'un corps vivant.

EQUINOXE, s. m., *equinoxium* (*æquus*, égal, *nox*, nuit); temps de l'année auquel le soleil paraît dans les points d'intersection de l'équateur et de l'écliptique. —*Equinoxe du printemps;* il a lieu le 20 ou le 21 mars. — *Equinoxe d'automne;* il a lieu le 22 ou le 23 septembre.

EQUINOXIAL, adj., *équinoxialis;* qui a rapport à l'équinoxe.—*Ligne équinoxiale, équateur*, ou simplement *ligne*, cercle qu'on suppose partager le globe terrestre en deux hémisphères égaux. On le nomme ainsi parce que le jour est égal à la nuit dans ces deux hémisphères, aux époques de l'année où le soleil s'y trouve.

EQUITATION, s. f., *equitatio* (*equus*, cheval); exercice du cheval; action d'aller à cheval.

EQUIVOQUE, adj., *æquivocus;* épithète donnée à des signes qui sont communs à plusieurs maladies.

ERADICATIF, adj., *eradicans* (é, hors, *radix*, racine). On assignait jadis ce nom aux méthodes de traitement que l'on

supposait avoir la puissance d'enlever une maladie et les causes qui l'avaient produite.

ERAILLEMENT, s. m., *divaricatio;* renversement des paupières.

ERECTEUR, adj. et s. m., *erector* (*erigere*, dresser); qui redresse, qui relève. — *de la verge, erector penis;* nom donné au muscle *ischio-caverneux* chez l'homme.—*du clitoris, erector clitoridis;* nom du même muscle chez la femme. | Girard lui donne le nom d'*ischio-sous-pénien* dans le cheval.

ERECTILE, adj., *erectilis* (*erigere*, dresser); nom sous lequel Dupuytren et Rullier désignent un tissu qui a pour caractère principal de se mouvoir par une véritable dilatation active, c'est-à-dire par une turgescence, une augmentation de volume. C'est à tort qu'ils ont distingué de tous les autres ce tissu, qui paraît n'être qu'un lacis veineux parsemé d'un grand nombre de nerfs.

ERECTILITE, s. f., *erectilitas* (*erigere*, dresser); nom donné soit au mode d'action du prétendu tissu érectile, qu'on a ainsi érigé en propriété particulière, soit à toute dilatation spontanée d'une partie vivante, quel qu'en soit le caractère.

ERECTION, s. f., *erectio* (*erigere*, dresser); redressement. Etat d'un organe qui, de flasque et mou qu'il était, devient roide, dur et gonflé, par suite de l'accumulation du sang dans son tissu : *érection de la verge, du clitoris, des mamelons, des papilles nerveuses*, etc.

ERETHISIE, s. m., *erethisis;* irritabilité des muscles.

ERETHISME, s. m., *erethismus* (ἐρέθιζω, j'irrite); irritation, exaltation des phénomènes de la vie dans un organe.

ERFORD, ville d'Allemagne qui possède une source d'eau minérale salino-gazeuse froide.

ERGOT, s. m., *calcar;* ongle placé à l'extrémité d'un doigt imparfaitement développé. | Tubercule médullaire qu'on observe dans la cavité digitale des ventricules latéraux du cerveau. | Maladie des graminées, notamment du seigle, qu'on attribue à une espèce de champignon, et dans laquelle les grains deviennent allongés, un peu recourbés, violets à l'extérieur, d'un blanc terne à l'intérieur, d'un tissu ferme et résistant, faciles à rompre, d'une odeur désagréable et d'une saveur mordicante. | Portion de corne qui se trouve située au milieu du fanon, derrière le boulet.

Ergotisme, s. m. ; nom donné à l'ensemble des accidens occasionés par le seigle ergoté.

Érigne, s. f., *uncus, uncismus*; crochet aigu dont se servent les anatomistes et les chirurgiens pour soulever certaines parties difficiles à saisir, afin d'en faciliter la dissection ou l'extirpation. Le plus souvent la même tige, aplatie à son milieu et recourbée en sens inverse à ses extrémités, se termine de chaque côté par une érigne. D'autres fois elle est emmanchée, et porte à son extrémité libre un crochet simple ou double. Enfin on trouve dans les trousses portatives dites de *Garengeot*, un instrument dont une extrémité porte un cure-oreille, et dont l'autre extrémité, recourbée en crochet aigu, mais fendue dans le sens de sa longueur, présente à volonté une érigne simple ou double, selon qu'un anneau coulant, glissé vers le crochet, en rapproche les deux moitiés, ou selon que cet anneau, porté en sens inverse, permet à ces deux moitiés de s'écarter l'une de l'autre, en vertu de leur élasticité.

Érosion, s. f., *erosio* (*erodere*, ronger); action ou effet d'une substance corrosive, ou d'une inflammation désorganisatrice.

Érotique, adj., *eroticus*; qui a rapport à l'amour. *Passion érotique, manie érotique*, etc.

Érotomanie, s. f., *erotomania* (ἔρως, amour, μανία, manie); folie, aliénation mentale causée par l'amour.

Erpétologie, s. f., *erpetologia* (ἑρπετὸς, reptile, λόγος, discours); partie de la zoologie qui traite de l'histoire naturelle des reptiles.

Erpétologiste, s. m. ; naturaliste qui se livre spécialement à l'étude des reptiles.

Err, village situé à peu de distance de Mont-Louis, et près duquel coulent plusieurs sources d'une eau minérale froide, qu'on croit être ferrugineuse.

Erratique, adj., *erraticus* (*errare*, errer, aller çà et là). Cette expression s'applique surtout aux fièvres intermittentes dont le type est irrégulier.

Erres, s. f., *cervi vestigia*; se dit des pieds ou voies du cerf. *Démêler, perdre les erres.*

Erreur *de lieu, error loci*. Suivant Boerhaave, c'était un changement de direction dans le cours des liquides, dont les molécules pénétraient dans des vaisseaux qu'ils ne parcourent point dans l'état normal.

Errhin, adj., *errhinus* (ἐν, dans, ῥὶν, nez); synonyme de *sternutatoire*.

Errhipsie, s. f., ἔῤῥιψις, *prostratio*; abattement, prostration.

Éructation, s. f., *eructatio, ructus* (*eructare*, roter); émission bruyante, par la bouche, de gaz qui proviennent de l'estomac.

Érugineux, adj., *œruginosus, œrugineus* (*œrugo*, rouille, particulièrement celle de cuivre). On se sert de ce mot pour désigner la bile et les crachats dont la couleur approche de celle du vert-de-gris.

Éruptif, adj., *eruptivus*; épithète donnée à toute maladie dans laquelle viennent à paraître des taches, des boutons, des pustules sur la peau.

Éruption, s. f., *eruptio* (*erumpere*, sortir avec impétuosité); évacuation instantanée et copieuse de sang, de pus, de sérosité, etc. Le plus communément on emploie le mot *éruption* en parlant de la sortie des boutons ou des pustules qui se forment à la surface de la peau.

Érysipélateux, adj., *erysipelatosus*; qui participe des caractères de l'érysipèle.

Érysipèle, s. m., *erysipelas*, ἐρυσίπελας (ἐρύω, j'attire, πέλας, peau); phlegmasie de la peau caractérisée par la tuméfaction irrégulièrement circonscrite de ce tissu, avec rougeur vive, disparaissant sous la pression, chaleur âcre, douleur brûlante et accélération du pouls, puis après apparition de vésicules séreuses, qui se dessèchent et se détachent ensuite par écailles. Un des caractères non moins remarquables de l'érysipèle, et qui lui mérite ce nom, c'est la facilité avec laquelle la phlegmasie se déplace, et tend à gagner en étendue.

Érythématique, adj., *erythematicus*; qui appartient à l'érythème.

Érythème, s. m., *erythema*, ἐρύθημα (ἐρυθρὸς, rouge); rougeur inflammatoire.

Érythrique, adj., *erythricus* (ἐρυθρὸς, rouge); nom donné à l'acide *purpurique* par Brugnatelli, qui l'a décrit le premier.

Érythroïde, adj., *erythroides*, ἐρυθροειδής (ἐρυθρὸς, rouge, εἶδος, ressemblance); ancien nom de l'épanouissement des fibres musculaires des crémasters, à cause de sa couleur rougeâtre. On en faisait une des enveloppes du testicule, sous le nom de *tunique érythroïde*. On donne aussi le nom de *tunique érythroïde*, chez les animaux, à la vésicule ombilicale.

Érythrostome, s. m., *erythrostomum* (ἐρυθρὸς, rouge, στόμα, bouche); nom donné par Desvaux à un fruit hétérocarpien dont le placenta conique supporte un grand nombre d'ovaires distincts et bacciformes, qui proviennent d'une seule fleur : exemple, la *ronce*.

Ésaphe, s. m., ἐσαφή (ἀφάω, je touche de la main); exploration de l'état de l'utérus, à l'aide du doigt introduit dans le vagin : toucher.

Escapade, s. f., *fuga*; action fougueuse d'un cheval qui refuse d'obéir au cavalier.

Escarre. *V.* **Eschare**.

Escarrotique. *V.* **Escharotique**.

Eschales, ancienne abbaye située à quatre lieues de Joigny, dans la cour de laquelle se trouve une source d'eau minérale froide, qu'on croit être ferrugineuse.

Eschare, s. f., *eschara*, ἐσχάρα; portion plus ou moins considérable de parties molles gangrenées, de couleur et de consistance variables, qu'une inflammation éliminatoire sépare ou doit séparer des parties vivantes.

Escharotique, adj., *escharoticus* (ἐσχάρα, eschare). On prend ordinairement cet adjectif substantivement pour désigner toutes les substances qui, appliquées aux tissus vivans, sont susceptibles de les réduire en eschare.

Escharre. *V.* **Eschare**.

Eschellone, nom d'une source salino-gazeuse froide, située en Bavière.

Escot, village près de Pau, qui possède plusieurs sources d'eau minérale chaude, qu'on croit être ferrugineuse.

Esoche, s. f., ἐσωχή; tumeur cachée dans l'anus.

Espèce, s. f., *species*; collection d'êtres quelconques qui se ressemblent entre eux plus qu'ils ne ressemblent à d'autres, et qu'on est convenu de désigner par un nom commun. | Assemblage d'individus semblables ou de même nature qui existent à la fois, mais dont nous ne pouvons jamais observer la collection entière. | Assemblage d'individus qui naissent les uns des autres par un mode constant de génération, et forment race. | La première définition est seule admissible, une espèce n'étant qu'une simple abstraction, et non un groupe exactement déterminé par la nature, aussi ancien qu'elle, et dont elle ait tracé irrévocablement les limites.

Espèces. On donne ce nom, en pharmacie, à des réunions de substances médicinales coupées par petits morceaux ou concassées, qui ont des propriétés médicinales analogues, et qu'on emploie pour faire des infusions ou des décoctions.

Esphlase, s. f., *esphlasis*, ἔσφλασις (φλάω, je ramollis sous le marteau); contusion des os du crâne avec enfoncement sans fracture; impression d'un corps contondant sur le crâne.

Espira, village à huit lieues de Perpignan, dans lequel se trouve une source d'eau minérale froide, qu'on croit être martiale.

Esprit, s. m., *spiritus*; corps très-subtil, qui échappe à tous nos sens, ou sur lequel ils ont peu de prise, et qui agit néanmoins sur le corps humain, ou sur d'autres corps de la nature. | Vivacité d'imagination, facilité de conception, faculté de créer ou de combiner ses idées; art de saisir des rapports entre les objets; talent de dire ce qui convient, d'assaisonner la raison par la délicatesse du sentiment ou la justesse et la promptitude des pensées. | Substance déliée et volatile qui s'échappe d'un corps soumis à la distillation.

Esprit acide, *spiritus acidus*; nom donné autrefois tantôt aux acides étendus d'eau, tantôt à ceux qui se dégageaient, sous forme de vapeurs, pendant la distillation d'un ou de plusieurs corps.

Esprit acide du bois, *de la cire*, *du gayac*, *du papier*; acide acétique huileux, obtenu par la décomposition du bois, de la cire, du gayac ou du papier, à feu nu.

Esprit alcalin, ou *alcalin volatil*; ammoniaque gazeuse.

Esprit ardent, *spiritus ardens*; ancien nom de l'alcool rectifié. — *de cannelle*, produit de la distillation de l'alcool à 28 degrés sur la cannelle concassée. — *de roses*, produit de la distillation de l'alcool à 33 degrés sur les pétales de roses macérés.

Esprit carminatif de Sylvius; produit de la distillation de l'alcool sur les racines d'angélique, d'impératoire et de galanga, les baies de laurier, les graines d'angélique, de livèche et d'anis, l'écorce d'orange, la cannelle, les girofles, le gingembre, la muscade, le macis, et les feuilles de marjolaine, de romarin, de rue et de basilic.

Esprit de castoréum; produit de la distillation de l'alcool sur du castoréum, auquel on a joint des fleurs de lavande, de la cannelle, des feuilles de sauge et de romarin, du macis et des girofles.

Esprit de citron; produit de la distillation de l'alcool à 22 degrés sur le zest du citron.

Esprit de cochléaria; produit de la distillation de l'alcool à 22 degrés sur les feuilles du cochléaria et la racine de raifort.

Esprit de corne de cerf; sous-carbonate d'ammoniaque chargé d'huile, obtenu par la distillation de la corne de cerf.

Esprit de crâne humain; sous-carbonate d'ammoniaque huileux, qu'on obtient en distillant les os du crâne humain.

Esprit de crapaud; sous-carbonate d'ammoniaque chargé d'huile, que fournit la décomposition du crapaud à feu nu.

Esprit de framboise; produit de la distillation de l'alcool à 33 degrés sur des framboises non encore mûres.

Esprit de genièvre; produit de la distillation de l'alcool à 22 degrés sur des baies de genièvre.

Esprit de grain; alcool faible, obtenu par la distillation des graines céréales fermentées.

Esprit de lavande; produit de la distillation de l'alcool à 18 degrés sur les sommités fleuries de la lavande.

Esprit de Mindérérus, spiritus Minderori; nom vulgaire de l'acétate d'ammoniaque.

Esprit de Néroli; mélange de huit onces d'alcool rectifié avec un gros d'huile volatile de fleurs d'oranger.

Esprit de nitre, spiritus nitri; acide nitrique étendu d'eau.

Esprit de nitre dulcifié, spiritus nitri dulcificatus; mélange d'acide nitrique et d'alcool.

Esprit de nitre fumant, spiritus nitri fumans; mélange d'acides nitrique et nitreux.

Esprit de sel, spiritus salis; ancien nom de la solution aqueuse d'acide hydro-chlorique.

Esprit de sel ammoniac, spiritus salis ammoniacalis; ancien nom de l'ammoniaque gazeuse.—*vineux,* résultat de la distillation de deux onces d'alcool à 32 degrés avec une once d'ammoniaque liquide.

Esprit de sel dulcifié, spiritus salis dulcificatus; mélange d'acide hydro-chlorique et d'alcool.

*Esprit de sel fumant, spiritus salis fu-*mans; dissolution très-concentrée d'acide hydro-chlorique dans l'eau.

Esprit de soufre, spiritus sulfuris; ancien nom de l'acide sulfureux.

Esprit de succin; acide succinique chargé d'huile, qu'on obtient en distillant le succin.

Esprit de suie; acide acétique chargé d'huile, produit par la décomposition de la suie à feu nu.

Esprit d'urine; sous-carbonate d'ammoniaque obtenu par la distillation de l'urine.

Esprit de Vénus, spiritus Veneris; ancien nom de l'acide acétique concentré, ou vinaigre radical.

Esprit de vin, spiritus vini; nom vulgaire de l'alcool. — *anirosat,* produit de la distillation de l'alcool à 18 degrés sur les sommités fleuries de romarin.

Esprit de vinaigre, spiritus aceti; nom donné autrefois à l'acide acétique obtenu par la distillation du vinaigre.

Esprit de vipère; sous-carbonate d'ammoniaque obtenu par la distillation de la vipère.

Esprit de vitriol, spiritus vitrioli; acide sulfurique étendu d'eau.

Esprit doux de vin; synonyme d'*huile douce de vin.*

Esprit huileux aromatique; produit de la distillation de l'alcool rectifié sur du sous-carbonate de potasse, des écorces de citron et d'orange, de la vanille, du macis, des girofles, de la cannelle, de l'hydro-chlorate d'ammoniaque et de l'eau de cannelle simple.

Esprit recteur, spiritus rector; nom donné par Boerhaave au liquide odorant qu'on obtient en distillant les plantes aromatiques.

Esprit vineux. V. Esprit de vin.

Esprit volatil, spiritus volatilis; sous-carbonate d'ammoniaque qui provient de la décomposition des matières animales par le feu. — *fétide,* savonule composé d'alcool, d'ammoniaque et de principe volatil fétide de l'assa-fœtida, qu'on obtient en distillant la teinture d'assafœtida sur un mélange d'hydro-chlorate d'ammoniaque et de sous-carbonate de potasse.

Esprits animaux; nom donné par les anciens physiologistes à une matière extrêmement subtile et active, qu'ils supposaient logée dans le système nerveux, d'où, suivant eux, elle déterminait les contractions des muscles, et s'accumulait dans le cœur pour y former un foyer de vie, qui était la source de celle de toutes les autres parties du corps.

ESQUILLE, s. f., *schida, assula* (*squidilla*, mot de la basse latinité, diminutif de *schidia* ou *squidia*, formé du grec σχίδιον, petit éclat de bois, diminutif de σχίδη, copeau); petite portion d'os détachée par une fracture, une nécrose ou une carie du corps de l'os principal.

ESQUINANCIE, s. f., *squinancia, angina, cynanche*; nom vulgaire de l'angine.

ESQUINE. *V.* SQUINE.

ESSENCE, s. f., *essentia*; nature d'une chose, raison de son existence, puissance en vertu de laquelle elle est formée. | Huile volatile obtenue des végétaux par la distillation. | Teinture alcoolique simple.

Essence anti-hystérique de Lemort; produit de la distillation de l'alcool avec du castoréum, de l'assa-fœtida, des huiles volatiles de sabine et de rue, et de l'huile de succin, auquel on ajoute du camphre et du carbonate d'ammoniaque empyreumatique huileux.

Essence carminative de Wedel; mélange d'alcool de citron distillé et d'acide nitrique, dans lequel on a fait infuser des racines de zédoaire, de carline, de roseau aromatique et de galanga, des fleurs de camomille romaine, des semences d'anis et de carvi, des écorces d'oranges, du girofle, des baies de laurier et du macis.

Essence céphalique; alcool dans lequel on a fait macérer de la muscade, du girofle, de la cannelle et des fleurs de grenade.

Essence douce de Hale; mélange d'acétate de potasse, de sucre et d'eau, qu'on fait cuire jusqu'à ce qu'il soit noir, et auquel on ajoute de l'alcool.

Essence royale; solution d'ambre gris, de musc, de civette, d'huile de cannelle, d'huile de bois de Rhodes et de carbonate de potasse dans l'alcool de roses et de fleurs d'oranger.

ESSENTIEL, adj., *essentialis* (*esse*, être); qui entre dans l'essence, qui est absolument nécessaire.—*Maladie essentielle,* celle qui est indépendante de toute autre; qui n'est point symptomatique.—*Huile essentielle,* obtenue par la distillation d'une plante.—*Principes essentiels des végétaux,* substances qu'on croyait former l'essence ou la partie la plus importante des plantes. — *Sels essentiels,* véritables sels ou extraits qui existent

tout formés dans les végétaux, et qu'on en retire par la distillation, l'incinération, la lixiviation ou autres procédés.

ESSÈRE. *V.* SORA.

ESSIEU, s. m., *axis.* La seconde vertèbre du cou a été appelée ainsi à cause de son apophyse odontoïde.

ESSOUFFLEMENT, s. m., *anhelatio.* Ce mot se prend dans la même acception qu'*anhélation.*

ESSOURISSER, v. a.; c'est fendre le cartilage des naseaux, que les maréchaux nomment la *souris,* dans l'intention d'empêcher les chevaux de hennir.

ESTHIOMÈNE, adj., *esthiomenus,* ἐσθιόμενος (ἐσθίω, je mange); rongeant, corrosif: épithète donnée à quelques ulcères. | Pris substantivement, le mot d'*esthiomène* a été employé pour désigner la gangrène totale et complète d'une partie.

ESTIOMÈNE. *V.* ESTHIOMÈNE.

ESTOMAC, s. m., *stomachus, ventriculus,* σίόμαχος, γασίὴρ; organe de la chymification, viscère creux, situé entre le duodénum et l'œsophage, auxquels il est continu dans la partie supérieure de la cavité abdominale, où il occupe tout l'épigastre, ainsi qu'une portion de l'hypochondre gauche, et s'avance même un peu jusque dans l'hypochondre droit; sac musculo-membraneux, allongé, conoïde, légèrement déprimé sur deux faces opposées, courbé dans le sens de sa longueur, et dirigé en travers, mais un peu obliquement de haut en bas, de gauche à droite, et d'arrière en avant.

ESTRAGON, s. m., *artemisia dracunculus;* espèce d'armoise, qu'on emploie dans les cuisines à titre de condiment.

ESTRAPASSER, v. a.; fatiguer un cheval par de trop longs exercices de manége.

ESTROFFE, s. f.; se dit d'une corde courte dont les deux bouts forment chacun un anneau, qu'on place au haut de la queue pour conduire les chevaux les uns derrière les autres.

ESTURGEON, s. m., *acipenser sturio;* poisson de mer, qui remonte dans les rivières, et dont on estime la chair, qui ressemble à celle du veau. Dans le Nord, on prépare le *caviar* avec les œufs de l'*acipenser huso,* dont la vessie natatoire fournit l'*ichthyocolle.*

ESULE, s. f., *euphorbia esula;* plante herbacée indigène, dont on employait autrefois, contre les fièvres intermittentes, les feuilles et les racines, qui sont purgatives.

ÉTAIN, s. m., *stannum*, χαττίτερος, σ/άννος; métal solide, d'une couleur argentine, plus dur et plus brillant que le plomb, malléable, non volatil, et faisant entendre un cri particulier lorsqu'on le ploie. On l'emploie en médecine comme vermifuge.

ÉTAIRION, s. m., *etairium* (ἑταιρία, société, liaison); nom donné par Mirbel à un fruit composé de plusieurs samares disposées autour de l'axe imaginaire du fruit. C'est le plopocarpe de Desvaux. Il aurait fallu dire *hétairion*.

ÉTAIRIONNAIRE, adj., *etairionnarius*; nom donné par Mirbel à des fruits composés, provenant de deux ovaires distincts, qui n'ont qu'un seul style commun.

ÉTALON, s. m., *equus admissarius*; cheval entier destiné à saillir les jumens, pour la conservation de l'espèce.

ÉTAMAGE, s. m., *obstannatio*; action de couvrir une surface métallique d'une couche d'étain, qui la garantisse du contact de l'air, et l'empêche ainsi de s'oxider.

ÉTAMPE, s. f., *stampa*; instrument pour percer le fer aux endroits où doivent être placés les clous.

ÉTAMPER, v. a., *forare*; c'est percer des trous sur des branches de fer avec un instrument nommé *étampe*, et les étampures sont les trous qui se trouvent sur le fer.

ÉTAT, s. m., *status*; période d'une maladie qui, parvenue à son plus haut point d'intensité, semble demeurer quelque temps stationnaire. | On dit aussi de l'*état* d'un malade qu'il est *fâcheux, grave, désespérant, satisfaisant, rassurant*. | Époque de la vie à laquelle arrive l'homme, après avoir acquis un développement complet.

ÉTÉ, s. m., *æstas*; saison de l'année qui, dans notre hémisphère, dure depuis le 22 juin jusqu'au 22 septembre. L'été commence à l'instant où le soleil atteint sa plus grande hauteur dans le tropique du cancer, et finit quand cet astre revient au plan de l'équateur.

ÉTEINT, adj., *extinctus*; se dit du mercure coulant lorsqu'il a été trituré jusqu'à ce qu'on n'aperçoive plus aucun globule métallique.

ÉTERNUMENT, s. m., *sternutatio*; expiration convulsive et bruyante, qu'accompagne une secousse plus ou moins vive de tout le corps. L'éternument est souvent l'effet d'une stimulation exercée sur la membrane pituitaire par des acides ou des gaz irritans. Quelquefois aussi il a lieu lorsque cette membrane commence à s'enflammer. Il tend à débarrasser les fosses nasales des mucosités et des corps étrangers qu'elles contiennent.

ÉTHER, s. m., *æther*, ἀιθήρ (αἴθω, je brûle, j'enflamme); matière subtile, qu'on suppose être répandue dans l'espace, et dont on se sert pour expliquer le mouvement des corps célestes. | Produit qui résulte de l'action d'un ou deux acides sur l'alcool.

Ether acétique; liquide incolore et d'une odeur agréable, qui est composé d'acide acétique et d'alcool.

Ether arsénique. V. Ether sulfurique.

Ether benzoïque; liquide incolore, de consistance oléagineuse, et presque aussi volatil que l'eau, qui est formé d'acide benzoïque et d'alcool.

Ether citrique, liquide jaunâtre, inodore et plus pesant que l'eau, qui est composé d'alcool et d'acide citrique.

Ether de castoréum; solution de castoréum dans l'éther sulfurique.

Ether d'opium; solution d'opium dans l'éther sulfurique.

Ether fluorique. V. Ether sulfurique.

Ether hydriodique; liquide transparent, incolore, d'une odeur forte, non inflammable, exhalant des vapeurs pourpres quand on le met sur des charbons ardens, qui est composé d'acide hydriodique et d'hydrogène percarboné.

Ether hydro-chlorique; composé de gaz hydrogène percarboné et d'acide hydrochlorique, qui est gazeux ou liquide, sans couleur, d'une odeur forte, d'une saveur légèrement sucrée, et très-volatil, puisqu'il bout quand on le verse sur la main.

Ether hydrophthorique. V. Ether sulfurique.

Ether malique; liquide jaunâtre, inodore et plus pesant que l'eau, qui est formé d'alcool et d'acide malique.

Ether muriatique. V. Ether hydro chlorique.

Ether nitreux; liquide d'un blanc jaunâtre, d'une saveur âcre et caustique, moins pesant que l'eau et plus lourd que l'alcool, qui est formé d'alcool et d'acide nitreux.

Ether nitrique. V. Ether nitreux.

Ether oxalique; liquide jaunâtre, inodore et plus pesant que l'eau, qui est formé d'alcool et d'acide oxalique.

Ether phosphoré; éther sulfurique chargé de phosphore, qu'il tient en dissolution.

Ether phosphorique. V. Ether sulfurique.

Ether sulfurique; liquide limpide, incolore, d'une odeur forte et suave, d'une saveur chaude et piquante, beaucoup plus léger que l'eau, sans action sur les couleurs bleues végétales, très-volatilisable, très-inflammable, et soluble dans l'eau, qu'on obtient en traitant l'alcool par l'un ou l'autre des acides arsénique, fluorique, phosphorique ou sulfurique. C'est un composé d'hydrogène, de carbone et d'oxigène, qu'on emploie comme stimulant diffusible en médecine, qui produit la liqueur d'Hoffmann par son mélange avec l'alcool, et qui, à haute dose, peut devenir un poison corrosif.

Ether sulfurique étendu d'alcool. V. Liqueur minérale anodine d'Hoffmann.

Ether tartarique; liquide syrupeux, brun, inodore et d'une saveur amère, qui est formé d'alcool et d'acide tartarique.

Ether vitriolique. V. Ether sulfurique.

Éthéré, adj.; qui a les qualités ou les propriétés de l'éther : *liquide éthéré, odeur éthérée. — Teinture éthérée,* produit de l'action de l'éther sulfurique sur les substances qu'il peut dissoudre.

Éthérification, s. f.; conversion en éther.

Éthérisé, adj.; qui est converti en éther.—*Gaz nitreux éthérisé,* mélange de protoxide d'azote, d'oxide nitreux et d'éther, qui se dégage quand on mêle ensemble parties égales d'alcool et d'acide nitrique.

Éthiops *antimonié;* préparation qu'on obtient en triturant l'éthiops avec de l'antimoine cru, ou du sulfure d'antimoine.

Éthiops martial, s. m. (αἴθω, je brûle); ancien nom du deutoxide de fer noir.

Éthiops minéral; ancien nom du sulfure noir de mercure.

Éthiops per se; ancien nom du protoxide noir de mercure.

Éthmoïdal, adj., *ethmoidalis;* qui appartient à l'os ethmoïde.—*Apophyse ethmoïdale,* partie avancée du sphénoïde qui s'articule avec l'ethmoïde. —*Artères ethmoïdales,* au nombre de deux, dont l'antérieure provient de l'ophthalmique, et dont l'origine de l'autre varie beaucoup.—*Cellules ethmoïdales,* cavités creusées dans l'os ethmoïde.—*Cornet ethmoïdal,* lame rugueuse de l'os ethmoïde qui couvre le méat moyen des fosses nasales. — *Crête ethmoïdale,* ou apophyse *crista galli.* — *Echancrure ethmoïdale* du coronal, qui reçoit l'ethmoïde. — *Nerf ethmoïdal* ou *olfactif.* — *Os ethmoïdal* ou *ethmoïde.* — *Veines ethmoïdales,* qui correspondent aux artères du même nom.

Ethmoïde, adj. et s. m., *ethmoides, ethmoidalis, ethmoideus,* ἠθμοειδής (ἠθμὸς, crible, εἶδος, ressemblance); l'un des huit os du crâne, à la base duquel il est situé, et qui doit son nom à ce que sa partie supérieure est criblée de trous pour le passage des filets du nerf olfactif. Il est formé par un assemblage de lames minces et fragiles, produisant un grand nombre de cellules que tapisse un prolongement de la membrane pituitaire.

Éthmoïdien, adj., *ethmoideus;* qui appartient à l'ethmoïde. Synonyme d'*ethmoïdal.*

Éthuse, s. f., *œthusa cynapium;* plante de nos climats, appelée aussi *petite ciguë,* qui appartient à la pentandrie digynie et à la famille des ombellifères. Elle est très-vénéneuse.

Étincelle, s. f., *scintilla.* On appelle *étincelles électriques* les bluettes lumineuses qu'on tire d'un corps conducteur chargé d'électricité, quand on lui présente le doigt, ou tout autre conducteur à l'état naturel. On les appelle aussi *étincelles fulminantes* ou *foudroyantes.*

Étiolement, s. m., *chlorosis;* état des plantes qui végètent hors de l'influence de la lumière. Il consiste en ce qu'elles n'acquièrent point la couleur qui leur est naturelle, s'allongent beaucoup, restent grêles, ne prennent pas de consistance, et conservent une saveur douce qui les rend plus agréables au goût. | Décoloration, pâleur de la peau. L'étiolement, chez l'homme comme dans les animaux, peut être causé par la soustraction de la lumière, mais les maladies chroniques en sont la cause la plus fréquente.

Étiologie, s. f., *œtiologia* (αἰτία, cause, λόγος, discours); partie de la pathologie dont le but est l'étude ou la connaissance des causes des maladies.

Étique, adj., *hecticus;* qui est tombé dans l'étisie; dont le corps a éprouvé une diminution considérable dans son volume, à la suite de quelque maladie chronique.

Étisie, s. f., *hectisis,* ἕξις (habitude du corps); état de consomption, d'émaciation.

Étoffé, adj.; se dit d'un cheval en embonpoint, et qui est gros.

ÉTOILE, s. f., *stella;* touffe de poils blancs placée au milieu du front. Les marchands de chevaux emploient différens moyens pour simuler l'étoile naturelle.

ÉTOILÉ, adj. et s. m., *stellatus;* nom d'une sorte de bandage employé autrefois, et dont l'usage est maintenant abandonné. On le faisait à l'aide d'une bande roulée à un seul ou à deux globes, avec laquelle on embrassait une seule épaule ou toutes les deux, selon qu'on voulait faire l'étoilé simple ou double, et dont les jets se croisaient en X, disposition dont le bandage avait tiré son nom. Il était recommandé dans les fractures du sternum, et dans celles de l'une ou des deux clavicules, de l'un ou des deux humérus, à la partie supérieure.

ÉTONNÉ, adj., *concussus.* On entend par *cerveau étonné* la commotion ou l'ébranlement ressenti par cet organe après une chute ou un coup.

ÉTONNEMENT *du sabot*, s. m., *commotio;* commotion, ébranlement occasioné par une violence extérieure sur le pied ou sabot du cheval.

ÉTOUFFEMENT, s. m., *suffocatio;* suffocation imminente. Ce phénomène a lieu toutes les fois que l'air ne peut pénétrer en quantité suffisante dans les poumons, comme dans les cas de croup, de bronchite, de pneumonie, d'obstacle à la circulation, d'épanchement dans la cavité des plèvres, etc.

ÉTOUPE, s. f., *stupa;* filasse très-courte dont on se sert en chirurgie vétérinaire au lieu de charpie.

ÉTOURDISSEMENT, s. m.; sensation particulière durant laquelle tous les objets environnans semblent se mouvoir, en même temps qu'on se croit près de tomber et de s'évanouir. L'étourdissement constitue le premier degré du vertige.

ÉTRANGLÉ, adj., *incarceratus;* épithète qu'on donne à une partie qui éprouve une constriction violente.

ÉTRANGLEMENT, s. m., *strangulatio, incarceratio* (*strangulare*, étrangler); état d'une partie qui se trouve assez fortement serrée pour éprouver des accidens de cette constriction. L'étranglement est une complication redoutable des inflammations et des hernies. Dans le premier cas, il survient quand l'inflammation attaque une partie celluleuse entourée par une enveloppe aponévrotique, et la gangrène des parties qui tendent à se développer et de celles qui résistent au développement peut en être la

suite. Le furoncle, le panaris, les grandes inflammations de la cuisse, etc., en offrent des exemples. Dans le second cas, il est le résultat de l'étroitesse relative des ouvertures par lesquelles se sont faites les hernies, ou de celle du col du sac herniaire; de la présence de quelque bride, de quelque adhérence, de quelque déchirure du sac ou du mésentère, de la contorsion d'une anse intestinale sur elle-même, etc. Il peut être multiple sur une même hernie, et déterminer la mortification des parties *comprimées*, mais non celle des parties *comprimantes*. On doit, dans tous les cas, le faire cesser à l'aide de *débridemens* convenablement pratiqués.

ÉTRANGUILLON, s. m., *angina;* nom que les maréchaux donnent à l'angine du cheval. Ils entendent aussi par ce mot la *fausse gourme.*

ÉTRIER, s. m., *stapes;* osselet de l'oreille interne, qui ressemble à l'objet dont il porte le nom. Articulé d'une part avec le lenticulaire, il est uni à la circonférence de la fenêtre ovale par la membrane muqueuse de la caisse du tympan.

ÉTRIQUÉ, adj.; se dit du chien qui a peu de corps, et qui est haut sur jambes.

ÉTROIT *du boyau. V.* LEVRETÉ.

ÉTUVE, s. f.; chambre où l'on élève la température de l'air, par des moyens artificiels, en y faisant arriver soit seulement du calorique, soit de la vapeur d'eau. On appelle l'étuve, dans le premier cas, *sèche*, et dans le second *humide.*

ÉTUVER, v. a.; fomenter, laver une plaie.

EUÆMIE, s. f., *euæmia* (εὖ, bien, αἷμα, sang); bonne nature du sang.

EUÆSTHÉSIE, s. f., *euæsthesia* (εὖ, bien, αἴσθεσις, sensibilité); sensibilité normale.

EUCHLORINE, s. f.; nom donné par Davy au gaz protoxide de chlore.

EUCHROÉ, s. f., *euchrœa,* εὔχροια (εὖ, bien, χροιὰ, couleur); teinte animée de la peau, surtout de la face, qui annonce une bonne santé.

EUCHYLIE, s. f., *euchylia,* εὐχυλία (εὖ, bien, χυλὸς, suc); bonne nature des fluides d'un corps vivant.

EUCHYMIE, s. f., *euchymia,* εὔχυμια (εὖ, bien, χυμὸς, suc, humeur); bonne qualité des liquides du corps humain.

EUCRASIE, s. f., *eucrasia,* εὐκρασία (εὖ, bien, κρᾶσις, tempérament); bonté du tempérament.

EUDIAPNEUSTIE, s. f., *eudiapneustia* (εὖ,

bien, διὰ, par, πνέω, je respire); bon état de la transpiration.

EUDIOMÈTRE, s. m., *eudiometrum* (εὔδιος, serein, μέτρον, mesure); instrument dont on se sert pour mesurer le degré de pureté de l'air atmosphérique, c'est-à-dire la quantité d'oxigène qu'il contient.

EUDIOMÉTRIE, s. f., *eudiometria* (εὔδιος, serein, μέτρον, mesure); art de déterminer, par des moyens chimiques, la quantité d'oxigène contenue dans l'air atmosphérique.

EUDIOMÉTRIQUE, adj., *eudiometricus*; qui a rapport à l'eudiométrie : *instrument, moyen, procédé, expérience eudiométrique.*

EUÉRÉTHISME, s. f., *euerethisia*; irritabilité normale des muscles.

EUEXIE, s. f., *eucxia* (εὖ, bien, ἕξις, habitude du corps); bonne conformation du corps.

EUNUQUE, adj. et s. m., *eunuchus, castrotus, excastratus, spado, eviratus, semivir, semimasculatus, emasculatus, exsectus, intestatus, extesticulatus, ectomius,* εὐνοῦχος (εὐνή, lit, ἔχω, je garde); homme auquel on a enlevé ou désorganisé tout ou partie des organes de la génération, pour le rendre incapable soit seulement de reproduire son semblable, soit même d'exercer l'acte vénérien.

EUPATOIRE, s. f., *eupatorium cannabinum*; plante indigène de la syngénésie polygamie et de la famille des corymbifères, dont les anciens utilisaient les propriétés stimulantes et toniques, négligées par les modernes. C'est une espèce du même genre qui fournit l'*aya-pana. V.* ce mot.

EUPEPSIE, s. f., *eupepsia* (εὖ, facilement, πέπτω, je cuis); digestion facile.

EUPHLOGIE, s. f., *euphlogia* (εὖ, bien, φλέγω, je brûle); inflammation bénigne.

EUPHONIE, s. f., *euphonia* (εὖ, bien, φωνή, voix); son ou voix qui frappe agréablement l'oreille.

EUPHORBE, s. m., *euphorbium*; résine fournie par les *euphorbia officinarum* et *antiquorum.* Elle est en larmes d'un jaune sale, friable, presque sans odeur, à moins qu'on ne la pulvérise, d'une saveur âcre et brûlante. C'est l'une des substances les plus irritantes que l'on connaisse, et un véritable poison, qui doit être banni de la matière médicale.

EUPHORBE, s. f., *euphorbia*; genre de plantes de la dodécandrie trigynie et de

la famille des euphorbiacées, très-nombreux en espèces, dont plusieurs sont utiles à la médecine. L'écorce de la racine de l'*euphorbia cyparissias* est violemment purgative. Plusieurs autres espèces jouissent de la même propriété. *V.* EPURGE, ESULE, RÉVEIL—MATIN. Ce sont des plantes de ce genre qui donnent la résine *euphorbe. V.* ce mot.

EUPHORIE, s. f., *euphoria* (εὖ, bien, φέρω, je porte); état de souffrance supportable.

EUPHRAISE, s. f., *euphrasia officinalis*; petite plante indigène de la famille des rhinanthées et de la didynamie angiospermie, qui est un peu amère, et à laquelle on attribuait autrefois une grande efficacité dans les maladies des yeux.

EUPNÉE, s. f., *eupnœa,* εὔπνοια (εὖ, facilement, πνέω, je respire); facilité de respirer.

EURHYTHMIE, s. f., *eurhythmia* (εὖ, bien, ῥυθμὸς, rhythme); régularité du pouls.

EURYCHORIE, s. f., *eurychoria* (εὐρὺς, large, χωρίον, lieu); sinus.

EUSÉMIE, s. f., *eusemia* (εὖ, bien, σῆμα, signe); se dit de la réunion de plusieurs signes favorables dans une maladie.

EUSTHÉNIE, s. f., *eusthenia* (εὖ, bien, σθένω, pouvoir); se dit de l'état normal de la force vitale.

EUTAXIE, s. f., *eutaxia* (εὖ, bien, τάξις, ordre); disposition régulière des différentes parties du corps.

EUTHANASIE, s. f., *euthanasia,* εὐθανασία (εὖ, facilement, θάνατος, mort); mort douce, sans agonie, sans douleur.

EUTHÉSIE, s. f., *euthesia* (εὖ, bien, θάω, je nourris); bonne conformation du corps.

EUTHYMIE, s. f., *euthymia* (εὖ, bien, θυμὸς, âme, esprit); tranquillité d'esprit. Bon état des facultés mentales.

EUTROPHIE, s. f., *eutrophia,* εὐτροφία (εὖ, bien, τροφέω, je nourris); embonpoint, parce qu'il annonce que la nutrition se fait bien.

EUTONIE, s. f., *eutonia* (εὖ, bien, τόνος, ton); intégrité du ton, de la force des organes.

EUZOODYNAMIE, s, f., *euzoodynamia* (εὖ, bien, ζωὴ, vie, δύναμις, force); état de santé parfaite, selon Gilbert.

EVACUANT, adj. et s. m., *evacuans*; nom donné aux moyens que fournit la thérapeutique pour procurer l'évacuation d'un liquide quelconque. Les saignées générales et locales, les exutoires, les purgatifs, les vomitifs, etc., sont considérés comme des évacuans. On appelle *méthode évacuante*, l'emploi sagement combiné de ces moyens, pour opérer une dérivation.

ÉVACUATIF. *V.* ÉVACUANT.

ÉVACUATION, s. f., *egestio* (*evacuare*, vider); action d'évacuer. C'est elle que la nature et l'art mettent en œuvre pour expulser du corps une humeur ou toute autre matière.

ÉVANOUISSEMENT, s. m., *animi defectio*; défaillance, perte de la connaissance et du mouvement.

ÉVAPORABLE, adj., *vaporabilis*, διαφορητιχὸς; qui est susceptible de s'évaporer.

ÉVAPORATION, s. f., *evaporatio, exhalatio*, διαφόρησις; transformation d'un liquide en vapeur. Elle dépend de la nature du liquide, de la température et de l'étendue de l'espace, sans que la pression atmosphérique influe sur elle en aucune manière, de sorte qu'il se forme autant de vapeur à l'air libre que dans le vide, où sa formation a lieu seulement d'une manière plus rapide.

ÉVAPORER, v. a., *evaporare*; réduire à l'état de vapeur.

ÉVAUX, petite ville du département de la Creuse, qui possède plusieurs sources d'une eau minérale hydrosulfureuse chaude.

ÉVENT, s. m., *apertura*; nom donné aux ouvertures que les cétacés portent sur la tête, et par lesquelles ils rejettent avec force l'eau qui s'introduit dans leur bouche avec les alimens dont ils se nourrissent.

ÉVENTRATION, s. f., *eventratio* (*é*, hors, *venter*, le ventre); tumeur formée par le relâchement général des parois abdominales, et par la chute de presque tous les viscères dans l'espèce de poche qu'elle forme. | Hernie qui se fait à travers les parois du ventre, par un éraillement des fibres musculaires, à travers une cicatrice, et généralement dans un point où il n'existe pas naturellement d'ouverture. | Large plaie des parois abdominales, avec issue d'une grande portion des intestins au-dehors.

ÉVERTICULE, s. m., *everticulum*; curette dont on se sert pour retirer de la vessie les graviers ou les fragmens de calcul qui pourraient y être restés après l'opération de la taille.

ÉVESTER, s. m., *evestrum*; nom donné par Paracelse à un principe imaginaire qui est inhérent à chaque chose, qui connaît l'éternité, et auquel est dû la faculté de prophétiser.

ÉVOLUTION, s. f., *evolutio* (*evolvere*, dérouler); nom donné au mode particulier d'accroissement des corps doués de la vie, par les physiologistes qui supposent que le nouvel être préexiste à l'acte générateur, et qu'il ne fait que se dérouler en quelque sorte à la suite de cet acte.

ÉVROULT (Saint), bourg voisin de l'Aigle, près duquel coule une source d'eau minérale ferrugineuse froide.

ÉVULSIF, adj., *evulsivus*; cette expression s'applique aux instrumens propres à opérer l'évulsion.

ÉVULSION, s. f., *evulsio* (*evellere*, arracher). *V.* AVULSION.

EXACERBATION, s. f., *exacerbatio*; accroissement momentané d'intensité dans les symptômes des maladies aiguës ou chroniques, qui a lieu plus ou moins régulièrement, et plus souvent le soir que le matin. Ce mot se prend dans le même sens que *paroxysme, redoublement*.

EXALME, s. f., ἔξαλμα (ἐξ, hors de, ἅλμα, saut); déplacement des vertèbres.

EXALTATION, s. f., *exaltatio*; augmentation des propriétés vitales, de la vie, du mouvement vital. | Activité très-grande dans l'accomplissement des fonctions.

EXAMBLOME. *V.* EXAMBLOSIE.

EXAMBLOSIE, s. f., *examblosis*, ἐξάμβλω-σις (ἐξαμβλόω, je fais avorter); avortement.

EXANIE, s. f., *exania* (*ex*, hors de, *anus*, l'anus); renversement ou chute du rectum.

EXANTHÉMATEUX. *V.* EXANTHÉMATIQUE.

EXANTHÉMATIQUE, adj., *exanthematicus*; qui appartient aux exanthèmes. Le mouvement fébrile qui accompagne les inflammations superficielles de la peau, leur a fait donner, par quelques auteurs, le nom de *fièvres exanthématiques*.

EXANTHÈME, s. m., *exanthema*, ἐξάν-θημα (ἐξανθέω, je fleuris); éruption de taches, de boutons, de pustules, qui paraît à la peau. Ce mot sert à désigner la plupart des affections éruptives de la peau.

EXANTHROPIE, s. f., *exanthropia*, ἐξαν-θρωπία (ἐξ, loin, ἄνθρωπος, homme); aversion pour les hommes.

EXARAGME, s. m., ἐξάραγμα (ἐξαράσσω, j'arrache, je brise); fracture avec arrachement.

EXARCHIATRE, s. m., *exarchiater* (ἐξ, sur, ἀρχή, primauté, ἰατρὸς, médecin); le premier des archiatres.

EXARME, s. f., ἔξαρμα (ἐξαίρω, j'élève); tumeur saillante.

EXARTHRÈME, s. m., *exarthrema* (ἐξ, hors de, ἄρθρον, articulation); luxation.

Exarthrome. *V.* Exarthrème.

Exarthrose. *V.* Exarthrème.

Exarticulation. *V.* Exarthrème.

Exaspération, s. f., *exasperatio;* accroissement extrême de l'intensité des symptômes, ou de l'état morbide, qui en est la cause.

Excarnation, s. f., *excarnatio;* mode de préparation anatomique que l'on met en usage pour isoler les vaisseaux injectés des parties au milieu desquelles ils sont situés. On y parvient au moyen de la putréfaction, ou de la corrosion par un acide.

Excavation, s. f., *excavatio;* enfoncement, dépression.

Excipient, adj. et s. m., *excipiens (excipere,* recevoir); substance propre à dissoudre ou incorporer un médicament. | Substance qui, dans une formule médicinale, donne la forme et la consistance au médicament composé, et sert aux autres d'intermède, de véhicule.

Excision, s. f., *excisio (excido,* je coupe, je retranche); opération par laquelle on enlève des tumeurs d'un petit volume, pédiculées ou supportées par une base étroite, ou on retranche quelque partie peu considérable, quelques lambeaux de certains organes. Elle se pratique ordinairement à l'aide des ciseaux.

Excitabilité, s. f., *excitabilitas;* faculté qu'ont les corps organisés vivans d'entrer en action à l'occasion d'un stimulant.

Excitant, adj. et s. m., *excitans;* agent qui a pour effet d'augmenter l'action vitale des organes, de les stimuler, de manière que les fonctions de la vie s'exercent avec plus de rapidité. Brown a considéré comme excitans tous les corps de la nature qui, en contact avec les corps organisés vivans, modifient plus ou moins le mouvement vital.

Excitateur, adj. et s. m., *excitator (excitare,* exciter); instrument de physique dont on se sert pour décharger un appareil électrique, sans s'exposer à recevoir de commotion. Blainville donne le nom de *faculté excitatrice* à celle que possède la substance nerveuse.

Excitation, s. f., *excitatio (excitare,* exciter); action des excitans sur le corps vivant. | Exercice régulier de l'action vitale. | Exaltation partielle ou générale du mouvement vital.

Excitement, s. m., *incitamentum.* Selon Brown, c'est le produit des forces agissantes sur l'excitabilité. Cullen désignait par ce mot le rétablissement de l'énergie et de l'action du cerveau.

Excoriation, s. f., *excoriatio (ex,* de, *corium,* la peau); écorchure. | Plaie superficielle qui n'intéresse que le corps de la peau.

Excréation. *V.* Exscréation.

Excrément, s. m., *excrementum, excretum, excreto excernendum,* περίτλωμα, διαχώρημα *(excernere,* séparer); tout ce qui est évacué du corps d'un animal. Pris au pluriel, ce mot désigne les matières fécales, dans le langage ordinaire.

Excrémenteux, adj.; synonyme d'*excrémentitiel.*

Excrémentitiel, adj., *excrementitius;* qui a rapport aux excrémens, qui en a le caractère.—*Humeurs, parties excrémentitielles,* tout ce qui est rejeté du corps, comme impropre à la nutrition.

Excrémento - recrémentitiel, adj., *excremento-recrementitialis.* Se dit des fluides animaux destinés à être en partie absorbés et en partie rejetés au dehors.

Excréteur, adj., *excretorius (excernere,* séparer); qui pousse au dehors. — *Organe excréteur,* qui prépare les fluides destinés à sortir du corps.— *Vaisseau, conduit* ou *canal excréteur,* qui conduit ces fluides hors du corps.

Excrétion, s. f., *excretio, evacuatio. ejectio, expulsio, egestio,* διαχώρησις *(excernere,* séparer); action par laquelle un organe creux se vide des matières auxquelles il sert de réservoir.—Action par laquelle il se forme dans le corps des matières qui doivent en être ensuite expulsées. | Toute matière qui est chassée hors du corps, quelle que soit l'action qui l'a produite.

Excrétoire, adj.; synonyme d'*excréteur.*

Excroissance, s. f., *excrescentia (ex,* hors de, *crescere,* croître); nom générique et vulgaire par lequel on désigne des tumeurs de nature différente, mais qui toutes ont pour caractère commun de faire saillie à la surface de quelque organe, et spécialement de la peau et des membranes muqueuses, et, ordinairement, de ne tenir à ces organes que par une base mince et par des racines peu profondes. Les verrues, les crêtes, certains polypes, etc., sont des excroissances, presque toujours dues à une cause interne. On doit les combattre par les remèdes appropriés à cette cause; mais lorsqu'elles sont idiopathiques, ou lorsque la cause à laquelle elles sont dues ayant été détruite, elles persistent, on les emporte en en pratiquant l'excision.

Excussion, s. f., *excussio* (*excutere*, secouer); secousse, agitation, commotion.

Excutia *ventriculi*; brosse de l'estomac. Pinceau de soies de cochon monté au bout d'un long fil d'archal ou de laiton, dont on se servait autrefois pour détacher les corps étrangers retenus dans l'œsophage, et dont on a proposé de se servir pour balayer l'intérieur de l'estomac, et détacher les matières visqueuses qui pourraient y adhérer.

Exelcose, s. f., *exelcosis*, ἐξἑλκωσις (ἔλκος, ulcère); exulcération.

Exelcysme, s. m., ἐξέλκυσμος (ἐξ, de, ἑλκύω, je tire); enfoncement des os.

Exérame, s. m., ἐξέραμα; vomissement.

Exercice, s. m.; *exercitatio*; action de travailler, de faire; action de tout organe quelconque; mouvement, quel qu'il soit, imprimé au corps par les contractions des muscles soumis à la volonté.

Exérèse, s. f., *exeresis* (ἐξ, loin de, αἱρέω, j'emporte); nom générique de toutes les opérations qui ont pour but de détacher, d'emporter, de retrancher, d'extraire des corps tout ce qui est superflu ou nuisible. L'amputation, l'extraction, l'évulsion, l'excision, l'ablation, etc., sont des espèces du genre exérèse.

Exerrhose, s. f., *exerrhosis* (ἐξ, hors, ῥέω, je coule); écoulement qui a lieu par la transpiration insensible.

Exfoliatif, adj., *exfoliativus, desquamatorius*; qui enlève par feuillets, par écailles, etc. — *Médicament exfoliatif*, sorte de remède auquel on attribuait la faculté d'accélérer l'exfoliation. | *Trépan exfoliatif*, lame d'acier quadrilatère, dont le bord supérieur donne naissance à la tige qui sert à la fixer à l'arbre, et dont le bord inférieur, tranchant, présente une épine moyenne qui la sépare en deux cavités taillées en biseau en sens inverse l'une de l'autre, et qui sert de pivot à l'instrument. On s'en servait autrefois pour diminuer l'épaisseur des portions d'os nécrosées, dans l'intention d'en accélérer la chute. Aujourd'hui il n'est plus d'aucun usage.

Exfoliation, s. f., *exfoliatio* (*ex*, de, *folium*, feuille); séparation ou élimination, sous forme de lame, et par l'effet d'un travail inflammatoire, des parties nécrosées d'un os, d'un tendon, d'une aponévrose ou d'un cartilage. — *insensi-*

ble, celle dans laquelle les parties mortes se détachent par parcelles insensibles et insaisissables. — *sensible*, celle dans laquelle les parties mortes forment des esquilles, des lames, ou des lambeaux apparens.

Exhalaison, s. f., *exhalatio*; émanation qui s'échappe des corps organiques ou inorganiques, à l'état de gaz ou de vapeur.

Exhalant, adj., *exhalans*; qui exhale. On appelle *exhalans*, des vaisseaux qu'on suppose naître dans le système capillaire, et aboutir tant à la surface des membranes qu'à celles des lames du tissu cellulaire et dans le tissu des organes. Personne n'a vu ces vaisseaux, et tout porte à croire que ce sont des êtres de raison.

Exhalation, s. f., *exhalatio*, ἀναθυμία-σις (*exhalare*, exhaler); émission d'une portion d'un corps qui vient à être réduite à l'état de gaz, de vapeur ou de liquide; sortie d'un liquide hors du lieu qui le contient, à la faveur de vaisseaux particuliers qui vont le déposer dans une autre région du corps.

Exhalatoire, adj., *exhalatorius*; qui est produit par l'exhalation : *fluide exhalatoire*.

Exinanition, s. f., *exinanitio*; épuisement, faiblesse.

Exiture, s. f., *exitura*; abcès qui suppure. | Excrémens putrides en général.

Ex-occipital, adj. et s. m., *ex-occipitalis*; nom donné par Geoffroy Saint-Hilaire à l'os occipital latéral.

Exoche, s. f., ἐξοχὴ; tumeur saillante hors de l'anus.

Exocyste, s. f., *exocystis* (ἐξ, hors, κύστις, vessie); renversement de la vessie urinaire.

Exoène. *V.* **Exoine**.

Exoine, s. f. (*ex*, hors, *idoneus*, propre); excuse d'une personne citée en justice, qui n'y comparaît pas; certificat délivré par un médecin pour attester la réalité de circonstances physiques qui peuvent, soit la dispenser des devoirs imposés par la loi civile, soit fléchir la rigueur des lois pénales en sa faveur, soit l'empêcher d'obéir aux règles que sa conscience lui prescrit d'observer. —*juridique*, certificat demandé par l'autorité. — *officieuse* ou *privée*, certificat demandé par un simple particulier.

Exombilication. *V.* **Exomphale**.

Exomètre, s. f., *exometra* (ἐξ, hors, μήτρα, la matrice); renversement de la matrice.

Exomphale, s. f., *exomphalus, exum-*

bilicatio (ἐξ, hors. ὀμφαλός, nombril) ; hernie ombilicale. Elle est plus fréquente chez les enfans en bas âge que chez les adultes. Chez les premiers, elle se fait à travers l'ouverture de l'anneau ombilical ; chez les autres, elle a lieu par les environs de cette cuverture, et se fait remarquer plus souvent chez la femme que chez l'homme. Le sac herniaire est ordinairement fort mince, mais il existe toujours. Les organes qu'il renferme sont le plus communément l'épiploon, le jéjunum, l'arc du colon, quelquefois l'estomac, etc. On maintient l'exomphale réduite à l'aide d'un bandage composé d'une pelote et d'une ceinture. Lorsqu'elle s'étrangle, on doit porter le débridement en haut, afin de ne pas laisser une cicatrice vers un point déchiré de l'ouverture, et à gauche, pour éviter la veine ombilicale.

EXONÉIROSE, s. f., *exoneirosis* (ἐξ, hors, ὄνειρος, songe) ; pollution nocturne.

EXOPHTHALMIE, s. f., *exophthalmia* (ἐξ, dehors, ὀφθαλμός, l'œil) ; sortie du globe de l'œil hors de la cavité orbitaire. L'exophthalmie diffère de la procidence de l'œil : dans celle-ci, qui est ordinairement le résultat de l'action d'une cause vulnérante, l'œil, tombant sur la joue, peut être facilement replacé ; la première, au contraire, est toujours symptomatique du développement de quelque tumeur dans le fond ou dans le voisinage de l'orbite, et, par conséquent, ce n'est qu'en détruisant les engorgemens chroniques du tissu cellulaire qui remplit le sommet de la cavité orbitaire, les exostoses, les polypes de cette cavité, du sinus maxillaire ou des fosses nasales, etc., qu'on parvient à la détruire et à faire cesser ou à prévenir la cécité plus ou moins complète qui est le résultat inévitable du tiraillement des nerfs optiques, et de la compression de l'œil.

EXORBITISME, s. m., *exorbitismus* (ex, hors, *orbita*, l'orbite) ; mot employé par Percy comme synonyme d'*exophthalmie*.

EXORESCENCE, s. f., *exorescentia*. Ce mot a été employé dans le même sens que *redoublement, exacerbation*.

EXOSTOSE, s. f., *exostosis* (ἐξ, hors, ὀστέον, os) ; tumeur de nature osseuse, qui se développe à la surface ou dans la cavité d'un os, avec la substance duquel la sienne se confond. — *éburnée*, celle qui a l'aspect et la consistance de l'ivoire. — *laminée*, celle qui est formée de lames superposées ou de filamens distincts. — *spongieuse*, celle dont la structure est analogue à celle du tissu spongieux des os. Rarement idiopathique ou produite par l'action d'une cause externe, l'exostose est presque toujours due à une cause intérieure, vénérienne, scorbutique, scrofuleuse, et réclame l'emploi des moyens propres à détruire ces différentes causes. Mais si elle est *locale*, ou si, sa cause ayant été détruite, elle persiste comme effet et non comme symptôme, les fondans intérieurs et extérieurs les plus puissans, enfin l'amputation de la tumeur à l'aide du trépan, du maillet et de la gouge, ou de la scie, sont les moyens qu'il convient de lui opposer.

EXOTICADÉNIE, s. f., *exoticadenia* ; aversion pour les remèdes exotiques.

EXOTICOMANIE, s. f. ; préférence exclusive pour les médicamens exotiques.

EXOTIQUE, adj., *exoticus, extraneus*, ἐξωτικός (ἔξω, dehors) ; qui est étranger, ou qui vient des pays étrangers. Se dit des végétaux étrangers au climat où on les cultive, des agens médicinaux apportés par le commerce du dehors.

EXPANSIBILITÉ, s. f., *expansibilitas* (ex, hors, *pando*, j'étends) ; faculté dont jouissent certains corps, ou certains organes, d'occuper plus de place par l'écartement de leurs molécules.

EXPANSIBLE, adj., *expansibilis* ; qui est doué d'expansibilité.

EXPANSIF, adj., *expansivus* ; qui peut s'étendre. — *Electricité expansive*, ou positive. — *Force expansive*, ou centrifuge.

EXPANSION, s. f., *expansio* (ex, hors, *pandere*, étendre) ; état de dilatation d'un corps expansible. | Prolongement étalé d'une partie du corps d'un animal : *expansion aponévrotique, fibreuse*.

EXPECTANT, adj., *expectans* ; qui attend. La *médecine expectante* est celle qui consiste à contempler les maladies, sans en arrêter les progrès.

EXPECTANTISME, expression proposée dans ces derniers temps pour désigner la manie de l'expectation de certains médecins qui, se proposant Hippocrate pour modèle, abandonnent les maladies aux seuls efforts de la nature.

EXPECTATION, s. f., *expectatio*. Se contenter d'observer les maladies, éloigner les causes qui ont pu les produire, ou celles qui peuvent entraver leur marche, en se donnant bien de garde d'administrer aucun remède actif, à moins cependant que quelque circonstance pressante ne le requière, c'est là ce qui constitue la méthode thérapeutique connue sous le nom d'*expectation*.

EXPECTORANT, adj. et s. m., *expectorans* (*expectorare*, chasser de la poitrine); qui rend l'expectoration plus facile, qui la rétablit. Les agens pharmacologiques dont on se sert comme expectorans sont choisis parmi les adoucissans, les excitans, ou les toniques : les premiers sont les plus convenables.

EXPECTORATION, s. f., *expectoratio, anacatharsis,* ἀναϰάθαρσις (*ex*, hors, *pectus*, poitrine); action par laquelle on ramène du poumon dans la bouche les matières muqueuses, ou autres, qui s'accumulent à la surface des bronches.

EXPECTORÉ, adj., *expectoratus.* Cette expression s'applique aux matières qui ont été rejetées par l'expectoration.

EXPÉRIENCE, s. f., *experientia ;* connaissance des choses, acquise par un long usage. En médecine, c'est l'art de préserver le corps humain des maladies auxquelles il est sujet, et de les guérir, une fois qu'elles ont paru. On n'y devient habile que par une longue suite d'observations faites avec soin. | Épreuve, essai, tentative. *V.* EXPÉRIMENT.

EXPÉRIMENT, s. m., *experimentum ;* épreuve que l'on fait sur l'homme ou sur les animaux avec un agent thérapeutique nouveau, afin d'en connaître les propriétés. | Vivisection des animaux, faite dans l'intention de découvrir quelque chose sur la structure et les fonctions de leurs organes. | Essai que l'on fait d'un poison ou d'un aliment inconnu, pour savoir quelle est son action.

EXPÉRIMENTATEUR, adj., *experimentator ;* qui fait des expérimens.

EXPERT, s. m. ; médecin, chirurgien ou vétérinaire chargé de faire un rapport en justice. On appelle *maréchal expert* le vétérinaire qui s'occupe de la maréchallerie.

EXPIRATEUR, adj., *expirationi inserviens* (*ex*, hors, *spirare*, souffler). On appelle *muscles expirateurs* ceux qui, en se contractant, resserrent les parois de la poitrine, et chassent ainsi l'air contenu dans les poumons.

EXPIRATION, s. f., *expiratio, efflatio,* ἐϰπνοὴ (*ex*, hors, *spirare*, souffler); acte ayant pour but de chasser hors du poumon l'air qui s'y est introduit durant celui de l'inspiration.

EXPLORATION, s. f., *exploratio* (*explorare*, examiner, rechercher); examen attentif que l'on fait de l'état d'un malade, pour connaître la nature et le sujet de sa maladie.

EXPLORER, v. a., *explorare ;* procéder à l'exploration, aller à la découverte de quelque chose.

EXPLOSIF, adj. (*explodere,* chasser en poussant). On appelle *distance explosive* le plus grand intervalle qui, dans un milieu quelconque non conducteur, peut se trouver entre deux corps, dont l'un soutire le fluide électrique de l'autre par une étincelle, de sorte que l'étincelle n'a plus lieu au delà de cette distance.

EXPRESSION, s. f., *expressio,* ἐϰπιεσμὸς, ἐϰθλίψις (*ex*, hors, *premere*, presser); opération dans laquelle on comprime une substance pour se procurer à part les fluides qu'elle contient. | Manière dont les impressions faites sur nous se peignent dans tout notre extérieur, notamment dans les traits de la face.

EXPULSIF, adj., *expellens, expulsorius ;* qui fait sortir, qui met dehors, etc. *Bandage expulsif*, celui qu'on applique dans l'intention de faire sortir les matières qui s'accumulent dans un foyer. Laisser l'ouverture libre, et, à l'aide d'un tampon de charpie, d'une pelote, d'une compresse graduée, etc., soutenus par quelques compresses et quelques tours de bande convenablement serrés, ou de tout autre moyen qui peut varier suivant les cas, comprimer le lieu où se fait l'amas des liquides, telles sont les deux conditions principales que doit remplir le bandage expulsif.

EXSANGUE OU EXSANGUIN, *exsanguis* (*ex*, sans, *sanguis*, sang); qui a naturellement peu de sang, ou qui en a perdu beaucoup, soit par des saignées trop abondantes, soit par des hémorrhagies.

EXSCRÉATION, s. f., *exscreatio, screatio* (*exscreare*, cracher); action de cracher.

EXSICCATION, s. f., *exsiccatio, siccatio,* ξήρανσις, ἀποξήρανσις ; synonyme peu usité de *dessiccation*.

EXSPUITION, s. f., *exspuitio,* πτύσμα, πτύσις (*ex*, hors, *spuere*, cracher); action de cracher, de se débarrasser la bouche des fluides qui s'y sont accumulés.

EXSTROPHIE, s. f., *exstrophia* (ἐϰστρέφω, je retourne); expression dont se sert Chaussier pour désigner l'*extroversion* des organes creux, surtout celle de la vessie.

EXSUCCION, s. f., *exsuccio,* ἐϰμύζησις; synonyme peu usité de *succion*.

EXSUDATION, s. f., *exsudatio,* ἐφίδρωσις; (*ex*, hors, *sudare*, suer); déplacement d'un fluide, qui abandonne ses réservoirs ordinaires dans un corps vivant, pour se porter, soit à l'extérieur de ce dernier, soit à la surface de ses cavités internes, où il se condense en gouttelettes analogues à celles de la sueur.

EXTASE, s. f., *extasis* (ἐξ, hors de, ἵστημι, je me tiens); état du cerveau durant lequel l'individu, occupé d'une seule pensée, et livré à la contemplation d'un seul objet, devient insensible à l'action de tous les stimulans.

EXTEMPORANÉ, adj., *extemporaneus, extemporalis*; nom donné à tout médicament qui doit être préparé par le pharmacien à l'instant même où celui-ci reçoit l'ordonnance du médecin.

EXTENSEUR, adj. et s. m., *extendens, extensor*; nom donné aux muscles qui servent à étendre ou redresser des parties susceptibles de se fléchir l'une sur l'autre.

Extenseur antérieur du pied, épitrochlo-préphalangien et le fémoro-préphalangien dans le cheval.

Extenseur commun des doigts, extensor communis digitorum manûs; muscle (épicondylo-sus-phalangettien commun, Ch.) pair et allongé, qui s'étend du condyle externe de l'humérus, de l'aponévrose de l'avant-bras, et des cloisons aponévrotiques placées entre lui et les muscles voisins, à la face postérieure des secondes et troisièmes phalanges des quatre derniers doigts : il relève ces os les uns sur les autres et sur ceux du métacarpe, ainsi que la main sur l'avant-bras.

Extenseur commun des orteils, extensor communis digitorum pedis; muscle (péronéo-sus-phalangettien commun, Ch.) pair, allongé, mince et aplati, qui se porte de la tubérosité externe du tibia, et de la face antérieure du péroné, à la partie supérieure des secondes et quatrièmes phalanges des quatre derniers orteils : il redresse ces os les uns sur les autres et sur les os du métatarse, et fléchit le pied sur la jambe.

Extenseur (court) de l'avant-bras, huméro-olécranien externe dans le cheval.

Extenseur (court) du pouce, extensor minor pollicis manûs; muscle (cubito-sus-phalangien du pouce, Ch.) mince et allongé, qui s'étend de la face postérieure du cubitus et du radius au haut de la première phalange du pouce, qu'il sert à étendre sur le carpe.

Extenseur droit, antérieur du canon, épitrochlo-prémétacarpien.

Extenseur (gros) de l'avant-bras, grand scapulo-olécranien du cheval.

Extenseur latéral du canon, péronéo-calcanien.

Extenseur latéral du pied, péronéo-préphalangien dans le cheval.

Extenseur (long) de l'avant-bras, long scapulo-olécranien du cheval.

Extenseur (long ou grand) du pouce, extensor major pollicis manûs; muscle (cubito-sus-phalangettien du pouce, Ch.) allongé et aplati, qui s'attache d'une part à la face postérieure du cubitus et du ligament inter-osseux, de l'autre au côté postérieur de l'extrémité carpienne de la dernière phalange du pouce, qu'il étend sur la première.

Extenseur (moyen) de l'avant-bras, huméro-olécranien interne du cheval.

Extenseur oblique du canon, cubito-métacarpien oblique.

Extenseur oblique du pied, cubito-préphalangien du cheval.

Extenseur (petit) de l'avant-bras, petit huméro-olécranien du cheval.

Extenseur (petit) du pied, tarso-préphalangien grêle du cheval.

Extenseur (premier) du canon, bifémoro-calcanien.

Extenseur propre de l'indicateur, extensor proprius primi digiti manûs; muscle (cubito-sus-phalangettien de l'index, Ch.) mince et allongé, qui s'étend de la face postérieure du cubitus à l'extrémité supérieure des seconde et troisième phalanges du doigt indicateur : il sert à étendre ce doigt.

Extenseur propre du gros orteil, extensor proprius hallucis; muscle (péronéo-sus-phalangettien du pouce, Ch.) épais et aplati, qui, de la partie antérieure de la face interne du péroné, se porte à la dernière phalange du gros orteil, qu'il étend sur la première.

Extenseur propre du petit doigt, extensor proprius minimi digitis; muscle (épicondylo-sus-phalangettien du petit doigt, Ch.) allongé et très-grêle, qui s'attache d'une part à la tubérosité externe de l'humérus, de l'autre aux deux dernières phalanges du petit doigt, et qui sert à étendre ce dernier.

EXTENSIBILITÉ, s. f., *extensibilitas*; propriété qu'ont certains corps non ductiles de s'étendre quand on les comprime, ou qu'on les soumet à l'action de deux forces qui les tirent en sens contraire.

EXTENSION, s. f., *extensio*; étendue d'un corps dans une des trois dimensions, ou dans les trois à la fois. | Redressement d'une partie ployée sur elle-même. | Opération par laquelle on saisit et on tire, soit avec les mains, soit avec des lacs placés autour, la partie inférieure ou mobile d'un membre, pour dégager et ramener l'extrémité d'un os luxé au niveau de la surface articulaire qu'il a abandonnée, ou l'extrémité fourvoyée du fragment inférieur d'une fracture au niveau de celle du fragment supérieur. Pour que l'extension soit bien faite, il faut, 1° que les lacs ou les mains soient appliqués par de larges surfaces, afin de ne pas froisser la peau, et qu'ils agissent, autant que cela est possible, sur une partie du membre autre que celle qui est le siége de la fracture, sur le pied quand c'est la jambe, sur celle-ci quand c'est la cuisse, etc., afin de ne pas solliciter la contraction des muscles, agens ordinaires du déplacement; 2° que ceux-ci soient mis dans le relâchement le plus complet possible, ce qu'on obtient par des bains, des saignées, des narcotiques, une position convenable du membre, et surtout en détournant fortement l'attention du malade par des questions, des interpellations, etc., auxquelles on le force de répondre; 3° que la partie supérieure du membre soit fixée par la *contre-extension;* 4° que la traction soit uniforme et sans secousse; 5° que les efforts soient dirigés dans le sens de l'axe du fragment ou de l'os, jusqu'à ce que le niveau soit rétabli, époque à laquelle seulement on doit lui rendre sa direction naturelle, dont il s'est plus ou moins écarté, pour opérer la *réduction.*

Exténuation, s. f., *extenuatio;* amaigrissement, diminution des forces.

Extérieur, adj. et s. m., *exterior;* qui est au dehors : *extérieur du corps, d'un organe.*

Externe, adj., *externus;* qui est du dehors. Se dit, en anatomie, des surfaces qui regardent vers l'extérieur. | Les *maladies externes* sont celles qui font l'objet de la pathologie chirurgicale.

Extinction, s. f., *extinctio, σϐέσις.* — *de la chaux,* réduction de la chaux à l'état d'hydrate par une lente aspersion d'eau. — *de la vie* ou *des propriétés vitales,* mort. — *de voix,* aphonie incomplète, quand on ne peut produire que des sons faibles. — *du mercure,* division telle du mercure, par la trituration avec des corps liquides ou mous, qu'on n'aperçoit plus aucun globule métallique.

Extirpation, s. f., *extirpatio (extirpare,* déraciner); opération qui consiste

à enlever en totalité une tumeur développée au milieu des parties saines, ou un organe malade.

Extirper, v. a., *extirpare;* pratiquer l'extirpation.

Extozoaire, adj. et s. m.; nom donné aux animaux parasites qui vivent à la surface du corps d'autres animaux, comme les poux, par exemple.

Extractif, adj. et s. m. (*extrahere,* séparer); substance solide, d'un brun foncé, brillante, cassante, d'une saveur amère, soluble dans l'eau et l'alcool, qu'on a rangée parmi les principes immédiats des corps organisés, mais qu'on considère aujourd'hui comme formée par des combinaisons diverses d'un acide, d'un principe colorant et d'une matière azotée.

Extraction, s. f., *extractio, ἐξαγωγὴ, ἐξαλκὴ, ἐξελκυσμὸς, ἐγχύλωσις;* action de séparer une substance simple ou composée d'un corps dont elle faisait partie. | Opération par laquelle on retire de l'intérieur du corps ou de quelque partie, avec la main seule ou armée d'instrumens propres à saisir, et à travers une ouverture accidentelle, naturelle ou artificielle, les *corps étrangers* qui s'y sont introduits, ou qui s'y sont formés, ou ceux qui, ayant fait partie des tissus vivans, s'en trouvent détachés par une cause quelconque.

Extrait, s. m., *extractum, ἰπὸς, ἐγχύλισμα (extrahere,* retirer); produit sec ou mou de l'évaporation d'un liquide, obtenu, soit en exprimant des substances végétales ou animales, soit en les soumettant à l'action de l'alcool ou de l'eau.

Extrait catholique, composé d'extrait d'aloès, d'ellébore noir, de coloquinte, de scammonée et de résine de jalap, dont on fait des pilules purgatives.

Extrait de Mars. V. **Teinture** *de Mars tartarisée.*

Extrait d'opium de Baumé. V. Extrait d'opium de Homberg.

Extrait d'opium de Homberg, médicament qu'on obtient en faisant bouillir pendant plusieurs mois une dissolution d'opium dans l'eau, et la réduisant en masse pilulaire après qu'elle s'est débarrassée d'une résine qui s'attache aux parois du vaisseau.

Extrait d'opium de Langelot, suc de coings dans lequel on fait dissoudre de l'opium à une douce chaleur, et qu'on laisse fermenter pendant un mois, après quoi on l'évapore jusqu'à consistance d'extrait.

Extrait de Rudius, composé de coloquinte, d'agaric, de scammonée, d'ellébore noir, de jalap, d'aloès, de cannelle, de macis, de girofle et d'alcool, dont on fait des pilules purgatives.

Extrait de Saturne, sous-acétate de plomb liquide, et évaporé jusqu'à consistance sirupeuse.

Extrait gélatineux, qui est principalement formé de gélatine.

Extrait gommeux, celui dont une gomme ou un mucilage fait la base.

Extrait gommo-résineux, qui renferme une gomme et une résine.

Extrait gommo-sucré, qui renferme de la gomme et du sucre.

Extrait mucilagineux. V. Extrait gommeux.

Extrait muqueux. V. Extrait gommeux.

Extrait panchymagogue. V. PANCHYMAGOGUE.

Extrait résineux, résine séparée par digestion, au moyen de l'éther, de l'alcool ou du vin.

Extrait savonneux, qui renferme une substance résineuse si intimement combinée avec des matériaux solubles, qu'on ne peut pas l'en séparer.

Extrait savonneux d'urine, nom donné par Rouelle à l'urée.

EXTRAVASATION, s. f., *extravasatio* (*extrà*, dehors, *vasa*, les vaisseaux); sortie des liquides hors des vaisseaux qui les contiennent, et infiltration ou épanchement de ces liquides dans les mailles des tissus environnans.

EXTRAVASÉ, adj., *effusus*; épithète par laquelle on désigne un liquide sorti des vaisseaux qui doivent le contenir, et infiltré ou épanché dans les tissus environnans.

EXTRÉMITÉ, s. f., *extremitas*; partie qui termine une chose, qui en forme le bout. — *Extrémités*, dans le langage familier, est synonyme de *membres*.

EXTRINSÈQUE, adj., *extrinsecus*; qui est dehors, ou vient du dehors. Se dit des muscles extérieurs de quelques organes, comme ceux de l'oreille, du larynx, de la langue. Linné avait donné le nom d'*extrinsèques* aux maladies externes.

EXTROVERSION, s. f., *extroversio* (*extrà*, en dehors, *vertere*, tourner); renversement d'un organe creux en dehors. La vessie, la matrice peuvent être affectées de l'extroversion.

EXTUMESCENCE, s. f, *extumescentia* (*ex*, dehors, *tumescere*, se gonfler); gonflement, tuméfaction.

EXUBÉRANCE, s. f., *exuberantia*; surabondance.

EXUBÈRE, adj., *exuber* (*ex*, hors, *ubera*, mamelle); qui est hors de la mamelle, qui est sevré.

EXUDATION. *V.* EXSUDATION.

EXULCÉRATION, s. f., *exulceratio* (*ex*, dehors, *ulcerare*, écorcher); écorchure ou ulcération superficielle.

EXUSTION. *V.* CAUTÉRISATION.

EXUTOIRE, s. m., *exutorium* (*exuere*, dépouiller); ulcération artificielle de la peau, entretenue au moyen d'un onguent ou d'un autre corps gras, afin de détourner une irritation fixée sur un organe plus important.

F.

FABAGELLE, s. f., *zygophyllum*; genre de plantes de la dodécandrie monogynie et de la famille des rutacées, dont l'espèce la plus commune, *zygophyllum fabago*, originaire de la Syrie et de la Mauritanie, qui a une saveur âcre et amère, passe pour vermifuge.

FACE, s. f., *facies, vultus, os*, πρόσωπον (*fari*, parler); partie antérieure de la tête, qui est située au-dessous et au-devant du crâne, où elle a pour limites la base du front, les arcades et les fosses zygomatiques. | Toute la partie de la tête qui n'est pas couverte de cheveux. | Portion plus ou moins étendue de la superficie d'un organe. | Cheval *belle face*, celui qui a le chanfrein blanc.

Face hippocratique, *adynamique*; altération profonde des traits, caractérisée par les phénomènes suivans : yeux enfoncés, tempes creuses, oreilles froides et ridées, nez effilé, peau du front ridée, sèche et dure, teint plombé, lèvres froides, minces et pendantes; signes trop souvent certains d'une mort prochaine.

FACETTE, s. f.; petite face, petite portion circonscrite de la superficie d'un os.

Facial, adj., *facialis* (*facies*, face); qui appartient ou qui a rapport à la face. —*Angle facial. V.* **Angle.**—*Artère faciale,* branche de la carotide externe, qui naît au - dessous du muscle digastrique, et fournit des branches à presque toutes les parties de la face. — *Ligne faciale,* ligne droite tirée du front à la lèvre supérieure. —*Nerf facial,* ou portion dure de la septième paire, qui naît de la partie inférieure et latérale du pont de Varole, sort du crâne par le trou auditif interne, paraît au dehors par le trou stylo - mastoïdien, et va se distribuer aux diverses parties de la face. — *Veine faciale,* qui naît du front, et va se jeter dans la jugulaire interne.

Facies, mot latin employé abusivement dans ces derniers temps pour désigner l'aspect de la face dans l'état de maladie.

Factice, adj., *facticius* (*facere*, faire); qui est fait par art. Nom donné à tous les produits chimiques qui imitent plus ou moins les productions naturelles. *Eaux minérales factices* ou *artificielles.*

Faculté, s. f., *facultas*, δύναμις (*facere*, faire); aptitude, capacité, pouvoir de faire ou d'opérer quelque chose qui est inhérent à un corps, et qui subsiste en lui tant que l'ordre de choses qui y donne lieu se maintient. — *Facultés intellectuelles,* modifications de l'organisation cérébrale qui constituent l'entendement et la volonté. — *Facultés morales* ou *de l'âme,* synonyme de *facultés intellectuelles.* — *Facultés vitales,* ou *propriétés vitales.*

Fagarier, s. m., *fagara :* genre de plantes de la tétrandrie monogynie et de la famille des térébinthacées, renfermant des espèces, toutes exotiques, dont une, *fagaria piperita,* fournit un condiment recherché par les Japonais, qui emploient à cet effet son écorce, ses feuilles et ses capsules, remarquables par leur saveur poivrée, aromatique et brûlante.

Fagoue, s. m., *thymum ;* nom que les bouchers donnent au thymus. Ils l'appellent encore *riz de veau.*

Faible, adj., *debilis ;* privé de force. On abuse beaucoup de ce mot en physiologie et surtout en pathologie. Dès qu'un organe agit incomplètement ou vicieusement, on dit qu'il est faible, tandis que le plus souvent il est le siège d'une pure excitation de la vitalité. —*Pouls faible,*

celui dont les pulsations frappent légèrement l'extrémité du doigt.

Faiblesse, s. f., *debilitas ; défaut de force, d'énergie,* diminution générale ou locale, absolue ou relative, de l'action vitale, de l'action organique; diminution de l'action d'un organe, de l'exercice d'une fonction.
Faiblesse d'estomac. V. **Dyspepsie.**
Faiblesse du pouls. V. **Pouls.**
Faiblesse des sens. V. **Anesthésie.**
Faiblesse de la vue. V. **Amblyopie.**

Faim, s. f., *fames, famis, esuritio, esuries, esurigo, jejunium, jejunitas :* τιμός, πίίνη; besoin de manger, désir des alimens solides, qu'on éprouve toutes les fois que l'estomac se trouve vide depuis quelque temps.
Faim bovine. V. **Boulimie.**
Faim canine. V. **Boulimie.**
Faim de loup. V. **Boulimie.**

Faine, s. f.; fruit du hêtre, dont on retire une huile douce, très - bonne à manger, et une fécule alibile.

Faisceau, s. m., *fasciculus, fascellus* (diminutif de *fascis*); amas de plusieurs choses liées ou adhérentes ensemble. *Faisceau aponévrotique, musculaire, nerveux,* etc.

Fait, adj., *adultus ;* se dit d'un cheval adulte et ordinairement dressé.

Falciforme, adj., *falciformis* (*falx,* faux, *forma,* forme); qui a la forme d'une faux.—*Ligament falciforme du foie,* ou *faux du foie.* — *Repli falciforme de la dure-mère,* ou *grande faux cérébrale.* — *Sinus falciformes de la dure-mère,* ou *sinus longitudinaux,* supérieur et inférieur. — *Expansion falciforme de l'aponévrose fascia lata ;* nom donné par Burns à un repli de l'aponévrose crurale qui forme l'ouverture de la veine saphène, en haut et en dehors, qui se fixe à l'arcade crurale par son extrémité supérieure, et qui forme la paroi antérieure du canal du même nom.

Falltrank, s. m. ; mot allemand qui veut dire *vulnéraire.*

Falsification, s. f., *adulteratio* (*falsus,* faux, *facio,* faire); imitation frauduleuse d'un aliment ou d'un médicament par des mélanges divers. Synonyme de *sophistication* et d'*adultération.*

Famille, s. f., *familia ;* groupe de genres qui sont liés par des caractères communs, qui ont entre eux beaucoup d'affinité sous le rapport de l'organisation.

Fanon, s. m., *ferula, lectulus, thorulus stramineus ;* cylindre de paille, entouré d'un cordonnet ou d'un ruban fortement serré, et au centre duquel on place ordinairement une baguette de bois, afin d'en augmenter la solidité.—*Faux fanon*, pièce de linge épaisse, roulée à plat, et repliée à ses deux extrémités, que l'on plaçait entre le membre fracturé et le fanon.—*Drap fanon*, sorte de drap, large d'une aune environ, sur une longueur égale à celle de la partie blessée, et dans lequel on roulait de chaque côté le fanon. De ces différentes pièces, le drap fanon est la seule que l'on ait conservée. Les faux fanons sont remplacés par des coussins de balle d'avoine, et les fanons par des *attelles*.

Fanon, s. m., *cirrus*; touffe de poils qui se trouve derrière le boulet des chevaux.—(*palearia*), pli de la peau du bœuf ou du mouton, situé à la partie inférieure du cou.

Farcin, s. m., *forciminium*; maladie regardée mal à propos comme cutanée. Elle est caractérisée par des tumeurs comme squirreuses et pédonculées.

Farcineux, adj.; qui a le farcin.

Fard, s. m.; préparation cosmétique dont on se sert pour embellir le teint, ou pour rendre la peau plus douce.

Farinacé, adj., *farinaceus*; qui est de la nature de la farine, ou qui en a l'apparence.

Farine, s. f., *farina*; poudre plus ou moins blanche, douce au toucher, peu sapide, susceptible de se combiner avec l'eau et d'entrer en fermentation, qu'on obtient lorsqu'on écrase les graines d'une plante céréale entre deux meules. Employé seul, le mot *farine* désigne toujours la farine de froment.

Farines résolutives, *farinæ resolventes*; nom sous lequel on connaît un mélange de farines fournies par les graines du *lupin*, de l'*ers*, de la *fève de marais* et de l'*orge*, dont on se sert pour faire des cataplasmes.

Farineux, adj., *farinosus*; qui peut donner de la farine par le broiement, ou qui est recouvert d'une poussière blanche, semblable à de la farine.

Fascia iliaca, s. f.; nom donné par les anatomistes à une aponévrose qui provient du tendon du muscle petit psoas, ou naît sur la face antérieure du grand, s'attache en dehors à la lèvre interne de la crête iliaque; en bas et en avant, se fixe d'un côté à l'arcade crurale, en fournissant une expansion au *fascia transversalis*, se continue de l'autre avec le feuillet profond de l'aponévrose *fascia lata*,

qui forme la paroi postérieure du canal crural; enfin, en dedans et en arrière, s'attache au détroit supérieur du bassin, et se continue avec l'aponévrose pelvienne. Elle sert à recouvrir les muscles iliaque et psoas, et à les séparer du péritoine.

Fascia lata; nom donné par les anatomistes à un muscle et à une aponévrose. —*Aponévrose fascia lata*, *crurale* ou *fémorale*; attachée à la lèvre externe de l'os des îles, au sacrum, au coccyx, à l'ischion et au pubis, elle se confond en bas avec le tendon du muscle triceps, se fixe à la tubérosité externe du tibia, et se continue avec l'aponévrose de la jambe: elle enveloppe tous les muscles de la cuisse, et envoie des gaînes de séparation dans leurs interstices.—*Muscle du fascia lata*; pair, allongé et aplati, il se porte de l'épine iliaque antérieure et supérieure à l'aponévrose précédente, trois pouces au-dessous du grand trochanter.

Fascia superficialis; nom d'une aponévrose très-mince, qui, après avoir recouvert les muscles et les aponévroses de l'abdomen, passe au-devant de l'arcade crurale, à laquelle elle adhère d'une manière assez intime, et envoie une gaîne membraneuse qui entoure le cordon spermatique, et se continue avec le dartos, qu'elle concourt à former. Au-dessous de l'arcade crurale, le *fascia superficialis* présente des fibres très-distinctes, dirigées parallèlement au pli de la cuisse; il est appliqué sur l'aponévrose *fascia lata*, et se fixe en dedans de la branche ascendante de l'ischion, près de la racine du corps caverneux.

Fascia transversalis; nom donné par Cooper à une aponévrose qui sépare le muscle transverse du péritoine dans la région inguinale. Cette aponévrose provient du bord postérieur de la gouttière formée par l'aponévrose du grand oblique, qui semble se réfléchir derrière l'arcade crurale pour lui donner naissance. En haut elle se perd dans le tissu cellulaire qui couvre la face interne du muscle transverse; en dedans elle se continue avec le bord externe du tendon du muscle droit et le ligament de Gimbernat; en bas, elle provient de l'aponévrose du muscle grand oblique, et reçoit une lame très-forte du fascia iliaca, en s'unissant à l'arcade crurale. Elle est percée d'une ouverture allongée, formant l'orifice évasé du canal infundibuliforme par lequel passe le cordon spermatique, ou le ligament rond de la matrice.

Fasciation, s. f. , *fasciatio ;* monstruosité végétale , qui consiste en ce que la tige de certaines plantes herbacées, celle de l'asperge, par exemple, devient plate et rubanée, par la soudure de plusieurs branches ensemble.

Fascicule, s. m., *fasciculus,* δεσμήδιον, χειροπληθὴς ; quantité d'une herbe ou d'une racine qu'on peut saisir avec le bras ployé. Synonyme de *brassée.*

Fasciole, s. f., *fasciola ;* genre de vers intestinaux dont toutes les espèces ont un corps oblong, garni de deux suçoirs, dont l'un, placé à l'extrémité antérieure, forme la bouche, tandis que l'autre, situé à l'extrémité postérieure, constitue l'anus. C'est à ce genre qu'appartient la *douve, fasciola hepatica,* si commune dans les canaux biliaires, chez l'homme et chez la plupart des animaux domestiques.

Fatuité. *V.* **Folie.**

Faucher, v. a., *claudicare ;* boiter. Le cheval qui fauche porte le membre de devant en dehors, en lui faisant décrire un demi-cercle.

Fausse *angusture*, s. f. ; nom donné à l'écorce de la *brucée antidysentérique.*

Fausse cannelle; écorce d'un jaune rougeâtre, roulée en tuyau, dépouillée de sa pellicule extérieure, et d'une saveur sucrée, qui croît au Malabar et à la Cochinchine. On présume que c'est le *bois sucré* des Chinois. Elle est fournie par le *laurus cassia.*

Fausse coloquinte ; fruit du *cucurbita colocynthis.*

Fausse conception, s. f., *falsus conceptus , spurium conceptus ;* conception anormale , qui , au lieu d'un embryon bien organisé , donne pour résultat une môle ou toute autre production analogue.

Fausse côte; côte qui ne se prolonge pas jusqu'au sternum. Les cinq dernières côtes inférieures sont dans ce cas.

Fausse couche, abortio, abortus, vana parturitio ; mauvaise expression, qui, dans le langage vulgaire , et dans celui de certains accoucheurs, est synonyme d'*avortement.* Quelques personnes , et entre autres Gardien, ont voulu restreindre l'acception de ce terme à l'expulsion des môles, des masses sanguines, des hydatides , et des autres corps qui donnent lieu aux fausses grossesses ; mais le mot *fausse couche* n'est pas plus exact en ce sens que dans l'autre.

Fausses eaux; mot peu exact par lequel on désigne l'écoulement plus ou moins abondant de sérosité , qui, chez quelques femmes , a lieu par la vulve à certaines époques de la grossesse. Cette sérosité était accumulée entre l'amnios et le chorion : il faut se garder de la confondre avec le liquide amniotique , auquel on donne, en terme d'accouchemens , le nom d'*eaux.*

Fausse écorce de Winter, cortex winteranus spurius ; écorce roulée, cassante, ridée, sillonnée, d'un gris jaunâtre en dehors, blanche et lisse en dedans, d'une faible odeur aromatique , d'une saveur brûlante et amarescente , qui est fournie en Amérique par le *drymis winterana* ou le *drymis punctuata.*

Fausse émulsion. V. **Emulsion** *fausse.*

Fausse grossesse ; expulsion vicieuse par laquelle on a voulu désigner, soit les tuméfactions abdominales qui sont accompagnées de phénomènes analogues à ceux de la *grossesse,* soit le développement dans la matrice de môles, d'hydatides, ou d'autres productions du même genre.

Fausse ischurie ; nom donné autrefois à la suppression d'urine, au cas dans lequel les urines n'arrivent point à la vessie.

Fausse membrane. Voy. **Pseudo**-*membrane.*

Fausse position ; attitude forcée qui produit un sentiment douloureux , effet de la contraction trop long-temps prolongée , ou vicieusement dirigée, d'un ou de plusieurs muscles.

Fausse rhubarbe ; nom donné à la racine du *pigamon jaunâtre.*

Fausse route, falsa via ; on nomme ainsi les trajets accidentels que l'on pratique dans les parties voisines de l'urètre, en sondant ce canal. Plus l'instrument avec lequel on exécute le cathétérisme est solide et mince à son extrémité , plus il est facile de percer avec lui les parois urétrales, et de faire des fausses routes.

Fausse suture. V. **Harmonie.**

Fausses trachées. On appelle ainsi, dans les végétaux, des vaisseaux qui sont coupés de lignes ou fentes transversales.

Fausses vertèbres. Quelques anatomistes ont donné ce nom aux pièces qui forment le sacrum et le coccyx par leur assemblage.

Faux, s. f. , *falx ;* terme d'anatomie. —*du cerveau,* repli de la dure-mère logé dans l'intervalle des deux hémisphères du cerveau, dont le bord supérieur, adhérent au crâne , loge le sinus longitudinal supérieur , et l'inférieur libre contient le sinus longitudinal inférieur.

Ce repli s'attache en devant à l'apophyse *crista galli*, et repose en arrière sur le sommet de la tente du cervelet.—*du cervelet* ; repli triangulaire de la dure-mère, qui se fixe d'une part à la partie moyenne de la tente du cervelet, et de l'autre aux parties latérales du grand trou occipital, par deux bifurcations.—*de la veine ombilicale*, ou *grande faux du péritoine*, repli falciforme qui s'étend depuis l'ombilic jusqu'à la face inférieure du foie. — *Petites faux du péritoine*, nom donné par certains anatomistes aux ligamens latéraux du foie, et aux replis que forme le péritoine soulevé par les artères ombilicales.

FAUX, adj., *falsus*. On se sert encore aujourd'hui de cette expression pour désigner certaines inflammations que l'on croit différer sous quelque rapport de la vraie inflammation : ainsi on dit *fausse péripneumonie, fausse pleurésie*, pour désigner une inflammation peu intense, peu aiguë, du poumon ou de la plèvre. Il est clair qu'il n'y a là dedans rien de faux que le jugement de ceux qui se servent de pareilles expressions.

Faux acore ; nom d'une espèce d'iris, *iris pseudo-acorus.*

Faux ébénier ; nom vulgaire du *cytisus laburnum. V.* CYTISE.

Faux ellébore noir ; nom donné à l'*adonis vernalis*, et à la *nigella sativa.*

Faux germe, germen spurium ; corps étranger, tel qu'une môle, une masse sanguine, etc., qui occupe dans la matrice la place du fœtus et de ses annexes. Le faux germe peut être le résultat, ou d'une conception imparfaite et anormale, ou de quelque maladie qui a détruit l'embryon lorsqu'il était encore très-petit.

Faux hermodacte ; nom donné à la racine desséchée de l'*iris tuberosa.*

Faux safran. V. CARTHAME.

Faux séné. V. BAGUENAUDIER.

Faux simarouba ; nom donné à l'écorce du *malpighia mourella*, arbrisseau de la décandrie digynie et de la famille des malpighiacées, qui croît à Cayenne. Cette écorce, qui jouit de vertus toniques, a été mise au nombre des fébrifuges et des moyens propres à combattre la diarrhée.

Faux sphincter de la vessie ; nom donné par Morgagni aux fibres antérieures du muscle releveur de l'anus, parce que, passant sous le col de la vessie, elles peuvent resserrer l'ouverture de ce viscère en se contractant.

FAVEUX, adj., *favosus* (*favus*, rayon de miel) ; se dit de la teigne dans laquelle le mucus semble former des rayons de miel.

FAVIFORME. *V.* FAVEUX.

FÉBRICITANT, adj., *febricus, febricitans* (*febris*, fièvre) ; qui souffre de la fièvre.

FÉBRIFUGE, adj. et s. m. (*febris*, fièvre, *fugo*, je chasse) ; médicament, moyen thérapeutique propre à combattre la fièvre.

FÉBRILE, adj., *febrilis* (*febris*, fièvre) : causé par la fièvre, dépendant de la fièvre. — *Mouvement fébrile*, modification organique dont le résultat est la production des symptômes attribués à la fièvre. —*Gâteau fébrile*, tuméfaction de la rate, du foie ou des ganglions mésentériques, à la suite des fièvres intermittentes.

FÉCAL, adj., *fœcalis* (*fœx*, lie) ; résidu, qui est de rebut. — *Matières fécales*, ou *excrémens.*

FÉCES, s. f., *fœces* (pluriel de *fœx*, lie) ; dépôt, sédiment fourni par un liquide trouble quelconque, quand on le laisse en repos.

FÉCONDATION, s. f., *fecundatio ;* action par laquelle, chez les corps vivans pourvus de sexes, le mâle fournit à la femelle le principe excitateur de la vie, et lui communique les qualités nécessaires à la reproduction.

FÉCONDITÉ, s. f., *fecunditas ;* faculté dont jouissent les corps vivans de se reproduire, c'est-à-dire de former, à la suite de la fécondation ou sans fécondation préliminaire, d'autres corps vivans, organisés et conformés comme eux.

FÉCULE, s. f., *fœcula, fecula*, τρύξ (*fœx*, lie) ; synonyme d'amidon. Ce dernier est quelquefois appelé *fécule amylacée*. On dit *fécule de pomme de terre, de bryone, de manioc*, suivant la plante qui l'a fournie. Le nom de *fécule verte* est donné quelquefois à la *chlorophylle.*

FÉCULENT, adj., *fœculentus*, τρυγώδης (*fœx*, lie) ; se dit des liquides troublés par la fécule amylacée, ou par la chlorophylle. Se dit aussi de l'aspect des excrémens.

FÉCULITE, s. f. ; nom générique imposé par Desvaux à tous les principes immédiats des végétaux qui sont pulvérulens, inaltérables à l'air, sans odeur ni saveur, insolubles dans l'eau froide, l'alcool et l'éther, et solubles dans l'eau chaude, avec laquelle ils forment une espèce de gelée, comme l'*amidine*, l'*inuline*, l'*ulmine.*

FÉGARITE, s. f., *fegaritis*; mot hybride, formé de l'arabe et d'une désinence grecque, forgé par Montgarny père, pour désigner la gangrène de la bouche, suite de l'inflammation de cette partie.

FEINDRE, v. a., *claudicare*; se dit lorsque le cheval boîte très-peu.

FEINTE, adj.; se dit des prétendues maladies dont on se plaint avec l'intention de se soustraire à une obligation quelconque, ou d'obtenir ce à quoi on n'a point droit.

FÊLURE, s. f., *fissura*; synonyme de *fente*.

FEMELLE, adj. et s. f., *femineus*; nom donné chez les animaux à celui qui conçoit et porte les petits. Les botanistes appellent *fleurs femelles* celles qui sont dépourvues d'étamines, et qui n'ont qu'un ou plusieurs pistils.

FÉMININ, adj., *femininus*; qui a rapport à la femme; *sexe féminin*.

FEMME, s. f., *femina*, *fœmina*, *femella*, γυνὴ, γύναιξ, θῆλυ; femelle de l'homme.

FÉMORAL, adj., *femoralis*; qui a rapport à la cuisse. Synonyme de *crural*.

FÉMORO-CALCANIEN, adj. et s. m., *femoro-calcaneus*; nom donné par Chaussier au muscle *plantaire grêle*.

Fémoro-phalangien. Girard donne ce nom au muscle *sublime* ou *perforé*.

Fémoro-poplité, adj., *femoro-popliteus*; nom donné par Chaussier aux artères *perforantes de la cuisse*.

Fémoro-popliti-tibial, adj. et s. m., *femoro-popliti-tibialis*; nom imposé au muscle *poplité* par Chaussier.

Fémoro-préphalangien; nom donné par Girard à *l'extenseur antérieur du pied*.

Fémoro-prétibial, adj. et s. m., *femoro-prætibialis*; nom donné par Chaussier à la portion du nerf crural qui s'étend du haut de la cuisse à la partie antérieure de la jambe.

Fémoro-tibial, adj., *femoro-tibialis*; qui a rapport au fémur et au tibia. — *Articulation fémoro-tibiale*: nom anatomique de l'articulation ginglymoïdale appelée par le vulgaire *genou*.

Fémoro-tibial oblique; l'abducteur de la jambe est ainsi désigné par Girard.

FÉMUR, s. m., *femur* (*ferre*, porter); l'os de la cuisse, le plus long, le plus fort et le plus lourd de tous les os du corps, qui est courbé en devant, et oblique de haut en bas et de dehors en dedans.

FENÊTRE, s. f., *fenestra*, θυρίς, ὀπή; nom donné par les anatomistes à deux ouvertures de la caisse du tympan. —

ovale, située à la partie interne de la caisse, et faisant communiquer la caisse avec le vestibule. — *ronde*, fermée par une membrane mince, et conduisant dans la rampe interne du limaçon.

FENÊTRÉ, adj., *fenestratus*; nom que les chirurgiens donnent aux emplâtres et aux compresses qui présentent des ouvertures plus ou moins larges. L'emplâtre agglutinatif fenêtré sert à borner l'action de la potasse caustique dans l'application des fonticules. Les compresses fenêtrées, ou percées d'une multitude de petits trous, sont employées toutes les fois qu'il faut empêcher la charpie de pénétrer dans les cavités. Enduites de cérat, ces compresses s'opposent à l'agglutination de la charpie avec les bords des plaies et des ulcères, et rendent les pansemens plus faciles, plus prompts et plus doux.

FENOUIL, s. m., *anethum fœniculum*; ombellifère qui croît dans le midi de l'Europe, dont on mange une variété, et dont les graines, qui sont excitantes, font partie des quatre semences chaudes majeures.

FENTE, s. f., *fissura*; nom sous lequel les anatomistes désignent toute ouverture longue et étroite qui traverse l'épaisseur entière d'un os, ou qui sépare deux portions de parties molles. | Fracture fort étroite, qui n'a presque jamais lieu qu'aux os du crâne. Lorsque cette fracture est d'une excessive ténuité, on lui donne le nom de *fente capillaire*.

FENU-GREC, s. m., *trigonella fœnum græcum*; plante légumineuse que les Égyptiens mangent, et dont les graines sont chargées d'un mucilage très-abondant, qui les faisait rechercher autrefois comme émollientes.

FER, s. m., *ferrum*, σίδηρος; métal solide, d'un gris bleuâtre, granuleux, un peu lamelleux, très-dur, ductile, très-malléable, magnétique, d'une odeur sensible lorsqu'on le frotte, très-oxidable et difficilement fusible. C'est un des métaux les plus abondamment répandus dans la nature. On l'emploie peu à l'état de pureté en médecine, quoique sa limaille ait été considérée comme tonique. | Bande de fer, portion de cercle, percée de trous nommés *étampures*, et destinée à préserver la corne de l'usure. On reconnaît dans le fer à cheval, la pince, la voûte, les branches et les éponges.

Fer-blanc; fer laminé, dont les deux surfaces sont couvertes d'étain, qui se trouve à l'état d'alliage avec lui.

Fer chaud. V. Pyrosis.

Fer tartarisé ; ancien nom du tartrate de potasse et de fer.

Férine, adj. , *ferina ;* se dit d'une toux sèche, opiniâtre et douloureuse.

Ferment , s. m. , *fermentum ,* ζύμη ; substance féculente, grisâtre, ferme et cassante, insoluble dans l'eau et l'alcool, dont on se sert pour exciter la fermentation , qui perd cette propriété quand on l'a traitée par l'eau chaude, et qui se sépare, sous la forme de flocons, de tous les sucs de fruits soumis à la fermentation vineuse. Les chimistes sont partagés sur la question de savoir si le ferment est identique partout , ou si la nature de ce principe varie dans des matières différentes, quoique tous conviennent qu'il renferme toujours une certaine quantité d'azote. | Les iatrochimistes ont donné le nom de *fermens* à des substances imaginaires auxquelles ils attribuaient la faculté de produire des maladies, en provoquant la fermentation des humeurs.

Fermentation , s. f. , *fermentatio ,* ζύμωσις ; mouvement intérieur qui se développe spontanément dans un mixte, et d'où résultent des corps qui n'existaient pas jusqu'alors.—*alcoolique, spiritueuse, vineuse,* celle dans laquelle il se développe de l'alcool ; elle exige la présence du sucre , de l'eau et du ferment , ainsi qu'une température de 15 à 20 degrés.—*acide, acéteuse, acétique ,* qui donne pour produit du vinaigre ; elle exige une liqueur alcoolique étendue d'eau, la présence d'un ferment , et une température de 10 à 30 degrés.—*colorante,* qui donne naissance à une matière colorante.—*panaire,* composée des fermentations alcoolique et acide.—*putride,* ou *putréfaction,* qui fournit des produits plus ou moins infects.—*saccharine,* celle dans le cours de laquelle il se forme du sucre. | Les humoristes chimistes attribuaient les maladies à une fermentation imaginaire des humeurs.

Fermenter , v. a. ; entrer en fermentation , éprouver la fermentation. Les corps organisés et leurs produits peuvent seuls fermenter.

Fermentescible , adj. , *fermentationi obnoxius ;* qui est susceptible de fermenter.

Féron, village près d'Avesnes qui possède une source d'eau minérale ferrugineuse acidule froide.

Ferremens, s. m. pl. , *ferramenta ;* nom que le vulgaire donne aux instru-

mens dont on se sert dans les accouchemens difficiles.

Ferrer, v. a. , *calceare ;* attacher un fer sous le pied d'un cheval au moyen de clous ; ces clous doivent tous pénétrer jusqu'à la même hauteur dans l'épaisseur de la corne, et y être rivés.

Ferrières - Beschet, paroisse à quatre lieues d'Alençon , où existe une source d'eau minérale froide, qu'on croit être ferrugineuse.

Ferro - chyazique. *V.* Chyazique *ferruré.*

Ferro-cyanate. V. Chyazate *ferruré.*

Ferro-cyanique. V. Chyazique *ferruré.*

Ferrugineux, adj., *ferruginosus ;* qui contient du fer, ou qui tient de la nature de ce métal. *Sel ferrugineux, eau minérale ferrugineuse.*

Fertier , s. m. , *malleus ;* espèce de marteau dont font usage les maréchaux pour forger et ajuster les fers.

Férule , s. f. , *ferula ,* νάρθηξ ; genre de plantes de la pentandrie digynie et de la famille des ombellifères, dont une espèce , originaire de Perse , fournit l'*assa-fœtida.* On présume que la gomme *ammoniaque* est aussi donnée par une autre espèce.

Fesse , s. f. , *clunis , nates ,* γλουτὸς , πυγή ; éminence paire , arrondie , située à la partie inférieure et postérieure du tronc, qui est constituée principalement par le muscle grand fessier , et par une couche plus ou moins épaisse de tissu cellulaire graisseux, placée entre ce muscle et la peau.

Fessier, adj. et s. m., *glutæus ;* qui appartient à la fesse , qui en fait partie. —*Artère fessière ,* ou *iliaque postérieure.* —*Muscle grand fessier* (sacro - fémoral, Ch.) ; pair, large, épais et carré, étendu depuis la partie postérieure de la lèvre externe de la crête iliaque, une portion de la face externe de l'os des îles, le ligament sacro-iliaque postérieur, les inégalités de la face postérieure du sacrum, le pourtour de l'échancrure qui termine le canal sacré, et les parties latérales du coccyx, jusqu'à une empreinte raboteuse qui règne de la ligne âpre du fémur à la base du grand trochanter et à la partie supérieure de la cuisse. Il étend la cuisse en arrière, et relève le tronc sur elle. — *Muscle moyen fessier* (grand ilio-trochantérien, Ch.) ; pair, situé sous le précédent, inséré d'une part à la face externe de l'os des îles, entre les deux lignes courbes, à une espèce d'arcade aponévrotique qui règne le long de la ligne courbe inférieure, aux trois quarts antérieurs de la crête iliaque, et à la face interne de la portion de l'aponévrose fascia-lata qui descend de l'épine iliaque antérieure et supérieure, de l'autre à tout le bord supérieur du grand trochanter : il porte la cuisse en dehors, ou la fait tourner sur elle-même. — *Muscle petit fessier* (petit ilio-trochantérien, Ch.); pair, situé sous le précédent, étendu de la ligne courbe inférieure de l'os coxal, de la région antérieure de la crête iliaque, et de tout l'espace compris entre ces parties et le rebord de la cavité cotyloïde, à la région supérieure du grand trochanter ; il est extenseur et abducteur de la cuisse.—*Nerf fessier*, grosse branche du lombo-sacré, qui sort par l'échancrure sciatique, au-dessus du muscle pyramidal. — *Veine fessière*; elle suit la même marche que l'artère.

FÉTIDE, adj., *fœtidus*, δυσωδης, κακώδης; qui exhale une odeur forte et désagréable.

FÉTIDITÉ, s. f., *fatiditas*, δυσωδία; qualité propre à toutes les substances qui exhalent une odeur forte et désagréable. Synonyme de *puanteur*.

FEU, s. m., *ignis*, πῦρ; matière en ignition. | Matière de la chaleur, ou *calorique*. | Chaleur plus forte qu'à l'ordinaire qui se fait sentir dans quelque partie du corps, externe ou interne.

Feu persique. V. ZONA.

Feu potentiel; mauvaise expression par laquelle on a voulu désigner les substances caustiques, telles que les alcalis et les acides minéraux concentrés.

Feu sacré. V. ÉRYSIPÈLE.

Feu Saint-Antoine. V. ÉRYSIPÈLE.

Feu sauvage, *ignis sylvestris*: éruption de peu de durée qui se manifeste au visage, principalement chez les enfans à la mamelle.

Feu volage. V. *Feu sauvage*.

FEUILLE, s. f., *folium*; expansion membraneuse verte, horizontale, naissant de la tige des rameaux ou du collet de la racine. Les feuilles ont pour usage d'absorber les gaz propres à la nutrition, et d'exhaler ceux qui lui sont devenus inutiles.

Feuille de figuier; assemblage de sillons rameux et profonds, creusés à la face interne de l'os pariétal, pour loger les divisions de l'artère méningée moyenne.

Feuille de myrthe; espèce de stylet à l'extrémité duquel se trouve une plaque dont la forme est assez semblable à celle de la feuille qui lui a donné son nom.

Cet instrument sert à enlever les corps gras et les croûtes qui recouvrent les bords des plaies, lorsqu'elles ne sont pas pansées avec propreté.

FEUILLET, s. m. ; troisième estomac des ruminans.

FEUHS, ville sur la Loire, à onze lieues de Lyon, qui possède une source d'eau froide qu'on croit acidule.

FEUX *au visage*; nom vulgaire de toutes les éruptions qui ont lieu à la face.

FÈVE, s. f. ; maladie du palais du cheval, connue encore sous le nom de *lampas*. — *Germe de fève*, tache noire qu'on voit au septum dentaire externe, et qu'on a prise mal à propos pour la cavité de la dent incisive du cheval. On lui a donné ce nom probablement à cause de sa ressemblance avec la couleur du bile de la fève de marais.

Fève, *vicia faba*: plante potagère de la diadelphie décandrie et de la famille des légumineuses, dont on mange les graines : la farine de celles-ci est une des quatre farines résolutives.

Fève de Saint-Ignace; fruit de l'*ignatie amère*, qui est d'une amertume violente, et contient de la strychnine. On l'a employé dans les paralysies et comme fébrifuge. Il entre dans les *gouttes amères*.

Fève de Tonka: légume ou gousse du *coumarouna odorata*, arbre de la Guiane, dont on se sert pour parfumer le tabac.

FIBRE, s. f., *fibra*, *villus*, ἴς; corps long et grêle, dont la disposition et les connexions produisent la trame de tous les êtres organisés. La *fibre simple* ou *élémentaire*, admise par les anciens, est un être chimérique. Chaussier compte quatre espèces différentes de fibres, la *lamineuse*, *laminaire* ou *cellulaire*, l'*albuginée*, la *musculaire*, *charnue* ou *motrice*, et la *nerveuse* ou *nervale*.

FIBREUX, adj., *fibrosus*; qui est composé de fibres.—*Organes fibreux*, ceux qui sont formés par la fibre albuginée, comme les ligamens, les capsules articulaires, les tendons, les aponévroses, la sclérotique, la dure-mère, la tunique albuginée du testicule, la membrane externe de la rate, la tunique fibreuse du péricarde, etc.—*Système fibreux*, ensemble de tous les organes fibreux du corps animal. — *Tissu fibreux*, celui qui est produit par l'entrelacement des fibres albuginées. — *Tissu fibreux accidentel*, celui qui se développe, par l'effet des maladies, dans divers organes, et auquel on rapporte les membranes fibreuses accidentelles, les corps fibreux isolés, les productions fibreuses amorphes et irrégulières, et les dégénérations fibreuses des organes.—*Fruit fibreux*, celui dont le parenchyme est traversé par des filamens tenaces. — *Racine fibreuse*, celle qui est composée de nombreux filets allongés, distincts, simples et non ramifiés.

FIBRILLAIRE, adj., *fibrillaris*; qui a rapport aux fibrilles, qui se passe dans leur intérieur : *contractilité fibrillaire*, latente, insensible, synonyme de *tonicité*.

FIBRILLE, s. f., *fibrilla*; petite fibre, la plus déliée qu'on puisse apercevoir.

FIBRINE, s. f., *fibrina*; principe immédiat des animaux ; substance solide, blanche, inodore, insipide, plus lourde que l'eau, sans action sur les couleurs bleues végétales, élastique quand elle est humide, dure et cassante quand elle est sèche, qui entre dans la composition du chyle et du sang, et qui forme en grande partie la chair musculaire des animaux à sang rouge.

FIBRINEUX, adj., *fibrinosus*; qui est composé de fibrine, qui présente les caractères de la fibrine.

FIBRO-CARTILAGE, s. m., *fibro-cartilago*; qui participe de la nature de la fibre et de celle du cartilage. Nom donné à un tissu fibreux, dense, résistant, élastique, blanc, ferme, souple et flexible, qu'on rencontre, dans le fœtus, aux endroits où doivent exister la rotule et les os sésamoïdes, qui existe partout où se fait un frottement considérable d'un os ou d'un tendon contre le périoste, qui s'observe aussi dans certaines articulations, telles que celles du genou, de la clavicule, de la mâchoire, des vertèbres, etc.; enfin qui se développe accidentellement dans nos organes, par l'effet de certains états morbides.

Fibro-cartilagineux, adj., *fibro-cartilaginosus*; qui a rapport au fibro-cartilage : *tissu fibro-cartilagineux*.

Fibro-muqueux, adj., *fibro-mucosus*; nom donné par Bichat aux membranes fibreuses adossées ou intimement unies à des membranes muqueuses, comme la pituitaire et celle de l'urètre.

Fibro-séreux, adj., *fibro-serosus*; nom donné par Bichat aux membranes composées d'un feuillet fibreux et d'un autre séreux, qui sont intimement unis ensemble, comme la dure-mère et le péricarde.

FIBULATION. *V.* BOUCLEMENT.

FIC, s. m. (*ficus*, figue); excrois-

sance, tantôt vasculeuse, molle et rougeâtre, tantôt fibreuse, solide, et quelquefois squirreuse ou cartilagineuse, dont le pédicule est étroit, et le sommet granuleux et renflé. Les fics surviennent ordinairement aux paupières, au menton, à la langue ; ceux des organes génitaux et de l'anus dépendent presque toujours de l'affection syphilitique, et, agglomérés entre eux, ils forment des masses charnues, bourgeonnées, d'où s'écoule une humeur âcre et fétide. | Excroissance également rougeâtre, quelquefois dure et squirreuse, qui se développe sur diverses parties du corps du cheval et de l'âne. On appelle aussi de ce nom une maladie qui attaque la fourchette et la sole charnue.

FICAIRE, s. f., *ranunculus ficaria*, L.; espèce de renoncule, dont on a fait depuis peu un genre à part, et qui abonde dans les bois et les prés. Sa racine, qui a une saveur âcre, un peu amère et désagréable, produit la tuméfaction et même la vésication, quand on l'applique pilée sur la peau. On l'employait autrefois comme stimulant.

FIEL, s. m., *fel*, χολή; synonyme de *bile*, employé surtout lorsqu'il est question de la bile des animaux. — *Vésicule du fiel* ou *cholécyste*.

Fiel de terre; nom populaire de la fumeterre et de la petite centaurée.

Fiel de verre; mélange de plusieurs sels calcaires, de sulfate de potasse, d'hydrochlorate de soude et d'autres substances, qui surnage le verre pendant la vitrification.

FIÈVRE, s. f., *febris*, πυρετός; considérée dans ses symptômes, la fièvre est une série de phénomènes morbides qui semblent envahir tout l'organisme, et ne pas dépendre de l'affection d'une seule partie du corps. Considérée dans sa cause prochaine, c'est, selon l'auteur que l'on consulte, 1° un effet de la surabondance ou d'une altération du sang, de la bile ou de la pituite ; 2° d'une fermentation du sang ou des humeurs ; 3° d'un spasme des petits vaisseaux de la périphérie ; 4° de l'asthénie générale, qui donne lieu à une réaction de tout l'organisme; 5° d'une exaltation des propriétés vitales dans tout l'organisme; 6° enfin, soit d'une irritation des solides, plus particulièrement marquée dans quelques-uns d'eux, soit de l'adynamie ou de l'ataxie du système nerveux. Broussais dit que la fièvre n'est jamais que le résultat d'une irritation du cœur, primitive ou sympathique. Adopter cette définition, c'est rendre le mot *fièvre* synonyme d'*accélération* prolongée des battemens du cœur et des pulsations artérielles. Nous pensons que si l'on voulait s'élever à une idée générale et abstraite de la *fièvre*, ce qui n'est nullement nécessaire, il faudrait la définir un état morbide du corps humain, dans lequel l'irritation d'un ou de plusieurs organes accroît le mouvement vital de certaines parties, et ralentit celui de quelques autres. On nous objectera que cette définition convient également aux inflammations avec symptômes sympathiques : c'est précisément à cause de cela qu'elle nous paraît préférable à toutes celles qu'on a données jusqu'ici. Si l'on bornait le mot *fièvre* à désigner le rapport sympathique morbide entre un organe irrité et le cœur, ce serait donner presque une existence individuelle à une simple relation. Les fièvres ont été divisées en *essentielles et symptomatiques*. Sauvages paraît être le premier qui ait attaqué cette distinction, car il prétendait que toutes les fièvres étaient symptomatiques. Cependant, jusque dans ces derniers temps, on a entendu par fièvre *essentielle* celle qui paraît ne dépendre ni d'une inflammation, ni d'une névrose, ni d'une hémorrhagie, ni d'une lésion organique, ou qui, si elle accompagne l'un ou l'autre de ces états morbides, n'en est pas l'effet nécessaire, le symptôme inévitable. Les fièvres *symptomatiques* étaient celles qui dépendaient évidemment d'une irritation ou inflammation reconnue locale. Broussais pense que les fièvres ne sont jamais *essentielles*, et que celles que les auteurs ont appelées ainsi se rapportent toutes à la gastro-entérite. On s'accorde généralement aujourd'hui à regarder toutes les fièvres comme étant dues à une irritation locale, plus ou moins étendue. Si la faiblesse précède quelquefois cette irritation, l'accompagne dans un autre organe ou la suit, l'irritation est la seule source des symptômes de réaction, et la source première des symptômes qui semblent annoncer la faiblesse. Dans l'état actuel de la science, il nous semble qu'une fièvre *simple* est celle dont tous les symptômes proviennent de l'irritation d'un seul organe ; une fièvre *compliquée*, celle qui provient de l'irritation de plusieurs organes ; une fièvre *essentielle*, celle dans laquelle il semble ne pas exister d'irritation locale à laquelle on puisse attribuer la production des phé-

nomènes fébriles, quand on n'y regarde pas d'assez près ; une fièvre *symptomatique*, celle dans laquelle l'irritation locale est tellement manifeste qu'on ne peut la méconnaître ; une fièvre *primitive*, celle dans laquelle l'irritation locale, qui met en jeu les sympathies, est primitive ; une fièvre *secondaire*, celle dans laquelle l'irritation, qui met en jeu les sympathies, est elle-même l'effet sympathique d'une autre irritation. Les fièvres, considérées sous le rapport du type, sont *continues*, quand leurs symptômes se succèdent et marchent sans interruption complète pendant tout le cours de la maladie ; *intermittentes*, lorsqu'elles se manifestent sous forme d'*accès*, qui reviennent chaque jour, tous les deux ou tous les trois jours, ou même plus rarement ; *rémittentes*, quand elles sont continues, avec des exacerbations, précédées de frissons, revenant chaque jour, tous les deux ou trois jours, et même plus rarement ; *anomales* ou *atypiques irrégulières*, quand elles n'ont pas de marche ni de type déterminé. Pinel a divisé les fièvres essentielles en *angioténiques*, ou produites par la tension, l'irritation des tuniques des vaisseaux ; *méningo-gastriques*, ou dues à l'irritation des membranes de l'estomac et des organes voisins ; *adéno-méningées*, ou provenant de l'irritation mêlée de faiblesse de ces mêmes membranes; *adynamiques*, ou produites par l'affaiblissement du ton des organes ; *ataxiques*, ou dues à la perversion, à une atteinte profonde portée au système nerveux ; *adéno-nerveuse*, ou provenant de l'affection des glandes, c'est-à-dire des ganglions lymphatiques et du système nerveux. Telles sont les fièvres que Broussais rapporte à la *gastro-entérite* simple ou compliquée. Nous pensons, et l'on penche généralement à penser actuellement, que la première de ces fièvres, aussi appelée *inflammatoire* ou *synoque*, n'est qu'une irritation légère d'un des points de la membrane muqueuse digestive ou respiratoire, de la peau, de l'encéphale, du poumon, de l'utérus, d'une membrane synoviale, ou d'un point du système musculaire, enfin d'une ou de plusieurs parties du corps ; que la seconde, aussi appelée *gastrique* ou *bilieuse*, n'est qu'une gastrite, une gastro-entérite ou une gastro-hépatite ; que la troisième, aussi appelée *muqueuse* ou *pituitaire*, n'est qu'une gastro-entérite avec surcroît marqué de sécrétion muqueuse, et assez souvent irritation de l'encéphale ; que la quatrième , aussi appelée *asthénique* ou *putride*, est tantôt une violente gastro-entérite , et tantôt tout autre inflammation très - intense d'un organe important , selon qu'il y a ou qu'il n'y a pas ce qu'on appelait autrefois des *signes de putridité*, c'est-à-dire des évacuations fétides ; que la cinquième , aussi appelée *nerveuse* , *typhode*, *maligne*, est une irritation de l'encéphale, souvent secondaire d'une gastro entérite ou de toute autre inflammation ; enfin que la sixième , aussi appelée *pestilentielle* , *loïmique* et *peste* , n'est que la cinquième à un très-haut degré d'intensité, que caractérisent des bubons et des charbons , sinon dans tous les cas , au moins dans la plupart. Les fièvres intermittentes ont été divisées en *bénignes* et en *pernicieuses* , les premières ne faisant pas courir de danger prochain aux malades qui en sont affectés , les secondes menaçant immédiatement leur vie. Les unes et les autres nous paraissent , ainsi qu'à Pinel, n'être point d'une autre nature que les fièvres continues. Les *pernicieuses* ont ceci de particulier , que l'irritation s'étend promptement au cerveau , détermine le coma ou les convulsions , et la mort au troisième ou quatrième accès.

Fièvre d'accès ; synonyme de *fièvre périodique intermittente* ou *rémittente*.

Fièvre adéno - méningée. V. ADÉNO-MÉNINGÉE.

Fièvre adéno-nerveuse. V. ADÉNO-NERVEUSE.

Fièvre adynamique. V. ADYNAMIQUE.

Fièvre aiguë, febris acuta : fièvre qui ne dépasse pas trois sexténaires.

Fièvre algide. V. ALGIDE.

Fièvre américaine ; synonyme de *fièvre jaune. V.* JAUNE.

Fièvre d'amour, febris amatoria ; synonyme de *fièvre muqueuse* des filles contrariées dans leurs inclinations.

Fièvre amphimérine. V. AMPHIMÉRINE.

Fièvre angineuse, febris anginosa ; nom donné jadis à l'angine avec symptômes sympathiques.

Fièvre angioténique. V. ANGIOTÉNIQUE.

Fièvre annuelle, febris annua ; fièvre qui revient tous les ans.

Fièvre anomale, febris anomalis ; fièvre dont la marche et le type sont irréguliers.

Fièvre aphonique, febris aphonica ; fièvre pernicieuse avec aphonie pendant les accès.

Fièvre apoplectique, febris apoplectica ;

fièvre pernicieuse avec symptômes apoplectiques pendant les accès.

Fièvre ardente, causus ; nom donné jadis à la gastrite intense , que dans les derniers temps on appelait fièvre *gastroinflammatoire*.

Fièvre arthritique, febris arthritica ; fièvre causée par la goutte, ou fièvre pernicieuse avec vives douleurs des articulations pendant les accès.

Fièvre artificielle, febris arte promota ; mouvement fébrile excité par l'usage interne ou externe des agens thérapeutiques stimulans. On l'a crue un grand remède dans les maladies chroniques ; elle est le plus souvent funeste aux sujets chez lesquels on la provoque. C'est presque toujours une gastro-entérite , ce qui en explique le danger.

Fièvre asthénique, febris asthenica ; fièvre que l'on supposait occasionée par la faiblesse.

Fièvre asthmatique ; fièvre pernicieuse, caractérisée par des symptômes d'asthme ou spasme.

Fièvre ataxique. V. ATAXIQUE.

Fièvre ataxo-adynamique, febris atacto-adynamica ; fièvre dans laquelle on distingue des symptômes d'adynamie et d'ataxie.

Fièvre atypique. V. ATYPIQUE.

Fièvre automnale. V. AUTOMNAL.

Fièvre asode ou azode. V. ASODE.

Fièvre de la Barbade ; synonyme de *fièvre jaune.*

Fièvre bénigne. V. BÉNIN.

Fièvre bilieuse. V. BILIEUX.

Fièvre blanche, febris alba ; synonyme de *chlorose* avec fièvre hectique.

Fièvre bulleuse, febris bullosa ; nom donné jadis au *pemphigus*.

Fièvre des camps, febris castrensis ; synonyme de *typhus*.

Fièvre cardialgique, febris cardialgica ; fièvre pernicieuse, avec cardialgie pendant les accès.

Fièvre catarrhale ; synonyme de *fièvre muqueuse*.

Fièvre céphalalgique, febris cephalalgica ; fièvre pernicieuse , avec douleur intense de tête. | Céphalalgie intermittente.

Fièvre cérébrale. Pinel appelle ainsi une variété de la fièvre ataxique dans laquelle les symptômes d'excitation sont très - intenses. C'est une arachnoïdite , souvent compliquée de gastro-entérite.

Fièvre chaude ; nom donné par les personnes étrangères à la médecine à toute fièvre avec délire.

Fièvre cholérique, febris cholerica ; fièvre pernicieuse , avec vomissemens et diarrhée pendant les accès.

Fièvre chronique, febris chronica; fièvre qui se prolonge au delà de cinq ou six septénaires.

Fièvre colliquative, febris colliquativa; fièvre caractérisée par un amaigrissement prompt , d'abondantes évacuations , et la chute rapide des forces.

Fièvre comateuse, febris comatosa; synonyme de *fièvre apoplectique.*

Fièvre contagieuse, febris contagiosa ; fièvre qui se communique par le contact , selon certains auteurs, ou qui se propage par le contact et par l'altération de l'air, ou par cette dernière cause seulement, selon d'autres. Les principales fièvres contagieuses , selon une opinion généralement adoptée , mais fortement attaquée, sont la *peste* , le *typhus* et la *fièvre jaune.*

Fièvre continente, febris continens ; fièvre continue sans exacerbation. On peut affirmer qu'elle n'a jamais été observée.

Fièvre continue. V. Continu.

Fièvre convulsive, febris convulsiva; fièvre continue, rémittente ou intermittente , caractérisée par des mouvemens convulsifs.

Fièvre décimale, febris decimana; fièvre qui revient chaque dixième jour.

Fièvre délirante, febris cum delirio; fièvre pernicieuse, caractérisée par le délire dans les accès.

Fièvre demi-tierce : synonyme de *fièvre hémitritée.*

Fièvre dépuratoire, febris depuratoria ; fièvre à laquelle on attribuait jadis la propriété de dépurer le sang , ou qui annonçait que cette prétendue dépuration avait lieu.

Fièvre diaire, febris diaria. V. Ephémère.

Fièvre diaphorétique, febris diaphoretica ; fièvre pernicieuse, avec sueurs excessivement abondantes dans les accès.

Fièvre digestive ; accélération du mouvement circulatoire durant la digestion gastro-duodénale.

Fièvre double ou *doublée ;* qui a un double accès dans un temps donné.

Fièvre double-quarte ; fièvre dont l'accès revient deux jours de suite, et manque le troisième jour , l'accès du premier ressemblant à celui du quatrième. et celui du deuxième à celui du cinquième.

Fièvre double quotidienne ; fièvre dont l'accès revient deux fois chaque jour , à des heures correspondantes.

Fièvre double-tierce ; fièvre dont l'accès revient tous les jours, le premier correspondant au troisième, le deuxième au quatrième, et ainsi de suite.

Fièvre duodécimale, febris duodecimana; fièvre dont l'accès revient chaque douzième jour. Les exemples en sont excessivement rares , si même on l'a observée.

Fièvre dysentérique, febris dysenterica ; fièvre pernicieuse , caractérisée par les signes de la dysenterie , c'est-à-dire des déjections sanguinolentes avec vives coliques.

Fièvre élode. V. Elode.

Fièvre endémique. V. Endémique.

Fièvre entéro-mésentérique ; nom donné par Petit à la gastro-entérite aiguë des sujets affectés d'une entéro-mésentérite chronique, maladie dont il méconnaît entièrement la nature.

Fièvre épacmastique. V. Epacmastique.

Fièvre éphémère. V. Ephémère.

Fièvre épidémique. V. Epidémique.

Fièvre épileptique, febris epileptica ; fièvre pernicieuse, avec symptômes d'épilepsie pendant les accès.

Fièvre érotique ; fièvre chronique causée par une inclination contrariée , un amour malheureux.

Fièvre erratique, febris erratica ; fièvre dont les accès ne sont pas réguliers dans l'époque de leur retour.

Fièvre éruptive ; synonyme de *phlegmasie aiguë* de la peau avec accélération de la circulation.

Fièvre érysipélateuse ; synonyme d'érysipèle.

Fièvre essentielle. V. Fièvre.

Fièvre étique ; barbarisme qu'on a fait synonyme de fièvre *hectique.*

Fièvre exanthématique, febris exanthematica ; synonyme de *phlegmasie aiguë* de la peau avec accélération de la circulation.

Fièvre gangréneuse, febris gangrænosa ; fièvre pernicieuse avec gangrène des membres ou des organes génitaux.

Fièvre gastrique. V. Gastrique.

Fièvre gastro-adynamique. V. Gastro-adynamique.

Fièvre gastro-angioténique. V. Gastro-angioténique.

Fièvre hebdomadaire, febris septimana ; fièvre qui revient chaque septième jour.

Fièvre hectique. V. Hectique.

Fièvre hémitritée. V. Hémitrité.

Fièvre hémoptoïque, febris hemoptoica ; hémoptysie périodique régulière , mal à propos rangée parmi les fièvres.

Fièvre hépatalgique ou *hépatique* ; fièvre pernicieuse, avec vive douleur dans l'hypochondre droit.

Fièvre homotone. V. Homotone.

Fièvre hongroise ou *de Hongrie, febris hungarica* ; typhus endémique de la Hongrie.

Fièvre d'hôpital, febris nosocomialis ; typhus qui se développe à l'occasion de l'encombrement des hôpitaux.

Fièvre horrifique, febris horrifica ; fièvre pernicieuse, caractérisée par un frisson violent et prolongé.

Fièvre humorale, febris humoralis ; fièvre causée par un trouble quelconque des humeurs, selon les anciennes théories.

Fièvre hydrocéphalique ; synonyme d'*hydrocéphale aiguë.*

Fièvre hydrophobique, febris hydrophobica ; fièvre pernicieuse, avec horreur des liquides.

Fièvre hystérique ; fièvre qui survient chez une femme hystérique. | Hystérie intermittente régulière.

Fièvre ictérique ; fièvre dont les accès sont accompagnés d'un ictère passager.

Fièvre idiopathique. V. Idiopathique.

Fièvre inflammatoire. V. Fièvre.

Fièvre insidieuse ; fièvre qui d'abord semble sans danger, puis revêt subitement un caractère frappant de gravité.

Fièvre intercurrente febris intercurrens ; fièvre qui se manifeste sous l'influence de la saison actuelle.

Fièvre intermittente. V. Fièvre.

Fièvre irrégulière. V. Fièvre.

Fièvre jaune, febris flava ; gastro-hépatite promptement mortelle des pays chauds, le plus ordinairement avec ictère, qui, quelquefois, ne survient qu'après la mort.

Fièvre lactée, de lait, ou *laiteuse, febris lactea* ; accélération de la circulation qui se développe à l'occasion de la sécrétion du lait, peu après l'accouchement.

Fièvre larvée ; inflammation, névrose, hémorrhagie intermittente, que l'on prétend être une fièvre parce qu'elle n'est pas continue.

Fièvre nerveuse, fièvre lente d'Huxham, febris lenta nervosa ; irritation cérébrale prolongée, qui, pour s'annoncer par des symptômes peu frappans, n'en est pas moins redoutable.

Fièvre lenticulaire, febris lenticularis ; synonyme de *typhus pétéchial.*

Fièvre léthargique. V. Léthargie.

Fièvre lipyrienne. V. Lipyrie.

Fièvre lochiale, febris lochialis ; accélération de la circulation qui s'établit à l'occasion de l'écoulement des lochies.

Fièvre lymphatique ; synonyme de *fièvre muqueuse.*

Fièvre lyngode. V. Lyngode.

Fièvre maligne, febris maligna ; fièvre avec symptômes cérébraux nerveux ; fièvre qui d'abord semble bénigne, puis menace la vie du malade ; irritation cérébrale qui survient primitivement, ou dans le cours d'une autre irritation, et donne lieu à l'accélération ou au ralentissement du mouvement circulatoire.

Fièvre matelote ; synonyme de *fièvre jaune.*

Fièvre méningo-gastrique. V. Fièvre.

Fièvre mésentérique ; synonyme de *fièvre muqueuse.*

Fièvre miliaire, febris miliaria ; fièvre avec éruption miliaire. | Miliaire.

Fièvre de la moisson ; synonyme de *fièvre bilieuse.*

Fièvre morbilleuse, febris morbillosa ; synonyme de *rougeole.*

Fièvre muqueuse. V. Fièvre.

Fièvre néphrétique, febris nephretica ; fièvre pernicieuse, avec vives douleurs dans la région lombaire durant les accès.

Fièvre nerveuse. V. Fièvre.

Fièvre nonane, febris nonana ; fièvre dont l'accès revient chaque neuvième jour.

Fièvre nosocomiale, febris nosocomialis ; synonyme de *typhus* des hôpitaux.

Fièvre octane, febris octana ; fièvre dont l'accès revient chaque huitième jour.

Fièvre ortiée ; synonyme d'*urticaire.*

Fièvre paracmastique. V. Paracmastique.

Fièvre périodique, febris periodica ; fièvre rémittente ou intermittente.

Fièvre péripneumonique, febris peripneumonica ; synonyme de *péripneumonie.* | Fièvre pernicieuse, avec douleur de côté, toux et vomissement de sang dans les accès.

Fièvre pernicieuse. V. Fièvre.

Fièvre pestilentielle. V. Peste.

Fièvre pétéchiale ; synonyme de *typhus* avec pétéchies.

Fièvre phricode. V. Phricode.

Fièvre pituiteuse ; synonyme de *fièvre muqueuse.*

Fièvre pleurétique ; synonyme de *pleurésie.* | Fièvre pernicieuse, avec douleur de côté, toux, pendant les accès.

Fièvre pourprée, febris purpurata ; fièvre avec taches pourprées sur la peau. | Pourpre.

Fièvre des prisons, febris carcerum ; synonyme de *typhus carcéraire.* | Fièvre qui se développe sous l'influence de l'encombrement, de la malpropreté, de la tristesse et de la mauvaise nourriture des prisonniers détenus.

Fièvre puerpérale, febris puerperalis; nom donné à presque toutes les maladies des femmes en couches, mais surtout à la péritonite.

Fièvre puliculaire, febris pulicularis; fièvre dans le cours de laquelle la peau se couvre de taches analogues aux morsures de puces. Synonyme de *typhus pétéchial.*

Fièvre puncticulaire, febris puncticularis: synonyme de *typhus pétéchial.*

Fièvre putride. V. FIÈVRE.

Fièvre quarte, febris quartana; fièvre dont l'accès revient chaque quatrième jour.

Fièvre quarte doublée, febris quartana duplicata; fièvre dans laquelle deux accès reviennent chaque quatrième jour.

Fièvre quarte triplée, febris quartana triplex; fièvre dans laquelle trois accès reviennent chaque quatrième jour.

Fièvre querquère. V. QUERQUÈRE.

Fièvre quintane, febris quintana; fièvre dont l'accès revient le cinquième jour.

Fièvre quotidienne, febris quotidiana; fièvre dont l'accès revient chaque jour.

Fièvre quotidienne doublée, febris quotidiana duplex; fièvre dont les accès sont au nombre de deux chaque jour.

Fièvre régulière. V. FIÈVRE.

Fièvre rémittente. V. FIÈVRE.

Fièvre rhumatismale; synonyme de *rhumatisme,* avec accélération de la circulation. | Fièvre muqueuse.

Fièvre rouge, febris rubra; synonyme de *scarlatine.*

Fièvre sanguine, febris sanguinea; synonyme de *fièvre inflammatoire.*

Fièvre scarlatine; synonyme de *scarlatine.*

Fièvre scorbutique, febris scorbutica; fièvre qui survient chez un scorbutique.

Fièvre secondaire. V. FIÈVRE.

Fièvre septane, febris septenaria; fièvre dont l'accès revient chaque septième jour.

Fièvre sextane, febris sextana; fièvre dont l'accès revient chaque sixième jour.

Fièvre de Siam; synonyme de *fièvre jaune.*

Fièvre simple, febris simplex. V. FIÈVRE.

Fièvre singultueuse, febris singultuosa; fièvre pernicieuse avec hoquet dans les accès.

Fièvre soporeuse, febris soporosa : synonyme de *fièvre apoplectique.*

Fièvre sporadique. V. SPORADIQUE.

Fièvre stationnaire. V. FIÈVRE.

Fièvre stercorale, febris stercoralis; nom ridicule donné à l'accélération du pouls avec chaleur de la peau, occasionée par la constipation.

Fièvre sthénique, febris sthenica; fièvre produite par un excès de stimulus, un surcroît d'action vitale.

Fièvre stomachique, febris stomacalis; synonyme de *fièvre gastrique.* | Gastrite. | Accélération du pouls et chaleur de la peau, causées par le travail de la digestion.

Fièvre subintrante, febris subintrans; fièvre dans laquelle un accès est à peine fini que le suivant commence.

Fièvre sudatoire, febris sudatoria; fièvre pernicieuse, avec sueur abondante.

Fièvre symptomatique. V. FIÈVRE.

Fièvre syncopale, febris syncopalis; fièvre pernicieuse, dont le principal symptôme consiste en une ou plusieurs syncopes prolongées.

Fièvre synoque. V. SYNOQUE.

Fièvre syphilitique, febris syphilitica. On a donné ce nom aux fièvres dont sont affectés les sujets qui ont la syphilis, ou qui l'ont eue depuis peu, quand on présumait ou supposait une liaison entre la syphilis absente ou présente et la fièvre.

Fièvre tabide; synonyme de *fièvre hectique.*

Fièvre tétartophie. V. TÉTARTOPHIE.

Fièvre tierce, febris tertiana; fièvre intermittente ou rémittente dont les accès reviennent chaque troisième jour.

Fièvre tierce doublée, febris tertiana duplicata; fièvre dont les accès sont doubles chaque troisième jour.

Fièvre tonique, febris tonica; synonyme de *fièvre sthénique.*

Fièvre toxique; synonyme de *fièvre jaune.*

Fièvre tragique, febris tragica; fièvre dans laquelle le malade déclame, agité par le délire.

Fièvre traumatique. V. TRAUMATIQUE.

Fièvre tritæophie. V. TRITÆOPHIE.

Fièvre tropicale, febris tropicalis; synonyme de *fièvre jaune.*

Fièvre typhode. V. TYPHODE et TYPHUS.

Fièvre utérine, febris uterina; fièvre produite par l'irritation de l'utérus. | Métrite.

Fièvre des vaisseaux, febris nautica; synonyme de *typhus* des vaisseaux.

Fièvre varioleuse, febris variolosa. V.
Variole.

Fièvre vermineuse, febris verminosa;
fièvre que l'on suppose être due à la présence de vers dans le canal digestif, ou
pendant laquelle le malade rend des vers
par la bouche ou par l'anus.

Fièvre vernale, febris vernalis; fièvre
de printemps.

Fièvre vésicatoire, febris vesicatoria;
synonyme de *pemphigus.*

Fiévreux, adj., *febriens, febricosus;*
qui occasione ou qui a la fièvre.

Figue, s. f., *carica,* σῦκον; enveloppe
charnue et pyriforme, remplie d'une
pulpe dans laquelle plongent les graines
du figuier, *ficus carica,* L., arbre de la
monoécie triandrie et de la famille des
urticées, qui est originaire de l'Asie,
mais qu'on cultive dans presque toute
l'Europe. Les figues sont un aliment salubre et très-nourrissant; leur décoction
est émolliente. On les emploie quelquefois en cataplasmes.

Figure, s. f., *figura, figuratio,* χῆμα;
rapport des surfaces qui terminent ou
environnent un corps. | Synonyme de
face ou *visage,* dans le langage ordinaire.

Filaire, s. f., *filaria;* genre de vers
intestinaux, auquel on rapporte le *ver de
Médine* ou *de Guinée.* Tous ont un corps
cylindrique, filiforme, lisse, très-long,
élastique, presque égal partout, et terminé par une petite bouche orbiculaire.

Filament, s. m., *filamentum;* synonyme de *fibrille : filament cellulaire, ner-
veux.* | Partie déliée de l'étamine, qui
supporte l'anthère. | *Filamens voltigeans;*
corpuscules légers, immobiles, que l'on
se figure être placés au-devant de l'œil,
surtout quand on est au soleil, ou lorsqu'on sort d'un endroit qu'il éclaire, sans
pourtant l'avoir fixé : ce n'est point une
maladie. | *Filamens,* filets muqueux que
dépose l'urine.

Filet, s. m.; mot pris en deux sens
différens, 1° comme équivalent de *frein :
filet de la langue, des lèvres, du prépuce,*
V. Frein; 2° comme synonyme de *filament : filet des étamines. V.* Filament.

Filiforme, adj., *filiformis (filus,* fil,
forma, forme); qui a la forme d'un fil.
— *Papilles filiformes,* petits cônes très-
minces qui hérissent le devant de la langue, paraissent produits par l'épanouissement des filets du nerf lingual, et sont
entourés d'un réseau vasculaire très-ap-
parent.

Filipendule, s. f., *spiræa filipendula;*
jolie plante de l'icosandrie pentagynie et

de la famille des rosacées, très-commune en Europe, et qui jouit d'une certaine astringence, mais à laquelle l'empirisme accorde une foule de propriétés
médicinales illusoires.

Filon, s. m.; nom donné par les minéralogistes à des masses de substances
minérales formant un solide généralement assez plane, c'est-à-dire très-étendu
en deux sens, qui traversent le plus souvent les couches du terrain dans lequel
elles sont situées, et qui renferment des
minéraux différens de ceux qui constituent ce terrain.

Filtration, s. f., *filtratio;* opération
qui consiste à débarrasser un liquide des
parties solides qui en troublent la transparence, et qui sont trop légères pour
pouvoir se précipiter.

Filtre, s. m., *filtrum;* matière poreuse, telle que du sable, une pierre
tendre, du charbon de bois pulvérisé, du
verre pilé, une étoffe de laine ou de toile,
un feutre léger, du papier mouillé, etc.,
à travers laquelle on fait passer un liquide
qu'on se propose d'éclaircir.

Filtrer, v. a., *filtrare;* passer à travers un filtre.

Fiole, s. f., *phiola,* φιάλη; petite bouteille de verre peu épais et à col long,
dans laquelle les pharmaciens introduisent les préparations magistrales liquides, et les chimistes font diverses opérations à la température de l'eau bouillante.

Firmin (Saint-), village du Dauphiné
qui possède des eaux minérales réputées
sulfureuses.

Fissiculation, s. f. (*fissiculare,* décou-
per, ouvrir); mot actuellement inusité,
dont on s'est autrefois servi pour désigner les incisions faites avec le scalpel.

Fissure, s. f., *fissura,* ῥαγή (*findere,*
fendre); ouverture étroite qu'on observe
sur quelques os. | Solution de continuité
étroite, allongée et peu profonde, qui se
manifeste au pourtour des ouvertures ex-
térieures des membranes muqueuses. |
Fracture étroite aux os du crâne. | Sorte
de gerçure que l'on observe sur les mains
dures et calleuses de certains ouvriers. |
Petite ulcération fendillée qui se manifeste chez les jeunes enfans, à la suite du
contact des matières fécales et de l'urine
avec la peau fine et délicate des cuisses,
des fesses et des organes génitaux. | Fen-
te plus ou moins profonde qui survient
aux parties génitales et aux environs de
l'anus, chez les sujets affectés de syphi-

lis. Cette dernière a reçu le nom spécial de *rhagade*.

Fissure de Glaser. V. Scissure *de Glaser.*

Fistule, s. f., *fistula, σύριγξ*; solution de continuité plus ou moins sinueuse et profonde, entretenue par une altération locale et permanente des tissus vivans. Revêtues à leur face interne d'une membrane muqueuse normale, d'autant mieux organisée qu'elle est plus ancienne, et entretenues par un écoulement continuel de pus, de sérosité, par le passage de l'air ou par la déviation de quelques-uns des produits des sécrétions, les fistules sont appelées *borgnes* ou *incomplètes* lorsqu'elles n'ont qu'une ouverture, et *complètes* lorsqu'elles s'ouvrent, d'une part, dans une cavité intérieure, de l'autre, à la surface du corps. Les fistules incomplètes sont *internes* ou *externes*, suivant que leur orifice communique avec une cavité séreuse ou muqueuse naturelle, ou qu'elle est béante au dehors. Les fistules incomplètes externes sont entretenues par la carie ou la nécrose des os, par des corps étrangers arrêtés dans les parties vivantes, par des foyers purulens dont les parois écartées ne peuvent se réunir. Les fistules incomplètes internes ne tardent pas, en général, à devenir complètes, parce que les matières qui s'échappent des cavités dans lesquelles elles s'ouvrent, tendent constamment à se porter à l'extérieur, et déterminent bientôt l'ulcération des tégumens. On a donné à ces fistules des noms différens, suivant les substances qu'elles laissent échapper, et les organes qui en sont le siège. Ainsi l'on nomme fistules *aériennes, biliaires, lacrymales, salivaires, stercorales, synoviales, urinaires*, celles qui livrent passage à l'air, à la bile, aux larmes, à la salive, aux matières fécales, à la synovie, à l'urine, et qui par conséquent ont leur source dans la perforation des appareils chargés de conduire, de retenir, ou de sécréter ces substances.

Fistuleux, adj., *fistulosus*; qui est relatif aux fistules : *trajet fistuleux, ulcère fistuleux.*

Fixation, s. f., *fixatio, fixio, πῆξις, παγίωσις*; opération par laquelle on combine un corps gazeux avec un corps solide.

Fixe, adj., *fixus*; qui n'est point volatilisable par le feu, ou du moins par le degré de chaleur qu'il est en notre pouvoir d'exciter.

Fixé, adj., *stabilitus*; se dit, en chi-

mie, de toutes les substances gazeuses qui ont pris la forme solide.—*Air fixé*, nom donné par Black à l'acide carbonique.—*Nitre fixé par le charbon, nitre fixé par lui-même. V.* Nitre.

Fixen, nom d'une source minérale saline de la Bavière dont les eaux se rapprochent de celles de Seltz pour la composition.

Fixer, v. a., *fixare*; empêcher un corps volatil de se sublimer ou de se volatiliser au feu; combiner un corps gazeux avec un autre corps solide, ce qui lui fait perdre sa première forme.

Fixin, village près de Dijon où existe une source dont l'eau est chargée d'un sel magnésien.

Fixité, s. f., *fixitas*; propriété qu'ont certains corps de résister à l'action du feu, qui ne peut les volatiliser.

Flabellation, s. f., *flabellatio (flabellare*, agiter l'air); opération recommandée par Paré, et qui consiste à rafraîchir les membres fracturés, ainsi que les appareils qui les enveloppent, en renouvelant l'air autour d'eux, soit par l'agitation de ce fluide, soit par le déplacement et le soulèvement souvent réitérés des parties affectées.

Flaccidité, s. f., *flacciditas (flaccidus*, mou); état de mollesse, d'affaissement des tissus organiques.

Flamboise. *V.* Feu *volage.*

Flamme, s. f., *flamma, flammula, φλὸξ, φλογμὸς*; légère aréole lumineuse, ardente et colorée diversement, qui s'élève à la surface des corps qu'on brûle. Elle doit naissance à l'ignition des vapeurs qui se dégagent de ces corps, chauffées jusqu'au point de devenir lumineuses.

Flamme ou *flammette, flamma, flammula, fossorium phlebotorum*; instrument de chirurgie qui consiste dans une boîte de métal d'où s'échappe avec force une lame tranchante qu'un ressort met en mouvement. Une bascule saillante au dehors sert de détente, et suivant que l'on place le point d'appui plus ou moins haut, la lame fait en sortant une saillie plus ou moins considérable. Cet instrument, très-répandu en Allemagne et dans d'autres parties de l'Europe, est peu employé en France.

Flamme vitale, flamma vitalis, βιολύχνιον; chaleur vitale native, ou principe vital.

Flanc, s. m., *ilion*, partie de la région latérale du corps qui s'étend depuis la crête iliaque jusqu'aux fausses côtes. | Région du corps du cheval située entre les côtes, les reins et les hanches.—*Battre du flanc, flanc cousu, cordé, retroussé, altéré*, etc.

FLATUEUX, adj., *flatuosus* (*flatus*, vent); qui cause ou qui rend des vents, qui est caractérisé par des vents : *alimens flatueux, sujet flatueux, asthme flatueux.*

FLATULENCE, s. f., *flatulentia* (*flatus*, vent); émission de gaz par la bouche ou par l'anus ; accumulation de gaz intestinaux.

FLATUOSITÉ, s. f., *flatuositas. V.* **FLATULENCE**.

FLÉCHISSEUR, adj. et s. m., *flexor*; nom donné aux muscles qui ont pour usage de ployer certaines parties du corps.

Fléchisseur commun (court) des orteils, flexor communis brevis digitorum pedis; muscle (calcanéo-sous-phalanginien commun, Ch.) pair, allongé et aplati de la plante du pied, où il s'étend depuis la face inférieure du calcanéum jusqu'à celle des secondes phalanges des quatre derniers orteils, qu'il fléchit.

Fléchisseur commun (long) des orteils, flexor communis longus digitorum pedis; muscle (tibio-phalangettien commun, Ch.) pair, allongé et aplati, qui de la face postérieure du tibia se porte à la partie postérieure de la face inférieure des troisièmes phalanges des quatre derniers orteils, qu'il sert à fléchir.

Fléchisseur (court) de la tête; atloïdo-sous-occipital.

Fléchisseur (court) de l'avant-bras; huméro-cubital oblique.

Fléchisseur (court) du gros orteil, flexor brevis hallucis; muscle (tarso-sous-phalangettien du premier orteil, Ch.) de la plante du pied, qui se fixe d'une part au calcanéum et aux derniers os cunéiformes, de l'autre à la base de la première phalange du gros orteil.

Fléchisseur (court) du petit doigt, flexor brevis minimi digitis manûs; muscle (carpo-phalangien du petit doigt, Ch.) de l'éminence hypothénar, qui s'attache en haut au ligament annulaire du carpe et à l'apophyse de l'os crochu, en bas au côté interne du sommet de la première phalange du petit doigt.

Fléchisseur (court) du petit orteil, flexor brevis minimi digitis pedis; muscle (tarso-sous-phalangien du petit orteil, Ch.) de la plante du pied, qui se porte de l'extrémité postérieure du cinquième os du métacarpe à la partie postérieure de la première phalange du petit orteil.

Fléchisseur (court) du pouce, flexor bre-

vis pollicis manûs; muscle (carpo-phalangien du pouce, Ch.) de l'éminence thénar, étendu depuis le grand os, le ligament annulaire du carpe et le troisième os du métacarpe, jusqu'à la partie supérieure de la première phalange du pouce.

Fléchisseur du canon. Bourgelat donne ce nom au muscle appelé *tibio-prémetatarsien.*

Fléchisseur externe du canon; épitrochlo-sus-carpien.

Fléchisseur (grand ou long) du pouce, flexor longus pollicis manûs; muscle (radio-phalangettien du pouce, Ch.) de l'avant-bras, allongé et aplati, qui des trois quarts supérieurs de la face antérieure du radius et du ligament interosseux, se porte à la face antérieure de la dernière phalange du pouce.

Fléchisseur interne du canon; épicondylo-métacarpien.

Fléchisseur (long) de l'avant-bras; coraco-cubital.

Fléchisseur (long) de l'encolure; sous-dorso-atloïdien.

Fléchisseur (long) du gros orteil, flexor longus hallucis; muscle (péronéo-sous-phalangettien du pouce, Ch.) de la partie postérieure de la jambe, mince et allongé, qui se porte de la face postérieure du péroné et du ligament interosseux à la partie inférieure de la première phalange du gros orteil.

Fléchisseur oblique du canon; épicondylo-sus-carpien.

Fléchisseur oblique du pied; péronéo-phalangien.

Fléchisseur petit de la tête; atloïdo-styloïdien.

Fléchisseur profond des doigts, perforans; muscle (cubito-phalangettien commun, Ch.) pair, épais, aplati et allongé, qui occupe la partie postérieure de l'avant-bras, où il s'attache, d'une part, au cubitus et au ligament interosseux, de l'autre à la face antérieure des dernières phalanges des quatre derniers doigts, après que ses tendons ont traversé l'ouverture que leur présentent ceux du sublime. Il fléchit les doigts.

Fléchisseur sublime ou superficiel des doigts, perforatus; muscle (épitrochlo-phalanginien commun, Ch.) de la partie antérieure de l'avant-bras, qui s'étend de la tubérosité interne de l'humérus, de l'apophyse coronoïde du cubitus et du bord antérieur du radius aux secondes phalanges des quatre derniers doigts, après que ses quatre tendons se sont fendus pour laisser passer ceux du fléchisseur profond des doigts.

FLEGMATIQUE. *V.* PHLEGMATIQUE.

FLEGME. *V.* PHLEGME.

FLÉTRIVE, territoire voisin d'Auxerre, où se trouve une source d'eau minérale froide, qui paraît contenir du fer et du sulfate de soude.

FLEUR, s. f., *flos*, ἄνθος; ensemble des organes de la reproduction dans les plantes.

FLEURAISON, s. f., *efflorescentia;* époque à laquelle ou durant laquelle une plante laisse épanouir ses fleurs.

FLEURETTE, s. f., *flosculus;* petite fleur.

FLEURON, s. m., *flosculus;* petite fleur qui entre dans la structure d'une fleur composée.

FLEURS, s. f. pl.; nom donné autrefois à diverses substances solides qu'on obtient par la sublimation. | Le vulgaire emploie souvent ce mot, au lieu de *flueurs*, pour désigner l'écoulement menstruel des femmes.

Fleurs ammoniacales cuivreuses; hydrochlorate d'ammoniaque et de cuivre sublimé.

Fleurs ammoniacales martiales ou *hématitées;* hydrochlorate d'ammoniaque et de protoxide ou de tritoxide de fer, qui se sublime quand on calcine ensemble les hydrochlorates d'ammoniaque et de tritoxide de fer : il est jaunâtre.

Fleurs d'antimoine, ou argentines d'antimoine; protoxide d'antimoine obtenu en calcinant le métal avec le contact de l'air.

Fleurs d'antimoine rouges; masse rougeâtre qui se sublime quand on calcine ensemble de l'hydrochlorate d'ammoniaque et du sulfure d'antimoine.

Fleurs d'arsenic; acide arsénieux sublimé.

Fleurs de benjoin; acide benzoïque obtenu par la distillation du benjoin.

Fleurs de bismuth; oxide jaune de bismuth sublimé.

Fleurs de cuivre; nom donné aux oxides et au sulfate de cuivre, ainsi qu'à l'hydrochlorate d'ammoniaque et de cuivre.

Fleurs de mars; hydrochlorate d'ammoni que et de fer sublimé.

Fleurs de muscade. V. MACIS.

Fleurs de sel ammoniac martial, ou ens martis. V. Fleurs ammoniacales martiales.

Fleurs de soufre; soufre sublimé et lavé.

Fleurs de zinc; protoxide de zinc obtenu par la combustion du métal.

FLEXIBILITÉ, s. f., *flexibilitas* (*flectere*, ployer); propriété qu'ont certains corps de ployer, c'est-à-dire de céder, sans se rompre, aux puissances qui agissent sur eux.

FLEXIBLE, adj., *flexibilis* (*flectere*, ployer); susceptible de ployer.

FLEXION, s. f., *flexio*, καμπή (*flectere*, fléchir); action de fléchir; état de ce qui est fléchi.

FLOCON, s. m., *floccus*, κροκίς; nom donné, en chimie, à certains précipités qui se rassemblent sous la forme de touffes légères. | Dans la *carphologie* les malades semblent attraper des *flocons* dans l'air.

FLOCONNEUX, adj.; qui a la forme de flocons : *précipité floconneux.*

FLORAC, petite ville à quatre lieues de Mende, près de laquelle coule une source qu'on présume être acidule et ferrugineuse.

FLORET (Saint-), lieu de l'Auvergne où existe une source qu'on croit être acidule ferrugineuse.

Flos ferri; ancien nom de l'hydrochlorate d'ammoniaque et de fer sublimé.

Flos salis; ancien nom du sous-carbonate de soude.

FLOSCULEUX, adj., *flosculosus;* épithète donnée à une fleur composée, entièrement formée de fleurons.

FLUATE, s. m., *fluas;* ancien nom des sels auxquels on donne aujourd'hui celui d'*hydrophlorate.*

FLUCTUATION, s. f., *fluctuatio* (*fluctus*, flot); mouvement que l'on imprime aux liquides épanchés soit dans le tissu cellulaire, soit dans les cavités des membranes séreuses, en pressant les poches qui les renferment. Il faut distinguer la fluctuation réelle du déplacement dont les parties molles, comprimées alternativement en deux sens opposés, sont susceptibles.

FLUER, v. n., *fluere*, couler. Se dit, en parlant de la bile, des hémorrhoïdes spécialement.

FLUEURS *blanches*, s. f. pl., *fluor albus* (*fluere*, couler); écoulement de mucosités par le vagin, appelé vulgairement *fleurs blanches.*

FLUIDE, adj. et s. m.; corps dont les molécules sont assez peu cohérentes pour pouvoir glisser facilement les unes sur les autres. On divise les fluides en *aériformes* ou *élastiques, impondérables* et *liquides.*

Fluidification, s. f. ; réduction d'un corps à l'état liquide.

Fluidifié, adj. ; qui est réduit à l'état liquide.

Fluidifier, v. a. ; réduire à l'état liquide.

Fluidité, s. f., *fluiditas* ; état d'un corps fluide.

Fluo-borate, s. m., *fluo-boras* ; sel formé par la combinaison de l'acide fluoborique avec une base salifiable.

Fluo-borique ou **Phthoro-borique**, adj., *fluo-boricus* ; nom d'un acide gazeux, incolore, d'une odeur piquante, très-soluble dans l'eau, qui répand des vapeurs excessivement épaisses quand on le met en contact avec l'air, et qu'on suppose formé de fluor et de bore.

Fluor ou **phthore**, s. m., *fluor* ; radical de l'acide hydro-phthorique, qu'on n'est pas encore parvenu à isoler.

Fluoracide ou **phthoracide**, adj. et s. m., *fluoracidus, phthoracidus* ; nom donné aux acides dans la composition desquels entre le fluor.

Fluorique, adj., *fluoricus*, ancien nom de l'*acide hydro-phthorique*.

Fluorique silicé ; nom donné par quelques chimistes à l'acide *fluo-silicique*.

Fluo-silicate, s. m., *fluo-silicas* ; sel formé par la combinaison de l'acide fluosilicique avec une base salifiable.

Fluo-silicique ou **Phthoro-silicique** ou **Fluorique silicé**, *fluo-silicicus* ; nom d'un acide gazeux, sans couleur, transparent, d'une saveur très-aigre, d'une odeur piquante, qui répand des vapeurs à l'air libre, et qu'on suppose composé de fluor et de silicium : l'eau le décompose, et le convertit en sous-hydrofluate de silice insoluble et en sur-hydrofluate de silice soluble.

Fluorure, **Fluure** ou **Phthorure**, s. m., *fluoruretum, fluuretum* ; composé de fluor et d'un corps simple.

Flux, s. m., *fluxus* (*fluere*, couler) ; écoulement. | Nom donné à diverses substances qu'on emploie pour favoriser la fusion de quelques autres.

Flux bilieux, *fluxus biliosus* ; vomissement de bile, diarrhée bilieuse, ou *choléra*.

Flux blanc ; sous-carbonate de potasse qu'on obtient en jetant dans un creuset rougi au feu un mélange d'une partie de tartre rouge et de deux de nitrate de potasse.

Flux de bouche ; synonyme vulgaire de salivation.

Flux cœliaque. *V*. Cœliaque.

Flux colliquatif. *V*. Colliquatif.

Flux dysentérique. *V*. Dysentérie.

Flux hémorrhoïdal. *V*. Hémorrhoïdal.

Flux hépatique. *V*. Hépatique.

Flux de lait. *V*. Galactirrhée.

Flux lientérique. *V*. Lientérie.

Flux menstruel. *V*. Menstrues.

Flux muqueux. *V*. Catarrhe.

Flux noir ; mélange de sous-carbonate de potasse, qu'on obtient en brûlant dans un creuset parties égales de tartre rouge et de nitrate de potasse.

Flux purulent. *V*. Suppuration.

Flux salivaire. *V*. Salivation.

Flux de sang. *V*. Dysenterie.

Flux de sperme. *V*. Spermatorrhée.

Flux de sueur. *V*. Ephidrose, Hydronose.

Flux d'urine, *fluxus urinæ* ; écoulement d'urine. | Diabète.

Flux vénérien. *V*. Blennorrhagie.

Flux de ventre. *V*. Diarrhée, Dysenterie, Hépatirrhée.

Fluxion, s. f., *fluxio, affluxus* (*fluere*, couler), afflux du sang vers une partie, qui a lieu sous l'empire de l'irritation. | Gonflement douloureux de la joue, ou de toute autre partie du corps, sans suppuration du tissu cellulaire qui en est le siége.

Fluxion catarrhale, *fluxio catarrhalis*. *V*. Catarrhe.

Fluxion dentaire. *V*. Odontalgie.

Fluxion goutteuse. *V*. Goutte.

Fluxion de poitrine. *V*. Péripneumonie, Pleurésie.

Fluxion hémorrhoïdale. *V*. Hémorrhoïdes.

Focal, adj., *focalis* ; qui tient au foyer : *boule focale*.

Focile, s. m., *focile* ; nom donné autrefois aux deux os de l'avant-bras et de la jambe, qu'on distinguait en *grand* (tibia, cubitus) et en *petit* (radius, péroné) *fociles*.

Fœtal, adj., *fœtalis* (*fœtus*, embryon) ; qui a rapport au fœtus. — *Vie fœtale*, surface fœtale du placenta.

Fœtus, s. m., *fœtus*, χύημα ; animal ou enfant qui n'est pas né, mais dans lequel on aperçoit manifestement toutes les parties du corps.

Foie, s. m., *jecur*, *hepar*, ῆπαρ ; organe sécréteur de la bile, et le plus volumineux de tous les viscères ; grosse glande impaire, qui occupe tout l'hypochondre droit, la partie supérieure de l'épigastre, et même une portion de l'hypochondre gauche, couvrant ainsi une partie de l'estomac et le rein droit tout entier. Le foie est maintenu en place par plusieurs replis du péritoine. Outre son tissu propre et beaucoup de nerfs, il contient toutes les ramifications de la veine porte, celles de l'artère hépatique, et un grand nombre de conduits biliaires, autour desquels un tissu dense et serré forme une sorte de gaîne appelée *capsule de Glisson.* | Nom donné autrefois par les chimistes à diverses substances dans la composition desquelles entrait le soufre, et dont ils comparaient la couleur brunâtre à celle du tissu du foie.

Foie d'antimoine ; corps d'un brun marron, composé de protoxide d'antimoine, de sulfure et de sulfate de potasse, qu'on obtient en jetant dans un creuset rougi au feu, un mélange de sulfure d'antimoine et de nitrate de potasse.

Foie d'arsenic ; ancien nom de l'*arsénite de potasse.*

Foie de soufre, hepar sulfuris ; corps solide, brun, dur, fragile, vitreux dans sa cassure, d'une saveur âcre, caustique et amère, et déliquescent, qui verdit le sirop de violette. C'est tantôt du sulfure de potassium, et tantôt du sulfure de potasse ou de l'oxide de potassium sulfuré, suivant le degré de chaleur auquel on l'a préparé. Il agit comme excitant, et devient un violent poison à haute dose.

Foie de soufre antimonié ; nom donné à la dissolution qui laisse précipiter le kermès minéral, quand on a préparé ce dernier en faisant bouillir du sous-carbonate de potasse avec du sulfure d'antimoine.

Foie de soufre terreux ; mélange de soufre et d'un des oxides métalliques appelés autrefois *terres,* ou *terres alcalines.*

Foil, bourg peu distant de Saint-Brieux, où coule une source qu'on croit être ferrugineuse.

Foliacé, adj., *foliaceus ;* qui a l'apparence ou la texture d'une feuille.

Foliaire, adj., *foliaris ;* qui appartient ou qui tient de la feuille.

Folie, s. f., *insania,* ἄνοια; trouble morbide et chronique, diminution, abolition ou perversion des facultés intellectuelles ou affectives. *V.* Idiotisme, Démence, Manie, Monomanie.

Foliforme, adj., *foliiformis ;* qui a la forme et l'apparence d'une feuille.

Folipare, adj., *foliiparus ;* qui ne produit que des feuilles. Se dit de certains bourgeons.

Foliole, s. f., *foliola ;* petite feuille attachée sur un pétiole commun, avec lequel elle tombe. Pièce d'un calice polyphylle.

Follette, nom d'une bronchite épidémique, souvent avec pneumonie, qui parut en Europe au 17ᵉ siècle.

Folliculaire, adj., *follicularis ;* qui a rapport aux follicules. Se dit des humeurs qui sont le produit de la sécrétion des follicules.

Follicule, s. m., *folliculus (follis, sac) ;* petit corps membraneux, utriculaire ou vésiculeux, dont les parois, qui reçoivent beaucoup de vaisseaux, sécrétent un fluide que verse au dehors une ouverture pratiquée à son sommet. Synonyme de *bourse muqueuse* et de *crypte.* | Nom donné dans les pharmacies aux gousses du séné. | Fruit capsulaire, déhiscent, membraneux, univalve et allongé, qui s'ouvre par une suture longitudinale, comme celui du laurier rose.

Fomentation, s. f., *fomentatio, fomentum ;* application d'un médicament chaud et liquide sur une partie du corps, au moyen de flanelles ou de linges ployés en plusieurs doubles. Les fomentations sont destinées à remplacer les cataplasmes, dont elles n'ont pas le poids souvent incommode. Elles ont pour base ordinaire l'eau, l'huile ou le vin, seuls ou chargés de principes émolliens, aromatiques ou autres.

Fonction, s. f., *functio,* ἐνέργεια; action pour arriver à un but, ou pour remplir un devoir ; mouvement qui a lieu dans le mécanisme même des parties d'un organe ou d'un système d'organes, et qui a pour résultat l'acte, le phénomène que cet organe ou ce système d'organes a ainsi la faculté de produire ; action que les solides organiques exercent en vertu d'un mécanisme particulier, et d'où résultent la nutrition et la reproduction. Le mot *fonction* est donc synonyme d'*action* vitale. On a commis une grave erreur quand on a dit qu'il exprimait les actes secondaires, qui remplissent un office spécial dans l'économie, et y ont un organe ou un système d'organes pour instrumens, en un mot, les différens procédés par le concours desquels vit un être organisé, car les fonctions sont des actions et non des actes.

Fondant, adj. et s. m., *attenuans ;* médicament auquel on supposait la propriété de fondre, par une vertu spécifique, ce qu'on appelait jadis les *obstructions.* | Nom donné à toute substance dont on se sert pour favoriser la fusion de certains corps peu fusibles. Synonyme de *flux*.

Fondant de Rotrou ; composé d'antimo-niate et de sulfate de potasse, qu'on obtient en faisant brûler un mélange d'une partie de sulfure d'antimoine et de trois de nitrate de potasse.

FONDEMENT, s. m.. *podex ;* terme populaire dont on se sert pour désigner l'*anus*.

FONGIFORME, adj., *fungiformis ;* qui a la forme d'un champignon. — *Papilles fongiformes*, arrondies, aplaties, pédiculées, blanchâtres et disséminées irrégulièrement près des bords et de la pointe de la langue.

FONGOÏDE, adj., *fungoïdes (fungus*, fongosité) ; qui a la forme d'un fongus, qui végète en quelque sorte à la manière des champignons.

FONGOSITÉ, s. f., *fungositas, caro luxu-rians, hypersarcosis :* excroissance vasculeuse, d'apparence charnue, qui s'élève assez fréquemment de la surface des plaies et des ulcères. Parmi les fongosités, les unes sont petites, molles, agglomérées, et recouvrent de grandes surfaces ; les autres, solides, volumineuses, forment des tumeurs isolées, qui naissent d'un point unique, et prennent un accroissement rapide. Les premières cèdent ordinairement à une douce compression et aux cathérétiques ; les autres exigent souvent l'extirpation et la cautérisation de leurs racines.

FONGUEUX, adj., *fungosus ;* qui présente les caractères des fongosités ou des fongus.

FONGUS, s. m., *fungus ;* tumeur rougeâtre, spongieuse, plus ou moins consistante, fournissant, lorsqu'on la divise, une quantité variable de sang, et qui peut naître de tous les tissus des corps vivans. Les fongus diffèrent des fongosités, en ce que celles-ci s'élèvent des plaies, et semblent être le résultat d'une exagération ou d'une perversion du mouvement vital qui préside à l'organisation des bourgeons celluleux et vasculaires, tandis que les autres se développent sans aucune solution de continuité préalable. La peau, les membranes muqueuses, le tissu cellulaire, les organes fibreux, les cartilages et la membrane médullaire des os longs, sont les parties qui donnent le plus fréquemment naissance aux fongus.

Fongus hématode. V. Fongus hématoïde.

Fongus hématoïde , fungus hæmatodes ; tumeur sanguine causée par l'état variqueux des vaisseaux d'une partie. Quelques chirurgiens anglais l'ont décrit sous le nom d'*anévrisme par anastomose*.

FONSANGE, près de Nîmes, où l'on trouve une source d'eau minérale hydro-sulfureuse.

FONTAINE, s. f., *fons, fons pulsans, fons pulsatilis, fontana ;* nom vulgaire de la fontanelle sincipitale, parce que cet endroit du crâne est presque toujours humide chez les enfans, et qu'on y peut sentir les mouvemens d'élévation et d'abaissement du cerveau.

Fontaine de Héron ; fontaine disposée de manière à comprimer une certaine masse d'air, qui, agissant, par son ressort, sur une quantité donnée d'eau, la contraint à s'élever, sous la forme de jet, jusqu'à une hauteur proportionnelle à la force qui la pousse.

FONTANELLE, s. f., *fontanella, fonti-culum, lacuna ;* nom donné aux espaces remplis d'une membrane cartilagineuse, qu'on observe, dans le fœtus et l'enfant nouveau-né, à la rencontre des angles des os du crâne. Il y a six fontanelles, la *grande* ou *sincipitale*, située à la jonction des sutures coronale et sagittale ; la *petite* ou *bregmatique*, à l'endroit où les angles postérieurs et supérieurs des pariétaux doivent se réunir avec le supérieur de l'occipital ; les deux *sphénoïdales*, situées dans la fosse temporale ; les deux *mastoïdiennes*, ou de *Cassérius*, qui se trouvent à la réunion du pariétal, de l'occipital et du temporal.

FONTENELLES, abbaye voisine de Nantes, près de laquelle coule une source d'eau minérale ferrugineuse acidule froide.

FONTICULE, s. m., *fontanella, fonticula ;* ulcère établi par le chirurgien sur une partie du corps, dans l'intention de prévenir ou de guérir certaines maladies. Schwilgué rangeait les fonticules en deux classes, les *fonticules à pois*, et les *fonticules à séton ;* sous la première de ces dénominations il comprenait les *cautères*, et sous la seconde les *sétons*.

FONTIGNY, hameau voisin de Château-Salins, où coule une source qu'on croit être ferrugineuse.

FORCE, s. f., *vis, potentia, energia, δύναμις, κράτος ;* raison suffisante, intérieure, absolument inconnue, mais bien réelle néanmoins, de tout changement quelconque, de tous les phénomènes de la nature. | Le pathologiste doit étudier l'état des forces vitales, c'est-à-dire le degré d'action de chaque organe, et la capacité d'action de chacun. Ce n'est pas seulement en observant l'état des muscles et des sens que le praticien se fait une idée juste de l'état des forces vitales, *V.* Vitalité. Les forces vitales peuvent être augmentées, diminuées, mais seulement dans une ou plusieurs parties du corps. A moins que la vie ne soit sur son déclin, les forces vitales sont bien entières, mais elles continuent à être inégales dans leurs proportions relatives. On a parlé de la perversion des forces ; c'est un mot vide de sens.

Force-Réal, montagne à quatre lieues de Perpignan, où l'on trouve une source d'eau minérale froide ferrugineuse.

Forceps, s. m.; mot latin qui servit long-temps à désigner les pinces et les autres instrumens de chirurgie au moyen desquels on saisit et on extrait les corps qu'il serait impossible ou peu convenable de prendre avec les doigts. C'est dans ce sens étendu que les Anglais emploient encore cette expression; mais par forceps la plupart des praticiens entendent exclusivement une espèce de pinces de grande dimension, qui sert à extraire le fœtus du sein de la mère. Composé d'un double levier, ou de deux branches semblables, entre-croisées et fixées l'une sur l'autre d'une manière amovible, au moyen d'un pivot qui leur sert de point d'appui commun, le forceps présente une partie antérieure qui est large, évasée, percée à jour, et formée par les cuillers de l'instrument; une moyenne, qui correspond au point de jonction des branches ; enfin une postérieure, que les manches constituent, et qui présente à son extrémité libre deux crochets recourbés en dehors. Des deux branches du forceps, celle qui supporte le pivot se nomme *branche mâle*, et l'autre *branche femelle*.

Forger, v. a., *fabrefacere*; fabriquer un fer à cheval au moyen du feu et du marteau. | Se dit encore d'un cheval qui, en marchant, attrape le fer de la jambe de devant avec celui de derrière du même côté.

Forges, bourg du département de la Seine-Inférieure, assez célèbre par ses eaux minérales acidules et ferrugineuses froides.

Forme, s. f., *forma*, *formamentum*, εἶδος, ἰδέα, μορφή ; état apparent d'un corps.

Formiate, s. m., *formias*; sel formé par la combinaison de l'acide formique avec une base salifiable.

Formicant, adj., *formicans* (*formica*, fourmi) ; se dit du pouls quand il est extrêmement petit, à peine sensible, inégal, et procurant une sensation analogue à celle que l'on éprouverait si l'on percevait le mouvement d'une fourmi à travers une toile légère.

Formication, s. f., *formicatio* ; douleur que l'on compare à celle qui serait causée par des fourmis logées dans une partie du corps.

Formique, adj., *formicus* ; nom d'un acide qu'on retire des fourmis. Il est sans couleur, d'une odeur aigre et piquante, toujours liquide, même à une basse température, et plus pesant que l'acide acétique, avec lequel il paraît qu'on a eu tort de le confondre.

Formulaire, s. m., *formularium*, *codex medicamentarius* ; recueil de formules médicamenteuses.

Formule, s. f., *formula* ; exposé graphique des diverses substances qui doivent entrer dans un médicament composé, de la dose à laquelle chacune doit s'y trouver, de la forme pharmaceutique qu'il faut donner au médicament, et de la manière dont ce dernier doit être administré.

Formuler, v. a.; écrire une formule.

Fortifiant, adj. et s. m., *roborans* ; qui accroît la force, la vigueur.

Fortbait, adj.; qui est atteint de la fortraiture.

Fortraiture, s. f.; maladie du cheval dans laquelle le muscle ilio-abdominal forme une corde qui sépare le flanc.

Fosse, s. f., *fossa*, *fovea*, *foveola*, σκάμμα; cavité plus ou moins profonde, mais dont l'entrée est toujours plus évasée que le fond. *Fosse basilaire, canine, cérébelleuse, cérébrale, condyloïdienne, coronale, coronoïde, cotyloïde, ethmoïdale, frontale, glénoïdale, gutturale, iliaque, jugulaire, lacrymale, malaire, nasale, naviculaire, occipitale, olécranienne, orbitaire, ovale, palatine, pariétale, pituitaire, poplitée, ptérygoïdienne, scaphoïde, sigmoïde, sous-épineuse, sous-scapulaire, sphénoïdale, sus-épineuse, sus-sphénoïdale, temporale, turcique, zygomatique. V.* ces mots. | Cavité que l'on pratique dans la terre pour y placer les cadavres. Elle doit être profonde. Dans les pays chauds où l'on est obligé, à la suite des batailles ou des épidémies, d'en faire de très-grandes, et d'y placer un grand nombre de cadavres, il faut, autant que possible, recouvrir ceux-ci de chaux vive.

Fossette, s. f., *scrobiculus*, βόθριον ; petite fosse. | Petit ulcère de la cornée, dont le centre est très-enfoncé.

Fossette angulaire du quatrième ventricule ; nom donné par Chaussier au *calamus scriptorius*.

Fossette des joues, *gelasinus*, γελάσινοι ; petit enfoncement qui se forme sur les joues de quelques personnes lorsqu'elles rient.

Fossette du cœur, *scrobiculus cordis*, ἀντικάρδιον ; dépression que l'on remarque au niveau de l'appendice xiphoïde du sternum, à la partie antérieure et inférieure de la poitrine.

Fossette du menton ; petit enfoncement qu'on voit au menton de certaines personnes.

Foucaude, lieu du département de l'Hérault, où existe une source acidule froide contenant un peu de carbonate de fer avec de l'hydrochlorate de soude.

Fougère femelle ; nom donné vulgairement à la *ptéride aquiline*.

Fougère mâle ; nom trivial d'une espèce de *polypode*.

Foulure, s. f., *exarthrema*, *exartrosis*, *distorsio ;* mot vulgaire, qui est synonyme d'*entorse*.

Fourbu, adj., *vexatus ;* animal affecté de la maladie appelée *fourbure*.

Fourbure, s. f., *vexatio ;* claudication due à l'inflammation des tissus réticulaire et vasculaire du sabot, ou partie inférieure du pied.

Fourches, s. f. pl., *aposthema phalangum*. On donne dans quelques provinces ce nom insignifiant et barbare aux abcès qui surviennent aux doigts et aux mains des personnes de travail.

Fourchette, s. f., *furcilla*, *furcula ;* commissure postérieure des grandes lèvres. | Appendice xiphoïde du sternum, qui présente quelquefois une bifurcation. | Seconde clavicule des oiseaux. | | Partie de la corne du dessous du pied du cheval, disposée en V, et séparée de la sole par des enfoncemens qu'on nomme les vides. Elle est dite *grasse* ou *maigre*. | Instrument de chirurgie assez semblable à une fourche, dont les branches, mousses et aplaties, sont très-rapprochées l'une de l'autre, et dont on se sert pour soulever la langue, afin de tendre le filet quand on veut le couper.

Fourmi, s. f., *formica*, μύρμηξ ; genre d'insectes hyménoptères, très-nombreux en espèces, qui renferment toutes de l'acide formique, et dont plusieurs étaient employées autrefois à la confection de cataplasmes irritans.

Fourmilière, s. f., *formicarum nidus ;* se dit d'un vide qui se trouve entre le sabot et l'os du pied, à la suite de la fourbure. Le tissu qui remplit ce vide est percé d'une infinité de trous qui lui ont fait donner ce nom.

Fourneau, s. m., *fornax*, *furnus*, κάμνιος ; instrument qui sert à élever la température des corps qu'on veut chauffer. La forme des fourneaux varie beaucoup, ce qui leur a valu les différens noms de *fourneaux évaporatoires, à coupeller, de réverbère*, et *de forge* ou *de fusion*.

Foyer, s. m., *focus*, ἐστία ; point où se réunissent les rayons lumineux ou calorifiques, réfléchis par un miroir concave, ou réfractés par un miroir convexe. | Partie d'un fourneau destiné à recevoir le combustible. | Sous le nom de *foyer* les anciens médecins ont souvent indiqué le véritable siége des maladies, méconnu ensuite et retrouvé de nos jours.

Foyer purulent. V. **Abcès.**

Fracture, s. f., *fractura*, κάταγμα (*frangere*, rompre); solution de continuité aux os, spécialement considérée dans les os longs. Les fractures sont *transversales*, *obliques* ou *longitudinales*. Les premières (en rave, en concombre, ou en forme de tige,) sont celles dont la direction est perpendiculaire à l'axe de l'os qui en est la tige. Les secondes (en roseau) se portent obliquement d'un côté à l'autre du cylindre osseux. Les troisièmes consistent dans la fêlure de toute la longueur de l'os. J.-L. Petit a démontré que ces fractures, admises par Duverney, ne peuvent avoir lieu, parce que l'effort qui serait nécessaire pour les opérer briserait beaucoup plus facilement l'os en travers. On donne le nom de *fractures comminutives* à celles dans lesquelles les os, divisés en un grand nombre de fragmens, sont pour ainsi dire broyés avec les parties molles. On distingue encore les fractures en *simples, composées* et *compliquées,* suivant qu'elles existent seules, qu'elles sont accompagnées de plaies, de contusions aux parties molles, ou qu'il existe en même temps qu'elles des lésions graves, telles que l'ouverture d'un vaisseau considérable, la dilacération d'un gros tronc nerveux, etc.

Fragile, adj., *fragilis*, κραῦρος; susceptible de se briser en morceaux.

Fragilité, s. f., *fragilitas*, κραυρότης;

propriété qu'ont certains corps de se bri-ser en morceaux sous l'action du mar-teau.

Fragment, s. m. , *fragmentum , frag-men , ramentum ;* nom donné aux pièces d'un os fracturé : *replacer, affronter, maintenir les fragmens.* Les portions en-tièrement séparées du corps de l'os sont désignées sous le nom d'*esquilles.*

Fragon, s. m., *ruscus ;* genre de plan-tes de la dioécie monadelphie et de la famille des smilacées, dont une espèce, appelée le *petit houx, ruscus aculeatus,* a été long-temps employée en médecine. Ses racines, qui sont un peu excitantes, passent pour diurétiques et apéritives.

Fraisier, s. m., *fragaria vesca ;* plante herbacée, de l'icosandrie polygynie et de la famille des rosacées, dont on connaît la saveur agréable et le parfum délicieux des fruits. Les *fraises* sont rafraîchissan-tes.

Framboise, s. f. ; fruit du framboisier, *rubus idæus.* Il est d'une couleur rouge ou blanche, d'une odeur suave, d'une sa-veur acidule et sucrée fort agréable. On s'en sert comme aliment ; on en fait aussi des boissons rafraîchissantes.

Franche-mulle, s. f. ; nom qu'on donne quelquefois à la *caillette,* quatrième esto-mac des ruminans.

Franges *synoviales. V.* Glandes *de Havers.*

Frangibilité, s. f. ; résistance qu'op-pose un corps quand on essaie de le rompre.

Frangipane, s. f. ; aliment que l'on prépare en faisant évaporer jusqu'à sic-cité, au bain-marie, du lait mêlé avec des amandes et du sucre.

Fraxinelle, s. f., *dictamnus ;* genre de plantes de la décandrie monogynie et de la famille des rutacées, dont une es-pèce , le *dictame blanc , dictamnus alba,* croît dans le midi de l'Europe, où l'on se sert en médecine de sa racine, qui est lé-gèrement âcre et amère.

Frayeur *nocturne. V.* Panophobie.

Frein ou **Filet**, s. m. , *frenum, fre-nulum ,* χυνοδέσμιον ; repli membraneux qui bride et retient un organe.

Frein de la langue, frenulum linguæ ; repli triangulaire de la membrane mu-queuse buccale , placé au-dessous de la langue, sur la ligne médiane.

Frein de la verge, frenum præputii , glandis ; repli membraneux qui fixe le prépuce à la partie inférieure du gland.

Frein des lèvres, frenum labiorum ; lé-ger repli triangulaire de la membrane buccale , qui unit chaque lèvre à l'os correspondant , et qui est situé sur la li-gne médiane.

Frein du clitoris, frenulum clitoridis ; léger repli formé par la réunion des bran-ches internes de l'extrémité supérieure des nymphes.

Freins de la valvule de Bauhin ; nom donné par Morgagni aux lignes saillantes formées par la réunion des extrémités des deux lèvres de la valvule iléo-cœcale.

Frémissement , s. m. , *fremitus ;* com-mencement d'agitation qu'éprouve un liquide à l'instant où il va entrer en ébullition. | Mouvement vibratoire des corps sonores, qui, en se communiquant à l'air , produit le son. | Mouvement os-cillatoire, rapide, irrégulier et involon-taire , qui s'établit dans les muscles : sy-nonyme, en ce dernier sens , de *fris-sonnement.*

Frémissement cataire, fremitus felinus ; ébranlement particulier qu'éprouve la main appliquée sur la région précordiale, dans les lésions de l'orifice auriculo-ven-triculaire du côté gauche, telles que l'os-sification de la valvule mitrale. Laennec lui a donné ce nom à cause de la ressem-blance qu'il a avec le murmure de satis-faction que font entendre les chats quand on les flatte de la main.

Frêne, s. m., *fraxinus ;* genre de plan-tes de la polygamie dioécie et de la fa-mille des jasminées , dont une espèce, *fraxinus excelsior,* grand et bel arbre de nos forêts, a été nommée *quinquina d'Eu-rope,* à cause des propriétés fébrifuges attribuées à son écorce. C'est sur ce vé-gétal principalement que vivent les can-tharides. La *manne de Calabre* est four-nie par une autre espèce, *fraxinus ro-tundifolia,* qui croît en Italie.

Frêne, village de la Lorraine qui pos-sède une source d'eau minérale chaude, peu connue, qu'on croît être sulfureuse.

Frénésie. *V.* Phrénésie.

Fréquence, s. f., *frequentia;* se dit par-ticulièrement en pathologie d'un pouls qui bat un plus grand nombre de fois qu'à l'ordinaire dans un temps donné.

Fréquent, adj. , *frequens ;* se dit du pouls quand il bat dans un temps donné un plus grand nombre de fois qu'à l'or-dinaire.

Friabilité, s. f., *friabilitas,* ψαθυρότης ; propriété qu'ont certains corps de céder facilement à l'action d'une puissance , même légère , qui, écartant sans peine leurs molécules , les réduit en poudre grossière.

FRIABLE , adj. , *friabilis* , ψαθυρὸς ; facile à réduire grossièrement en poudre.

FRICTION , s. f. , *frictio* , τρίψις , ἀνάτριψις (*fricare* , frotter) ; action de frotter une partie de la surface du corps, au moyen des mains, d'une brosse, d'un morceau de linge ou de flanelle , soit à sec , soit avec des onguents , des pommades, des teintures , des linimens ou des huiles.

FRIGIDITÉ , s. f. , *frigiditas* (*frigidum* , froid). *V*. IMPUISSANCE.

Frigidité d'estomac. *V*. GASTRITE.

FRIGORIFIQUE , adj. , *frigorificus* , *frigefaciens* , *refrigerans* , ψύγματος (*frigus* , froid , *facere* , faire) ; qui produit du froid. Un mélange de glace pilée ou de neige et d'hydrochlorate de soude ou de chaux , abaisse la température des corps qu'on y plonge , parce qu'il se liquéfie aux dépens du calorique qu'il leur enlève.

FRIGORIQUE , s. m. , *frigoricum ;* fluide impondéré dont quelques physiciens ont supposé gratuitement l'existence, pour expliquer le froid par son accumulation dans les corps. Personne n'admet plus ce fluide aujourd'hui.

FRISSON , s. m. , *rigor ;* contraction subite et passagère de la peau et des fibres superficielles des fibres musculaires , accompagnée d'un sentiment plus ou moins marqué de froid.

FRISSONNEMENT , s. m. , *horripilatio ;* frisson très-court et léger.

FRITTE , s. f. (*frigere,* frire) ; mélange de sable et de soude qui sert à faire le verre.

FRIZON , village de la Lorraine qui possède une source d'eau minérale qu'on croit être ferrugineuse.

FROID , s. m. , *frigus* , ψύχος , ῥῖγος ; sensation produite par la soustraction du calorique , et qui devient d'autant plus désagréable qu'elle est plus intense. Le mot *froid* n'exprime qu'une idée relative, une moindre chaleur ; il n'y a pas de froid absolu.

FROMAGE , s. m. , *caseum ;* aliment préparé avec la partie caséeuse et la partie butyreuse du lait. L'oxide caséeux forme la base de tous les fromages, et constitue presque entièrement ceux qui sont de qualité inférieure. Les fromages faits contiennent une grande quantité de caséate d'ammoniaque , qui les rend sapides, et sans lequel ils n'auraient rien de ce goût piquant qui les fait rechercher.

FROMENT, s. m. , *triticum*, πυρὸς ; genre de plantes, de la triandrie digynie et de la famille des graminées, auquel appartiennent le *blé, triticum æstivum*, et l'épeautre, *triticum spelta*, végétaux si précieux pour l'homme. Le *triticum repens* est l'une des plantes qu'on désigne sous le nom de *chiendent ;* c'est le véritable chiendent des herboristes.

FRONDE , s. f. , *funda ;* bandage composé d'une bande ou d'une compresse longuette, fendue à ses extrémités jusqu'à deux pouces environ de sa partie moyenne. On emploie ce bandage dans les maladies du nez, dans celles du menton , et surtout dans les cas de fracture de l'os maxillaire inférieur.

FRONT , s. m. , *frons*, μέτωπον ; portion de la face comprise, d'une tempe à l'autre, entre la saillie du rebord orbitaire et le cuir chevelu.

FRONTAL , s. m. , *frontale,* προμετωπίδιον , ἀνακόλλημα ; topique , liquide ou solide, qui s'applique sur le front.

FRONTAL , adj. , *frontalis ;* qui appartient ou qui a rapport au front. —*Artère frontale,* branche de l'ophthalmique qui passe par la partie supérieure et interne de la base de l'orbite , et se répand sur le front. — *Bosses frontales,* éminences situées de chaque côté de la face externe de l'os du front , au niveau du milieu de la trace indiquant l'ancienne séparation de cet os en deux pièces.—*Crête frontale,* éminence placée à l'extrémité inférieure de la gouttière qui règne le long de la face interne du coronal ; elle donne attache à la faux du cerveau.—*Epine frontale externe,* ou *nasale.*—*Epine frontale interne ,* ou *crête frontale.* — *Muscles frontaux ,* ventres antérieurs des occipitofrontaux. — *Nerf frontal ,* branche de l'ophthalmique qui va se perdre dans le front, après s'être divisée en deux rameaux , dont l'un sort de l'orbite par le trou orbitaire supérieur, et l'autre entre le trou orbitaire interne et la poulie cartilagineuse du tendon du muscle grand oblique. — *Os frontal ,* ou *du front ,* os pair dans le fœtus , impair dans l'adulte, situé à la base du crâne et à la partie supérieure de la face ; il forme la voûte des orbites, loge l'ethmoïde dans une échancrure de sa partie moyenne, et s'articule en outre avec le sphénoïde , les pariétaux , les nasaux , les unguis , les maxillaires supérieurs et les jugaux. — *Sinus frontaux ,* cavités creusées dans l'épaisseur de l'os du front , au-devant de l'échancrure ethmoïdale , et séparées l'une de l'autre par une cloison transversale. —*Suture frontale ,* celle qui unit les deux pièces dont l'os du front se compose dans le principe, ou celle qui, partant d'un point voisin de l'angle latéral supérieur du sphénoïde, se dirige vers le point correspondant de l'autre côté, en coupant presque verticalement la voûte du crâne.

FRONTO-CONCHIEN, adj. et s. m.; muscle qui s'étend de l'os frontal à l'angle supérieur et antérieur du cartilage de la conque de l'oreille.

Fronto-ethmoïdal, fronto-ethmoidalis; nom donné par Chaussier au trou borgne ou épineux.

Fronto-mentonnier; nom donné au diamètre de la tête du fœtus qui se mesure du front au menton.

Fronto-nasal, fronto-nasalis; nom donné par Chaussier au muscle pyramidal du nez.

Fronto-pariétal, fronto-parietalis; qui appartient à l'os du front et au pariétal. —*Suture fronto-pariétale,* qui résulte de l'articulation des deux pariétaux avec le frontal.

Fronto-sourcilier; Girard donne ce nom à une portion de l'orbitaire.

FROTTEMENT, s. m., *fricatio, frictus, affrictus;* résistance au mouvement, produite par les aspérités irrégulières dont sont hérissées les surfaces de deux corps appliqués l'un sur l'autre, et qui se pressent mutuellement.

FRUCTIFICATION, s. f., *fructificatio (fructus,* fruit, *facere,* faire); production du fruit par une plante.

FRUCTIFORME, adj., *fructiformis (fructus,* fruit, *forma,* forme); qui a l'apparence, la forme d'un fruit.

FRUGALITÉ, s. f., *frugalitas,* ἐντέλεια, σωφροσύνη; modération dans l'usage des alimens.

FRUGES, bourg à six lieues de Saint-Pol, où l'on trouve une eau minérale froide gazeuse, qui paraît contenir de l'alun avec des carbonates de fer et de magnésie.

FRUGIVORE, adj., *frugivorus (frux,* fruit, *voro,* je mange); qui se nourrit de fruits.

FRUIT, s. m., *fructus.* On donne ce nom à l'ovaire fécondé et accru; il se compose de deux parties, le péricarpe et la graine.

FRUTICULEUX, adj., *fruticulosus;* se dit des végétaux dont la taille est inférieure à celle d'un arbrisseau.

FRUTIQUEUX, adj., *fruticosus;* se dit d'une plante qui a la taille d'un arbrisseau.

FUGACE, adj., *fugax (fugere,* fuir); se dit des symptômes qui ne durent qu'un moment: *frisson, rougeur fugace.*

FULIGINEUX, adj., *fuliginosus (fuligo,* suie); qui a la couleur et l'aspect de la suie, qui semble couvert de suie. Se dit des dents, des gencives, de la langue et des lèvres, dans les gastro-entérites intenses, plus connues sous le nom de *fièvres adynamiques* ou *putrides.*

FULMINANT, adj., *fulminans (fulmen,* foudre); nom donné en chimie à toute composition, à tout mélange qui produit une détonation bruyante par l'effet de la chaleur, de la compression, de la trituration, ou de la percussion.

FULMINATION, s. f., *fulminatio,* κεραύνωσις *(fulmen,* foudre); détonation soudaine, accompagnée d'un grand bruit, qui résulte de la décomposition instantanée de certains corps.

FUMÉE, s. f., *fumus,* καπνός; vapeur plus ou moins épaisse qui peut être produite, 1° par la volatilisation d'un des principes constituans d'un corps composé; 2° par la volatilisation d'un corps solide qui se répand dans l'atmosphère; 5° par la décomposition de certains corps au moyen du feu. La fumée de bois est un mélange d'huile, d'eau et d'acide acétique à l'état de vapeurs.

FUMETERRE, s. f., *fumaria officinalis,* L.; plante herbacée de la diadelphie hexandrie et de la famille des papavéracées, qui croît dans toute la France, et à laquelle son amertume bien prononcée assigne une place parmi les toniques.

FUMIGATION, s. f., *fumigatio,* καπνισμός, ἀποκαπνισμός, ὑποκαπνισμός *(fumus,* fumée); opération qui a pour but de remplir un espace circonscrit d'un gaz ou d'une vapeur, dans l'intention soit d'y purifier l'air, soit seulement de le parfumer, soit enfin de le charger d'une substance propre à agir sur une partie de la surface du corps humain. Ainsi on distingue les fumigations en *aqueuses, aromatiques, sulfureuses, mercurielles, désinfectantes* ou *guytoniennes,* etc. Ces dernières se font avec du chlore gazeux.

FUNGATE, s. m., *fungas;* sel formé par la combinaison de l'acide fungique avec une base salifiable.

FUNGINE, s. f., *fungina;* substance blanchâtre, mollasse, insipide, peu élastique, très-inflammable, soluble dans l'acide hydrochlorique à chaud, qui répand l'odeur du pain grillé par la torréfaction, et qui forme la base de tous les champignons, d'où on l'obtient en faisant bouillir ces végétaux avec de l'eau légèrement alcaline.

FONGIQUE, adj., *fungicus*; nom d'un acide incristallisable, déliquescent, incolore et d'une saveur très-aigre, qu'on extrait de la plupart des champignons, et qui ne sert à aucun usage.

FURCULAIRE, adj., *furcularis* (*furcula*, petite fourche). On a donné le nom de *clavicule furculaire* à la *fourchette* des oiseaux.

FUREUR, s. f., *furor*; le plus haut degré de la *manie*.

Fureur utérine, *furor uterinus*; synonyme de *nymphomanie*.

FURFURACÉ, adj., *furfuraceus* (*furfur*, son); qui a l'aspect du son: *dartres furfuracées*, *sédiment furfuracé*.

FURIE, s. f., *furia animalis*; animal décrit par Linné, qui le rangeait parmi les vers intestinaux. On ne doute plus aujourd'hui que ce ne soit un être imaginaire.

FURONCLE, s. m., *furonculus* (suivant quelques-uns, de *furiare*, mettre en fureur); inflammation compliquée d'étranglement de l'un des flocons de tissu cellulaire qui remplissent les aréoles du tissu fibreux de la peau, qui détermine la gangrène *par compression* du paquet de tissu cellulaire enflammé, et la gangrène *par distension* des parois de l'aréole fibreuse, d'où résulte leur chute, sous forme d'une escarre blanche et cylindrique, qu'on nomme le *bourbillon*. Le furoncle se présente sous la forme d'une tumeur d'un rouge violet, dure, conique, circonscrite, à base profonde. Il est le siége de douleurs qui ont le caractère particulier d'imiter la sensation d'une vrille qu'on enfoncerait en la tournant dans la partie. Il se termine spontanément après la chute du bourbillon. Lorsqu'il y a simultanément un grand nombre de paquets celluleux de la peau qui sont enflammés, la tumeur constitue l'anthrax bénin des auteurs. Il y en a d'un volume énorme. Elle produit une fièvre vive et des douleurs intolérables, occasione la gangrène de toutes les parties frappées d'inflammation et des tégumens qui les recouvrent, et laisse des décollemens de la peau et des plaies avec perte

de substance, difficiles à cicatriser. Le furoncle et l'anthrax tiennent très-souvent à l'irritation des premières voies, et il est rare qu'il ne se manifeste qu'une seule de ces tumeurs à la fois. Le traitement consiste à traiter la complication gastrique, à amollir la peau par des bains et des cataplasmes émolliens, à faire avorter l'inflammation dès son début par des applications de sangsues en nombre suffisant, et enfin, quand ces moyens n'ont pas suffi, ou quand la maladie est trop avancée, à faire cesser l'étranglement par des incisions profondes et multipliées, qui divisent la tumeur de son sommet jusqu'à sa base.

FUSAIN, s. m., *evonymus europœus*, L.; arbuste de la pentandrie monogynie et de la famille des nerpruns, fort commun en Europe, et dont toutes les parties paraissent douées d'une propriété émétique et purgative qui doit rendre cette plante suspecte. On emploie la poudre de ses capsules pour détruire les poux de la tête.

FUSÉE, s. f., *exostosis*; exostose de forme oblongue, qui s'étend sur l'os du canon.

Fusée purulente; trajet plus ou moins long et sinueux que parcourt dans certains cas le pus, afin de se porter au dehors. Les fusées se forment presque toujours sous la peau, entre les muscles, ou le long des aponévroses, des os, des tendons, etc.

FUSIBILITÉ, s. f., *fusibilitas*; propriété dont jouissent certains solides de contracter avec le calorique une union intime qui les fait passer à l'état liquide.

FUSIBLE, adj., *fusibilis* (*fundere*, fondre); qui peut passer de l'état solide à l'état liquide, par sa combinaison avec le calorique.

FUSIFORME, adj., *fusiformis*; qui a la forme d'un fuseau, comme certaines racines.

FUSION, s. f., *fusio*, χύσις; opération par laquelle on fait passer un corps de l'état solide à l'état liquide, en l'exposant à l'action du calorique, avec lequel il se trouve disposé à entrer en combinaison quand il a été chauffé à un certain degré.

GABELLUM. *V.* GLABELLE.

GABIAN , village du département de l'Hérault qui possède des eaux minérales acidules froides et une source de pétrole.

GADOLINITE , s. f. ; nom donné dans le principe à l'*yttria*, et réservé depuis au minéral qui renferme cet oxide métallique.

GAÏAC. *V.* GAYAC.

GAÏACINE. *V.* GAYACINE.

GAÎNE , s. f. , *vagina* , ἔλυτρον ; étui. Partie qui en contient une autre, et qui lui sert d'enveloppe. | Expansion membraneuse de la base de certaines feuilles.

Gaine aponévrotique ; aponévrose qui enveloppe les muscles d'un membre.

Gaine de l'apophyse styloïde ; nom donné par Bertin à une saillie osseuse qui entoure la base de l'apophyse styloïde du temporal.

Gaine de la veine porte : membrane celluleuse qui accompagne toutes les divisions de la veine porte dans le tissu du foie.

Gaine des vaisseaux spermatiques ; prolongement en forme d'entonnoir qui provient du *fascia transversalis* , reçoit les vaisseaux du testicule, et les accompagne jusqu'à cette glande.

Gaine tendineuse ; membrane synoviale qui se déploie sur les tendons et sur les coulisses des os.

GALACTACRASIE , s. f. , *galactacrasia* (γάλα, lait, ἀκρατία, impuissance) ; synonyme de GALACTIRRHÉE.

GALACTIQUE , adj. , *galacticus* (γάλα, lait). Quelques chimistes donnent ce nom à l'acide lactique.

GALACTIRRHÉE, s. f. , *galactirrhœa, lactis redundantia* (γάλα, lait, ῥέω, je coule) ; écoulement abondant du lait, soit chez la femme qui allaite, soit chez celle qui n'est point nourrice. Cette excrétion, pour avoir lieu, n'a pas besoin d'être provoquée par la succion du mamelon.

GALACTOPHAGE , adj. , *galactophagus* (γάλα, lait, φάγω, je mange) ; qui se nourrit de lait.

GALACTOPHORE , adj. , *galactophorus, lactiferus* , γαλακτοφόρος (γάλα, lait, φέρω, je porte) ; qui porte du lait. Nom donné, 1° aux vaisseaux *lactés* ou *chylifères* , à cause de la couleur blanche du chyle ; 2° aux conduits excréteurs du lait , qui portent ce liquide vers le mamelon. | Instrument propre à faciliter l'allaitement, quand la brièveté du mamelon est telle que l'enfant ne peut pas le saisir.

GALACTOPLANIE , s. f. , *galactoplania* (γάλα, lait, πλάνη, erreur) ; métastase laiteuse.

GALACTOPOIÈSE , s. f. , *galactopoiesis* (γάλα, lait, ποιέω, je fais) ; faculté qu'ont les glandes mammaires de sécréter du lait.

GALACTOPOIÉTIQUE , adj. et s. m. , *galactopoieticus* , γαλακτοποιητικός (γάλα , lait , ποιέω, je fais) ; nom donné aux substances qu'on croit capables de favoriser ou d'augmenter la sécrétion du lait. —*Faculté galactopoiétique* ou *galactose*.

GALACTOPOSIE, s. f. , *galactoposia* (γάλα, lait , πόσις, le boire) ; traitement dans lequel le lait est la seule boisson prise par le malade : *diète lactée, régime lacté*.

GALACTOPOTE , adj. , *galactopotes, lactipotor* , γαλακτοπότης (γάλα, lait, πότης, buveur) ; qui boit habituellement du lait, qui est soumis à la diète lactée.

GALACTOPYRE , s. f. , *galactopyra* (γάλα, lait, πῦρ, fièvre) ; fièvre de lait.

GALACTOSE, s. f. , *galactosis* (γαλακτέομαι, je me change en lait) ; sécrétion du lait.

GALACTURIE , s. f. , *galacturia* (γάλα, lait , οὐρέω, j'urine) ; pissement d'urine lactescente.

GALANGA , s. m. , *maranta* ; genre de plantes de la monandrie monogynie et de la famille des amomées, dont une espèce, *maranta galanga* , qui croît aux Indes, a une racine aromatique et stimulante, connue sous le nom de *grand galanga*.

Galanga (*grand*) ; nom pharmaceutique de la racine du *maranta galanga*.

Galanga (*petit*) ; nom pharmaceutique de la racine de l'*aponogeton monostachyum*.

Galanga des marais ; nom donné au *souchet odorant* , au *scirpe maritime* , au *schœnus mariscus* , à quelques *laiches* , à la racine de *millefeuille* , et à celle de l'*acorus*.

GALBANUM , s. m. , *galbanum* ; gomme-résine grasse, molle, ductile, demi-transparente, blanchâtre, jaune, rousse ou gris de fer, d'une saveur amère et un peu âcre, d'une odeur forte et aromatique, que fournit une ombellifère du Levant, le *bubon galbaniferum*, L. Ses propriétés médicales sont les mêmes que celles de l'assa-fœtida, mais moins prononcées.

GALBULE, s. m., *galbulus*; péricarpe subéreux, ovale, composé d'écailles peltées, striées en forme de rayons, et portant plusieurs graines au sommet. Tel est le fruit du cyprès.

GALE, s. f., *scabies*, ψώρα; phlegmasie de la peau qui se montre sous la forme de pustules arrondies, dures, nombreuses, de la grosseur environ d'un grain de millet, légèrement rouges à leur base, vésiculaires et transparentes à leur sommet. Elle se manifeste d'abord dans l'intervalle des doigts, sur le dos de la main, ensuite sur toute la surface du corps, mais particulièrement à la partie antérieure de la poitrine et des bras, à la partie interne des cuisses, excepté au visage, à la paume des mains et à la plante des pieds. La gale cause sur ces diverses parties une démangeaison plus ou moins vive, qui augmente le soir par la chaleur. On pense généralement qu'elle est produite et entretenue par un insecte, *acarus*, que l'on rencontre dans les boutons que présente cette phlegmasie de la peau. La *gale miliaire*, *canine*, est celle dans laquelle les pustules sont très-petites. La *gale boutonnée*, *pustuleuse*, *humide*, la *grosse gale*, se distingue de la précédente en ce que les pustules sont très-grosses, confluentes, et accompagnées d'une démangeaison très-grande. On a encore décrit sous le nom de *gale scrofuleuse*, *syphilitique*, *scorbutique* et *herpétique*, celle qui survient chez des individus affectés de scrofules, de syphilis, de scorbut et de dartres.

GALÉ, s. m., *myrica*; genre de plantes de la dioécie tétrandrie et de la famille des amentacées, dont la seule espèce indigène en Europe, le *galé odorant*, *myrica gale*, servait autrefois en guise de thé. Une espèce de l'Amérique du nord, *myrica cerifera*, fournit beaucoup de cire verte lorsqu'on fait bouillir ses fruits.

GALÉANTHROPIE, s. f., *galeanthropia* (γαλῆ, chat, ἄνθρωπος, homme); manie dans laquelle l'individu se croit transformé en chat.

GALEGA, s. m., *galega*; genre de plantes de la diadelphie décandrie et de la famille des légumineuses, dont une espèce, connue sous le nom de *rue de chèvre* ou de *faux indigo*, croît dans le midi de l'Europe; elle passait autrefois pour sudorifique et alexitère, ce qui semble-

rait annoncer qu'elle jouit de propriétés stimulantes.

GALÈNE, s. f., *galena*; sulfure de plomb à l'état natif.

GALÉNIQUE, adj., *galenicus*; qui appartient au galénisme.

GALÉNISME, s. m.; doctrine de Galien.

GALÉNISTE, adj.; partisan de la doctrine de Galien.

GALÉOPE, s. f., *galeopsis*; genre de plantes de la didynamie gymnospermie et de la famille des labiées, qui renferme un petit nombre d'espèces, toutes européennes, parmi lesquelles l'*ortie jaune*, *galeopsis galeobdolon*, ayant été rangée par les anciens au nombre des alexitères, elle doit être stimulante, comme la plupart des labiées aromatiques.

GALIPOT, s. m.; suc résineux que l'on retire par des incisions du tronc de quelques pins, et plus particulièrement du pin maritime.

GALLATE, s. m., *gallas*; sel formé par la combinaison de l'acide gallique avec une base salifiable.

GALLE, s. f., *galla*, κηκίς; excroissance de forme très-variée, qui se développe sur les feuilles, les fleurs, les pétioles, les pédoncules, les bourgeons, les branches, les tiges ou même les racines des plantes, et qui est due à la piqûre d'un insecte hyménoptère, hémiptère, coléoptère, diptère ou lépidoptère.—*fausse*, formée par l'augmentation contre nature d'une partie de plante produite par la piqûre d'un insecte, mais dans laquelle la cavité est souvent ouverte, ou même n'est qu'incomplète.—*vraie*, celle qui forme une excroissance exactement fermée de toutes parts, et dans laquelle vivent une ou plusieurs larves d'insectes, qui en sortent avant ou après leur métamorphose.—*simple*, dans laquelle il n'y a qu'une seule loge, soit pour un, soit pour plusieurs insectes.—*composée*, celle qui est formée par la réunion de plusieurs loges qui croissent ensemble.

Galle blanche; nom donné dans le commerce aux noix de galle recueillies les dernières, et dont la valeur est moindre.

Galle du commerce. V. NOIX DE GALLE.

Galle aux hémorrhoïdes; renflement de la tige du *cirsium campestre*, formé de plusieurs loges presque ligneuses, et produit par une espèce de diplolèpe. On la portait autrefois en amulette contre les hémorrhoïdes.

Galle noire; nom donné dans le commerce aux noix de galle recueillies les premières.

Galle du rosier. *V.* BÉDÉGUAR.

GALLIQUE , adj. On donne ce nom à un acide que l'on rencontre toujours uni avec le tannin dans la noix de galle. Il est solide, cristallise en petites aiguilles blanches , brillantes , rougit la teinture de tournesol, et a une saveur assez acide. L'air est sans action sur lui, à la température ordinaire ; plus soluble dans l'eau bouillante que dans l'eau froide , il se dissout très-bien dans l'alcool. L'acide nitrique le transforme en acide oxalique.

GALMIER (Saint-) , petite ville du département de la Loire, au bas du faubourg de laquelle coule une source d'eau minérale acidule froide.

GALOP, s. m., *equi cursus ;* suite de sauts en avant, allure la plus vite du cheval. Le galop a plusieurs degrés de vitesse, le *petit,* le *grand,* le *galop de chasse,* etc.

GALOPER , v. a. ; aller au galop. — *sur le bon pied,* lorsque le cheval lève la jambe droite de devant la première ; — *sur le mauvais pied,* lever le pied gauche le premier. — *près le tapis,* se dit du cheval qui lève peu les membres antérieurs.

GALVANIQUE , adj. , *galvanicus ;* qui a rapport au galvanisme. Terme parfaitement synonyme d'*électrique. V.* ce mot. On dit *action , appareil , atmosphère , chaîne , colonne , conducteur , électricité , expérience , fluide , phénomène , principe , pôle galvanique.*

GALVANISME , s. m. , *galvanismus ; electricitas animalis, galvanica ou metallica, irritamentum metallorum ou metallicum ;* série de phénomènes qui consistent en des mouvemens sensibles qu'exécutent les parties animales douées encore d'un reste d'irritabilité , quand on les met en rapport avec deux plaques métalliques de nature différente, entre lesquelles on établit une communication par le contact direct , ou par le moyen d'une tige métallique. On crut d'abord ces phénomènes indépendans de ceux de l'électricité , mais on sait aujourd'hui qu'ils n'en diffèrent point. Le prétendu galvanisme n'est que l'électricité développée par le contact de deux substances de nature différente.

GALVANOMÈTRE , s. m., *galvanometrum. V.* ÉLECTROMÈTRE.

GALVANOSCOPE, s. m., *galvanoscopium. V.* ÉLECTROSCOPE.

GAMARDE, bourg du département des Landes qui possède une source d'eau minérale saline froide , chargée d'acide hydrosulfurique.

GAMME, s. f. ; nom donné par les musiciens à l'échelle diatonique sur laquelle on apprend à nommer et à entonner juste les degrés de l'octave par les sept notes de musique, *ut , re , mi , fa , sol , la , si ,* suivant toutes les dispositions qu'on peut leur donner.

GAN , village peu éloigné de Pau , où l'on trouve deux sources d'eau minérale saline froide.

GANACHE , s. f. ; région située au contour de l'os maxillaire. Elle est dite *ouverte* quand les os sont écartés, et *serrée* quand ils sont trop rapprochés.

GANGLIFORME, adj., *gangliformis, ganglioformis,* γαγγλιώδης (γαγγλιον , ganglion, *forma ,* forme) ; qui a la forme d'un ganglion : *plexus gangliforme.*

GANGLION, s. m. , *ganglion,* γαγγλιον ; tubercule variable pour la forme, la texture , la couleur, le volume et la consistance, qui est enveloppé dans une membrane capsulaire , et formé d'un lacis, soit de filets nerveux, soit de vaisseaux agglomérés de mille manières différentes, et unis ensemble par un tissu cellulaire dont les aréoles renferment un fluide particulier. On divise les ganglions en *glandiformes , lymphatiques* et *nerveux. V.* ces mots. | Tumeur dont le volume varie depuis celui d'un pois jusqu'à celui d'un petit œuf, située sur le trajet d'un tendon extenseur, dure, globuleuse, indolente , mobile , transparente , sans changement de couleur à la peau, formée par un kyste synovial accidentel et ordinairement isolé , mais qu'on dit avoir vu quelquefois communiquer par un pédicule étroit avec la gaîne du tendon voisin , et même avec la capsule synoviale de l'articulation la plus prochaine. Les causes du développement de cette maladie sont inconnues. L'écrasement et la compression sont les deux méthodes qu'on emploie le plus souvent pour en obtenir la guérison. On peut cependant lui opposer l'application des topiques résolutifs , l'extirpation et l'incision du kyste.

Ganglion de Gasser ; renflement demi-circulaire du nerf trifacial , avant sa division en trois branches.

Ganglion de Meckel, ou *sphéno-palatin. V.* ce mot.

Ganglion de Vieussens , ou *plexus cœliaque.*

Ganglion du cervelet ; nom donné par Gall au *corps rhomboïde.*

Ganglions (grands) inférieurs du cerveau; nom donné par Gall aux *couches optiques.*

Ganglions (grands) supérieurs du cerveau; nom donné par Gall aux *corps striés.*

Ganglionique, adj., *ganglionicus;* synonyme de *ganglionnaire.*

Ganglionnaire, adj., *ganglionaris, gangliosus;* qui est garni de ganglions. —*Nerf ganglionnaire,* qui présente des ganglions sur son trajet.—*Système ganglionnaire,* ensemble de ganglions considérés comme ne faisant qu'un seul tout, et en ce sens synonyme de *nerf trisplanchnique.*

Gangrène, s. f., *gangrena* (γραίνω, je consume); diminution plus ou moins complète des phénomènes de la vie dans une partie dont la putréfaction finit par s'emparer. La gangrène est dite *humide* ou *sèche,* suivant que la partie mortifiée est plus ou moins imprégnée de liquides. On l'a encore distinguée d'après les causes qui semblent lui avoir donné lieu. C'est ainsi qu'on a reconnu des gangrènes par excès d'inflammation, par lésion organique du cœur et des gros vaisseaux, par étranglement, par compression circulaire, par pression latérale, par congélation, par l'action d'un principe délétère, par vieillesse : cette dernière est décrite sous le nom de *gangrène sénile.*

Gangréneux, adj., *gangrenosus;* qui participe de la gangrène, qui offre les caractères de la gangrène.

Gantelet, s. m., *fascia digitalis;* bandage roulé, à l'aide duquel on enveloppe les doigts et la main, à la manière d'un gant.

Garance, s. f., *rubia tinctoria;* plante de la tétrandrie monogynie et de la famille des rubiacées, qu'on cultive en grand dans le midi de la France, à cause de la belle couleur rouge que fournit sa racine. Cette racine, qui est astringente, a été mise au nombre des cinq racines apéritives. Elle colore en rouge les os des animaux qui en mangent.

Garantie, s. f., *obligatio;* convention par laquelle le vendeur répond à l'acheteur des défauts cachés de l'animal qu'il a vendu. On la distingue en *naturelle* et *conventionnelle.*

Garde-malade, s. m.; se dit des personnes dont le métier est de veiller et de servir les malades.

Garde-robe, s. f. On dit aller à la garde-robe, pour aller à la selle; les garde-robes, pour les selles.

Gargale, s. f., γαργάλη; chatouillement, démangeaison.

Gargaréon, s. m., γαργαρεών; luette.

Gargariser (se), v. r.; *guttur gargarizare,* se laver la gorge avec un liquide quelconque, se servir d'un gargarisme.

Gargarisme, s. m., *gargarismus, gargarisma,* γαργάρισμα, γαργαρισμός, διάκλυσμα (γαργαρίζω, je me lave la bouche); liquide simple ou composé dont on remplit l'arrière-bouche, en se tenant la tête renversée, et qu'on agite au moyen de l'air qui sort du larynx, afin de le mettre en contact avec toutes les parties situées au fond de la bouche. Les gargarismes sont des bains locaux, dont on varie les effets par l'addition de substances appropriées à l'exigence des cas.

Gargouillement, s. m.; bruit particulier que produit l'air en traversant les excavations pulmonaires qui contiennent de la matière tuberculeuse ramollie. Ce bruit a quelque analogie avec celui que produisent les gaz en parcourant le tube intestinal, ou plutôt avec le roucoulement de certains oiseaux.

Garniture, s. f.; s'entend d'un fer qui déborde la corne ou la paroi, plus ou moins : alors il garnit trop ou trop peu.

Garot, s. m., *armus;* région supérieure du corps du cheval, située entre l'encolure, le dos et les épaules. Le garot doit être élevé et tranchant; c'est une défectuosité lorsqu'il est rond et bas.

Garou, s. m., *daphne gnidium, daphne mezereum;* arbrisseaux du genre *lauréole,* qui croissent tous deux dans le midi de l'Europe, et dont on emploie l'écorce, trempée dans le vinaigre, pour produire la rubéfaction et la vésication de la surface de la peau. La poudre de cette écorce sert aussi à faire une pommade épispastique.

Garoutte. *V.* Garou.

Garrot, s. m.; levier en bois, cylindrique, ordinairement plus mince à son milieu qu'à ses extrémités, et dont on se sert pour tordre les lacs à l'aide desquels on se propose d'opérer une constriction circulaire autour d'un membre, afin d'y suspendre la circulation. Pour appliquer le garrot, on place sur le trajet de l'artère principale du membre une pelote cylindrique et allongée, et par-dessus cette pelote un lacs dont on entoure deux fois ce membre, qu'on serre très-peu, et dont on noue les deux chefs du côté opposé à la pelote. On fait glisser entre les tégumens et le lacs, et toujours du côté opposé à la pelote, une plaque de cuir bouilli ou de corne, et on place entre cette plaque et ce lien le garrot, qu'on fait tourner en moulinet, jusqu'à ce que les battemens soient suspendus dans l'artère au-dessous du point comprimé.

GARUM, s. m., *garum.* Les Romains appelaient ainsi un liquide saumâtre qui découlait de la chair des poissons salés et à moitié putréfiés. Cette saumure, convenablement aromatisée, était chez eux un assaisonnement très-recherché.

GASTEIN, endroit de la Bavière où l'on trouve une eau minérale saline, dont la température est de 106 à 117 degrés F.

GASTER, s. m., *venter, γαστήρ;* le ventre en général, ou l'estomac en particulier.

GASTÉBALGIE. *V.* GASTRALGIE.

GASTÉRANANAX, s. m.; nom donné par Dolæus à un principe vital hypothétique, correspondant à l'archée de Van Helmont, et dont il plaçait le siége dans le bas-ventre.

GASTÉRANGIEMPHRAXIE, s. f., *gasterangiemphraxis* (γαστήρ, estomac, ἄγχω, j'étrangle, ἐμφράσσω, j'obstrue); nom imaginé par Vogel pour désigner l'obstruction du pylore.

GASTRALGIE, s. f., *gastralgia, cardialgia, dolor stomachi* (γαστήρ, estomac, ἄλγος, douleur); douleur qui a son siége à l'estomac.

GASTRICISME, s. m., *gastricismus* (γαστρίζω, je remplis le ventre); nom sous lequel on désigne les affections gastriques et la théorie médicale qui fait provenir, sinon toutes, du moins presque toutes les maladies d'une accumulation de saburres dans les voies digestives.

GASTRICITÉ, s. f.; mot que l'on a proposé pour désigner d'une manière plus abrégée l'embarras gastrique, ou le groupe de symptômes propres à la fièvre gastrique.

GASTRILOQUE, adj. et s. m., *gastriloquus* (*gaster,* ventre, *loquor,* je parle); synonyme d'*engastrimythe. V.* ce mot.

GASTRIQUE, adj., *gastricus* (γαστήρ, estomac); qui a rapport ou qui appartient à l'estomac.—*Artères gastriques,* au nombre de trois, la *coronaire stomachique,* la *gastro-épiploïque droite* et la *gastro-épiploïque gauche.*—*Embarras, fièvre gastrique. V.* EMBARRAS, FIÈVRE.— *Liqueur* ou *suc gastrique.*—*Nerfs gastriques,* au nombre de deux, qui terminent les pneumogastriques, et descendent sur les deux fa-

ces de l'estomac.—*Plexus gastrique* ou *coronaire stomachique.*—*Suc gastrique,* dissolvant hypothétique dont on attribuait gratuitement la sécrétion aux parois de l'estomac.—*Veines gastriques,* qui se distribuent comme les artères, et se terminent dans la veine porte abdominale.

GASTRITE, s. f., *gastritis, inflammatio stomachi, cardialgia inflammatoria* (γαστήρ, estomac); inflammation de l'estomac, dont les caractères les plus saillans sont une douleur et une chaleur plus ou moins vives dans ce viscère, avec inappétence, dégoût, nausées et vomissemens; d'autres fois l'appétit est grand, mais les digestions sont pénibles, quand les alimens ne sont point rejetés; la langue est plus ou moins chargée, le plus souvent elle est rouge, particulièrement sur ses bords et à sa pointe; la bouche est sèche, il y a un sentiment de gêne et d'ardeur à la gorge; la soif est continuelle, et le malade désire les acides de préférence à toute autre boisson, etc. La gastrite est ordinairement accompagnée de constipation. Cette phlegmasie peut exister à l'état aigu ou chronique, et sous ces deux formes elle constitue un grand nombre de maladies dites *fièvres* et *névroses.*

GASTRO-ADYNAMIQUE, adj., *gastro-adynamicus;* qui appartient à l'estomac et à l'adynamie. Épithète imposée aux fièvres dans lesquelles prédominent les symptômes gastriques et les symptômes adynamiques.

GASTRO-ARACHNOÏDITE, s. f., *gastro-arachnoiditis;* inflammation de l'estomac et de l'arachnoïde.

GASTRO-ARTHRITE, s. f., *gastro-arthritis;* nom donné par Broussais à la goutte, qui n'est, suivant lui, qu'une inflammation des articulations des orteils, des doigts, etc., produite et entretenue par la gastrite.

GASTRO-ATAXIQUE, adj., *gastro-ataxicus;* qui appartient à l'estomac et à l'ataxie. Nom donné aux fièvres dans lesquelles on observe plus particulièrement des symptômes gastriques et des symptômes ataxiques.

GASTRO-BRONCHITE, s. f., *gastro-bronchitis;* inflammation de l'estomac et des bronches. C'est ce qu'on appelait autrefois *fièvre catarrhale, fièvre de rhume.* La coexistence des deux phlegmasies a souvent lieu dans la pneumonie chronique ou phthisie pulmonaire, parvenue à son dernier terme.

GASTROBROSIS, s. f., *gastrobrosis*. Alibert donne ce nom à la perforation de l'estomac.

GASTRO-CARDITE, s. f., *gastro-carditis ;* inflammation de l'estomac, compliquée de l'irritation du cœur. C'est la gastrite avec fièvre. L'anévrysme, qui existe souvent avec une gastrite, en est encore un exemple.

GASTROCÈLE, s. f., *gastrocèle* (γαστήρ, ventre, κήλη, hernie) ; hernie formée par l'estomac à travers la partie supérieure de la ligne blanche, maladie dont l'existence est révoquée en doute par quelques praticiens.

GASTROCÉLIE. *V.* GASTROCÈLE.

GASTRO-CÉPHALITE, s. f., *gastro-cephalitis*. On a proposé ce mot pour désigner l'inflammation de l'estomac coexistant avec celle du cerveau ou de ses membranes, vu l'impossibilité où l'on est souvent de pouvoir déterminer quel est le siége de cette dernière inflammation.

GASTRO-CHOLÉCYSTITE, s. f. ; inflammation de l'estomac et de la vésicule biliaire. Elle ne peut guère exister sans duodénite.

GASTROCNÉMIENS, adj. et s. m. pl., *gastrocnemia*, γαστροχνημία (γαστήρ, ventre, χνήμη, jambe) ; nom donné aux muscles *jumeaux* de la jambe.

GASTRO-COLIQUE, adj., *gastro-colicus ;* qui appartient à l'estomac et au colon. — *Epiploon gastro-colique. V.* ÉPIPLOON. — *Veine gastro-colique*, tronc veineux formé par la réunion des veines gastro-épiploïques et de la veine droite du colon, et qui se jette dans la veine mésentérique.

GASTRO-COLITE, s. f., *gastro-colitis ;* inflammation de l'estomac et du gros intestin. C'est la gastrite avec diarrhée ou dysenterie.

GASTRO-CYSTITE, s. f., *gastro-cystitis ;* inflammation de l'estomac et de la vessie urinaire. Cette complication se présente fréquemment dans les fièvres adynamiques et ataxiques.

GASTRO-DERMITE, s. f., *gastro dermitis ;* inflammation de l'estomac et de la peau. Tels sont les exanthèmes avec fièvre.

GASTRO-DUODÉNAL, adj., *gastro-duodenalis ;* qui appartient au duodénum et à l'estomac. — *Artère gastro-duodénale*, branche de l'hépatique. — *Veine gastro-duodénale*, qui se jette dans la veine porte.

GASTRO-DUODÉNITE, s. f., *gastro-duodenitis ;* inflammation de l'estomac et du duodénum. Suivant Broussais, la gastrite n'a presque jamais lieu sans duodénite.

GASTRO-DUODÉNO-CHOLÉCYSTITE, s. f. ; inflammation de l'estomac, du duodénum et la vésicule biliaire. Il est probable que cette triple inflammation existe dans l'embarras gastrique bilieux, les fièvres bilieuses, l'ictère des auteurs, et la fièvre jaune.

GASTRODYNIE, s. f., *gastrodynia* (γαστήρ, estomac, ὀδύνη, douleur) ; douleur de l'estomac.

GASTRO-ENCÉPHALITE, s. f., *gastro-encephalitis ;* inflammation de l'estomac et du cerveau.

GASTRO-ENTÉRITE, s. f., *gastro-enteritis ;* inflammation de l'estomac et de l'intestin grêle. Selon Broussais, toutes les fièvres essentielles des auteurs ne sont autre chose que des gastro-entérites simples ou compliquées.

GASTRO-ENTÉRO-COLITE, s. f., *gastro-entero-colitis ;* inflammation de l'estomac, de l'intestin grêle et du gros intestin.

GASTRO-ÉPIPLOÏQUE, adj., *gastro-epiploicus ;* qui appartient à l'estomac et à l'épiploon. — *Artères gastro-épiploïques*, au nombre de deux, la *droite* et la *gauche*, fournies, la première, qui marche de droite à gauche, le long de la grande courbure de l'estomac, par l'hépatique ; la seconde, qui suit la même direction, mais de gauche à droite, par la splénique. — *Ganglions gastro-épiploïques*, ganglions lymphatiques placés dans l'intervalle des deux feuillets du grand épiploon, vers la grande courbure de l'estomac. — *Nerfs gastro-épiploïques*, distingués en *droit*, qui est fourni par le plexus hépatique ; et en *gauche*, qui l'est par le plexus splénique. — *Veines gastro-épiploïques*, dont la droite se jette dans la mésentérique supérieure, et la gauche dans la splénique.

GASTRO-ÉPIPLOÏTE, s. f., *gastro-epiploïtis ;* inflammation de l'estomac et de l'épiploon. Elle est peu connue.

GASTRO-HÉPATIQUE, adj., *gastro-hepaticus ;* qui appartient à l'estomac et au foie. — *Artère gastro-hépatique*, nom donné par Walter à la *coronaire stomachique*. — *Epiploon gastro-hépatique. V.* ÉPIPLOON.

GASTRO-HÉPATITE, s. f., *gastro hepatitis ;* inflammation de l'estomac et du foie. Quelques médecins rapportent à la gastro-hépatite les fièvres bilieuses, l'ictère, la fièvre jaune, les obstructions du foie.

GASTRO-HUMÉRIEN, adj. et s. m. ; nom donné par Blainville à la portion du muscle peaucier général, qui de la partie antérieure du muscle grand droit de l'abdomen se porte à l'os du bras.

GASTRO-HYSTÉROTOMIE, s. f. (γαστήρ, ventre, ὑστέρα, matrice, τομή, incision); opération césarienne abdominale.

GASTRO-INFLAMMATOIRE, adj., *gastro-inflammatorius*; nom donné à la fièvre gastrique et à la fièvre inflammatoire réunies.

GASTRO-INTESTINAL, adj. *V.* EMBARRAS *gastro-intestinal.*

GASTRO-LARYNGITE, s. f., *gastro-laryngitis*; inflammation de l'estomac et du larynx. Se dit de la gastrite lorsqu'elle complique le croup ou la phthisie laryngée.

GASTROMANCIE, s. f., *gastromantia* (γαστήρ, ventre, μαντεία, divination); art de deviner l'avenir d'après les figures qui se forment au fond d'un vase plein d'eau.

GASTRO-MÉNINGITE, s. f., *gastro-meningitis*; inflammation de l'estomac et de la méningine du cerveau.

GASTRO-MÉNINGITE. *V.* GASTRO-MÉNINGINITE.

GASTRO-MÉTRITE, s. f., *gastro-metritis*, inflammation de l'estomac et de la matrice. Complication de la gastrite et de la métrite.

GASTRO-MUQUEUX, adj., *gastro-mucosus.* Ce mot s'applique aux fièvres dans lesquelles il y a irritation de l'estomac et supersécrétion de mucosités.

GASTRO-NÉPHRITE, s. f., *gastro-nephritis*; inflammation de l'estomac et des reins. Ces deux inflammations sont quelquefois réunies, dans les fièvres dites *ataxiques* et dans le diabétès.

GASTRO-ŒSOPHAGITE, s. f., *gastro-œsophagitis*; inflammation de l'estomac et de l'œsophage. Les fièvres adynamique et ataxique, la fièvre jaune, l'angine gangréneuse, en présentent fréquemment des exemples.

GASTRO-PÉRICARDITE, s. f., *gastro-pericarditis*; inflammation de l'estomac et du péricarde.

GASTRO-PÉRITONITE, s. f., *gastro-peritonitis*; inflammation de l'estomac et du péritoine. Se dit plus communément de l'inflammation qui, de la membrane muqueuse gastrique, se propage à la membrane péritonéale.

GASTRO-PHARYNGITE, s. f., *gastro-pharyngitis*; inflammation de l'estomac et du pharynx.

GASTRO-PHRÉNIQUE, adj., *gastro-phrenicus*; qui appartient à l'estomac et au diaphragme. — *Ligament gastro-phrénique*, repli du péritoine qui descend de la face inférieure du diaphragme au cardia.

GASTRO-PLEURÉSIE, s. f., *gastro-pleuritis*; inflammation de l'estomac et de la plèvre. On l'observe lorsque la pleurésie vient compliquer la gastrite.

GASTRO-PNEUMONIE, s. f., *gastro-pneumonia*; inflammation de l'estomac et du poumon. On la rencontre toutes les fois que la pneumonie survient chez un sujet affecté de gastrite; elle constitue ce que les auteurs ont appelé *pneumonie bilieuse.*

GASTRO-PYLORIQUE, adj., *gastro-pyloricus*; nom donné par quelques anatomistes à l'artère pylorique.

GASTRORAPHIE, s. f., *gastroraphia* (γαστήρ, ventre, ῥαφή, couture); suture qu'on pratique pour réunir les plaies pénétrantes de l'abdomen, lorsqu'elles sont trop étendues ou trop inégales pour que la position, les emplâtres agglutinatifs et les bandages unissans puissent suffire pour les maintenir en contact et pour s'opposer à l'issue des viscères.

GASTRORRHAGIE, s. f., *gastrorrhagia*; hémorrhagie de l'estomac; exhalation de sang à la surface interne de l'estomac.

GASTROSE, s. f., *gastrosis*; nom de la première famille de la Nosologie naturelle d'Alibert. Elle comprend toutes les maladies de l'estomac.

GASTRO-SPLÉNIQUE, adj., *gastro-splenicus*; qui appartient à l'estomac et à la rate. — *Epiploon* ou *ligament gastro-splénique. V.* ÉPIPLOON. — *Vaisseaux gastro-spléniques* ou *courts. V.* COURT.

GASTRO-SPLÉNITE, s. f., *gastro-splenitis.* Ce mot a été proposé pour désigner les cas dans lesquels on observe une irritation gastrique intermittente avec tuméfaction douloureuse de la rate.

GASTRO-THORACIQUE, adj. et s. m., *gastro-thoracicus*; nom donné par Blainville à la portion inférieure du muscle peaucier général.

GASTROTOMIE, s. f., *gastrotomia* (γαστήρ, ventre, τομή, incision); incision qu'on pratique aux parois abdominales pour extraire un corps étranger contenu dans l'estomac ou dans la cavité de l'abdomen, lever un étranglement interne, détruire un volvulus, réduire certaines hernies, etc.

GASTRO-URÉTHRITE, s. f., *gastro-urethritis*; inflammation de l'estomac et de l'urètre. La plupart du temps la gastrite est ici causée par l'uréthrite.

GATEAU *febrile*, s. m., *placenta febrilis.* Quelques pathologistes ont donné ce nom à la tuméfaction de certains viscères, et en particulier à celle de la rate, dans les fièvres intermittentes qui durent depuis long-temps. Dans cette dernière circonstance, on lui a substitué celui de *gastro-splénite*.

GATTILIER, s. m., *vitex*; genre de plantes de la didynamie angiospermie et de la famille des pyrénacées, auquel appartient l'*agnus castus*. *V.* ce mot.

GAUCHIN, village peu éloigné de Saint-Pol, où il existe trois sources d'une eau minérale qu'on dit être ferrugineuse.

GAYAC, s. m., *guaiacum*; genre de plantes de la décandrie monogynie et de la famille des rutacées, dont l'espèce la plus célèbre, *guaiacum officinale*, est un grand arbre qui croît aux Antilles. On emploie en médecine les râpures du bois de cet arbre, qui fait partie des quatre bois sudorifiques, et qu'on administre surtout dans les maladies vénériennes. Ce bois est dense, dur, pesant et très-résineux; il a une odeur aromatique, et une saveur légèrement âcre et amère.

GAYACINE, s. f., *guaiacina*; résine brunâtre ou rougeâtre, qui verdit par le contact de l'air et de la lumière, se dissout à froid dans l'acide nitrique, et donne de l'acide oxalique quand on la traite à chaud par le même acide. Elle est âcre et un peu aromatique. Elle transsude naturellement du tronc du *guaiacum officinale*.

GAZ, s. m., *gaz*; corps tenu à l'état de fluide aériforme par sa combinaison avec le calorique. On distingue les *gaz* en *permanens* et *non permanens*, suivant qu'ils conservent cet état à toutes les températures, ou qu'ils se convertissent en liquides ou en solides par l'effet du refroidissement. Ces derniers sont appelés *vapeurs*.

GAZÉIFIER, v. a.; réduire à l'état de gaz.—*Se gazéifier*, se transformer en gaz.

GAZÉIFORME, adj., *gaziformis*; qui est à l'état de gaz.

GAZEUX, adj.; qui a les qualités d'un gaz.—*État gazeux*, ou *état de gaz*.

GAZOCHIMIE, s. f., *gazochymia*; partie de la chimie qui traite des différens gaz.

GAZOLITRE, s. m.; instrument destiné à mesurer la quantité de gaz accumulée dans un vase.

GAZOMÈTRE, s. m., *gazometrum* (*gaz*, μέτρον, mesure); instrument propre à mesurer le volume des différens gaz.

GÉANT, s. m., *gigas*, γίγας; homme

dont la stature dépasse les proportions ordinaires à l'espèce humaine.

GEILNAU, dans le pays de Nassau, possède une source d'eau minérale gazeuse et légèrement ferrugineuse.

GÉIOLOGIE, s. f., *geiologia* (γῆ, terre, λόγος, discours); nom donné par Burdach à la connaissance des choses terrestres, ou de ce qui se passe soit à la surface, soit dans l'intérieur de la terre.

GEISMAR, dans le pays d'Hesse-Cassel, où l'on trouve des eaux minérales acidules et ferrugineuses.

GÉLASME, s. m., *gelasmus* (γέλως, ris); ris sardonique.

GÉLATINE, s. f., *gelatina* (*gela*, gelée); principe immédiat des animaux. Elle est demi-transparente, insipide, inodore, sans action sur le sirop de violettes et la teinture de tournesol, insoluble dans l'eau froide, très-soluble dans l'eau bouillante, qu'elle épaissit et transforme en gelée par le refroidissement. Le solutum de gélatine s'altère très-facilement à l'air; les acides et les alcalis ne le précipitent point : il n'en est pas de même de l'alcool et du tannin : celui-ci y détermine un précipité abondant, d'un blanc gris, collant, élastique, et qui devient cassant en se séchant à l'air. La gélatine est une substance très-nutritive; si on la fait dissoudre dans beaucoup d'eau, elle devient une boisson émolliente, dont la thérapeutique retire les plus grands avantages.

Gélatine de Wharton, *gelatina Whartoniana*; substance molle, dense, fluide et gélatineuse, qui enveloppe le cordon ombilical.

GÉLATINEUX, adj., *gelatinosus*; qui renferme de la gélatine.

GÉLATINIFORME, adj., qui a l'aspect de la gélatine, qui lui ressemble.

GELÉE, s. f., *gelu*, *jus coagulatum*; grand froid qui glace. | Substance molle, tremblante et transparente, qu'on obtient en traitant des matières animales et végétales, ce qui l'a fait distinguer elle-même en *végétale* et *animale*.

GÉMINÉ, adj., *geminus*; nom donné par les botanistes à toutes les parties des végétaux qui naissent deux à deux du même point, ou qui sont rapprochées deux à deux.

GEMMATION, s. f., *gemmatio*; développement des bourgeons.

GEMMIPARE, adj., *gemmiparus* (*gemma*, bouton, *pario*, j'enfante); qui produit des bourgeons. Se dit de beaucoup de plantes et d'un grand nombre de zoophytes.

GEMMULE, s. f., *gemmula* ; bourgeon terminal de la plumule, dans les plantes qui germent.

GÉNAL, adj., *genalis* (*gena*, joue) ; qui a rapport à la joue, qui entre dans sa composition. — *Glandes génales* ; on appelle ainsi les follicules muqueux disséminés dans le tissu de la membrane buccale.

GENCIVAL, adj. ; qui appartient à la gencive : *tissu gencival*.

GENCIVE, s. f., *gingiva* ; tissu rougeâtre et plus ou moins ferme, qui couvre les deux arcades dentaires, et enveloppe le collet des dents, auquel il est fortement attaché. Ce tissu est couvert par la membrane muqueuse buccale ; il envoie, entre les alvéoles et les racines des dents, un feuillet très-mince, qu'on appelle *périoste alvéolo-dentaire*.

GÉNÉPI, s. m. ; nom donné dans les Alpes à plusieurs espèces d'*absinthes* et d'*achillées*, dont les sommités fleuries entrent dans la composition du *vulnéraire suisse*.

GÉNÉRATEUR, adj. ; qui engendre. — *Principe générateur, faculté génératrice*.

GÉNÉRATION, s. f., *generatio*, γένεσις (γίνομαι, je nais) ; nom collectif de toutes les actions vitales qui ont pour but la production d'un nouvel être vivant.

GÉNÉREUX, adj. ; se dit des vins riches en principe alcoolique.

GÉNÉSIE, s. f., *genesis* (γίνομαι, je nais). Ce mot se prend dans la même acception que *génération*.

GENÊT, s. f., *genista* ; genre de plantes de la diadelphie décandrie et de la famille des légumineuses, qui renferme plusieurs espèces tinctoriales ou d'ornement, dont une, *genista tinctoria*, petit arbuste de France, est employée en médecine, où ses feuilles et ses fleurs sèches passent pour apéritives et diurétiques.

GÉNÉTHLIAQUE, adj., *genethliacus*, γενεθλιακός ; nom donné chez les Grecs aux astrologues qui tiraient l'horoscope de chaque individu d'après l'état du ciel au moment de sa naissance.

GÉNÉTHLIOLOGIE, s. f., *genethliologia*, *genethliace* ; art de tirer l'horoscope d'après l'état du ciel au moment de la naissance.

GENÉVRIER, s. m., *juniperus* ; genre de plantes de la dioécie monadelphie et de la famille des conifères, qui renferme un assez grand nombre d'espèces. La plus importante est le *genévrier commun*, *juniperus communis*, arbrisseau d'Europe dont les fruits, qui passent pour toniques et diurétiques, sont fort employés en médecine, sous forme d'infusion ou d'extrait. C'est à ce genre qu'appartient la *sabine*. *V.* ce mot. Une espèce fournit de l'encens.

GENGIVITE, s. f., *gingivitis* (*gingiva*, gencive) ; inflammation des gencives.

GÉNICULÉ. *V.* GENOUILLÉ.

GÉNIE, s. m. ; activité très-énergique d'une qualité ou d'une faculté quelconque, surtout intellectuelle. | Il n'y a pas long-temps qu'en pathologie on entendait par le mot *génie* la cause prochaine, occulte et spéciale, d'une maladie épidémique, ou le caractère particulier de cette épidémie. Alors on reconnaissait un *génie inflammatoire, bilieux, muqueux, adynamique, ataxique*. | L'expression de *génie*, appliquée au médecin ou au chirurgien, sert à désigner la grande habileté de l'un ou de l'autre à saisir promptement ce qu'il est convenable de faire dans des circonstances insolites.

GÉNIEN, adj., *genianus* (γένειον, menton) ; qui tient au menton, qui en fait partie.—*Apophyse génienne* ou *géni*, éminence formée par quatre petits tubercules qu'on voit à la partie postérieure de la symphyse du menton.

GENIÈVRE, s. m., *baccæ juniperi communis* ; fruit du genévrier commun.

GÉNIO-GLOSSE, adj. et s. m., *genioglossus* ; nom d'un muscle pair, aplati et triangulaire, qui s'étend de l'apophyse génienne à la face inférieure de l'hyoïde et de la langue, qu'il sert à porter en avant.

GÉNIO-HYOÏDIEN, adj. et s. m., *geniohyoideus* ; nom d'un muscle pair, étendu de l'apophyse génienne à la partie antérieure du corps de l'hyoïde, qu'il élève et porte en avant.

GÉNIO-PHARYNGIEN, adj. et s. m. ; nom donné par quelques anatomistes à un faisceau pair de fibres charnues, qui se portent de la mâchoire inférieure dans les parois du pharynx, et qui font partie du constricteur supérieur.

GÉNITAL, adj., *genitalis* ; qui a rapport à la génération ou à ses organes. — *Appareil génital*, ensemble de tous les organes qui servent à la génération.— *Organes génitaux*, ou *parties génitales*, organes qui servent à la production d'un nouvel individu.

GÉNITO-CRURAL, adj., *genito-cruralis* ; nom donné par Bichat au nerf *sus-pubien*.

GÉNITOIRES, s. f. pl., *genitalia* ; ancien

nom sous lequel on désignait les organes de la génération dans l'homme et le cheval.

GÉNITO-URINAIRE, adj., *genito-urinalis ;* qui a rapport à la génération et à la sécrétion de l'urine.—*Appareil génito-urinaire, voies génito-urinaires.*

GÉNITURE, s. f., *genitura,* γόνος. Ce mot, peu employé, désigne tantôt l'*embryon,* et tantôt les organes générateurs des deux sexes.

GENOU, s. m., *genu,* γόνυ ; articulation de la cuisse avec la jambe. *V.* FÉMORO-TIBIAL. | Articulation composée d'une tête osseuse reçue dans une cavité où elle roule et se meut en tous sens. | Région du membre antérieur ou thorachique du cheval, située entre l'avant-bras et le canon ou la région métacarpienne. *V.* COURONNE.

GENOUILLÉ, adj., *geniculatus ;* qui est coudé en forme de genou.— *Corps genouillés,* nom de deux tubercules situés à la partie inférieure de chaque couche optique, et entre lesquels il existe un sillon, ce qui fait qu'on les distingue en *interne* et en *externe.*

GENRE, s. m., *genus ;* groupe d'objets qui ont entre eux une certaine analogie, et qui se réunissent par des caractères communs. | Ce mot est employé par le vulgaire dans le même sens que les anatomistes donnent au mot *système : genre nerveux.*

GENSENG. *V.* GINSENG.

GENTIANE, s. f., *gentiana ;* genre de plantes de la pentandrie digynie, et qui sert de type à la famille des gentianées, dont la plupart des espèces croissent sur les montagnes élevées de l'Europe. On emploie en médecine la racine de la *grande gentiane, gentiana lutea,* qui est très-amère et tonique.

GENTIANINE, s. f. ; principe amer, qui existe probablement dans toutes les gentianes, dont il représente sans doute les principales propriétés, mais qu'on connaît encore fort peu.

GÉOGÉNIE, s. f., *geogenia, geogonia* (γῆ, terre, γέγνομαι, j'engendre) ; histoire de la formation de la terre.

GÉOGNOSIE, s. f., *geognosis* (γῆ, terre, γνῶσις, connaissance) ; branche de l'histoire naturelle qui s'occupe de faire connaître tous les solides dont le globe terrestre est composé, leur structure, leur situation respective, et l'époque de leur formation.

GÉOGONIE. *V.* GÉOGÉNIE.

GÉOGRAPHIE, s. f., *geographia,* γεωγρα-

φία (γῆ, terre, γράφω, j'écris) ; description de la surface de la terre.

GÉOLOGIE, s. m., *geologia* (γῆ, terre, λόγος, discours) ; histoire de la nature du corps terrestre en général, et de sa composition matérielle en particulier.

GÉOLOGUE, s. f. ; qui s'occupe spécialement de l'histoire physique de la terre.

GÉOMANCIE, s. f., *geomantia,* γεωμαντεία ; art de connaître l'avenir au moyen de points qu'on trace sur une surface, ou en observant les fissures qui se forment accidentellement à la surface de la terre.

GÉOSCOPIE, s. f., *geoscopia* (γῆ, terre, σκοπέω, je considère) ; observation de ce qui se passe sur la terre, afin de s'en servir pour prévoir les événemens futurs.

GÉRANION, s. m., *geranium ;* genre de plantes de la monadelphie décandrie, et servant de type à la famille des géraniacées, parmi les nombreuses espèces duquel il en est une, *l'herbe à Robert, geranium Robertianum,* qu'on emploie en médecine comme antispasmodique, et qui paraît être légèrement stimulante.

GERÇURE, s. f., *fissura, rhagas ;* fente ou crevasse superficielle, qui survient à la peau ou à l'origine des membranes muqueuses, comme par exemple aux lèvres, au mamelon, à la vulve, à l'anus, à la paume des mains, à la plante des pieds, dans l'intervalle des doigts et des orteils, à la peau de l'abdomen lorsqu'elle est fortement distendue par une hydropisie ou une ascite.

GERMANDRÉE, s. f., *teucrium ;* genre de plantes de la didynamie gymnospermie et de la famille des labiées, dont on emploie en médecine plusieurs espèces, connues sous les noms de *chamædrys, ivette, marum* et *scordium.*

GERME, s. m., *germen,* βλαστός, βλάστημα ; rudiment d'un être organisé qui vient d'être engendré. Synonyme d'*embryon.*

GERMÉ, adj., *germinatus ;* se dit d'une graine qui commence à montrer sa radicule.

GERMER, v. n., *germinare ;* se dit en parlant d'une graine qui se développe.

GERMINATION, s. f., *germinatio ;* acte par lequel le germe se développe dans les végétaux, pour produire une nouvelle plante.

GÉROCOMIE, s. f., *gerocomia,* γηροκομική (γέρων, vieillard, κομέω, je soigne) ; partie de l'hygiène qui traite des moyens de conserver la santé des vieillards.

GÉSIER, s. m. ; nom de l'estomac proprement dit des oiseaux.

GESSE, s. m., *lathyrus ;* genre de plantes de la diadelphie décandrie et de la famille des légumineuses, dont une espèce, la *gesse tubéreuse*, *lathyrus tuberosus*, qui croît spontanément en France, est connue sous le nom de *gland de terre*, parce qu'on mange sa racine, laquelle est glandiforme, féculente, sucrée, et d'une saveur analogue à celle de la châtaigne. On prétend que les graines de la *gesse chiche*, introduites dans le pain, peuvent causer des maladies, et même la mort.

Gesta ; nom collectif sous lequel Hallé désignait toutes les opérations vitales qui s'exercent au moyen du mouvement volontaire des muscles et des organes, comme le *sommeil*, la *veille*, la *locomotion* et le *repos*.

Gestation, s. f., *gestatio* (*gestare*, porter) ; temps durant lequel une femelle qui a conçu porte l'embryon dans sa matrice. | Exercice pendant lequel le corps reçoit, d'une cause qui lui est étrangère, une quantité de mouvement suffisante pour agiter le matériel de ses organes, sans que ceux-ci agissent, ou du moins sans qu'ils fassent autre chose que se tenir dans un état de contraction fixe, afin que le corps soit à demi fléchi.

Geste, s. m., *gestus* (*gerere*, faire) ; mouvement qui a pour but d'exprimer nos sentimens d'une manière apparente, et de peindre ou de figurer les objets de nos idées.

Gesticulation, s. f., *gesticulatio* ; action de faire beaucoup de gestes ; phénomène qui annonce toujours des sentimens très-vifs, et qu'on observe dans plusieurs maladies.

Gibbosité, s. f., *gibbositas* (*gibbus*, bosse) ; saillie que fait en arrière la colonne vertébrale, lorsqu'elle vient à se courber. Elle est souvent un symptôme de la carie d'un ou de plusieurs corps des vertèbres.

Giboulée, s. f. ; espèce d'orage, le plus faible, le moins violent et le plus imparfait de tous, qui se réduit à des coups de vent médiocres et passagers, à des pluies par petites averses, et à des ondées passagères, ou à de petites grêles rondes et très-blanches.

Gigantologie, s. f., *gigantologia* (γίγας, géant, λόγος, discours) ; traité sur les géans.

Gigantostéologie, s. f., *gigantosteologia* (γίγας, géant, ὀστέον, os, λόγος, discours) ; discours sur des os qui appartiennent ou qu'on suppose appartenir à un géant.

Gigoté, adj. ; s'entend d'un cheval qui a la cuisse et le jarret bien fournis, musculeux.

Gin, s. m. ; eau-de-vie de grain dont on fait grand usage en Angleterre.

Gingembre, s. m., *zingiber* ; racine tuberculeuse, d'un gris jaunâtre, d'une odeur aromatique, et d'une saveur âcre et piquante, qui appartient à l'*amomum zingiber*, plante de la Chine et des Indes orientales. Elle est fortement stimulante, et employée tant en médecine que dans l'art culinaire.

Ginglyforme, adj., *ginglyformis*. *V.* **Ginglymoïdal**.

Ginglyme, s. m., *ginglymus*, *cardo*, γίγγλυμος ; sorte de diarthrose, appelée aussi *articulation en charnière*, ou *alternative*, qui ne permet que des mouvemens bornés d'opposition. — *angulaire parfait*, quand les mouvemens sont réduits à l'extension et à la flexion, comme au coude. — *angulaire imparfait*, lorsqu'il peut s'exécuter en même temps un léger mouvement de latéralité, comme au genou. — *latéral double*, quand un os tourne sur un autre par deux points de son étendue, comme le radius sur le cubitus. — *latéral simple*, quand le mouvement se passe dans un seul point, comme dans l'articulation de l'atlas avec l'apophyse odontoïde.

Ginglymoïdal, adj., *ginglymoidalis*, *ginglymoides*, *ginglymoideus*, *ginglyformis*, γιγγλυμοειδής (γίγγλυμος, charnière, gond, εἶδος, ressemblance) ; qui ressemble à un ginglyme. — *Articulation ginglymoïdale*, ou *ginglyme*.

Ginglymoïde. *V.* **Ginglymoïdal**.

Ginolles, village près de Quillan, aux environs duquel coule une source d'eau thermale, chargée de sulfate de soude.

Ginseng, s. m., *panax quinquefolium*, L. ; plante de la polygamie monoécie et de la famille des araliacées, qui croît à la Chine et au Japon, où l'on emploie, comme aphrodisiaque, sa racine, qui est fortement tonique et stimulante. Cette racine a une odeur aromatique et une saveur amère.

Giroflier, s. m., *caryophyllus aromaticus*, L. ; arbre des Moluques, qui appartient à la polyandrie monogynie et à la famille des myrtes. C'est lui qui fournit l'épice connue sous le nom de *clou de girofle*.

Giroux, village peu distant de Riez, où l'on trouve des eaux minérales chaudes et salines, qui passent pour très-excitantes.

Givre, s. m. ; flocons de glace qui se forment à la surface des corps froids placés dans une atmosphère plus chaude qu'eux, et chargée de vapeurs.

Glabelle, s. f., *glabella, intercilium, μισόφρυον* ; espace, ordinairement dépourvu de poils, qui se trouve compris entre les deux sourcils.

Glabre, adj., *glaber* ; qui n'a ni poils ni duvet.

Glabriuscule. adj., *glabriusculus* ; qui est presque nu.

Glace, s. f., *glacies, χρύσταλλος, χρυσ-ϊάλλινος* ; corps transparent, incolore, d'une saveur vive, réfractant la lumière avec force, très-dur, très-tenace, très-élastique, plus léger que l'eau, et vaporisable à l'air libre, qui n'est autre chose que de l'eau solidifiée. L'eau prend cette forme à zéro, quand elle est impure et agitée ; dans le cas contraire, elle ne se solidifie qu'à plusieurs degrés au-dessous de zéro.

Glacial, adj., *glacialis* ; qui glace. Se dit du froid que les malades éprouvent, et qu'ils comparent à la sensation que leur causerait le contact de la glace.

Gladié, adj., *gladiatus*. *V.* Ensiforme.

Glaire, s. f. ; liquide visqueux, épais, sécrété par les membranes muqueuses, saines ou enflammées.

Glaireux, adj. ; qui a l'apparence de glaires.

Gland, s. m., *glans, balanus, βάλανος,* fruit du chêne. | Extrémité du pénis et du clitoris. — Le *gland de la verge*, de forme conique, et un peu aplati, est continu à l'urètre, qui s'ouvre à son sommet, circonscrit par un rebord saillant qu'on appelle sa *couronne*, revêtu d'une membrane muqueuse assez mince, garni à sa base de follicules sébacés, presque toujours couvert d'un repli de la peau, nommé *prépuce*, et formé d'un tissu spongieux susceptible d'entrer en érection. — Le *gland du clitoris* est plus petit, imperforé, et couvert aussi d'une sorte de prépuce formé par la membrane muqueuse de la vulve.

Gland de terre ; nom donné à la *gesse tubéreuse*, à cause de la forme des bulbes de ses racines, qui sont bons à manger.

Glande, s. f., *glandula, ἀδὴν (glans,* gland). Ce mot, très-vague autrefois, est employé par Chaussier pour désigner des organes mollasses, grenus, lobuleux, composés de nerfs, de vaisseaux, et d'un tissu particulier, qui tirent du sang les principes nécessaires à la formation de fluides nouveaux, qu'ils portent à leur destination au moyen d'un ou plusieurs conduits excréteurs. Il n'y a que huit glandes dans le corps de l'homme, les *lacrymales*, les *salivaires*, les *mammaires*, les *otaires*, les *testicules*, le *foie*, le *pancréas* et les *reins*. | Nom donné par quelques personnes à la tumeur formée par l'engorgement des ganglions lymphatiques.

Glandé, adj., *glandulosus* ; s'entend d'un cheval qui a les ganglions lymphatiques sous-linguaux, ou les glandes de la ganache, tuméfiés et durs : ce qui arrive dans la morve.

Glande *de Harder*, *glandula Harderi* ; glande située dans l'angle interne de l'œil des mammifères et des oiseaux ; elle sécrète une humeur blanchâtre et épaisse, qu'elle verse par un orifice situé sous le rudiment de la paupière nictitante. L'homme en est privé.

Glande innominée ; nom donné par quelques anatomistes à la glande *lacrymale*.

Glandes de Brunner, *glandulæ Brunneri* ; petits follicules muqueux qui sont situés entre les tuniques muqueuse et musculeuse de l'estomac, le long des courbures de ce viscère.

Glandes de Cowper, *glandulæ Cowperi* ; nom donné à deux petits groupes de follicules qui sont placés devant la prostate.

Glandes de Havers, *glandulæ Haversii* ; franges sécrétoires qui flottent dans l'intérieur des capsules synoviales, et qui paraissent chargées de sécréter la synovie.

Glandes de Littre, *glandulæ Littrii* ; follicules sébacés qui garnissent la couronne du gland.

Glandes de Meibom, *glandulæ Meibomii* ; follicules situés dans l'épaisseur du bord libre des paupières.

Glandes de Pacchioni, *glandulæ Pacchioni* ; petits corps blanchâtres ou jaunâtres, isolés ou réunis en groupes, qu'on observe en plusieurs endroits de la pie-mère et de la dure-mère, surtout dans le sinus longitudinal supérieur, et dont on ignore la texture et les usages.

Glandes de Peyer, *glandulæ Peyeri* ; follicules qui garnissent en grand nombre la membrane muqueuse de l'intestin grêle.

Glandiforme, adj., *glandiformis (glans,* gland, *forma,* forme) ; qui a la forme d'un gland. — *Ganglions glandiformes*, nom donné par Chaussier à des corps que les anciens appelaient *glandes anomales*, qui sont formés de lobules agglomérés, parsemés de vaisseaux sanguins, entourés d'une membrane celluleuse, pénétrés d'un suc lactescent ou jaunâtre, et dont on ignore les usages, comme la thyroïde, le thymus et les capsules surrénales.

GLANDULAIRE, adj., *glandularis*; qui a l'aspect, la forme ou la texture d'une glande. — *Sécrétion glandulaire; maladie glandulaire des Barbades, ou éléphantiasis.*

GLANDULEUX, adj., *glandulosus*; synonyme de *glandulaire : corps, tissu glanduleux.*

GLAUCOME, s. m., *glaucoma* (γλαυκὸς, bleu ou vert de mer). Chez les anciens pathologistes, ce mot est synonyme de *cataracte.* On ne l'emploie plus maintenant que pour désigner une opacité particulière du corps vitré et une altération de la rétine, qu'on reconnaît à la perte de la vue, à une tache bleuâtre ou verdâtre, placée plus en arrière que celle par laquelle s'annonce la cataracte, aux douleurs vives qui souvent se propagent à toute la tête, à la dureté et à la diminution du volume du globe de l'œil, etc. C'est une maladie tout-à-fait incurable, à quelque époque et par quelque moyen qu'on l'attaque.

GLAYEUL, s. m., *gladiolus*; genre de plantes de la triandrie monogynie et de la famille des iridées, dont une espèce, assez commune dans le midi de l'Europe, le *gladiolus communis,* a des racines qui passent pour être utiles contre les tumeurs scrofuleuses, quand on les pile et qu'on les applique sous forme de cataplasme.

GLÈNE, s. f., *glene,* γλήνη; cavité, articulation peu profonde.

GLÉNOÏDAL, adj., *glenoidalis* (γλήνη, pupille, εἶδος, ressemblance); nom donné à toute cavité articulaire et peu profonde.—*Cavité ou fosse glénoïdale du temporal,* placée entre les deux racines de l'apophyse zygomatique, et destinée à recevoir le condyle de la mâchoire inférieure. — *Fente, fissure ou scissure glénoïdale. V.* SCISSURE *de Glaser.*

GLÉNOÏDE, adj., *glenoides,* γληνοειδὴς (γλήνη, prunelle, εἶδος, ressemblance); épithète imposée à toute cavité articulaire peu profonde.—*Cavité ou fosse glénoïdale de l'omoplate,* placée à l'angle antérieur de cet os, et recevant la tête de l'humérus.

GLÉNOÏDIEN, adj., *glenoideus*; qui est en rapport avec une cavité glénoïde, ou qui lui appartient.—*Ligament glénoïdien,* bourrelet qui entoure la cavité glénoïde

de l'omoplate, dont il augmente la profondeur, et qui semble formé par une expansion du tendon de la longue portion du muscle biceps brachial.

GLIADINE, s. f., *gliadina* (γλία, colle); l'une des deux substances admises par Taddei dans le gluten. Elle est en lames minces, fragile, d'un jaune pâle, d'une odeur miellée, d'une saveur douceâtre et aromatique, insoluble dans l'eau et l'éther, soluble dans l'alcool, surtout à l'aide de la chaleur, ainsi que dans les alcalis et certains acides, enfin susceptible de se contracter au feu, à la manière des substances animales.

GLOBE *de l'œil, globus, bullus oculi;* nom donné à l'œil, parce qu'il a une forme globuleuse.

Globe hystérique, globus hystericus. C'est un des symptômes de l'hystérie; il consiste dans le sentiment d'une boule qui, de l'utérus, semble se porter vers la poitrine et le cou, où elle paraît menacer de suffoquer le malade.

Globe utérin; tumeur arrondie et solide que forme l'utérus revenu sur lui-même, immédiatement après l'accouchement.

GLOBULAIRE, s. f., *globularia vulgaris*; plante indigène, servant de type à la famille des globulariées, qui passe pour vulnéraire et détersive. Le *turbith* appartient au même genre.

GLOBULE, s. m., *globulus*; capsule propre aux lichens, qui se compose d'une petite boule à demi enchâssée à l'extrémité d'un pédicule, et qui tombe au moment de sa maturité.

GLOBULEUX, adj., *globulosus*; qui a la forme d'une boule.

GLOSSALGIE, s. f., *glossalgia* (γλῶσσα, langue, ἄλγος, douleur); douleur de la langue.

GLOSSANTHRAX, s. m., *glossanthrax* (γλῶσσα, langue, ἄνθραξ, charbon); charbon de la langue.

GLOSSIEN, adj., *glossianus* (γλῶσσα, langue ; qui appartient à la langue. — *Muscle glossien ou lingual.*

GLOSSITE, s. f., *glossitis* (γλῶσσα, langue); inflammation de la langue.

GLOSSOCATOCHE, s. m., *glossocatochus,* γλωσσοκάτοχος (γλῶσσα, langue, κατέχω, j'arrête, je retiens); instrument inusité aujourd'hui, qui servait à tenir les mâchoires écartées et la langue déprimée lorsqu'on voulait examiner le pharynx. Il était composé de deux leviers croisés, et terminés, l'un par une plaque allongée, qu'on plaçait sur la langue, l'autre par une espèce de fer à cheval , qu'on appuyait sous le menton.

Glossocèle, s. f., *glossocele* (γλῶσσα , langue , κήλη , hernie) ; hernie de la langue. Saillie plus ou moins considérable de cet organe hors de la bouche, qui dépend d'une inflammation , d'un engorgement chronique de son tissu, d'une paralysie de quelques-uns de ses muscles , etc., et réclame, pour être guéri, l'emploi des moyens appropriés à chacune de ces diverses causes.

Glossocome, s. m., *glossocomum*, γλωσσόκομον , γλωσσοκόμιον (γλῶσσα , langue , languette, κομέω, j'ai soin). Les anciens donnaient ce nom à une petite boîte où ils serraient les languettes de leurs instrumens à vent. Les chirurgiens l'ont appliqué à une espèce de boîte longue , dans laquelle on enfermait autrefois le membre inférieur fracturé, et qui aujourd'hui n'est plus usité.

Glosso-épiglottique, adj., *glosso-epiglotticus* ; qui appartient à la langue et à l'épiglotte.—*Muscles glosso-épiglottiques,* ou *rétracteurs de l'épiglotte*, faisceaux de fibres charnues, étendus de la base de la langue à l'épiglotte, qu'ils soulèvent et éloignent de la glotte.

Glossographie , s. f., *glossographia* (γλῶσσα, langue, γράφω , j'écris); description anatomique de la langue.

Glossohyal, s. m. Geoffroy - Saint-Hilaire donne ce nom aux cornes postérieures ou thyroïdiennes de l'hyoïde.

Glossologie, s. f., *glossologia* (γλῶσσα, langue , λόγος, discours); partie de l'anatomie qui traite de la langue.

Glosso-palatin , adj. et s. m., *glossopalatinus* ; nom donné au muscle *glosso-staphylin.*

Glosso pharyngien, adj. et s. m., *glossopharyngeus* ; qui se porte de la langue au pharynx. — *Muscles glosso-pharyngiens*, faisceaux de la tunique musculeuse du pharynx qui naissent des parties latérales de la langue , et font partie du constricteur supérieur.

Glosso-staphylin, adj. et s. m., *glossostaphylinus* ; nom d'un petit muscle, mince, étroit et allongé , qui s'étend de la base de la langue à la partie inférieure et latérale du voile du palais , dans le pilier antérieur duquel on le trouve , et qu'il sert à abaisser.

Glossotome, s. f., *glossotoma* (γλῶσσα, langue , τέμνω, je coupe) ; dissection de la langue ; amputation de cet organe.

Glotte, s. f., *glottis*, γλωττίς ; ouverture oblongue , rétrécie en devant et

plus large en arrière, qu'on observe à la partie supérieure du larynx , entre les cordes vocales d'un côté et celles de l'autre. Elle a dix à onze lignes de long chez l'homme adulte , mais ses dimensions sont bien moins considérables chez la femme et chez les enfans.

Glottéal, s. m. Geoffroy-Saint-Hilaire nomme les tubercules de Santorini *os glottéaux.*

Glouteron, s. m. ; nom vulgaire de la *bardane. V.* ce mot.

Glucyne, s. f., *glucyna* (γλυκὺς , doux) ; oxide de glucinium. Il est blanc, insipide , infusible ; il absorbe l'acide carbonique à la température ordinaire, et forme avec les acides des sels solubles qui ont une saveur douce.

Glucynium, s. m. ; nom proposé pour désigner le métal qui, uni avec l'oxigène, constitue la glucyne, mais qu'on n'a pu encore obtenir.

Glume, s. f., *gluma* ; partie inférieure ou calice des fleurs des plantes graminées ou cypéracées, quand il renferme deux fleurs.

Glumelle, s. f., *glumella*, petite glume ; calice des graminées et des cypéracées, quand il ne renferme qu'une seule fleur.

Gluten, s. m. ; principe immédiat des végétaux. Il est mou, d'un blanc grisâtre, d'une consistance visqueuse, d'une odeur spermatique, et très-élastique. Exposé à l'air , il se durcit, brunit , et devient fragile ; à l'air humide il se putréfie ; l'eau et l'alcool ne le dissolvent point. Il est soluble dans quelques acides végétaux et dans les acides minéraux affaiblis, à une température élevée. Les acides sulfurique et nitrique concentrés , ainsi que la chaleur , exercent sur lui la même action que sur les substances animales. Les farines dans lesquelles il se trouve, sont celles que l'on emploie de préférence dans la préparation du pain , à cause de la propriété qu'il a de faire lever la pâte.

Glutinatif. *V.* **Agglutinatif.**

Glutineux, adj., *glutinosus* ; qui est gluant, visqueux, comme le gluten.

Glycyrrhizine, s. f. ; substance incristallisable, solide, d'un jaune sale, sucrée, peu soluble dans l'eau froide, très-soluble dans l'eau bouillante, et soluble dans l'alcool , que Robiquet a trouvée dans la racine de *réglisse* , dont elle forme , suivant lui, le principe sucré. On la rencontre aussi dans la sarcocolle et dans le suc du *penaea mucronata.*

Gnathorrhagie, s. f., *gnathorrhagia*

(γνάθος, joue, ῥήγνυμι, je coule); écoulement de sang par la face interne des joues.

GNATHOSPASME, s. m. , *gnathospasmus* (γνάθος, joue) ; contraction spasmodique des muscles élevateurs ou abaisseurs de la mâchoire inférieure.

GNATHOCÉPHALE, s. m. (γνάθος, mâchoire, κεφαλή, tête) ; nom donné par Geoffroy-Saint-Hilaire aux monstres qui n'ont pas de tête visible extérieurement, mais qui ont les mâchoires assez volumineuses.

GOBELET *émétique*, s. m. , *poculum emeticum* ; vase que l'on faisait en coulant de l'antimoine fondu dans un moule, et dans lequel on versait du vin, qui, après un temps plus ou moins long, acquérait la propriété de faire vomir. On a renoncé depuis long-temps à cette espèce de vomitif, parce que l'on n'était jamais certain de la dose d'émétique que l'on administrait.

GODRONNÉ, adj. ; épithète donnée par Petit à un petit canal demi-circulaire que la membrane hyaloïde forme autour du cristallin, et qui présente des plis festonnés, ou des espèces de godrons.

GOETHIEN, adj., *gœthianus* ; nom donné par Fischer à l'os épactal ou interpariétal, parce que c'est Gœthe qui l'a découvert dans quelques rongeurs.

GOÎTRE, s. m. , *botium, bronchocele* ; tumeur ordinairement indolente, quelquefois mobile, sans changement de couleur à la peau, située entre le larynx, la trachée-artère et celle-ci, et formée par l'accroissement anormal du corps thyroïde. Le goître est endémique dans les vallées profondes et humides des Pyrénées, des Alpes, du Valais, etc. On l'observe plus communément chez les femmes que chez les hommes.

GOÎTREUX, adj. ; qui est affecté de goître.

GOLFE *de la veine jugulaire*, s. m. ; dilatation de la veine jugulaire interne, au niveau du trou déchiré postérieur, dans l'endroit où elle reçoit l'extrémité inférieure du sinus latéral de la dure-mère.

GOMME, s. f. , *gummi* ; principe immédiat des végétaux. C'est une substance solide, incristallisable, sans odeur, d'une saveur fade, inaltérable à l'air, insoluble dans l'alcool, soluble dans l'eau, avec laquelle elle forme un mucilage plus ou moins épais, et donnant de l'acide mucique lorsqu'on la traite par l'acide nitrique. | Nom donné à des abcès froids qui se montrent près des os dans les sujets infectés depuis long-temps de la sy-

philis, parce que si on les ouvre de bonne heure, on trouve dans leur intérieur une matière qui a quelque analogie avec la gomme. Ils sont le plus souvent un effet de l'inflammation chronique du périoste.

Gomme adragant. V. ADRAGANT.

Gomme alouchi. V. ALOUCHI.

Gomme ammoniaque. V. AMMONIAQUE.

Gomme animé. V. ANIMÉ.

Gomme arabique, gummi arabicum ; suc gommeux qui provient le plus communément du *mimosa nilotica*. On la rencontre sous la forme de masses arrondies, blanches ou jaunâtres, transparentes, fragiles, le plus souvent creuses d'un côté et convexes de l'autre, sans odeur et d'une saveur visqueuse. Elle se dissout dans l'eau, et forme avec elle un mucilage beaucoup moins épais que la gomme adragant. On l'emploie fréquemment en médecine comme émollient, adoucissant, expectorant.

Gomme caragne ; suc gommo-résineux, d'une saveur âcre et amère, d'une odeur aromatique, que l'on trouve dans le commerce sous la forme de masses impures plus ou moins consistantes.

Gomme copal. V. COPAL.

Gomme de Bassora. V. BASSORINE.

Gomme de cerisier. V. Gomme du pays.

Gomme de gayac. V. GAYACINE.

Gomme de graines et de racines. V. MUCILAGE.

Gomme de lierre. V. HÉDÉRÉ.

Gomme des funérailles. V. ASPHALTE.

Gomme du pays, gummi nostras. Elle découle de nos abricotiers, de nos cerisiers, de nos pruniers, etc. On la trouve en masses, ayant à peu près le volume d'une noix. Elle est de consistance molle lorsqu'elle est récente, mais elle finit par se durcir avec le temps. Si on la met dans l'eau, elle se gonfle peu à peu, et se transforme en une gelée demi-transparente et rougeâtre ; du reste elle est très-peu soluble dans ce liquide, même à chaud.

Gomme du Sénégal. V. Gomme arabique.

Gomme élastique. V. CAOUTCHOUC.

Gomme élémi. V. ELÉMI.

Gomme en larmes. V. GALBANUM.

Gomme gutte. V. GUTTE.

Gomme kino. V. KINO.

Gomme laque. V. LAQUE.

Gomme-résine, gummi resina ; suc laiteux que l'on retire par incision des tiges, des branches et des racines de certains végétaux. Les gommes-résines sont un composé de résine, de gomme, d'huile essentielle et de diverses autres matières végétales. Elles sont solides, opaques, cassantes, d'une odeur forte, d'une saveur âcre, d'une couleur variable, et d'une pesanteur plus considérable que celle de l'eau; celle-ci en dissout une partie, et l'alcool dissout l'autre partie. Si l'on ajoute de l'eau à cette teinture alcoolique, elle blanchit aussitôt, sans pour cela déposer. Le vinaigre dissout une portion des gommes-résines; les alcalis s'unissent aussi avec elles, à l'aide de la chaleur. L'acide sulfurique les dissout, les charbonne, et les change ensuite en tannin artificiel. Les gommes-résines sont pour la plupart de puissans stimulans de l'économie; quelques-unes sont de violens purgatifs.

Gomme vermiculaire. *V.* ADRAGANT.

GOMPHOSE, s. f., *clavatio, inclavatio,* γόμφωσις (γόμφος, clou); articulation immobile, qui consiste en ce qu'un os est reçu dans le creux d'un autre, comme une cheville dans un trou. Il n'y a que les dents qui s'articulent ainsi.

GONACRASIE. *V.* SPERMACRASIE.

GONAGRE, s. f., *gonagra* (γόνυ, genou, ἄγρα, prise, proie); se disait autrefois de la goutte, quand elle avait son siége au genou.

GONALGIE, s. f., *gonalgia* (γόνυ, genou, ἄλγος, douleur); douleur au genou. Dans la plupart des cas, elle est un symptôme de la phlegmasie de cette partie, mais quelquefois aussi c'est un phénomène sympathique de l'inflammation coxo-fémorale.

GONDOLE. *V.* BASSIN *oculaire.*

GONDON (Saint-), ville sur la Loire, où l'on trouve une source d'eau minérale regardée comme diurétique, apéritive et purgative, qui contient du nitrate de chaux, et probablement du fer.

GONFLEMENT, s. m., *tumefactio*; augmentation morbide du volume d'une partie du corps.

GONGRONE, s. f., *gongrona* (γόγγρος, congre); nom donné à la tuméfaction du corps thyroïde, plus connue sous celui de *goître.*

GONGYLE, s. m., *gongylus.* *V.* SPORE.

GONIOMÈTRE, s. m., *goniometrum* (γωνία, angle, μετρέω, je mesure); instrument propre à mesurer le degré d'ouverture des angles.

GONOCÈLE, s. f., *gonocele* (γόνυ, genou, κήλη, tumeur); gonflement du genou.

GONOCÈLE, s. f., *gonocele* (γόνος, semence, κήλη, tumeur); tuméfaction du

testicule et du cordon spermatique, qu'on suppose être produite par la rétention du sperme dans les conduits séminifères.

GONOÏDE, adj., *gonoïdes* (γονή, semence, εἶδος, forme); qui ressemble au sperme. Nom donné à des humeurs qui ont quelque ressemblance avec le sperme.

GONOPHORE, s. m., *gonophorum* (γόνος, génération, φέρω, je porte); prolongement du réceptacle de certaines fleurs qui sort du fond du calice, et qui porte les pétales, les étamines et le pistil.

GONORRHÉE, s. f., *gonorrhea* (γόνος, semence, ῥέω, je coule); nom qu'on donnait improprement à la blennorrhagie.

GONOZÉMIE. *V.* SPERMACRASIE.

GONYALGIE. *V.* GONALGIE.

GORGE, s. f., *guttur, jugulum*; nom vulgaire donné collectivement à la partie antérieure du cou et aux mamelles de la femme. | Ouverture des fleurs monopétales.

GORGE, adj. On dit *boulet gorgé, jambes gorgées,* lorsque ces parties sont enflées, tuméfiées.

GORGERET, s. m., *canalis, ductor canaliculatus*; instrument de chirurgie qui consiste principalement en une gouttière allongée en forme de gorge, et dont on se sert dans l'opération de la fistule à l'anus, et dans celle de la cystotomie.

Gorgeret conducteur; instrument dont l'invention remonte à Jean de' Romani. Il est d'acier, et composé d'un corps représentant une gouttière bien polie dans toute son étendue, étroite, superficielle, et garnie d'une petite crête placée de champ à l'une de ses extrémités, et large et profonde à l'extrémité opposée, qui se joint à angle avec la partie qui lui sert de manche, et dont la forme est très-variable. Il y a des gorgerets conducteurs de diverses grandeurs; ils servent à conduire la tenette jusque sur le calcul, quand l'incision des parties est achevée. Quelques-uns portent sur leur côté externe gauche une rainure qui peut servir à conduire un bistouri, lorsqu'il convient d'agrandir l'incision du col de la vessie.

Gorgeret cystitome; instrument imaginé par Lecat. Il a une forme analogue au gorgeret ordinaire ou au gorgeret de Foubert, et renferme une lame tranchante qu'on en fait sortir à l'aide d'un mécanisme particulier, en lui faisant former un angle aigu avec l'extrémité de la gouttière. Il sert à la fois de conducteur, de lithotome et de dilatateur.

Gorgeret d'Andouillet. C'est un gorgeret de forme ordinaire, dont la crête est creusée en cul-de-sac, dont la gouttière présente dans toute sa longueur une fenêtre d'une ligne de largeur, dans laquelle se loge une lame tranchante qui, par une de ses extrémités, s'emboîte dans le cul-de-sac du bouton, où elle est solidement arrêtée, et qui, par l'autre extrémité, est fixée au manche de l'instrument, à l'aide d'une branche élastique. Quand, la pince étant chargée, on s'aperçoit qu'elle est trop volumineuse pour passer par la plaie, il suffit, pour agrandir celle-ci, de presser sur le dos de la lame, dont le tranchant vient faire saillie sur la convexité du conducteur, et de retirer celui-ci : l'incision se trouve agrandie, sans qu'il soit besoin de retirer la tenette introduite.

Gorgeret de Bell. C'est le gorgeret d'Hawkins modifié, en ce qu'il se rétrécit subitement derrière son tranchant, afin d'éviter la distension et la contusion de l'urètre.

Gorgeret de Blicke. V. Gorgeret de Michaelis.

Gorgeret de Bromfield ; instrument composé de deux espèces de gorgerets susceptibles d'être opposés par leur concavité, dont l'un, dépourvu de crête à son extrémité, et porté sur un manche droit garni en bois, porte tout le long de sa convexité une lame tranchante; tandis que l'autre, tout entier métallique, articulé à angle avec son manche, et garni à son extrémité d'un bouton olivaire, présente sur ses bords une cannelure qui sert de guide au premier, destiné à inciser le col de la vessie, et sert ensuite de conducteur aux tenettes.

Gorgeret de Cline. C'est le gorgeret d'Hawkins modifié. Le bec, au lieu d'occuper l'intervalle des deux bords, est la continuation du bord mousse. Le bord droit n'est tranchant que dans son quart antérieur, qui est plat, et part à angle aigu du côté droit du bec. Dans le reste de son étendue, ce bord est mousse, et parallèle au bord gauche, de sorte qu'à partir du tranchant la largeur de l'instrument n'augmente plus. Il a la forme d'une espèce de trapézoïde. La gouttière est presque plane. Cet instrument coupe mieux que celui d'Hawkins, mais il expose à la lésion de l'artère honteuse.

Gorgeret de Desault. C'est le gorgeret d'Hawkins modifié. La gouttière est presque effacée ; la largeur de l'extrémité tranchante est beaucoup plus con-

sidérable. Le stylet est remplacé par une vive arête, qui est plus rapprochée du bord mousse que du bord tranchant, lequel n'est acéré que dans son tiers antérieur, et le manche est dans la même direction que la lame.

Gorgeret de Foubert. C'est à la fois un dilatateur et un instrument conducteur. Il est fendu dans toute sa longueur en deux branches articulées au moyen d'une charnière, susceptibles d'être écartées l'une de l'autre, et maintenues rapprochées par l'élasticité d'un ressort. Son usage est abandonné.

Gorgeret d'Hawkins. Sa gouttière a cinq pouces et demi de longueur, et un pouce de large à sa base ; son manche fait un angle droit avec son corps, et s'incline latéralement sur lui. Il diffère du gorgeret conducteur ordinaire, en ce qu'il porte un stylet boutonné à son extrémité libre, et en ce que son bord droit est tranchant dans presque toute sa longueur. Il est employé dans le but de couper le col de la vessie et la prostate de dehors en dedans, et d'éviter la blessure du rectum.

Gorgeret de Larrey. Il est en bois, légèrement arqué, aplati dans toute sa longueur, et présente vers son extrémité une ouverture destinée à recevoir l'extrémité d'un stylet cannelé, qu'on introduit par la fistule, qu'on retire à l'aide du gorgeret, par l'anus, et sur la cannelure duquel on incise toutes les parties comprises entre les deux extrémités.

Gorgeret de Lecat. V. Gorgeret cystitôme.

Gorgeret de Lefèvre ; instrument destiné à servir, selon le besoin, de gorgeret ordinaire et de gorgeret repoussoir. Il est fait de bois d'ébène, a huit pouces de longueur, et présente à l'une de ses extrémités une gouttière analogue à celle d'un gorgeret à fistule ordinaire. L'autre extrémité est creusée d'une cannelure plus étroite, au fond de laquelle se trouve un trou qui perce l'instrument de part en part, et qui vient aboutir dans une rainure circulaire entourant toute la circonférence de l'instrument au niveau du trou, et ayant une ligne de profondeur sur trois lignes de largeur. Lorsque l'extrémité du fil de plomb, après avoir glissé dans la cannelure, s'est engagée dans le trou, on fait faire à l'instrument un tour sur lui-même; le fil se contourne sur lui, se place dans la rainure circulaire qu'il présente, et dès lors il est solidement fixé, et peut être facilement attiré au dehors.

Gorgeret de Marchettis; tige d'acier ou d'argent, de quatre pouces de longueur, sans compter la poignée, convexe d'un côté et creusé du côté opposée par une gouttière fermée vers l'extrémité libre de l'instrument, ouverte, au contraire, vers sa poignée. On introduisait cet instrument dans le rectum, jusqu'à ce qu'il eût dépassé l'orifice interne de la fistule, vers lequel on tournait sa cannelure; celle-ci, étant garnie de laine ou de coton, recevait la pointe du bistouri sans s'émousser, et servait de point d'appui au tranchant de l'instrument, dans l'opération de la fistule par la méthode de l'incision.

Gorgeret de Michaelis. Il diffère de celui d'Hawkins en ce qu'il présente un tranchant elliptique, et, au lieu de bec, un bouton aplati, destiné à le fixer dans la cannelure de la sonde. Celle-ci, faite exprès, d'abord large et ouverte, se rétrécit par le renversement de ses bords en dedans, puis s'élargit de nouveau, et se termine par un cul-de-sac évasé et presque plane. Il résulte de cette disposition que quand le bouton est engagé dans la partie rétrécie de la cannelure, il ne peut plus l'abandonner qu'après avoir parcouru toute cette partie, d'une extrémité à l'autre, et être parvenu jusqu'au cul-de-sac.

Gorgeret de Pean. C'est le gorgeret repoussoir de Desault modifié, en ce que le trou destiné à recevoir le fil, au lieu d'être arrondi, présente la forme d'un T.

Gorgeret de Percy. Il est construit à peu près sur le modèle de celui de Runge; il en diffère en ce qu'il est de bois, légèrement conique et moins recourbé.

Gorgeret de Runge. C'est le gorgeret de Marchettis modifié, en ce que le manche fait un angle obtus avec le corps.

Gorgeret de Thomas. Il faisait partie d'un instrument fort compliqué, à l'aide duquel l'auteur se proposait de pratiquer, en un seul temps, l'incision des parties, et de placer le gorgeret conducteur, le lithotome pouvant s'en séparer.

Gorgeret repoussoir. Espèce de gorgeret concave d'un côté, convexe de l'autre, terminé par un cul-de-sac où se trouve un petit trou destiné à recevoir l'extrémité du fil de plomb, creusé intérieurement d'un canal dans lequel glisse une tige de métal, qui, poussée de bas en haut, fixe et arrête le fil, et sert à le retirer par l'anus, dans la mé-

thode de la ligature, par le procédé de Desault, à qui cet instrument est dû.

GOSIER, s. m., *fauces;* nom populaire de l'*arrière-bouche* ou *pharynx.* C'est cette région qu'on nomme la *gorge.* Dans le cheval elle est entre l'auge, l'encolure et les parotides.

GOSSYPINE, s. f.; nom donné par Thomson au coton.

GOUDRON, s. m.; substance épaisse, sirupeuse, d'un noir rougeâtre, tenace, collante, d'une saveur âcre, et d'une forte odeur d'empyreume, qu'on obtient par l'action du feu sur le bois des conifères qui sont trop vieux pour fournir désormais de la térébenthine.

Goudron minéral; bitume solide, qui paraît n'être autre chose que de l'asphalte contenant une proportion encore plus grande de pétrole.

GOURMANDER, v. a.; —*un cheval,* c'est lui donner des saccades avec la bride, ou le tourmenter trop en le conduisant.

GOURME, s. f., *struma;* écoulement d'une mucosité plus ou moins épaisse par les naseaux des jeunes poulains. On la distingue en *bénigne, maligne* et *fausse.* On dit que le poulain jette sa gourme par les narines, par les jarrets, par d'autres parties du corps.

GOURME. *V.* ACHORES, CROUTES *laiteuses.*

GOURMETTE, s. f.; partie de la bride du cheval, composée de chaînons de fer, qui appuie sur la barbe.

GOURNAI, petite ville près de Rouen qui possède plusieurs sources d'une eau froide qu'on assure contenir de l'hydrochlorate de soude et du fer.

GOUSSE, s. f., *legumen;* péricarpe sec, membraneux, bivalve, ordinairement uniloculaire, dans lequel les graines sont attachées alternativement à l'une et à l'autre des deux valves, mais le long de la suture supérieure seulement.

GOUT, s. m., *gustus, gustatio,* γεῦσις; sens à l'aide duquel nous percevons la saveur des corps : la langue en est le principal organe.

GOUTTE, s. f., *arthritis, podagra;* inflammation périodique des articulations, liée à une irritation continue ou intermittente des viscères de la digestion. Elle débute, le plus souvent, par les petites articulations des pieds, celles des gros orteils, par exemple, avant d'occuper les autres articulations des membres.

Goutte, gutta; petite portion d'un liquide que l'on évalue assez inexactement au poids d'un grain.

Goutte anomale ; synonyme de *goutte irrégulière.*

Goutte anomale vague ; celle dans laquelle prédomine tantôt l'irritation des viscères, tantôt celle des articulations.

Goutte atonique. On a donné ce nom à celle qui est sans inflammation, ou seulement accompagnée de légères douleurs dans les articulations, mais dans laquelle il y a atonie de l'estomac, dégoût, perte de l'appétit, difficulté de digérer, sentiment de plénitude à l'épigastre, nausées, vomissemens, joints à des faiblesses, de la dysphée, de la céphalalgie, des vertiges, au coma ou à la paralysie.

Goutte blanche ; synonyme de *goutte froide.*

Goutte chaude ; celle qui est avec chaleur vive et forte douleur.

Goutte crampe ; nom donné par Fernel au tétanos affectant un des côtés du corps.

Goutte erratique. V. Goutte anomale vague.

Goutte froide ; celle qui est accompagnée de sensation de froid et de peu de douleur.

Goutte imparfaite ; goutte irrégulière, avec ou sans douleurs articulaires, qui n'a pas commencé par être régulière.

Goutte incomplète ; gonflement de quelque articulation des extrémités, survenu la nuit, sans douleur, et seulement avec difficulté des mouvemens.

Goutte irrégulière ; nom donné à tout état morbide attribué au déplacement de l'humeur goutteuse.

Goutte mal placée ; se dit de l'inflammation d'un viscère qui survient sans qu'il se soit préalablement manifesté d'inflammation dans les articulations, ou bien quand celle-ci a disparu brusquement peu de temps après son apparition.

Goutte nouée ; celle dans laquelle on remarque des nodosités sur les articulations.

Goutte régulière ; elle se fait sentir ordinairement vers la fin de janvier ou au commencement de février, attaque plus particulièrement les pieds, où elle se fixe, tantôt sur une articulation, tantôt sur une autre, dure deux ou trois mois, et disparaît ensuite, pour ne revenir qu'à une époque plus ou moins éloignée. Si l'accès a été violent, elle peut être un an environ avant de reparaître.

Goutte remontée ; synonyme de *goutte rentrée.*

Goutte rentrée ; celle dans laquelle des symptômes d'irritation de l'estomac ou de tout autre organe succèdent à l'inflammation des articulations.

Goutte-rose. V. Couperose.

Goutte rouge ; synonyme de *goutte chaude.*

Goutte sciatique. V. Sciatique.

Goutte sereine. V. Amaurose.

Goutte vague. V. Goutte anomale vague.

Gouttes, s. f. pl. ; nom de certaines préparations pharmaceutiques que l'on donne à l'intérieur en très-petite quantité.

Gouttes amères ; teinture que l'on prépare avec les fèves de saint Ignace râpées, le sous-carbonate de potasse liquide, la suie et l'alcoolat distillé d'absinthe.

Gouttes anodynes d'Angleterre. V. Gouttes anodynes de Talbot.

Gouttes anodynes de Sydenham. V. Laudanum.

Gouttes anodynes de Talbot ; préparation médicamenteuse dans laquelle entrent l'écorce de sassafras, la racine d'asarum, le bois d'aloès, l'opium, le sous-carbonate d'ammoniaque et l'alcool.

Gouttes anodynes d'Hoffmann. V. Gouttes d'Hoffmann.

Gouttes anti-hystériques ; mélange de camphre, de teinture alcoolique de castoréum et de sirop d'armoise.

Gouttes céphaliques d'Angleterre ; mélange de sous carbonate d'ammoniaque huileux, d'huile de lavande et d'alcool.

Gouttes d'Eller ; c'est la liqueur d'Hoffmann avec l'esprit de corne de cerf succiné.

Gouttes de l'abbé Rousseau ; vin d'opium préparé par la fermentation.

Gouttes de Seguin ; solution dans l'alcool tiré de l'hydromel, du résidu de la dissolution d'un mélange d'opium, d'eau et de miel blanc, qui a éprouvé la fermentation vineuse.

Gouttes de Talbot. V. Gouttes anodynes de Talbot.

Gouttes d'Hoffmann ; c'est l'éther sulfurique alcoolisé.

Gouttes du général Lamotte. On les prépare en faisant dissoudre du nitrate d'or dans l'alcool.

Gouttes minérales d'Hoffmann. V. Gouttes d'Hoffmann.

Gouttes nervines de Bestucheff ; dissolution de chlorure de fer sublimé dans l'éther sulfurique alcoolisé.

Goutteux, adj. ; qui est affecté de la goutte, qui appartient à la goutte.

Gouttière, s. f., *collicia ;* sillon plus

ou moins profond et plus ou moins large, creusé à la surface des os, et auquel on a donné ce nom à cause de sa ressemblance avec les conduits destinés à l'écoulement des eaux de pluie. Parmi les gouttières il y en a qui logent des organes, telles que la *gouttière basilaire*; d'autres qui ont pour usage de faciliter le glissement des tendons, les *gouttières bicipitale, radiale, péronière*; enfin d'autres encore qui contiennent des vaisseaux sanguins, comme la *gouttière sagittale.*

Gouvernail *du testicule*, s. m., *gubernaculum testis*; cordon triangulaire, fibrocelluleux, qui, dans le fœtus, se porte de la branche de l'ischion et de la peau du scrotum à la partie postérieure du testicule, avant que cet organe sorte de l'abdomen. C'est une continuation du *fascia superficialis*, qui, en se contractant pour faire descendre le testicule, allonge les fibres du muscle petit oblique, produit ainsi le crémaster, et s'épanouit lui-même pour constituer le dartos.

Graine, s. f., *semen*; partie du fruit contenue dans le péricarpe.

Graines d'aspic. V. **Alpiste.**

Graines d'écarlate. V. **Kermès** *animal.*

Graines musquées. V. **Ambrette.**

Graines de paradis, grana paradisi; semences de l'*amomum granum paradisi.* Elles sont d'un rouge brun en dehors et blanches en dedans, avec une saveur poivrée. On ne s'en sert plus en médecine.

Grains *de santé*; pilules dans la composition desquelles on fait entrer l'aloès succotrin, la cannelle, l'extrait de quinquina et le sirop d'absinthe. On les donne comme stomachiques.

Grains de vie de Mesué. V. **Pilules** *gourmandes.*

Graisse, s. f., *adeps*; substance contenue dans les aréoles du tissu cellulaire des animaux. On la trouve en plus ou moins grande quantité sous la peau, autour des membranes séreuses, entre les muscles, etc. Elle est blanche ou jaunâtre, d'une odeur faible, d'une saveur douce et fade, d'une consistance variable. Soumise à l'action de la chaleur elle fond au-dessous de 100 degrés; chauffée dans des vaisseaux fermés, elle se décompose et ne fournit point d'azote; exposée à l'air, à la température ordinaire, elle devient rance et se colore. L'eau ne la dissout pas. Traitée par l'alcool, on retire les deux principes qui la constituent, la stéarine et l'élaïne. Les diverses espèces de graisses ont de nombreux usages, soit

dans l'économie domestique, soit en pharmacie. Elles ont reçu différens noms, suivant les parties ou les animaux qui les fournissent. *V.* **Axonge**, **Beurre**, **Blanc** *de baleine*, **Huile** *de pieds de bœuf*, **Huile** *de poisson*, **Lard**, **Suif**, etc.

Graisse oxigénée. On l'obtient en faisant chauffer l'axonge avec un dixième de son poids d'acide nitrique.

Graisseux, adj., *adiposus*; qui est de la nature de la graisse. *Tumeur graisseuse, dégénération graisseuse.*

Grand *baume. V.* **Balsamite.**

Grande *consoude. V.* **Consoude.**

Grande *valériane. V.* **Valériane.**

Granulation, s. f., *granulatio*; opération chimique qui consiste à réduire les métaux en grains.

Granulations cérébrales. V. **Glandes** *de Pacchioni.*

Granulations fibreuses; petits grains blancs, opaques, aplatis, très-rapprochés les uns des autres, d'une teinte à peu près semblable à celle du tissu fibreux, qui tapissent la plèvre dans certaines pleurésies chroniques.

Granulations miliaires; tubercules isolés, transparens, incolores, du volume d'un grain de millet ou d'un pois, arrondis ou ovoïdes, solides, à surface lisse et luisante, qui existent quelquefois en quantité innombrable dans le poumon.

Granulé, adj.; qui a l'apparence des granulations.

Granuleux, adj.; qui présente des granulations.

Graphiode ou **Graphoïde**, adj., *graphioides*, γραφιοειδὴς (γραφὶς, stylet, εἶδος, ressemblance); qui ressemble à un stylet. Nom donné à l'*apophyse styloïde*, à cause de sa forme.

Graphite, s. f., *graphites* (γράφω, j'écris); nom de la variété de carbure de fer dont on se sert pour faire les crayons appelés de *mine de plomb*. On l'a employée à l'extérieur contre les dartres.

Grappe, s. f., *racemus*; assemblage de fleurs ou de fruits groupés le long d'un pédoncule commun, et supportés chacun par un pédicule plus ou moins incliné à l'horizon. | Les vétérinaires donnent aussi ce nom à un ulcère qui vient au pli du paturon du pied du cheval.

Gras, adj.; qui contient beaucoup de graisse.

Gras *de la jambe*, s. m.; nom vulgaire du *mollet.*

Gras des cadavres ou *des cimetières. V.* **Adipocire.**

Gras-fondure, s. f., *diarrhœa adiposa*;

espèce de diarrhée ou de dysenterie. Les marchands imaginent ou supposent que le cheval évacue de la graisse fondue : de là est venu *gras-fondu*.

GRASSET, s. m. ; région antérieure de la cuisse, qui a pour base la rotule.

GRASSAYEMENT, s. m., *blæsitas* ; vice de la prononciation, qui consiste à faire entendre une sorte de roulement en articulant les syllabes qui renferment un *r*, ou à prononcer *l*, *v*, *g*, pour *z*, ou bien enfin à éluder ou altérer la prononciation de l'*r*.

GRATELLE, s. f., *impetigo*. On a donné quelquefois ce nom à la gale miliaire.

GRATIOLE, s. f., *gratiola* ; genre de plantes de la diandrie monogynie et de la famille des personnées, dont la seule espèce propre à l'Europe, la *gratiole commune*, *gratiola officinalis*, est une petite plante amère, un peu émétique et fortement purgative, qu'on emploie en médecine, tant à l'extérieur qu'à l'intérieur.

GRATTE-CUL, s. m. ; nom populaire du fruit de l'*églantier*, appelé en matière médicale *cynorrhodon*.

GRATTOIR. *V.* RUGINE.

GRAVATIF, adj., *gravativus* (*gravis*, lourd). On entend par *douleur gravative* celle qui s'accompagne de la sensation d'un poids dans la partie qu'elle occupe.

GRAVE, adj. et s. m., *gravis* ; pesant, sérieux, important, bas, profond. — *Corps grave*, ou pesant. — *Caractère grave*, ou sérieux. — *Cas grave*, ou sérieux, qui peut avoir des suites dangereuses. — *Maladie grave*, qui est accompagnée de danger. — *Symptôme grave*, qui annonce du danger. — *Son grave*, opposé au son aigu, qui est d'autant plus grave que les vibrations du corps sonore sont plus lentes.

GRAVELLE, s. f., *lithiasis*. Elle consiste dans une série d'accidens occasionés par la présence de petits calculs ou d'une espèce de sable dans les organes urinaires. On la reconnaît facilement à la sortie de ces concrétions calculeuses avec l'urine. La gravelle, dont quelques auteurs ont fait une affection particulière, n'est pour l'ordinaire qu'un symptôme de la néphrite.

GRAVELÉ, adj., *gravelatus. V.* CENDRES *gravelées*.

GRAVELEUX, adj., *calculosus* ; qui est sujet à la gravelle, ou qui a rapport à la gravelle.

GRAVIER, s. m. ; se dit du sable ou des sédimens cristallisés que l'on rend avec l'urine.

GRAVIMÈTRE, s. m., *gravimetrum* (*gravis*, pesant, μέτρον, mesure) ; nom donné par Guyton de Morveau à l'aréomètre de Nicholson.

GRAVITATION, s. f., *gravitatio* ; nom donné par les physiciens à l'*attraction* qui s'exerce entre les corps à de grandes distances.

GRAVITÉ, s. f., *gravitas* ; force en vertu de laquelle les corps tendent à se porter vers le centre de la terre. | Synonyme quelquefois d'*importance* : *gravité d'un cas*, *d'une maladie*, *des circonstances*. | Modification du son qui fait qu'on le considère comme bas ou grave, par rapport à d'autres sons qu'on appelle *hauts* ou *aigus*. La gravité des sons dépend de la grosseur, de la longueur et de la tension des cordes, de la longueur et du diamètre des tuyaux, en général du volume et de la masse des corps sonores. C'est toujours une idée relative, et il n'y a pas de gravité absolue.

GRAVITER, v. n., *gravitare* ; tendre et peser vers un point.

GRAZAY, endroit près de Mayenne où existe une source d'eau minérale qu'on dit être ferrugineuse.

GREFFE, s. f., *insertio, insitio, inosculatio, surculus* ; opération qui consiste à unir une portion d'un corps vivant, d'une plante surtout, à un autre corps vivant, dont elle fait ensuite partie. | Branche qui provient d'un bouton greffé.

GRÊLE, s. f., *grando* ; météore atmosphérique qui consiste en une chute d'eau solidifiée sous la forme de grains congelés, solides, pesans, et quelquefois très-gros. | Petite tumeur dure et arrondie, qui se développe dans l'épaisseur ou sur le bord libre des paupières, et qui, par sa forme, sa couleur et son volume, ressemble à un grain de grêle. Elle disparaît souvent spontanément. Quelquefois on est obligé d'en pratiquer l'ablation.

GRÊLE, adj., *gracilis* ; qui est long et menu. — *Corps grêle*, qui est mince et allongé. — *Intestin grêle*, dénomination collective du duodénum, du jéjunum et de l'iléon.

Grêle antérieur, adj. et s. m. ; *gracilis anticus femoris. V.* DROIT *antérieur de la cuisse.*

Grêle interne, adj. et s. m., *gracilis internus femoris. V.* DROIT *interne de la cuisse.*

GREMIL, s. m., *lithospermum* ; genre de plantes de la pentandrie monogynie et de la famille des borraginées, dont une espèce, très-commune dans nos campagnes, *lithospermum officinale*, a des graines dures, blanches et luisantes, qu'on regardait autrefois comme diurétiques, apéritives et même lithontripiques, mais dont on ne se sert plus aujourd'hui.

GRENADE, s. f., *malum punicum*; fruit du grenadier.

GRENADIER, s. m., *punica granatum*; arbrisseau de l'icosandrie monogynie et de la famille des myrtes, qui est originaire d'Afrique. Ses fruits renferment une pulpe agréable et rafraîchissante, qui entoure les graines. Leur écorce, qui est fort astringente, sert en médecine sous le nom de *malicorium*. On emploie aussi, comme astringentes, les fleurs desséchées, sous celui de *balaustes*.

GRENIERS, s. m., pl.; nom donné autrefois par quelques anatomistes aux vésicules séminales.

GRENOUILLE, s. f., *rana*; genre de reptiles batraciens, dont on trouve très-communément en Europe une espèce, *rana esculenta*, qu'on sert sur les tables, et qu'on emploie aussi pour faire des bouillons légèrement laxatifs, qui peuvent remplacer ceux de veau et de poulet.

GRENOUILLETTE, s. f., *ranula*; maladie ainsi nommée soit à cause de la ressemblance de la tumeur avec le dos d'une grenouille, soit à cause de l'altération de la voix et de l'articulation des sons qui ont lieu chez ceux qui en sont attaqués. Elle est le résultat de l'accumulation et de la rétention de la salive dans le conduit salivaire de Warthon, et elle est due à l'oblitération de l'orifice de ce conduit par une adhérence ou par un calcul. Elle peut exister des deux côtés à la fois. On la reconnaît à une tumeur située sur les côtés du frein de la langue, convexe, molle, fluctuante, indolente, demi-transparente, et qui, selon son volume, soulève la langue, la repousse en arrière, gêne l'articulation de la parole, altère la voix, rend difficiles la mastication et la respiration, dévie les dents, etc. Quelquefois la grenouillette se vide spontanément, donne issue à une salive épaisse, visqueuse et filante, et reparaît au bout d'un temps plus ou moins long. On a conseillé, pour la guérir, de détruire, par cautérisation ou par excision, une grande portion du kyste, afin qu'après l'évacuation du liquide l'ouverture reste fistuleuse; mais l'observation a prouvé que presque toujours la plaie se referme et la maladie se reproduit. C'est ce qui a

conduit Dupuytren à placer dans l'ouverture une espèce de clou à deux têtes, fortement aplaties, et fait d'argent ou d'or, dont la forme, en permettant à l'ouverture de se resserrer autour de sa tige, sans jamais se refermer entièrement, s'oppose à ce qu'il tombe dans la cavité du kyste, et à ce qu'il soit rejeté au dehors.

GRÉOULX, village du département des Basses-Alpes, connu depuis long-temps par ses eaux minérales hydrosulfureuses, dont la température s'élève à 36 degrés C.

GRÉSIL, s. m.; nom donné vulgairement aux plus petites grêles.

GRIMACE, s. f.; mouvement imprimé aux diverses parties de la face, qui n'exprime pas un sentiment intérieur, ou qui est porté au delà du terme moyen qu'il ne doit pas dépasser pour devenir véritablement expressif.

GRIMPANE, adj., *scandens*; se dit d'une plante ou d'une tige qui, ne pouvant se soutenir par elle-même, grimpe sur les corps voisins, à l'aide de vrilles ou de racines cauliaaires.

GRIOTTE, s. f.; variété de cerise.

GRIPPE, s. f.; nom donné à différentes épidémies de gastro-bronchite.

GRIPPÉ, adj.; *contractus, retractus*; se dit de la face, quand tous les traits paraissent s'être raccourcis. Cette disposition de la physionomie s'observe fréquemment lorsque l'abdomen est le siége de douleurs violentes.

GRIS, adj., *gilvus*; se dit d'un cheval dont le poil est mêlé de gris et de blanc. Il est susceptible de varier de nuance, comme *gris étourneau, sale, ardoisé*.

GROSEILLE, s. f.; fruit du groseillier ordinaire. — *à maquereau,* fruit du *ribes uva crispa.*

GROSEILLIER, s. m., *ribes*; genre de plantes de la pentandrie monogynie, et qui sert de type à une famille naturelle. Plusieurs espèces sont utiles. On mange les baies rouges ou blanches et disposées en grappes du *groseillier commun, ribes rubrum*; ces fruits sont aigrelets et rafraîchissans. On mange également ceux du *groseillier à maquereau, ribes uva crispa,* qui, d'abord âpres et très-acides, finissent par devenir sucrés. Ceux du *cassis, ribes nigrum,* sont noirs, disposés en grappes, et très-odorans : on en fait des liqueurs de table; on attribue des propriétés diurétiques et apéritives aux feuilles de l'arbuste qui les porte.

GROSSESSE, s. f., *graviditas*; état d'une

femme dans le sein de laquelle se développent un ou plusieurs germes, depuis le moment de la fécondation jusqu'à celui de l'accouchement. Sa durée est ordinairement de neuf mois. Elle est accompagnée de phénomènes plus ou moins remarquables, qui dépendent non-seulement des modifications locales apportées par la présence du produit de la conception, mais encore des sympathies nombreuses qui unissent l'utérus à tous les appareils principaux de l'économie.

Grossesse abdominale; grossesse dans laquelle le produit de la conception, échappé de la trompe, s'est développé dans la cavité du péritoine.

Grossesse afœtale; grossesse sans fœtus. *V. Grossesse fausse.*

Grossesse apparente. Voy. Grossesse fausse.

Grossesse bigéminale; grossesse formée par deux fœtus.

Grossesse complexe; grossesse formée par le développement de deux fœtus l'un dans l'autre, hors de la cavité de l'utérus.

Grossesse compliquée; grossesse dans laquelle la matrice renferme, outre le fœtus, quelque corps étranger, comme de l'eau, des hydatides, un polype, etc.

Grossesse composée; grossesse dans laquelle plusieurs fœtus se développent à la fois dans la cavité de l'utérus.

Grossesse contre nature. V. Grossesse extra-utérine.

Grossesse de l'ovaire. V. Grossesse ovarienne.

Grossesse fausse; nom donné à toute augmentation du volume de la matrice ou de ses annexes, qui ne dépend point de la présence d'un fœtus dans sa cavité.

Grossesse fœtale; grossesse due au développement d'un ou de plusieurs fœtus dans la cavité de l'utérus, ou hors de cette cavité.

Grossesse gazo-hystérique; fausse grossesse produite par la présence de gaz dans la cavité de l'utérus.

Grossesse hémato-hystérique; accumulation et rétention du sang dans la cavité de l'utérus.

Grossesse hydro-hystérique; hydropisie de l'utérus.

Grossesse inter-extra-utérine; grossesse complexe.

Grossesse naturelle; grossesse formée par un ou plusieurs fœtus développés dans la cavité de l'utérus.

Grossesse ovarienne; grossesse dans laquelle le fœtus se développe dans l'intérieur de l'ovaire.

Grossesse sarco-fœtale; grossesse compliquée, formée par un ou plusieurs fœtus, conjointement avec une ou plusieurs môles.

Grossesse sarco-hystérique; grossesse formée par une môle ou un faux germe.

Grossesse solitaire; grossesse formée par un seul fœtus.

Grossesse simple. V. Grossesse solitaire.

Grossesse trigéminale; grossesse dans laquelle trois fœtus se sont développés simultanément dans la cavité de l'utérus.

Grossesse triple. V. Grossesse trigéminale.

Grossesse tubaire; grossesse formée par un fœtus qui s'est développé dans la cavité de la trompe utérine.

Grossesse utérine compliquée. V. Grossesse compliquée.

Grossesse utérine double. V. Grossesse bigéminale.

Grossesse utérine simple. V. Grossesse solitaire.

Grossesse utéro-abdominale; grossesse formée par deux fœtus, dont l'un s'est développé dans la matrice, et l'autre dans la cavité du péritoine.

Grossesse utéro-ovarienne; grossesse formée par deux fœtus, dont l'un existe dans l'utérus, et l'autre dans l'ovaire.

Grossesse utéro-tubaire; grossesse formée par deux fœtus, dont l'un s'est développé dans l'utérus, et l'autre dans la trompe de Fallope.

Grossesse vraie; grossesse formée par un ou plusieurs fœtus développés dans l'utérus.

GROUILLEMENT *d'entrailles*, expression populaire employée pour désigner les borborygmes.

GRUAU, s. m., *grutum*; avoine, orge ou froment qu'on a dépouillés de leur balle florale par une espèce de mouture.

GUÊPE, s. f., *vespa*; genre d'insectes hyménoptères, dont toutes les espèces sont armées, comme les abeilles, d'un aiguillon qui verse un liquide vénéneux dans les plaies que fait l'animal.

GUÉRIR, v. a., *curare*; rendre quelqu'un à la santé. — *Guérir*, v. n., *convalescere*; recouvrer la santé.

GUÉRISON, s. f., *sanatio*; rétablissement de la santé.

GUÉRISSABLE, adj., *sanabilis*; qui peut être guéri.

GUEUSE, s. f.; nom vulgaire de la fonte.

GUI, s. m., *viscus*; genre de plantes

de la dioécie tétrandrie, et de la famille des loranthées, qui se compose de plusieurs espèces, toutes parasites. Le *gui commun*, *viscus communis*, sert à faire la *glu*, qu'on prépare avec son écorce. Ses feuilles sont amères et toniques, et ses baies fortement purgatives.

Guimauve, s. f., *althæa officinalis*; plante de la monadelphie polyandrie, et de la famille des malvacées, qui est très-commune dans nos climats. Toutes ses parties sont chargées d'un mucilage abondant, qui les rend un des meilleurs émolliens connus. On emploie surtout la racine.

Guimauve à fleurs jaunes. V. Abutilon.

Gustatif, adj., *gustativus*; qui entre dans la formation de l'organe du goût. On appelle *nerf gustatif* celui qui transmet à l'encéphale l'impression que les corps sapides font sur les papilles de la langue.

Gustation, s. f., *gustatio*; action de goûter.

Gutte, s. f., *gutta*; gomme-résine solide, jaune, âcre, purgative, et même vénéneuse à haute dose : on la retire du *guttier* et du *millepertuis baccifère*.

Guttier, s. m., *cambogia gutta*; arbre de la polyandrie polygynie, et de la famille des guttifères, qui croît en Asie, où il fournit la gomme *gutte* qu'on tire de cette contrée.

Guttural, adj., *gutturalis* (*guttur*, gosier); qui appartient ou qui a du rapport au gosier. — *Conduit guttural du tympan*, ou *trompe d'Eustache*. — *Fosse gutturale*, enfoncement que la base du crâne forme entre les narines postérieures et le trou occipital. — *Hernie gutturale*, ou *bronchocèle*. — *Région gutturale*, ou *fosse gutturale*. — *Toux gutturale*, celle qui est due à une irritation fixée sur le larynx ou l'origine de la trachée-artère.

Gutturo-maxillaire, adj., *gutturo-maxillaris*; nom donné par Chaussier à l'artère maxillaire interne.

Gutturo-palatin, adj., *gutturo-palatinus*; nom donné par Chaussier au rameau palatin postérieur du ganglion sphéno-palatin.

Gymnase, s. m., *gymnasium*, γυμνάσιον (γυμνὸς, nu); lieu destiné à la pratique des exercices du corps.

Gymnaste, s. m., *gymnasta*, *gymnastes*, γυμναστὴς; qui tient et dirige un gymnase.

Gymnastique, s. f., *gymnastice*, γυμναστικὴ; partie de l'hygiène qui traite des avantages de l'exercice, et des différentes manières de la mettre en pratique.

Gymnocarpe, adj., *gymnocarpus* (γυμνὸς, nu, καρπὸς, fruit); épithète donnée aux fruits découverts.

Gymnospermie, s. f., *gymnospermia* (γυμνὸς, nu, σπέρμα, graine); nom d'un des deux ordres d'une des classes du système de Linné, parce qu'il renferme des plantes ayant, du moins en apparence, les graines nues.

Gymnospermique, adj., *gymnospermicus*; se dit d'une plante qui a les graines nues au fond du calice.

Gynanthrope, s. m., *gynanthropus* (γυνή, femme, ἄνθρωπος, homme); nom donné aux hermaphrodites qui participent davantage des caractères de l'homme que de ceux de la femme.

Gynandrie, s. f., *gynandria* (γυνὴ, femme, ἀνήρ, mâle); nom d'une classe du système de Linné, renfermant les plantes qui ont les étamines implantées sur le pistil.

Gynandrique, adj., *gynandricus*; qui appartient à la gynandrie.

Gynobase, s. f., *gynobasis* (γυνὴ, femme, βάσις, base); nom donné par Decandolle à la base d'un style unique, renflée et munie d'un plus ou moins grand nombre de loges distinctes et comme isolées entre elles.

Gynobasique, adj., *gynobasicus*; se dit du fruit qui remplace la gynobase.

Gynécologie, s. f., *gynæcologia* (γυναικεῖος, féminin, λόγος, discours); histoire de la femme.

Gynécomaste, s. m., *gynecomastus*, γυναικομασῖος (γυνὴ, femme, μασῖός, mamelle); homme qui a des mamelles aussi volumineuses que celles d'une femme.

Gypse, s. m., *gypsum* (γῆ, terre, ἕψω, je cuis); variété du sulfate de chaux naturel, dans laquelle ce sel est pur et en masses, mais cristallisé confusément. On en fait du plâtre de choix.

Gypseux, adj., *gypsosus*; qui contient du gypse, ou qui lui ressemble.

Gyrome, s. m., *trica*; nom donné par Sprengel à un réceptacle plus ou moins orbiculaire, quelquefois plane, chargé de stries et de rugosités en forme de rides, tel que celui de certains lichens; et par Linné, à l'anneau élastique qui entoure la fructification des fougères.

Habitation, s. f., *habitatio*, οἴκησις; domicile, lieu dans lequel on demeure. | Climat que préfère chaque être vivant. | Lieu particulier que chacun d'eux s'approprie dans la même contrée.

Habitude, s. f., *habitudo, assuetudo, consuetudo*, ἔθος, ἐθισμὸς; répétition fréquente ou soutenue d'un même acte. | Disposition qui résulte de cette répétition, et qui la rend nécessaire. | On entend par *habitude du corps, habitude extérieure, constitutio, habitus*, κατάστασις, ἕξις, tout l'extérieur du corps, considéré en masse.

Hagard, adj. (ἄγριος, sauvage); expression dont on se sert pour désigner cette disposition des traits du visage et des yeux qui donne à la physionomie un air farouche.

Haie-d'Ectot, lieu près de Briquebec, où l'on trouve une source d'eau froide qui paraît être salino-ferrugineuse.

Haleine, s. f., *halitus, anhelitus, spiritus, animus*, ἀτμὸς, ἀτμώδης; air qui sort du poumon pendant l'expiration. C'est un mélange d'azote et d'acide carbonique, chargé de vapeur aqueuse tenant une matière animale en dissolution. | *Avoir de l'haleine, être en haleine*, se dit d'un cheval qu'on a exercé modérément, et qui est capable de soutenir une longue course sans en être incommodé.

Halinitron, **Halinitre** ou **Halinatron**, s. m., ἁλίνιτρον; nom donné autrefois au mélange de sous-carbonate de soude et de sous-carbonate d'ammoniaque qui se forme à la surface des murs, dans les lieux humides habités par des hommes ou par des animaux.

Halitueux, adj., *halituosus*, ἀτμοειδής, ἀτμώδης (*halitus*, vapeur); qui est chargé de vapeur. — *Chaleur halitueuse*, ou accompagnée de moiteur.

Halloville, village voisin de Lunéville, où coule une source d'eau froide qu'on croit être ferrugineuse.

Hallucination, s. f., *hallucinatio, allucinatio* (*allucinari*, se méprendre, se tromper); erreur morbide d'un ou de plusieurs sens; perception d'objets qui n'exercent actuellement aucune impression sur les sens. L'hallucination dépend toujours de la lésion des organes des sens ou du cerveau.

Halluciné, adj.; qui a des hallucinations.

Halochimie, s. f., *halochemia* (ἄλς, sel, χημεία, chimie); partie de la chimie qui traite de l'histoire des sels.

Halogène, s. m., *halogenium* (ἄλς, sel, γένω, j'engendre); nom proposé par Schweigger pour désigner le chlore.

Halotechnie, s. f., *halotechnia* (ἄλς, sel, τέχνη, art); partie de la chimie qui est consacrée à l'histoire des sels.

Halurgie, s. f., *halurgia* (ἄλς, sel, ἔργον, travail); partie de la chimie qui a pour objet l'extraction ou la préparation des sels.

Hamac, s. m.; lit suspendu dont on fait usage dans les vaisseaux.

Hamdani, nom d'une race de chevaux arabes.

Hameçon, s. m., *hamus, hamulus, uncus, rostellum*; épine ou poil crochu.

Hameçonné, adj., *hamatus*; qui a la forme d'un hameçon, qui est muni d'un hameçon.

Hampe, s. f., *scapus*; tige herbacée, sans feuilles ni branches, qui sert à tenir les parties de la fructification élevées au-dessus de la racine.

Hamulaire, s. f., *hamularia lymphatica*; entozoaire caractérisé par son corps linéaire et cylindrique, sa tête obtuse et armée en dessous de deux crochets proéminens, qu'on a trouvé à la partie externe de la trachée-artère d'un homme mort de phthisie pulmonaire.

Hanche, s. f., *coxa, coxendix, ischion*, ἀγκὴ, ἰσχίον; partie du corps qui est formée par les portions latérales du bassin, ou les évasemens des os iliaques, et par les parties molles environnantes. | Chez le cheval, c'est la région supérieure des membres postérieurs, qui a pour base la pointe de l'iléon.

Haplotomie, s. f., *haplotomia*, ἁπλοτομία; synonyme du mot *incision*.

Happement *à la langue*, adhérence que certains minéraux contractent avec la langue, quand on les pose sur cet organe.

Haquenée, s. f., *asturca*; cheval qui va l'amble.

Haras, s. m., *armentum*; c'est la réunion d'un certain nombre d'étalons et de jumens dans un lieu choisi, pour en tirer race et perpétuer l'espèce. On appelle encore *haras* des chevaux entiers confiés, pendant le temps de la monte, à des particuliers pour servir les jumens qu'on leur amène.

Hareng, s. m., *clupea harengus*; poisson de mer qu'on mange frais, salé ou fumé, et qui, de toutes les manières, constitue un aliment très-salubre.

Hargne, s. f.; mot vieux et actuellement inusité, qui signifie *hernie*.

Haricot, s. m., *phaseolus vulgaris*; plante grimpante, de la diadelphie décandrie, et de la famille des papilionacées, qui renferme un grand nombre de variétés, dont on mange partout les graines farineuses. Plusieurs autres espèces du même genre servent aussi de nourriture à l'homme.

Harmonie, s. f., *harmonia*, ἁρμονία; succession d'accords réglée selon les lois de la modulation. | Articulation immobile dans laquelle les éminences et les cavités des os sont si peu marquées, que ceux-ci semblent joints par simple apposition de leurs surfaces correspondantes.

Harper, v. n., *cruram attollere*; le cheval trousse lorsqu'il lève brusquement la jambe, comme dans l'éparvin sec. *V.* ce dernier mot.

Hasté, adj., *hastatus*; se dit d'une feuille qui s'élargit subitement à sa base en deux lobes transversaux, ce qui la fait ressembler au fer d'un javelot.

Haut *du devant*, est un cheval dont la hauteur du garot à terre excède celle de deux têtes et demie. — *monté*, se dit d'un cheval dont les jambes sont trop longues.

Haut-mal, s. m.; expression populaire synonyme d'*épilepsie*.

Haut-somme, s. m. Les maréchaux appellent de ce nom l'*apoplexie*.

Hauterive, village situé près de Vichy qui possède deux sources d'eau froide saline.

Hébété, adj., *hebes*; stupide, qui est dans un état d'idiotisme. *La figure hébétée, le regard hébété*, indiquent un état de stupeur ou d'engourdissement des facultés intellectuelles.

Hecticopyre, s. f., *hecticopyra* (ἕξις, constitution, πῦρ, feu); fièvre hectique.

Hectique, adj., *hecticus* (ἕξις, constitution); se dit de l'état d'un malade en proie à une maladie chronique, quand il tombe dans le marasme, et éprouve chaque jour un ou plusieurs accès fébriles, ou bien une fièvre continue : *fièvre hectique, symptômes hectiques*.

Hectisie, s. f. (ἕξις, constitution); état d'une personne qui est atteinte de fièvre hectique.

Hédéré, adj., *hederaceus*; qui a rapport au lierre. On appelle *résine hédérée*, vulgairement *gomme de lierre*, une gomme résine qui découle du tronc de l'*hedera helix*, et qui sert quelquefois en pharmacie.

Hédra, s. f., *hedra* (ἕδρα, ἕδρη, trace, vestige); incision simple des os du crâne. Les anciens ont aussi employé ce mot pour désigner tantôt l'anus, tantôt les excrémens, tantôt enfin la partie la plus déclive d'un abcès.

Helcos, s. m., ἕλκος; synonyme d'*ulcère*.

Helctique, adj. et s. m, *helcticus* (ἕλκω, j'attire); expression synonyme d'*épispastique*.

Helcydrion, s. m., *helcydrium* (ἑλκύδριον, petit ulcère); ulcère superficiel de la cornée.

Helcyster, s. m., ἑλκυστήρ (ἕλκω, je tire); nom que les anciens donnaient au crochet qui sert, dans quelques cas, à tirer le fœtus hors du sein de la mère.

Hélicien (*grand*), adj. et s. m.; très-petit muscle situé au bord antérieur du pavillon de l'oreille, et qui va de la peau à l'origine de l'hélix.

Hélicien (*petit*), adj. et s. m.; petit muscle du pavillon de l'oreille, situé en travers sur l'éminence de l'hélix qui sépare les deux parties de la conque.

Hélicoïde, adj., *helicoidis*, ἑλικοειδής (ἕλιξ, entortillé, εἴδος, forme); nom donné par Paul d'Égine à la tunique vaginale du cordon spermatique.

Héliose. *V.* Insolation.

Hélix, s. m., *helix*, ἕλιξ (ἑλίσσω, je roule); repli à peu près demi-circulaire qui entoure le pavillon de l'oreille, commence vers le centre de la conque, au-dessus du conduit auditif, et se termine en se continuant d'une part avec le lobe de l'oreille, et de l'autre avec l'anthélix, dont il est séparé d'ailleurs par une profonde gouttière appelée *rainure de l'hélix*.

Hellébore, s. m., *helleborus*, ἑλλέβορος; genre de plantes de la polyandrie polygynie, et de la famille des renonculacées, dont toutes les espèces sont plus ou moins vénéneuses. On distingue surtout l'*helleborus niger*, dont la racine a des vertus drastiques qui la faisaient employer souvent par les anciens.

Helléborisme, s. m., *helleborismus*, ἑλλεβορισμός; traitement des maladies par l'hellébore, fort usité chez les anciens Grecs.

HELMINTHAGOGUE, adj. et s. m., *helminthagogus* (ἕλμινς, ver, ἄγω, je chasse); nom donné aux médicamens propres à opérer l'expulsion des vers du canal intestinal.

HELMINTHES, s. m. pl., *helminthes*, ἕλμινθες (ἕλμινς, ver); nom donné par Duméril à la famille des entozoaires ou vers intestinaux.

HELMINTHIASE, s. f., *helminthiasis* (ἕλμινς, vers); état morbide occasioné par les vers intestinaux.

HELMINTHIASIE, s. f., *helminthiasis* (ἕλμινς, vers). Ce mot est synonyme d'*helminthiase* dans la Nosologie naturelle d'Alibert. C'est le huitième genre des gastroses.

HELMINTHIQUE. *V.* ANTHELMINTHIQUE, HELMINTHAGOGUE.

HELMINTHOCORFON. *V.* MOUSSE *de Corse.*

HELMINTHOLOGIE, s. f., *helminthologia* (ἕλμινς, ver, λόγος, discours); partie de la zoologie qui traite de l'histoire naturelle des vers.

HELMINTHOPYRE, s. f., *helminthopyra* (ἕλμινς, ver, πῦρ, fièvre); fièvre vermineuse.

HÉLOPYRE, s. f., *helopyra* (ἕλος, marais, πυρετός, fièvre); fièvre des marais.

HÉLOSIS, s. f., *helosis* (εἰλέω, je roule, je tourne); action de remuer souvent les paupières; convulsion des muscles moteurs de l'œil.

HÉMAGOGUE, adj. et s. m., *hæmagogus* (αἷμα, sang, ἄγω, je chasse); mot employé pour désigner les médicamens qui ont pour effet de déterminer l'écoulement des règles et du flux hémorrhoïdal.

HÉMALOPIE, s. f., *hemalopia, hemalops*, αἱμαλώψ (αἷμα, sang, et ὤψ, œil); épanchement de sang dans le globe de l'œil.

HÉMAPHOBE, adj., *hæmaphobus* (αἷμα, sang, φόβος, horreur); qui a horreur du sang. Se dit des personnes qui ne peuvent voir ce liquide sans être prêtes à se trouver mal.

HÉMAPHOBIE, s. f., *hemaphobia* (αἷμα, sang, φόβος, crainte); horreur du sang.

HÉMASTATIQUE, s. f., *hæmastatice* (αἷμα, sang, ἵστημι, je demeure); partie de la physiologie qui traite de la force inhérente aux vaisseaux sanguins.

HÉMATAPORIE, s. f., *hæmataporia* (αἷμα, sang, ἀπορία, défaut); synonyme d'*anémie*.

HÉMATÉMÈSE, s. f., *hæmatemesis* (αἷμα, sang, ἐμέω, je vomis); vomissement de sang exhalé à la surface de la membrane muqueuse de l'estomac. On a indiqué comme signes précurseurs de ce phénomène une douleur profonde, un sentiment d'oppression dans l'estomac, le refroidissement des extrémités, la pâleur du visage, des éblouissemens, des tintemens d'oreille, des vertiges, la syncope, etc.; mais ces caractères semblent mieux convenir à la gastrorrhagie, dont l'hématémèse n'est qu'un symptôme.

HÉMATÉMÉSIE, s. f., *hæmatemesis*; nom qu'Alibert a donné au vomissement de sang, connu sous le nom d'*hématémèse*. Dans la Nosologie naturelle de ce professeur, l'*hématémésie* forme le quinzième genre des angioses.

HÉMATINE, s. f., *hæmatina* (αἷμα, sang); substance écailleuse, d'un blanc rosé, d'une apparence métallique, d'une saveur astringente, amère et âcre, soluble dans l'eau, que les acides font passer au jaune et au rouge, et les alcalis au bleu, qui contient de l'azote, et qu'on a découverte dans le bois de campêche.

HÉMATITE, s. f., *hæmatites*, αἱματίτης; mine d'oxide de fer, ainsi nommée soit parce qu'elle est ordinairement d'un rouge obscur, soit parce qu'on attribuait à sa poudre la propriété d'arrêter les hémorrhagies.

HÉMATOCÈLE, s. f., *hæmatocele* (αἷμα, sang, κήλη, tumeur); tumeur formée par le sang. Quoique cette dénomination puisse s'appliquer à toutes les collections sanguines, l'usage en a depuis long-temps borné l'acception aux tumeurs formées par l'épanchement du sang soit dans le tissu cellulaire du scrotum, soit dans la cavité de la tunique vaginale, soit enfin dans la substance même du testicule: de là trois variétés de l'hématocèle, que l'on pourrait distinguer par les noms d'*hématocèle scrotale, hématocèle vaginale,* et *hématocèle testiculaire.*

HÉMATOCHÉSIE, s. f., *hæmatochezia* (αἷμα, sang, χέζω, je vais à la selle); selle sanguinolente.

HÉMATODE, adj., *sanguineus cruentus,* αἱματώδης; sanguin, sanguinolent. Sous le titre de *fongus hématode,* dénomination vicieuse, composée d'un mot latin et d'un mot grec, les chirurgiens anglais ont désigné quelques tumeurs cancéreuses, dans lesquelles l'inflammation est accompagnée du développement d'un tissu morbide et d'hémorrhagies intérieures fréquentes. Quelques chirurgiens français ont donné le même nom aux tumeurs autrefois appelées *anormales, caverneuses, variqueuses,* nommées *érectiles* par Dupuytren, *hématoncies* par Alibert, *télangiectasies* par Graefe. Quelle que soit l'acception que l'on veuille leur donner, les mots *fongus hématode* doivent être rejetés du langage médical, parce qu'ils n'expriment aucune idée bien déterminée, et parce que les dénominations tirées du langage ordinaire peuvent toujours les remplacer avec avantage.

HÉMATOGRAPHIE, s. f., *hæmatographia* (αἷμα, sang, γράφω, j'écris) ; description du sang.

HÉMATOLOGIE, s. f., *hæmatologia* (αἷμα, sang, λόγος, discours) ; partie de la physiologie qui traite du sang.

HÉMATOMPHALE, s. f., *hæmatomphalum*, αἱμαΤομφαλὸς (αἷμα, sang, et ὀμφαλὸς, nombril) ; hernie ombilicale dont le sac renferme une sérosité sanguinolente, ou qui présente à sa surface un plus ou moins grand nombre de veines variqueuses.

HÉMATOMPHALOCÈLE, s. f., *hæmatomphalocele* (αἷμα, sang, ὀμφαλὸς, nombril, χήλη, tumeur) ; synonyme d'*hématomphale*.

HÉMATONCIE, s. f., *hæmatoncus* ; nom que donne Alibert au fongus hématode, qui se trouve être le dixième genre des angioses, ou de la sixième famille de sa Nosologie naturelle.

HÉMATOSE, s. f., *hæmatosis, sanguificatio*, αἱμάτωσις (αἷμα, sang). Ordinairement on n'entend par là que la transformation du chyle en sang par le moyen de la respiration. Les nouvelles idées qui germent sur la circulation obligent à définir l'hématose, formation du sang en général, soit artériel, soit veineux.

HÉMATOSPILIE, s. f., *hæmatospilia*. Alibert désigne sous ce nom des taches rouges ou purpurines, noires ou bleuâtres, livides ou violacées, accompagnées d'un flux sanguin presque continuel par les ouvertures des membranes muqueuses. Cette affection constitue le douzième genre des angioses.

HÉMATOXINE. *V.* HÉMATINE.

HÉMATURIE, s. f., *hæmaturia* (αἷμα, sang, οὐρέω, j'urine) ; excrétion de sang pur, ou d'un mélange de sang et d'urine. On l'appelle encore *pissement de sang*. L'hématurie est toujours symptomatique de la néphrorrhagie, de la cystirrhagie, de l'uréthrorrhagie, ou de la phallorrhagie.

HÉMÉRALOPE, adj., *hæmeralopus* ; qui est affecté d'héméralopie.

HÉMÉRALOPIE, s. f., *hæmeralopia* (ἡμέρα, jour, ὄπτομαι, je vois) ; lésion de la vue qui consiste à ne pouvoir distinguer les objets qu'autant qu'ils sont éclairés par le soleil, et dans laquelle la faculté visuelle diminue, puis se perd, à l'approche de la nuit. Cette disposition particulière de la vue précède souvent l'amaurose ; elle est opposée à la nyctalopie.

HÉMÉROPATHIE, s. f., *hemeropathia* (ἡμέρα, jour, πάθος, maladie). On donne ce nom à certaines affections qu'on n'observe que pendant le jour, ou qui ne durent qu'un jour.

HÉMICRANIE, s. f., *hæmicrania* (ἥμισυς, demi, κράνιον, crâne) ; douleur qui se fait sentir dans une moitié du crâne.

HÉMIENCÉPHALE, adj. et s. m. ; nom donné par Geoffroy-Saint-Hilaire aux monstres dont tous les organes des sens sont anéantis, et leurs indices apparens à la face marqués par des traits sans profondeur, mais dont la boîte cérébrale et le cerveau sont à peu près dans l'état normal.

HÉMIOPIE, s. f., *hemiopia* (ἥμισυς, demi, ὄπτομαι, je vois) ; disposition particulière de la vue qui fait que les malades ne découvrent qu'une partie des objets qu'ils ont devant les yeux.

HÉMIPAGIE, s. f., *hemipagia* (ἥμισυς, demi, πάγιος, fixe) ; douleur continuelle d'une moitié de la tête.

HÉMIPLÉGIE, s. f., *hemiplegia* (ἥμισυς, moitié, πλήσσω, je frappe) ; paralysie occupant une moitié du corps.

HÉMIPLEXIE. *V.* HÉMIPLÉGIE.

HÉMISPHÈRE, s. m., *hemispherium* (ἥμισυς, demi, σφαῖρα, sphère); moitié d'une sphère ou d'un corps de forme sphéroïdale. *Hémisphères du globe terrestre, du cerveau.*

HÉMISPHÉROÏDE, s. m., *hemisphæroides* (ἥμισυς, demi, σφαῖρα, sphère, εἶδος, forme) ; moitié d'un sphéroïde.

HÉMITRITÉE, adj., *hemitritæa, semitertiana* ; maladie aiguë que l'on croyait être une fièvre demi-tierce, parce qu'elle offrait et les caractères de la fièvre tierce et ceux de la fièvre quotidienne.

HÉMOPHOBE. *V.* HÉMAPHOBE.

HÉMOPHOBIE. *V.* HÉMAPHOBIE.

HÉMOPLANIE, s. f., *hæmoplania* (αἷμα, sang, πλάνη, erreur) ; se dit du sang qui s'écoule de toute autre partie que de celle par laquelle il s'échappe habituellement : telles sont les hémorrhagies qui ont lieu par la peau, les oreilles, les yeux, les poumons, la vessie, pour suppléer à une épistaxis habituelle, au flux hémorrhoïdal, aux règles, etc.

HÉMOPROCTIE, s. f., *hæmoproctis* ; nom donné à l'hémorrhagie qui a lieu par l'intestin rectum. Alibert lui fait occuper, dans sa Nosologie naturelle, le dix-neuvième genre des angioses.

HÉMOPTOÏQUE. *V.* HÉMOPTYSIQUE.

HÉMOPTYIQUE. *V.* HÉMOPTYSIQUE.

HÉMOPTYSIE, s. f., *hæmoptysis, sanguinis sputatio* (αἷμα, sang, πτύω, je crache); expectoration de sang; exhalation sanguine à la surface de la membrane muqueuse bronchique.

HÉMOPTYSIQUE, adj. et s. m., *hæmoptysicus;* qui est affecté d'hémoptysie.

HÉMORRHAGIE, ou

HÉMORRHAGIE, s. f., *hæmorrhagia, fluxus sanguineus* (αἷμα, sang, ῥήγνυμι, je sors avec force); écoulement de sang par une des ouvertures naturelles du corps; apparition du sang à la surface du corps; exhalation morbide du sang par un tissu qui n'en fournit pas ordinairement.

HÉMORRHAGIQUE, adj., *hemorrhagicus;* elatif à l'hémorrhagie.

HÉMORRHÉE, s. f., *hæmorrhœa* (αἷμα, sang, ῥέω, je coule); synonyme d'*hémorrhagie.* Quelques médecins ont désigné ainsi les hémorrhagies passives.

HÉMORRHINIE, s. f., *hæmorrhinia;* c'est sous ce nom qu'Alibert décrit l'épistaxis, dans sa Nosologie naturelle, où elle forme le quatorzième genre des angioses.

HÉMORRHOÏDAIRE, adj. et s. m., *hæmorrhoidibus obnoxius;* qui est sujet aux hémorrhoïdes.

HÉMORRHOÏDAL, adj., *hæmorrhoidalis, hæmorrhoideus;* qui a rapport aux hémorrhoïdes. — *Artères hémorrhoïdales,* au nombre de trois : 1° *supérieure,* terminaison de la mésentérique inférieure, qui prend ce nom à l'origine du rectum; 2° *moyenne,* fournie par l'hypogastrique ou la honteuse interne; 3° *inférieures,* rameaux de la honteuse interne. — *Flux hémorrhoïdal,* écoulement de sang par le rectum, dû à des hémorrhoïdes. — *Nerfs hémorrhoïdaux,* filets nombreux des plexus sciatique et hypogastrique. — *Tumeurs hémorrhoïdales,* tubercules arrondis, lisses, rénitens, douloureux, pulsatifs, érectiles, d'un rouge plus ou moins vif, isolés ou confondus ensemble en manière de bourrelet, qui surviennent à la marge et quelquefois un peu au-dessus de l'anus. — *Vaisseaux hémorrhoïdaux,* ceux qui se distribuent au rectum. — *Veines hémorrhoïdales,* qui se jettent presque toutes dans la petite veine mésaraïque; quelques-unes concourent à former la veine hypogastrique.

HÉMORRHOÏDE, s. f., *hæmorrhois*
(αἷμα, sang, ῥέω, je coule); tumeurs situées au pourtour de l'anus, ou bien au-dessus du sphincter du rectum, provenant de la dilatation variqueuse des veines de cet intestin, ou d'une exhalation de sang dans le tissu cellulaire sous-jacent à la membrane du rectum. | Écoulement sanguin par l'anus, accompagnant les tumeurs ci-dessus indiquées.

HÉMORRHOSCOPIE, s. f., *hæmorrhoscopia,* αἱμορροσκοπία (αἷμα, sang, ῥέω, je coule, σκοπέω, j'examine); examen des qualités et de l'état du sang tiré des veines.

HÉMOSTASE. *V.* HÉMOSTASIE.

HÉMOSTASIE, s. f., *hæmostasis* (αἷμα, sang, στάσις, stase); stagnation du sang.

HÉMOSTATIQUE, adj. et s. m., *hæmostaticus;* nom donné aux moyens que l'on met en usage pour arrêter une hémorrhagie ou une perte de sang.

HÉMURÉSIE, s. f., *hæmuresis;* excrétion d'une plus ou moins grande quantité de sang par le méat urinaire. Alibert en a fait le dix-septième genre des angioses, ou de la sixième famille de sa Nosologie naturelle.

HÉNARD, près de Lamballe, où sourd une source d'eau froide réputée ferrugineuse.

HENNÉ, s. m., *lawsonia inermis;* arbrisseau de l'octandrie monogynie, et de la famille des calicanthèmes, qui est célèbre de toute antiquité en Asie et en Afrique, où les femmes emploient ses feuilles pour se teindre les ongles en jaune, ce qu'elles regardent comme un agrément.

HENNEBON, petite ville sur la Blavet, près de laquelle on trouve deux sources, dont l'une est froide et gazeuse, et dont l'autre passe pour être sulfureuse.

HENNIR, v. a.; pousser des hennissemens.

HENNISSEMENT, s. m., *hinnitus;* cri ordinaire du cheval.

HÉPAR, s. m.; nom donné autrefois aux sulfures.

Hépar antimonié, hepar antimoniatum; c'était jadis le nom donné à la combinaison du sulfure d'antimoine avec un alcali.

Hépar martial, hepar martiale; sulfure de potasse uni à de l'oxide de fer.

HÉPATALGIE, s. f., *hepatalgia* (ἧπαρ, foie, ἄλγος, douleur); douleur du foie, aussi nommée *colique hépatique.*

HÉPATEMPHRAXIE, s. f., *hepatemphraxis* (ἧπαρ, foie, ἐμφράσσω, j'obstrue); obstruction du foie.

HÉPATIQUE, adj., s. f. et m., *hepaticus*, ἠπαῖιχὸς ; qui appartient au foie, qui a rapport à ce viscère. — *Artère hépatique*, branche de la cœliaque, qui fournit la cystique, la pylorique et la gastro-épiploïque droite, après quoi elle se perd dans le foie. — *Canal* ou *conduit hépatique*, recevant tous les canaux biliaires, et s'unissant au cystique, pour former le canal cholédoque. — *Eau hépatique*, eau chargée d'acide hydrosulfurique. — *Flux hépatique*, *V*. HÉPATIRRHÉE. — *Gaz hépatique*, ancien nom de l'*acide hydrosulfurique*, parce qu'il a l'odeur du foie de soufre. — *Plexus hépatique*, filets nerveux envoyés au foie par le plexus cœliaque. — *Veines hépatiques*, qui s'ouvrent dans la veine cave inférieure, au niveau de l'ouverture que lui offre le foie. | Espèce d'anémone, *anemone hepatica*, qu'on employait autrefois dans les maladies du foie. | On appelle *hépatiques* une famille de plantes acotylédones, et une classe de médicamens auxquels on attribuait autrefois des vertus spéciales contre les maladies du foie.

HÉPATIRRHÉE, s. f., *hepatirrhœa* (ἧπαρ, foie, ῥέω, je coule) ; flux hépatique. Cette expression était employée autrefois pour désigner un flux de ventre entretenu par des matières purulentes ou sanguinolentes qui du foie se faisaient jour dans l'intestin.

HÉPATISATION *du poumon*, dénomination imposée au parenchyme pulmonaire lorsqu'il ne crépite plus en le pressant entre les doigts, et qu'il est devenu d'une fermeté et d'une pesanteur semblables à celles du foie. Cette altération pathologique a souvent lieu dans les pneumonies aiguës qui n'ont point été traitées convenablement.

HÉPATISIE, s. f., *hepatisis*. Alibert appelle ainsi l'état de marasme ou de consomption dans lequel tombe quelquefois le foie. L'hépatisie forme, dans sa Nosologie naturelle, le huitième genre des choloses.

HÉPATITE, s. f., *hepatitis* (ἧπαρ, foie) ; inflammation du foie. Une douleur sourde, profonde, avec sentiment de pesanteur dans l'hypochondre droit et dans l'épigastre, d'autres fois une douleur très-vive, avec de la toux, de la difficulté de respirer, etc., sont des signes qui, ordinairement réunis à un plus ou moins grand nombre d'autres appartenant à la gastrite, servent à caractériser cette phlegmasie. Dans l'hépatite chronique,

les symptômes sont moins intenses que dans l'hépatite aiguë ; lorsqu'elle existe déjà depuis long-temps, il n'est pas rare de voir le foie augmenter de volume, et son tissu éprouver diverses altérations qui en changent entièrement la nature première. C'est cette nuance de l'hépatite que l'on désignait anciennement sous le nom d'*obstruction*.

HÉPATOCÈLE, s. f., *hepatocele* (ἧπαρ, foie, χήλη, tumeur) ; hernie formée par le foie. Jamais cet organe ne s'est porté entièrement hors de la cavité abdominale ; l'augmentation de son volume ou les lésions des parois du ventre ont seules déterminé les saillies qu'on l'a vu former chez quelques sujets, et surtout chez les enfans dont la partie supérieure de la ligne blanche est très-affaiblie, ou semble ne pas exister. Sauvages a distingué deux espèces d'hépatocèles, l'une ventrale ou de la ligne blanche, et l'autre ombilicale.

HÉPATO - CYSTIQUE, adj., *hepato - cysticus* (ἧπαρ, foie, χύσλις, vessie) ; qui appartient au foie et à la cholécyste. Nom donné aux vaisseaux qui, chez certains animaux, conduisent la bile directement du foie dans la cholécyste, et qui n'existent point chez l'homme, du moins ordinairement.

HÉPATO - GASTRIQUE. *V*. GASTRO - HÉPATIQUE.

HÉPATOGRAPHIE, s. f., *hepatographia* (ἧπαρ, foie, γράφω, j'écris) ; description du foie.

HÉPATOLOGIE, s. f., *hepatologia* (ἧπαρ, foie, λόγος, discours) ; traité sur le foie.

HÉPATOMPHALE, s. f., *hepatomphalum* (ἧπαρ, foie, ὀμφαλὸς, nombril) ; nom spécial de la hernie du foie à travers l'ombilic.

HÉPATOPARECTAME, s. f., *hepatoparectama* (ἧπαρ, foie, παρέχταμα, extension considérable) ; tuméfaction extrême du foie.

HÉPATOPHRAXIE, s. f., *hepatophraxia* ; terme sous lequel on désigne toutes les altérations pathologiques du foie. C'est le septième genre des choloses ou de la troisième famille de la Nosologie naturelle d'Alibert.

HÉPATOTOMIE, s. f., *hepatotomia* (ἧπαρ, foie, τέμνω, je coupe) ; dissection du foie.

HEPTAPHARMACUM, s. m., ἐπλαφάρμαχον (ἐπῖὰ, sept, φάρμαχον, remède) ; médicament regardé autrefois comme laxatif, suppuratif et cicatrisant, dans lequel on faisait entrer de la céruse, de la litharge, de la poix, de la cire, de la colophane, de l'encens et de la graisse de bœuf.

Herbe, s. f., *herba*, βοτάνη ; plante non ligneuse qui perd sa tige pendant l'hiver. | Se dit, en pharmacie, d'une plante qu'on emploie tout entière.

Herbe à éternuer ; c'est l'*achillea ptarmica.*

Herbe antidysentérique ; espèce d'aunée, *inula antidysenterica.*

Herbe anti-épileptique ; nom vulgaire de l'*ageratum conyzoides.*

Herbe au cancer. On appelle ainsi deux espèces de dentelaires, *plumbago europæa* et *enneaphylla.*

Herbe aux brûlures ; nom du *bacopa aquatica,* à la Guiane.

Herbe aux cent maux ; nom donné à la *lysimachia nummularia,* à cause des vertus qu'on lui attribuait jadis dans une foule de maux.

Herbe aux écrouelles ; espèce de scrofulaire, *scrophularia nodosa.*

Herbe aux paralytiques : espèce de dracocéphale, *dracocephalum virginianum.*

Herbe aux poireaux ; nom vulgaire de l'*euphorbia helioscopia,* ou *réveil-matin.*

Herbe aux verrues ; c'est l'*heliotropium europæum.*

Herbe des affligés ; nom donné aux *phyllanthus urinarius* et *niruri,* à cause de leurs propriétés médicinales.

Herbe hémorrhoïdale ; c'est la *serratula arvensis.*

Herber, v. a., *hellebori radicem alligare ;* placer au poitrail du cheval, ou au fanon du bœuf, un morceau de racine d'hellébore, dans l'intention de déterminer un engorgement dans cette partie.

Herbier, s. m., *herbarium ;* collection soit de figures de plantes, soit de plantes entières ou de parties de plantes, que l'on conserve sèches entre deux feuilles de papier ou autrement. | Un des noms du premier estomac ou de la panse des ruminans. | Trachée-artère des oiseaux de vol, en terme de fauconnerie.

Herbier, hameau du Vivarais qui possède une source d'eau froide qu'on croit être acidule et ferrugineuse.

Herbivore, adj., *herbivorus,* ποηφάγος (*herba,* herbe, *voro,* je mange) ; qui se nourrit de végétaux.

Herborisation, s. f., *herbarum inquisitio ;* promenade dont le but est d'observer sur place et de recueillir des plantes.

Herboriser, v. a., *herbas inquirere ;* se promener pour étudier ou pour recueillir des plantes.

Herboriste, s. m., *herbarius,* βοτανικὸς ; qui recueille des plantes pour les vendre, qui fait le commerce de plantes médicinales.

Héréditaire, adj., *hæreditarius :* qui se transmet des pères aux enfans. C'est dans ce sens que l'on dit : *maladies héréditaires, mal héréditaire.*

Hérédité, s. f., *hæreditas ;* succession. S'entend, en pathologie, de la transmission des maladies des pères aux enfans par l'acte générateur : cette acception, qui est la plus généralement reçue, n'est pas exacte, car on n'hérite pas toujours de la maladie des parens, mais bien plus souvent de la mauvaise disposition ou conformation de leurs organes ; ce qui fait que, placés dans les mêmes circonstances qu'eux, les enfans sont sujets à contracter les mêmes maladies.

Hérissé, adj., *hirtus ;* qui est couvert de poils rudes et très apparens.

Hérissonné. adj., *erinaceus, ericiatus ;* qui est couvert d'épines longues, grêles et flexibles.

Hermaphrodisme, s. m., *hermaphrodismus* (Ἑρμῆς, Mercure, Ἀφροδίτη, Vénus) : réunion des deux sexes dans le même individu.

Hermaphrodite, adj. et s. m., *hermaphroditus,* ἑρμαφρόδιτος ; individu, végétal ou animal, qui réunit les deux sexes.

Hermétique, adj., *hermeticus. — Philosophie hermétique,* ou *alchimie.* V. ce mot.

Herminé, adj., *mustela alba ;* se dit d'une balsane tachetée de noir.

Hermodacte, s. m., *hermodactylus ;* racine bulbeuse qu'on tire de l'Orient, qu'on croit être celle de l'*iris tuberosa,* et qu'on employait beaucoup autrefois comme purgative.

Hermodactyle. V. **Hermodacte.**

Hermodate. V. **Hermodacte.**

Herniaire, adj., *herniarius ;* qui est relatif aux hernies : *bandage herniaire, sac herniaire.* On donne le nom de *chirurgien herniaire* au praticien qui se livre spécialement à l'étude et au traitement des hernies.

Hernie, s. f., *hernia,* κήλη ; tumeur formée par la sortie partielle ou totale d'un organe hors de la cavité qui le renferme. Tous les viscères contenus dans les cavités splanchniques, ainsi que l'iris, la langue, les muscles entourés de larges aponévroses, peuvent donner lieu à des hernies, qui ont reçu des noms spéciaux. Ainsi, l'on nomme *encéphalocèle* la hernie du cerveau, *pneumatocèle* celle du poumon, etc.

Hernie abdominale, hernia, ruptura, crepatura; tumeur qui résulte du déplacement de quelques-uns des viscères de l'abdomen à travers une ouverture normale ou anormale des parois de cette cavité. Remarquables par leur fréquence, et par les innombrables complications dont elles sont susceptibles, les hernies ont été divisées d'une part d'après les parties qui les forment, de l'autre d'après les régions qu'elles occupent. C'est ainsi que les hernies de l'intestin, de l'épiploon, de l'estomac, du foie, de la vessie, de la matrice, ont reçu les noms d'*entérocèle,* d'*épiplocèle,* de *gastrocèle,* d'*hépatocèle,* de *cystocèle,* d'*hystérocèle.* Les dénominations de *bubonocèle,* d'*oschéocèle,* de *mérocèle,* etc., servent à désigner la présence des parties herniées dans l'aine, le scrotum, la région crurale, etc. C'est en combinant ces deux genres de dénominations que l'on parvient à désigner la nature et le siége de toutes les hernies. On appelle, par exemple, *entéro-bubonocèle, entéromphale,* les hernies formées par l'intestin à travers l'anneau inguinal ou l'ombilic. Sous le rapport des états divers où peuvent se trouver les organes contenus dans les hernies, on nomme *hernie réductible* celle qui disparaît aisément par la rentrée des viscères; *hernie irréductible* celle dans laquelle ces mêmes viscères ont contracté des adhérences, ou acquis certaines dispositions qui les maintiennent au dehors; enfin *hernie étranglée* celle où les organes, comprimés par l'ouverture qui leur a donné passage, ou par quelque partie de leur enveloppe immédiate, s'enflamment et s'étranglent. Lorsque des matières fécales, des corps étrangers, ou des gaz stercoraux s'accumulent dans les portions d'intestin déplacées, les tumeurs qui sont le siége de cet accident ont reçu le nom de *hernies engouées.* Quelques auteurs ont réuni sous la dénomination générique de *hernies incarcérées,* toutes celles qui, par quelque cause que ce soit, ne peuvent être réduites, et sont soumises à une compression plus ou moins forte.

Hernie charnue; expression vicieuse employée par quelques auteurs pour désigner le *sarcocèle.*

Hernie humorale; mauvaise locution que certains pathologistes ont appliquée aux inflammations du testicule, et spé-

cialement à celles qui surviennent pendant le cours de la blennorrhagie.

HERNIÉ, adj.; nom que l'on a donné aux organes déplacés qui forment la hernie.

HERNIEUX, adj., *herniosus, hernicosus;* mot vieux et inusité par lequel on désignait jadis les sujets atteints de hernie.

HERNIOLE, s. f., *herniaria glabra,* L.; petite plante de la pentandrie digynie et de la famille des amaranthacées, qui croît en Europe dans les lieux arides, et qui jouit d'une légère astringence, à raison de laquelle l'empirisme l'avait autrefois gratifiée gratuitement de grandes vertus médicinales.

HERPÉTIQUE, adj., *herpeticus* (*herpes,* dartre); dartreux.

HERPÉTOLOGIE. *V.* ERPÉTOLOGIE.

HERPÉTOLOGISTE. *V.* ERPÉTOLOGISTE.

HÉTÉROCRANIE. *V.* HÉMICRANIE.

HÉTÉROGÈNE, adj., *heterogeneus, dissimilaris* (ἕτερος, autre, γένος, genre); qui n'est pas de la même nature. — *Mélange hétérogène,* assemblage de plusieurs choses différentes.—*Particules hétérogènes,* ou de nature différente.

HÉTÉROGÉNÉITÉ, s. f., *heterogeneitas;* qualité de ce qui est hétérogène.

HÉTÉROPHYLLE, adj., *hétérophyllus* (ἕτερος,, autre, φύλλον, feuille); se dit d'une plante dont les feuilles ne sont pas toutes semblables.

HÉTÉROREXIE, s. f., *heterorexia;* dépravation de l'appétit. Alibert a fait de ce symptôme le deuxième genre des gastroses ou de la première famille de sa Nosologie naturelle.

HÉTÉROTOME, adj., *heterotomus* (ἕτερος, autre, τέμνω, je coupe); se dit d'une corolle ou d'un calice dont les divisions n'ont pas la même forme.

HEXAGYNIE, s. f., *hexagynia* (ἕξ, six, γυνὴ, femelle); nom donné aux ordres du système de Linné qui renferment des plantes dont les fleurs sont garnies chacune de six pistils.

HEXAGYNIQUE, adj., *hexagynicus;* qui a six pistils.

HEXANDRIE, s. f., *hexandria* (ἕξ, six, ἀνήρ, mâle): nom donné aux ordres du système de Linné qui renferment des plantes dont chaque fleur contient six étamines.

HEXANDRIQUE, adj., *hexandricus;* qui a six étamines.

HEXAPÉTALE, adj., *hexapetalus;* qui a six pétales.

HEXAPHYLLE, adj., *hexaphyllus* (ἕξ,

six, φύλλον, feuille); qui a six feuilles ou six folioles.

HEXAPTÈRE, adj., *hexapterus* (ἕξ, six, πτερὸν, aile); épithète donnée aux tiges qui ont six ailes.

HEXATHYRIDE, s. m., *hexathyridus*; genre de vers intestinaux qui ont un corps allongé et aplati, une tête distincte, et munie des deux lèvres, au-dessous desquelles il y a six suçoirs d'un seul côté, enfin un ventre avec deux pores, et une queue pointue. On en connaît deux espèces, qui, toutes deux, ont été trouvées dans le corps de l'homme.

HIATUS *de Fallope*, s. m.; petite ouverture de la face supérieure du rocher, qui donne dans l'aqueduc de Fallope, et par laquelle passe un filet du nerf vidien.

Hiatus occipito-pétreux; nom donné par Chaussier au trou déchiré postérieur.

Hiatus sphéno-pétreux; nom donné par Chaussier au trou déchiré antérieur.

Hiatus de Winslow; ouverture placée au-dessous du petit épiploon, derrière les vaisseaux et nerfs du foie, qui fait communiquer la cavité péritonéale avec celle des épiploons.

HIBERNACLE, s. m., *hibernaculum*; nom donné par les botanistes à toutes les parties d'une plante qui servent à envelopper les jeunes pousses et à les garantir du froid.

HIDROPLANIE, s. f., *hidroplania* (ἱδρὼς, sueur, πλάνη, erreur); transport de l'action sudatoire de la peau sur toute autre partie du corps.

HIERA DIACOLOCYNTHIDOS. *V.* DIACOLOCYNTHIDOS.

HIERA *picra*, s. m.; électuaire composé de miel despumé ou de sirop de violettes, de zédoaire, de cannelle, de cabaret, de petit cardamome, de safran, de cochenille et d'aloès.

HIÉROPYRE, s. f. (ἱερὸν, sacré, πῦρ, feu); feu Saint-Antoine, érysipèle.

HIGHGHATE, s. f.; résine d'un brun jaunâtre sale, qu'on trouve à Highghate, près de Londres.

HILE, s. m., *hilum*; cicatrice qu'on remarque à la surface de toutes les graines, et qui marque le lieu de son insertion au péricarpe.

HILOFÈRE, s. m., *hilofer*; pellicule qui revêt la face interne du spermoderme.

HILON, s. m., *hilum*; nom que quelques écrivains ont donné à la tumeur formée par la hernie de l'iris à travers la cornée transparente.

HIPPANTHROPIE, s. f., *hippanthropia*

(ἵππος, cheval, ἄνθρωπος, homme); mélancolie ou manie dans laquelle l'individu qui en est affecté se croit transformé en cheval.

HIPPIATRE, s. m., *medicus equarius*; celui qui exerce l'art de guérir les maladies des chevaux et des bestiaux.

HIPPIATRIQUE, s. f., *hippiatria* (ἵππος, cheval, ἰατρική, médecine); médecine du cheval.

HIPPOBOSQUE, s. f. (ἵππος, cheval, βόσκω, je mange); insecte diptère qui attaque le cheval.

HIPPOCAMPE, s. m., *hippocampus*, ἱππόχαμπος. — *Grand hippocampe. V.* CORNE *d'Ammon.* — *Petit hippocampe. V.* ERGOT.

HIPPOCRATIQUE, adj., *hippocraticus*; d'Hippocrate. *Médecine hippocratique, Face hippocratique. V.* FACE.

HIPPOCRATISTE, adj.; partisan de la médecine hippocratique.

HIPPOLITHE, s. f. (ἵππος, cheval, λίθος, pierre); nom donné aux calculs intestinaux du cheval, composés de phosphate ammoniaco-magnésien.

HIPPOMANES, s. m. pl. Les anciens donnaient ce nom à de petites masses arrondies et unies de matière gélatineuse coagulée, qu'on trouve nageant au milieu du fluide que contient l'allantoïde, chez les cavales surtout, rarement chez les vaches, et qu'on faisait entrer autrefois dans la composition des philtres amoureux. | Se dit aussi de la liqueur qui découle des parties génitales de la jument, lorsqu'elle est en rut.

HIPPOPATHOLOGIE, s. f. (ἵππος, cheval, πάθος, affection, λόγος, discours); nom donné par Lafosse à la pathologie du cheval.

HIPPOPOTAME, s. m., *hippopotamus* (ἵππος, cheval, ποταμὸς, fleuve); mammifère de la famille des pachydermes. Ses dents sont très-recherchées des dentistes, qui les emploient comme l'ivoire.

HIPPOSTÉOLOGIE, s. f., *hipposteologia* (ἵππος, cheval, ὀστέον, os, λόγος, discours); ostéologie du cheval.

HIPPOTOMIE, s. f., *hippotomia* (ἵππος, cheval, τέμνω, je dissèque); anatomie du cheval.

HIPPOTOMISTE, s. m., *hippotomicus*; celui qui s'occupe de l'anatomie du cheval.

HIRSUTE, adj., *hirsutus*; qui est garni de poils longs et roides.

HISPIDE, adj., *hispidus*; qui est couvert de longs poils.

HISPIDITÉ. *V.* PHALANGOSE.

HISTOGÉNIE, s. f., *histogenia* (ἱστὸς,

tissu, γεννάω, j'engendre); formation des tissus organiques.

HISTOGRAPHIE, s. f., *histographia* (ἱστὸς, tissu, γράφω, j'écris); description des tissus organiques.

HISTOIRE *naturelle*, *historia naturalis*; science qui traite des qualités et propriétés de tous les corps terrestres.

HISTOLOGIE, s. m., *histologia* (ἱστὸς, tissu, λόγος, discours); histoire des tissus organiques.

HISTONOMIE, s. f., *histonomia* (ἱστὸς, tissu, νόμος, règle); histoire des règles qui président à la formation et à l'arrangement des tissus organiques.

HOLOTONIQUE, adj., *holotonicus* (ὅλος, entier, τείνω, je tends); nom donné par Sauvages au tétanos général.

HOLZBAD, village près de Strasbourg, qui possède une eau minérale froide salino-gazeuse.

HOMARD, s. m.; grande écrevisse de mer, très-bonne à manger.

HOMME, s. m., *homo*, ἄνθρωπος; seul mammifère qui soit véritablement bipède. On n'admet en général que des variétés de l'espèce humaine, réduites même à cinq, par la plupart des naturalistes; mais tout porte à croire que ces prétendues variétés sont de vraies espèces distinctes.

HOMOGÈNE, adj., *homogeneus*, ὁμογενὴς; qui est de même nature ou de même espèce. *Corps homogène*, *particules homogènes*.

HOMOGÉNÉITÉ, s. f., *homogeneitas*; qualité de ce qui est homogène.

HOMOÏOSE, s. f., *homoiosis*, ὁμοίωσις (ὁμοιόω, j'assimile): synonyme d'*assimilation*.

HOMOÏOTOMIE, s. f., *homoïotomia*. Asclépiade de Bithynie donnait ce nom à une opération qui consistait à scarifier le palais et les amygdales.

HOMONOPAGIE, s. f., *homonopagia*; synonyme de *céphalalgie*.

HOMOPHAGE, adj., *homophagus*, ὠμόφαγος (ὠμὸς, cru, φάγω, je mange); qui mange de la chair crue.

HOMOPHAGIE, s. f., *homophagia*; habitude de manger de la viande crue.

HOMOTONE, adj., *continens*, ὁμότονος, (ὁμὸς, égal, τόνος, ton); nom donné aux fièvres dans lesquelles les symptômes se maintiennent au même degré d'intensité dans tout le cours de la maladie. Ces fièvres sont chimériques.

HONGRE, adj., *cantherius*; épithète donnée au cheval auquel on a enlevé les testicules.

HONIGSTIQUE. *V.* MELLITIQUE.

HONTEUX, adj., *pudendus*. — *Artère honteuse interne*, branche de l'hypogastrique, qui se distribue au périnée et à la verge ou au clitoris. — *Artères honteuses externes*, au nombre de deux, fournies par la fémorale, ou quelqu'une de ses branches; elles se distribuent aux organes externes de la génération. — *Nerf honteux*, rameau du plexus sacré, qui se distribue aux organes génitaux. — *Parties honteuses*, nom ridiculement appliqué par des fanatiques aux organes de la génération.

HÔPITAL, s. m., *nosocomium*; lieu où l'on reçoit des malades, et où on leur donne gratuitement les soins qu'exige leur état.

HOQUET, s. m., *singultus*; convulsion momentanée du diaphragme, accompagnée d'un resserrement de la glotte qui empêche l'entrée de l'air dans la poitrine.

HORDÉÏNE, s. f., *hordeina* (*hordeum*, orge); substance pulvérulente, jaunâtre, insipide, inodore, un peu rude au toucher, qu'on a découverte dans l'orge et quelques autres graines.

HORRIPILATION, s. f., *horripilatio* (*horripilare*, avoir le poil hérissé); sensation générale de froid, avec hérissement des poils de la surface du corps. Ce phénomène est un symptôme précurseur de la fièvre.

HORREUR, s. m.; frisson, tremblement par tout le corps: il précède ordinairement la fièvre.

HORS, prép., *extra*. — *la main*, le côté droit. — *montoir*, de même. — *d'haleine*, c'est faire courir un cheval au delà de ses forces.

HOSPICE, s. m., *hospitium*; asile ou maison de retraite pour les personnes pauvres et infirmes.

HOUBLON, s. m., *humulus lupulus*, L.; plante grimpante de la dioécie pentandrie et de la famille des urticées, qu'on cultive dans plusieurs contrées de l'Europe. Ses fruits, amers et aromatiques, entrent dans la composition de la bière, et sont employés en médecine comme toniques.

HOUILLE, s. f., *carbo fossilis*; combustible qu'on trouve dans le sein de la terre en masses solides, opaques, noires et plus ou moins brillantes, et dont les naturalistes établissent un très-grand nombre de variétés.

HOUPPE *au menton*, s. f., *musculus penicillatus*; petit muscle épais et conique, dont la base repose sur une fossette creu sée à côté de la symphyse de la mâchoire inférieure, et dont les fibres s'épanouissent, en manière de houppe, dans la peau, du menton, qu'elles relèvent, poussant ainsi la lèvre inférieure en haut, et la renversant en dehors.

HUCHÉ, adj. On dit *cheval huché* sur son derrière, lorsqu'il porte le boulet en avant et se soutient sur la pince du pied.

HUILE, s. f., *oleum*, ἔλαιον; nom collectif sous lequel on désigne deux classes de liquides très-différens les uns des autres, dont les uns sont visqueux, fades ou presque insipides, et les autres à peu près dénués de viscosité, caustiques et très-volatils. On appelle les premiers *huiles grasses, douces* ou *fixes*, et les seconds *huiles volatiles, essentielles* ou *essences.*

Huile animale, celle qu'on obtient en soumettant les principes immédiats des animaux à l'action d'une chaleur suffisante pour les décomposer. Cette huile, qui exhale une odeur fétide, contient toujours une plus ou moins grande quantité de sous-carbonate d'ammoniaque. | Graisse contenue dans les vésicules du tissu adipeux, et qui ne diffère pas des huiles grasses pour la composition.

Huile animale de Dippel, celle qui résulte de la distillation des matières animales, en particulier de la corne de cerf, à feu nu. Le sous-carbonate d'ammoniaque qu'elle contient, la rend en partie soluble dans l'eau. C'est à lui qu'elle doit les propriétés stimulantes qui la font employer en médecine, où elle passe pour antispasmodique.

Huile animalisée par infusion; préparation regardée autrefois comme fortifiante et céphalique, mais inusitée aujourd'hui, qu'on obtenait en faisant bouillir dans de l'huile des chiens nouvellement nés, privés de leur sang, de leur peau et de leurs intestins, et faisant ensuite infuser dans le produit de l'origan, du serpolet, du pouliot, du millepertuis et de la marjolaine.

Huile aromatique. V. Huile animalisée par infusion.

Huile benzoïque; nom donné à l'*éther benzoïque.*

Huile bitumineuse. On donne le nom d'*huiles bitumineuses* aux bitumes qui ont à peu près les mêmes propriétés que les huiles volatiles. Ce sont le pétrole et le malthe.

Huile d'absinthe; huile d'olive ou d'œillette dans laquelle on a fait macérer des sommités sèches d'absinthe pendant trois jours au soleil.

Huile d'amandes amères, obtenue en exprimant des amandes amères débarrassées de leur tégument. Elle est douce, limpide et sans odeur.

Huile d'amandes douces, obtenue en exprimant les amandes douces débarrassées de leur tégument, et réduites en pâte par le broiement. Elle est liquide et légèrement verdâtre; elle a l'odeur et la saveur des amandes, et rancit plus vite que la précédente.

Huile d'anacarde, obtenue par expression des amandes de l'anacardier. Elle a la consistance du beurre, et contient souvent un principe âcre fourni par le tégument de l'amande.

Huile d'aneth; huile d'olive ou d'œillette dans laquelle on a fait macérer des sommités sèches d'aneth.

Huile d'angélique; nom donné quelquefois à l'alcoolat d'angélique.

Huile d'anis; alcoolat préparé avec de l'alcool à 34 degrés, édulcoré, dans lequel on a fait macérer des graines d'anis.

Huile d'anis par expression, obtenue en soumettant à la presse les semences d'anis, ramollies par leur exposition à la vapeur de l'eau bouillante.

Huile d'antimoine. V. BEURRE *d'antimoine.*

Huile d'arachide; huile fixe et limpide, qu'on obtient par expression des graines de l'*arachis hypogea.*

Huile d'araignées, obtenue en faisant infuser des araignées dans de l'huile d'olive.

Huile d'arsenic. V. CHLORURE *d'arsenic.*

Huile d'asphalte, produite par la distillation du bitume de Judée.

Huile d'aspic. V. Huile de lavande.

Huile d'aurone, obtenue en faisant infuser des sommités sèches d'aurone dans de l'huile d'olive ou d'œillette.

Huile de Ben; liquide incolore, inodore et coagulable, qu'on obtient en exprimant à froid les semences du moringa. Cette huile ne rancit pas.

Huile de benjoin; liquide d'abord jaune et clair, puis roussâtre, noir et épais, qu'on obtient en chauffant au bain de sable la matière qui reste après qu'on a distillé le benjoin pour le dépouiller de l'acide benzoïque qu'il contient.

Huile de bergamote; huile volatile qu'on se procure en exprimant l'écorce de bergamote entre deux glaces.

Huile de bitume de Judée. V. Huile d'asphalte.

Huile de briques; produit de la distillation de l'huile d'olive, dans laquelle on a plongé des morceaux de briques rougis au feu.

Huile de cacao. *V.* BEURRE *de cacao.*

Huile de cade ; huile fétide, obtenue par la distillation du bois du *juniperus oxicedrus,* et dont les maréchaux font usage pour guérir la gale et les ulcères des chevaux.

Huile de cajeput ; huile verte, claire et transparente, qui exhale une odeur camphrée et résineuse, et qu'on emploie fréquemment en Allemagne comme antispasmodique. Elle est fournie par les feuilles du *malaleuca leucadendron,* plante des Moluques.

Huile de caméline, obtenue par expression des graines de la *caméline.* Elle a une odeur rance, qui ne permet pas de la manger, et n'est point siccative.

Huile de camomille ; huile d'olive ou d'œillette dans laquelle on a fait infuser des fleurs sèches de camomille.

Huile de camphre ; substance huileuse qu'on obtient en faisant chauffer du camphre dans de l'acide nitrique : elle s'élève à la surface du liquide. C'est un composé de camphre et d'acide anhydre.

Huile de cannelle, obtenue en distillant l'écorce de cannelle avec de l'eau.

Huile de cardamome, produite par la distillation du cardamome.

Huile de carvi, obtenue par la distillation des graines de carvi. Elle est rougeâtre.

Huile de castor ; huile d'olive dans laquelle on a fait macérer du castoréum en poudre.

Huile de cédrat, obtenue en exprimant l'écorce de cédrat entre deux morceaux de glace.

Huile de chaux ; ancien nom du *chlorure de calcium* tombé en déliquium.

Huile de chènevis, obtenue par expression des graines du chanvre. Elle conserve sa fluidité, même à plusieurs degrés au dessous de zéro.

Huile de cire, obtenue par la distillation de la cire.

Huile de citron, obtenue par expression de l'écorce de citron réduite à l'état de pulpe.

Huile de colza, obtenue par expression des graines du *brassica napus.* Elle est jaune, visqueuse et odorante.

Huile de corne de cerf. *V. Huile animale de Dippel.*

Huile de crapauds ; huile d'olive mêlée d'un huitième de vin blanc, dans laquelle on a fait digérer des crapauds à une douce chaleur.

Huile de cubèbe, obtenue par la distillation des cubèbes.

Huile de cumin, retirée des graines de cumin par la distillation.

Huile de Dippel. *V. Huile animale de Dippel.*

Huile d'Excester ; mélange d'huile et de vin, dans lequel on a fait infuser de l'absinthe, de la petite centaurée, du thym, de l'eupatoire, du fenouil, de l'hysope, de la sauge, de la marjolaine, des baies de laurier, de la bétoine, de l'aurone, de la lavande, du romarin, de la camomille, des fleurs de genêt, du cumin, des graines de fenu-grec, de l'ellébore blanc et noir, de l'écorce d'orange, de la moutarde, de l'euphorbe, du castoréum et de la pariétaire.

Huile de faine, obtenue par expression des glands du hêtre.

Huile de fleurs d'oranger ; alcool édulcoré dans lequel on a fait macérer des fleurs d'oranger.

Huile de fourmis ; liquide rouge qu'on obtient en faisant infuser des fourmis dans de l'huile d'olive.

Huile de Gabian ; bitume liquide, d'un jaune foncé, et d'une odeur de térébenthine, qui sort de terre, mêlé avec de l'eau, près de Gabian, village du département de l'Hérault.

Huile de gayac ; huile empyreumatique due à la décomposition du bois de gayac par le feu.

Huile de genévrier, obtenue en distillant les baies, le bois, les feuilles et les sommités du *genévrier ordinaire.*

Huile de genièvre. *V. Huile de genévrier.*

Huile de gérofle ou de girofle, obtenue en distillant des *clous de girofle* avec de l'eau.

Huile de grenouilles. *V. Huile de crapauds.*

Huile de jasmin ; huile obtenue en faisant alterner des lits de coton imbibé d'huile de ben et des couches de fleurs de jasmin.

Huile de jayet, qui se produit pendant la décomposition du jayet par le feu.

Huile de lavande, obtenue en distillant les fleurs et les feuilles de lavande avec de l'eau.

Huile de lézards. *V. Huile de crapauds.*

Huile de lin, préparée en exprimant les graines de lin, préalablement torréfiées et broyées. Elle est verdâtre.

Huile de lis. *V. Huile de jasmin.*

Huile de marjolaine, obtenue en faisant

macérer les fleurs de marjolaine dans de l'huile d'olive.

Huile de mélilot, préparée en faisant macérer des sommités fleuries de mélilot dans de l'huile d'olive.

Huile de menthe poivrée, obtenue en distillant la menthe poivrée avec de l'eau.

Huile de mercure ; sulfate de mercure tombé en déliquium. ⟨ Solution de deuto-chlorure de mercure dans l'alcool.

Huile de millepertuis, obtenue en faisant macérer les fleurs de l'*hypericum perfoliatum* dans de l'huile d'olive.

Huile de morelle ; huile anodine et somnifère qu'on obtient en faisant macérer les feuilles et les fruits de la morelle noire dans de l'huile d'olive.

Huile de mucilage, préparée en faisant macérer des plantes mucilagineuses dans de l'huile d'olive ou d'œillette.

Huile de muscade, obtenue en pressant les amandes pilées du muscadier entre deux plaques de fer chaudes. Elle est concrète, d'un jaune tirant sur le rouge, et d'une odeur agréable.

Huile de néroli. V. Huile de fleurs d'oranger.

Huile de noix, obtenue par expression des amandes de noyer. Elle est d'un blanc verdâtre, et douée d'une saveur particulière.

Huile de noix muscade. V. Huile de muscade.

Huile d'œuf, obtenue en exprimant des jaunes d'œufs qu'on a fait durcir et sécher à un feu doux.

Huile d'olive, tirée du fruit de l'olivier. Il en existe trois qualités : 1° *Huile vierge*, qu'on obtient en exprimant les olives mûres á froid ; elle est à peine jaunâtre, et presque sans odeur ni saveur. 2° *Huile commune*, préparée en délayant la pulpe des olives qui ont déjà donné la précédente, dans l'eau bouillante, à la surface de laquelle elle se rassemble ; elle est jaune, et se rancit promptement. 3° *Huile fermentée*, qu'on se procure en mettant les olives en tas pour les faire fermenter, et les soumettant ensuite à l'action de la presse ; elle est trouble, et d'un jaune verdâtre.

Huile d'orange, retirée du zeste d'orange par expression.

Huile d'oranger. V. Huile de fleurs d'oranger.

Huile de palma - christi. V. Huile de ricin.

Huile de palme ou *de palmier ;* huile contenue dans l'enveloppe du fruit de deux palmiers, l'un d'Afrique, *elais guinnensis*, l'autre d'Amérique, *elais occidentalis*.

Huile de pepins de raisin ; huile âcre, rance, assez épaisse, jaune et visqueuse, qu'on retire des pepins de raisin.

Huile de petits chiens. V. Huile animalisée par infusion.

Huile de petits loups. V. Huile animalisée par infusion.

Huile de pieds de veau ; matière grasse et huileuse, que l'on retire en faisant bouillir des pieds de veau.

Huile de pistache de terre. V. Huile d'arachide.

Huile de poisson, fournie principalement par la baleine. D'abord épaisse, elle devient transparente, après avoir déposé une matière mucilagineuse blanche ; alors elle a une couleur brune-rougeâtre. Son odeur est toujours désagréable : on ne peut pas la manger.

Huile de Raze ; essence de térébenthine obtenue par la distillation du galipot avec de l'eau.

Huile de ricin, obtenue en faisant bouillir les semences du ricin, dépouillées de leur tégument et pilées, dans de l'eau, à la surface de laquelle on la voit se rassembler sous la forme d'un liquide jaune verdâtre, transparent, d'une odeur fade et un peu âcre, qui conserve sa fluidité à plusieurs degrés au-dessous de zéro. On l'emploie comme anthelmintique.

Huile de roses pâles, obtenue en faisant macérer des pétales de roses pâles dans de l'huile d'olive.

Huile de roses de Provins, obtenue en faisant macérer des pétales de roses de Provins dans de l'huile d'olive.

Huile de safran, préparée en faisant macérer du safran, du calamus aromatique, du cardamome et de la myrrhe dans de l'huile d'olive.

Huile de salca, préparée avec l'aspalathe, le xylobalsamum, le souchet, l'aunée, l'iris, le roseau aromatique, les fleurs du jonc odorant, le styrax, la noix d'Inde, le malabathrum, le spicanard, le girofle, la zédoaire, l'amomum, le cassia, le costus, la myrrhe, l'hypnum et le xylocasia, et dont les femmes se servaient autrefois pour s'oindre les cheveux.

Huile de Saturne ; dissolution d'acétate de plomb dans l'huile essentielle de térébenthine.

Huile de scorpions. V. Huile de crapauds.

Huile de soufre ; ancien nom de l'acide sulfurique concentré.

Huile de spermaceti, celle qui se sépare du blanc de baleine pendant qu'on le purifie.

Huile de succin, obtenue en distillant l'ambre jaune dans des vaisseaux fermés.

Huile de tartre par défaillance ; sous-carbonate de potasse dissous dans l'humidité atmosphérique qu'il a absorbée.

Huile de térébenthine ; huile essentielle qu'on extrait de la poix de Bourgogue par l'action de la chaleur.

Huile de tortue. V. Huile de crapauds.

Huile de tubéreuse ; huile aromatique qu'on obtient en plaçant des fleurs de tubéreuse entre des lits de coton imbibés d'huile de ben.

Huile de vanille ; mélange d'alcool, de sucre et de teinture de vanille.

Huile de Vénus ; nitrate de cuivre dissous par l'humidité atmosphérique qu'il a absorbée.

Huile de vers. V. Huile de crapauds.

Huile de vitriol ; ancien nom de l'acide sulfurique concentré.

Huile des philosophes. V. Huile de briques.

Huile des quatre semences froides, obtenue des quatre semences froides par l'expression faite à froid.

Huile douce de vin ; liquide jaunâtre qui se forme quand on fabrique l'éther sulfurique, lorsqu'il ne passe plus aucune parcelle de ce dernier. C'est un composé d'huile grasse, d'acide sulfureux et d'éther, employé autrefois en médecine, mais inusité aujourd'hui.

Huile empyreumatique ; nom générique sous lequel on désigne toutes les huiles obtenues par l'action du feu sur des matières végétales ou animales contenues dans des vaisseaux fermés.

Huile essentielle. V. Huile volatile.

Huile éthérée. V. Huile douce de vin.

Huile fixe. On appelle ainsi toutes les huiles tirées des semences ou des péricarpes des végétaux, qui sont visqueuses, peu odorantes, peu sapides, plus légères que l'eau, non inflammables par l'approche d'un corps en ignition, et insolubles dans l'alcool. Toutes sont émollientes et relâchantes.

Huile glaciale de Nordhausen ; liquide très-dense, très-acide et ordinairement brun, qu'on croit être de l'acide sulfurique très-concentré et chargé d'acide sulfureux.

Huile grasse. V. Huile fixe.

Huile pyrobitumineuse, qui se produit

pendant la décomposition d'un bitume par le feu.

Huile pyrogénée ; nom donné à l'huile empyreumatique, parce que c'est le feu qui l'engendre.

Huile pyro-succinique, qui se produit quand on décompose l'ambre jaune par le feu.

Huile pyrozoonique. V. Huile empyreumatique.

Huile rectifiée ; nom donné à toute huile qu'on a débarrassée des matières qui peuvent l'altérer, soit par la distillation, soit par un autre moyen quelconque.

Huile rosat. V. Huile de roses.

Huile siccative ; nom donné à toutes celles des huiles fixes qui se dessèchent à l'air.

Huile volatile ou *essence.* On donne ce nom à toutes les huiles fournies par diverses parties des végétaux aromatiques autres que leurs graines, qui ont une saveur chaude, âcre et caustique, sont insolubles dans l'eau, et se dissolvent dans l'alcool. Elles varient pour la densité, la couleur, l'odeur et la pesanteur ; mais toutes brûlent à l'approche d'une bougie allumée, en répandant une épaisse fumée noire ; toutes aussi sont très-excitantes. On les distingue d'après les noms des plantes qui les ont fournies.

HUIT *de chiffre* ; bandage ainsi nommé parce que ses circonvolutions se croisent et forment un 8. Ce bandage sert à comprimer les articulations, ou à maintenir les topiques appliqués sur elles.

HUITRE, s. f., *ostreum* ; mollusque acéphale contenu dans une coquille à deux valves. C'est un aliment facile à digérer, mais qui contient peu de principes nutritifs.

HUMECTANT, adj., *humectans* (*humectare*, rendre humide, mouiller) ; nom donné aux boissons que l'on suppose devoir rendre le sang plus liquide, ou faire cesser l'état de sécheresse d'un organe.

HUMECTATION, s. f., *humectatio* ; action d'humecter, de rendre humide.

HUMÉRAL, adj., *humeralis* ; qui appartient au bras ou à l'humérus. — *Artère humérale* ou *brachiale.*

HUMÉRO-CUBITAL, adj. et s. m., *humero-cubitalis* ; qui appartient à l'humérus et au cubitus. Nom donné par Chaussier au muscle *brachial antérieur.*

Huméro-cubital oblique (Girard) ; muscle du bras ; court fléchisseur de Bourgelat.

HUMÉRO-OLÉCRANIEN *externe*, *interne*,

petit et *grand* (Girard) muscles du bras; le court, le moyen, le petit et le gros extenseurs du bras, suivant Bourgelat.

HUMÉRO-SUS-MÉTACARPIEN, adj. et s. m., *humero-supra-metacarpianus;* qui appartient à l'humérus et à la partie supérieure du métacarpe. Nom donné par Chaussier au muscle *premier radial externe.*

HUMÉRO-SUS-RADIAL, adj. et s. m., *humero-supra-radialis;* qui appartient à l'humérus et à la partie supérieure du radius. Nom donné par Chaussier au muscle *long supinateur.*

HUMÉRUS, s. m., *humerus;* os du bras, cylindroïde et irrégulier, dont l'extrémité supérieure offre une tête hémisphérique en rapport avec l'omoplate et deux tubérosités, la *grosse* et la *petite,* pour l'attache des muscles. A l'inférieure on remarque le condyle interne, le condyle externe, la petite tête qui s'articule avec le radius, et la poulie qui est en rapport avec le cubitus.

HUMEUR, s. f., *humor;* nom générique donné jadis à tous les liquides des corps organisés, mais par lequel on désignait, et le peuple entend encore aujourd'hui, ces mêmes liquides dans un état d'altération réelle ou imaginaire. | Au moral, ce mot exprime tantôt la situation morale, quelle qu'elle soit, tantôt la disposition au chagrin ou à la colère.

HUMEURS *froides. V.* SCROFULES.

HUMIDE, adj., *humidus,* ὑγρὸς; imprégné d'eau. Un corps ne devient humide qu'autant que l'eau reste simplement interposée entre ses molécules, sans se combiner avec elles.

Humide radical; terme dont les humoristes se servaient, sans y attacher de sens bien précis, pour désigner les liquides animaux en général.

HUMIDITÉ, s. f., *humiditas.* ὑγρότης, ὑγρασία, ὑγρασίων, ὑγρὸν; qualité de ce qui est humide. | Vapeur aqueuse.

HUMORAL, adj., *humoralis;* qui tient aux humeurs, qui a rapport aux humeurs.

HUMORISME, s. m.; doctrine médicale dans laquelle toutes les maladies sont rapportées à un vice des humeurs dans leur nature, leur quantité ou leur distribution.

HUMORISTE, adj. et s. m.; médecin partisan de l'humorisme.

HYALITE, s. f., *hyalitis;* inflammation de la membrane hyaloïde.

HYALOÏDE, adj., *hyalodes, hyaloides,* *vitreus,* ὑαλώδης, ὑαλοειδὴς (ὕαλος, verre, εἶδος; ressemblance); semblable au verre pour la transparence. — *Humeur hyaloïde*

ou *vitrée. V.* VITRÉ. — *Membrane hyaloïde,* enveloppe du corps vitré. Elle est très-mince, transparente, et garnie à sa face interne d'un grand nombre d'expansions formant des cellules qui renferment l'humeur vitrée.

HYALOÏDIEN, adj., *hyaloideus;* qui appartient à la membrane hyaloïde. — *Canal hyaloïdien,* conduit cylindroïde que la membrane hyaloïde forme en se réfléchissant sur elle-même au niveau de l'entrée du nerf optique dans l'œil, et qui traverse directement le corps vitré d'arrière en avant jusqu'à la partie postérieure du cristallin.

HYDARTHRE. *V.* HYDRARTHRE.

HYDARTHROSE ou HYDRARTHROSE. *V.* HYDRARTHRE.

HYDATIDE, s. f., *hydatis, aquula,* ὑδατὶς (ὕδωρ, eau); tumeur remplie de sérosité. | Famille de vers intestinaux caractérisés par leur corps vésiculeux, sinon en entier, du moins postérieurement. On a établi dans cette famille très-nombreuse les genres *cysticerque, hydatigère, cénure, échinocoque, acéphalocyste* et *polycéphale. V.* ces mots.

HYDATIDIQUE, adj.; qui renferme des hydatides; *kyste* ou *poche hydatidique.*

HYDATIDOCÈLE, s. f., *hydatidocele,* ὑδατιδοκήλη; tumeur formée par des hydatides. Ce nom a été spécialement appliqué à l'oschéocèle qui est formée par des hydatides.

HYDATIGÈRE, s. f., *hydatigera;* genre de vers intestinaux vésiculaires, dont la poche externe renferme un ver libre et presque toujours solitaire. Le corps de celui-ci est allongé, aplati, ridé, terminé en arrière par une vessie pleine d'eau, et en avant par un renflement muni de quatre suçoirs et d'une couronne de crochets. L'une des trois espèces que ce genre renferme, *hydatigera lanceolata,* vit dans les muscles de l'homme.

HYDATISME, s. m., *hydatismus* (ὕδωρ, eau); bruit qu'occasione la fluctuation d'un liquide épanché dans une cavité du corps.

HYDATOÏDE, adj., *hydatoides, aqueus, aquosus,* ὑδατώδης, ὑδατοειδὴς (ὕδωρ, eau, εἶδος, ressemblance), qui ressemble à de l'eau. On a donné ce nom à l'humeur aqueuse de l'œil, et à la membrane qui tapisse les deux chambres de cet organe.

HYDRACIDE, s. m.; acide qui résulte de la combinaison d'un corps combustible simple avec l'hydrogène.

HYDRAGOGUE, adj., *hydragogus* (ὕδωρ, eau, ἄγω, je chasse); nom donné aux médicamens que l'on croyait propres à entraîner hors du corps la sérosité qui s'y trouvait épanchée ou infiltrée. Ces médicamens étaient presque toujours choisis parmi les purgatifs et les diurétiques les plus énergiques.

HYDRARGYRE, s. m., *hydrargyros, mercurius, argentum vivum*, ὑδράργυρος, ἄργυρον χυτὸν ; ancien nom du mercure.

HYDRARGYRIE, s. f., *hydrargyria* (ὑδράργυρος, mercure) ; éruption cutanée qui se montre sous la forme de taches ou papules d'un rouge clair ou obscur, distinctes, élevées, plus ou moins larges, sur le scrotum, la partie interne des cuisses, des avant-bras, etc., et qui, après avoir duré quelque temps, se terminent par desquamation. Cette éruption, que l'on prend souvent pour des pustules vénériennes, est généralement attribuée à l'usage du mercure, ce qui lui a valu les noms d'*érythème mercuriel, d'eczème mercuriel, de maladie mercurielle, de lèpre mercurielle*.

HYDRARGYRO-PNEUMATIQUE, adj., *hydrargyro-pneumaticus;* nom d'une cuve à mercure, disposée de même que la cuve pneumato-chimique, et dont on se sert pour recueillir les gaz solubles dans l'eau.

HYDRARGYROSE, s. f., *hydrargyrosis;* friction faite avec le mercure.

HYDRARTHRE, s. f., *hydrarthrus synovialis, hydrops articulorum* (ὕδωρ, eau, ἄρθρον, articulation) ; hydropisie des articulations.

HYDRARTHROSIE, s. f., *hydrarthrosis;* mot dont Alibert se sert dans sa Nosologie naturelle pour désigner l'hydropisie articulaire.

HYDRATE, s. m., *hydras* (ὕδωρ, eau) ; composé d'un oxide métallique et d'eau. Ces corps, qui sont secs et pulvérulens, ont pour la plupart une couleur différente de celle des oxides qui entrent dans leur composition.

HYDRAULIQUE, adj. et s. f., *hydraulicus* (ὕδωρ, eau, αὐλὸς, tuyau) ; machine dont on se sert pour élever l'eau. | Partie de la mécanique qui traite des moyens de diriger, de conduire et d'élever l'eau.

HYDRELÆON, s. m. (ὕδωρ, eau, ἔλαιον, huile) ; mélange d'huile et d'eau.

HYDRENCÉPHALE, s. f., *hydrencephalus, hydrencephale* (ὕδωρ, eau, κεφαλὴ, tète). Ce mot a été employé par quelques auteurs pour désigner l'hydrocéphale aiguë des enfans.

HYDRENCÉPHALIQUE, adj., *hydrencephalicus.* On nomme *cri hydrencéphalique,* celui que poussent les enfans affectés d'hydrocéphale aiguë.

HYDRENTÉROCÈLE, s. f., *hydrenterocèle* (ὕδωρ, eau, ἐντέρον, intestin, κήλη, tumeur); hernie intestinale dont le sac renferme une certaine quantité de sérosité. On donne aussi, et peut-être à plus juste titre, ce nom à l'hydrocèle ou à l'infiltration séreuse du scrotum qui est compliquée de hernie intestinale.

HYDRENTÉROMPHALE, s. f., *hydrenteromphalum* (ὕδωρ, eau, ἐντέρον, intestin, ὀμφαλὸς, nombril) ; hernie ombilicale, entérocèle compliquée d'un amas de sérosité dans le sac herniaire.

HYDRIODATE, s. m., *hydriodas;* sel formé par la combinaison de l'acide hydriodique avec une base salifiable.

HYDRIODATE *ioduré*, s. m., *hydriodas iodaratus;* hydriodate qui contient de l'iode en dissolution.

HYDRIODIQUE, adj., *hydriodicus;* nom d'un acide gazeux, incolore, très-sapide, d'une odeur très-piquante, qui rougit la teinture de tournesol avec force, éteint subitement les corps en combustion, répand des vapeurs blanches dans l'air, se dissout rapidement dans l'eau, et résulte de la combinaison de l'hydrogène avec l'iode. C'est un produit de l'art, qui n'a point d'usages.

HYDROA, s. m. (ὕδωρ, eau) ; éruption de petits boutons ou de papules rouges, arrondies, sensibles au toucher. Suivant certains nosographes, l'exercice et les boissons froides paraissent l'occasioner.

HYDROCARBONIQUE, adj., *hydrocarbonicus.* Thomson appelle *oxide hydrocarbonique* un gaz d'une odeur particulière, d'une saveur aromatique, plus léger que l'air, inflammable, et brûlant avec une flamme bleue, qu'on obtient en distillant de l'hydrocyanate de potasse et de fer avec de l'acide sulfurique concentré.

HYDROCARDIE, s. f., *hydrocardia.* Ce mot est synonyme d'*hydropéricarde.*

HYDROCÈLE, s. f., *hydrocèle* (ὕδωρ, eau, κήλη, tumeur); amas de sérosité dans le tissu cellulaire du scrotum, ou dans quelqu'une des enveloppes, soit du testicule, soit du cordon des vaisseaux spermatiques. On donne à la première de ces deux variétés de la maladie le nom d'*hydrocèle externe* ou *par infiltration*, et à la seconde celui d'*hydrocèle interne* ou *par épanchement.* Lorsque la collection a lieu dans l'enveloppe du testicule, on la désigne sous le titre d'*hydrocèle de la tunique vaginale;* et l'on ajoute qu'elle est *congéniale*, lorsque la membrane qui en est le siége communique encore librement avec la cavité de l'abdomen. La maladie existe-t-elle dans le cordon testiculaire, elle est appelée *hydrocèle enkystée du cordon spermatique.*

Hydrocéphale, s. f., *hydrocephalus, hydrocephalum* (ὕδωρ, eau, κεφαλή, tête); hydropisie de la tête.

Hydrocéphale externe; œdème ou infiltration du tissu cellulaire sous-jacent au cuir chevelu.

Hydrocéphale interne aiguë. On distingue celle qui se montre chez les enfans de celle qui attaque les vieillards, en conservant à la première le nom d'*hydrocéphale aiguë,* et en donnant à la seconde celui d'*apoplexie sereuse.* Quoi qu'il en soit, elles ne sont l'une et l'autre qu'une encéphalite suivie de l'épanchement d'une certaine quantité de sérosité dans les ventricules cérébraux.

Hydrocéphale interne chronique. Celle-ci a toujours lieu avec augmentation considérable dans le volume de la tête; elle commence souvent avant la naissance, et consiste dans l'accumulation morbide d'un liquide séreux dans les ventricules du cerveau. Le développement extraordinaire de la tête, l'écartement des sutures, l'amincissement des os du crâne, le défaut de facultés intellectuelles, l'inaptitude à se mouvoir, sont les caractères principaux auxquels on reconnaît cette affection.

Hydrocéphalie, s. f., *hydrocephalus;* nom que donne Alibert à l'hydrocéphale. C'est le premier genre des leucoses dans sa Nosologie naturelle.

Hydrocéphalite, s. f. (ὕδωρ, eau, κεφαλή, tête); inflammation du cerveau, suivie d'un épanchement séreux dans les ventricules de cet organe. | Hydrocéphale aiguë.

Hydrocérame, s. m.; sorte de vase fabriqué en France par Fourmy, et qui produit le même effet que les *alcarazas* des Espagnols.

Hydrochimie, s. f., *hydrochymia;* partie de la chimie qui traite des liquides.

Hydrochlorate, s. m., *hydrochloras;* sel formé par la combinaison de l'acide hydrochlorique avec une base salifiable.

Hydrochlorate d'ammoniaque, sel ammoniac, muriate d'ammoniaque, hydrochloras ammonii, sal ammoniacum; sel solide, blanc, transparent, un peu élastique, ductile, d'une saveur âcre et piquante, inaltérable à l'air, soluble dans l'eau, fusible et volatilisable au feu, qui se trouve dans l'urine de l'homme, dans les excrémens de quelques animaux, et aux environs des volcans. C'est un stimulant énergique, qu'on a rangé parmi les fébrifuges.

Hydrochlorate d'ammoniaque et de fer, hydrochloras ammonii ferruginosus; sel solide, d'un jaune rougeâtre, d'une saveur piquante et amère, qu'on obtient en sublimant ensemble de l'hydrochlorate d'ammoniaque et du surtrito-hydrochlorate de fer. C'est un mélange de sel ammoniac et de chlorure de fer. On l'employait autrefois comme stimulant, sous le nom de *fleurs de sel ammoniac martiales.*

Hydrochlorate de barium, muriate de baryte, hydrochloras barytæ; solution aqueuse de chlorure de barium. On l'a employé dans les scrofules. C'est un poison irritant.

Hydrochlorate de calcium, muriate de chaux, hydrochloras calcii; sel très-déliquescent, difficilement cristallisable en prismes striés à six pans, terminés par des pyramides aiguës. Il a une saveur âcre, amère et très-piquante. Il existe en abondance dans la nature, mais rarement seul. On l'emploie en médecine comme excitant. Il sert à produire du froid artificiel.

Hydrochlorate de deutoxide de mercure, deuto-hydrochlorate de mercure, hydrochloras mercurii; solution aqueuse du deuto-chlorure de mercure.

Hydrochlorate de deutoxide de mercure et d'ammoniaque, sel alembroth; sel assez soluble qu'on obtient en sublimant l'hydrochlorate d'ammoniaque avec le deuto-chlorure de mercure.

Hydrochlorate de deutoxide d'or, deuto-hydrochlorate d'or, hydrochloras auri; sel cristallisé en prismes à quatre pans aciculaires, d'un jaune orange foncé, d'une saveur styptique et désagréable, soluble dans l'eau, et tachant l'épiderme en pourpre. On l'a employé dans les maladies vénériennes. C'est un stimulant.

Hydrochlorate de potassium, sel fébrifuge de Sylvius, hydrochloras potassii; solution aqueuse de chlorure de potassium.

Hydrochlorate de protoxide d'antimoine, proto-hydrochlorate d'antimoine, muriate d'antimoine, hydrochloras antimonii; solution aqueuse de proto-chlorure d'antimoine.

Hydrochlorate (sous) de protoxide d'antimoine, sous-proto-hydrochlorate d'antimoine; poudre blanche, insoluble dans l'eau, qu'on obtient en versant de l'eau dans le précédent. C'est la *poudre d'Algaroth*, ou *mercure de vie* des anciens.

Hydrochlorate de sodium, *sel commun*, *hydrochloras sodii;* solution aqueuse du chlorure de sodium.

Hydrochlorate de tritoxide de fer, *tritohydrochlorate de fer*, *hydrochloras ferri;* sel brun, jaunâtre, styptique et déliquescent. Calciné avec le sel ammoniac, il donne un sublimé jaunâtre appelé *fleurs martiales*, qu'on emploie en médecine comme stimulant. C'est ou un mélange, ou une combinaison de beaucoup d'hydrochlorate d'ammoniaque avec un peu de proto hydrochlorate ou de trito-hydrochlorate de fer.

Hydrochlorique, adj., *hydrochloricus;* nom d'un acide gazeux, incolore, d'une odeur forte et suffocante, d'une saveur âcre et caustique, qui rougit fortement la teinture de tournesol, répand des fumées blanches dans l'atmosphère, éteint les corps en combustion, met à mort les corps vivans, et se dissout dans l'eau, qui peut en absorber 464 fois son volume. C'est un composé de chlore et d'hydrogène. On le rencontre dans quelques eaux thermales. Il entre dans un onguent employé contre la teigne, et on s'en sert aussi soit pour aviver la surface de certains ulcères des membranes muqueuses, soit pour préparer des bains de pieds irritans.

Hydrochloro-nitrique, adj., *hydrochloronitricus*. On appelle l'eau régale *acide hydrochloro-nitrique*, parce qu'elle résulte d'un mélange d'acides hydrochlorique et nitrique. Cette dénomination est vicieuse, car les deux acides se décomposent réciproquement, et quand le mélange est fait depuis long-temps, il ne contient plus que du chlore et de l'acide nitreux.

Hydrochloro-phosphate, s. m., *hydrochloro-phosphas;* sel formé par la combinaison de l'acide hydrochloro-phosphorique avec une base salifiable.

Hydrochloro-phosphorique, adj., *hydrochloro-phosphoricus;* nom d'un acide formé par la combinaison des acides phosphorique et hydrochlorique.

Hydro-cirsocèle, s. f., *hydro-cirsocèle* (ὕδωρ, eau, κιρσός, varice, κήλη, tumeur); hydrocèle compliquée de la dilatation variqueuse des veines du cordon testiculaire.

Hydrocyanate, s. m., *hydrocyanas;* sel formé par la combinaison de l'acide hydrocyanique avec une base salifiable.

Hydrocyanique, adj., *hydrocyanicus;* nom d'un acide liquide, sans couleur, d'une odeur forte, d'une saveur d'abord franche, puis brûlante, qui résulte de la combinaison du cyanogène avec l'hydrogène. Il est très-volatil, mais en même temps qu'une partie se volatilise, une autre se congèle. C'est un violent poison, qu'on a cependant employé comme calmant.

Hydrocyste, s. f. (ὕδωρ, eau, κύστις, vessie); kyste renfermant un liquide séreux.

Hydroderme, s. m., *hydroderma* (ὕδωρ, eau, δέρμα, peau); anasarque.

Hydrodynamique, s. f., *hydrodynamice* (ὕδωρ, eau, δύναμις, force); partie de la physique qui s'occupe du mouvement des fluides, ainsi que des lois d'équilibre et de pression auxquelles ils obéissent.

Hydro-encéphalocèle, s. f.; terme dont on s'est servi pour exprimer l'hydrocéphale interne chronique.

Hydro-entérocèle. *V.* **Hydrentérocèle**.

Hydro-entéro-épiplocèle, s. f., *hydroentero-epiplocèle* (ὕδωρ, eau, ἔντερον, intestin, ἐπίπλοον, épiploon, κήλη, tumeur); hernie entéro-épiplocèle dont le sac contient de la sérosité, ou qui est compliquée d'une hydrocèle.

Hydro-entéromphale. *V.* **Hydrentéromphale**.

Hydro-épiplocèle, s. f., *hydro-epiplocèle* (ὕδωρ, eau, ἐπίπλοον, épiploon, κήλη, tumeur); hernie épiploïque, dans le sac de laquelle se trouve une certaine quantité de sérosité, ou qu'une hydrocèle complique.

Hydro-épiplo-entérocèle. *V.* **Hydroentéro-épiplocèle**.

Hydro-épiplomphale, s. f., *hydro-epiplomphalum* (ὕδωρ, eau, ἐπίπλοον, épiploon, ὀμφαλός, ombilic); hernie ombilicale épiploïque, dans le sac herniaire de laquelle existe une collection séreuse.

Hydrofluate, ou **Fluate**.

Hydrofluorique. *V.* **Fluorique**.

Hydrogale, s. m., *hydrogala* (ὕδωρ, eau, γάλα, lait); se dit du lait coupé avec de l'eau.

Hydrogène, s. m., *hydrogenium* (ὕδωρ, eau, γεννάω, j'engendre); gaz incolore, insipide, inodore, treize fois et demi plus léger que l'air, insoluble dans l'eau, inflammable, impropre à la combustion et à la respiration, qui est très-répandu dans la nature, et qui, combiné avec l'oxygène, donne naissance à l'eau.

Hydrogène arsenié, *hydrogenium arsenicale;* gaz incolore, d'une odeur fétide et nauséabonde, inflammable et très-vénéneux, qui est composé d'hydrogène et d'arsenic à l'état métallique.

Hydrogène azoté. V. AMMONIAQUE.

Hydrogène carboné, hydrogenium carbonosum; gaz incolore, insipide, d'une odeur désagréable, inflammable, impropre à la combustion et à la respiration, qui est composé d'hydrogène et de carbone. La proportion des deux principes constituans varie beaucoup. On s'en sert pour l'éclairage.

Hydrogène chloré. V. HYDROCHLORIQUE.

Hydrogène iodé. V. HYDRIODIQUE.

Hydrogène phosphoré, hydrogenium phosphorosum; composé gazeux d'hydrogène et de phosphore. 1° *protophosphoré,* incolore, d'une odeur d'ognon, d'une saveur amère, et s'enflammant à l'approche d'une bougie allumée; 2° *perphosphoré,* différant de l'autre en ce qu'il contient plus de phosphore, ce qui fait qu'il s'enflamme spontanément lorsqu'on le met en contact avec l'air.

Hydrogène sélénié. V. HYDROSÉLÉNIQUE.

Hydrogène sulfuré; nom donné naguère encore au gaz *acide hydrosulfurique.*

Hydrogène telluré. V. HYDROTELLURIQUE.

HYDROGENÈSES, s. f. pl.; nom donné par Baumes aux maladies qu'il considère comme le résultat d'une hydrogénation viciée. Elles forment la troisième classe de son cadre nosologique, dans laquelle il range les fièvres intermittentes et rémittentes.

HYDRO-GLOSSE, s. f., *hydro-glossa* (ὕδωρ, eau, γλῶσσα, langue); dénomination dont quelques pathologistes ont fait usage pour indiquer la *grenouillette* ou *ranule.* Ce mot est inexact, puisque, dans la maladie à laquelle on a voulu l'appliquer, le canal salivaire et non la langue est le siège de la tumeur.

HYDROLOGIE, s. f., *hydrologia* (ὕδωρ, eau, λόγος, discours); traité des eaux.

HYDRO-MÉDIASTINE, s. f., *hydro mediastina;* épanchement de sérosité dans le médiastin.

HYDROMEL, s. m., *hydromeli, aqua mulsa, meliceratum, mulsum,* ὑδρόμελι (ὕδωρ, eau, μέλι, miel); liqueur composée d'une once et demie de miel dissous dans une pinte d'eau. C'est un adoucissant un peu laxatif. L'hydromel simple prend le nom de *vineux,* quand il a subi la fermentation alcoolique, et devient alors une boisson enivrante.

HYDROMELON, s. m.; composition pharmaceutique dans laquelle il entre de l'eau, du suc de coing et du miel.

HYDROMÈTRE, s. f., *hydrometra* (ὕδωρ, eau, μήτρα, matrice): accumulation de sérosité dans la cavité de la matrice.

HYDROMÈTRE, s. m., *hydrometrum* (ὕδωρ, eau, μέτρον, mesure); instrument dont on se sert pour mesurer la pesanteur, la densité, la vitesse et la force des fluides.

HYDROMÉTRIE, s. f., *hydrometria;* partie de la physique qui enseigne les moyens de mesurer et de calculer les diverses propriétés des fluides.

HYDROMPHALE, s. f., *hydromphalum* (ὕδωρ, eau, ὀμφαλός, nombril); tumeur formée soit par un amas de sérosité dans le sac d'une hernie ombilicale, soit par la dilatation, l'affaiblissement et la saillie de l'ombilic, chez les sujets affectés d'hydropisie ascite.

HYDROMURIATE. *V.* HYDROCHLORATE.

HYDROMURIATIQUE. *V.* HYDROCHLORIQUE.

HYDRONOSE, s. f., *hydronosa* (ὕδωρ, eau, νόσος, maladie). Forest appelait ainsi une fièvre éphémère avec sueur.

HYDROPÉDÈSE, s. f., *hydropedesis* (ὕδωρ, eau, πηδάω, je fais jaillir); écoulement abondant de la sueur.

HYDROPÉRICARDE, s. f., *hydropericardium* (ὕδωρ, eau, περικάρδιον, péricarde); collection de sérosité dans le péricarde; hydropisie du péricarde.

HYDROPÉRICARDIE, s. f., *hydropericardia.* Dans la Nosologie naturelle d'Alibert, ce mot est synonyme d'*hydropéricarde.* Elle forme le quatrième genre des leucoses.

HYDROPHOBE, adj. et s. m., *hydrophobus;* qui a horreur de l'eau, qui ne peut souffrir la vue d'un liquide.

HYDROPHOBIE, s. f., *hydrophobia* (ὕδωρ, φόβος, crainte); horreur de l'eau. Ce mot désigne encore la répugnance extrême ou l'aversion que l'on éprouve pour les autres liquides. C'est à tort que l'on a donné le nom d'*hydrophobie* à la rage; l'horreur de l'eau n'est qu'un symptôme de cette maladie, de même que dans l'arachnoïdite, l'encéphalite, l'angine, etc.

HYDROPHTHALMIE, s. f., *hydrophthalmia* (ὕδωρ, eau, ὀφθαλμός, œil); hydropisie du globe de l'œil, soit qu'elle provienne de la trop grande abondance de l'humeur aqueuse, soit qu'elle dépende du développement trop considérable du corps vitré.

HYDROPHTHORATE, ou FLUATE.

HYDROPHTHORIQUE, ou FLUORIQUE.

HYDRO-PHYSOCÈLE , s. f. , *hydro-physo-cele* (ὕδωρ, eau, φύσα, vent, κήλη, tumeur) ; hernie qui renferme de la sérosité et des gaz.

HYDROPHYSOMÈTRE, s. f. , *hydrophysometra* (ὕδωρ, eau, φύσα, vent, μήτρα, matrice) ; hydropisie de la matrice compliquée d'un développement de gaz dans ce viscère.

HYDROPIQUE, adj., *hydropicus ;* qui est atteint d'hydropisie.

HYDROPNEUMATIQUE. *V.* PNEUMATO-CHIMIQUE.

HYDROPISIE, s. f., *hydrops*, ὕδρωψ (ὕδωρ, eau, ὤψ, aspect) ; état d'un malade dans une des cavités ou des organes duquel se trouve un amas de sérosité. | Collection de sérosité , pure ou mêlée à d'autres liquides, dans une cavité séreuse, dans le tissu cellulaire, ou dans le parenchyme d'un organe quelconque. | Les hydropisies reconnaissent les mêmes causes que les inflammations ; elles en sont ordinairement l'effet, mais un effet dont les suites sont très-graves, et souvent mortelles. On en prévient le développement par l'emploi des antiphlogistiques ; quelquefois on les guérit par ces mêmes moyens, plus souvent par les dérivatifs ; néanmoins il est rare qu'on en obtienne la guérison.

HYDRO - PNEUMATOCÈLE , s. f. , *hydropneumatocele* (ὕδωρ, eau, πνεύμα, air, κήλη, tumeur) ; synonyme de *hydrophysocèle.*

HYDROPNEUMONIE, s. f. , *hydropneumonia* (ὕδωρ, eau, πνεύμων, poumon) ; œdème du poumon.

HYDROPNEUMOSARQUE, s. f. , *hydropneumosarca* (ὕδωρ, eau, πνεύμα, air, σάρξ, chair) ; nom que l'on a donné à une espèce de prétendus abcès qui contiennent, suivant M.-A. Severin, de l'eau, des gaz , et une substance semblable à de la chair. Ces tumeurs n'étaient sans doute que des amas de sang altéré , et qui avait fourni une certaine quantité de gaz en se décomposant.

HYDROPOÏDE, adj., *hydropoides* (ὕδωρ, eau, ποίεω, je fais) ; épithète donnée aux excrétions aqueuses des hydropiques.

HYDROPOTE , s. m. , *hydropota ,* ὑδρο-πότης (ὕδωρ, eau , πότης, buveur) ; qui ne boit que de l'eau.

HYDROPYRÉTIQUE, adj. (ὕδωρ, eau , πυρετός, fièvre) ; se dit des maladies accompagnées de fièvre avec sueur.

HYDRORACHIS, s. f. , *hydrorachis* (ὕδωρ, eau, ῥάχις, rachis) ; collection de sérosité renfermée dans la membrane propre du prolongement rachidien de l'encéphale. On la reconnaît à une tumeur molle , arrondie , fluctuante , quelquefois bilobée, située à la partie postérieure du rachis, le plus ordinairement dans sa moitié inférieure , où elle fait saillie à travers un écartement des lames et des apophyses épineuses des vertèbres. Cette maladie est toujours congéniale ; dans quelques cas elle est la suite d'une hydrocéphale interne.

HYDRORRHODON, s. m. (ὕδωρ, eau , ῥόδον, rose) ; potion vomitive faite avec l'eau et l'huile de rose.

HYDROSACCHARUM , s. m. (ὕδωρ, eau , σάκχαρ ou σάκχαριον, sucre) ; eau sucrée.

HYDRO - SARCOCÈLE , s. f. , *hydro - sarcocele* (ὕδωρ, eau , σάρξ, chair, κήλη, tumeur) ; tumeur formée par l'hydrocèle de la tunique vaginale, et par le gonflement squirrheux ou cancéreux du testicule. Comme alors l'inflammation chronique de l'organe sécréteur du sperme précède presque toujours et détermine l'exhalation séreuse dans la tunique vaginale, la maladie dont il s'agit serait mieux nommée *sarco-hydrocèle.*

HYDROSARQUE, s. f., *hydrosarca* (ὕδωρ, eau , σάρξ, chair) ; nom que M.-A. Severin a donné à des tumeurs qui contiennent, suivant lui , de la sérosité unie à des substances charnues. Il est vraisemblable que ces tumeurs n'étaient autre chose que des collections sanguines, dans lesquelles le coagulum flottait au milieu d'une sérosité plus ou moins abondante.

HYDROSCHÉONE, s. f. , *hydroscheon ;* expression qu'Alibert propose de substituer au mot *hydrocèle.*

HYDROSCOPIE, s. m., *hydroscopia* (ὕδωρ, eau , σκόπεω, je considère) ; art prétendu de voir couler l'eau à une grande profondeur, par le moyen de la baguette divinatoire, et de découvrir ainsi les sources cachées.

HYDRO-SÉLÉNIATE , s. m. , *hydro-selenias ;* sel formé par la combinaison de l'acide hydro - sélénique avec une base salifiable.

HYDRO - SÉLÉNIQUE , adj., *hydro-selenicus ;* nom d'un acide composé d'hydrogène et de sélénium. Il est gazeux, sans couleur , d'une odeur d'abord analogue à celle de l'acide hydrosulfurique , mais bientôt piquante et astringente à la fois, soluble dans l'eau, et d'une odeur hépatique. C'est le plus irritant, et le plus délétère , peut-être , de tous les corps inorganiques. Il n'existe pas dans la nature.

Hydrosiderum, s. m. ; nom donné par Mayer au phosphure de fer, qu'il considérait, avec Bergman, comme un métal particulier.

Hydrostatique, s. f., *hydrostatica* (ὕδωρ, eau, ἵσταμαι, je me tiens) ; partie de la mécanique qui traite de la pesanteur et de l'équilibre des fluides.

Hydrosulfate, s. m., *hydrosulfas* ; sel formé par la combinaison de l'acide hydrosulfurique avec une base salifiable.

Hydrosulfate de potassium, hydrosulfas potassii ; sel d'une saveur âcre et amère, qui cristallise en prismes à quatre pans, terminés par des pyramides à quatre faces.

Hydrosulfate (sous) d'antimoine, sub-hydrosulfas stibii ; sel solide, d'un rouge brun, léger, velouté, insoluble dans l'eau, et décomposable à l'air, qui le transforme en sous-hydrosulfate sulfuré. C'est le *kermès minéral*, léger stimulant qu'on emploie en médecine comme expectorant.

Hydrosulfate sulfuré, hydrosulfas sulfurosus ; hydrosulfate qui tient du soufre en dissolution.

Hydrosulfate sulfuré d'ammoniaque, liqueur fumante de Boyle ; sel liquide, d'un brun rougeâtre, d'une consistance presque syrupeuse, d'une saveur et d'une odeur désagréables, qui répand d'épaisses vapeurs blanches à l'air libre.

Hydrosulfate sulfuré d'antimoine, soufre doré d'antimoine ; sel solide, d'un jaune orangé, et insoluble dans l'eau. Il passe pour diaphorétique.

Hydrosulfure. *V.* -**Hydrosulfate.**

Hydrosulfure sulfuré. *V.* **Hydrosulfate** *sulfuré.*

Hydrosulfureux, adj., *hydrosulfurosus* ; nom d'un acide solide, de couleur orangée, d'une saveur acide et chaude, qui teint en rouge le papier de tournesol mouillé, et que la moindre humidité décompose, en sorte qu'on ne peut le combiner avec aucune base salifiable. On l'obtient en mêlant parties égales en volume de gaz acides sulfureux et hydrosulfurique.

Hydrosulfurique, adj., *hydrosulfuricus* ; nom d'un acide gazeux, incolore, qui a une odeur et une saveur analogues à celles des œufs pourris, rougit faiblement la teinture de tournesol, éteint tout à coup les corps en combustion, fait périr sur-le-champ les animaux qu'on y plonge, s'enflamme à l'approche d'un corps en ignition, brûle en laissant un sédiment de soufre, se dissout dans l'eau, qui en absorbe trois fois son volume, et résulte de la combinaison de l'hydrogène avec le soufre. Il existe assez abondamment dans la nature, principalement dans certaines eaux minérales. On l'emploie en médecine pour faire des bains, et en chimie comme réactif. Souvent il cause à lui seul, ou du moins en grande partie, les asphyxies désignées sous le nom de *plomb*.

Hydrotellurate, s. m., *hydrotelluras* ; sel produit par la combinaison de l'acide hydrotellurique avec une base salifiable.

Hydrotellurique, adj., *hydrotelluricus* ; nom d'un acide gazeux, incolore, d'une odeur d'œufs pourris, qui s'enflamme à l'approche d'une bougie allumée, et se dissout dans l'eau. C'est un composé de tellure et d'hydrogène.

Hydrothorax, s. m., *hydrothorax* (ὕδωρ, eau, θώραξ, poitrine) ; collection de sérosité dans une ou dans les deux cavités des plèvres. | Hydropisie de poitrine, dans laquelle la respiration est courte, fréquente, et plus difficile quand le malade se couche du côté opposé à l'épanchement, la poitrine sensiblement plus élevée du côté affecté, avec œdème de ce côté et du bras correspondant. Le thorax rend un son mat par la percussion, le flot du liquide qu'il renferme peut quelquefois être entendu par la succussion du tronc. Quand la collection s'est faite dans les deux côtés de la poitrine en même temps, il y a orthopnée. Le pouls est plein, mou, régulier ; la face pâle, maigre. Tels sont les caractères les plus marquans de cette hydropisie, qui, dans la plupart des cas, est symptomatique d'une phlegmasie chronique des poumons, des plèvres, ou d'une maladie du cœur. Il n'est pas rare non plus de la voir survenir lorsqu'il existe déjà une ascite.

Hydrothyonique, adj., *hydrothyonicus* (ὕδωρ, eau, θεῖον, soufre) ; nom donné par les Allemands à l'acide hydrosulfurique.

Hydrotique. *V.* **Hydragogue.**

Hydrotite, s. f., *hydrotis* (ὕδωρ, eau, οὖς, ωτὸς, oreille) ; hydropisie de l'oreille.

Hydroxanthique, adj., *hydroxanthicus*, nom d'un acide composé de carbone, de soufre et d'hydrogène, qui se prépare en faisant réagir de la potasse ou de la soude dissoute dans l'alcool sur du carbure de soufre, et décomposant la combinaison alcaline qui se forme par l'acide sulfurique, lequel met l'acide à nu. Celui-ci est transparent, incolore, plus dense que l'eau, d'une saveur acide et astringente, d'une odeur particulière et extrêmement forte. Il s'altère à l'air, se détruit assez promptement dans l'eau, et agit sur les oxides métalliques. Le soufre et le carbone paraissent y jouer le même rôle que le cyanogène dans l'acide hydrocyanique.

HYDRURE, s. m. (ὕδωρ, eau); composé non acide et solide d'hydrogène et d'un autre corps.

HYÉMAL, adj., *hyemalis*; se dit des maladies qui régnent en hyver.

HYÉROPYRE, s. m., *hieropyrus* (ἱερὸς, sacré, πῦρ, feu); feu sacré. Synonyme d'*érysipèle*.

HYGIÈNE, s. f., *hygiene*, ὑγιεινή; partie de la médecine qui a pour but de faire connaître les conditions de la santé, et les moyens qui sont à notre disposition pour la conserver. Elle étudie l'homme bien portant, considéré soit isolément, soit dans l'état social, apprend à connaître les choses dont il use ou jouit, et signale l'influence que toutes ces choses exercent sur l'ensemble de ses organes, ou sur quelqu'un d'entre eux en particulier.

HYGIÉNIQUE, adj., *hygienicus*; qui a rapport à l'hygiène. *Condition, mesure, précaution, règle, science hygiénique.*

HYGROBLÉPHARIQUE, adj., *hygroblepharicus*, ὑγροβλεφαρικὸς (ὑγρὸς, humide, βλέφαρον, paupière); nom donné aux conduits excréteurs de la glande lacrymale, et aux orifices par lesquels ils versent les larmes au-dessous de la paupière supérieure.

HYGRO-CIRSOCÈLE. *V.* HYDRO-CIRSOCÈLE.

HYGROMÈTRE, s. m., *hygrometrum*, ὑγρόμετρον (ὑγρὸς, humide, μέτρον, mesure); instrument de physique qui sert à mesurer le degré d'humidité de l'air atmosphérique. La pièce principale est un cheveu dans l'hygromètre de Saussure, et un morceau de baleine dans celui de Deluc.

HYGROMÉTRIE, s. f., *hygrometria*; partie de la physique qui traite des moyens d'apprécier la quantité d'eau en vapeur contenue dans l'atmosphère.

HYGROMÉTRIQUE, adj., *hygrometricus*; qui a rapport à l'hygrométrie, ou qui est susceptible d'éprouver quelque changement de la part de l'humidité atmosphérique. *Calcul, corps, moyen, observation, procédé, science, substance hygrométrique.*

HYGROPHOBIE, s. f., *hygrophobia* (ὑγρὸς,

humide, liquide, φόβος, crainte); synonyme d'*hydrophobie*.

HYGROPHTHALMIQUE, adj., *hygrophthalmicus*, ὑγροφθαλμικὸς (ὑγρὸς, humide, ὀφθαλμὸς, œil); synonyme d'*hygroblépharique*. *V.* ce mot.

HYGROSCOPE, s. m., *hygroscopium* (ὑγρὸς, humide, σκοπέω, je considère); synonyme d'*hygromètre*. *V.* ce mot.

HYGROSCOPIE. *V.* HYDROMÉTRIE.

HYMEN, s. m., *hymen*, ὑμήν; repli semi-lunaire, parabolique ou circulaire, de la membrane muqueuse de la vulve, qui ferme en partie, quelquefois même en totalité, l'entrée du vagin chez les vierges, et chez les femelles de certains animaux dont les mâles n'ont pas encore approché. Sa présence est un signe de virginité, physique au moins; mais son absence n'annonce pas toujours la défloration, car on le voit quelquefois manquer.

HYMÉNOGRAPHIE, s. f., *hymenographia* (ὑμήν, membrane, γράφω, j'écris); description des membranes.

HYMÉNOLOGIE, s. f., *hymenologia* (ὑμήν, membrane, λόγος, discours); traité des membranes.

HYMÉNOTOMIE, s. f., *hymenotomia* (ὑμήν, membrane, τέμνω, je coupe); dissection des membranes. | Section de l'hymen, quand cette membrane, bouchant tout ou presque tout le vagin, s'oppose à l'écoulement des règles, à l'exercice du coït, ou à l'expulsion du fœtus, trois cas dont il existe beaucoup d'exemples.

HYO-CHONDRO-GLOSSE, adj., *hyo-chondro-glossus*; nom donné par Dumas au muscle *hyo-glosse*.

HYO-ÉPIGLOTTIQUE, adj., *hyo-epiglotticus*; qui appartient à l'hyoïde et à l'épiglotte. — *Ligament hyo-épiglottique*, trousseau de tissu cellulaire condensé qui s'étend de la base du cartilage de l'épiglotte à la partie postérieure du corps de l'hyoïde.

HYO-GLOSSE, adj. et s. m., *hyo-glossus*; nom d'un muscle pair, large, mince et quadrilatère, qui, de la grande corne, de la partie supérieure du corps et de la petite corne de l'hyoïde, se porte dans la partie latérale et inférieure de la langue. Il abaisse celle-ci, ou relève l'hyoïde.

HYO-GLOSSIEN, adj., *hyo-glossianus*; nom donné par Chaussier au nerf *grand hypoglosse*.

HYO-GLOSSO-BASI-PHARYNGIEN, adj. et s. m., *hyo-glosso-basi-pharyngeus*; nom donné par Dumas au muscle constricteur moyen du pharynx.

Hyoïde, s. m., *hyoïdes*, ὑοειδὲς, ὑψιλοειδὲς (ὑ, upsilon, εἶδος, ressemblance); qui a la forme d'un upsilon. On appelle ainsi, dans l'homme, un arceau osseux dont la convexité regarde en devant, et qui est suspendu horizontalement entre la base de la langue et le larynx, dans l'épaisseur des parties molles du cou. On le dit composé de cinq osselets mobiles les uns sur les autres : l'un central, *le corps*, deux latéraux, les *grandes cornes*, et deux supérieurs, les *petites cornes*. Considéré dans toute la série des animaux vertébrés, c'est un appareil osseux composé, au grand complet, de neuf pièces, que Geoffroy Saint-Hilaire appelle *basihyal*, *entohyal*, *urohyal*, *glossohyaux*, *apohyaux* et *cératohyaux*.

Hyoïdien, adj., *hyoïdæus*; qui appartient à l'hyoïde : *région hyoïdienne*, *muscles hyoïdiens*. Geoffroy Saint-Hilaire donne à l'hyoïde le nom plus convenable d'*appareil hyoïdien*.

Hyo-pharyngien, adj. et s m., *hyo-pharyngeus*; nom donné par divers anatomistes au muscle constricteur moyen du pharynx.

Hyo-sternal, adj. et s. m., *hyo-sternalis*; nom donné par Geoffroy Saint-Hilaire à la troisième pièce du sternum.

Hyo-thyroïdien, adj. et s. m., *hyo-thyroides*, *hyo-thyroideus*; nom donné quelquefois au muscle *thyro-hyoïdien*.

Hyperbolique, adj., *hyperbolicus* (ὑπερβάλλω, j'excède); épithète donnée par Galien à une position forcée du corps, dans laquelle le tronc et les membres sont fléchis ou étendus plus fortement qu'ils n'ont coutume de l'être.

Hypercatharsie, s. f., *hypercatharsis* (ὑπὲρ, au delà, κάθαρσις, purgation); synonyme de *superpurgation*.

Hypercrise, s. f., *hypercrisis* (ὑπὲρ, au delà, κρίσις, crise); se dit des crises beaucoup plus fortes que celles que l'on observe communément.

Hyperéphidrose. *V.* Hyperhydrose.

Hyperépidose, s. f., *hyperepidosis* (ὑπὲρ, sur, ἐπίδοσις, augmentation); nom donné à l'accroissement extraordinaire que peuvent prendre certaines parties situées à l'extérieur du corps, telles que la verge, le clitoris, les mamelles.

Hyперésie, s. f., *hyperesia*, ὑπηρεσία; ministère, fonction que remplit un organe ou un appareil d'organes.

Hyperesthésie, s.f., *hyperesthesis* (ὑπὲρ,

au delà, αἴσθησις, faculté de sentir); sensibilité extrême.

Hyperhydrose, s. f., *hyperhydrosis* (ὑπὲρ, au delà, ἱδρὼς, sueur); se dit de l'écoulement trop abondant de la sueur.

Hyperkinésie, s. f., *hyperkinesia* (ὑπὲρ, au delà, κίνησις, mobilité); susceptibilité nerveuse portée à un haut degré.

Hypermésie, s. f., *hypermesia* (ὑπὲρ, au delà, ἐμεσία, vomissement); vomissement.

Hypéro-pharyngien, adj. et s. m., *hypero-pharyngeus*; nom donné par quelques anatomistes au muscle *pharyngo-staphylin*.

Hyperostose, s. f., *hyperostosis* (ὑπὲρ, au delà, ὀστέον, os); excroissance osseuse, exostose.

Hyperoximuriate, s. m., *hyperoximurias*; nom donné pendant long-temps aux chlorates.

Hyperoximuriatique. *V.* Chlorique.

Hypersarcose, s. f., *hypersarcosis*, ὑπερσάρκωσις (ὑπὲρ, au dessus, σάρξ, chair); accroissement trop rapide et trop considérable des bourgeons celluleux et vasculaires qui se développent sur les solutions de continuité. C'est à l'hypersarcose qu'il faut rapporter les excroissances molles, fongueuses et d'apparence charnue, qui s'élèvent de la surface des plaies et des ulcères.

Hypersthénie, s. f., *hypersthenia* (ὑπὲρ, sur, σθένος, force); excès de force.

Hypersthénique, adj., *hypersthenicus* (ὑπὲρ, au delà, σθένος, force); qui tient de l'hypersthénie.

Hypertonie, s. f., *hypertonia* (ὑπὲρ, au delà, τόνος, ton); excès de ton dans les tissus du corps vivant.

Hypertrophie, s. f., *hypertrophia* (ὑπὲρ, au delà, τροφὴ, nourriture); état d'une partie dans laquelle la nutrition se fait avec la plus grande activité, et qui, à cause de cela, finit par acquérir un volume considérable.

Hyperzoodynamie, s. f., *hyperzoodynamia* (ὑπὲρ, sur, ζωὸς, vivant, δύναμις, force); excès de force, augmentation des forces chez les animaux en général, et chez l'homme en particulier.

Hypnobatase, s. f., *hypnobatasis* (ὕπνος, sommeil, βάω, je vais); somnambulisme.

Hypnobate, s. m., *hypnobates*; somnambule.

Hypnologie, s. f., *hypnologia*, *hypnologice*, ὑπνολογικὴ (ὕπνος, sommeil, λόγος, discours); traité du sommeil.

Hypnologique, s. f., *hypnologice*; partie de la diététique qui traite du sommeil.

HYPNOTIQUE, adj. et s.m., *hypnoticus* (ὑπνόω, je dors); épithète donnée aux agens pharmaceutiques qui ont la propriété de faire dormir.

HYPOCATHARSIE, s. f., *hypocatharsis* (ὑπὸ, dessous, κάθαρσις, purgation); purgation médiocre, faible.

HYPOCHONDRE ou HYPOCONDRE, s. m., *hypochondrium*, ὑποχόνδριον; partie latérale et supérieure de l'abdomen, située à droite et à gauche, et limitée par le rebord cartilagineux des fausses côtes, qui forme la base de la poitrine. | Synonyme populaire d'*hypochondriaque*.

HYPOCHONDRIAQUE, adj. et s. m., *hypochondriacus*; qui appartient à l'hypochondrie, ou qui est atteint d'hypochondrie.

HYPOCHONDRIE, s. f., *hypochondriasis*, *hypochondria* (ὑπὸ, sous, χόνδρος, cartilage); maladie dans laquelle on observe une excessive susceptibilité morale, des défiances, des craintes, de la tristesse, du dégoût pour la vie, des douleurs dans l'abdomen, des troubles de la digestion, une sorte d'inquiétude, d'anxiété, de tressaillement général; elle consiste dans la coïncidence d'une irritation encéphalique chronique avec une irritation gastrique du même type. Le régime, l'exercice, le grand air, le repos de l'esprit peuvent seuls guérir cette maladie.

HYPOCHYMA, s. m., *suffusio*, ὑποχύμα (ὑπὸ, sous, χίω ou χύω, je répands); suffusion. La cataracte a été désignée sous ce nom.

HYPOCISTE, s. m., *cytinus hypocistus*; petite plante parasite de la gynandrie dodécandrie, et de la famille des aristoloches, qui croît dans le midi de l'Europe. Le suc de ses fruits, qui a une saveur acide et astringente, était converti autrefois en un extrait qu'on employait souvent dans la diarrhée et les hémorrhagies.

HYPOCOPHOSE, s. f., *hypocophosis* (ὑπὸ, sous, κώφωσις, surdité); ouïe dure, surdité.

HYPOCOPHOSIE. *V.* HYPOCOPHOSE.

HYPOCRANE, s. m., *hypocranium* (ὑπὸ, sous, κρανίον, crâne); nom donné aux abcès situés entre le crâne et la dure-mère.

HYPOCRAS, s. m.; liqueur préparée avec du vin, de la bière ou du cidre, du sucre, et des aromates, tels que de la cannelle, du gingembre, du girofle, etc. On donne aussi ce nom à l'eau

chargée d'une ou plusieurs huiles essentielles.

HYPOCRATÉRIFORME, adj., *hypocrateriformis* (ὑπὸ, sous, κρατήρ, coupe, *forma*, forme); qui a la forme d'une soucoupe. se dit d'une corolle tubulée, à limbe horizontal, régulier, arrondi et concave, qui se dilate subitement.

HYPOGASTRE, s. m., *hypogastrium*, ὑπογάστριον (ὑπὸ, sous, γαστήρ, ventre); partie inférieure du ventre, située au-dessous d'une ligne tendue de l'une à l'autre des épines iliaques antérieures et supérieures.

HYPOGASTRIQUE, adj., *hypogastricus*; qui appartient à l'hypogastre, qui en fait partie. — *Artère hypogastrique*, ou *iliaque interne*, branche interne de la bifurcation de l'iliaque primitive, qui s'enfonce dans la cavité pelvienne, où elle fournit un grand nombre de rameaux, la plupart très-volumineux. — *Plexus hypogastrique*, formé par les nerfs sacrés et le plexus mésentérique inférieur, et situé sur les parties latérales et postérieures du rectum et du bas-fond de la vessie. — *Région hypogastrique* ou *hypogastre. V.* ce mot. — *Taille hypogastrique*, celle qu'on pratique par-dessus le pubis. — *Veine hypogastrique*, dont la distribution diffère peu de celle de l'artère.

HYPOGASTROCÈLE, s. f., *hypogastrocele* (ὑπὸ, sous, γαστήρ, estomac, ventre, κήλη, tumeur); hernie formée à la région hypogastrique, à travers l'écartement de la partie inférieure de la ligne blanche. Cette affection est très-rare.

HYPOGASTRORRHEXIE, s. f., *hypogastrorrhexis* (ὑπογάστριον, hypogastre, ῥῆξις, rupture); déchirure du ventre, éventration.

HYPOGLOSSE, adj., *hypoglossus*, ὑπογλώσσιος (ὑπὸ, sous, γλῶσσα, langue); qui est situé sous la langue. — *Nerf grand hypoglosse*, neuvième paire de nerfs : il naît, par une douzaine de filets, d'un sillon qui sépare les éminences olivaire et pyramidale, sort du crâne par le trou condyloïdien antérieur, et, parvenu à l'angle de la mâchoire, se divise en deux branches, la *cervicale descendante* et la *linguale*. Il paraît ne servir qu'à donner le mouvement aux muscles de la langue.

HYPOGLOTTIDES, s. f. pl.; pilules béchiques que l'on laissait fondre sous la langue.

HYPOGYNE, adj., *hypogynus* (ὑπὸ, sous, γυνή, femelle); se dit des étamines ou de la corolle quand elles sont insérées sous l'ovaire ou sur le réceptacle du pistil.

Hypomochlion, s. m., *fulcrum* (ὑπὸ, sous, μοχλὸς, levier); point d'appui dans un levier.

Hyponitreux, adj., *hyponitrosus*; nom d'un acide qu'on n'a pas encore pu isoler des composés salins qu'il forme avec les bases salifiables.

Hyponitrite, s. m., *hyponitris*; sel formé par la combinaison de l'acide hyponitrique avec une base salifiable.

Hypopédium, cataplasme destiné à envelopper la plante des pieds.

Hypophase, s. f., *hypophasis* (ὑπὸ, sous, φαίνω, je parais); se dit lorsque l'on n'aperçoit que le blanc de l'œil entre les bords des paupières.

Hypophore, s. f., *hypophora* (ὑπὸ, sous, φέρω, je porte); ulcère, conduit fistuleux.

Hypophosphite, adj., *hypophosphis*; sel formé par la combinaison de l'acide hypophosphoreux avec une base salifiable.

Hypophosphoreux, adj., *hypophosphorosus*; nom d'un acide liquide, incristallisable et très-soluble dans l'eau, qui se décompose par l'action de la chaleur.

Hypophthalmie, s. f., *hypophthalmia*, ὑποφθαλμίον (ὑπὸ, sous, ὀφθαλμὸς, œil); inflammation de la partie inférieure de l'œil, au-dessous de la paupière inférieure, et derrière elle.

Hypopyon, s. m., *hypopyum* (ὑπὸ, sous, πύον, pus); nom que l'on a donné presque indifféremment aux abcès formés dans l'épaisseur de la cornée transparente, et aux collections de matière puriforme amassées dans les chambres antérieure et postérieure de l'œil. Quelques auteurs ont même désigné sous le nom d'*hypopyon* les abcès très-considérables qui semblent, à la suite des ophthalmies les plus violentes, envahir l'œil tout entier.

Hyposarque, s. m., *hyposarca* (ὑπὸ, sous, σάρξ, chair); nom que donne Linné à des tumeurs abdominales qui ne font entendre aucun son, ni sentir de fluctuation.

Hypospadias, s. m., *hypospadias*, ὑποσπαδίας (ὑπὸ, sous, σπάω, je tire); vice congénial de conformation, qui consiste en ce que l'urètre ne s'ouvre pas au sommet du gland, mais à sa base, ou sous la verge, plus ou moins près de la symphyse des pubis.

Hypospathisme, s. m., *hypospathismus*, ὑποσπάθισμος (ὑπὸ, au-dessous, σπάω,

spatule); opération barbare que les anciens pratiquaient dans les cas d'ophthalmie chronique; elle consistait à faire trois incisions sur le front, et à détacher ensuite, au moyen d'une spatule, les parties qui recouvrent le péricrâne, afin de mettre cette membrane à nu dans une plus ou moins grande étendue. Cette opération est depuis long-temps abandonnée.

Hyposphagme, s. m.; épanchement de sang sous la conjonctive.

Hypostaphyle, s. f. (ὑπὸ, sous, σταφύλη, luette); allongement de la luette.

Hypostase, s. f., *hypostasis* (ὑπὸ, sous, στάω, je reste); sédiment de l'urine.

Hypostème. *V.* Hypostase.

Hyposternal, adj. et s. m., *hyposternalis*; nom donné par Geoffroy Saint-Hilaire à la quatrième pièce du sternum.

Hyposthénie, s. f., *hyposthenia* (ὑπὸ, σθένος, force); diminution des forces.

Hyposthénique, adj., *hyposthenicus* (ὑπὸ, sous, σθένος, force); qui tient à l'hyposthénie. *Diathèse hyposthénique.*

Hyposulfate, s. m., *hyposulfas*; sel formé par la combinaison de l'acide hyposulfurique avec une base salifiable.

Hyposulfite, s. m., *hyposulfis*; sel formé par la combinaison de l'acide hyposulfureux avec une base salifiable.

Hyposulfite de soude. hyposulfis sodæ; sel cristallisable en prismes à quatre pans rhomboïdaux et terminés par des pyramides très-courtes. Il a une saveur sulfureuse et amarescente. On l'a conseillé comme sudorifique dans certaines maladies chroniques de la peau.

Hyposulfureux, adj., *hyposulfurosus*; nom d'un acide qu'on n'a pas encore pu isoler des bases avec lesquelles il forme des composés salins.

Hyposulfurique, adj., *hyposulfuricus*; nom d'un acide liquide et inodore, que l'action d'une faible chaleur convertit en acides sulfurique et sulfureux.

Hypothénar, s. m., *hypothenar, subvola*, ὑποθέναρ (ὑπὸ, sous, θέναρ, main); saillie formée, à la face palmaire de la main, du côté du petit doigt, par les muscles palmaire cutané, adducteur, court fléchisseur et opposant du petit doigt.

Hypothénar du petit doigt: nom donné par Winslow à l'adducteur du petit doigt, par Riolan à l'ensemble de l'adducteur, du court fléchisseur et de l'opposant.

Hypothénar du pouce; nom donné par Riolan à l'adducteur et à une portion du court fléchisseur du pouce.

Hypozome, s. m., *hypozoma ;* cloison membraneuse. le diaphragme, le médiastin, par exemple.

Hypsiloglosse. *V.* Hyo-glosse.

Hypsiloïde. *V.* Hyoïde.

Hyssope, s. m., *hyssopus officinalis ;* petite plante de la didynamie gymnospermie, et de la famille des labiées, qui croît dans le midi de l'Europe. Elle est tonique et légèrement stimulante.

Hyssopite, vin diurétique, emménagogue, dans lequel entrait l'hyssope.

Hystéralgie, s. f., *hysteralgia* (ὑστέρα, matrice, ἄλγος, douleur); douleur de la matrice.

Hystéranthère, adj., *hysteranthcrus ;* se dit d'une plante dont les fleurs naissent avant les feuilles.

Hystéricie. *V.* Hystérie.

Hystéricisme. *V.* Hystérie.

Hystérie, s. f., *hysteria* (ὑστέρα, matrice); maladie dans laquelle on observe une irritabilité nerveuse excessive, avec retour périodique de convulsions, sentiment de strangulation, et suspension de plusieurs sens : c'est le résultat d'une irritation cérébrale liée à une irritation des organes de la génération. On la guérit par l'exercice, le repos de l'esprit, la distraction, les travaux corporels et le régime.

Hystérique, adj. et s. f., *hystericus ;* qui appartient à l'hystérie, ou qui est atteint d'hystérie.

Hystérisme. *V.* Hystérie.

Hystérite. *V.* Métrite.

Hystérocèle, s. f., *hysterocele* (ὑστέρα, matrice, κήλη, tumeur); hernie formée par la matrice.

Hystéro-cystique, adj., *hystero-cysticus* (ὑστέρα, matrice, κύστις, vessie); qui a rapport à la matrice et à la vessie.

Hystéro-cystocèle, s. f., *hystero-cystocele* (ὑστέρα, matrice, κύστις, vessie. κήλη, hernie); hernie dans laquelle se trouvent l'utérus et la vessie urinaire.

Hystéroloxie, s. f., *hysteroloxia* (ὑστέρα, matrice, λοξός, oblique); nom que l'on a donné à l'obliquité de la matrice.

Hystéromanie. *V.* Nymphomanie.

Hystérophyse, s. f., *hysterophysis* (ὑστέρα, matrice, φύση, air); distension de la matrice par des substances gazeuses.

Hystéroptose, s. f., *hysteroptosis, hysteroptose* (ὑστέρα, matrice, πτῶσις, chute); dénomination par laquelle on désigne la chute et le renversement de la matrice.

Hystérorrhée, s. f., *hysterorrhœa* (ὑστέρα, matrice, ῥέω, je coule); écoulement de mucosités, de sang ou de pus par la matrice.

Hystérostomatome, s. f., *hysterostomatomus* (ὑστέρα, matrice, στόμα, orifice, τέμνω, je coupe); nom donné à deux instrumens, l'un simple, l'autre composé, inventés par Coutouly, et destinés à fendre le col de la matrice, lorsque la densité squirreuse de son tissu s'oppose à son agrandissement.

Hystérotome, s. m., *hysterotomus* (ὑστέρα, matrice, τέμνω, je coupe); instrument inventé par Flamant pour inciser la matrice à travers le conduit vaginal. Il consiste en une lame tranchante, aiguë ou mousse à sa pointe, et cachée dans une sorte de chape, d'où elle ne sort qu'à l'instant même où l'on presse sur les parties pour les diviser.

Hystérotomie, s. f., *hysterotomia* (ὑστέρα, matrice, τομή, section); opération qui consiste à diviser la matrice sans porter atteinte à aucune des parties qui environnent cet organe. L'hystérotomie est, à proprement parler, l'*opération césarienne vaginale.*

Hystérotomotocie, s. f., *hysterotomotocia* (ὑστέρα, matrice, τομή, section, τόκος, accouchement); dénomination par laquelle on a voulu désigner les accouchemens opérés par l'incision de l'utérus.

I.

Iatralepte, s. m., *medicus unguentarius,* ἰατραλείπτης (ἰατρός, médecin, ἀλείφω, j'oins); médecin qui traite les maladies par les onctions, les frictions.

Iatraleptique, adj. et s. f., *iatraleptice,* ἰατραλειπτική (ἰατρεύω, je guéris, ἀλείφω, j'oins); partie de la thérapeutique qui se rapporte aux frictions, aux onctions. *méthode iatraleptique.*

Iatre, s. m., *medicus,* ἰατρός (ἰατρεύω, je guéris); médecin.

Iatrine, s. f., ἰατρίνη (ἰατρός, médecin); femme qui exerce la médecine.

Iatrique, adj., *iatricus. medicalis*

ἰατρικὸς (ἰατρὸς , médecin) ; médical.
| Pris substantivement, ce mot a été quelquefois employé pour désigner la médecine.

IATROCHIMIE, s. f., *iatrochymia* (ἰατρεύω , je guéris, χυμὸς , suc); méthode thérapeutique qui consiste à se servir de préparations chimiques dans le traitement des maladies.

IATROCHIMIQUE , adj. , *iatrochymicus* ; qui a rapport à l'iatrochimie : *méthode iatrochimique.*

IATROMATHÉMATICIEN , adj. et s. f., *iatromathematicus* ; médecin qui suit les principes de la secte iatromathématique.

IATROMATHÉMATIQUE , adj., *iatromathematicus.* On donne le nom de *doctrine* ou d'*école iatromathématique* à celle dont les sectateurs appliquent continuellement les mathématiques à l'explication des phénomènes de la vie, tant dans l'état de santé que dans celui de maladie.

IATROPHYSIQUE , adj., *iatrophysicus* (ἰατρεύω , je guéris, φυσικὴ , physique); qui a rapport à la physique envisagée sous le point de vue de son application à la médecine.

ICHOR, s. m., *ichor* (ἰχὼρ , sanie , sang corrompu); liqueur ténue, plus ou moins diaphane, et capable d'enflammer les parties avec lesquelles elle est mise en contact, qui s'écoule des tissus trop fortement enflammés. | Pus fétide , altéré par le sang, et très-irritant pour les parties qu'il touche.

ICHOREUX , adj. , *ichoroides, ichorosus* ; qui est ou qui tient de la nature de l'ichor.

ICHOROÏDE. *V.* ICHOREUX.

ICHTHYOCOLLE, s. f., *ichthyocolla* (ἰχθὺς , poisson , κόλλη , colle); vessie natatoire de l'esturgeon, *acipenser sturio,* desséchée. Elle porte aussi le nom de *colle de poisson* : c'est de la gélatine presque pure. On en prépare des gelées analeptiques, et on la fait entrer dans la matière des injections anatomiques.

ICHTHYOLOGIE, s. f., *ichthyologia* (ἰχθὺς , poisson, λόγος , discours); branche de la zoologie qui s'occupe de l'histoire des poissons.

ICHTHYOLOGIQUE , adj., *ichthyologicus* ; qui a rapport aux poissons ou à leur histoire.

ICHTHYOLOGISTE , s. m.; zoologiste qui se livre spécialement à l'étude des poissons.

ICHTHYOPHAGE, s. m., *ichthyophagus* (ἰχθὺς , poisson , φάγω , je mange); qui se nourrit principalement de poissons.

ICHTHYOPHAGIE , s. f. , *ichthyophagia* (ἰχθὺς , poisson, φάγω , je mange); habitude de se nourrir de poissons.

ICHTHYOSE , s. f., *ichthyosis* (ἰχθὺς , poisson); nom donné par Alibert à une maladie de la peau dans laquelle l'épiderme est formé d'écailles plus ou moins épaisses, distinctes , grisâtres ou nacrées (*ichthyose nacrée*), d'écailles noires et dures, ou d'une substance cornée et même ayant parfois la forme de cornes, ou donnant à la peau l'aspect de celle de l'éléphant ou de l'écorce des vieux arbres (*ichthyose cornée*). Une troisième espèce de l'ichthyose est la *pellagre. V.* ce mot.

ICOSANDRIE , s. f. , *icosandria* ; nom donné, dans le système de Linné , à la classe contenant les plantes dont chaque fleur renferme une vingtaine d'étamines attachées au calice.

ICOSANDRIQUE , adj. , *icosandricus* ; qui appartient à l'icosandrie.

ICTÈRE, s. m. , *icterus , aurigo , arquatus , morbus regius ,* ἴκτερις (ἰκτὶς , belette); coloration de la peau, des conjonctives et de l'urine en jaune , souvent verdâtre ou même noirâtre. | Etat morbide des organes biliaires qui donne lieu à ce symptôme. L'irritation de ces organes et les obstacles au versement de la bile dans le duodénum, telles sont et les causes auxquelles on rapporte l'ictère et les sources des indications curatives.

ICTÉRICIE. *V.* ICTÈRE.

ICTÉRIQUE , adj. et s. m. , *ictericus,* ἰκτερώδης; relatif à l'ictère, accompagné ou atteint d'ictère.

ICTÉRODE , adj., *icterodes,* ἰκτερώδης ; nom donné par quelques auteurs à la fièvre jaune, qui a été décrite par eux sous les dénominations de *fièvre, typhus, synoque ictérode.*

IDÉACH , s. m. ; terme employé par Paracelse, à ce qu'il paraît, comme synonyme d'*idée.* Il attribuait un *idéach* à chaque plante.

IDÉALISME , s. m., *idealismus ;* système philosophique dans lequel on considère tout ce qui est étranger à la pensée et à l'entendement comme un simple produit de cette pensée, de manière à n'accorder l'existence réelle qu'à celle-ci.

IDÉALISTE , s. m., *idealista* ; partisan de l'idéalisme en philosophie théorique.

IDECHTRUM, s. m. Sous ce nom, Paracelse désignait tout premier produit créé d'après une idée , le premier homme, le premier arbre, en un mot toute première créature.

IDÉE, s. f. , *idea , idolum ,* ἰδέα , εἰδέα ;

image ou représentation d'un objet dans l'esprit. | Nature ou essence d'une chose.

IDENTITÉ, s. f., *identitas*; conformité pleine et entière entre deux choses, soit par rapport a leurs qualités seulement, soit même eu égard à leur nature intime. En Allemagne, on appelle la doctrine de Schelling *système de l'identité*, parce que, réunissant ensemble le réalisme et l'idéalisme, elle envisage tous les objets existans ou concevables par la pensée sous le point de vue de leur identité, de leur unité d'existence.

IDÉOLOGIE, s. f., *ideologia* (εἴδω, je vois, λόγος, discours); science des idées ou plutôt des facultés intellectuelles de l'homme.

IDIOCRASE. *V.* IDIOCHASIE.

IDIOCRASIE, s. f., *habitus proprius, idiocrasia*, ἰδιοκρασία (ἴδιος, propre, κρᾶσις, constitution); constitution propre à chaque individu.

IDIO-ÉLECTRIQUE, adj., *idio-electricus* (ἴδιος, propre, ἤλεκτρον, électricité); épithète donnée à tout corps susceptible de devenir électrique par le frottement.

IDIOGYNE, adj., *idiogynus* (ἴδιος, propre, γυνή, femelle); nom donné par quelques botanistes aux étamines qui sont entièrement isolées du pistil.

IDIOPATHIE, s. f., *primarius affectus, proprius affectus*. ἰδιοπάθεια (ἴδιος, propre, πάθος, affection); maladie primitive qui n'est pas la suite ou la complication d'une autre maladie.

IDIOPATHIQUE, adj., *propriâ habitu, constitutione propriâ pendens, idiopathicus*; se dit des lésions primitives et de leurs symptômes. — *Affection idiopathique*, pléonasme répété maladroitement chaque jour.

IDIOSYNCRASIE, s. f., *idiosyncrasia, idiotrophia*, ἰδιοσυγκρασία (ἴδιος, propre, σὺν, avec, κρᾶσις, constitution); disposition qui résulte du plus ou moins d'énergie vitale départie à tel ou tel organe chez certains individus, et qui fait que ceux-ci présentent, soit dans les actions de ces organes, soit dans la manière dont eux-mêmes sont affectés par les agens du dehors, des phénomènes plus ou moins différens de ceux qu'on observe en pareille circonstance chez la plupart des autres hommes.

IDIOT, adj. et s. m., *idiota* (ἰδιώτης, grossier, ignare); qui ne jouit pas de la dose de facultés intellectuelles nécessaire pour faire partie de l'état social, ni même pour veiller à sa propre conservation.

IDIOTISME, s. m. (ἰδιώτης, ignare); oblitération, ordinairement congéniale, quelquefois acquise, des facultés intellectuelles et affectives, presque constamment liée à un défaut de développement du cerveau.

IDIOTROPHE, s. m., ἰδιότροφα; se dit des animaux, parce qu'ils se nourrissent d'alimens tirés de la classe d'êtres à laquelle ils appartiennent.

IDIOTROPIE, s. f., *propria constitutio*, ἰδιοτροπία (ἴδιος, propre); constitution propre à chaque individu.

IDONÉITÉ, s. f., *idoneitas*; synonyme trop peu usité d'*aptitude*.

IF, s. m., *taxus baccata*; arbre de la dioécie monadelphie, et de la famille des conifères, qui croît naturellement en Europe. Ses fruits sont mucilagineux et emolliens. Les empiriques recommandent ses feuilles dans l'épilepsie.

IGASURIQUE. *V.* STRYCHNIQUE.

IGNAME, s. f., *dioscorea alata*; plante de la dioécie hexandrie, et de la famille des smilacées, qui croît aux Indes orientales, où l'on se nourrit de sa racine tubéreuse, qui renferme beaucoup de fécule amylacée.

IGNÉ, adj., *igneus*; qui tient de la nature du feu, qui est produit par le feu. — *Fusion ignée*, qui résulte de l'action du feu. — *Matière ignée*, ou *calorique*. — *Nature ignée*.

IGNIFÈRE, adj., *igniferus* (*ignis*, feu, *fero*, je porte); qui brûle, qui est en ignition.

IGNITION, s. f., *ignitio, candefactio*, πύρωσις; état d'un corps échauffé jusqu'au point de présenter une couleur rouge.

IGNIVORE, adj., *ignivorus*, πυροφάγος (*ignis*, feu, *voro*, je dévore); qui mange des matières enflammées.

ILECH, *Ylech. Ileias, Iliaster, Yliaster, Eliaster, Iliastrum, Ileiados, ileidos, ileiadum, iliadus*; termes dont Paracelse s'est servi pour désigner la matière première, le principe de toutes choses.

ILÉO-CŒCAL, adj., *ileo-cæcalis*; qui appartient à l'iléon et au cœcum. — *Ligament iléo-cæcal. V.* MÉSOCŒCUM. — *Valvule iléo-cæcale*, repli elliptique, large, mou, épais, dirigé en travers de l'intestin grêle, et divisé par une fente qui le partage en deux lèvres. C'est une duplicature de l'intestin, qui empêche les matières excrémentitielles de retourner du cœcum dans l'iléon.

ILÉO-COLIQUE, adj., *ileo-colicus*, nom

donné par quelques anatomistes à l'artère *colique droite inférieure.*

ILÉO-LOMBAIRE, adj., *iléo-lumbalis;* qui appartient à l'iléon et à la région lombaire. — *Artère iléo-lombaire,* branche de l'hypogastrique qui remonte derrière le muscle psoas. — *Ligament iléo-lombaire,* triangulaire, aplati, et tendu de l'apophyse transverse de la cinquième vertèbre lombaire à la crête iliaque.

ILÉON, s. m., *ileum,* εἴλεόν (εἰλέω, j'entortille); portion de l'intestin grêle qui s'étend depuis le jéjunum jusqu'au cœcum.

ILÉOSE, s. f., *ileus* (εἴλεόν, iléon); maladie de l'intestin iléon.

ILÉOSIE. *V.* **ILEUS.**

ILES, s. m. pl., *ilia,* λαγόνες, κενεῶνες; parties latérales et inférieures de l'abdomen, bornées en bas par la saillie des hanches. Synonyme de *flancs.* — *Os des îles,* ou *os coxal.*

ILEUS, s. m., *iliaca passio,* εἴλεός (εἰλέω, j'entortille); douleur atroce ressentie dans l'abdomen, avec vomissement, quelquefois de matières fécales, constipation opiniâtre, et durant laquelle les intestins semblent se tordre les uns sur les autres. On admet généralement un *ileus nerveux,* fort rare, et un *ileus inflammatoire,* trop fréquent effet de l'étranglement d'un intestin ou de l'entérite primitive.

ILIACO-MUSCULAIRE, adj., *iliaco-muscularis;* nom donné par Chaussier à l'artère iléo-lombaire.

ILIACO-TROCHANTIN, adj. et s. m., *iliaco-trochantinus;* nom donné par Dumas au muscle *iliaque.*

ILIACO-TROCHANTINIEN, adj. et s. m., *iliaco-trochantinianus;* nom donné par Chaussier au muscle *iliaque.*

ILIAL, adj., *ilialis;* qui fait partie de l'os iléon. — *Portion iliale* de l'os innominé, ou *os ilion.*

ILIAQUE, adj., *iliacus;* qui se trouve dans les flancs. — *Aponévrose iliaque. V.* **FASCIA** *iliaca.* — *Artères iliaques.* distinguées en, 1° *primitives,* qui résultent de la bifurcation de l'aorte ventrale vis-à-vis le corps de la quatrième vertèbre des lombes; 2° *internes* ou *hypogastriques, V.* ce mot; 3° *externes,* qui se portent depuis la symphyse sacro-iliaque jusqu'à l'arcade crurale, où elle prend le nom de crurale. — *Crête iliaque,* bord supérieur de l'os des îles, qui donne attache aux muscles larges du bas-ventre. — *Épines iliaques,* situées sur l'os des îles, et au nombre de quatre, deux en devant, deux en arrière, qu'on distingue en su-

périeures et inférieures. — *Fosses iliaques: externe,* qui correspond à la face externe de l'os coxal; *interne,* creusée à la partie supérieure de la face interne de cet os. — *Muscle iliaque* (iliaco-trochantérien, Ch.), pair, large, rayonné, triangulaire, étendu de la fosse et de la crête iliaques au petit trochanter, où il se fixe par un tendon qui lui est commun avec le grand psoas; il fléchit la cuisse sur le bassin, la tourne en dehors, et soutient le tronc. —*Os iliaque. V.* **COXAL.**—*Passion iliaque. V.* **ILEUS.**—*Régions iliaques. V.* **ILES.**

ILII-SACRO-FÉMORAL, adj. et s. m., *ilii-sacro-femoralis;* nom donné par Dumas au muscle *grand fessier.*

ILIO-ABDOMINAL, adj. et s. m., *ilio-abdominalis;* nom donné par Chaussier au muscle *petit oblique* de l'abdomen.

ILIO-APONÉVROSI-FÉMORAL, adj. et s. m., *ilio-aponevrosi-femoralis;* nom donné par Chaussier au muscle du *fascia lata.*

ILIO-APONÉVROTIQUE; muscle *fascia lata* du cheval.

ILIO-COSTAL, adj. et s. m., *ilio-costalis;* nom donné par Chaussier au muscle *carré des lombes.*

ILIO-CRÉTI-TIBIAL, adj. et s. m., *ilio-creti-tibialis;* nom donné par Dumas au muscle *couturier.*

ILIO-FÉMORAL, adj., *ilio-femoralis;* nom donné par quelques anatomistes à l'articulation *coxo-fémorale.*

ILIO-FÉMORAL *grêle,* muscle *petit droit* de la cuisse du cheval.

ILIO-HYPOGASTRIQUE, adj., *ilio-hypogastricus;* nom d'un nerf émané de la première paire lombaire, qui se consume dans le muscle oblique descendant du bas-ventre.

ILIO-INGUINAL, adj., *ilio-inguinalis;* nom d'un nerf qui naît de la première paire lombaire, et se distribue au muscle oblique ascendant du bas-ventre.

ILIO-ISCHIO-TROCHANTÉRIEN, adj. et s. m., *ilio-ischio-trochanterianus;* nom donné par Dumas au muscle *petit fessier.*

ILIO-LOMBAIRE. *V.* **ILÉO-LOMBAIRE.**

ILIO-LOMBI-COSTAL, adj. et s. m., *ilio-lumbi-costalis;* nom donné par Dumas au muscle *carré des lombes.*

ILIO-LOMBO-COSTO-ABDOMINAL, adj. et s. m., *ilio-lumbo-costo-abdominalis;* nom donné par Dumas au muscle *petit oblique* de l'abdomen.

ILIO-LOMBO-VERTÉBRAL, adj., *ilio-lumbo-vertebralis;* nom donné par quelques anatomistes au ligament *iléo-lombaire.*

ILIO-PECTINÉ, adj., *ilio pectineus;* nom

d'une éminence située à la jonction du pubis avec l'os des îles.

ILIO-PRÉTIBIAL, adj. et s. m., *ilio-prætibialis*; nom donné par Chaussier au muscle *couturier*.

ILIO-PUBI-COSTO-ABDOMINAL, adj. et s. m., *ilio-pubi-costo-abdominalis*; nom donné par Dumas au muscle *grand oblique* de l'abdomen.

ILIO-ROTULIEN, adj. et s. m., *ilio-rotulianus*; nom donné par Chaussier au muscle *droit antérieur* de la cuisse.

ILIO-SACRÉ. *V.* SACRO-ILIAQUE.

ILIO-SACRO-FÉMORAL, adj. et s. m., *ilio-sacro-femoralis*; nom donné par Dumas au muscle *grand fessier*.

ILIO-SCROTAL, adj., *ilio-scrotalis*; nom donné par Chaussier à un rameau externe de la branche antérieure de la première paire des nerfs lombaires.

ILIO-SPINAL; les muscles *long dorsal*, *long épineux* de l'encolure, et *court transversal* du cheval.

ILIO-TROCHANTÉRIEN, adj. et s. m., *ilio-trochanterianus*; nom donné par Chaussier au muscle *moyen* et au *petit fessiers*, qu'il distingue l'un de l'autre par les épithètes de *grand* et de *petit*.

ILION, s. m., *ilium* (εἰλέω, j'entortille); la plus grande des trois pièces dont l'os coxal est formé dans le fœtus. celle qui donne attache au muscle iliaque, et qui supporte les circonvolutions de l'intestin grêle.

ILLÉGITIME, adj., *illegitimus*; se dit de quelques fièvres dont le type est irrégulier. En médecine légale, cette épithète est donnée aux naissances tardives.

ILLITION, s. f., *illitio*, *inunctio*, χατά-χρισις, διάχρισις, ἐπίχρισις (*illinere*, oindre); synonyme d'*onction*.

ILLOSE, s. f., *illosis*, ἴλλωσις (ἰλλός, louche); strabisme.

ILLUMINATION, s. f., *illuminatio*, φωτισμός, φώτισμα; lueur produite par un corps lumineux. — *Faculté d'illumination des rayons lumineux*, pouvoir qu'a chacun d'eux d'éclairer plus ou moins les objets sur lesquels il tombe.

ILLUTATION, s. f., *illutatio*, *illutamentum* (*in*, sur, *lutum*, boue); action d'enduire de boue une partie du corps ou le corps entier.

IMAGE, s. f., *imago*, *icon*, εἰκών; représentation d'un objet; effet de la réflexion ou de la réfraction, par un corps, des rayons lumineux envoyés par tous les points visibles d'un objet à la surface de ce corps.

IMAGINAIRE, adj., *imaginarius*; qui

n'existe que dans l'imagination : *maladie*, *malade imaginaire*.

IMAGINATION, s. f., *imaginatio*, *figuratio*, φαντασία, διανόημα; faculté de former arbitrairement, de créer, avec des idées acquises, des idées nouvelles d'un autre ordre que celles qui doivent naissance aux jugemens et aux raisonnemens ordinaires.

IMAGINATIVE, s. f.; synonyme familier d'*imagination*.

IMBÉCILLE, adj., *imbecillis*; nom donné aux chevaux qui sont attaqués de la maladie connue sous celui d'*immobilité*. Quelquefois ce mot est synonyme d'*idiot*.

IMBÉCILLITÉ, s. f., *imbecillitas*; faiblesse d'esprit.

IMBERBE, adj., *imberbis*; qui n'a point de barbe.

IMBIBITION, s. f., *imbibitio*, ἔμπτωσις; action par laquelle un corps se pénètre d'un liquide quelconque. Les animaux dépourvus de vaisseaux se nourrissent par imbibition.

IMBÉCILLAQUE. *V.* IMBÉCILLE.

IMBRIQUÉ, adj., *imbricatus*; se dit, en histoire naturelle, des parties extérieures des corps vivans qui se recouvrent à la manière de tuiles d'un toit.

IMMATÉRIALISME, s. m., *immaterialismus*; doctrine dans laquelle on admet des substances autres que la matière, de nature incorporelle.

IMMATÉRIALISTE, s. m., *immaterialista*; partisan de l'immatérialisme.

IMMATÉRIALITÉ, s. f., *immaterialitas*, *incorporalitas*; qualité de ce qui ne remplit pas d'espace, et n'obéit pas aux lois de la gravitation.

IMMERSION, s. f., *immersio*; action de plonger dans un liquide quelconque.

IMMINENCE, s. f., *imminentia*; état de ce qui est imminent. En pathologie, on donne ce nom à tout dérangement dans la santé qui peut faire craindre l'explosion prochaine d'une maladie.

IMMOBILE, adj.; qui est atteint d'immobilité.

IMMOBILITÉ, s. f.; se dit d'un cheval qui ne recule pas, ou que très-difficilement : il reste dans la position où on le met. C'est une maladie grave, presque toujours mortelle, et qui se trouve dans les cas redhibitoires.

IMPACTION, s. f., *impactio* (*impingo*, je heurte); fracture du crâne, des côtes ou du sternum, avec enfoncement de quelques-uns des fragmens, et saillie des autres en dehors. | Ecpiesme.

IMPAIR, adj., *impar*, ἄνισος. On a beaucoup divagué, en médecine, sur la puissance des jours impairs, sur les dangers qu'ils font courir aux malades ; encore aujourd'hui ceux-ci redoutent le septième, le neuvième, le treizième jour de leur maladie. Molière n'a pas oublié le *Deus impare gaudet*. Il est temps que les médecins oublient ces rêveries de l'école illégitime de Pythagore.

IMPALPABLE, adj., *intactilis* ; qu'on ne peut toucher. Nom donné aux poudres très-fines.

IMPASTATION, s. f., *impastatio*; action de faire prendre à un corps la forme de pâte.

IMPÉNÉTRABILITÉ, s. f., *impenetrabilitas* ; propriété en vertu de laquelle la place occupée par un corps ne peut point être envahie par un autre corps ; propriété caractéristique de la matière.

IMPÉRATOIRE, s. f., *imperatoria ostruthium*, L. ; plante de la pentandrie digynie, et de la famille des ombellifères, qui croît dans le midi de l'Europe, et dont la racine, amère et aromatique, était employée autrefois comme stimulant.

IMPERFORATION, s. f., *imperforatio*; absence de quelque ouverture naturelle, par un vice de conformation.

IMPERFORÉ, adj., *imperforatus* ; qui manque d'ouverture.

IMPERMÉABILITÉ, s. f., *impermeabilitas* (*in*, part. négat., *per*, à travers, *meatus*, ouverture) ; qualité de certains corps, en vertu de laquelle ils ne se laissent point traverser par les fluides.

IMPERMÉABLE, adj., *impermeabilis*; qui ne livre point passage aux liquides.

IMPÉTIGO, s. f., λειχήν ; âpreté de la peau, qui est couverte d'écailles, de débris furfuracés de l'épiderme, et fait éprouver beaucoup de démangeaison. La signification de ce mot a varié selon le caprice des auteurs. Sauvages s'en est servi pour désigner toute une classe de maladies, dans laquelle il a rassemblé la plupart des exanthèmes.

IMPONDÉRABLE, adj. ; épithète donnée à toute substance qui ne produit aucun effet sensible sur la balance la plus délicate. *Fluide* ou *corps impondérable.*

IMPONDÉRÉ, adj. ; qui n'a pas été pesé. Cette expression vaut mieux que celle d'*impondérable*, appliquée à l'électricité, au calorique et à la lumière, parce qu'on doit répugner à déclarer qu'une capacité est absolue, quand on l'ignore. *Fluide impondéré.*

IMPOTENCE, s. f. Ce mot, qui signifie aujourd'hui faiblesse d'un ou de plusieurs membres, a désigné autrefois l'*impuissance* ou la *stérilité*. Castelli le regardait, ou du moins son primitif *impoténtia*, comme équivalent au mot *adynamie*.

IMPOTENT, adj. ; qui ne peut se servir qu'avec difficulté d'un ou de plusieurs de ses membres.

IMPRÉGNATION, s. f., *imprægnatio*, *gravitatio*, κύησις, ἐγκύησις, ἐγκύμοσις. Ce mot qui, pour les physiciens, est synonyme d'*imbibition*, l'est de *fécondation* pour les physiologistes.

IMPRESSION, s. f., *impressio*, πρεσβολὴ ; action d'une chose sur une autre, à la suite de laquelle celle-ci conserve la forme de la première. | Empreinte plus ou moins profonde sur un organe.

Impressions digitales ; dépressions irrégulières de la face interne du crâne, qui semblent avoir été faites par la pression du doigt.

IMPUBÈRE, adj., *impuber*, *impubes*, *impubis*, ἄνηβος ; qui n'a point atteint l'âge de puberté.

IMPUISSANCE, s. f., *sterilitas virilis*, *impotentia* ; incapacité d'engendrer, provenant d'une défectuosité apparente ou cachée des organes de la génération, congéniale ou acquise.

IMPUISSANT, adj., *sterilis*; qui ne peut engendrer.

IMPULSION, s. f., *impulsio*, ὦσις, ὤθησις, ἔπωσις; action qu'un corps exerce sur un autre, et d'où il résulte que celui-ci se meut ou tend à se mouvoir. | Mouvement communiqué par le choc. | Choc qui met en mouvement.

INALBUMINÉ, adj., *inalbuminatus*, *exalbuminatus* ; qui n'a pas de périsperme.

INANIMÉ, adj., *inanimatus*, ἄψυχος ; qui n'est pas doué de la vie, ou qui en est privé.

INANITION, s. f., *inanitio*, κένωσις ; épuisement par défaut de nourriture. *Mourir d'inanition.*

INAPPÉTENCE, s. f., *inappetentia*, ἀνορεξία ; défaut d'appétit. Synonyme d'*anorexie*.

INAURATION, s. f., *inauratio* ; action de dorer des pilules ou des bols.

INCALICÉ, adj., *incalicatus* ; se dit d'une fleur qui n'a pas de calice.

INCANDESCENCE, s. f., *incandescentia* ; état d'un corps chauffé au point de devenir lumineux.

INCANDESCENT, adj., *incandescens*; chauffé jusqu'à présenter une surface blanche et très-éclatante.

INCARNATIF, adj., *incarnativus* ; qui est propre à favoriser le développement des bourgeons dans une plaie.

INCÉRATION, s. f., *inceratio* ; action d'incorporer la cire avec un autre corps. | Opération qui a pour but de communiquer la consistance de la cire à une substance sèche.

INCICATRISABLE, adj. ; qui n'est pas susceptible de cicatrisation.

INCIDENT, adj., *incidens* (*incidere*, tomber au milieu) ; se disait des jours placés entre ceux où arrivent les crises : *jour incident*.

INCINÉRATION, s. f., *incineratio* (*cinis*, cendre) ; action de réduire en cendres.

INCISIF, adj., *incisivus*. — *Dents incisives*, au nombre de huit, quatre à chaque mâchoire, dont elles occupent le devant ; elles sont aplaties et tranchantes. — *Fosse incisive*, petite dépression de l'os maxillaire supérieur, au dessus des dents incisives. — *Muscle incisif supérieur*. V. ÉLÉVATEUR *propre de la lèvre supérieure.* — *Muscle incisif inférieur.* V. HOUPPE *du menton.* —*Médicament incisif*; on appelait autrefois ainsi toute substance à laquelle on supposait la propriété de diviser, de couper les humeurs, de les rendre moins plastiques.

INCISION, s. f., *incisio* (*incidere*, couper) ; division méthodique des parties molles à l'aide de l'instrument tranchant, c'est-à-dire du bistouri ou des ciseaux, seuls ou guidés par des conducteurs. Le bistouri est l'instrument dont on se sert le plus ordinairement pour faire les incisions. La manière de le tenir varie, selon qu'on veut inciser les parties de *dedans en dehors*, ou en les *soulevant* avec le tranchant qui les divise, ou de *dehors en dedans*, c'est-à-dire en *pressant*. Dans le premier cas, on tient l'instrument *à pleine main, et son tranchant est dirigé en haut.* Ainsi tenu, il sert à ouvrir la plupart des abcès, à découvrir certaines tumeurs, en divisant de sa base vers son sommet un pli qu'on fait à la peau qui les recouvre, etc. L'incision pratiquée de dedans en dehors est toujours simple et droite. Ce n'est que dans ce genre d'incision qu'on se sert du doigt ou d'une sonde cannelée pour conduire l'instrument quand il doit agir à de grandes profondeurs. Dans le second cas, si on veut diviser les parties perpendiculairement à leur épaisseur, en y faisant un pli ou non, on tient *à pleine main* l'instrument, dont on dirige le *tranchant en bas.* Il sert alors à faire les incisions *simples,*

droite ou *courbe*, et les incisions composées de celle-ci, c'est-à-dire l'*incision cruciale*, qui se compose de deux incisions droites, croisées à angle droit ; l'*incision en* T, qui se compose de deux incisions droites, dont l'une s'abaisse perpendiculairement de la partie moyenne de l'autre ; l'*incision en* V, composée de deux incisions droites qui se rencontrent à angle aigu ; l'*incision elliptique*, composée de deux incisions courbes, réunies par leurs extrémités, etc. Quelquefois cependant, quand on veut donner à l'incision droite une grande précision et peu d'étendue, on saisit le bistouri comme une *plume à écrire.* Enfin, si on veut diviser les parties *en dédolant*, c'est-à-dire obliquement à leur épaisseur, on tient le bistouri *à plat.* Dans quelque intention que l'incision soit pratiquée, que ce soit pour évacuer un abcès ou extraire un corps étranger solide, pour lever un étranglement, découvrir une tumeur en conservant la peau, ou en enlevant une partie des tégumens, pour procéder à une dissection, etc., on doit toujours observer, en la pratiquant, les règles suivantes : 1° se servir d'un instrument bien affilé, bien acéré, et parfaitement propre ; 2° tendre convenablement les parties sur lesquelles doit agir l'instrument tranchant ; 3° diriger l'incision parallèlement à l'axe du corps, ou à celui de la partie sur laquelle on opère, afin d'éviter de couper en travers les vaisseaux, les nerfs et les muscles, ordinairement placés dans la direction de cet axe ; 4° faire agir l'instrument en sciant plutôt qu'en pressant ; 5° le conduire aussi rapidement que le permet la sûreté de l'opération ; 6° ménager le nombre des incisions, et leur donner, autant que possible, du premier coup, l'étendue et la profondeur qu'elles doivent avoir ; 7° les commencer et les finir nettement et sans queue ; 8° enfin tenir tellement le bistouri sous l'empire de la main qui le conduit et de la volonté qui le dirige, qu'il ne varie ni trop ni trop peu, et qu'il ne fasse jamais d'*échappées* par lesquelles le malade, le chirurgien ou les aides puissent être blessés. La manière d'agir des ciseaux et celle de s'en servir sont si connues, qu'il serait superflu de les exposer ici, d'autant plus qu'ils servent plus souvent à des *excisions* qu'à des incisions véritables.

INCISORIUM, s. m., *incisorium*; table sur laquelle on plaçait les malades auxquels on faisait quelque opération.

INCISURE, s. f., *incisura;* nom donné par les anatomistes à certaines fentes étroites des os.

INCITABILITÉ, s. f., *incitabilitas;* aptitude à entrer en action sous l'influence d'un stimulus.

INCOERCIBILITÉ, s. f., *incoercibilitas;* qualité des corps incoercibles.

INCOERCIBLE, adj., *incoercibilis;* épithète donnée aux substances simples ou réputées telles, qui sont d'une nature tellement subtile qu'on ne peut les renfermer dans aucun des vaisseaux dont il est en notre pouvoir de faire usage.

INCOMBANT, adj., *incumbans;* se dit, en botanique, des anthères attachées au filet par le milieu du dos ou par un point plus élevé, et dressées de manière que leur partie inférieure est rapprochée du filet.

INCOMBUSTIBILITÉ, s. f.; qualité des corps incombustibles.

INCOMBUSTIBLE, adj.; que l'on ne peut parvenir à brûler.

INCOMMODITÉ, s. f., *incommodum;* maladie légère, indisposition.

INCOMPLET, adj., *incompletus;* se dit d'une fleur qui n'a qu'un seul tégument.

INCOMPRESSIBILITÉ, s. f., *incompressibilitas,* ἀκαταληψία; propriété de résister à toute force comprimante, et de ne point diminuer de volume sous son influence.

INCOMPRESSIBLE, adj., *incompressibilis;* qu'on ne peut réduire à un moindre volume par la compression.

INCONTINENCE, s. f., *incontinentia;* émission involontaire de quelque matière ou de quelque liquide, dont l'excrétion est ordinairement subordonnée à la volonté, et principalement des matières fécales et de l'urine. Les causes de cette maladie sont très-variées. Quelquefois elle est due à un accroissement d'action des agens d'expulsion, à une diminution de la capacité du réservoir, par le développement de quelque tumeur dans son voisinage; d'autres fois elle dépend d'un affaiblissement spontané, ou par cause externe, de l'action du sphincter, de sa dilatation excessive par une tumeur, par un corps étranger, ou par suite de la paralysie générale de tout l'organe, qui, lorsqu'il est distendu outre mesure, laisse écouler le *trop plein* par son orifice. Dans quelques cas, elle est le résultat d'une solution de continuité d'un canal ou d'un réservoir, etc. Le traitement des incontinences consiste à en détruire la cause; et lorsque, cette cause étant détruite, l'effet persiste, à suppléer par quelque moyen mécanique à l'action des sphincters, ou à placer à l'extérieur quelque réceptacle artificiel qui diminue, autant que possible, les désagrémens de l'infirmité.

INCONTINENCE, s. f.; se dit des excès vénériens.

INCORPORATION, s. f., *incorporatio;* opération pharmaceutique par laquelle on mélange un ou plusieurs médicamens avec un corps mou ou liquide, afin de leur donner une certaine consistance.

INCRASSANT, adj. et s. m., *incrassativus,* παχυντικὸς; nom donné à des médicamens qui, en raison de leur froideur prétendue, étaient jadis réputés susceptibles d'épaissir les humeurs trop ténues.

INCRUSTATION, s. f., *incrustatio,* ἐχάρωσις, κονίασις, πλάκωσις; action de former une croûte à la surface d'un corps. | Enduit solide et crustacé dont les corps se recouvrent en certaines circonstances. | Dépôt pierreux que les eaux impures forment à la surface des corps qu'elles mouillent habituellement, ou qui s'y trouvent plongés. | Se dit principalement aujourd'hui, en anatomie pathologique, de plaques ossiformes développées dans les tissus organiques par l'effet de la vieillesse, selon les uns, de l'inflammation chronique, selon d'autres.

INCRUSTÉ, adj., *incrustatus;* se dit, en botanique, du péricarpe quand il adhère tellement à la graine que ses enveloppes propres se confondent avec les siennes.

INCUBATION, s. f., *incubatio;* action de couver des œufs, ou de les échauffer, pour faire éclore les embryons qu'ils contiennent. | Se dit du temps qu'une maladie met à se développer après l'impression de la cause qui la produit : *période d'incubation.*

INCUBE. *V.* CAUCHEMAR.

INCURABILITÉ, s. f.; état de ce qui est incurable.

INCURABLE, adj., *insanabilis, incurabilis,* ἀνίατος; qui n'est pas susceptible de guérison.

INDÉHISCENCE, s. f., *indehiscentia;* privation de la faculté de s'ouvrir spontanément.

INDÉHISCENT, adj., *indehiscens,* qui ne s'ouvre pas de soi-même.

INDENTÉ, adj., *indentatus;* qui n'a ni dents ni dentelures.

INDEX, s. m., *index,* λιχανὸς, δακτικὸς; nom du doigt intermédiaire entre le pouce et celui du milieu. On s'en sert pour montrer les objets dont on parle.

INDICANT, adj. et s. m., *indicans*, ἐνδεικτικός; tout ce qui, dans une maladie, ou dans ce qui l'a précédé ou l'accompagne, concourt à faire connaître ce qu'il faut tenter pour la guérir.

INDICATEUR, adj. et s. m., *indicatorius, indicator*; nom du doigt qui sert à montrer les objets. *V.* INDEX.

INDICATION, s. f., *indicatio*, ἔνδειξις; but que l'on se propose dans l'emploi de chaque moyen auquel on a recours pour guérir une maladie.

INDIGÈNE, adj., *indigenus*; se dit de tout ce qui est né dans un pays.

INDIGESTE, adj., *crudus*; qui est difficile à digérer, ou qu'on ne peut même pas digérer du tout.

INDIGESTION, s. f., *indigestio, incoctio, cruditas, dyspepsis*, ἄπεπτος; trouble dans la digestion; digestion incomplète, difficile, pénible, douloureuse.

INDIGO, s. m.; matière colorante insipide, insoluble dans l'eau, l'alcool et l'éther, mais soluble dans les acides sulfurique et nitrique, qu'on prépare en faisant fermenter les feuilles de plusieurs espèces d'*indigofera*, et qui sert dans la teinture.

INDIGOTINE, s. f.; substance solide, d'un bleu cuivré, cristallisable en aiguilles, inodore, insipide, volatilisable en partie, insoluble dans l'eau et dans l'éther, qu'on retire de l'indigo en le chauffant dans un creuset.

INDIQUÉ, adj. et s. m., *indicatus, indicatum*, ἔνδειγμα; moyen réclamé par l'état de la constitution du malade pour son rétablissement.

INDISSOLUBILITÉ, s. f., *indissolubilitas*; qualité de ce qui est indissoluble.

INDISSOLUBLE, adj., *indissolubilis*; qui ne peut se dissoudre.

INDIVIDU, s. m., *individuum*; être particulier de chaque espèce.

INDOLENT, adj., *indolens*; qui ne fait point éprouver de douleur.

INDURATION, s. f., *induratio*: état d'un tissu organique endurci, devenu plus résistant, avec ou sans altération visible dans sa structure. — *Induration blanche*, celle dans laquelle la partie est réduite en un tissu où l'on voit à peine quelques vaisseaux sanguins. — *Induration rouge* ou *hépatisation*, celle dans laquelle l'organe est devenu d'un rouge plus ou moins foncé, et présente un aspect analogue à celui de la substance du foie.

INÉGAL, adj., *inæqualis*; se dit des pulsations des artères, quand elles n'ont pas toutes la même force, la même étendue.

INEMBRYONÉ, adj., *inembryonatus*; nom donné par Richard aux plantes qui n'ont pas de graine proprement dite.

INÉQUIVALVÉ, adj., *inæquivalvatus*; se dit d'un fruit capsulaire qui porte des valves inégales.

INERME, adj., *inermis*; qui n'a ni épines ni aiguillons.

INERTE, adj.; sans ressort, sans activité. Les minéraux ont été appelés *corps inertes*, parce que, raisonnant d'après une apparence trompeuse, on les supposait dépourvus de toute espèce d'activité.

INERTIE, s. f., *inertia, ignavia*, ἀτεχνία; inaction, défaut d'aptitude à changer spontanément d'état. — *Force d'inertie*, nom donné improprement à la propriété qu'ont les corps de rester dans leur état de repos ou de mouvement, puisque c'est réellement une résistance active à tout changement, de quelque nature qu'il soit.

Inertie de la matrice, diminution ou même abolition des contractions utérines, à l'instant où elles doivent avoir lieu pour l'expulsion du fœtus ou des secondines.

INFANTICIDE, s. m., *infanticidium* (*infans*, enfant, *cædere*, tuer); meurtre d'un enfant nouvellement né ou sur le point de naître. Il a lieu de la part de la mère ou de toute autre personne, soit *par commission*, c'est-à-dire par suite d'un acte volontaire direct, soit *par omission préméditée* des soins qu'exige la conservation du fœtus ou du nouveau-né.

INFÉCOND, adj., *infæcundus*, ἄγονος; qui produit peu ou point. Synonyme de *stérile*.

INFÉCONDITÉ. *V.* STÉRILITÉ.

INFECTIEUX, adj.; qui dépend de l'infection, ou qui la produit. — *Fièvre infectieuse*, mot tout récemment introduit dans le vocabulaire médical, et que nous ne mentionnons ici que pour en proscrire l'usage, puisque c'est le dérivé d'un mot détourné de sa véritable acception.

INFECTION, s. f., *infectio*. Ce mot, autrefois synonyme de *contagion*, pris dans le sens de transmission d'une maladie par un miasme, et dont on s'est servi jusqu'à ces derniers temps pour désigner toute espèce de souillure de l'air, des habits, du corps ou de l'esprit, a été employé tout récemment par quelques médecins pour désigner le mode de propagation d'une maladie due à la présence de substances nuisibles dans l'air, soit qu'elles proviennent du corps des malades, soient qu'elles soient produites par des matières animales ou végétales en décomposition.

INFÈRE, adj., *inferus*; se dit de l'ovaire quand il fait entièrement corps avec le calice.

INFERNAL, adj., *infernalis*. *V.* PIERRE *infernale*.

INFEUILLÉ, adj., *infoliatus*; qui n'a pas de feuilles.

INFIBULATION, s. f., *infibulatio* (*fibula*, boucle); opération autrefois usitée, et qui consistait à passer à travers le prépuce, au devant du gland, chez l'homme, et à travers les grandes lèvres, chez la femme, un anneau qui, en s'opposant au coït, conservait aux premiers, dont on faisait des gladiateurs, toute leur force, et assurait la chasteté des secondes.

INFILTRATION, s. f., *infiltratio*; présence d'une quantité inaccoutumée de sérosité dans les aréoles du tissu cellulaire, ou bien de pus, de sang, d'urine, en un mot d'un liquide quelconque, soit dans ce tissu, soit dans tout autre organe.

INFILTRÉ, adj., *infiltratus*; se dit du tissu d'un organe, ou d'un membre, gorgé de sérosité, de sang, de pus, etc.

INFIRME, adj. et s. m., *infirmus*; qui est privé de l'usage d'une partie quelconque de son corps.

INFIRMIER, s. m., *infirmarius*, νοσοκόμος; homme chargé du soin des malades.

INFIRMITÉ, s. f., *infirmitas*, ἀῤῥωσλία; privation de l'usage d'une partie quelconque du corps.

INFLAMMABILITÉ, s. f., *inflammabilitas*; qualité ou caractère des corps inflammables.

INFLAMMABLE, adj., *inflammabilis*; qui est susceptible d'entrer en combustion. *V.* ce mot. — *Air inflammable*, ancien nom de l'*hydrogène*. — *Substance inflammable*. *V.* COMBUSTIBLE.

INFLAMMATION, s. f., *inflammatio*, φλεγμονή, φλόγωσις; état d'un tissu organique rouge, chaud, tuméfié et douloureux. Telle est la définition la plus généralement adoptée de l'inflammation. Broussais prétend qu'on doit donner ce nom à toute exaltation locale des mouvemens organiques, assez considérable

pour troubler l'harmonie des fonctions, et pour désorganiser le tissu où elle est fixée. Depuis, il a étendu le nom d'*inflammation* aux irritations qui n'entraînent pas avec elles la désorganisation des tissus, et aux maladies qui, jusqu'à lui, avaient été appelées et qui sont encore nommées *fièvres*. Il y a, dans la discussion qu'il soutient, une dispute de mots et une discussion de faits. La dispute de mots consiste à ce que les uns restreignent trop le nom d'inflammation, tandis que lui en étend peut-être trop la signification, au moins actuellement. La discussion de faits consiste à savoir si les irritations jusqu'ici non réputées *inflammations*, et les états morbides prétendus généraux appelés *fièvres*, sont de même nature que les inflammations auxquelles tout le monde s'accorde à donner ce nom. Il nous semble que la question est aujourd'hui résolue affirmativement. *V.* FIÈVRE, IRRITATION. On a appelé *inflammation asthénique, atonique,* par *faiblesse,* par *défaut de ton,* celle qui est accompagnée de peu de rougeur, d'une faible douleur, et de peu ou point de chaleur; mais la diminution de l'action vitale ne peut constituer l'inflammation, qui en est l'exaltation. *Inflammation adynamique, charbonneuse, ataxique, maligne, gangréneuse, scorbutique,* celle qui se termine rapidement par la gangrène. Il y a en effet de telles inflammations, mais elles ne sont pas d'une nature différente des autres. Elles ne peuvent différer que dans la cause qui les produit, et dans le tissu qui en est le siége. Le travail morbide est toujours le même, plus ou moins violent, plus ou moins rapide dans sa marche, mais consistant toujours dans une sur-activité du mouvement organique. — L'inflammation est le mode morbide le plus fréquent, le plus redoutable, la cause prochaine directe ou indirecte de la plupart des altérations de structure des organes. Tantôt bornée à un seul, tantôt étendue à plusieurs, elle semble envahir tout l'organisme dans certains cas désignés sous le nom de *fièvre inflammatoire*; c'est elle qui, très-intense dans les voies de la digestion, reçoit le nom de *fièvre gastrique* ou *bilieuse*; qui donne lieu à la fièvre *muqueuse,* laquelle ne diffère de la précédente que parce que les phénomènes en sont moins intenses, et qu'elle occasione un surcroit de sécrétion muqueuse; c'est également l'inflammation qui produit les symptômes de ce qu'on appelle improprement *fièvre adynamique* ou *fièvre ataxique*. Dans la première, c'est le plus ordinairement l'inflammation très-intense de l'appareil digestif, notamment de l'estomac et des intestins ; dans la seconde, il y a inflammation plus ou moins intense du cerveau ou de ses membranes, cause ou effet d'une inflammation d'un ou de plusieurs autres organes dans le plus grand nombre des cas, et notamment, pour l'ordinaire, de la membrane muqueuse gastro-intestinale. S'il était aussi démontré qu'il est peu probable que, dans le typhus, la peste et la fièvre jaune, il y ait autre chose que de l'inflammation envahissant à la fois l'encéphale et le système muqueux abdominal, ainsi que divers autres organes annexes de ceux-ci, ce serait encore dans cette inflammation qu'il faudrait chercher et qu'on trouverait la raison du danger imminent que courent les malades affectés de ces redoutables épidémies. — De nombreuses observations cliniques et des recherches assidues d'anatomie pathologique ont démontré, dans ces derniers temps, qu'ainsi que l'avait pensé Pujol, la plupart des *névroses* ne sont, dans le fond, que des phénomènes d'inflammation chronique, surtout de l'encéphale : les névralgies elles-mêmes ne paraissent être que des symptômes d'inflammation du névrilème.—En vain on se refuserait à reconnaître le rôle immense que l'inflammation joue dans l'organisme malade ; c'est un fait qu'il faut admettre, parce qu'il est constant : on ne peut se soustraire à cette nécessité que par des subtilités, par un langage de convention, qui, au fond, signifie la même chose. Ainsi, dans l'état actuel de la pathologie, plusieurs auteurs se servent indifféremment des mots *inflammation* et *irritation*. On a voulu tout récemment établir une différence positive entre ces deux expressions ; mais on n'y parviendra jamais qu'en disant que l'inflammation proprement dite est le plus haut degré de l'irritation, et qu'elle ne diffère de celle-ci que par une plus grande persistance. Mais, au lit des malades, et même dans le langage, comment utiliser une pareille distinction ; n'est-ce pas le véritable moyen d'éterniser les discussions, et, qui pis est, l'application de doctrines thérapeutiques dangereuses, que de faire deux maladies des deux extrémités d'une seule ? Nous ne prétendons pas que l'on doive négliger l'étude approfondie de toutes les nuances de l'irritation ; nous croyons au contraire que cette étude est de la plus haute importance ; mais, sans doute, il s'écoulera bien du temps avant que l'on puisse dénommer convenablement même les plus remarquables d'entre ces nuances : il y aurait les plus graves inconvéniens à faire ce travail prématurément. — L'erreur la plus fâcheuse des pathologistes est d'avoir admis, presque de tout temps, une inflammation *fausse, spuria ;* jadis on la croyait occasionée, non, comme la légitime, par le sang, mais par un sang altéré, bilieux, séreux ou cru.

INFLAMMATOIRE, adj., *inflammatorius ;* se dit des symptômes de l'inflammation, des maladies, des fièvres causées par l'inflammation.

INFLÉCHI, adj., *inflexus ;* se dit, en botanique, de toute partie qui est fléchie en dedans.

INFLEXE, adj. ; courbé. Chaussier appelle le canal carotidien *conduit inflexe.*

INFLUENCE, s. f. ; mot italien francisé (*influenza*) dont on s'est servi au 15ᵉ siècle et depuis pour désigner des bronchites et des gastrites muqueuses épidémiques, qui, en France, ont été appelées *follette, grippe.*

INFLUX, s. m., *influxus ;* influence. On dit quelquefois *influx cérébral,* pour *action cérébrale.*

INFUNDIBULIFORME, adj., *infundibuliformis ;* qui a la forme d'un entonnoir.

INFUNDIBULUM. *V.* ENTONNOIR.

INFUSIBILITÉ, s. f. ; qualité de ce qui est infusible.

INFUSIBLE, adj. ; qu'on ne peut fondre.

INFUSION, s. f., *infusio* (*infundere,* verser dedans) ; se dit en pharmacie de l'action de verser un liquide bouillant sur un médicament, et de le laisser ensuite refroidir, afin que la liqueur se charge des parties solubles de l'agent pharmacologique. Le mot *infusion* est quelquefois employé dans le même sens qu'*infusum.*

INFUSOIR, s. m. ; instrument propre à faire passer quelque liquide dans les veines.

INFUSUM, s. m. ; produit de l'infusion.

INGESTA, mot latin employé par Hallé pour désigner les alimens, les boissons, les assaisonnemens.

INGRÉDIENT, s. m., *ingrediens* (*ingredior,* j'entre) ; épithète donnée à toute substance qui entre dans la préparation d'un médicament composé.

INGUINAL, adj., *inguinalis ;* qui appartient ou qui a rapport à l'aine.—*Anneau inguinal,* ou *canal inguinal.*—*Artère in-*

guinale, portion de l'artère crurale placée immédiatement au-dessous de l'arcade crurale.—*Canal inguinal*, long d'environ deux pouces, qui traverse la paroi antérieure du bas-ventre obliquement, est formé par l'aponévrose du muscle grand oblique en devant, et le *fascia transversalis* en arrière, et livre passage, chez l'homme, au cordon spermatique, chez la femme, au ligament rond de la matrice.—*Hernie inguinale. V.* Bubonocèle. — *Ligament inguinal. V.* Arcade crurale. — *Région inguinale*, ou aine. *V.* ce mot.

Inguino-cutané, adj., *inguino-cutaneus*; nom donné par Chaussier au rameau moyen de la branche antérieure du premier nerf lombaire.

Inhalant, adj., *inhalans. V.* Absorbant.

Inhalation, s. f., *inhalatio*; synonyme d'absorption. *V.* ce mot.

Inhérent, adj., *inherens* (*inherere*, être attaché); qui est attaché ou fixé sur quelque chose.— *Cautère inhérent*, cautère actuel qu'on met et qu'on laisse en contact avec une partie jusqu'à ce qu'elle soit profondément réduite en escarre.

Inhumation, s. f.; dépôt des cadavres dans une fosse creusée en terre. Cette coutume expose souvent la santé des personnes qui habitent près des lieux où les cadavres sont enterrés. Les fosses doivent être soumises à l'inspection des médecins chargés de veiller à la salubrité publique.

Inirritabilité, s. f., *inirritabilitas*; diminution ou abolition de l'irritabilité.

Injecté, adj., *injectus*; se dit de la conjonctive et de la face, quand leurs vaisseaux sont remplis de sang, ou en sont plus gorgés qu'à l'ordinaire. *Conjonctive, face injectée*, locutions peu correctes.

Injection, s. f., *injectio*, εἰσβολή; action de pousser un liquide dans une cavité du corps, par le moyen d'une seringue ou de tout autre instrument. C'est par un abus condamnable qu'on donne aussi le nom d'*injection* à la matière injectée. | Ce mot est employé en pathologie pour désigner l'état d'une partie dans laquelle on ne distingue pas habituellement de vaisseaux, lorsqu'il vient à s'en manifester à sa surface. Des hommes peu versés dans l'étude physiologique et anatomique des maladies, disent aussi à la vue d'une membrane qui offre de nombreuses stries rouges, il y a *injection*, et non pas trace d'inflammation. Pour que ce langage fût exact, il faudrait que l'on

eût prouvé que l'injection n'est pas un effet de l'inflammation, tandis que le contraire est démontré. | Opération chirurgicale par laquelle on pousse, à l'aide d'une seringue, des liquides dont la nature et les propriétés médicamenteuses varient, suivant les indications à remplir, dans quelque cavité naturelle ou accidentelle.

Inné, adj., *innatus, ingenitus, cognatus, congenitus*; se dit des prédispositions morbides, et de quelques maladies dont l'origine remonte jusqu'avant la naissance.

Innominé, adj., *innominatus*; qui n'a pas de nom.—*Artère innominée. V.* Brachio-céphalique. — *Cartilage innominé*, nom donné par Fallope au *cricoïde. V.* ce mot. — *Glande innominée*, ou *glande lacrymale*. — *Nerf innominé*, nom imposé par quelques anatomistes à celui de la cinquième paire. — *Os innominé*, ou *coxal*. On a aussi donné ce nom aux trois os *cunéiformes* du tarse. — *Tunique innominée*, ou *sclérotique*. — *Veines innominées*, au nombre de deux ou trois, qui viennent de divers points du cœur, et s'ouvrent vers le bord droit de l'oreillette.

Innutrition. *V.* Atrophie.

Inoculation, s. f., *inoculatio* (*inoculare*, greffer); introduction artificielle dans l'économie du principe matériel de quelque maladie contagieuse.

Inoculer, v. a.; pratiquer l'inoculation.

Inodore, adj., *inodorus* (*in*, part. nég., *odor*, odeur); qui n'a point d'odeur.

Inondé, adj., *inundatus*; nom donné aux plantes qui vivent plongées constamment sous l'eau.

Inorganique, adj., *inorganicus* (*in*, part. négat., *organum*, organe); qui n'a point d'organes ou d'instrumens particuliers d'action.

Inosculation, s. f., *inosculatio*, ἀναστόμωσις; anastomose. | Abouchement des deux bouts d'un vaisseau divisé en travers, avec conservation du calibre après la cicatrisation.

Inquiet, adj., *anxius. V.* Ardeur.

Inquiétude. *V.* Anxiété.

Insalivation, s. f., *insalivatio*; mélange de la salive avec les alimens, qui s'opère dans la bouche durant l'acte de la mastication.

Insalubre, adj., *insalubris*, νοσερός, νοσώδης; qui est malsain, qui nuit à la santé : *air, aliment, exposition, genre de vie, nourriture, profession insalubre*.

Insensibilité, s. f., *anæsthesia*; se dit

des parties qui ne transmettent pas au cerveau les impressions qu'elles reçoivent.

Insensible, adj., *sensibilitate carens*; se dit d'un tissu qui ne transmet pas au cerveau les impressions qu'il reçoit. — *Pouls insensible*, celui que l'on sent à peine, tant il est faible, lent et rare.

Insertion, s. f., *insertio*, σύμφυσις, ἕνωσις (*inserere*, greffer); attache d'une partie sur une autre; *insertion d'une aponévrose, d'un ligament, d'un muscle, d'un tendon* sur un os ou un cartilage; *insertion de la corolle, des étamines, du pistil, des feuilles, de l'ovaire,* sur un point déterminé d'un végétal. | Manière dont se fait cette attache. | Action d'introduire un virus dans le corps : synonyme d'*inoculation*, dans ce sens.

Insexé, adj., *insexifer*; qui n'a pas de sexe.

Insidieux, adj.; se dit des symptômes qui semblent n'annoncer aucun danger, quoique la vie du malade soit menacée, et des maladies qui, sous l'apparence de phénomènes peu alarmans, menacent réellement ses jours.

Insipide, adj., *insipidus*, ἄποιος; qui n'a point de saveur.

Insipidité, s. f.; qualité de ce qui n'a pas de saveur.

Insolation, s. f., *insolatio, apricatio;* exposition à l'action des rayons solaires. On emploie l'insolation comme moyen de dessiccation, et comme moyen thérapeutique. Elle est souvent une cause de maladies.

Insolubilité, s. f., *insolubilitas*; qualité de certains corps solides qui ne peuvent se dissoudre dans les liquides.

Insoluble, adj., *insolubilis;* qui ne peut se dissoudre.

Insomnie, s. f., *pervigilium, insomnitas, insomnium, insomnia;* privation du sommeil, signe non équivoque de la souffrance d'un organe, lors même que le sujet n'éprouve aucune douleur.

Inspirateur, adj. et s. m., *inspirator;* nom donné aux muscles qui, tels que le diaphragme, les intercostaux, les pectoraux, les sous-claviers, les dentelés, les grands dorsaux et les scalènes principalement, déterminent l'ampliation de la cavité thoracique en se contractant, et sont ainsi les principaux agens de l'inspiration.

Inspiration, s. f., *inspiratio,* εἰσπνοή; action par laquelle l'air se précipite dans les poumons.

Instillation, s. f., *instillatio* (*in*, dans, *stilla*, goutte) ; action de verser une liqueur goutte à goutte.

Instinct, s. m., *instinctus*; puissance intérieure d'action qui fait agir l'homme et beaucoup d'animaux, immédiatement et sans réflexion.

Instinctif, adj., *instinctivus;* qui a rapport à l'instinct : *action instinctive, mouvement instinctif*.

Instrument, s. m., *instrumentum*; tout agent mécanique dont on se sert dans les opérations de chimie, de chirurgie, etc.

Insufflation, s. f., *insufflatio;* opération qui consiste à faire pénétrer quelque vapeur, de l'air, ou tout autre gaz, dans une cavité du corps.

Intactile, adj., *intactilis;* qu'on ne peut toucher, qui ne tombe pas sous le sens du tact.

Intégrité, s. f., *integritas*. Ce mot est employé en médecine pour désigner l'état de santé parfaite du corps humain, le bon état d'un tissu organique : il est l'opposé de *lésion*.

Intellect. *V.* **Intelligence.**

Intellectuel, adj.; qui est dans l'entendement, qui lui appartient. *Facultés intellectuelles*, dont la réunion constitue l'intelligence.

Intelligence, s. f., *intellectus*, νοῦς; nom donné à la réunion des quatre facultés de l'attention, de la formation des idées, de la mémoire et du jugement, facultés organiques du premier ordre et les plus éminentes de toutes.

Intempérance, s. f., *intemperantia,* ἀκρασία, ἀκολασία, πλησμονή, ἀπληστία; défaut de modération dans l'usage des alimens et des boissons.

Intempérie, s. f., *intemperies,* δυσκρασία. Ce mot, souvent employé par les pathologistes anciens, n'est plus en usage, et même on l'a omis dans presque tous les vocabulaires médicaux les plus récens; il signifiait, selon Castelli, d'après Galien, tout excès ou défaut dans la quotité des humeurs ou du corps en général. Il y avait l'intempérie *chaude* et l'intempérie *froide*, fort analogues à la diathèse *sthénique* et à la diathèse *asthénique* de Brown.

Intense, adj., *intensus*; grand, fort, vif, ardent. *Feu, froid intense; chaleur, maladie intense*, pour *grand feu, grand froid, grande chaleur, maladie grave*.

Intensité, s. f., *intensitas;* degré de puissance, de force, d'activité. *Intensité de la chaleur, de l'électricité, du froid, de la lumière, d'une maladie.*

INTENTION, s. f., *intentio* ; fin que la chirurgie se propose en agissant. — *Réunion par première intention*, cicatrisation des bords d'une plaie simple sans suppuration.—*Réunion par seconde intention*, cicatrisation secondaire des bords d'une division , dont la réunion ne s'opère qu'après que la suppuration a eu lieu.

INTERARTICULAIRE, adj. , *interarticularis* ; placé entre les articulations. Il y a des *fibro-cartilages interarticulaires* dans les articulations temporo-maxillaire, fémoro-tibiale, cléido-sternale et vertébrales; il y a des *ligamens interarticulaires* dans les articulations fémoro-tibiale et coxo-fémorale.

INTERCADENT, adj., *intercadens* (*inter*, entre, *cadere*, tomber) ; se dit des pulsations peu marquées, qui semblent être comme sur-ajoutées aux autres pulsations, dans le pouls *dicrote*.

INTERCALAIRE, adj., *intercalaris* (*inter*, entre, *cadere*, tomber); se dit des jours qui séparent les jours réputés *critiques* de ceux où se manifestent les accès d'une maladie *intermittente*.

INTERCALÉ, adj. Béclard donne cette épithète aux os *wormiens*.

INTERCEPTION, s. f., *interceptio*; bandage à l'aide duquel les anciens se proposaient d'arrêter la marche de la cause matérielle de la goutte et du rhumatisme, et qui consistait à couvrir les membres affectés avec de la laine cardée , et à les entourer ensuite de larges bandes appliquées depuis les doigts jusqu'à l'aisselle, ou depuis les orteils jusqu'à l'aine.

INTERCERVICAL, adj. et s. m., *intercervicalis*; qui est placé entre les vertèbres du cou. Chaussier appelle ainsi les muscles *interépineux du cou*.

INTERCLAVICULAIRE, adj., *interclavicularis* ; placé entre les deux clavicules. — *Ligament interclaviculaire*, faisceau fibreux placé en travers, au-dessus de l'extrémité supérieure du sternum, entre les têtes des deux clavicules.

INTERCOSTAL, adj., *intercostalis* ; qui est placé entre les côtes.—*Artères intercostales*, distinguées en, 1° *supérieure*, qui naît de la sous-clavière, et se distribue aux deux ou trois premiers espaces intercostaux; 2° *inférieures*, au nombre de huit ou neuf, qui naissent de l'aorte pectorale. — *Muscles intercostaux*, distingués en, 1° *externes*, placés en dehors des espaces intercostaux, depuis les articulations costo-transversaires jusqu'aux cartilages costaux, et dirigés obliquement en bas et en avant; 2° *internes*,

situés en dedans des précédens, étendus de l'angle des côtes au sternum, et obliques en bas et en arrière. Ces muscles rapprochent les côtes.—*Nerf intercostal*, nom donné par Soemmerring au grand sympathique. — *Nerfs intercostaux*, au nombre de douze, qui proviennent des branches antérieures des nerfs dorsaux. — *Veines intercostales*, distinguées en, 1° *supérieure*, qui s'abouche avec la sous-clavière; 2° *inférieures*, qui s'ouvrent dans l'azygos, et à gauche dans la demi-azygos.

INTERCURRENT, adj., *intercurrens*, παρ-εμπίπτος (*inter*, entre, *currere*, courir); se dit des maladies qui surviennent momentanément dans le cours de l'année, au milieu, pour ainsi dire, des maladies dépendantes de la saison présente.

INTERCUTANÉ. *V.* SOUS-CUTANÉ.

INTER-ÉPINEUX, adj., *inter-spinalis*; placé entre les apophyses épineuses des vertèbres. — *Ligamens inter-épineux*, petites membranes fibreuses qui n'existent qu'aux lombes et au dos. — *Muscles inter-épineux*, dont les uns sont appliqués sur les faces latérales des apophyses épineuses, depuis la troisième vertèbre dorsale jusqu'à la seconde lombaire, et dont les autres, placés de chaque côté du ligament inter-épineux, représentent de petits faisceaux courts et aplatis, qui s'étendent d'une apophyse épineuse à la seconde, troisième ou quatrième au-dessous.

INTER-LATÉRI-COSTAL, adj. et s. m., *inter-lateri-costalis*; nom donné par Dumas aux muscles intercostaux externes.

INTERLOBULAIRE, adj., *interlobularis*. Chaussier donne le nom de *grande scissure interlobulaire* à la scissure de Sylvius.

INTERMAXILLAIRE, adj., *intermaxillaris*; qui est placé entre les os maxillaires. — *Ligament intermaxillaire*; nom donné par Winslow à l'aponévrose *bucco-pharyngienne*. — *Os intermaxillaire*, pièce osseuse supportant les deux dents incisives supérieures, qu'on rencontre dans beaucoup de mammifères, mais qui n'existe chez l'homme que dans le fœtus. Schneider appelle ainsi l'os carré des oiseaux, parce qu'il est placé entre les deux mâchoires, et sert à les réunir.

INTERMÈDE. *V.* EXCIPIENT.

INTERMISSION, s. f., *intermissio*, διάλειψις (*inter*, entre, *mittere*, mettre); intervalle qui sépare les accès d'une maladie périodique.

INTERMITTENCE, s. f., *intermittentia*;

type des maladies composées d'accès qui reviennent à des époques fixes ou indéterminées.

INTERMITTENT, adj., *intermittens*; se dit des maladies composées d'accès revenant à des époques fixes ou indéterminées. *Fièvre intermittente*.

INTERMUSCULAIRE, adj., *intermuscularis*. On donne ce nom aux feuillets aponévrotiques placés entre les muscles, auxquels ils servent d'attache.

INTERNE, adj., *internus*; situé en dedans, dans l'intérieur d'une partie, ou sur celle de ses faces qui regarde l'axe du corps. — *Maladie interne*, celle qui a pour siège un organe situé dans une des trois grandes cavités du corps.

INTEROSSEUX, adj., *interosseus*; placé entre les os. — *Artères interosseuses* : à l'avant-bras, la *commune*, née de la cubitale, se partage en deux branches, l'*antérieure* et la *postérieure*, qui descendent verticalement devant et derrière le ligament interosseux; à la main, distinguées en *métacarpiennes dorsales*, fournies par la dorsale du carpe, *palmaires*, nées de la convexité de l'arcade palmaire profonde, *moyennes*, produites par les précédentes, et *dorsale de l'index*, qui provient de la radiale; au pied, distinguées en *dorsales*, au nombre de trois, fournies par la métatarsienne, et en *plantaires*, également au nombre de trois, qui naissent de l'arcade plantaire. — *Couteau interosseux*. V. COUTEAU. —*Ligamens interosseux*, membranes fibreuses tendues entre le cubitus et le radius, ainsi qu'entre le tibia et le péroné. — *Muscles interosseux*, placés entre les os du métacarpe et du métatarse : à la main et au pied, on en compte sept, quatre au dos, trois dans la paume, dont deux pour chacun des trois doigts moyens, et un pour le petit doigt. Ils sont adducteurs et abducteurs. — *Nerf interosseux*, rameau du nerf médian qui accompagne l'artère interosseuse antérieure de l'avant-bras.—*Veines interosseuses*, disposées de même que les artères.

INTER-PARIÉTAL, adj., *interparietalis*; nom donné par Geoffroy-Saint-Hilaire à un os pair du crâne, qui, dans les mammifères, est placé entre les frontaux, les pariétaux et l'occipital supérieur, et que les vétérinaires appellent *os carré* dans le cheval.

INTERPINNÉ, adj., *interpinnatus*; se dit d'une feuille composée qui a des folioles plus petites entre ses folioles principales.

INTER-PLÉVRI-COSTAL, adj., *inter-pleuri-costalis*; nom donné par Dumas aux muscles intercostaux internes.

INTERSCAPULAIRE, adj., *interscapularis*; qui est situé entre les deux épaules : *région interscapulaire*.

INTERSECTION, s. f., *intersectio*, διαχοπὴ; point où deux lignes se rencontrent et se coupent. — *Intersection aponévrotique*, bande fibreuse, droite ou ondulée, que certains muscles présentent dans leur longueur.

INTERSTICE, s. f., *interstitium*, διάστημα. On donne ce nom, en anatomie, aux intervalles que laissent entre elles certaines parties du corps.

INTER-TRACHÉLIEN, adj. et s. m., *intertrachelianus*; nom donné par Chaussier aux muscles intertransversaires du cou.

INTERTRANSVERSAIRE, adj. et s. m., *intertransversalis, intertransversarius*; placé entre les apophyses transverses des vertèbres. On donne ce nom à des muscles carrés, minces, aplatis, placés deux à deux dans les intervalles des apophyses épineuses cervicales et lombaires. On en compte six antérieurs et cinq postérieurs seulement au cou, parce qu'il ne s'en trouve qu'un entre les deux premières vertèbres. Il y en a dix, cinq de chaque côté, aux lombes.

INTERVALVAIRE, adj., *intervalvaris*; nom donné, en botanique, aux cloisons interposées entre les valves d'un péricarpe.

INTERVERTÉBRAL, adj., *intervertebralis*; nom donné aux fibro-cartilages cylindriques, flexibles, blanchâtres, résistans, qui sont placés entre les corps des vertèbres, depuis l'intervalle qui existe entre la dernière et le sacrum, jusqu'à celui qui sépare la seconde de la troisième.

INTESTIN, s. m., *intestinum*, ἔντερον; canal musculo-membraneux, replié sur lui-même, qui s'étend depuis l'estomac jusqu'à l'anus, et qui est situé dans la cavité abdominale, dont il remplit la plus grande partie. Chez l'homme, sa longueur égale six ou huit fois celle du corps. On le partage en deux portions, appelées *intestin grêle* et *gros intestin*. Le premier, formant à peu près les quatre cinquièmes de la longueur totale, commence à l'estomac, et finit dans la région iliaque droite : on le divise à son tour en *duodénum*, *jéjunum* et *iléon*. Certains anatomistes ne donnent le nom d'*intestin grêle* qu'à ces deux dernières portions, qui sont maintenues en place par le mésentère, et constituent un gros paquet occupant l'ombilic, l'hypogastre, une partie des flancs, des régions iliaques et de l'excavation du bassin. Le *gros intestin*, beaucoup plus court et volumineux que le précédent, s'étend de la région iliaque droite à l'anus, en décrivant plusieurs circuits, dont l'un des plus considérables le fait passer transversalement sous l'estomac en manière d'arcade, du moins chez la plupart des sujets : il se compose du cœcum, du colon et du rectum. C'est dans les intestins que s'achève la chymification, que l'absorption s'empare des matières propres à la confection du chyle, et que se rassemblent les résidus de la digestion, pour être enfin expulsés au dehors.

INTESTIN, adj., *intestinus;* qui est intérieur : *mouvement intestin, fermentation intestine.*

INTIGÉ, adj., *acaulis;* qui n'a pas de tige. Synonyme inusité d'*acaule.*

INTESTINAL, adj., *intestinalis;* qui appartient aux intestins. *Conduit, embarras, étranglement intestinal; colique, glande, mucosité intestinale.*

INTRA-PELVI-TROCHANTÉRIEN, adj. et s. m., *intrà-pelvi-trochanterianus;* nom donné par Dumas au muscle obturateur interne.

INTRINSÈQUE, adj., *intrinsecus;* qui est intérieur. Se dit des muscles intérieurs de quelques organes, comme ceux de l'oreille, de la langue, du larynx. Linné donnait le nom d'*intrinsèques* aux maladies internes.

INTROMISSION, s. f., *intromissio;* action d'introduire un corps dans un autre : *intromission de la verge.*

INTUMESCENCE, s. f., *intumescentia,* οἶδος, οἴδημα; gonflement, augmentation de volume d'un tissu, d'une partie quelconque du corps. | Classe de maladies, dans la Nosologie de Sauvages et de ses copistes, comprenant la polysarcie, la pneumatose, l'anasarque, l'œdème, la physconie et la grossesse.

INTUS-SUSCEPTION, s. f., *intus-susceptio* (*intus*, dedans, *suscipere*, recevoir); réception en dedans. On dit que les corps vivans se nourrissent par intus-susception, parce qu'ils absorbent les corps ambians destinés à les nourrir, au lieu de s'accroître par de simples additions à leur surface extérieure. | Ce mot est employé par les chirurgiens comme synonyme d'*invagination.*

INULINE, s. f.; substance pulvérulente, blanche, insoluble dans l'eau froide, et voisine de l'amidon, qu'on trouve dans la racine d'aunée.

INVAGINATION, s. f., *volvulus* (*in*, dans, *vagina*, gaîne); introduction d'une portion d'intestin dans la partie qui la précède ou qui la suit, effet de l'inflammation, pour l'ordinaire, selon Broussais.

INVASION, s. f., *invasio* (*invadere*, envahir); début d'une maladie; époque à laquelle les phénomènes morbides viennent à paraître.

INVERSION. *V.* ANASTROPHIE.

INVERTÉBRÉ, adj. et s. m., *invertebratus;* qui n'a pas de vertèbres. On donne ce nom à une grande section du règne animal.

INVISCANT. *V.* INCRASSANT.

INVOLUCELLE, s. m., *involucellum;* involucre partiel d'une ombellule.

INVOLUCELLÉ, adj., *involucellatus*, qui est garni d'un involucelle.

INVOLUCRE, s. m., *involucrum;* assemblage de folioles placé à la base d'une ombelle. | Enveloppe commune et caliciforme de plusieurs fleurs.

INVOLUCRÉ, adj., *involucratus;* qui est garni d'un involucre.

INVOLUTÉ, adj., *involutus;* nom donné aux bourgeons dans lesquels les feuilles sont roulées en dedans.

IODATE, s. m., *iodas;* nom donné aux sels dans la composition desquels entrent l'acide iodique et un oxide.

IODE, s. m. (ἰώδης, violet); substance simple, non métallique, ainsi appelée à cause de la belle vapeur violette qu'elle répand en se sublimant. L'iode est solide, et cristallise en lames d'un gris bleuâtre, ayant l'éclat métallique comme la plombagine; sa saveur est âcre; sa pesanteur spécifique de 4,946. Il fond a 107 degrés, thermomètre centigrade, et se volatilise à 175 degrés, en une vapeur violette, inaltérable à la lumière. Il détruit les couleurs végétales, et colore en jaune la peau et le papier. Combiné par des moyens particuliers avec l'oxygène, il fournit l'acide iodique. A une chaleur rouge, l'iode et l'hydrogène donnent du gaz acide hydriodique. L'iode se combine avec le phosphore et le soufre, et forme avec plusieurs métaux des iodures. Trituré avec l'amidon, il colore cette dernière substance en un très-beau bleu. On le retire des eaux-mères de la soude de plusieurs fucus, ou de la soude de varec.

IODINE, s. f., *iodina;* nom donné à l'*iode* par Davy.

IODIQUE, adj., *iodicus;* nom donné à un acide résultant de la combinaison de l'oxygène et de l'iode. Il est solide, transparent , d'une couleur blanche , d'une saveur aigre et astringente, sans odeur, et d'une pesanteur plus considérable que celle de l'acide sulfurique.

IODONITRIQUE, adj. , *iodonitricus* : nom d'un acide qui se précipite en cristaux rhomboïdaux, aplatis et sublimables à une douce chaleur, quand on mêle ensemble de l'acide iodique et de l'acide nitrique concentrés.

IODOPHOSPHORIQUE, adj. , *iodophosphoricus ;* nom d'un acide formé par la combinaison des acides iodique et phosphorique.

IODOSULFURIQUE, adj., *iodosulfuricus ;* nom d'un acide solide, fusible à une douce chaleur, cristallisable par le refroidissement en rhomboïdes de couleur jaune pâle, sublimable et décomposable en partie à une plus haute température , et formé par une combinaison des acides iodique et sulfurique.

IODURE, s. m. ; combinaison de l'iode avec un corps simple. La plupart des iodures sont décomposés par l'eau, qui les fait passer à l'état d'hydriodates.

IOTACISME, s. m. , *iotacismus ;* prononciation vicieuse des lettres *J* et *G*.

IPÉCACUANHA, s. m. , *ipecacuanha, radix brasiliensis ;* nom officinal d'une racine très-usitée en médecine , à cause de ses propriétés vomitives, qu'elle doit à la présence de l'émétine. On en connaît plusieurs variétés que nous allons énumérer.

Ipécacuanha amylacé. V. Ipécacuanha blanc.

Ipécacuanha annulé. V. Ipécacuanha gris.

Ipécacuanha blanc, racine qu'on rapporte avec doute au *viola ipecacuanha,* plante du Brésil. Elle est sèche, tortue, de la grosseur d'une plume de pigeon, d'un gris blanc à l'extérieur, d'un blanc d'amidon , non résineuse dans sa cassure, et d'une insipidité absolue. On ne la trouve pas dans l'ipécacuanha du commerce.

Ipécacuanha blanc de l'Ile-de-France. V. Ipécacuanha filamenteux.

Ipécacuanha brun. V. Ipécacuanha gris.

Ipécacuanha filamenteux , racine grêle, blanche, filamenteuse , lisse, non marquée d'anneaux transversaux, insipide , et garnie d'un axe ligneux très-mince. On présume qu'elle appartient au *cynanchum ipecacuanha,* plante de la famille des apocynées.

Ipécacuanha gris, racine ridée, bouillonnée , de forme très-irrégulière, d'un

gris noirâtre à l'extérieur, d'une cassure grise, résineuse et compacte, ayant son axe ligneux cassant et d'un plus petit diamètre que la partie corticale, et imprimant une saveur amère dans la bouche. Elle forme au moins les deux tiers de l'ipécacuanha du commerce.

Ipécacuanha gris blanc, racine garnie d'anneaux moins saillans et moins irréguliers que ceux des ipécacuanha gris et gris rouge, d'un gris blanc à l'extérieur, d'une cassure résineuse, et d'une saveur amère. Elle est rare dans l'ipécacuanha du commerce.

Ipécacuanha gris rouge. racine d'une teinte rougeâtre à l'extérieur, d'une saveur amère, d'une cassure résineuse, qui est quelquefois d'un blanc rosé. Elle forme près du tiers de l'ipécacuanha du commerce.

Ipécacuanha noir. V. Ipécacuanha gris et *Ipécacuanha strié.*

Ipécacuanha ordinaire, racine du *callicocca ipecacuanha,* plante vivace, de la famille des rubiacées, qui croît au Brésil, dans les lieux ombragés et humides. Il en existe dans le commerce trois variétés, les ipécacuanha annulé ou gris, le gris rouge et le gris blanc.

Ipécacuanha strié, racine du *psychotria emetica,* petit arbrisseau du Pérou, qui appartient à la famille des rubiacées. Elle est garnie de stries longitudinales, colorée en gris un peu rougeâtre à l'extérieur, d'un gris noir très-marqué dans sa cassure, qui est résineuse et compacte, et dénuée de toute saveur. Elle ne se rencontre pas dans l'ipécacuanha du commerce.

IRAY, village près de Verneuil, où l'on trouve une source d'eau minérale ferrugineuse acidule froide.

IRIDIUM , s. m. ; métal solide, blanc-grisâtre , un peu ductile et excessivement difficile à fondre, qui existe dans la mine de platine.

IRISÉ , adj. ; qui présente les couleurs de l'arc-en-ciel.

IRIDECTOMIE, s. f. , *iridectomia* (ἶρις, iris, ἐκτέμνω, j'excise) ; excision d'une portion de l'iris, pour établir une pupille artificielle.

IRIEN, adj. , *irinus ;* qui appartient à l'iris. — *Artères iriennes,* ou *ciliaires longues,* suivant Chaussier. — *Nerfs iriens,* ou *ciliaires.* — *Rayons sous-iriens,* ou *procès ciliaires.*

IRIS, s. m. , *iris ;* genre de plantes de la triandrie monogynie, qui sert de type à la famille des iridées. On emploie en médecine la racine de l'*iris de Florence*, *iris Florentina*, L., qu'on a rangée parmi les purgatifs et les vomitifs, mais qui sert surtout à faire des pois à cautère. Beaucoup d'autres espèces paraissent recéler des propriétés analogues dans leurs racines, mais on ne les connaît que d'une manière très-imparfaite, sous le point de vue médical. Les racines de l'*iris tuberosa* portent le nom d'*hermodactes* dans les officines.

Iris, s. m., *iris*, ἶρις ; membrane tendue verticalement à la partie antérieure de l'œil, au milieu de l'humeur aqueuse, où elle forme une espèce de cloison circulaire et aplatie qui sépare la chambre antérieure de la postérieure. Percé à sa partie moyenne d'une ouverture arrondie, qu'on appelle *prunelle* ou *pupille*, l'iris est couvert en avant de couleurs variées suivant les individus, et en arrière d'un vernis noir très-épais, qui l'a fait nommer *uvée*. Il adhère, dans son pourtour, aux procès et au cercle ciliaires. Il renferme un plan externe de fibres radiées et un autre interne de fibres circulaires, qui servent, les unes à dilater, les autres à rétrécir l'ouverture de la pupille, afin de la proportionner à la quantité de rayons nécessaires à l'exercice de la vue.

Irite, s. f., *iritis* ; inflammation de la membrane iris, rarement indépendante de l'inflammation d'une ou de plusieurs des parties voisines. On a poussé l'absurdité jusqu'à prétendre que l'irite chronique était toujours syphilitique, sans avoir prouvé qu'elle le fût une seule fois.

Irradiation, s. f., *irradiatio* ; mouvement du centre à la circonférence. — *Irradiation sympathique*, propagation de l'impression reçue par un organe aux parties qui ont des connexions organiques plus ou moins immédiates avec lui.

Irréductible, adj. ; qui n'est pas susceptible de réduction : *hernie*, *fracture irréductible*.

Irrégulier, adj., *irregularis*, ἀνώμαλος (*in*, priv., *regula*, règle) ; se dit principalement du type des maladies et du pouls, quand ses battemens sont séparés par des intervalles inégaux.

Irritabilité, s. f., *irritabilitas* ; qualité exclusivement propre aux corps organisés vivans, qui fait que certaines parties de ces corps exécutent, sans que l'être entier y participe, ou même sans qu'il les ressente, des mouvemens subits et plus ou moins remarquables, chaque fois qu'une cause excitante les provoque. Ces mouvemens, qui caractérisent la vie, n'exigent aucun organe particulier ; mais, à mesure que l'organisation se complique dans la série animale, ils se particularisent, de généraux qu'ils sont chez les corps vivans les plus simples, c'est-à-dire qu'ils deviennent plus remarquables et plus puissans dans certaines parties que dans d'autres. C'est ainsi qu'ils finissent par produire la contractilité musculaire, à laquelle seule Haller et ses disciples avaient improprement attaché le nom d'*irritabilité*, qui doit exprimer et exprime en effet un phénomène beaucoup plus général.

Irritable, adj., *irritabilis* ; qui est doué de l'irritabilité. Toutes les parties des corps organisés vivans sont irritables. On dit d'une personne qu'elle est *irritable*, quand une grande susceptibilité nerveuse la dispose à être vivement affectée par tous les agens physiques ou moraux.

Irritant, adj. et s. m., *irritans* ; agent qui détermine une irritation.

Irritation, s. f., *irritatio*, ἐρεθισμὸς (*in*, priv., *ritus*, mode habituel) ; état d'un tissu organique, d'un organe, dans lequel il y a excès du mouvement vital intestin, manifesté ordinairement par l'exaltation de la circulation et de la sensibilité. Broussais définit l'irritation : « la surexcitation morbide de la vitalité. » Nous l'avons définie : « excitation vitale dépassant le type normal particulier au sujet. »

Isabelle, adj., *subalbidus* ; se dit de la robe d'un cheval, mêlée de poils blancs et de jaunes, avec une raie noire sur le dos.

Isatine, s. f. ; nom donné par Doebereiner à l'indigotine.

Isatinique, adj. ; nom donné par Doebereiner à un acide composé d'indigotine et d'hydrogène, qui se trouve dans la cuve d'indigo des teinturiers.

Ischémie, s. f., *ischæmia* (ἴσχω, je retiens, αἷμα, sang) ; rétention ou suppression morbide d'un flux de sang habituel, comme le flux hémorrhoïdal, le menstruel ou l'épistaxis.

Ischiadique. *V.* Ischiatique.

Ischiagre, s. f., *ischiagra*, ἰσχίαγρα (ἰσχίον, ischion, ἄγρα, proie) ; douleur ressentie vers la hanche. | Névralgie fémoro-poplitée.

Ischial, adj., *ischialis* ; qui appartient

à l'ischion. — *Portion ischiale de l'os des iles*, ou *ischion*.

ISCHIALGIE, s. f., *ischialgia* (ἰσχίον, ischion, ἄλγος, douleur); douleur ressentie autour de la hanche, ou dans l'articulation coxo-fémorale, ou bien le long du trajet du nerf sciatique.

ISCHIATIQUE, adj., *ischiaticus, ischiadicus*, ἰσχιάς, ἰσχιαδικός; qui a rapport à l'ischion. — *Artère ischiatique*, branche de l'hypogastrique, qui sort du bassin par la partie inférieure de la grande échancrure sciatique, et se répand dans la région postérieure et supérieure de la cuisse. — *Échancrure ischiatique*. — *Épine ischiatique*, à laquelle s'attache le petit ligament sacro-sciatique. — *Névralgie ischiatique*. V. GOUTTE *sciatique*. — *Os ischiatique* ou *ischion*. — *Tubérosité ischiatique*, saillie sur laquelle le corps repose quand on est assis. — *Veine ischiatique*, qui suit la même marche que l'artère.

ISCHIATOCÈLE. V. ISCHIOCÈLE.

ISCHIDROSE, s. f., *ischidrosis* (ἴσχω, je supprime, ἱδρώς, sueur); suppression morbide de la sueur ou de la transpiration cutanée.

ISCHIO-CAVERNEUX, adj. et s. m., *ischiocavernosus*; nom d'un muscle (ischiouréthral, Ch.) pair, allongé et aplati, qui entoure l'origine du corps caverneux, de la verge ou du clitoris, dans la membrane fibreuse duquel ses fibres se perdent, et qui s'attache au côté interne de la tubérosité de l'ischion.

ISCHIOCÈLE, s. f., *ischiocele* (ἰσχίον, ischion, κήλη, hernie); hernie dans laquelle les viscères déplacés sortent par la grande échancrure de l'ischion. C'est une maladie des plus rares, et qui ne présente pas d'autres indications que celles des hernies en général.

ISCHIO-CLITORIDIEN, adj. et s. m., *ischioclitorideus*; nom donné par Dumas au muscle *ischio-caverneux* dans la femme.

ISCHIO-CLITORIEN, adj., *ischio-clitorianus*; qui appartient à l'ischion et au clitoris. — *Artère ischio-clitorienne*, branche de la honteuse interne, qui se porte au clitoris. — *Nerf ischio-clitorien*, branche supérieure du nerf honteux, qui se distribue au clitoris. | *Muscle du clitoris*, selon Bourgelat.

ISCHIO-COCCYGIEN, adj. et s. m., *ischiococcygeus*; nom d'un muscle pair, mince, aplati et triangulaire, qui se porte de l'épine sciatique à tout le bord du coccyx et à la partie inférieure de la face latérale du sacrum.

ISCHIO-CRÉTI-TIBIAL, adj. et s. m., *ischiocreti-tibialis*: nom donné par Dumas au muscle *demi-tendineux*.

ISCHIO-FÉMORAL, adj. et s. m., *ischiofemoralis*; nom donné par Chaussier au muscle *grand adducteur de la cuisse*.

ISCHIO-FÉMORO-PÉRONIEN, adj. et s. m., *ischio-femoro-peroneus*; nom donné par Chaussier au muscle *biceps crural*.

ISCHIO-FÉMORAL grêle, adj. et s. m.; le muscle grêle interne, selon Bourgelat.

ISCHION, s. m., *ischion*, ἰσχίον (ἴσχω, je retiens); l'une des trois pièces dont l'os coxal est formé dans le fœtus, et la plus inférieure.

ISCHIO-PÉNIEN, adj., *ischio-penianus*; qui appartient à l'ischion et au pénis. — *Artère ischio-pénienne*, branche supérieure ou profonde de l'artère honteuse interne. — *Nerf ischio-pénien*, ou *honteux*.

ISCHIO-PÉRINÉAL, adj., *ischio-perinealis*; qui se porte de l'ischion au périnée. — *Artère ischio-périnéale*, ou *transverse du périnée*. — *Muscle ischio-périnéal*, ou *transverse du périnée*.

ISCHIO-POPLITI-TIBIAL, adj., *ischio-popliti-tibialis*; nom donné par Chaussier au muscle *demi-membraneux*.

ISCHIO-PRÉTIBIAL, adj. et s. m., *ischioprætibialis*; nom donné par Chaussier au muscle *demi-tendineux*.

ISCHIO-PROSTATIQUE, adj. et s. m., *ischioprostaticus*; nom donné par divers anatomistes à quelques fibres du muscle *transverse du périnée*, qui se portent vers la prostate.

ISCHIO-PUBI-FÉMORAL, adj. et s. m., *ischio-pubi-femoralis*; nom donné par Dumas au muscle *grand adducteur de la cuisse*.

ISCHIO-PUBI-PROSTATIQUE, adj. et s. m.; nom donné par Dumas au muscle *transverse du périnée*.

ISCHIO-SOUS-CLITORIEN, adj. et s. m., *ischio-infra-clitorianus*; nom donné par Chaussier au muscle *ischio-caverneux* dans la femme.

ISCHIO-SOUS-PÉNIEN, adj. et s. m., *ischioinfra-penianus*; le muscle érecteur, selon Girard.

ISCHIO-SOUS-TROCHANTÉRIEN, adj. et s. m., *ischio-infra-trochanterianus*; nom donné par Chaussier au muscle *carré de la cuisse*.

ISCHIO-SPINI-TROCHANTÉRIEN, adj. et s. m., *ischio-spini-trochanterianus*; nom donné par Dumas aux muscles *jumeaux de la cuisse*.

ISCHIO-TIBIAL *externe*, adj. et s. m..

ischio-tibialis externus ; le vaste externe, selon Bourgelat.

Ischio-tibial *interne*, adj. et s. m., *ischio-tibialis internus ;* le demi-membraneux, selon Bourgelat.

Ischio-tibial *postérieur*, adj. et s. m., *ischio-tibialis posterior ;* nom donné par Girard au muscle biceps de la jambe.

Ischio-trochantérien, adj., *ischio-trochanterianus ;* qui se porte de l'ischion au grand trochanter. — *Muscles ischio-trochantériens,* ou *jumeaux de la cuisse.* — *Nerfs ischio-trochantériens,* filets du petit sciatique qui se distribuent aux muscles voisins de l'ischion et du grand trochanter.

Ischio-uréthral, adj. et s. m., *ischio-urethralis ;* nom donné par Chaussier au muscle *ischio-caverneux.*

Ischnophonie, s. f., *ischnophonia,* ἰσχνοφωνία (ἰσχνός, grêle, φωνή, voix); gracilité de la voix.

Ischoblennie, s. f., *ischoblennia* (ἴσχω, j'arrête, βλέννα, morve); suppression d'un écoulement muqueux, nasal, uréthral, vaginal ou hémorrhoïdal.

Ischocoïlie, s. f., *ischocoilia* (ἴσχω, j'arrête, κοιλία, ventre); rétention des matières alvines, constipation.

Ischogalactie, s. f., *ischogalactia* (ἴσχω, je supprime, γάλα, lait); défaut du lait dans les mamelles.

Ischolochie, s. f., *ischolochia* (ἴσχω, j'arrête, λοχεῖα, lochies); suppression des lochies.

Ischoménie, s. f., *menstruorum retentio* (ἴσχω, j'arrête, μῆνες, règles); rétention des règles.

Ischopyosis, s. f., *ischopyosis* (ἴσχω, j'arrête, πύον, pus); suspension d'une excrétion purulente habituelle, telle que celle d'un ulcère, par exemple.

Ischurétique, adj. et s. m., *ischureticus ;* nom donné aux remèdes employés dans l'intention de s'opposer aux effets de l'ischurie.

Ischurie, s. f., *ischuria* (ἴσχω, j'arrête, οὖρον, l'urine); rétention complète de l'urine.

Isochrone, adj., *isochronus,* ἰσόχρονος (ἴσος, pareil, χρόνος, temps); qui se passe dans le même temps. Les pulsa-tions des grosses artères sont isochrones dans tout le corps.

Isochronéité. *V.* Isochronisme.

Isochronisme, s. m., *isochronismus :* qualité de ce qui est isochrone.

Isolé, adj. ; se dit, en physique, d'un corps entouré d'autres corps non conducteurs, ce qui fait qu'il ne peut pas transmettre l'électricité qu'on lui communique.

Isolement, s. m. ; état d'un corps électrisé dont on a éloigné tous les objets conducteurs, afin qu'il puisse conserver le fluide électrique.

Isoler, v. a. ; environner un corps qu'on veut électriser d'autres corps non conducteurs.

Isoloir, s. m. ; tabouret de bois à pieds de verre, et couvert d'une couche de résine, sur lequel la personne qu'on veut électriser doit se tenir debout.

Isthme *du gosier*, s. m. ; détroit qui sépare la bouche du pharynx : il est formé d'une part par le voile du palais et ses piliers, de l'autre par la base de la langue.

Isthme de la thyroïde, bande rétrécie qui réunit les deux lobes principaux du corps thyroïde.

Isthmite, s. f., *isthmitis ;* inflammation du voile du palais et des piliers de ce voile.

Ityphalle, s. m. (ἰθύς, droit, φαλλός, pénis); amulette en forme de membre viril, qu'on portait au cou, comme alexitère.

Ivette, s. f., *teucrium chamæpitys ;* espèce de germandrée, commune en France, dont les feuilles sont amères, aromatiques et toniques.

Ivoire, s. m., *ebur,* ἐλέφας ; défense d'éléphant ou d'hippopotame. On a proposé de donner ce nom à la portion des dents intermédiaire entre l'émail et la capsule.

Ivraie, s. f., *lolium temulentum,* L. ; graminée très-commune en Europe, où elle croît dans les moissons. Elle est vénéneuse, et cause des vertiges, des nausées et des vomissemens à ceux qui mangent du pain dans lequel elle entre en certaine quantité.

Jabot, s. m., *ingluvies*; dilatation de l'œsophage, qu'on observe chez la plupart des oiseaux, principalement chez les granivores, et dans laquelle les alimens séjournent avant de passer dans l'estomac proprement dit. | On donne encore ce nom à une dilatation sacciforme de l'œsophage du cheval, qui se voit en avant du diaphragme, et qui gêne le vomissement, toujours très difficile dans cet animal.

Jactation, s. f., *jactatio* (*jactare*, jeter çà et là, jeter souvent); agitation.

Jais. *V.* Jayet.

Jalap, s. m., *convolvulus jalappa*; espèce de liseron qui croît au Mexique, et dont la racine, qui est tubéreuse et fort grosse, fournit un purgatif drastique très-employé en médecine. Elle est grise, inodore, et d'une saveur âcre. On nous l'apporte sèche et coupée par tranches.

Jaleyrac, village de l'Auvergne, qui possède une source d'eau froide, chargée, dit-on, de carbonates de chaux et de soude.

Jambe, s. f., *crus*, σκέλος, κνήμη; portion du membre pelvien qui s'étend depuis le genou jusqu'au pied. | Les hippiatres appellent *jambe* la région qui s'étend du genou ou du jarret au sabot; ce sont maintenant les régions métacarpienne, métatarsienne et phalangienne.

Jambier, adj., *tibialis*, *tibiæus*; qui appartient à la jambe : *aponévrose jambière*, *muscles jambiers*.

Jambier antérieur, adj. et s. m.; *tibialis anticus*; muscle (tibio-sus-tarsien, Ch.) pair, allongé, épais et charnu, qui s'étend de la partie antérieure et de la tubérosité externe du tibia à la moitié supérieure de la face externe de cet os, et à la face antérieure du ligament interosseux. Il fléchit sur la jambe le pied, dont il dirige la pointe en dedans.

Jambier grêle. *V.* Plantaire grêle.

Jambier postérieur, adj. et s. m., *tibialis posticus*; muscle (tibio-sous-tarsien, Ch.) pair et allongé, qui s'étend de la face postérieure du péroné, de celle du tibia et du ligament interosseux, à la tubérosité de l'extrémité inférieure du scaphoïde. Il étend le pied sur la jambe, et en élève le bord interne.

Janon-tarentisme, s. m., *tarentismus tangitanus*; nom d'une espèce de taren-

tisme spontané que l'on observe en Afrique.

Jardon, s. m., *suffrago*; tumeur osseuse qui a son siége sur la tête du péroné externe du canon.

Jarret, s. m., *poples*, *garetum*, *garretum*, ἀγκύλη, ἰγκύς; nom vulgaire de la partie postérieure de l'articulation du genou, ou région poplitée. | Dans le cheval, on nomme ainsi la région du membre postérieur située entre la jambe et le canon, et ayant pour base les os tarsiens.

Jarretier, adj. et s. m., *popliteus*; nom donné par Winslow au muscle *poplité*.

Jarretière, s. f., *periscelis*; dartre furfuracée qui entoure la jambe en manière de jarretière.

Jatrophate, s. m., *jatrophas*; sel formé par la combinaison de l'acide jatrophique avec une base salifiable.

Jatrophique, adj., *jatrophicus*; nom d'un acide liquide, incolore, d'une odeur forte et irritante, d'une saveur âcre et désagréable, qui a été découvert par Pelletier et Caventou dans le pignon d'Inde (*jatropha curcas*).

Jaune, adj., *flavus*, *luteus*, ξανθὸς; l'une des sept couleurs principales du spectre solaire. — *Corps jaune. V.* ce mot. — *Ligamens jaunes*, placés entre les lames des vertèbres, au bord desquelles ils s'attachent, depuis l'espace compris entre la seconde et la troisième jusqu'à celui qui sépare la dernière du sacrum. — *Tache jaune de Sœmmerring*, tache arrondie, d'un jaune assez foncé, et percée d'un trou central, qu'on voit sur la rétine, à deux lignes en dehors du nerf optique. | Couleur de la conjonctive et de la peau dans la jaunisse, et dans une maladie aiguë que l'on prétend particulière à l'Amérique, importable en Europe et contagieuse, la *fièvre jaune*, aussi appelée *typhus ictérode*.

Jaunisse, s. f.; nom vulgaire de l'ictère. *V.* ce mot.

Javart, s. m., *clavus*; inflammation des paquets de tissu cellulaire qui traversent la peau, d'où résulte le bourbillon. On l'a confondu avec l'anthrax ou charbon; c'est le furoncle. Divisé en javart simple, encorné et cartilagineux.

Jayet, s. m.: bitume solide, très-noir, opaque, cassant, dur, un peu plus pesant que l'eau, qui brûle sans couler ni se boursouffler, en répandant une odeur âcre, et fournissant un acide qu'on peut recueillir par la distillation. | On dit de la robe du cheval qu'elle est d'un *noir jayet* lorsqu'elle approche de la couleur de ce bitume.

Jean-de-Glaines (Saint-), hameau de l'Auvergne où l'on trouve une source d'eau minérale saline gazeuse froide.

Jean - sur - Maine (Saint-), près de Laval, où coule une source d'eau froide réputée ferrugineuse.

Jécoraire, adj., *jecorarius* (*jecur*, foie); synonyme d'*hépatique*.

Jectigation, s. f., *jectigatio*; agitation, anxiété, inquiétude; suivant quelques auteurs, c'est une espèce d'épilepsie.

Jéjunum, s. m., *jejunum*; portion du canal intestinal comprise entre le duodénum et l'ilion, et qu'on appelle ainsi parce qu'on la trouve presque toujours vide dans les cadavres.

Jeter, v. a., *ejicere*; se dit d'un cheval qui a un flux ou écoulement par les narines. On dit qu'un cheval jette, pour dire qu'il est morveux. — Se dit encore d'une plaie qui suppure.— *Un cheval dans le pré*, pour le réparer quand il est trop fatigué.

Jeunesse. *V.* **Adolescence.**

Joannette, près d'Angers, où se trouvent plusieurs sources d'eau froide et chaude salino-ferrugineuse.

Job, en Auvergne, où coule une source d'eau froide ferrugineuse.

Johne, village de la Franche - Comté qui possède une source d'eau froide salino-ferrugineuse.

Jointé, adj. Le cheval est dit *long-jointé* ou *court-jointé*, suivant que son paturon est plus ou moins long.

Jointure, s. f., *junctura*; synonyme vulgaire d'*articulation*.

Jonas, près de Bourbon - l'Archambault, où il existe une source d'eau froide ferrugineuse et gazeuse.

Jouan (Saint-), village près de Saint-Malo, qui possède une source d'eau froide ferrugineuse.

Joubarbe, s. f., *sempervivum tectorum*; plante de la dodécandrie dodécagynie, et de la famille des crassulées, qui croît partout sur les vieux murs, et dont le suc des feuilles passe, on ne sait à quel titre, pour calmant et anodin.

Joue, s. f., *gena*, γένυς (γένειον, barbe); partie du visage qui forme les parois la-

térales de la bouche, et sur laquelle croît la barbe chez l'homme.

Jouer *avec son mors*, se dit d'un cheval qui mâche et secoue son mors.

Jour, s. m., *dies*; partie de la journée qui s'étend depuis le lever du soleil jusqu'à son coucher. | On a, pendant long-temps, attaché beaucoup d'importance à la supputation des jours dans les maladies, parce que l'on attribuait des propriétés à chacun d'eux. Ceux dans lesquels on avait vu survenir des évacuations, à la suite desquelles se manifestait un mieux sensible ou un rétablissement complet, étaient appelés *jours critiques* : c'étaient le septième, le quatorzième, le vingtième, le vingt-septième, le trente-quatrième et le quarantième. La difficulté était de savoir quand commençait le premier jour; les uns prétendaient qu'on devait le faire compter à partir du lever du soleil, les autres à compter de l'instant de l'invasion : or, comme la question ne fut jamais irrévocablement résolue, l'incertitude qui règne sur cette matière fut d'une grande utilité pour les partisans de la doctrine des jours critiques, aujourd'hui tombée en désuétude. Lorsqu'elle était en vogue, le quatrième, le onzième, le dix-septième étaient appelés *indicateurs*, parce que, disait-on, les symptômes qui arrivent dans ces jours annoncent ce qui aura lieu dans les jours critiques. Il y avait encore les *jours intercalaires*, le troisième, le cinquième, le sixième, le neuvième, dans lesquels on observait parfois des crises imparfaites, et des *jours non décrétoires* ou *vides*, c'est-à-dire sans aucune utilité pour la prévision ou l'accomplissement des crises; c'étaient le deuxième, le huitième, le dixième, le douzième, le treizième. Ce dernier était fort redouté des médecins, et l'est encore de la plupart des malades.

Juché, adj.; se dit du cheval qui est droit sur ses boulets du train de derrière.

Jugal, adj., *jugalis*; synonyme de *malaire*.

Jugement, s. m.; résultat d'une opération qui s'exécute dans l'organe de l'intelligence, et consiste en ce que deux ou plusieurs idées étant à la fois rendues présentes à l'esprit, les traits de chacune d'elles se réunissent pour produire une ou plusieurs idées nouvelles. | Ensemble des rapports, des différences, des particularités que présente l'idée ainsi formée avec celles qui lui ont servi de base. | Faculté ou pouvoir de juger, c'est-à-dire de procéder à cette opération. | En pathologie, le mot *jugement* est précisément ce qu'on entend par *crise*, avec cette différence que le mot *jugement* rappelle une comparaison plus ou moins exacte entre la maladie et un procès, tandis que le mot *crise* donne l'idée d'un travail particulier, d'un effort salutaire, mais quelquefois impuissant.

Jugo-conchien, adj. et s. m. ; muscle sous-cutané qui, de la région jugale, se porte plus ou moins obliquement en avant de la conque de l'oreille. Il manque chez l'homme.

Jugo-maxillaire, adj. et s. m., *jugo-maxillaris* ; nom donné par quelques anatomistes au muscle *masseter*.

Jugo-scutien, adj. et s. m. ; muscle étendu presque horizontalement de l'arcade zygomatique au bord antérieur du cartilage scutiforme de l'oreille.

Jugulaire, adj. et s. f., *jugularis* ; qui a rapport à la gorge. — *Fosse jugulaire*, cavité formée par le rocher et l'os occipital, qui loge l'origine de la veine jugulaire interne. — *Veine jugulaire externe*, formée par les maxillaire interne, temporale superficielle, et articulaire postérieure ; elle descend le long de la partie antérieure et latérale du cou, depuis le col de la mâchoire jusqu'à la veine sous-clavière, dans laquelle elle s'ouvre. — *Veine jugulaire interne*, plus volumineuse et plus profonde que la précédente ; elle s'étend depuis la partie postérieure de l'hiatus occipito-pétreux jusqu'à la veine sous-clavière, et doit naissance aux sinus de la dure-mère, ainsi qu'aux veines faciale, linguale, pharyngienne, thyroïdienne supérieure, occipitale et diploïques.

Jujube, s. f., *ziziphum* ; fruit du jujubier.

Jujubier, s. m., *rhamnus ziziphus* ; arbre de la pentandrie digynie, et de la famille des rhamnoïdes, qui croît dans le midi de l'Europe, et dont on fait entrer les fruits sucrés et mucilagineux dans diverses préparations réputées pectorales.

Julep, s. m., *julapium, julepus* ; mot d'origine persane qui sert à désigner des potions adoucissantes, acidules ou mucilagineuses, dans lesquelles il n'entre ni huiles, ni substances purgatives, ni poudres ou substances extractives.

Jumeau, adj. et s. m., *gemellus, geminus*, δίδυμος ; qui est disposé par paires. Se dit des enfans nés d'un seul accouchement. — *Artères jumelles*, branches

de la poplitée qui se portent dans les muscles jumeaux. — *Nerfs jumeaux*, filets du rameau tibial du poplité qui ont la même destination. — *Veines jumelles*, qui s'ouvrent dans la poplitée, et suivent la marche des artères correspondantes.

Jumeaux de la cuisse, nom d'un muscle à deux ventres (ischio-trochantérien, Ch.) distingués en *supérieur* et *inférieur*, qui viennent, le premier de l'épine, et le second de la tubérosité sciatiques, et qui, situés en travers, s'attachent sur le tendon de l'obturateur interne, qu'ils accompagnent jusque dans la cavité trochantérienne. Ils tournent le membre inférieur en dehors.

Jumeaux de la jambe, nom d'un muscle à deux ventres (bifémoro-calcanien, Ch.), situé à la partie postérieure de la jambe ; il se compose de deux masses charnues, l'une interne, l'autre externe, qui s'attachent à la partie postérieure des deux condyles du tibia, et sont unies en bas par une aponévrose qui, jointe à celle du soléaire, forme le tendon d'Achille. Ce muscle étend le pied sur la jambe.

Jument. s. f., *æqua* ; femelle du cheval — *poulinière*, celle qui a eu ou qui porte des poulains. — *vide*, celle qui a été couverte, mais qui n'a pas retenu.

Jurisprudence *médicale*, *jurisprudentia medicalis* ; connaissance des lois et réglemens appliqués à l'enseignement et à la pratique de la médecine.

Jus, s. m., *succus* ; suc des végétaux ou des animaux extrait par la pression, et concentré ou non par l'évaporation.

Jus d'herbes, suc de végétaux, ordinairement amers, qu'on administre comme dépuratif. On le donne clarifié ou non.

Jus de réglisse, extrait de réglisse concentré et sec.

Jus de viande, bouillon de viande très-concentré.

Jusquiame, s. f., *hyoscyamus niger* ; plante de la pentandrie monogynie, et de la famille des solanées, qui croît dans toute l'Europe. Elle figure parmi les poisons narcotiques ; mais, administrée à l'intérieur, ou employée extérieurement avec précaution et à petites doses, elle agit comme calmant.

Juxtaposition, s. f., *juxta-positio* ; application à l'extérieur. — *Accroissement par juxtaposition*, celui qui se fait par une application successive de molécules nouvelles à la surface de celles d'un noyau primitif.

Kajeput. *V.* Huile *de cajeput.*

Kakerlaque, adj. et s. m. ; nom donné par divers écrivains aux albinos.

Kakerlaquisme, s. m., *kakerlakismus ;* état des albinos.

Karabé. *V.* Succin.

Karabé de Sodome. V. Asphalte.

Kélotomie. *V.* Célotomie.

Kératiase, s. f., *keratiasis* (κέρας, corne) ; excroissance cornée qui se développe sur les tempes ou le front.

Kératoglosse. *V.* Cératoglosse.

Kératome, s. m., *keratomus* (κέρας, corne, τέμνω, je coupe) ; nom par lequel on a désigné généralement tous les instrumens propres à diviser la cornée transparente dans l'opération de la cataracte par extraction. *V.* Cératotome, Couteau *à cataracte,* et Cyclotome.

Kératonyxis, s. f., *keratonyxis* (κέρας, corne, νύσσω, je perce) ; méthode d'opérer la cataracte, qui consiste à percer avec une aiguille la cornée transparente, et à arriver à travers la pupille jusqu'au cristallin, qu'on divise ou qu'on déprime. Cette méthode, qui remonte jusqu'au dix-septième siècle, mais qui vient d'être nouvellement reproduite et préconisée par quelques chirurgiens allemands, ne paraît avoir aucun avantage sur l'abaissement ordinaire.

Kérion. *V.* Achores.

Kermès *animal,* s. m., *coccus ilicis ;* insecte hémiptère qui vit sur le chêne vert, dans le midi de l'Europe, et dont la femelle, aptère, d'une couleur rouge brun, et couverte d'une poussière légèrement cendrée, fournit un beau rouge cramoisi sur soie et laine à la teinture. On lui attribuait autrefois une foule de propriétés médicinales illusoires.

Kermès minéral. Voy. Hydrosulfate (sous-) *d'antimoine.*

Kiastre, s. m., *kiaster* (χιάζειν, croiser en forme d'X) ; sorte de bandage, aujourd'hui inusité, qu'on faisait avec une bande roulée à deux globes, et dont les jets, croisés en X derrière le jarret, et passant en 8 au dessus du fragment supérieur et au-dessous du fragment inférieur de la rotule fracturée en travers, servaient à les maintenir en contact.

Kibistitome, s. m., *kibistitomus* (κίβις, sac, τέμνω, je coupe) ; nom employé par Petit-Radel comme synonyme de *kystitome.*

Kina ou Kinakina. *V.* Quinquina.

Kinanthropie. *V.* Athymie.

Kinate. *V.* Quinate.

Kinine. *V.* Quinine.

Kinique. *V.* Quinique.

Kinkina. *V.* Quinquina.

Kino, s. m., *gummi kino ;* substance fournie par le *nauclea gambir,* arbrisseau de la famille des rubiacées, qui croît à Sumatra. On la trouve dans le commerce en masses dures, opaques, très-fragiles, inodores, d'un rouge noir, et d'une saveur douceâtre et astringente. Presque entièrement composée de tannin, elle agit comme tonique sur les tissus vivans.

Kinospudie. *V.* Rhembasme.

Kiotome, s. m., *kiotomus* (κίων, pilier, colonne, τέμνω, je coupe) ; instrument composé d'une gaîne d'argent aplatie et échancrée près de l'extrémité de l'un de ses bords, et d'une lame qui la parcourt dans toute son étendue, et qui est disposée de manière à couper en passant toutes les parties embrassées par l'échancrure. Cet instrument, inventé par Desault, a été employé par lui pour couper les brides du rectum et de la vessie, et pour pratiquer la rescision des amygdales.

Kirschenwasser, s. m. ; liqueur alcoolique que l'on retire des cerises pilées avec leurs noyaux, en les soumettant à la distillation après les avoir fait fermenter.

Kirsocèle. *V.* Cirsocèle.

Klopémanie, s. f., *klopemania* (κλοπή, vol, μανία, manie) ; espèce de manie dans laquelle l'individu qui en est atteint ne peut s'empêcher de dérober. Penchant irrésistible au vol.

Kobalt. *V.* Cobalt.

Kramébate, s. m., *krameras ;* sel formé par la combinaison de l'acide kramérique avec une base salifiable.

Kramérique, adj., *kramericus ;* nom d'un acide incristallisable qu'on a découvert dans la racine de ratanhia.

Kyllose, s. f., *kyllosis* (κυλλός, courbé) ; nom donné à l'état des pieds appelés *pieds bots. V.* ce mot.

Kynorexie. *V.* Cynorexie.

Kynorrhodon. *V.* Cynorrhodon.

Kystalgie. *V.* Cystalgie.

Kyste, s. m., *kystus* (χύσλς, vessie); membrane séreuse accidentelle qui se forme sous l'influence directe ou indirecte d'un travail inflammatoire, et paraît avoir pour fonctions tantôt de favoriser la résorption de liquides épanchés, tantôt de procurer l'exhalation d'autres liquides, tantôt enfin d'isoler du reste de l'organe une partie profondément altérée, dont la nutrition nuirait à celle de cet organe, ou même porterait atteinte à quelqu'autre organe plus important. D'après la matière qu'ils renferment, les kystes reçoivent des noms fort différens. Il y a des kystes *mélicériliques*, *hydatidiques*, etc.

Kystéotomie. *V.* Cystotomie.

Kysthite, s. f., *kysthitis* (χύσθος, vagin); inflammation de la vulve et de la membrane muqueuse du vagin.

Kysthoptose, s. f., *kysthoptosis* (χύσθος, vagin, πίπτω, je tombe); chute ou renversement du vagin.

Kystotomie. *V.* Cystotomie.

Kystique, adj., *kysticus*; qui a rapport au kyste.

Kystirrhagie. *V.* Cystirrhagie.
Kystirrhée. *V.* Cystirrhée.
Kystite. *V.* Cystite.
Kystitome. *V.* Cystitome.

Kystitome de Bancal; c'est une modification de celui de Lafaye, laquelle consiste dans l'addition d'un ressort.

Kystocèle. *V.* Cystocèle.
Kystoptose. *V.* Cystoptose.
Kystotomie. *V.* Cystotomie.

Kyttarrhagie, s. f., *kyttarrhagia* (χυττάριον, alvéole, ῥήγνυμι, je romps); écoulement de sang par une alvéole.

L.

Laddanum. *V.* Ladanum.

Labial, adj., *labialis*; qui a rapport aux lèvres. — *Artère labiale.* On a donné ce nom à l'artère *faciale* et aux artères *coronaires des lèvres.* — *Glandes labiales,* follicules mucipares, arrondis et saillans, qui garnissent la face interne des lèvres, au-dessous de la membrane muqueuse. — *Muscle labial, ou orbiculaire des lèvres.* — *Veines labiales, ou coronaires des lèvres.*

Labidomètre, s. m., *labidometer* (λαβίς, pince, μετρέω, je mesure); instrument propre à mesurer l'écartement des deux cuillers du forceps appliqué sur la tête de l'enfant.

Labié, adj. et s. f., *labiatus* (*labium,* lèvre; se dit d'une fleur dont le limbe est partagé en deux lèvres.

Labiées, s. f. pl., *labiatæ*; grande et importante famille de plantes dicotylédones à corolles monopétales et à étamines hypogynes. Presque tous les végétaux qui la composent ont des propriétés excitantes, dues à la présence du camphre et d'une huile volatile. Quelques-unes néanmoins sont astringentes.

Laboratoire, s. m., *laboratorium,* ἐργαστήριον (*laborare,* travailler); lieu où l'on prépare des produits chimiques ou pharmaceutiques, des pièces d'anatomie, etc.

Labyrinthe, s. m., *labyrinthus,* λαβύρινθος; ensemble des parties diverses qui composent l'oreille interne; assemblage de plusieurs cavités qui communiquent ensemble dans le cadavre, et qu'on appelle le *vestibule,* le *limaçon,* et les *canaux demi-circulaires.*

Labyrinthique, adj., *labyrinthicus*; nom donné par Chaussier au nerf *auditif,* parce qu'il se distribue dans les cavités qui forment le labyrinthe.

Lacération, s. f., *laceratio* (*lacerare,* déchirer); déchirure.

Lacinié, adj., *laciniatus*; qui est découpé sur ses bords en lanières étroites et irrégulières.

Lacinure, s. f.; découpure étroite et irrégulière.

Lacis, s. m., *reticulum, plexus*; entrelacement, réseau de nerfs ou de vaisseaux : *lacis nerveux, vasculaire, veineux.*

Lacq ou Laq, s. m., *laqueus*; ruban de fil que l'on applique sur quelque partie, afin de la retenir, comme dans les accouchemens où l'on est obligé d'aller chercher successivement les deux pieds du fœtus. *V.* Lien. | Corde garnie d'un nœud coulant, dont on se sert pour abattre un cheval afin de l'opérer, ou pour le conduire en voyage.

Lacrymal, adj., *lacrymalis* (*lacryma,*

larme); qui a rapport aux larmes.—*Artère lacrymale*, branche de l'ophthalmique qui se perd dans la glande. — *Canal
lacrymal* ou *nasal. V.* CANAL.—*Caroncule
lacrymale. V.* CARONCULE.—*Conduits lacrymaux*, au nombre de deux, le *supérieur* et l'*inférieur*, qui s'étendent des
points au sac lacrymal. — *Glande lacrymale*, logée dans un enfoncement de l'os
frontal, à la partie externe, supérieure
et antérieure de l'orbite, et produisant
sept ou huit conduits très-fins qui vont
verser les larmes qu'elle sécrète derrière
la paupière supérieure. — *Fistule lacrymale*, ouverture produite par l'ulcération
de la tumeur du même nom, et par laquelle les larmes s'échappent sur la joue.
De tous les procédés employés pour guérir cette maladie, et qui consistent soit à
rétablir le cours naturel des larmes, soit
à leur ouvrir une route artificielle, celui
de Dupuytren, déjà indiqué par Foubert et Woolhouse, est un des plus simples et des plus efficaces. — *Gouttière lacrymale*, cavité située à la partie antérieure et interne de l'orbite, formée par
l'os unguis et l'apophyse montante de l'os
maxillaire supérieur, et qui loge le sac
lacrymal. — *Nerf lacrymal*, branche de
l'ophthalmique, qui se distribue surtout
à la glande lacrymale et à la paupière supérieure. — *Os lacrymal* ou *unguis.* —
Points lacrymaux, petites ouvertures arrondies et contractiles, au nombre de
deux, qui sont situées au centre d'un tubercule éloigné d'une ligne et demie de
la commissure interne des paupières, et
qui se continuent avec les conduits lacrymaux.— *Tumeur lacrymale*, tuméfaction molle, circonscrite, indolente, située au-dessous du grand angle de l'œil,
formée par la dilatation du sac lacrymal,
et qui est le résultat de l'inflammation
chronique et de l'épaississement de la
membrane muqueuse du canal nasal. —
Veines lacrymales, qui s'ouvrent dans les
ophthalmiques et les palpébrales.—*Voies
lacrymales*, ensemble de la glande lacrymale, des points et conduits lacrymaux,
du sac lacrymal et du canal nasal, c'est-
à-dire des organes sécréteurs et excréteurs des larmes.

LACTATE, s. m., *lactas;* sel formé par
la combinaison de l'acide lactique avec
une base salifiable.

LACTATION, s. f., *lactatio;* action de
nourrir un enfant avec du lait. Synonyme
d'*allaitement.*

LACTÉ, adj., *lacteus*, γαλάκτινος, γαλάκτινος; qui ressemble au lait, ou qui y

a rapport. — *Diète lactée*, régime qui
consiste à faire usage du lait pour aliment
principal.—*Fièvre lactée*, ou *laiteuse*, ou
de lait. V. FIÈVRE.— *Vaisseaux lactés* ou
chylifères.

LACTESCENT, adj.; se dit des liquides
qui ont un aspect analogue à celui du
lait.

LACTIFÈRE, adj., *lactiferus* (*lac*, lait,
fero, je porte); nom donné aux vaisseaux
ou conduits excréteurs de la glande mam-
maire. | Les botanistes imposent cette
épithète à toute plante qui abonde en suc
laiteux.

LACTIPHAGE, adj. et s. m., *lactiphagus*
(*lac*, lait, φάγω, je mange); qui vit principalement de lait. Synonyme vicieux de
galactophage.

LACTIPOTE, adj. et s. m., *lactipotor*,
γαλακτοπότης (*lac*, lait, πότης, buveur);
qui fait du lait sa boisson ordinaire. Synonyme vicieux de *galactopote.*

LACTIQUE, adj., *lacticus;* nom d'un
acide incristallisable, peu sapide, soluble dans l'eau et dans l'alcool, que
Scheele a découvert dans le petit-lait aigri, et que Berzelius prétend exister dans
toutes les matières animales.

LACTUCARIUM, s. m.; extrait de laitue
sauvage.

LACUNE, s. f., *lacuna;* nom donné à
de petites cavités qu'offrent les membranes muqueuses, et dont les parois sécrè-
tent un fluide visqueux. | Synonyme de
crypte.
Lacune de la langue. Chaussier appelle
ainsi le trou borgne de la langue.

LACUSTRAL, adj., *lacustralis* (*lacus*,
lac); qui vit ou qui croît dans ou autour
des lacs ou des grands étangs.

LADANUM, s. m., *ladanum*, *labdanum*,
ladanon, λάδανον; gomme-résine d'une
odeur agréable, d'un vert noirâtre, et
d'une saveur chaude et amère, qu'on
trouve dans le commerce sous la forme
de masses molles, ou de magdaléons
durs et tortillés. On la recueille sur divers cistes, dans les îles de la Grèce.

LADRE, adj., *leprosus* (λαιδρὸς, difforme, honteux); synonyme de *lépreux.*

LADRERIE, s. f.; un des noms de la lè-
pre des Arabes. | Hôpital où l'on ne rece-
vait que des lépreux. | Maladie des porcs
causée par un ver hydatidique.

LAGOCHILE, s. m., *lagochilus* (λαγὼς,
lièvre, χεῖλος, lèvre); bec de lièvre.

LAGOPHTHALMIE, s. f., *lagophthalmia*
(λαγὼς, lièvre, ὀφθαλμὸς, œil); œil de lièvre. Sous ce nom les auteurs ont désigné
tantôt le simple raccourcissement de la

paupière supérieure, qui, retirée en haut, ne peut recouvrir l'œil pendant le sommeil ; tantôt le raccourcissement avec renversement en dehors de cette paupière ; tantôt enfin le renversement des deux paupières en dehors, ou le double ectropion.

Lagostome, s. m., *lagostoma* (λαγὼς, lièvre, σ*ό*μα, bouche) ; bec de lièvre.

Laiche, s. f., *carex*; genre de plantes de la monœcie triandrie et de la famille des cypéracées, dont une espèce, *carex arenarius*, sert en médecine, où l'on attribue des vertus sudorifiques à sa racine.

Laine *philosophique*. *V.* **Lana** *philosophica*.

Lait, s. m., *lac*, γάλα ; liquide sécrété par les glandes mammaires des femelles de mammifères. Blanc, opaque, plus pesant que l'eau, et d'une saveur douce, il est composé d'eau, de matière caséeuse, de beurre, de sucre, de lait, d'hydrochlorate, phosphate et acétate de potasse, d'acide lactique, de lactate de fer et de phosphate de chaux, en proportions variables, suivant l'espèce d'animal.

Lait ammoniacal ; émulsion jaunâtre et odorante qu'on prépare en divisant de la gomme ammoniaque avec de la gomme arabique, et délayant ensuite le tout dans de l'eau d'hyssope édulcorée avec le sirop de capillaire.

Lait d'amandes, ou émulsion simple.

Lait d'amandes térébenthiné ; émulsion simple à laquelle on ajoute du sucre et de la térébenthine délayée dans un jaune d'œuf.

Lait de chaux ; liqueur blanche qu'on prépare en délayant de la chaux dans suffisante quantité d'eau.

Lait de soufre, poudre blanche sous la forme de laquelle se présente le soufre obtenu en décomposant un hydrosulfate sulfuré par un acide, et qui, avant de se précipiter, donne un aspect laiteux à la liqueur qui la tient en suspension. C'est un composé de soufre et d'eau.

Lait épanché. V. Lait répandu.

Lait répandu : se dit communément dans le monde de toutes les maladies que l'on voit affecter les femmes, qui, après être accouchées, n'ont point allaité leur enfant.

Lait végétal ; suc blanc qu'on rencontre dans un grand nombre de végétaux, et dont les propriétés physiques varient à l'infini.

Lait virginal ; alcoolat de benjoin ou de tout autre baume, précipité par l'ad-

dition de l'eau, qui lui fait prendre un aspect laiteux. | Acétate de plomb liquide précipité par l'eau.

Laiteux, adj., *lacteus* ; qui offre quelques-uns des caractères du lait. On appelle vulgairement *maladies laiteuses* celles que l'on attribue au transport du lait sur une partie du corps. — *Croûtes laiteuses. V.* **Croute**.

Laitier, s. m. ; masse vitrifiée, opaque, formée de chaux, de silice, d'alumine et d'une petite quantité d'oxide de fer. C'est, avec la fonte, un des produits principaux que l'on obtient en opérant la fusion des mines de fer.

Laiton, s. m. ; alliage de zinc et de cuivre.

Laitue, s. m., *lactuca*; genre de plantes de la syngénésie polygamie égale et de la famille des chicoracées, dont une espèce, *lactuca sativa*, figure parmi les plantes potagères, tandis qu'une autre, *lactuca virosa*, contient un suc lactescent, narcotique, qu'on a proposé de substituer dans beaucoup de cas à l'opium.

Lallation, s. f., *lallatio* ; synonyme de *lambdacisme*.

Lambdacisme, s. m., *lambdacismus* ; prononciation vicieuse de la lettre L, qui consiste à répéter ou à mouiller mal à propos cette consonne, ou à l'employer au lieu de la lettre R.

Lambdoïdal. *V.* **Lambdoïde**.

Lambdoïde, adj., *lambdoides, lambdocides*, λαμϐδοειδὴς (λάμϐδα, Λ des Grecs, εἶδος, ressemblance) ; nom donné par les anatomistes à la suture qui unit les os pariétaux à l'occipital, parce qu'elle a la forme d'un Λ, et quelquefois aussi à l'hyoïde.

Lambeau, s. m. On appelle ainsi les parties molles détachées du corps dans une plus ou moins grande étendue, et communiquant avec lui par une base de largeur variable. *Amputations à lambeaux, plaies à lambeaux.*

Lambitif, s. m., *lambitivum* ; synonyme de *looch*.

Lame, s. f., *lamina*, ἔλασμα, ἐλασμὸς, πέταλον ; partie supérieure et élargie d'un pétale onguiculé. | Synonyme de *table*, dans le langage anatomique.

Lamellé, adj., *lamellatus* (*lamella*. petite lame) ; qui est composé de lamelles, ou disposé en lamelles.

Lamelleux, adj., *lamellosus* (*lamella*. petite lame) ; qui est composé ou garni de lames.

Lamineux, adj., *laminosus* ; qui est formé de petites lames. — *Tissu lami* *neux*, nom donné par Chaussier au tissu cellulaire.

LAMPAS, s. m. ; tuméfaction du palais des jeunes chevaux qui dépasse les incisives.

LAMPATE, s. m., *lampas* ; sel formé par la combinaison de l'acide lampique avec une base salifiable.

LAMPIQUE, adj., *lampicus* ; nom d'un acide incolore et d'une odeur piquante, qui résulte de la décomposition de l'éther sulfurique par un fil de platine rouge.

LAMPSANE, s. f., *lampsana communis* ; plante indigène de la syngénésie polygamie égale et de la famille des chicoracées, à laquelle on attribuait gratuitement autrefois de l'efficacité dans les ulcérations qui surviennent aux seins des nourrices, et dans les maladies de la peau.

LANA *philosophica* ; ancien nom de l'oxide de zinc obtenu en légers flocons blancs par la combustion du métal à l'air libre.

LANCE de *Mauriceau*, s. f. ; instrument terminé en fer de pique dont cet accoucheur célèbre faisait usage pour perforer le crâne du fœtus mort, quand l'extraction en était difficile.

LANCÉOLÉ, adj., *lanceolatus* (*lancea*, lance) ; épithète donnée aux feuilles qui ont la forme d'un fer de lance.

LANCETTE, s. f., *lanceola* ; petite lance. Instrument de chirurgie qui sert à exécuter la phlébotomie. La lancette est composée de deux parties, la châsse et la lame. Deux petites plaques d'ivoire, d'écaille, de corne, de nacre ou d'autre substance du même genre, constituent la première. Ces plaques, réunies en arrière par un clou rivé, ont entre elles la lame, qu'elles protègent et conservent. Celle-ci, formée d'acier fin parfaitement poli, présente trois parties, le *talon*, le *corps* et la *pointe*. Le talon est mousse, le corps tranchant sur les côtés, et la pointe très-acérée. Suivant que celle-ci est plus ou moins allongée, on donne à l'instrument le nom de lancette *à grain d'orge*, *à grain d'avoine*, ou *à langue de serpent*. De ces trois espèces de lancettes, celle dite *à grain d'avoine* est la plus commode, la plus facile à manier ; elle sert à ouvrir toutes les veines. Celle que l'on appelle *à grain d'orge* fait des ouvertures trop larges, et ne convient que pour les veines très-superficielles. La *langue de serpent*, au contraire, ne fait que des incisions très-étroites, et ne doit être em-

ployée que sur les vaisseaux très-profonds. — *à abcès*, grosse lancette, quelquefois échancrée sur un de ses bords, près de la pointe, qui servait à ouvrir les collections purulentes sous-cutanées. On lui préfère aujourd'hui le bistouri.

LANCINANT, adj., *lancinans* (*lancea*, lance) ; qui élance. Toutes les fois que la douleur est caractérisée par des élancemens dans la partie qui en est le siége, on dit qu'elle est *lancinante*.

LANGEAC, petite ville du département de la Haute-Loire, qui possède une source d'eau minérale acidule froide.

LANGUE, s. f., *lingua*, γλῶσσα, γλῶτ]α ; organe symétrique et très-mobile qui est placé dans la bouche, où il s'étend depuis l'hyoïde et l'épiglotte jusque derrière les dents incisives. La langue sert à la gustation, à la succion, à la mastication, à la déglutition, à la prononciation et à l'exspuition.

Langue de carpe ; instrument connu aussi sous le nom de *tirelin* ou *lévier de l'Écluse*, et qui sert à faire l'extraction des dents molaires.

Langue de serpent ; instrument dont on fait usage pour nettoyer les dents de la mâchoire inférieure.

LANGUETTE, s. f., *ligula* ; appendice long et étroit qui termine chaque demi-fleuron dans une fleur composée.

LANGUEUR, s. f., *languor* ; abattement, diminution lente des forces.

LANGUISSANT, adj., *languidus* ; qui languit.

LANIFÈRE, adj., *laniger* ; se dit en botanique et en zoologie de tout ce qui est couvert de laine.

LANNION ; petite ville voisine de Morlaix, où l'on trouve une eau minérale ferrugineuse et saline.

LANUGINEUX, adj., *lanuginosus* ; qui est chargé de duvet.

LAPAROCÈLE, s. f., *laparocele* (λάπαρον, région lombaire, χήλη, tumeur) ; nom que l'on a donné à la hernie lombaire dans laquelle les parties, après avoir glissé entre les fibres du muscle carré des lombes et un éraillement de l'aponévrose du muscle transverse, apparaissent en dehors de la masse charnue du sacro-spinal.

LAPIN, s. m., *lepus cuniculus* ; mammifère rongeur dont on mange la chair, qui est estimée.

LAQUE, s. f., *lacca*, résine concrète, demi-transparente, sèche, cassante, d'un rouge brun et d'une odeur suave, que certains insectes fabriquent sur les branches de quelques arbres des Indes orientales. | Combinaison d'un oxide ou d'un sous-sel métallique avec une matière colorante.

Laque de carthame ; mélange intime de carthamite et de talc réduit en poudre très-fine.

LARDACÉ , adj. On donne ce nom aux tissus de l'économie qui , ayant éprouvé la dégénérescence cancéreuse , ressemblent à du lard.

LARGE , adj. , *latus ;* épithète donnée à tout corps qui a une grande étendue transversale, eu égard à ses deux autres dimensions. — *Bande large.* V. FASCIA *lata.*—*Muscle très-large du cou.* V. PEAUSSIER.—*Muscle très-large du dos.* V. DORSAL (grand).—*Ligamens larges de la matrice ,* deux larges replis transversaux du péritoine qui sont situés sur les parties latérales de la matrice.—*Os larges,* ceux dont la longueur a une étendue presque égale à celle de la largeur, et bien supérieure à celle de l'épaisseur.

LARME, s. f. , *lacryma, δάκρυον ;* humeur inodore, incolore et salée, que sécrètent les glandes lacrymales, dont les canaux excréteurs la versent entre l'œil et les paupières. | Petite masse d'une substance molle ou peu dure , telle qu'une résine ou une gomme-résine.

LARMOIEMENT, s. m., *lacrymatio;* écoulement des larmes sur la joue , soit parce qu'elles sont trop abondantes, soit parce que les conduits lacrymaux ne peuvent leur livrer passage. V. EPIPHORA.

LARYNGÉ, adj., *laryngeus ;* qui appartient au larynx.—*Artères laryngées,* branches des thyroïdiennes.—*Nerfs laryngés,* au nombre de deux ; le *supérieur,* fourni par le pneumo-gastrique, à la partie supérieure et profonde du cou ; l'*inférieur* ou *récurrent,* qui émane du même tronc , dans l'intérieur du thorax.—*Phthisie laryngée.* V. PHTHISIE. — *Veines laryngées,* qui s'ouvrent dans la jugulaire interne.

LARYNGIEN, adj., *laryngeus;* employé quelquefois pour *laryngé.*

LARYNGITE, s. f., *laryngitis* (λάρυγξ, larynx); inflammation du larynx.

LARYNGOGRAPHIE , s. f., *laryngographia* (λάρυγξ, larynx , γράφω , j'écris) ; description du larynx.

LARYNGOLOGIE , s. f., *laryngologia* (λάρυγξ, larynx , λόγος, discours) ; traité du larynx.

LARYNGOTOMIE , s. f., *laryngotomia* (λάρυγξ, larynx , τέμνω , je coupe) ; opération chirurgicale qui consiste dans l'ouverture du larynx, soit pour en extraire

des corps étrangers , soit pour remédier à l'obturation de la glotte.

LARYNX , s. m., *larynx, λάρυγξ ;* appareil producteur de la voix, situé à la partie supérieure et antérieure du col, au sommet de la trachée-artère avec laquelle il communique, composé de quatre cartilages, le thyroïde, le cricoïde et les aryténoïdes, mus par un grand nombre de muscles intrinsèques et extrinsèques , et tapissé d'une membrane muqueuse qui y produit certains replis ligamenteux.

LASSITUDE, s. f., *lassitudo ;* fatigue, sensation pénible rapportée à toutes les parties du corps, qui deviennent en même temps incapables de se mouvoir.—*Lassitude spontanée,* celle qui n'est point provoquée par l'exercice.

LATENT , adj. , *latens ;* qui est caché. Nom donné à des maladies dont le diagnostic est très-difficile à établir ou très-obscur. *Catarrhe latent , pneumonie latente.*

LATIQUE , adj. ; nom donné à une fièvre quotidienne rémittente, dont les accès sont à peine marqués et durent longtemps.

LAUDANUM , s. m. ; nom commun de toutes les préparations d'opium, liquides ou solides, mais qu'on donne plus particulièrement à l'extrait.

Laudanum balsamique ; mélange d'opium, de sulfure de potasse, d'extrait de safran et de réglisse, d'acide benzoïque et de baume du Pérou.

Laudanum liquide de Londres ; composé d'opium thébaïque , de safran , de castoréum , d'huile de muscade et de vin.

Laudanum liquide de Sydenham ; vin de Malaga ou d'Espagne , dans lequel on a fait macérer de l'opium , du safran, de la cannelle et du girofle. Cette liqueur, qui est d'un rouge orangé foncé, et d'une saveur très-amère , contient un grain d'opium sur vingt gouttes.

Laudanum liquide tartarisé ; mélange de solution alcoolique de sous-carbonate de potasse, d'opium, de safran, de cannelle, de clous de girofle, de macis, de muscade et de bois d'aloès.

Laudanum opiatum ; extrait aqueux ou vineux d'opium.

Laudanum tutissimum ; extrait alcoolique de thériaque nouvellement préparée.

LAURIER, s. m., *laurus ;* genre de plantes de l'ennéandrie monogynie et de la famille des laurinées, qui renferme plusieurs espèces utiles en médecine, le *laurier ordinaire*, le *camphrier*, le *cannellier*, le *sassafras*, etc.

LAURIER - CERISE, s. m., *cerasus lauro-cerasus;* espèce de cerisier dont les feuilles, chargées d'acide hydrocyanique, sont employées comme calmant, et peuvent devenir vénéneuses à haute dose.

LAURIER-ROSE ou LAUROSE, s. m., *nerium oleander;* arbrisseau de la pentandrie monogynie et de la famille des apocynées, qui est vénéneux. Une espèce du même genre, *nerium antidysentericum,* fournit l'écorce de codagapale.

LAVANDE, s. f., *lavandula spica;* genre de plantes de la dynamie gymnospermie et de la famille des labiées, qui fournit une huile essentielle très-suave, connue sous le nom d'*huile d'aspic.*

LAVEMENT. *V.* CLYSTÈRE.

LAXATIF, adj. et s. m., *laxativus (laxare,* élargir, relâcher); nom donné aux agens pharmacologiques qui ont pour effet de déterminer des évacuations alvines sans causer d'irritation dans les intestins, comme l'huile de ricin, la crème de tartre, la casse, la manne.

LAXITÉ, s. f., *laxitas;* relâchement, défaut de ton.

LÉGITIME, adj., *legitimus;* qui a les conditions exigées par la loi. On appelle *maladies légitimes* celles qui parcourent régulièrement leurs différentes périodes.

LÉGUME, s. m., *legumen. V.* GOUSSE.

LÉGUMINEUSES, s. f. pl., *leguminosæ;* famille de plantes qui renferme une foule de plantes alimentaires, médicales, tinctoriales et autres.

LEIOPODE, adj. et s. m., *leiopodes,* λειο-ποδὴς (λεῖος, uni, ποῦς, pied); qui a la plante du pied plate, au lieu de l'avoir concave.

LEIPHÈME, adj. et s. m., *leiphemus (λεί-πω,* je manque, αἷμα, sang); anémie, ou individu anémique.

LEIPODERME. *V.* LIPODERME.

LEIPOMÉRIE. *V.* LIPOMÉRIE.

LEIPOPSYCHIE. *V.* LIPOPSYCHIE.

LEIPOTHYMIE. *V.* LIPOTHYMIE.

LEIPYRIE. *V.* LIPYRIE.

LÉNITIF, adj. et s. m., *lenitivus, leniens (lenire,* adoucir); nom donné aux remèdes qui agissent comme adoucissans, émolliens, tempérans. Se dit encore de ceux qui sont laxatifs.

LENT, adj., *lentus;* qui est tardif.—*Pouls lent,* celui dont le mouvement de diastole se fait sentir moins promptement que celui de systole. Cette espèce de pouls est souvent réunie au pouls rare.

—*Respiration lente,* celle dans laquelle les mouvemens d'inspiration et d'expiration mettent plus de temps à s'exécuter que dans l'état normal. — *Fièvre lente,* aussi appelée *fièvre lente nerveuse.*

LENTICULAIRE, adj., *lenticularis;* qui a la forme d'une lentille.—*Couteau lenticulaire. V.* COUTEAU. — *Ganglion lenticulaire* ou *ophthalmique.*—*Os lenticulaire,* le plus petit des osselets de l'ouïe, placé entre la tête de l'étrier et la longue branche de l'enclume. — *Papilles, pustules lenticulaires.*

LENTIFORME. *V.* LENTICULAIRE.

LENTILLE, s. f.; genre de plantes de la diadelphie décandrie et de la famille des légumineuses, dont une espèce, l'*ervum lens,* porte des graines farineuses dont on fait une grande consommation dans les cuisines, et dont une autre, *ervum ervilia,* fournit, de ses semences, une farine résolutive. | Semence de l'*ervum lens.* | Verre convexe des deux côtés. | Nom vulgaire de l'éphélide lenticulaire.

LÉONTIASE, s. m., *leontiasis (leo,* lion); nom donné à la lèpre du visage, qu'elle change au point que l'on a cru trouver quelque ressemblance entre la physionomie de ceux qui en étaient atteints et celle du lion.

LÉONTINE. *V.* LÉONTIASE.

LÉPIDOÏDE, adj., *lepidoides* (λεπὶς, écaille, εἶδος, ressemblance); qui a la forme d'une écaille.—*Suture lépidoïde* ou *écailleuse* du temporal.

LÉPIDO-SARCOME, s. m., *lepido-sarcoma* (λεπὶς, écaille, σάρκωμα, dérivé lui-même de σάρξ, chair); tumeur charnue, recouverte d'écailles irrégulières, que M.-A. Severin dit avoir observée dans l'intérieur de la bouche.

LÈPRE, s. f., *lepra* (λεπὶς, écaille); maladie dans laquelle la peau, devenue plus épaisse, se ride, se fendille ou s'ulcère, puis se recouvre d'écailles, de croûtes, etc., ou bien présente un grand nombre de tubercules durs, inégaux, plus ou moins volumineux, qui ne tardent pas à se transformer en ulcères, dont les progrès, toujours croissans, sont suivis de la chute des cheveux, des poils, des ongles, et souvent même de diverses portions du corps. Cette maladie consiste dans une véritable inflammation chronique de la peau et du tissu cellulaire sous-cutané : c'est elle que l'on a désignée sous les noms de *lèpre,* d'*éléphantiasis des Grecs,* ou simplement de *lèpre.* On en a fait trois espèces, qui sont la *squammeuse,* la *crus-*

tacéc et la *tuberculeuse*. La *lèpre* ou l'*éléphantiasis des Arabes* commence par la tuméfaction des glandes et des vaisseaux lymphatiques, avant d'attaquer la peau et le tissu cellulaire : elle peut être périodique. Cette variété est celle que l'on observe encore le plus communément. La *lèpre des Juifs* ne nous est guère connue ; elle se manifeste à la peau sous l'apparence de taches blanchâtres, formées elles-mêmes par d'autres petites taches semées çà et là, et recouvertes d'écailles ou de légères aspérités.

LÉPREUX, adj. et s. m., *leprosus* ; qui a la lèpre.

LÉPROSERIE, s. f. ; hôpital pour les lépreux.

LEPTISME, s. m., *leptismus* ; exténuation générale du corps.

LEPTOCHYMIE, s. f., *leptochymia* (λεπτὸς, clair, faible, χυμὸς, humeur) ; état des humeurs dépouillées de la plus grande partie de leurs principes constituans.

LEPTONTIQUE, adj. et s. m., *leptonticus* (λεπτύνω, j'atténue) ; atténuant.

LEPTOPHONIE, s. f., *leptophonia* (λεπτὸς, faible, φωνή, voix) ; voix grêle, faiblesse de la voix.

LEPTOTRICHIE, s. f., *leptotrichia* (λεπτὸς, mince, θρὶξ, cheveu) ; finesse excessive des cheveux.

LÉSION, s. f., *læsio* (*lædere*, blesser, endommager). On donne ce nom à tous les changemens morbides qui peuvent avoir lieu soit dans la vitalité des organes, soit dans le tissu de ces mêmes organes, ou bien enfin dans l'accomplissement des fonctions qu'ils sont chargés de remplir. Sous le nom de *lésions organiques*, Pinel a fait une classe de maladies dans laquelle il a relégué la plupart des affections chroniques qu'il regarde comme ne pouvant appartenir aux fièvres, aux phlegmasies, aux hémorrhagies, ou aux névroses. Il les distingue en celles qui sont communes à plusieurs parties du corps, comme le cancer, les scrofules, le scorbut, les tubercules, etc. ; et en celles qui sont particulières à certains tissus, à certains organes ou à un appareil d'organes, telles que celles du tissu cellulaire, du cerveau, du poumon, des organes de la circulation.

LESSIVAGE, s. m. ; blanchissage du linge par la lessive.

LESSIVE, s. f., *lixivium*, *lixivia* ; dissolution contenant un excès de soude ou de potasse.

Lessive des savonniers ; dissolution alcaline dont on se sert pour faire le savon,

et qui est principalement formée de soude caustique.

Lessive de tartre. V. CARBONATE (SOUS-) *de potasse.*

LÉTHALITÉ, s. f., *lethalitas* (*lethum*, mort) ; se dit en parlant des plaies nécessairement mortelles.

LÉTHARGIE, s. f., *lethargia* (λήθη, oubli, ἀργία, engourdissement) ; assoupissement profond et continuel dont le malade ne sort jamais qu'incomplètement lorsqu'on veut le réveiller, et dans lequel il tend à retomber, après avoir laissé échapper quelques paroles dont il n'a le plus souvent pas la conscience. La léthargie est un sommeil plus profond que le *coma somnolentum*, dans lequel le malade répond encore avec assez de précision à ce qu'on lui demande.

LÉTHARGIQUE, adj., *lethargicus* ; qui est dans un état de léthargie, qui cause la léthargie, ou qui en est l'effet. *Fièvre léthargique*, celle dans laquelle le malade tombe en léthargie.

LÉTHIFÈRE, adj., *lethifer* (*lethum*, mort, *fero*, je porte) ; mortel, qui donne la mort.

LEUCE, *leuce* (λευκὸς, blanc) ; nuance de l'alphos ou lèpre blanche, qu'Alibert regarde comme appartenant à la lèpre squammeuse.

LEUCINE, s. f., (λευκὸς, blanc) ; substance blanche, ayant la saveur du bouillon, fusible et sublimable au feu, soluble dans l'eau, qu'on obtient en traitant la chair musculaire par l'acide sulfurique.

LEUCÆTHIOPIE, s. f., *leucæthiopia* (λευκὸς, blanc, αἰθίοψ, nègre) ; état des albinos, kakerlaquisme.

LEUCOGRAPHE, s. m., *leucographus* ; nom d'une pierre jadis en usage pour suspendre quelques hémorrhagies et activer la guérison des ulcères.

LEUCOME, s. m., *leucoma* (λευκὸς, blanc) ; tache blanche que laissent ordinairement après elles les plaies de la cornée, et qui est formée par la cicatrice de cette membrane.

LEUCOMORIE, s. f., *leucomoria* (λευκὸς, blanc, μωρία, folie) ; mélancolie.

LEUCOPATHIE, s. f., *leucopathia* (λευκὸς, blanc, πάθος, affection) ; état des albinos.

LEUCOPHLEGMATIE, s. f., *leucophlegmatia* (λευκὸς, blanc, φλέγμα, phlegme) ; dans son acception la plus généralement reçue, ce mot est synonyme d'anasarque : cependant il est des auteurs qui en ont fait usage pour désigner l'emphysème.

LEUCOPYRIE, s. f., *leucopyria*. Alibert

donne ce nom à la fièvre hectique dont il a fait le douzième genre des leucoses, septième famille de sa Nosologie naturelle.

LEUCORRHÉE, s. f., *leucorrhœa* (λευκὸς, blanc, ῥέω je coule); écoulement plus ou moins abondant d'un liquide blanc, jaunâtre ou verdâtre, lequel est le produit d'une phlegmasie aiguë ou chronique de la membrane qui revêt l'intérieur des organes génitaux. Cet écoulement, qu'on appelle encore *fleurs blanches*, s'accompagne souvent de douleur et de pesanteur dans les lombes, le bas-ventre et les cuisses, de lésions très-graves dans les organes de la digestion, etc. Si le trouble des fonctions digestives persiste pendant long-temps, le malade tombe dans un état d'épuisement, surtout quand l'écoulement leucorrhoïque est très-abondant.

LEUCORRHOÏQUE, adj., *leucorrhoïcus*; qui dépend de la leucorrhée : *écoulement, flux leucorrhoïque*.

LEUCOSE, s. f., *leucosis* (λευκὸς, blanc). Alibert comprend sous ce nom les maladies qui attaquent les vaisseaux appelés séreux ou lymphatiques : elles composent la septième famille de sa Nosologie naturelle.

LEVAIN, s. m., *fermentum*; pâte aigrie dont on se sert pour exciter un certain degré de fermentation dans les pâtes destinées à faire le pain. | Toute mauvaise disposition des humeurs, dans le langage de la médecine humorale.

LEVIER, s. m., *vectis, porrectum*; verge inflexible, qui sert à vaincre une résistance. On y distingue le point d'appui, ou celui sur lequel l'instrument se meut, la puissance, ou la force qui le met en mouvement, et la résistance, ou le poids qu'il faut mouvoir. Il y a trois sortes de leviers : 1° levier du premier genre ou intermobile, quand le point d'appui se trouve entre la puissance et la résistance; 2° levier du second genre ou interrésistant, lorsque la résistance se trouve entre la puissance et le point d'appui; 3° levier du troisième genre ou interpuissant, lorsque c'est la puissance qui se trouve au milieu. | Tige de fer ou d'acier, solide, recourbée, et garnie de dentelures à ses extrémités, dont on fait usage pour soulever les portions d'os enfoncées au-dessous du niveau du crâne. On donnait le nom de *levier triploïde* à un instrument de ce genre, fort compliqué dans sa construction. | Les dentistes appellent *levier droit*, un instrument des-

tiné à l'extraction des dents incisives; et *levier de l'Écluse*, la langue de carpe, qui sert à l'extraction des dents molaires. | On fait usage dans les accouchemens, d'un *levier* (*vectis obstetricius*) que l'on croit avoir été inventé par Roonhuysen, et qui, modifié par Péan, Baudelocque, Flamant, et la plupart des accoucheurs, sert à redresser la tête du fœtus et à rendre la parturition facile. Fort employé autrefois, le levier n'a plus qu'un usage très-restreint; quelques personnes même le croient entièrement inutile.

LÉVIGATION, s. f., *levigatio* (*levigare*, polir); réduction d'un corps en poudre très-fine par le moyen de l'eau, qui sépare les parties les plus ténues des autres.

LÈVRE, s. f., *labium, labrum*, χεῖλος; bord d'une ouverture naturelle ou d'une solution de continuité. C'est dans ce dernier sens qu'on dit les *lèvres d'une plaie* ou *d'un ulcère*. Les *lèvres de la bouche* sont deux voiles mobiles, musculo-membraneux, qui circonscrivent l'ouverture antérieure de cette cavité, sont distinguées en *inférieure* et *supérieure*, laissent entre elles une ouverture, et servent à la mastication, ainsi qu'à la prononciation. Les *lèvres de la vulve*, replis des organes génitaux de la femme, sont distinguées en *petites lèvres*, V *Nymphes*, et en *grandes lèvres*, qui s'étendent depuis la partie inférieure du mont de Vénus jusqu'au périnée, formant, par leur réunion, en devant et en arrière, des commissures, dont la postérieure porte le nom de fourchette.

LEVURE, s. f., *spuma cerevisiæ*; variété de ferment qui s'élève à la surface de la bière en fermentation.

LEXIPHARMAQUE, adj. et s. m., *lexipharmacum*, λεξιφάρμαχον; synonyme d'*alexipharmaque*.

LEXIPYRÉTIQUE, adj. et s. m., *lexipyreticus* (λήγω, je termine, πυρετὸς, fièvre); nom donné aux médicamens fébrifuges.

LÉZARD, s. m., *lacerta*; genre très-nombreux de reptiles sauriens, dont on mange la chair de plusieurs espèces, et dont quelques autres ont passé ou passent encore pour jouir de propriétés médicamenteuses, sudorifiques principalement.

LIBANOTE, s. f., *athamanta libanotis*; ombellifère d'Europe, dont les graines ont été mises au nombre des emménagogues et des carminatifs.

LIBER, s. m., *liber*; partie de l'écorce d'un arbre qui se forme successivement, et dont les couches [illegible] quée sur le corps ligneux. Le liber est composé d'un réseau vasculaire dont les aréoles sont remplies par du tissu cellulaire.

LICHEN, s. m.; Alibert donne ce nom à une affection dartreuse qui donne à la peau l'aspect d'un lichen.

LICHEN *d'Islande*, s. m., *physcia islandica;* plante indigène de la famille des lichens, qui est à la fois analeptique et tonique. On en emploie la décoction, le sirop et la gelée.

LICHENOÏDE, adj., *lichnoides;* épithète que donne Alibert à une variété de la dartre squammeuse.

LIE, s. f., *crassamen, fœx,* τρύξ; dépôt qui se forme au fond d'une liqueur.

LIÉGE, s. m., *suber,* écorce d'une espèce de chêne, *quercus suber,* que son épaisseur, sa mollesse et son élasticité rendent propre à une foule d'usages.

LIEN, s. m., *vinculum;* ruban de soie, de laine ou de fil, dont on se sert, soit pour attacher les malades pendant certaines opérations, comme celle de la cystotomie, soit pour fixer les appareils autour des membres fracturés. Les liens dont on fait usage pour opérer l'extension ou la contre-extension des membres, sont ordinairement formés de serviettes ou de draps pliés suivant leur longueur.

LIÉNITE. *V. Splénite.*

LIENTERIE. s. f., *lienteria* (λεῖος, uni, glissant, ἔντερον, intestin); maladie caractérisée par des déjections alvines liquides et souvent répétées, dans lesquelles on trouve les alimens à moitié digérés. Ce phénomène est toujours symptomatique d'une vive irritation du tube digestif, dont la sensibilité est telle qu'il ne peut supporter le séjour des matières alimentaires. Quelques médecins n'admettent aucune différence entre la lienterie et le flux cœliaque.

LIENTÉRIQUE, adj., *lientericus;* qui a rapport à la lienterie.

LIERRE, s. m., *hedera helix;* arbrisseau de la pentandrie monogynie et de la famille des caprifoliacées, dont les feuilles servent à panser les cautères, et dont le tronc laisse couler, dans les pays chauds, une gomme-résine, improprement appelée *gomme de lierre.*

Lierre terrestre, s. m., *glechoma hederacea;* plante labiée, qu'on emploie en médecine, comme légèrement tonique et stimulante.

LIGAMENT, s. m., *ligamentum,* σύνδεσμος (*ligare,* lier); faisceau fibreux qui sert à unir les os entre eux. | Repli membraneux, ou de toute autre nature, qui retient un organe quelconque en place.

Ligament cervical. V. CERVICAL.

Ligament ciliaire. V. CILIAIRE.

Ligament coronaire du foie; repli que le péritoine forme entre le diaphragme et le bord postérieur du foie.

Ligament de Fallope, ou *arcade crurale. V.* CRURAL.

Ligament de Gimbernat; expansion fibreuse et triangulaire qui se détache de la partie postérieure et interne de l'arcade crurale, va se fixer à la crête du pubis, et forme la partie interne de l'ouverture supérieure du canal crural.

Ligament de la veine ombilicale, repli falciforme qui s'étend du nombril à la face inférieure du foie, et qui est soutenu par la veine ombilicale.

Ligament dentelé. V. DENTELÉ.

Ligament de Poupart, ou *arcade crurale. V.* CRURAL.

Ligament suspenseur du foie; large repli triangulaire que le péritoine forme entre le diaphragme et la face supérieure du foie.

Ligament du blanc, ligamentum albuminis; nom très-impropre donné par Tredern à un prolongement de la substance du blanc intérieur de l'œuf, qui se porte à travers le blanc extérieur jusqu'à la membrane de la coquille, du côté de la pointe de l'œuf des poules.

Ligament suspenseur du testicule. V. GOUVERNAIL *du testicule.*

Ligamens larges de la matrice. V. LARGE.

Ligamens ronds de la matrice. V. ROND.

Ligamens vertébraux. V. VERTÉBRAL.

LIGAMENTEUX, adj., *ligamentosus;* qui tient de la nature des ligamens, qui en a les caractères. *Capsule ligamenteuse; appareil, trousseau, faisceau ligamenteux.*

LIGATURE, s. f., *ligatura;* ruban plus ou moins large, formé de fils accolés les uns aux autres et cirés ensemble, destiné à étreindre les vaisseaux ou les tumeurs dont on veut provoquer lentement la chute. Les ligatures peuvent être faites non-seulement avec le fil de chanvre, mais avec la soie, la corde à boyau, les fils métalliques, etc. Appliquées sur les vaisseaux, elles en froncent les parois, en coupent la tunique moyenne, et déterminent la gangrène des deux autres membranes, qu'elles embrassent. La nature des substances dont on se sert pour faire les ligatures n'exerce que peu ou pas d'influence sur leurs effets; elles ne sont jamais absorbées, et il est toujours imprudent de les enfermer dans les plaies. On nomme *ligatures immédiates,* celles qui n'embrassent que les membranes artérielles ; *ligatures médiates,* celles dans l'anse desquelles se trouvent placées, avec les vaisseaux, des portions plus ou moins considérables des parties molles environnantes ; *ligatures d'attente,* celles qui, glissées sous les artères, ne doivent être serrées que dans le cas où les autres seraient insuffisantes. | Le mot *ligature* est quelquefois employé pour signifier l'opération elle même par laquelle on lie soit des vaisseaux, soit d'autres parties. C'est ainsi que l'on dit : *pratiquer la ligature d'une artère ; guérir une fistule par la ligature,* etc. | *Ligature,* espèce d'impuissance que l'on attribuait à la magie, et que l'on croyait résulter de la ligature ou de la nouure de l'aiguillette.

LIGNE *âpre du fémur,* s. f., *linea aspera ossi femoris ;* saillie rugueuse qui règne le long de la face postérieure du fémur.

Ligne blanche, s. f., *linea alba ;* cordon tendineux, formé par l'entre-croisement des aponévroses abdominales, qui s'étend depuis l'appendice xyphoïde du sternum jusqu'à la symphyse des pubis.

Ligne médiane de l'abdomen ; nom donné par Chaussier à la ligne blanche.

Ligne médiane du corps ; ligne qu'on suppose étendue du sommet de la tête entre les deux pieds, de manière à partager de haut en bas le corps en deux parties égales et symétriques.

Ligne sous-trochantérienne ; nom donné par Chaussier à la ligne âpre du fémur.

LIGNEUX, adj., *lignosus ;* qui est de la nature du bois, ou formé de bois.

Ligneux, s. m. ; principe immédiat des végétaux qui constitue presque à lui seul le bois, et qu'on trouve pur dans le papier blanc non collé.

LIGNINE, s. f. ; nom donné par quelques chimistes au *ligneux.*

LIGULE, s. f., *ligula ;* petite saillie qu'on observe à la base des feuilles des graminées.

LILIUM *de Paracelse ;* teinture alcoolique de potasse que Paracelse préparait par l'intermédiaire de divers oxides métalliques, croyant rendre ainsi ces derniers solubles dans le menstrue.

LIMACIEN, adj. ; épithète donnée à un rameau que le nerf labyrinthique envoie dans la cavité du limaçon.

LIMAÇON, s. m., *cochlea ;* la plus antérieure des trois cavités qui constituent l'oreille interne. Elle se compose de deux canaux coniques, qui sont contournés en spirale, à la manière des coquilles de limaçon.

LIMAILLE, s. f., *limatura ;* métal réduit en poudre par l'action de la lime.

LIMANDE, s. f. ; poisson du genre pleuronecte, dont on mange la chair.

LIMOCTONIE, s. f., *limoctonia* (λιμός, faim, κτείνω, je tue) ; privation d'alimens, inanition.

LIMON, s. m., *limus ;* dépôt qui se forme dans les vases où on laisse reposer les liquides rendus troubles par des corps qui y sont tenus en suspension. | Fruit du limonier.

LIMONADE, s. f. ; suc de citron ou de limon, étendu d'eau et édulcoré.

Limonade nitrique ; acide nitrique fort étendu d'eau et édulcoré.

Limonade sèche ; acide tartarique ou citrique réduit en poudre et mêlé avec du sucre.

Limonade sulfurique ; acide sulfurique fort étendu d'eau et édulcoré.

Limonade tartarique ; acide tartarique dissous dans une grande quantité d'eau et édulcoré.

LIMONEUX, adj., *limosus ;* qui est chargé d'un dépôt quelconque : *langue limoneuse, enduit limoneux de la langue.*

LIMONIER, s. m., *citrus medica ;* variété du citronnier, dont le fruit a les mêmes propriétés et les mêmes usages que le citron.

LIMPIDE, adj., *limpidus ;* clair, transparent. Se dit d'un liquide qui ne tient aucun corps en suspension.

LIN, s. m., *linum ;* genre de plantes de la pentandrie pentagynie, et de la famille des caryophyllées, dont une espèce, *linum usitatissimum,* fournit de ses graines une huile siccative très-employée, et dont une autre espèce, *linum catharticum,* a les feuilles purgatives.

LINAIRE, s. f., *linaria communis ;* plante labiée indigène, avec laquelle on préparait autrefois un onguent vanté contre les tumeurs hémorrhoïdaires.

LINÉAIRE, adj., *linearis* (*linea,* ligne). On désigne sous le nom de *fractures linéaires,* celles des os du crâne dont les fragmens demeurent en contact.

LINÉAMENT, s. m., *lineamentum* (*linea,* ligne) ; trait délicat ; première trace du produit de la génération.

LINGUAL, adj., *lingualis ;* qui appartient ou qui a rapport à la langue. — *Artère linguale,* branche de la carotide externe, qui prend le nom de *ranine* en arrivant à la base de la langue. — *Musclo lingual*, petit faisceau charnu qui se porte de la base au sommet de la langue, le long de chacun des côtés de cet organe. — *Nerf lingual*, branche du maxillaire inférieur, qu'on regarde comme le nerf gustatif. — *Os lingual*, ou *hyoïde*. — *Veine linguale*, qui s'abouche dans la jugulaire interne.

LINIMENT, s. m., *linimentum, frictum, fricatorium, inunctio*, ἄλειφα, ἄλειμμα (*linire*, oindre doucement); friction douce avec la main. | Médicament onctueux, avec lequel on fait des frictions.

Liniment antihémorrhoïdal d'Andry; composé de miel de Narbonne, d'huile d'olive et de térébenthine.

Liniment antiparalytique; composé de sous-carbonate d'ammoniaque alcoolisé, d'huile de petits chiens, de savon noir et d'alcoolat de romarin.

Liniment antiscrofuleux d'Hufeland; composé de fiel de bœuf, de savon blanc, d'onguent d'althæa, d'huile volatile de pétrole, de sous-carbonate d'ammoniaque huileux et de camphre.

Liniment calcaire; composé d'huile d'olive et d'eau de chaux.

Liniment camphré; composé d'huile d'amandes douces, de savon amygdalin, de camphre et de teinture alcoolique de cantharides.

Liniment résolutif de Pott; composé d'acide hydrochlorique et d'huile essentielle de térébenthine.

Liniment savonneux hydrosulfuré de Jadelot; composé de sulfure de potasse, de savon blanc, d'huile de pavot et d'huile de thym.

Liniment sulfurico-térébenthiné; composé d'huile d'olive, d'huile essentielle de térébenthine et d'acide sulfurique.

Liniment volatil. V. SAVON *ammoniacal.*

LIPAROCÈLE, s. f., *liparocèle* (λιπαρὸς, gras, κήλη, tumeur); tumeur graisseuse ou lipome du scrotum.

LIPAROSQUIRRHE, s. m., *liparoscirrhus* (λιπαρὸς, graisse, σκίρρος, endurcissement); synonyme de *lipome*.

LIPAROTRICHIE, s. f., *liparotrichia* (λιπαρὸς, graisse, θρίξ, cheveu); cheveux gras.

LIPODERMIE, adj., *leipodermis* (λείπω, je manque, δέρμα, peau); se dit des personnes dont une partie du corps est dépourvue de peau, et particulièrement de celles qui sont privées de prépuce.

LIPOME, s. m., *lipoma* (λίπος, graisse); tumeur graisseuse. Presque toujours les lipomes sont pourvus d'un kyste celluleux; ils ne guérissent que par l'extirpation.

LIPOMÉRIE, s. f., *leipomeria* (λείπω, je manque, μέρος, partie); manque ou défaut d'une ou de plusieurs parties du corps.

LIPOPSYCHIE, s. f., *lipopsychia* (λείπω, je manque, ψυχή, âme); abolition soudaine du sentiment, du mouvement et de la respiration.

LIPOTHYMIE, s. f., *lipothymia, animi deliquium* (λείπω, je manque, θυμὸς, cœur, âme); perte subite et instantanée du sentiment et du mouvement, avec persistance de la circulation et de la respiration.

LIPPITUDE, s. f., *lippitudo;* état chassieux des paupières, par suite de l'irritation des follicules sébacés qui garnissent les bords de ces organes.

LIPYRIE, s. f., *lipyria*, λειπυρίας (λείπω, je manque, πῦρ, feu); nom donné à une maladie aiguë, dans laquelle il y a chaleur très-grande à l'intérieur, en même temps que l'extérieur du corps et les extrémités souffrent vivement du froid.

LIPYRIEN, adj. On dit indifféremment *fièvre lipyrienne* ou *lipyrie.*

LIQUATION, s. f., *liquatio*, τῆξις; fusion d'un alliage métallique ou d'un composé de plusieurs métaux.

LIQUÉFACTION, s. f., *liquefactio* (*liquefacere*, faire fondre); transformation d'un solide en liquide.

LIQUÉFIABLE, adj., *liquabilis, liquescens*, τηκτὸς; qu'on peut réduire à l'état liquide.

LIQUÉFIER, v. a., *liquare;* réduire à l'état liquide.

LIQUEUR, s. f., *liquor*, ὑγρον, ὑγρότης; synonyme de *liquide*, quoique généralement employé pour désigner les liquides qui ont l'eau-de-vie ou l'alcool pour base.

Liqueur de l'amnios. V. EAUX *de l'amnios.*

Liqueur des cailloux; solution aqueuse du silicate de soude.

Liqueur fumante de Boyle; ancien nom de l'hydrosulfate sulfuré d'ammoniaque liquide.

Liqueur fumante de Cadet; fluide jaunâtre, oléagineux, répandant dans l'air d'épaisses vapeurs d'une horrible fétidité, qu'on regarde soit comme un acétate oléo-arsénical, soit comme une espèce de savon à base d'acide et d'arsenic, et qu'on obtient en distillant l'acétate de protoxide de potassium avec le deutoxide d'arsenic.

Liqueur fumante de Libavius; ancien nom du perchlorure d'étain, ainsi appelé parce qu'il fut découvert par Libavius, et qu'à l'air il exhale des vapeurs épaisses.

Liqueur minérale anodyne d'Hoffmann, composé de parties égales d'alcool et d'éther sulfurique.

Liqueur de Monro, alcool à 22 ou 24 degrés, contenant un gros d'acide nitrique par pinte, dont Monro se servait pour conserver les pièces anatomiques.

Liqueur de Van Swieten, solution de douze grains de deutochlorure de mercure dans deux livres d'eau distillée.

Liquidambar, s. m., *liquidambar styraciflua;* arbre d'Amérique, de la famille des amentacées, qui fournit le styrax liquide.

Liquide, adj. et s. m., *liquidus;* nom générique donné à tous les corps dont les molécules sont assez mobiles sur elles-mêmes pour céder à la plus légère pression ou impulsion.

Liquidité, s. f., *liquiditas;* état de ce qui est liquide.

Lis, s. m., *lilium candidum;* belle plante de la famille des liliacées, dont on emploie les ognons cuits sous la cendre à titre de maturatif, et dont on fait infuser les fleurs dans l'huile d'olive, pour la rendre plus adoucissante et plus émolliente.

Liseron, s. m., *convolvulus;* genre de plantes très-nombreux en espèces, dont plusieurs, comme le *bois de Rhodes,* le *jalap,* le *méchoacan,* le *turbith végétal,* la *soldanelle,* la *scammonée,* servent en médecine.

Lisse, s. f., *lissa, margo, litta;* bande de poils blancs qui se prolonge sur le chanfrein. Ménage dit que les Flamands l'appellent *lisse,* qui est une espèce de bande.

Lithagogue, adj. et s. m., *lithagogus* (λίθος, pierre, ἄγω, je chasse); nom donné aux remèdes que l'on administrait autrefois dans l'intention de procurer la sortie des graviers arrêtés dans les voies urinaires.

Litharge, s. f.; protoxide de plomb fondu et cristallisé en lames par le refroidissement. La litharge contient toujours un peu d'acide carbonique, qu'elle enlève à l'air.

Litharge d'argent, celle qui a une teinte blanchâtre.

Litharge d'or, celle qui a une teinte jaune.

Lithargyré, adj.; qui contient de la litharge : *vin lithargyré.*

Lithiasie, s. f., *lithiasis* (λίθος, pierre); formation d'un ou de plusieurs calculs dans les voies urinaires. La lithiasie forme le onzième genre des uroses de la Nosologie naturelle d'Alibert.

Lithiasique. *V.* Lithique.

Lithiate, s. m., *lithias. V.* Urate.

Lithine, s. f.; oxide de lithium; alcali caustique et soluble dans l'eau.

Lithique, adj., *lithicus* (λίθος, pierre); nom donné souvent à l'acide urique.

Lithium, s. m.; métal qu'on présume faire la base de la lithine, mais qu'on n'a pas encore isolé.

Litholabe, s. m., *litholabus* (λίθος, pierre, λαβή, prise); nom que l'on a donné aux tenettes destinées à saisir les calculs dans l'opération de la cystotomie.

Lithontriptique, adj. et s. m., *lithontripticus* (λίθος, pierre, τρίβω, je brise); épithète donnée aux remèdes que l'on croyait jouir de la propriété d'opérer la dissolution des calculs formés dans la vessie ou dans les reins.

Lithotome, s. m., *lithotomus* (λίθος, pierre, τέμνω, je coupe); instrument destiné à couper la vessie, et non les pierres, dans l'opération de la cystotomie. Ce mot doit être remplacé par celui de *cystidotome.*

Lithotomie, s. f., *lithotomia* (λίθος, pierre, τέμνω, je coupe); dénomination qui signifie littéralement *couper une pierre,* et que l'on a long-temps employée pour indiquer la section de la vessie, pratiquée dans l'intention d'extraire les calculs de cet organe. Ce mot inexact doit être remplacé par celui de *cystidotomie.*

Lithotomiste, adj. et s. m.; titre que l'on donnait autrefois aux opérateurs qui se livraient exclusivement à l'exécution de la cystidotomie.

Livèche, s. f., *ligusticum levisticum;* ombellifère indigène dont les graines et les racines sont stimulantes et regardées comme diurétiques.

Livide, adj., *lividus,* πελιδνός; se dit d'une couleur qui tient le milieu entre le noir et le rouge.

Livret. *V.* Liber.

Lixiviation, s. f., *lixiviatio* (*lixivium,* lessive); action de traiter des cendres par l'eau, pour séparer les parties solubles de celles qui ne le sont pas.

Lixiviel, adj., *lixiviosus;* nom donné

jadis aux sels obtenus en lessivant les cendres des végétaux.

Lobaire, s. f., *lobaris*; épithète donnée par Chaussier aux artères des hémisphères du cerveau.

Lobaire antérieure; artère du corps calleux.

Lobaire moyenne; artère cérébrale moyenne.

Lobaire postérieure; artère cérébrale postérieure.

Lobe, s. m., *lobus*, λοϐός (λαμϐάνω, je prends); portion arrondie et saillante d'un organe. | Synonyme de *cotylédon*, en botanique.

Lobe de l'oreille; éminence molle et arrondie, qui termine en bas le pavillon de l'oreille.

Lobes du cerveau; nom donné par Chaussier aux hémisphères cérébraux.

Lobé, adj., *lobatus*; qui est partagé en lobes.

Lobélie, s. f., *lobelia syphilitica*; plante de la syngénésie monogamie, et de la famille des lobéliacées, dont les Américains emploient la racine contre les maux vénériens.

Lobulaire, adj., *lobularis*. Chaussier nomme *appendice lobulaire* le lobule du nerf vague.

Lobule, s. m., *lobulus*; petit lobe.

Lobule de l'oreille. V. Lobe de l'oreille.

Lobule du nerf vague; nom donné par Vicq-d'Azyr à une petite éminence située au côté externe et antérieur du plus antérieur des lobules internes du cervelet.

Lobulé, adj., *lobulatus*; divisé en lobules.

Lobules *du cerveau*; nom donné par Chaussier aux lobes du cerveau.

Local, adj., *localis*; se dit de tout état morbide qui n'occupe point la totalité du corps.

Loch. *V. Looch.*

Lochies, s. f. pl., *lochia, purgamenta* (λοχός, femme en couches); évacuation sanguinolente qui se fait par la vulve, chez les femmes nouvellement accouchées. La durée de l'écoulement des lochies est indéterminée; il en est de même de leur quantité. On appelle *lochies sanguines* celles qui suivent l'accouchement; elles durent ordinairement vingt-quatre ou quarante-huit heures, et finissent par prendre l'aspect d'un liquide séreux roussâtre. — *puriformes*, quand elles ont l'apparence du pus. — *laiteuses*, lorsqu'elles deviennent blanchâtres après la fièvre de lait.

Lochiorrhée, s. f., *lochiorrhœa* (λοχεῖα, lochies, ρέω, je coule); écoulement des lochies.

Lochiorrhagie, s. f., *lochiorrhagia* (λοχεῖα, lochies, ρήγνυμι, je fais irruption); écoulement immodéré des lochies.

Locomoteur, adj.; qui sert ou qui contribue à la locomotion. *Organe, appareil locomoteur, faculté locomotrice.*

Locomotion, s. f., *locomotio* (*locus*, lieu, *movere*, mouvoir); action propre aux corps organisés, par laquelle ils transportent leur corps d'un lieu dans un autre.

Loge, s. f., *loculus, loculamentum*; cavité intérieure d'un fruit, qui est destinée à loger les graines.

Loïmique, adj., *pestilentialis*; pestilentiel.

Loïmographie, s. f., *loimographia* (λοιμός, peste, γράφω, je décris); description de la peste.

Loïmopyre, s. f., *loimopyra* (λοιμός, peste, πῦρ, feu); fièvre pestilentielle.

Lombagie. *V. Lumbago.*

Lombaire, adj., *lumbaris, lumbalis*; qui a rapport ou qui appartient aux lombes. — *Artères lombaires*, branches de l'aorte abdominale, au nombre de quatre ou cinq de chaque côté. — *Citerne lombaire*, ou *réservoir du chyle.* — *Muscle lombaire*, ou *grand psoas.* — *Nerfs lombaires*, au nombre de cinq. — *Plexus lombaire*, formé par la réunion des rameaux de communication des branches antérieures des quatre premiers nerfs lombaires. — *Région lombaire*, ou *lombes.* — *Vertèbres lombaires*, au nombre de cinq.

Lombaire externe; nom donné par Winslow au muscle *grand psoas.*

Lombaire interne; nom donné par Winslow au muscle *carré des lombes.*

Lombes, s. f. pl., *lumbi*, ψόας; région postérieure de l'abdomen, située entre le bassin et la base de la poitrine.

Lombo-abdominal, adj. et s. m., *lumbo-abdominalis*; nom donné par Chaussier au muscle *transverse de l'abdomen*, et par Bichat au *plexus lombaire.*

Lombo-costal, adj. et s. m., *lumbo-costalis*; nom donné par Chaussier au muscle *petit dentelé postérieur et inférieur.*

Lombo-costo-trachélien, adj. et s. m., *lumbo costo-trachelianus*; nom donné par Dumas au muscle *sacro-lombaire.*

Lombo-dorso-trachélien, adj. et s. m., *lumbo-dorso-trachelianus*; nom donné par Dumas au muscle *long dorsal.*

LOMBO-HUMÉRAL, adj. et s. m., *lumbo-humeralis*; nom donné par Chaussier au muscle *grand dorsal*.

LOMBO-ILI-ABDOMINAL, adj. et s. m., *lumbo-ili-abdominalis*; nom donné par Dumas au muscle *transverse de l'abdomen*.

LOMBO-SACRÉ, adj.; nom donné par Bichat à un rameau de la branche antérieure du cinquième nerf lombaire, qui va s'unir au plexus sciatique.

LOMBRIC, s. m., *lumbricus*; genre d'annelides, dont une espèce, le *ver de terre*, était employée autrefois en macération dans l'huile d'olive, qu'elle rend mucilagineuse.

LOMBRICAL, adj., *lumbricalis, vermicularis*; qui ressemble à un ver de terre. — *Muscles lombricaux de la main*, au nombre de quatre, couchés dans la paume de la main, où ils s'étendent des tendons du muscle fléchisseur commun des doigts au côté externe et postérieur de l'extrémité supérieure des premières phalanges des quatre derniers doigts. — *Muscles lombricaux du pied*, au nombre de quatre, couchés dans la plante du pied, où ils naissent des tendons du grand fléchisseur des quatre derniers orteils.

LOMBRICOÏDE, adj., *lumbricoides*; nom d'une espèce d'ascaride.

LONG, adj., *longus*; dont l'étendue en longueur l'emporte sur les deux autres. *Os longs, muscles longs.*

Long du cou, adj. et s. m., *longus colli*; muscle pair, allongé et aplati, situé à la partie antérieure et supérieure de la colonne vertébrale, où il s'étend du corps des trois premières vertèbres du dos et des six premières dorsales aux ligamens inter-vertébraux, au bord antérieur des apophyses transverses des cinq dernières vertèbres du cou, et au tubercule de l'arc antérieur de la première. Il est fléchisseur et rotateur du cou et de la tête.

LOOCH, s. m., *linctus*; préparation pharmaceutique d'une certaine consistance et d'une saveur douce et sucrée.

Looch blanc, blanc amygdalin, blanc pectoral, préparé avec les amandes douces et amères, le sucre, la gomme adragant, l'huile d'amandes douces, l'eau, et l'eau de fleurs d'oranger.

Looch d'amidon; composé d'amidon, de cachou, de sirop de Tolu, de blanc d'œuf et d'eau.

Looch de choux. V. Looch de Gordon.

Looch de Gordon; composé de suc de choux rouges, de safran, de sucre et de miel.

Looch d'imitation, préparé avec la gomme-adragant, l'huile d'amandes douces, le sucre, l'eau, et l'eau de fleurs d'oranger.

Looch de jaune d'œuf. V. Looch d'œuf.

Looch d'œuf, fait avec le jaune d'œuf, l'huile d'amandes douces, le sirop de guimauve, l'eau distillée de tussilago, de coquelicots et de fleurs d'oranger.

Looch de Tronchin. V. MARMELADE de Tronchin.

Looch sec. V. POUDRE pectorale.

Looch vert, composé de sirop de violettes, de pistaches, de teinture aqueuse de safran, d'eau, de gomme adragant, d'huile d'amandes douces et d'eau de fleurs d'oranger.

LORDOSE, s. f., *lordosis, λόρδωσις*; courbure, incurvation des os, et spécialement courbure du rachis en avant.

LOTION, s. f., *lotio, λουτρόν*; action de laver une partie du corps.

LOUCHE, adj.; qui est atteint de strabisme. Se dit aussi d'un liquide dont la transparence est troublée par des corps légers qu'il tient en suspension.

LOUP, s. m., *cancer lupus*; ulcère rongeant.

LOUPE, s. f., *lupia*; tumeur indolente, circonscrite, sans changement de couleur à la peau, souvent pédiculée, et presque toujours formée par un kyste dans lequel on trouve soit de la graisse, soit une substance pulpeuse, jaunâtre, sébacée, et d'un aspect analogue à celui du miel, du beurre ou de la cire.

LOUVET, s. m.; se dit d'un mélange de poils blancs, jaunes et noirs, robe analogue à celle du loup. | S'entend encore d'une maladie charbonneuse décrite par Reynier.

LOXARTHRE, s. m., *loxarthrus* (λοξός, oblique, ἄρθρον, articulation); nom que l'on a donné aux déviations articulaires, telles que les *pieds-bots*, etc.

LUCIDE, adj., *lucidus*; se dit des momens de bon sens dont jouissent les individus devenus fous.

LUCTUEUX, adj., *luctuosus*; plaintif. On appelle *respiration luctueuse* celle que le malade n'accomplit qu'en poussant des gémissemens.

LUETTE, s. f., *uvula, columella, σταφυλή*; appendice mou et pendant du bord inférieur du voile du palais.

Luette vésicale; petit tubercule qu'on aperçoit à la partie inférieure du col de la vessie, à l'angle antérieur du trigone

Lumbago, s. m. ; rhumatisme de la région lombaire.

Lumière, s. f., *lumen, lux*, φῶς ; fluide impondéré qu'on suppose émaner du soleil et des étoiles fixes, qui se meut en ligne droite, sous la forme de rayons, avec une vitesse prodigieuse, traverse certains corps, est réfléchi par d'autres, et se décompose, par l'action du prisme, en rayons capables de produire des effets chimiques, rayons calorifiques obscurs, et rayons lumineux proprement dits, qui sont au nombre de sept, rouge, orangé, jaune, vert, bleu, indigo et violet.

Lumineux, adj. ; nom donné à tout corps dont il émane de la lumière.

Lunaire, s. f., *lunaria annua* : plante crucifère indigène, aux graines de laquelle on attribuait jadis des propriétés apéritives et vulnéraires.

Lunatique, adj., *lunaticus* (*luna*, lune); qui est soumis aux phases de la lune. Se dit des personnes qui éprouvent des dérangemens intellectuels périodiques, attribués jadis à l'influence de cet astre. | Inflammation périodique qui affecte les yeux de certains chevaux, se manifeste par le trouble de l'humeur aqueuse, et se termine par la cataracte. On l'attribuait aux influences de la lune, d'où lui est venu son nom.

Lune, s. f. ; nom donné par les alchimistes à l'argent.

Lunette, s. f. On appelle *fer à lunette* celui dont les branches sont tronquées.

Lunulé, adj., *lunulatus* ; qui a la forme d'un croissant.

Lupin, s. m., *lupinus albus* ; plante légumineuse indigène dont on mange les semences, qui fournissent une farine mise au nombre des quatre farines résolutives.

Lut, s. m., *lutum* ; composition diverse dont les chimistes et les pharmaciens se servent pour boucher les ouvertures des appareils, ou pour enduire la surface des vases qui doivent supporter un haut degré de chaleur.

Lutation, s. f., *lutatio* ; action de luter.

Luter, v. a. *lutare* ; garnir ou enduire de lut.

Luxation, s. f., *luxatio* (*luxare*, déboîter, déplacer) ; maladie dans laquelle les surfaces articulaires des os ont, en partie ou entièrement, cessé de se correspondre. Les luxations reconnaissent presque toujours pour cause des violences extérieures ; quelquefois cependant elles sont le résultat d'une inflammation qui a détruit les cartilages, les extrémi-

tés des os, ou les ligamens articulaires. Dans le premier cas on les nomme *accidentelles*, et dans le second *spontanées* ou *consécutives* ; dénominations également vicieuses, puisqu'elles n'indiquent ni la cause, ni la nature, ni les principaux phénomènes de la maladie.

Luxé, adj. ; qui est affecté de luxation. *Membre luxé, os luxé.*

Luxer, v. a., *luxare* ; action par laquelle on opère une luxation.

Luxeuil, village du département de la Haute-Saône, qui possède deux sources d'eau minérale froide, et une d'eau thermale.

Lycanthropie, s. f., *lycanthropia* (λύκος, loup, ἄνθρωπος, homme); mélancolie ou manie dans laquelle le malade se croit métamorphosé en loup.

Lychnion, s. m. ; liniment dont parle Galien. Il était employé dans le traitement des maladies des yeux.

Lycopode, s. m., *lycopodium clavatum* ; mousse indigène dont les capsules sont remplies d'une poudre inflammable, employée en pharmacie pour rouler les bols, et en médecine comme dessiccative.

Lycorexie, s. f., *lycorexia* (λύκος, loup, ὄρεξις, faim) ; faim de loup, boulimie.

Lymphatique, adj., *lymphaticus* ; qui a rapport à la lymphe. — *Ganglions lymphatiques*, qui sont placés sur le trajet des vaisseaux.—*Maladie lymphatique*, affection ayant pour siége unique ou principal les vaisseaux lymphatiques. — *Système* ou *appareil lymphatique*, ensemble des organes qui servent à la formation, à l'élaboration et à la circulation de la lymphe. — *Tempérament lymphatique*, prédominance du système de ce nom.— *Vaisseaux* ou *veines lymphatiques*, qui charrient la lymphe.

Lymphe, s. f., *lympha*, νᾶμα ; liquide contenu dans les vaisseaux lymphatiques.

Lymphe de Cotugno ; liquide diaphane qui remplit toutes les cavités de l'oreille interne.

Lympheurisme, s. f., *lympheurisma* (*lympha*, lymphe, εὐρύνω, je dilate) ; ampleur anormale des vaisseaux lymphatiques.

Lymphochézie, s. f., *lymphochezia* (*lympha*, lymphe, χέζω, je vais à la selle) ; diarrhée séreuse.

Lymphose, s. f., *lymphosis* (*lympha*) ; élaboration de la lymphe.

Lymphotomie, s. f., *lymphotomia* (*lympha*, lymphe, τέμνω, je coupe) ; ouverture ou dissection des vaisseaux lymphatiques.

LYPÉMANIE, s. f., *lypemania* (λυπειν, être triste, μανία, folie) ; monomanie avec tristesse.

LYRE, s. f., *lyra. V.* CORPS *psalloïde.*

LYSIS, s. f., *lysis,* λύσις ; solution, crise, mouvement critique dont les phénomènes sont trop peu marqués pour être aperçus.

M.

MACABONI, s. m. ; nom donné autrefois à un composé pulvérulent de sucre et de verre d'antimoine, apporté en France par des moines italiens, et employé à la Charité dans le traitement de la colique de plomb.

MACÉRATION, s. f., *maceratio* . τῆξις ; opération qui consiste à traiter un solide par un liquide à la température ordinaire. | Produit de cette opération.

MACHELIER, adj. ; synonyme de *molaire. Dents mâchelières.*

MACHER, v. a., *masticare* ; broyer avec les dents.

MACHINAL, adj., *mechanicus* ; qui résulte de l'action d'une machine. — *Mouvement machinal,* celui auquel la volonté ne prend aucune part.

MACHINE, s. f., *machina,* μηχανή ; instrument dont on se sert pour transmettre l'action d'une force à un corps qui n'est pas dans sa direction. Les physiologistes emploient quelquefois abusivement ce mot comme synonyme de *corps animal.*

MACHLOSINE, s. f., *machlosine* (μάχλος, lascif) ; nymphomanie.

MACHOIRE, s. f., *maxilla,* σιαγὼν ; nom donné aux pièces osseuses qui supportent les dents. Il y a deux mâchoires, l'une supérieure, et l'autre inférieure.

MACIS, s. f., *macis* ; arille de la muscade.

MACROBIOTIQUE, adj. et s. m., *macrobioticus* (μαχρὸς, grand, βίος, vie) ; qui vit long-temps. — *Art macrobiotique,* art de vivre long-temps.

MACROCÉPHALE, adj., *macrocephalus* (μαχρὸς, grand, κεφαλὴ, tête) ; qui a une grosse tête.

MACROCOSME, s. m., *macrocosmus,* μαχρόχοσμος (μαχρὸς, grand, χόσμος, monde) ; terme employé comme synonyme d'*univers.*

MACROPHYSOCÉPHALE, s. m., *macrophysocephalus* (μαχρὸς, grand, φύσα, air, κεφαλὴ, tête) ; emphysème de la tête du

fœtus, qui en augmente le volume, et retarde l'accouchement.

MACROPNÉE, s. f., *macropnœa* (μαχρὸς, grand, πνέω, je respire) ; respiration lente.

MACROPODE, adj., *macropodius* ; nom donné par Richard à l'embryon, quand sa racine est renflée en forme de tête.

MADAROSE, s. f., *madarosis,* μαδάροσις ; chute des poils, et plus particulièrement des cils.

MADÉFACTION, s. f., *madefactio,* ὕγρανσις (*madidus,* humide, *facere,* faire) ; action d'humecter.

MADIE. *V.* BABEURRE.

MADISTÉRION, s. m., μαδιστήριον, *volsella, vulsella* ; instrument propre à rendre la peau unie, et à arracher les poils qui en naissent.

MAGDALÉON, s. m., *magdaleo* (μαγδαλία, cylindre) ; médicament roulé en cylindre.

MAGISTÈRE, s. m., *magisterium* ; nom dont les anciens chimistes se servaient pour désigner soit certains précipités qu'on obtient avec des dissolutions salines, soit divers médicamens dont on tenait la préparation secrète.

Magistère de bismuth ; ancien nom du sous-nitrate de bismuth.

Magistère de soufre ; nom donné autrefois au soufre précipité d'une dissolution par le moyen d'un acide ou de tout autre corps.

MAGISTRAL, adj., *magistralis, extemporaneus* ; épithète imposée à tout médicament qu'on prépare au moment même de la prescription.

MAGMA, s. m., *magma,* μάγμα (μάσσω, j'exprime) ; matière épaisse, et molle cependant, qui contient très-peu de fluide dans ses interstices.

MAGNÉSIE, s. f., *magnesia* (*magnes,* aimant) ; oxide de magnésium, terre alcaline blanche, douce au toucher, insipide, insoluble dans l'eau, qui verdit le sirop de violettes, attire l'acide carbonique de l'air, et n'existe point pure dans la nature. On l'a conseillée comme absorbant ; mais elle agit réellement en irritant l'estomac.

Magnésie aérée de Bergmann ; ancien nom du sous-carbonate de magnésie.

Magnésie blanche ; ancien nom du sous-carbonate de magnésie.

Magnésie caustique ; oxide de magnésium pur.

Magnésie crayeuse ; ancien nom du sous-carbonate de magnésie.

Magnésie douce ; ancien nom du sous-carbonate de magnésie.

Magnésie efferrescente ; ancien nom du sous-carbonate de magnésie.

Magnésie moyenne ; ancien nom du sous-carbonate de magnésie.

Magnésie opaline; mélange d'antimoine, de nitrate de potasse, et de chlorure de sodium décrépité, à parties égales.

Magnésien, adj. ; qui contient de la magnésie.

Magnésium, s. m.; métal blanc, solide, semblable à l'argent, et beaucoup plus pesant que l'eau, qui a été trouvé dans la magnésie par Davy.

Magnétique, adj., *magneticus ;* qui tient de l'aimant, ou qui y a rapport.— *Barreau magnétique. V.* Barbeau.—*Courant magnétique,* fluide magnétique en mouvement. — *Emplâtre magnétique,* composition emplastique dans laquelle il entre de l'aimant. — *État magnétique. V.* Magnétisme *animal.* — *Fluide magnétique,* fluide impondéré qu'on admettait autrefois pour expliquer les phénomènes du magnétisme minéral, reconnus aujourd'hui dépendans des courans électriques. — *Méridien magnétique,* grand cercle de la sphère, qui passe par la direction de l'aiguille dans un lieu quelconque. — *Equateur magnétique,* grand cercle de la sphère dont le plan est perpendiculaire à celui du méridien magnétique. — *Action, vertu, force, attraction, répulsion, phénomène, effet magnétique.*

Magnétisme, s. m., *magnetismus ;* nom donné par les physiciens tantôt à l'ensemble des phénomènes de l'aimant, tantôt à la cause spéciale dont on faisait dépendre ces phénomènes, avant de savoir qu'ils rentrent dans la catégorie des effets électriques.

Magnétisme animal; principe spécial, hypothétiquement admis pour rendre compte de certains phénomènes fort obscurs et mal constatés jusqu'à ce ce jour, qu'on suppose siéger particulièrement

dans le système nerveux, et se transmettre d'un corps vivant à un autre, par contact, par simple attouchement, ou même seulement par l'effet de la volonté.

Magnétiser, v. a. ; appliquer le prétendu fluide magnétique animal à la cure d'un malade, ou provoquer, chez une personne bien portante, les effets de son action.

Magnétiseur, adj. et s. m. ; qui applique le magnétisme animal, ou qui en fait naître les phénomènes.

Maigreur, s. f., *macies ;* état d'une personne dont le tissu cellulaire ne contient point de graisse, ou du moins n'en contient qu'une très-petite quantité.

Maigre, adj., *macer ;* qui est dépourvu de graisse.

Maillet, s. m., *mallea ;* espèce de marteau dont la masse est en bois, en corne, en ivoire, ou plus souvent en plomb, et dont on se sert pour frapper sur l'extrémité de la gouge, du ciseau ou de l'aiguille, opposée à celle qui est appliquée aux os qu'on veut inciser, couper ou briser dans certaines préparations d'anatomie et dans plusieurs opérations de chirurgie, ou à la peau qu'on veut traverser dans l'opération de l'acupuncture.

Maillot, s. m., *incunabula ;* vêtement dont autrefois on enveloppait tout le corps des enfans jusqu'à l'âge d'un an ou dix-huit mois, au grand détriment de leur santé, et dont l'abolition générale est impérieusement réclamée par l'hygiène.

Main, s. f., *manus,* χείρ; extrémité du membre pectoral, qui s'étend depuis le pli du poignet jusqu'à l'extrémité des doigts. | Synonyme de *vrille* en botanique.

Main-de-dieu, s. f. ; ancien nom d'un emplâtre composé de cire, de myrrhe, d'encens, de mastic, de gomme ammoniaque, de galbanum et d'huile.

Maïs, s. m., *zea mays ;* graminée originaire d'Amérique, mais naturalisé en Europe, dont les graines fournissent un aliment salubre et fort usité.

Mal, s. m., *malum, morbus ;* douleur, maladie, infirmité, tout ce qui cause de la souffrance ou gêne l'exercice régulier des fonctions.

Mal caduc. V. Epilepsie.

Mal d'âne ; ulcères, crevasses qui viennent à la couronne.

Mal de cerf ; on appelle ainsi le tétanos chez le cheval.

Mal de chicot ; maladie particulière au

Canada, et qu'on rapproche de la syphilis.

Mal de cœur. V. Nausée.

Mal de Crimée ; variété de la lèpre, qui est très-répandue dans la Crimée.

Mal de dent. V. Odontalgie.

Mal de drap ; nom donné dans les Asturies à certains abcès articulaires, compliqués de carie.

Mal d'enfant ; douleurs de l'accouchement.

Mal des ardens ; érysipèle épidémique, ou toute autre maladie inflammatoire très-grave, caractérisée surtout par un sentiment de chaleur ardente.

Mal des Asturies ; variété de la lèpre, commune dans les Asturies.

Mal d'amour. V. Odontalgie.

Mal d'aventure ; nom vulgaire du panaris.

Mal d'Espagne. V. *Mal de feu.*

Mal d'estomac. V. Gastralgie.

Mal de feu. Les maréchaux donnent ce nom à la fièvre inflammatoire.

Mal de Fiume ; affection qu'on a observée à Fiume, et qu'on regarde comme une variété de la syphilis.

Mal de gorge ; nom vulgaire de l'inflammation des parties situées dans l'arrière-bouche et le pharynx.

Mal de mâchoire. V. Trismus.

Mal de mer, nausea marina *;* nausées, vomissemens continuels auxquels sont sujettes, en s'embarquant, les personnes qui n'ont point encore navigué, et souvent même celles qui ont déjà fait plusieurs voyages sur mer.

Mal de mère. V. Hystérie.

Mal de Naples, morbus neapolitanus. Les Français donnèrent ce nom à la maladie qu'ils rapportèrent de Naples, au retour de l'expédition qu'ils firent dans ce pays.

Mal de Pott ; carie et ramollissement des vertèbres.

Mal de reins ; douleur éprouvée à la région lombaire.

Mal de Rose. V. *Mal des Asturies.*

Mal de Sherlievo. V. *Mal de Fiume.*

Mal de Siam ; nom donné à la fièvre jaune que l'on pensait avoir été apportée en Amérique par un bâtiment venu de ce pays.

Mal de terre. V. Epilepsie.

Mal de tête. V. Céphalalgie.

Mal divin. V. Epilepsie.

Mal français, morbus gallicus *;* nom que donnent les Italiens à la syphilis, qu'ils prétendent avoir été apportée par les Français au siége de Naples.

Mal-mort, malum mortuum *;* sorte de lèpre dans laquelle certaines portions de la peau malade sont devenues presque insensibles.

Mal phénicien. V. Lèpre.

Mal rouge de Cayenne ; sorte de lèpre débutant par des taches rouges à la peau, qui deviennent larges, profondes, écailleuses, tuberculeuses, et qui, après s'être ulcérées, sont souvent suivies de la pourriture de la partie qui en est le siége.

Mal sacré. V. Epilepsie.

Mal sarmate. V. Plique.

Mal Saint-Antoine. V. Erysipèle.

Mal Saint-Fiacre ; nom populaire d'excroissances qui viennent au col de la matrice.

Mal Saint-Jean. V. Epilepsie.

Mal Saint-Lazare ; ulcération générale de la peau.

Mal Saint-Main ; lèpre ou gale.

Mal-teint ; variété de poils noirs.

Mal vertébral. V. *Mal de Pott.*

Malabathrum, s. m., *malabathrum,* μαλάβαθρον ; nom pharmaceutique des feuilles d'une espèce de laurier des Indes orientales.

Malacie, s. f., *malacia* (μαλαχία, mollesse, paresse). Quelques auteurs font cette expression synonyme de *pica ;* d'autres la réservent pour désigner le désir d'un seul aliment, avec dégoût général pour toute autre substance alibile. Ce symptôme, comme tous les appétits déréglés, accompagne souvent la gastrite chronique, surtout chez les filles chlorotiques et les femmes enceintes.

Malacie. V. Malacia.

Malacoderme, adj. (μαλαχὸς, mou, δέρμα, peau) ; qui a la peau molle.

Malacosarcose, s. f., *malacosarcosis* (μαλαχὸς, mou, σὰρξ, chair) ; chair molle, ou qui est d'une constitution molle.

Malacostéose, s. f., *malacosteosis* (μαλαχὸς, mou, ὀστέον, os) ; ramollissement des os.

Malactique, adj. et s. m., *malacticus,* μαλαχτιχὸς (μαλαχία, mollesse) ; émollient.

Malade, adj., *æger, ægrotus ;* qui a un ou plusieurs organes lésés.

Maladie, s. f., *morbus ;* terme générique par lequel on désigne tout dérangement survenu dans l'exercice d'une ou de plusieurs fonctions, ou, mieux encore, toute lésion d'un ou de plusieurs organes.

Maladie de la Barbade ; éléphantiasis des Antilles.

Maladie bleue. V. Cyanopathie.

Maladie de Pott. V. Mal de Pott.

Maladie de Saint - Roch ; phthisie des tailleurs de pierre.

Maladie du pays. V. Nostalgie.

Maladie imaginaire ; nom que l'on donne vulgairement, et à tort, aux souffrances dont se plaignent les hypochondriaques.

Maladie nerveuse. V. Névrose.

Maladie noire. V. Mélæna.

Maladie pédiculaire. V. Phthiriase.

Maladie sacrée. V. Epilepsie.

Maladie vénérienne. V. Syphilis.

Maladif, adj., *morbosus, valetudinarius ;* sujet à être malade, valétudinaire.

Maladrerie, s. f., *nosocomium leprosorum ;* hôpital de lépreux.

Malagma, s. m., *malagma* (μαλάσσω, j'amollis); cataplasme, ou tout autre topique mou.

Malaire, adj., *malaris (mala,* joue); qui a rapport ou qui appartient à la joue. —*Apophyse malaire ou zygomatique.—Os malaire,* ou de la *pommette,* os irrégulièrement quadrilatère, situé sur les parties latérale et supérieure de la face, où il s'articule avec le coronal, le temporal, le sphénoïde et le maxillaire supérieur.

Malaise, s. m. ; sentiment de gêne ou de mauvaise disposition du corps.

Malandre, s. f., *scabies ;* sorte de gale qui survient au pli du genou du cheval.

Malandrie, s. f., *malandra ;* espèce de lèpre.

Malate, s. m., *malas ;* sel formé par la combinaison de l'acide malique avec une base salifiable.

Malaxer, v. a., *mollire* (μαλάσσω, je ramollis); ramollir une substance en la pétrissant.

Male, adj. et s. m., *masculus ;* qui appartient au sexe masculin.

Malichorium, s., *malicorium,* σίδιον; écorce de la grenade.

Malignité, s. f., *malignitas ;* caractère grave et insidieux d'une maladie.

Malin, adj., *malignus ;* épithète donnée à des maladies très-graves, mais bénignes en apparence. Telles sont celles que l'on a appelées *ulcère malin, fièvre maligne, pustule maligne.*

Malique, adj., *malicus ;* nom d'un acide liquide, transparent, incolore, inodore, cristallisable en mamelons et déliquescent, qu'on trouve dans les pommes, les poires, les prunes sauvages, la joubarbe, les fruits du sorbier, du sureau et de l'épine-vinette.

Malléabilité, s. f., *malleabilitas,* ἐλατὸν ; qualité de ce qui est malléable.

Malléable, adj., *malleabilis ;* qui se laisse aplatir en lames par l'action du marteau ou la pression du laminoir.

Malléolaire, adj., *malleolaris (malleolus,* malléole); qui appartient aux malléoles. — *Artères malléolaires,* branches de la tibiale antérieure, qui se distribuent aux environs des malléoles.

Malléole, s. f., *malleolus,* πέρας; nom donné aux deux saillies que les os de la jambe font à leur partie inférieure. L'*interne* appartient au tibia, et l'*externe* au péroné.

Malt, s. m. ; orge qu'on a fait germer pour les brasseurs.

Malthe, s. f. ; bitume solide et blanc qu'on trouve dans le lac Baïkal. Cette substance se fond au feu, et prend, en se refroidissant, la consistance du cérat blanc. Elle a beaucoup de rapport avec les huiles volatiles concrètes.

Malvacées, s. f. pl. ; famille de plantes dicotylédones qui renferme une foule de végétaux alimentaires ou médicinaux, la plupart émolliers.

Mamanpian ou Mère *des pians ;* ulcère par lequel débute le pian.

Mamelle, s. f., *mamma,* μασθὸς; organe glanduleux, propre uniquement aux animaux mammifères, destiné à la sécrétion du lait, mais ne servant à cet usage que dans les femelles, qui, seules aussi, l'ont développé d'une manière remarquable.

Mamelon, s. m., *mamilla ;* tubercule conique placé au milieu de la mamelle.

Mamelons du rein ; saillies que les sommets des cônes de la substance tubuleuse du rein font dans le bassinet.

Mamelonné, adj., *mamillatus ;* qui offre des tubercules en forme de mamelons. On a donné le nom de *substance mamelonnée* à l'ensemble des mamelons du rein.

Mamillaire, adj., *mamillaris ;* qui ressemble à un mamelon.—*Eminences mamillaires du crâne,* saillies de la face interne des os du crâne, qui correspondent aux anfractuosités cérébrales.—*Eminences mamillaires du cerveau,* tubercules au nombre de deux, blancs, arrondis, pisiformes et médullaires, qu'on voit à la base du cerveau, derrière la tige pituitaire.

Mammaire, adj., *mammarius (mamma,* mamelle); qui a rapport aux mamelles. —*Artères mammaires,* au nombre de trois, les *externes,* branches de l'axillaire, distinguées en *supérieure* et *inférieure*, qui se distribuent au dehors de la poitrine; l'*interne*, branche de la sous-clavière, qui descend derrière le sternum, jusqu'au diaphragme, où elle se divise en deux rameaux.—*Glande mammaire*, organe sécréteur du lait, qu'elle verse à la surface du mamelon par les canaux galactophores.—*Veines mammaires*, correspondantes aux artères.

MAMMAL, adj., *mammalis*; qui a des mamelles.—*Animaux mammaux.*

MAMMALOGIE, s. f., *mammalogia*; partie de la zoologie qui traite des animaux à mamelles.

MAMMALOGISTE, s. m.; naturaliste qui s'occupe particulièrement des mammifères.

MAMMIFÈRE, adj. et s. m., *mammalis, mammatus* (*mamma*, mamelle, *fero*, je porte); qui porte des mamelles.

MAMMIFORME, adj., *mammiformis* (*mamma*, mamelle, *forma*, forme); qui a la forme d'une mamelle. Synonyme peu usité de *mastoïde*.

MANCHE, s. f., *manica*; synonyme peu usité de *chausse*.

MANCHOT, adj. et s. m.; qui n'a qu'un bras.

MANDIBULAIRE, adj., *mandibularis*; qui a rapport à la mâchoire inférieure. *Os mandibulaire.*

MANDIBULE, s. f., *mandibula* (*mandare*, mâcher); nom donné quelquefois à la mâchoire inférieure, ou même à son os.

MANDRAGORE, s. f., *atropa mandragora*; plante indigène, de la famille des solanées, qui jouit de propriétés purgatives.

MANDUCATION, s. f. *manducatio* (*manduco*, je mange); action de manger.

MANGANÈSE, s. m.; métal solide, d'un blanc jaunâtre, très-fragile, très-dur, grenu, très-brillant, qui entre en fusion à 160 degrés du pyromètre, et qui s'oxide rapidement à l'air. On ne le rencontre jamais pur dans la nature.

MANGANÉSIQUE, adj.; nom donné à un acide formé par le manganèse, et qui existe dans le caméléon minéral.

MANIACAL, adj., *maniacalis*; nom donné à un délire furieux.

MANIAQUE, adj. et s. m., *maniacus*; qui est attaqué de manie, ou qui tient à la manie.

MANIE, s. f., *insania, furor, mania, μανία*; lésion de l'entendement, dans laquelle il y a erreur de jugement ou hallucination, qui conduit à des actes de fureur, à la permanence des mêmes actes ou de la même idée. Si le délire n'est pas

fixé sur un seul objet, c'est la manie proprement dite; si le délire roule constamment sur le même point, c'est la *monomanie*.

MANIGUETTE, s. f.; nom vulgaire des *graines de paradis*.

MANILUVE. *V.* **MANULUVE**.

MANIOC, s. m., *jatropha manihot*; plante d'Amérique dont la racine fournit une fécule alibile.

MANIPULATION, s. f., *manipulatio* (*manus*, main); manière d'opérer dans les arts.

MANIPULE, s. m., *manipulus* (*manus*, main); poignée.

MANNE, s. f., *manna*; matière mucoso-sucrée qui découle du tronc des *fraxinus rotundifolia* et *ornus*, dans le midi de l'Europe, et qu'on emploie en médecine comme purgatif.

Manne grasse; molle, jaune, et chargée d'impuretés.

Manne en larmes; en morceaux secs, d'un blanc jaunâtre et très-sucrés.

Manne en sorte; en grumeaux irréguliers et un peu gras.

MANNEQUIN, s. m.; figure imitant un homme ou une femme, ou seulement l'abdomen et le bassin d'une femme, et dont on se sert pour exercer les élèves à l'application des bandages, ou à la pratique des accouchemens.

MANNITE, s. f.; variété de sucre qu'on retire de la manne, qui est solide, blanche, sans odeur, d'une saveur fraîche et sucrée, soluble dans l'eau, soluble dans l'alcool bouillant, dont elle se précipite par le refroidissement, qui cristallise en petits prismes quadrangulaires, et qui n'éprouve pas la fermentation alcoolique.

MANŒUVRE, s. f.; exercice des opérations chirurgicales, ou de celles qui sont relatives à l'accouchement, sur le cadavre ou sur le mannequin.

MANOMÈTRE, s. m., *manometrum* (μανός, rare, μέτρον, mesure); instrument propre à mesurer la raréfaction de l'air dans le récipient de la machine pneumatique.

MANOSCOPE, s. m., *manoscopium* (μανός, rare, σκοπέω, j'examine); instrument dont on se sert pour apprécier les variations que l'air éprouve dans sa densité.

MANUSTUPRATION. *V.* **MASTURBATION**.

MANULUVE, s. m., *manuluvium*; bain de mains.

MANUS *Dei. V.* **MAIN** *de Dieu.*

Maquereau, s. m., *scomber scombrus ;* poisson de mer dont on mange la chair.

Marasme, s. m., *marasmus* (μαραίνω, je dessèche) ; état de maigreur excessive du corps.

Marasmopyre, s. f., *marasmopyra* (μαρχσμὸς, marasme, πῦρ, feu) ; fièvre hectique.

Marbre, s. m., *marmor*, μάρμαρος ; carbonate de chaux compacte, grenu et d'une grande dureté.

Marc, s. m., *magma ;* résidu soit de l'action de l'eau, de l'alcool, ou de tout autre menstrue sur une substance composée, soit de l'expression à laquelle on a soumis un corps pour en tirer le suc.

Marche, s. f. ; mouvemens alternatifs de flexion et d'extension des membres inférieurs, au moyen desquels l'homme se transporte d'un lieu dans un autre.

Marche des maladies ; se dit du développement successif des phénomènes qui les caractérisent, et des lésions d'organes qui les constituent.

Marcostin, adj. ; nom donné à un extrait composé de marum et de costus, ainsi qu'à des pilules faites avec la gomme ammoniaque, la myrrhe, l'aloès, l'agaric, la rhubarbe, le safran, le costus, le bois d'aloès, les feuilles de mastic, le jus de roses de Damas, l'eau et le vinaigre de scille.

Margarate, s. m., *margaras ;* sel formé par la combinaison de l'acide margarique avec une base salifiable.

Margarine, s. f., *margarina ;* nom donné d'abord à l'acide margarique.

Margarique adj., *margaricus* (*margarita*, perle) ; nom d'un acide solide, blanc, nacré, insipide, faiblement odorant, plus léger que l'eau, fusible au feu et cristallisable en aiguilles, qu'on obtient en traitant la graisse par un alcali.

Marginaire, adj. ; l'une des six pièces qui forment la branche de la mâchoire inférieure dans les oiseaux et les reptiles. On l'appelle aussi *os supplémentaire.*

Marginal, adj., *marginalis ;* qui est placé au bord.

Marginé, adj., *marginatus ;* qui a un bord.

Marisque. *V.* Fic.

Marmelade, s. f., *marmelada ;* substance végétale confite par le sucre, et réduite à consistance pultacée.

Marmelade de Fernel. V. Marmelade de Tronchin.

Marmelade de Tronchin ; looch épais qu'on prépare avec l'huile d'amandes douces, le sirop de violettes, la manne,

la pulpe de casse, la gomme adragant, et l'eau distillée de fleurs d'oranger.

Marmite *de Papin,* s. f., *olla papiniana ;* cylindre de fer ou de laiton, très-épais, dont une forte vis retient le couvercle, en sorte que les liquides qu'on y place peuvent supporter une chaleur rouge sans entrer en ébullition.

Marronier *d'Inde,* s. m., *æsculus hippocastanum ;* arbre de l'Asie, naturalisé partout en Europe, et de la famille des érables, dont l'écorce possède des qualités fébrifuges qui l'ont fait mettre au nombre des succédanés du quinquina.

Marrube, s. m. ; *marrubium vulgare ;* plante labiée indigène, d'une odeur forte et d'une saveur amère, qui est stimulante et tonique.

Marrube noir. V. Ballotte.

Mars, s. m. Les alchimistes donnaient ce nom au fer.

Marsupial, adj., *marsupialis*, nom donné quelquefois au muscle obturateur interne.

Marteau, s. m., *malleus ;* le plus long et le plus externe des quatre osselets de l'oreille, situé entre l'enclume et la membrane du tympan, contre laquelle il est collé.

Martial, adj., *chalybeatus ;* synonyme de *ferrugineux*.

Marum, s. m., *teucrium marum ;* plante labiée indigène, qu'on employait beaucoup autrefois comme tonique et antispasmodique.

Masque, s. m. ; bandage composé d'une pièce de toile de la grandeur du visage, à laquelle on fait des ouvertures qui correspondent aux yeux, au nez et à la bouche, qu'on fixe autour de la tête au moyen d'un cordon cousu à ses angles, et qui sert à tenir en place les médicamens qu'on applique sur la face dans les brûlures, les érysipèles, ou les autres maladies de cette partie.

Massage, s. m. ; action de presser, de pétrir en quelque sorte, les parties du corps d'un individu avec la main, afin d'exciter la vitalité de la peau et des tissus qu'elle recouvre.

Masse, s. f. ; somme des particules d'un corps.

Masser, v. a. ; pratiquer le massage.

Masséter, adj. et s. m., *masseter,* μασσητήρ ; nom d'un muscle de la joue, qui s'étend du bord inférieur et de la face interne de l'arcade zygomatique à l'angle, à la face externe et au bord inférieur de la branche de l'os maxillaire inférieur, qu'il sert à élever.

Masséter interne; nom donné par Winslow au muscle ptérygoïdien interne.

MASSÉTÉRIN, adj., *masseterinus;* qui a rapport au muscle masséter. — *Artère massétérine,* branche de la maxillaire interne ou de la temporale profonde postérieure, qui se répand dans le muscle masséter.—*Nerf massétérin,* rameau du maxillaire inférieur qui se rend au même muscle.

MASSÉTÉRIQUE, adj., *masseterieus;* synonyme de *massétérin.*

MASSICOT, s. m.; nom vulgaire du protoxide de plomb.

MASTIC, s. m., *mastix;* résine d'une odeur suave, qui découle du *terebinthus lentiscus.*

MASTICATION, s. f., *masticatio,* μάστησις (μασ1άομαι, je mâche); action de mâcher.

MASTICATOIRE, adj. et s. m., *masticatorius;* nom donné aux substances que l'on mâche dans la vue d'exciter la sécrétion de la salive.

MASTIGADOUR, s. m., *frenum;* mors en fer, garni d'anneaux, qu'on met dans la bouche des chevaux pour exciter la sécrétion de la salive.

MASTITE, s. f., *mastitis* (μαστὸς, mamelle); inflammation des mamelles.

MASTODYNIE, s. f., *mastodynia* (μαστὸς, mamelle, ὀδύνη, douleur); douleur des mamelles.

MASTOÏDE, adj., *mastoides,* μασ1οειδὴς (μασ1ὸς, mamelle, εἶδος, ressemblance); qui a la forme d'un mamelon.—*Apophyse mastoïde,* située à la partie inférieure et postérieure de l'os temporal, et donnant attache au muscle sterno-cléido-mastoïdien.

MASTOÏDIEN, adj., *mastoideus;* qui a rapport à l'apophyse mastoïde. — *Antre mastoïdien,* nom donné autrefois aux cellules mastoïdiennes. — *Cellules mastoïdiennes,* creusées dans l'épaisseur de l'apophyse mastoïde, et s'ouvrant dans la caisse du tympan.—*Gouttière mastoïdienne,* située à la face interne de la portion mastoïdienne de l'os temporal, et faisant partie du sinus latéral.—*Ouverture mastoïdienne,* qui fait communiquer la caisse du tympan avec les cellules mastoïdiennes.—*Portion mastoïdienne de l'os temporal,* celle qui supporte l'apophyse mastoïde.—*Rainure mastoïdienne,* située derrière l'apophyse, et donnant attache au muscle digastrique. — *Sinus mastoïdien,* synonyme de *cellules mastoïdiennes.*—*Trou mastoïdien,* placé derrière l'apophyse, et donnant passage à une artère et à une veine.

Mastoïdien antérieur; sterno-cléido-mastoïdien, selon Winslow.

Mastoïdien latéral; petit complexus, selon Winslow.

Mastoïdien moyen. V. Mastoïdien latéral.

Mastoïdien postérieur; splénius, selon Winslow.

MASTOÏDO-CONCHINIEN, adj. et s. m.; nom donné par Dumas au muscle *auriculaire postérieur.*

MASTOÏDO-GÉNIEN, adj. et s. m.; nom donné par Chaussier au muscle *digastrique.*

MASTOÏDO-HYGÉNIEN, adj. et s. m.; nom donné par Dumas au muscle *digastrique.*

MASTOÏDO-ORICULAIRE, adj. et s. m.; nom donné par Chaussier au muscle *auriculaire postérieur.*

MASTODOLOGIE, s. f., *mastodologia;* synonyme de *mammalogie.*

MASTOLOGIE, s. f., *mastologia;* synonyme de *mammalogie.*

MASTOLOGISTE, s. m., *mastologista;* synonyme de *mammalogiste.*

MASTO-MAXILLIEN, adj. et s. m.; nom donné par quelques anatomistes au muscle *digastrique.*

MASTOZOOLOGIE, s. f., *mastozoologia;* synonyme de *mammalogie.*

MASTUPRATION. *V. Masturbation.*

MASTURBATION, s. f., *mastupratio* (*manus,* main, *stupro,* je corromps); excitation des organes génitaux avec la main.

MAT, adj., *impolitus, furcus;* qui n'a point d'éclat, qui n'a pas été poli.—On dit de la poitrine qu'elle est *mate,* ou qu'elle donne un son *mat,* lorsqu'elle ne résonne plus par la percussion, ou bien que le son qu'elle produit est semblable à celui qu'on entend lorsqu'on frappe les chairs.

MATIÈRE, s. f., *materia;* substance qui entre dans la composition d'un corps. | Substance évacuée par haut ou par bas.

Matière de la chaleur. V. Calorique.

Matière électrique. V. Électricité.

Matière du feu. V. Calorique.

Matière magnétique. V. Magnétisme.

Matière médicale; branche de la médecine qui enseigne à connaître les médicamens, leur manière d'agir sur l'économie, et celle dont on doit les administrer.

Matière perlée de Kerkring; oxide d'antimoine blanc, qu'on obtient en versant de l'acide nitrique dans l'eau de lavage de l'antimoine diaphorétique.

MATRAS, s. m., *matracium;* vaisseau

de verre à long col, dont on fait usage en chimie.

Matricaire, s. f., *matricaria*; genre de plantes indigènes, de la famille des corymbifères, dont on emploie en médecine deux espèces, *matricaria chamomilla* et *parthenium*, comme toniques et stimulantes.

Matrice, s. f., *matrix*, *uterus*, ὑστέρα, μήτρα; organe creux et symétrique, placé au milieu du bassin, entre la vessie et le rectum, rétréci du côté du vagin, dans lequel il s'ouvre, et terminé par une portion étroite et allongée, qu'on appelle le *col*. Il sert à loger le fœtus pendant tout le temps de la gestation.

Matrone, s. f., *matrona*, *obstetrix*; sage-femme, accoucheuse.

Maturatif, adj. et s. m., *maturans*; qui est propre à accélérer la maturité d'une tumeur inflammatoire.

Maturation, s. f., *maturatio* (*maturire*, mûrir, faire mûrir); progrès d'un abcès vers la maturité.

Maturité, s. f., *maturitas*; état des fruits et des graines arrivés à leur entier développement. | État d'un abcès formé et bon à ouvrir.

Mauve, s. f., *malva*; genre de plantes qui sert de type à la famille des malvacées, et dont presque toutes les espèces sont employées en médecine à titre d'émollient.

Maxillaire, adj., *maxillaris*; qui a rapport aux mâchoires. — *Artères maxillaires*, au nombre de trois, l'*externe*, ou *faciale*; l'*inférieure*, ou *dentaire inférieure*; l'*interne*, branche de la carotide interne, qui fournit un grand nombre de rameaux aux parties profondes de la face. — *Nerfs maxillaires*, au nombre de deux; le *supérieur*, né du trifacial, qui sort du crâne par le trou grand rond, et va s'épanouir sur la joue; l'*inférieur*, né du même, qui sort du crâne par le trou ovale, et se porte à la base de la face. — *Os maxillaires*, au nombre de deux; le *supérieur*, qui s'articule avec presque tous les autres os de la face, dont il forme la partie moyenne et antérieure, et qui supporte les dents supérieures; l'*inférieur*, qui forme la partie inférieure de la face, et décrit une courbe dont les deux extrémités s'articulent avec les temporaux. — *Veines maxillaires*, disposées de même que les artères, qu'elles accompagnent.

Maxillo-alvéoli-nasal, adj. et s. m.; nom donné par Dumas au muscle abaisseur de l'aile du nez.

Maxillo-conchien, adj. et s. m.; nom donné à deux muscles du pavillon de l'oreille, qui manquent chez l'homme : 1° *profond*, fixé très-profondément à l'os maxillaire inférieur, au bord postérieur du col de son condyle, s'enfonçant en dedans de la conque, et s'attachant tout près de la jonction de celle-ci avec le tube; 2° *superficiel*, né au côté externe de la mâchoire inférieure, aux environs de la parotide, et se terminant au côté externe et antérieur de la racine de l'antitragus.

Maxillo-labial, adj. et s. m.; nom donné par Chaussier au muscle *triangulaire des lèvres*.

Maxillo-labii-nasal, adj. et s. m.; nom donné par Dumas au muscle *élevateur commun de l'aile du nez et de la lèvre supérieure*.

Maxillo-nasinal, adj. et s. m.; nom donné par Dumas au muscle *transverse du nez*.

Maxillo-palpébral, adj. et s. m.; nom donné par Dumas au muscle *orbiculaire des paupières*.

Maxillo-scléroticien, adj. et s. m.; nom donné par Dumas au muscle *oblique inférieur de l'œil*.

Méat, s. m., *meatus*, πόρος (*meare*, couler); conduit ou canal.

Méat auditif; conduit auditif externe.

Méat cystique; canal cystique.

Méat urinaire; urètre.

Méats des fosses nasales; gouttières profondes des fosses nasales, au nombre de trois : le *supérieur*, au-dessous du cornet supérieur, qui communique avec les cellules postérieures de l'ethmoïde; le *moyen*, placé au-dessous du cornet ethmoïdal; l'*inférieur*, situé sous le cornet inférieur, et dans lequel s'ouvre le canal nasal.

Mécanique, s. f., *mechanica*, *mechanice*, μηχανική (μηχανή, machine); partie de la physique qui traite des lois de l'équilibre et du mouvement des corps.

Mécanique, adj., *mechanicus*; qui a rapport à la mécanique.

Mécanisme, s. m.; assemblage des parties d'une machine; structure d'un corps quelconque; manière dont une force produit un effet. | Théorie dans laquelle le corps humain n'est considéré que comme une mécanique.

Mèche, s. f., bande de linge dont on effile les bords, ou réunion de plusieurs brins de charpie, de coton ou de soie, que l'on introduit dans certaines plaies fistuleuses, soit afin d'y exciter la suppuration, soit pour empêcher que leur ouverture ne se referme.

MÉCHOACAN, s. m., *convolvulus mechoacana*; liseron de l'Amérique méridionale dont la racine est purgative, mais un peu moins active que celle du jalap.

MÉCOMÈTRE, s. m., *mecometrum* (μῆκος, longueur, μέτρον, mesure); instrument propre à mesurer la longueur du fœtus.

MÉCONATE, s. m., *meconas*; sel formé par la combinaison de l'acide méconique avec une base salifiable.

Méconate de morphine, sel qui existe tout formé dans l'opium.

MÉCONIQUE, adj., *meconicus* (μήκων, pavot); nom d'un acide solide, incolore, cristallisable en longues aiguilles, très-soluble dans l'eau et l'alcool, qui existe dans l'opium, combiné avec la morphine.

MÉCONIUM, s. m., *meconium*, μηκώνιον (μήκων, pavot); nom donné aux excrémens que l'enfant rend peu de temps après sa naissance, et qui ont une couleur verdâtre très-foncée ou noire.

MÉDECIN, s. m., *medicus*, ἰατρὸς; celui qui a un titre légal pour exercer la médecine.

MÉDECINE, s. f., *ars medica, medicina*, ἰατρικὴ, φάρμακον; science de l'homme, étudié dans l'état de santé et dans celui de maladie, pour apprendre à conserver l'une et à faire cesser l'autre. | Art de guérir. | Purgatif.

Médecine domestique, préceptes ou préjugés répandus chez le peuple relativement au traitement des maladies. | Exercice empirique de la thérapeutique par des personnes étrangères aux études médicales.

Médecine légale, medicina forensis; application des connaissances médicales à la solution de tous les problèmes relatifs à la conservation de l'espèce humaine et à l'exercice de la justice.

Médecine opératoire. V. CHIRURGIE.

Médecine vétérinaire. V. VÉTÉRINAIRE.

MÉDIAN, adj., *medianus* (*medium*, milieu); qui se trouve au milieu. — *Artères médianes du rachis*, les *spinales*, antérieure et postérieure, selon Chaussier. — *Artère médiane du sacrum, sacrée moyenne*, suivant le même. — *Doigt médian ou du milieu*. — *Ligne médiane*, ligne verticale qu'on suppose partager le corps en deux moitiés. — *Ligne médiane de l'abdomen, ligne blanche*, suivant Chaussier. — *Nerf médian*, né des deux derniers cervicaux et du premier

dorsal; il va distribuer ses branches à l'avant-bras et à la paume de la main. — *Nerf médian digital*, le précédent, selon Chaussier. — *Septum médian du cervelet*, ou *faux du cervelet*. — *Sinus médian du cerveau*, ou *longitudinal supérieur.* — *Veines médianes*, ou *superficielles de l'avant-bras*, distinguées en *basilique, céphalique* et *commune*.

MÉDIASTIN, adj., *mediastinus*; qui appartient au médiastin. — *Artères médiastines*, branches de l'aorte, distinguées en *antérieures* et *postérieures*, qui se distribuent dans le tissu cellulaire du médiastin.

MÉDIASTIN, s. m., *mediastinum, medianum*; cloison membraneuse qui divise la poitrine en deux parties latérales, et qui résulte de l'adossement des plèvres.

Médiastin antérieur, partie antérieure du médiastin, qui loge le thymus.

Médiastin du cerveau, grande faux cérébrale.

Médiastin dorsal ou *postérieur.*

Médiastin pectoral ou *antérieur.*

Médiastin postérieur, partie du médiastin qui avoisine la colonne vertébrale et loge l'œsophage, avec la veine azygos et le canal thoracique.

MÉDIASTINITE, s. f., *mediastinitis*; inflammation du médiastin.

MÉDICAL, adj.; qui a rapport à la médecine ou aux médecins. *Matière médicale.*

MÉDICAMENT, s. m., *medicamentum, pharmacum, medicamen,* φάρμακον, πολύσημον; substance qu'on emploie pour combattre une maladie.

MÉDICAMENTAIRE, adj., *medicamentarius*; qui concerne l'histoire ou la préparation des médicamens.

MÉDICAMENTER, v. a., *mederi*; administrer des médicamens à un malade.

MÉDICAMENTEUX, adj., *medicamentosus*; qui agit comme un médicament. *Substance médicamenteuse.*

MÉDICASTRE, s. m., *medicaster*; celui qui se mêle de traiter les maladies sans avoir aucune connaissance en médecine; charlatan.

MÉDICATION, s. f., *medicatio* (*mederi*, remédier); changement qui se manifeste dans l'économie animale après l'administration d'un ou de plusieurs médicamens.

MÉDICINAL, adj., *medicinalis*; qui sert de remède. *Plantes médicinales.*

MÉDITULLIUM, s. m., ἐγκάρδιον; diploé.

MÉDIUS, adj. et s. m., *medias*; médian; nom donné au doigt du milieu.

MÉDULLAIRE, adj., *medullaris*; qui a rapport à la moelle, qui en présente les caractères. — *Artères médullaires*, qui pénètrent dans les os pour se porter à la moelle. — *Membrane médullaire*, qui enveloppe la moelle, et revêt la face interne du canal médullaire des os longs. — *Substance médullaire du cerveau*, blanche, fibreuse. — *Substance médullaire du rein*, plus souvent appelée *tubuleuse*. — *Suc médullaire*, partie de la moelle qui est contenue dans le tissu spongieux des os. — *Système médullaire*, ensemble de la moelle et de sa membrane.

MÉDULLINE, s. f., *medullina* (*medulla*, moelle); nom donné par John à la moelle du soleil, du lilas, etc., qui a pour propriétés d'être insoluble dans l'eau, l'alcool, l'éther et les huiles; de n'avoir ni odeur ni saveur; d'être très-poreuse; de se dissoudre dans l'acide nitrique, avec lequel elle donne de l'acide oxalique, et de fournir beaucoup d'ammoniaque à la distillation.

MÉGALANTHROPOGÉNÉSIE, s. f., *megalanthropogenesia* (μέγας, grand, ἄνθρωπος, homme, γένεσις, naissance); art prétendu de procréer des grands hommes.

MÉGALOSPLANCHNIE, s. f., *megalosplanchnia* (μέγας, grand, σπλάγχνον, viscère); tumeur formée par un des viscères de l'abdomen.

MÉGALOSPLÉNIE, s. f., *megalosplenia* (μέγας, grand, σπλήν, rate); tuméfaction de la rate.

MÉIOSE, s. m., *meiosis*, μείωσις; déclin.

MÉLÆNA, s. m., *melæna, morbus niger*, μέλαινα; maladie noire; vomissement de sang noir. Il s'accompagne des mêmes phénomènes que ceux de l'hématémèse; comme elle, il est un symptôme de la gastrorrhagie; par conséquent il annonce toujours un haut degré d'irritation de la membrane muqueuse digestive.

MÉLÆNAGOGUE, adj. et s. m., *melænagogus* (μέλας, noir, ἄγω, je chasse); médicament réputé propre à expulser l'atrabile.

MÉLÆNORRHAGIE, s. f., *melænorrhagia* (μέλαινα, noire, ῥήγνυμι, je fais irruption); mélæna.

MÉLANCHLORE, adj., *melanchlorus*, μελάγχλωρος, μελάγχρους (μέλας, noir, χλωρός, jaune); qui est atteint d'ictère noir.

MÉLANCHLOROSE, s. f., *melanchlorosis* (μέλας, noir, χλωρός, jaune); ictère noir.

MÉLANCOLIE, s. f., *melancholia* (μέλας, noir, χολή, bile); lésion des facultés intellectuelles, caractérisée par un délire

triste ou gai, et roulant exclusivement, comme le dit Pinel, sur une série particulière d'idées, avec une passion dominante et plus ou moins extrême. On a donné le nom de *mélancolie* à cet état; parce que l'on croyait qu'il était dû à l'atrabile ou bile noire.

MÉLANCOLIQUE, adj. et s. m., *melancholicus*; qui appartient à la mélancolie, ou qui est dominé par elle. Se dit encore des personnes habituellement tristes.

MÉLANÉ, adj.; noir, ou formé de mélanose : *cancer mélané*.

MÉLANIQUE, adj.; nom donné par Prout à une substance nouvelle qu'il range parmi les acides, et que Marcet a récemment découverte dans l'urine, à laquelle elle communique une couleur noire.

MÉLANOSE, s. f., *melanosis* (μέλας, noir). Laennec donne ce nom à des productions morbides accidentelles, d'un noir foncé, homogènes, un peu humides, opaques, ayant quelque analogie avec le tissu des glandes bronchiques : d'abord dures, lorsqu'elles commencent à se ramollir elles laissent suinter un liquide roussâtre, ténu, mêlé de petits grumeaux noirâtres; quand elles sont complétement ramollies, elles se convertissent en une espèce de bouillie noire.

MÉLASICTÈRE, s. m., *melasicterus* (μέλας, noir, ἴκτερος, jaunisse); ictère noir.

MÉLASME, s. m., *melasma* (μέλας, noir); tache noire que l'on observe plus particulièrement aux membres abdominaux, chez les vieillards.

MÉLASSE, s. f.; sirop qui reste après que le suc de canne a subi toutes les opérations nécessaires pour en retirer le sucre.

MÉLATROPHIE, s. f., *melatrophia* (μέλος, membre, ἀτροφία, atrophie); atrophie d'un membre.

MÉLÈZE, s. m., *larix communis*; arbre conifère indigène qui fournit la térébenthine de Venise, et donne une substance analogue à la manne. C'est sur son tronc qu'on récolte l'agaric blanc.

MÉLICÉRIS, s. m., *meliceris*, μελικηρίς; kyste rempli d'une matière qui présente la consistance et l'aspect du miel.

MÉLILOT, s. m., *melilotus officinalis*; légumineuse indigène dont on emploie les feuilles et les fleurs comme émollientes.

MÉLISSE, s. f., *melissa officinalis*; labiée indigène, d'une odeur fort agréable et très-stimulante, qui fait la base de l'eau des Carmes.

MELLITATE, s. m., *mellitas*; sel formé

par la combinaison de l'acide mellitique
avec une base salifiable.

MELLITE, s. m. (μέλι, miel); nom
minéralogique du mellitate d'alumine.
| Composé dans lequel il entre du miel.

Mellite d'acétate de cuivre. V. ONGUENT
égyptiac.

Mellite de mercuriale. V. MIEL *mercuriel.*

Mellite de mercuriale composé. V. SIROP
de longue vie.

Mellite de roses. V. MIEL *rosat.*

Mellite de scille. V. MIEL *scillitique.*

Mellite simple. V. SIROP *de miel.*

MELLITIQUE, adj., *melliticus*; nom d'un
acide cristallisable en petits prismes ou
en aiguilles, d'une saveur douce, acide
et amère, et peu soluble dans l'eau,
qu'on trouve dans la nature, combiné
avec l'alumine.

MÉLOÉ, s. m., *meloe proscarabeus*; insecte coléoptère d'Europe, qu'on a vanté
à l'intérieur dans la rage.

MELON, s. m., *cucumis melo*; espèce
de courge dont on mange le fruit. | Fruit
de cette plante.

Melon d'eau, s. m., *cucumis anguria*;
autre espèce de courge dont on mange
également le fruit dans le Midi.

MÉLOSE, s. f., *melosis*, μήλωσις (μηλόω,
je sonde); action de sonder une plaie.

MÉMARCHURE. V. ENTORSE, EFFORT.

MEMBRANE, s. f., *membrana*, ὑμήν,
μήνιγξ; nom donné à des organes minces,
souples, plus ou moins élastiques, dont
la structure varie beaucoup, et qui sont
destinés soit à en envelopper d'autres,
soit à fournir une sécrétion, une exhalation. On distingue les membranes en
simples et *composées* : les premières sont
muqueuses, *séreuses* ou *fibreuses*; les autres sont composées de celles-là.

Membrane accidentelle, ou *fausse membrane.* V. PSEUDOMEMBRANE.

Membranes du fœtus, enveloppes immédiates du fœtus dans la matrice : ce
sont l'*épichorion*, le *chorion* et l'*amnios*.

MEMBRANEUX, adj., *membranosus*; qui
a l'aspect des membranes, qui en est
formé.

MEMBRANIFORME, adj., *membranifor-
mis*; qui ressemble à une membrane par
sa minceur et son aplatissement.

MEMBRE, s. m., *membrum*, *artus*, μέλος; partie du corps d'un animal située
tout-à-fait à l'extérieur, plus ou moins
saillante, plus ou moins mobile, et servant à l'exercice des grands mouvemens.

Membre viril. V. PÉNIS.

MÉMOIRE, s. f., *memoria*, μνήμη; fa-

culté cérébrale en vertu de laquelle on
se rappelle à l'esprit des impressions pas-
sées.

MÉNAGOGUE, adj. et s. m., *menagogus*,
μηναγωγός (μὴν, mois, ἄγω, je chasse);
synonyme d'emménagogue.

MÉNESPAUSIE. V. MÉNOPAUSE.

MÉNINGÉ, adj., *meningeus*; qui a rapport aux méninges, ou seulement à la
dure-mère. — *Artère méningée moyenne*
ou *sphéno-épineuse.*

MÉNINGE, s. f., *meninx*, μήνιγξ; nom
donné aux trois enveloppes membra-
neuses du cerveau. | Dure-mère, selon
Chaussier.

MÉNINGETTE, s. f. Quelques anatomistes
ont appelé ainsi la *pie-mère.*

MÉNINGINE, s. f.; nom donné par
Chaussier à la pie-mère réunie au feuillet cérébral de l'arachnoïde.

MÉNINGINITE, s. f., *meninginitis*; inflammation de la méningine.

MÉNINGITE, s. f., *meningitis*; inflammation des méninges, en particulier de
la dure-mère.

MÉNINGO-GASTRIQUE, adj., *meningo-gas-
tricus.* Pinel donne ce nom aux fièvres
bilieuses ou gastriques.

MÉNINGOPHYLAX, s. m., *meningophy-
lax*, *custos meningis* (μήνιγξ, méninge,
φύλαξ, gardien); gardien de la méninge.
V. DÉPRESSEUR.

MÉNINGORRHÉE, s. f., *meningorrhœa*
(μήνιγξ, dure-mère, ῥέω, je coule); congestion d'un fluide sur, entre ou sous les
méninges.

MÉNINGOSE, s. f., *meningosis*; union
de parties osseuses au moyen de membranes.

MÉNISPERMATE, s. m., *menispermas* :
sel formé par la combinaison de l'acide
ménispermique avec une base salifiable.

MÉNISPERMIQUE, adj., *menispermicus*;
nom d'un acide qu'on a découvert dans
la coque du Levant, *menispermum cocculus.*

MÉNISQUE, s. m., *meniscus*, μενίσκος;
cartilage interarticulaire.

MÉNOPAUSE, s. f., *menopausis* (μὴν,
mois, παύω, je cesse); cessation des
règles, temps critique des femmes.

MÉNOPLANIE, s. f., *menoplania* (μὴν,
mois, πλάνη, erreur); se dit de l'écoulement menstruel qui se fait par tout
autre endroit que par l'utérus.

MÉNORRHAGIE, s. f., *menorrhagia* (μὴν,
mois, ῥήγνυμι, je romps); menstruation,
hémorrhagie utérine.

MÉNORRHÉE, s. f., *menorrhœa* (μὴν,

mois, ῥέω, je coule); hémorrhagie utérine.

MÉNOSTASE, s. f., *menostasia* (μὴν, mois, στάσις, stagnation); rétention et accumulation du sang des règles dans la cavité de l'utérus.

MENSTRUATION, s. f., *menstruatio*; écoulement des règles ou du flux périodique chez la femme.

MENSTRUE, s. m., *menstruum*; substance qui jouit de la propriété d'en dissoudre une ou plusieurs autres.

MENSTRUEL, adj., *menstruus*; qui a rapport au flux mensuel des femmes : *écoulement menstruel*.

MENSTRUES, s. f. pl., *menstrua*, καταμήνια, ἐμμήνια; écoulement mensuel de sang qui a lieu chez la femme, depuis la puberté jusqu'à l'instant où elle cesse d'être féconde.

MENSURATION, s. f., *mensuratio*; action de mesurer, méthode d'exploration qui a pour but de déterminer d'une manière exacte les dimensions de la poitrine.

MENTAGRE, s. f., *mentagra* (*mentum*, menton, ἄγρα, capture); dartre qui affecte le menton.

MENTAL, adj., *mentalis*. On dit *aliénation mentale*, *maladie mentale*, pour *folie*.

MENTHE, s. f., *mentha*; genre de plantes labiées indigènes dont on emploie en médecine plusieurs espèces, qui sont toutes aromatiques, excitantes et toniques.

MENTO-LABIAL, adj. et s. m., *mentolabialis*; nom donné par Chaussier aux muscle *carré* et *houppe du menton* réunis.

MENTON, s. m., *mentum*, γένειον; partie inférieure et moyenne de la face, formant au-dessous de la lèvre inférieure une saillie plus ou moins considérable.

MENTONNIER, adj., *mentalis* (*mentum*, menton); qui a rapport au menton. — *Artère mentonnière*, fin de l'artère dentaire inférieure, à sa sortie du trou mentonnier. — *Nerf mentonnier*, terminaison du nerf dentaire inférieur, à sa sortie du même trou. — *Trou mentonnier*, orifice externe du canal dentaire inférieur, situé au niveau de la seconde dent incisive, ou de la canine.

Mentonnier labial, adj. et s. m.; nom donné par Dumas au muscle *carré du menton*.

MENTONNIÈRE, s. f.; bandage en forme de fronde dont on se sert pour tenir le menton relevé et la mâchoire inférieure appliquée contre la supérieure.

MENTULAGRE, s. f., *mentulagra*; con-

traction spasmodique des muscles ischiocaverneux.

MÉNYANTHE, s. m., *menyanthes trifoliata*; plante indigène, de la famille des gentianes, qu'on range parmi les toniques.

MÉPHITE *ammoniacale*; sous-carbonate d'ammoniaque.

Méphite calcaire; carbonate de chaux.

Méphite de magnésie; carbonate de magnésie.

Méphite martiale; carbonate de fer.

Méphite de plomb; carbonate de plomb.

Méphite de potasse; sous-carbonate de potasse.

Méphite de soude; sous-carbonate de soude.

MÉPHITIQUE, adj., *mephiticus*; épithète donnée à toute exhalaison pernicieuse. — *Air méphitique*, acide carbonique, selon Bewdly.

MÉPHITISME, s. m., *mephitismus*; exhalaison pernicieuse.

MÉRATROPHIE, s. f., *meratrophia* (μέρος, membre, ἀτροφία, atrophie); atrophie d'un membre.

MERCURE, s. m., *mercurius*, *hydrargyrum*, *argentum vivum*; métal liquide, brillant, d'un blanc légèrement bleuâtre, qui entre en ébullition à 350 degrés, C., se congèle à 40 degrés, C., au-dessous de zéro, et devient alors malléable. Sa pesanteur spécifique est de 15,568. On le trouve dans la nature, soit pur, soit combiné avec le soufre et l'argent, ou avec le chlore.

Mercure cru, mercure pur.

Mercure de mort. V. POUDRE *d'algaroth.*

Mercure de vie. V. POUDRE *d'algaroth.*

Mercure doux; ancien nom du proto-chlorure de mercure.

Mercure précipité blanc. V. PRÉCIPITÉ *blanc.*

Mercure précipité rouge. V. PRÉCIPITÉ *rouge.*

Mercure revivifié du cinabre; mercure obtenu par la décomposition du sulfure.

Mercure soluble d'Hahnemann; substance qu'on obtient en versant goutte à goutte de l'ammoniaque étendue d'eau dans une dissolution de proto-nitrate de mercure, et ayant soin qu'une petite partie de ce sel reste dissoute.

MERCURIALE, s. f., *mercurialis annua*; plante indigène, de la famille des euphorbes, qu'on emploie comme émolliente.

MERCURIAUX, adj. pl., *mercurialia*; nom collectif sous lequel on désigne les divers médicamens dans la composition desquels il entre du mercure.

MERCURIEL, adj., *mercurialis* : qui contient du mercure. — *Érysipèle, érythème mercuriel.*—*Maladie mercurielle,* maladie cutanée produite par l'administration des préparations de mercure.

MERLAN, s. m., *gadus merlangus;* poisson fort abondant sur nos côtes, et dont on estime beaucoup la chair.

MERLU. *V.* MERLUCHE.

MERLUCHE, s. f., *merlucius ;* nom donné à toutes les espèces de poissons du genre gade, lorsqu'ils ont été desséchés au soleil.

MÉROCÈLE, s. f., *merocele* (μέρος, cuisse, κήλη, hernie); hernie fémorale ou crurale. Pour la former, les viscères sortent par le canal crural ou par une ouverture destinée au passage de quelques vaisseaux lymphatiques, et qui se trouve en dehors du ligament de Gimbernat. Elle est plus fréquente chez la femme, où les arcades crurales sont plus longues, que chez l'homme. Elle acquiert rarement un volume considérable. On la reconnaît aux signes généraux des hernies, et elle réclame le même traitement. Lorsqu'elle est étranglée, la possibilité de rencontrer en haut le cordon testiculaire ou le ligament rond de la matrice, en bas les vaisseaux cruraux, en dehors l'artère épigastrique, a fait établir le précepte de ne débrider jamais qu'en dedans sur le ligament de Gimbernat.

MÉRYCISME, s. m., *merycismus. ruminatio,* μηρυκισμός; rumination.

MÉRYCOLOGIE, s. f., *merycologia* (μηρύκω, je rumine, λόγος, discours); traite sur la rumination.

MÉSARAÏQUE, adj., *mesaraicus ;* synonyme de *mésentérique.*

MÉSENTÈRE, s. m., *mesenterium,* μεσεντέριον, μεσάραιον (μέσος, milieu, ἔντερον, intestin); repli du péritoine qui suspend l'intestin grêle, et le retient en place. Fixé obliquement en arrière, depuis le côté gauche du corps de la seconde vertèbre lombaire jusqu'à la fosse iliaque droite, il est ondulé et plissé en devant.

MÉSENTÉRIE, s. f., *mesenteria.* Alibert donne ce nom au carreau qui, dans sa Nosologie naturelle, forme le deuxième genre des adénoses.

MÉSENTÉRIQUE, adj., *mesentericus ;* qui appartient ou qui a rapport au mésentère.—*Artères mésentériques,* au nombre de deux : la *supérieure,* qui naît de l'aorte, au-dessous de la cœliaque, fournit les coliques droites, et distribue ses rameaux à l'intestin grêle ; l'*inférieure,* qui naît de l'aorte peu avant sa terminaison, fournit les coliques gauches, et s'étend jusqu'auprès de l'anus. — *Glandes mésentériques,* ganglions lymphatiques du mésentère. — *Plexus mésentériques,* distingués en *supérieur* et *inférieur,* qui accompagnent les artères du même nom, et sont fournis par le solaire. — *Veines mésentériques,* distinguées en *supérieure* et *inférieure,* qui se jettent toutes deux dans la splénique.

MÉSENTÉRITE, s. f., *mesenteritis ;* inflammation du mésentère.

MESMÉRISME, s. m. ; nom donné au magnétisme animal, d'après celui de Mesmer, son inventeur.

MÉSOCÉPHALE, s. m., *mesocephalum* (μέσος, milieu, κεφαλή, tête); nom donné par Chaussier au pont de Varole.

MÉSOCÉPHALIQUE, adj., *mesocephalicus.* Chaussier appelle ainsi l'artère basilaire.

MÉSOCHONDRIAQUE, adj. et s. m., *mesochondriacus* (μέσος, moyen, χόνδρος, cartilage); nom donné par Boerhaave à des petits faisceaux de fibres charnues qui sont placés entre les arceaux cartilagineux de la trachée-artère.

MÉSOCŒCUM, s. m. (μέσος, moyen, cœcum, cœcum); repli du péritoine qu'on observe quelquefois à la partie postérieure du cœcum.

MÉSOCOLON, s. m., *mesocolon,* μεσόκωλον (μέσος, moyen, κῶλον, colon); nom donné aux replis du péritoine qui maintiennent en place les diverses parties du colon.

Mésocolon iliaque ; celui qui appartient à l'S du colon.

Mésocolon lombaire droit ; celui qui fixe le colon ascendant.

Mésocolon lombaire gauche ; celui qui retient le colon descendant.

Mésocolon transverse; celui qui attache le colon transverse : c'est le plus grand de tous.

MÉSOCRANE, s. m., *mesocranium* (μέσος, milieu, κρανίον, crâne); milieu de la tête.

MÉSOGASTRIQUE, adj., *mesogastricus* (μέσος, médian, γαστήρ, ventre); qui occupe le milieu du ventre : *région mésogastrique* ou *ombilicale.*

MÉSOGLOSSE, adj. et s. m., *mesoglossus* (μέσος, médian, γλῶσσα, langue); nom donné par quelques anatomistes au muscle génio-glosse.

MÉSOLOBAIRE, adj., *mesolobaris ;* qui appartient au mésolobe. Chaussier donne ce nom aux artères du corps calleux.

MÉSOLOBE, s. m., *mesolobus* (μέσος, médian, λοϐός, lobe); nom donné par Chaussier au corps calleux.

MÉSOMÉRIE, s. f., *mesomeria* (μέσος, médian, μερός, cuisse); partie du corps qui est placée entre les cuisses.

MÉSOMPHALE, s. m., *mesomphalion* (μέσος, médian, ὀμφαλός, nombril); ombilic.

MÉSORECTUM, s. m., *mesorectum* (μέσος, médian, *rectum*, rectum); repli du péritoine qui attache la face postérieure du rectum à la face antérieure du sacrum.

MÉSOSCÉLOCÈLE, s. f., *mesoscelocele* (μέσος, milieu, σκέλος, cuisse, κήλη, hernie); hernie périnéale.

MÉSOSCÉLOPHYME, s. m., *mesoscelophyma* (μέσος, médian, σκέλος, cuisse, φῦμα, tumeur); tumeur qui s'est développée à la région périnéale.

MÉSOTHÉNAR, s. m., *mesothenar* (μέσος, médian, θήναρ, paume de la main); nom donné par Winslow à la portion profonde du court fléchisseur du pouce de la main, réunie à l'adducteur de ce doigt.

MÉTACARPE, s. m., *metacarpus* (μετὰ, après, χαρπὸς, carpe); partie de la main qui est comprise entre le carpe et les doigts.

MÉTACARPIEN, adj., *metacarpianus;* qui appartient ou qui a rapport au métacarpe. —*Artère métacarpienne*, branche de la radiale.—*Articulations métacarpiennes*, celles par lesquelles les quatre derniers os du métacarpe s'unissent ensemble à leur partie supérieure. — *Ligament métacarpien*, bandelette tendue au devant des extrémités inférieures des quatre derniers os du métacarpe.—*Muscle métacarpien du pouce*, l'opposant de ce doigt, selon Sabatier.— *Os métacarpiens*, au nombre de cinq, un pour chaque doigt.—*Phalanges métacarpiennes*, ou premières phalanges des doigts. — *Rangée métacarpienne du carpe*, composée du trapèze, du trapézoïde, du grand os et de l'os crochu.

MÉTACARPO - PHALANGIEN, adj., *metacarpo-phalangianus;* nom donné aux articulations des os du métacarpe avec les phalanges qui correspondent à chacun d'eux.

Métacarpo-phalangien du pouce, adj. et s. m., *metacarpo-phalangianus pollicis manûs;* nom donné par Chaussier au muscle adducteur du pouce.

Métacarpo-phalangien latéral, adj. et s. m., *metacarpo-phalangianus lateralis;* nom donné par Chaussier à chacun des muscles interosseux palmaires.

Métacarpo-phalangien latéral sus-pal-

maire, adj. et s. m., *metacarpo-phalangianus lateralis suprà-palmaris;* nom donné par Chaussier à chacun des muscles interosseux dorsaux de la main.

MÉTACONDYLE, s. m., *metacondylus;* dernière phalange des doigts, ou phalangette.

MÉTAL, s. m., *metallum*, μέταλλον, nom générique donné à des substances simples, solides ou liquides, généralement plus pesantes que l'eau, douées d'un brillant plus ou moins considérable, susceptibles de poli, conductrices du calorique et de l'électricité, qui, par leur combinaison avec les acides, donnent tantôt des alcalis ou des oxides sans saveur, et tantôt des acides.

MÉTALLIQUE, adj., *metallicus;* qui a les qualités d'un métal. *Substance, poli, éclat, saveur métallique.*

MÉTALLOGRAPHIE, s. f., *metallographia* (μέταλλον, métal, γράφω, je décris); partie de l'histoire naturelle qui traite spécialement des métaux.

MÉTALLURGIE, s. f., *metallurgia* (μέταλλον, métal, ἔργον, travail); partie de la technologie qui traite de l'extraction des métaux.

MÉTAMORPHOSE, s. f., *metamorphosis* (μετὰ, après, μορφή, forme); nom donné par les naturalistes aux changemens successifs que certains animaux éprouvent dans leur configuration, et même dans leur structure intime, durant le cours de leur vie.

MÉTA-PARAAL; nom donné par Geoffroy-St.-Hilaire à l'os paraal situé au delà, c'est-à-dire à la seconde pièce inférieure au delà du cycléal, dans les animaux chez lesquels les pièces vertébrales sont disposées en une seule série

MÉTA-PÉRIAL; nom donné par Geoffroy-St.-Hilaire à l'os périal situé au delà, c'est-à-dire à la seconde pièce supérieure au delà du cycléal, dans les animaux chez lesquels les pièces vertébrales sont disposées en une seule série.

MÉTAPOROPOIÈSE, s. f., *metaporopoiesis* (μετὰ, qui indique un changement, πόρος, pore, ποιεῖν, faire); changement dans les pores ou les extrémités des capillaires sanguins, suivant Galien.

MÉTAPTOSE, s. f., *metaptosis;* changement en bien ou en mal d'une maladie.

MÉTASCHÉMATISME, s. f., *metaschematismus* (μετὰ, après, σχῆμα, forme); changement d'une maladie en une autre.

MÉTASTASE, s. f., *metastasis*, μετάσλασις (μετίστημι, je change de place); changement de siége d'une maladie, occasioné par le déplacement de l'irritation ; quelques auteurs se servent de ce mot pour désigner tout changement défavorable dans une maladie.

MÉTASTATIQUE , adj. , *metastaticus ;* qui dépend de la métastase : *crise métastatique.*

MÉTASTOSE. *V.* MÉTOPTOSE.

MÉTASYNCRISE, s. f. , *metasyncrisis, recorporatio* (μετὰ, qui marque un changement, συγκρίνω , j'amasse); rétablissement du rapport entre les pores et les atomes.

MÉTASYNCRITIQUE, adj., *metasyncriticus;* qui appartient à la métasyncrise. Se disait anciennement des remèdes auxquels on accordait la puissance de déterminer la métasyncrise, la régénération du corps ou de quelques-unes de ses parties.

MÉTATARSE , s. m. , *metatarsus* (μετὰ, après, ταρσὸς , tarse); partie du pied qui est située entre le tarse et les orteils. Elle est composée de cinq os , un pour chaque orteil.

MÉTATARSIEN, adj. , *metatarsicus ,* qui a rapport ou qui appartient au métatarse. — *Artère métatarsienne,* branche externe de la pédieuse.—*Articulations métatarsiennes ,* celles qui résultent de la jonction des os du métatarse entre eux. — *Ligament métatarsien,* transversal et situé du côté de la plante du pied. — *Os métatarsiens,* au nombre de cinq, un pour chaque orteil. — *Phalanges métatarsiennes ,* ou premières phalanges des orteils. —*Rangée métatarsienne du tarse,* composée des trois os cunéiformes et du cuboïde.

MÉTATARSO-PHALANGIEN , adj. et s. m. , *metatarso-phalangianus* ; nom donné à chacune des cinq articulations des os du métatarse avec les premières phalanges des orteils.

Métatarso - phalangien du petit doigt, adj. et s. m., *metatarso-phalanginianus minimi digitis* ; le court fléchisseur du petit orteil , selon Dumas.

Métatarso-phalangien du pouce, adj. et s. m., *metatarso - phalangianus pollicis manûs* ; nom donné par Dumas au muscle transversal des orteils.

Métatarso-phalangien latéral, adj. et s. m., *metatarso-phalangianus lateralis* ; nom donné par Chaussier à chacun des muscles interosseux du pied.

Métatarso-sous-phalangien du pouce, adj. et s. m., *metatarso-infrà-phalangianus pollicis* ; nom donné par Chaussier au muscle abducteur oblique du gros orteil.

Métatarso-sous-phalangien transversal du pouce, adj. et s. m. , *metatarso-infrà-phalangianus transversalis pollicis* ; nom donné par Chaussier au muscle transversal des orteils.

MÉTATHÈSE, s. f. , *metathesis* (μετατίθημι , je change de place) , procédé opératoire qui consiste à déplacer, pour le plus grand avantage du malade, la cause de sa maladie, comme à abaisser le crystallin dans l'opération de la cataracte , à repousser dans l'estomac un corps étranger engagé dans l'œsophage.

MÉTEIL , s. m. ; nom vulgaire d'un mélange de blé et de seigle qui ont été semés et récoltés ensemble.

MÉTÉORE , s. m., *metcorum* (μετὰ, au-dessus, αἴρω , j'élève) ; nom générique sous lequel on désigne tous les phénomènes qui prennent naissance ou qui se passent dans l'atmosphère.

MÉTÉORIQUE , adj. , *meteoricus ;* qui a les caractères d'un météore. — *Fleur météorique,* celle qui s'épanouit ou se forme suivant l'état de l'atmosphère.

MÉTÉORISME, s. m., *meteorismus* (μετέωρος, élevé) ; distension de l'abdomen causée par un gaz.

MÉTÉOROGRAPHE , s. m. , (μετέωρος, météore , γράφω , je décris) ; instrument dont on se sert dans les observations météorologiques.

MÉTÉOROLOGIE , s. f. , *meteorologia* (μετέωρος, météore, λόγος, discours) ; partie de la physique qui traite de l'histoire des météores.

MÉTÉOROLOGIQUE , adj., *meteorologicus,* qui a rapport à la météorologie. *Observations météorologiques.*

MÉTHÉMÉRINE, adj., *methemerina;* quotidienne.

MÉTHODE , s. f. , *methodus,* μέθοδος (μετὰ, par, à travers, ὁδὸς, chemin) ; manière de dire ou de faire avec un certain ordre. — *Méthode curative,* traitement d'une maladie dirigé suivant les règles de l'art. — *Méthode opératoire,* dispositions ou règles générales suivant lesquelles une opération doit être faite. Ainsi, par exemple, l'opération de l'anévrysme par l'ouverture du sac et celle qui consiste à lier l'artère au-dessus de la tumeur, l'opération de la cataracte par abaissement et celle par extraction , sont des méthodes différentes qui peuvent se composer chacune d'un plus ou moins grand nombre de procédés, ou de manières particulières d'opérer. - - *Méthode* signifie encore ordre suivant lequel on procède dans l'étude d'une science ;

alors il est synonyme de *système*, de *classification*.

MÉTHODIQUE, adj., *methodicus;* qui a de la méthode, qui est fait avec méthode.

MÉTHODISME, s. m.; nom d'une secte de médecins qui attribuaient toutes les maladies au resserrement, au relâchement des parties solides, ou à un état intermédiaire, réunissant les caractères des deux premiers. Sur ces distinctions ils fondaient les indications curatives à remplir.

MÉTIS, adj. et s. m., *mixtus;* nom sous lequel on désigne un être engendré par deux êtres d'espèce différente. | Individu né d'un Européen et d'une Indienne, ou d'un Indien et d'une Européenne.

MÉTOPANTRALGIE, s. f., *metopantralgia* (μέτωπον, front, ἄντρον, cavité, ἀλγέω, je souffre); douleur qui se fait ressentir dans les sinus frontaux.

MÉTOPANTRITE, s. f., *metopantritis* (μέτωπον, front, ἄντρον, cavité); inflammation des sinus fontaux.

MÉTOPOSCOPIE, s. f., *metoposcopia* (μέτωπον, front, σκέπλομαι, je regarde); art de reconnaître le tempérament ou le caractère d'une personne d'après l'inspection de son front.

MÉTRALGIE, s. f., *metralgia* (μήτρα, matrice, ἄλγος, douleur); douleur de la matrice.

MÉTRANASTROPHIE, s. f., *metranastrophe* (μήτρα, matrice, ἀναστρέφω, je retourne); inversion de la matrice.

MÉTREMPHRAXIE, s. f., *metremphraxis* (μήτρα, matrice, ἐμφράσσω, j'obstrue); obstruction de la matrice.

MÉTRENCHYTE, s. f., *metrenchytes* (μήτρα, matrice, ἐγχύω, j'injecte); liquide qu'on injecte dans la matrice.

MÉTRIOPATHIE, s. f., *metriopathia* (μέτριος, modéré, πάθος, passion, affection); état modéré des souffrances ou des passions.

MÉTRITE, s. f., *metritis* (μήτρα, matrice); inflammation de la matrice, caractérisée par une douleur très-intense à l'hypogastre, avec tumeur circonscrite et sentiment de pesanteur dans cette partie. Ces symptômes s'accompagnent de sensibilité très-vive dans les autres parties de la génération, de douleurs sympathiques aux seins, aux lombes et aux cuisses, de la suppression et de l'altération des lochies et des règles, enfin de vomissemens, de ténesme, de difficulté d'uriner, de la petitesse et de la fréquence du pouls, de cépha-

lalgie, de délire, de la décomposition des traits de la face, etc. Cette phlegmasie peut être la suite d'accidens survenus pendant la grossesse, d'un accouchement laborieux, de la suppression trop prompte des lochies, de coups reçus sur la région hypogastrique. — L'inflammation aiguë de la matrice qui occupe sa membrane interne, a été désignée sous le nom d'*inflammation catarrhale*, de *catarrhe aigu* de ce viscère; on la reconnaît à l'écoulement plus ou moins abondant d'un liquide clair et filant par le vagin, précédé de douleurs qui, de cette dernière partie et de l'hypogastre, se propagent aux reins, aux cuisses et aux aines, avec ou sans fièvre. — La *métrite chronique* succède quelquefois à la métrite aiguë; elle n'affecte pas toujours toute l'étendue de la matrice. C'est à elle qu'il faut rapporter les squirres de cet organe et la plupart des écoulemens leucorrhoïques.

MÉTROCAMPSIE, s. f., *metrocampsis* (μήτρα, matrice, κάμψις, flexion); inflexion de la matrice.

MÉTROCÈLE, s. f., *metrocele* (μήτρα, matrice, κήλη, hernie); hernie formée par la matrice.

MÉTRODYNIE, s. f., *metrodynia* (μήτρα, matrice, ὀδύνη, douleur); douleur de la matrice.

MÉTROLOXIE, s. f., *metroloxia* (μήτρα, matrice, λοξός, oblique); obliquité de la matrice.

MÉTROMANIE, s. f., *metromania* (μήτρα, matrice, μανία, fureur); synonyme de *nymphomanie*.

MÉTROPOLYPE, s. m., *metropolypus* (μήτρα, matrice, πολύπους, polype); polype utérin.

MÉTROPTOSE, s. f., *metroptosis* (μήτρα, matrice, πτῶσις, chute); chute de la matrice.

MÉTRORRHEXIE, s. f., *metrorrhexis* (μήτρα, matrice, ῥήξις, déchirure); rupture de la matrice.

MÉTRORRHAGIE, s. f., *metrorrhagia* (μήτρα, matrice, ῥήγνυμι, je romps); hémorrhagie de la matrice, excrétion morbide plus ou moins abondante de sang par l'utérus, accompagnée de douleur et de pesanteur dans l'hypogastre et les lombes, de pâleur de la face, de refroidissement des extrémités, de ténesme, de constipation, etc.

MÉTROTOMIE, s. f., *metrotomia* (μήτρα, matrice, τέμνω, je coupe); opération césarienne.

MEURTRISSURE. *V.* CONTUSION.

MIASMATIQUE, adj. , *miasmaticus* ; qui appartient aux miasmes. On a donné ce nom aux maladies qu'ils produisent.

MIASME, s. m., *miasma* (μίασμα, souillure) ; mot dont on se sert pour désigner les émanations qui s'échappent du corps des individus malades, ou des matières végétales et animales en putréfaction, et qui agissent sur l'économie à la manière des poisons.

MICROCOSME, s. m., *microcosmus*, μικρόκοσμος (μικρὸς, petit, κόσμος, monde) ; petit monde. Nom donné à l'homme par quelques philosophes.

MICROCOUSTIQUE, adj., *microcousticus* (μικχὸς, petit, ἀχούω, j'entends) ; nom donné aux instrumens destinés à faire entendre les sons les plus faibles.

MICROLOGIE, s. f., *micrologia* (μικρὸς, petit, λόγος, discours) ; traité sur des objets d'une grande ténuité.

MICROPHONE, adj. et s. m., *microphonus* (μικρὸς, petit, φονή, son); porte-voix.

MICROPHTHALME, adj. et s. m., *microphthalmus*, μικρόφθαλμος (μικρὸς, petit, ὀφθαλμὸς, œil) ; qui a de petits yeux.

MICRORCHIDE, adj. et s. m., *microrchides*, μικρόρχιδες (μικρὸς, petit, ὀρχὶς, testicule) ; qui a de très-petits testicules.

MIEL, s. m, *mel*, μέλι ; substance mucoso-sucrée, que l'abeille domestique prépare, et qui sert à la fois d'aliment, de condiment et de médicament.

Miel anthosat. V. MIEL *de romarin.*

Miel de concombre sauvage ; sirop préparé en évaporant le produit de l'expression des concombres pilés avec du miel ordinaire.

Miel d'élaterium. V. MIEL *de concombre sauvage.*

Miel d'ellébore noir ; infusion de racine d'ellébore noir, qu'on évapore en sirop, après y avoir ajouté du miel.

Miel dépuré; miel fondu à une douce chaleur avec un peu d'eau, et de la surface duquel on enlève l'écume qui surnage dans l'ébullition.

Miel despumé. V. MIEL *dépuré.*

Miel de longue vie. V. MIEL *de mercuriale composé.*

Miel de mercuriale ; suc de mercuriale qu'on a fait bouillir avec du miel.

Miel de mercuriale composé : infusion vineuse de racines de gentiane et de glayeul, à laquelle on ajoute du miel, ainsi que des sucs dépurés de bourrache, de mercuriale et de buglosse, et qu'on fait cuire ensuite jusqu'à consistance de sirop.

Miel de nénuphar ; décoction de fleurs de nénuphar, à laquelle on ajoute du miel, et qu'on fait cuire jusqu'à consistance requise.

Miel de romarin ; miel despumé dans lequel on a fait infuser des fleurs et des feuilles fraîches de romarin, pilées.

Miel médicinal. V. MELLITE.

Miel rhodomel. V. MIEL *rosat.*

Miel rosat ; infuso-décoction de roses rouges, à laquelle on ajoute du miel, et qu'on cuit ensuite jusqu'à consistance de sirop.

Miel scillitique ; infuso-décoction de scille, à laquelle on ajoute du miel, et qu'on évapore en sirop.

Miel violat ; infusion de violettes, à laquelle on ajoute du miel despumé, et qu'on met ensuite au bain-marie.

MIGRAINE, s. f., (ἥμισυς, moitié, κράνιον, crane); douleur qui a son siège dans une moitié du crâne.

MILIAIRE, adj. et s. f., *miliaris* ; phlegmasie exanthématique qui ressemble au millet. Elle se manifeste sous la forme de petits boutons rouges, le plus ordinairement isolés, dépassant de très-peu le niveau de la peau, et qui le lendemain se transforment en petites vésicules rougeâtres ou transparentes, qui se dessèchent et tombent par écailles. Lorsque cette éruption est accompagnée de fièvre, on l'appelle *fièvre miliaire.*

MILIEU, s. m., *medium*; nom donné, en physique, à tout corps qui en environne d'autres, ou qui leur livre passage.

MILIOLUM, s. m., *miliolum*; petite tumeur dure, de la couleur, de la forme et de la grosseur d'un grain de millet, qui se développe dans l'épaisseur de la peau des paupières.

MILLEFEUILLE, s. f., *achillea millefolium*; plante indigène, de la famille des corymbifères, que ses qualités amères et aromatiques rangent parmi les stimulans toniques.

MILLEGRAINE, s. f. ; nom vulgaire de la *turquette.*

MILLEPERTUIS, s. m., *hypericum perforatum*; plante indigène, servant de type à la famille des hypéricées, qui jouit de propriétés astringentes, et qui est en même temps aromatique. Une autre espèce du même genre, *l'hypericum bacciferum*, fournit la gomme gutte d'Amérique.

MILLET, s. m., *milium* ; nom donné à la graine de plusieurs graminées, notamment à celle de panics, de houlques et de mils. | Exanthème miliaire.

Mine, s. f., *minera*; nom générique imposé à toutes les substances métalliques composées, qu'on trouve disposées en couches entre des lits de pierres ou de sels terreux.

Mine de plomb; nom vulgaire du carbure de fer et du sulfure de molybdène.

Minéral. *V.* **Mine.**

Minéral, adj. et s. m., *mineralis*; nom sous lequel on désigne tous les corps inorganisés qu'on trouve dans le sein de la terre.

Minéralisateur, adj. et s. m., *mineralisator* (*minera*, mine, *agere*, faire); dénomination par laquelle on désigne toute matière qui fait souvent partie des minérais, et marque en quelque sorte la nature des métaux formant la base d'une mine.

Minéralisé, adj., *mineralisatus*; se dit des métaux combinés avec des minéralisateurs.

Minéralogie, s. f., *mineralogia* (*minera*, mine, λόγος, discours), partie de l'histoire naturelle qui traite des minéraux.

Minéralogiste, s. m.; naturaliste qui s'occupe spécialement des minéraux.

Minière, s. f., *minera*; gîte ou dépôt de substances minérales qu'on exploite.

Minium, s. m.; nom vulgaire du deutoxide de plomb.

Minoratif, adj. et s. m., *minorativus*; épithète donnée aux agens pharmaceutiques qui purgent doucement.

Minoration, s. f., *minoratio*; purgation douce, sans coliques, ni trouble général.

Mirobolan. *V.* **Myrobolan.**

Miroutte, adj., *variegatus*; se dit des chevaux qui ont une robe noire ou baie, sur laquelle on distingue des taches d'une nuance plus claire que le fond.

Misanthropie, s. f., *misanthropia* (μισέω, je hais, ἄνθρωπος, homme); aversion, haine pour les hommes.

Misopsychie, s. f., *misopsychia*, *tædium vitæ* (μισέω, je hais, ψυχὴ, âme); dégoût de la vie.

Mithridate, s. m., *mithridatum*; électuaire, aujourd'hui inusité, dans lequel entrent, avec le miel et le vin d'Espagne, la myrrhe, le safran, l'agaric, le gingembre, la cannelle, le nard des Indes, l'encens, les graines de thlaspi et de séséli, le baume de la Mecque, le stæchas d'Arabie, le costus d'Arabie, le galbanum, la térébenthine de Chio, le poivre long, le castoréum, le suc d'hypociste, le storax calamite, l'opopanax, le mala-

bathrum, le cassia lignea, le pouliot de montagne, le poivre blanc, le scordium, les graines de daucus de Crète, le fruit du baumier, les trochisques cyphéos, le bdellium, le nard celtique, la gomme arabique, les graines du persil de Macédoine, l'opium, le petit cardamome, les graines de fenouil et d'anis, les racines de gentiane, d'acore vrai et de grande valériane, le sagapénum, le méum athamantique, le suc d'acacia, le scinc marin, et les sommités de millepertuis.

Mitral, adj., *mitralis*; qui ressemble à une mitre. Nom donné par les anatomistes à deux valvules triangulaires qui garnissent l'ouverture au moyen de laquelle l'oreillette gauche du cœur communique avec le ventricule correspondant.

Mitre *d'Hippocrate.* *V.* **Capeline.**

Mitte, s. f.; nom vulgaire d'une vapeur composée d'ammoniaque, d'acide hydrosulfurique et d'acide carbonique, qui s'exhale des fosses d'aisances, et qui exerce une irritation violente sur la conjonctive.

Mixte, adj. et s. m., *mixtus*; composé de plusieurs substances de nature différente. | Mélange.

Mixtion, s. f., *mixtio*, *mixtus*, *mixtura*, *mistio*, *mistura*, μίξις, κρᾶσις; mélange de plusieurs substances simples qui font partie d'un médicament composé.

Mixture, s. f., *mixtura*; médicament composé qui contient très-peu de véhicule aqueux. | Potion.

Mobilité, s. f., *mobilitas*; facilité à changer de place; susceptibilité nerveuse très grande, réunie à une disposition convulsive; excitabilité très-développée.

Mochlique. *V.* **Purgatif.**

Moelle, s. f., *medulla*, μυελὸς; suc oléagineux, inflammable, blanchâtre ou jaunâtre, qui remplit l'intérieur des os courts, le tissu celluleux des extrémités des os longs, et la cavité centrale de ces derniers.

Moelle allongée, *medulla oblongata*; portion de la moelle épinière qui s'étend depuis le trou occipital jusqu'au pont de Varole.

Moelle épinière, *medulla spinalis*; cordon nerveux qui s'étend depuis le pont de Varole jusqu'à la seconde vertèbre lombaire, le long du canal vertébral.

Moelle rachidienne ou *épinière.*

Moelle vertébrale ou *épinière.*

Mofette, s. f., *mopheta*, *mophitis*; exhalaison ou gaz impropre à la respiration.

Mofette atmosphérique; gaz azote.

MOGILALISME, s. m. (μόγις, avec peine, λαλέω, je parle); prononciation difficile.

MOIS, s. m. pl., *menses*; expression populaire, synonyme de *menstrues*.

MOITE, adj., *madidus*; qui est dans un état de moiteur.

MOITEUR, s. f., *mador*; légère humidité de la peau.

MOLAIRE, adj., *molaris* (*mola*, meule); qui broie. — *Dents molaires*, au nombre de vingt, dix à chaque mâchoire, cinq de chaque côté : on les distingue en *grosses*, au nombre de douze, situées dans le fond de la bouche, garnies de quatre ou cinq tubercules et de quatre ou cinq racines; et *petites*, au nombre de huit, garnies seulement de deux tubercules, et dont la racine est le plus souvent simple. — *Glandes molaires*, assemblage de cryptes muqueux, au nombre de deux, situés dans l'épaisseur des joues, et dont le conduit excréteur s'ouvre vis-à-vis la dernière dent molaire.

MOLE, s. f., *mola*; masse charnue, insensible, tantôt mollasse, tantôt plus ou moins dure, de forme variable et indéterminée, qui se développe dans la matrice, d'où elle est expulsée plus ou moins long-temps après sa formation.

MOLÉCULAIRE, adj., *molecularis*; qui a rapport aux molécules : *attraction*, *mouvement moléculaire*.

MOLÉCULE, s. f., *molecula*, *massula*; petite partie ou parcelle d'un corps.

MOLETTE, s. f., *tumor* : tumeur synoviale qui a son siége dans la gaîne des tendons fléchisseurs du pied. Elle est dite *simple*, *nerveuse* ou *tendineuse*, et *soufflée*. | Se dit aussi de la marque blanche qui est au front du cheval.

MOLLESSE, s. f., *mollities*; état d'un corps dont les molécules intégrantes n'ont qu'une faible cohérence.

MOLLET, s. m., *sura*; saillie formée par les muscles jumeaux et soléaire.

MOLLETTE, s. f.; pierre très-dure dont les pharmaciens se servent pour broyer certains médicamens.

MOLLUSQUE, s. m., *molluscum* (*mollis*, mou); animal sans vertèbres et sans articulations, dans lequel se rencontrent des organes pour la respiration et la circulation, avec un système nerveux qui tire son origine d'un renflement principal appelé *cerveau*.

MOLYBDATE, s. m., *molybdas*; sel formé par la combinaison de l'acide molybdique avec une base salifiable.

MOLYBDÈNE, s. m., *molybdæna* (μόλυβ-δος, plomb); métal solide, fixe, très-cassant, très-difficile à fondre et acidifiable, qui n'existe pas à l'état de pureté dans la nature, et qui ne sert à aucun usage.

MOLYBDEUX, adj., *molybdosus*. Quelques chimistes donnent à l'oxide bleu de molybdène le nom d'*acide molybdeux*.

MOLYBDIQUE, adj., *molybdicus*; nom d'un acide métallique, solide, blanc, peu sapide, inodore et peu soluble dans l'eau, qui existe dans la nature combiné avec le plomb, et qui ne sert à rien.

MOMIE, s. f., *mumia*; cadavre desséché sans ou après avoir été embaumé.

MOMIFICATION, s. f.; conversion en momie.

MOMIFIÉ, adj.; qui est réduit à l'état de momie.

MOMIFIER, v. a.; réduire un corps organisé à l'état de momie.

MONADE, s. f. (μονάς, unité); être simple, sans parties, par conséquent sans étendue et sans figure, qui, suivant Leibnitz, entrait dans la composition des corps.

MONADELPHE, adj., *monadelphus*; se dit d'une plante qui a les filets de ses étamines réunis en un seul paquet.

MONADELPHIE, s. f., *monadelphia* (μόνος, seul, ἀδελφὸς, frère); classe du système de Linné qui renferme les plantes dont les filets des étamines sont réunis en un seul paquet.

MONANDRE, adj., *monandrus*; se dit d'une plante qui n'a qu'une seule étamine dans chaque fleur.

MONANDRIE, s. f., *monandria* (μόνος, seul, ἀνήρ, mâle); classe du système de Linné comprenant les plantes qui n'ont qu'une seule étamine par fleur.

MONDÉ, adj., *mundatus*; qui est nettoyé, purgé de matières étrangères : *orge*, *séné mondé*.

MONDER, v. a., *mundare*; débarrasser une substance des matières étrangères qui y sont mêlées. | Nettoyer une plaie, un ulcère.

MONDIFICATIF, adj., *mundificativus*. *V.* DÉTERSIF.

MONDIFICATION, s. f., *mundificatio*; nettoyage, purification.

MONDIFIER, v. a., *mundificare*. *V.* DÉTERGER.

MONOCLE, s. m., *monoculus* (μόνος, seul, *oculus*, œil); nom hybride d'un bandage destiné à maintenir sur l'un des deux yeux un appareil quelconque, qu'on fait à l'aide d'une bande roulée à un seul globe, et composé de jets alternativement obliques qui passent sur l'œil malade, et horizontaux qui entourent la tête au-dessus des deux oreilles. On le nomme encore *œil simple.*

MONOCOTYLÉDON, adj., *monocotyledonus* (μόνος, seul, κοτυληδών, cotylédon); se dit d'une plante dont la graine n'a qu'un seul cotylédon.

MONOÉCIE, s. f., *monoecia* (μόνος, seul, οἰκία, maison); classe du système de Linné renfermant les plantes qui portent des fleurs mâles et des fleurs femelles séparées sur le même pied.

MONOÉPIGYNIE, s. f., *monoepigynia*; classe de la méthode de Jussieu qui renferme les plantes monocotylédones à étamines épigynes.

MONOGAMIE, s. f., *monogamia* (μόνος, seul, γάμος, noces); l'un des ordres de la syngénésie du système de Linné, qui renferme les plantes à fleurs non composées ayant leurs étamines réunies par les anthères.

MONOGAMIQUE, adj., *monogamicus*; se dit d'une plante à fleurs non composées, dont les étamines sont réunies par les anthères.

MONOGASTRIQUE, adj., *monogastricus* (μόνος, seul, γαστήρ, ventre); qui n'a qu'un ventre.

MONOGYNIE, s. f., *monogynia* (μόνος, seul, γυνή, femelle): nom des ordres du système de Linné comprenant les plantes qui n'ont qu'un seul pistil dans chaque fleur.

MONOGYNIQUE, adj., *monogynicus*; se dit d'une plante dont chaque fleur ne renferme qu'un seul pistil.

MONOHYPOGYNIE, s. f., *monohypogynia*; classe de la méthode de Jussieu qui renferme les plantes monocotylédones à étamines hypogynes.

MONOIQUE, adj., *monoicus*; se dit d'une plante qui porte des fleurs mâles et des fleurs femelles séparées sur le même pied.

MONOMANIE, s. f., *monomania* (μόνος, seul, μανία, folie); folie, délire sur un seul objet. Cette expression se prend dans la même acception que *mélancolie.*

MONOPAGIE. *V.* MONOPÉGIE.

MONOPÉGIE, s. f., *monopegia* (μόνος, seul, πηγνύω, je fixe); douleur qui a son siége sur un seul point de la tête.

MONOPÉRIGYNIE, s. f., *monoperigynia*; classe de la méthode de Jussieu qui renferme les plantes monocotylédones à étamines périgynes.

MONOPÉTALE, adj., *monopetalus* (μόνος, seul, πέταλον, pétale): épithète donnée

aux fleurs dont la corolle est formée d'un seul pétale.

MONOPHYLLE, adj., *monophyllus* (μόνος, seul, φύλλον, feuille); se dit du calice, quand il est d'une seule pièce.

MONOPSE, adj. (μόνος, seul, ὤψ, œil); qui n'a qu'un œil.

MONOSITIE, s. f., *monositia* (μόνος, seul, σῖτος, aliment, repas); habitude de ne faire qu'un repas dans la journée.

MONOSPERME, adj., *monospermus* (μόνος, seul, σπέρμα, graine); nom donné aux fruits qui ne renferment qu'une seule graine.

MONSTRE, s. m., *monstrum*; corps organisé qui présente une conformation insolite dans toutes ses parties, ou seulement dans quelques-unes.

MONTBRISON, ville du département de la Loire, où l'on trouve trois sources d'une eau minérale acidule froide.

MONT-DE-MARSAN, ville voisine de Dax, qui possède une source d'eau minérale ferrugineuse.

MONT-D'OR, village du Puy-de-Dôme, célèbre par ses sources d'eaux minérales froides et thermales.

MONT *de Vénus*, s. m., *mons Veneris. V.* PÉNIL.

MONTMORENCY. *V.* ENGHIEN.

MOPHETTE. *V.* MOFETTE.

MORATE, s. m., *moras*; sel formé par la combinaison de l'acide morique avec une base salifiable.

MORBIDE, adj., *morbidus* (morbus, maladie); qui tient à la maladie: *phénomène morbide, état morbide.*

MORBIFIQUE, adj., *morbificus* (morbus, maladie, *facio*, je fais); qui occasione, qui développe une maladie: *cause morbifique.*

MORBILLEUX, adj., *morbillosus* (morbilli, rougeole); qui dépend de la rougeole: *fièvre morbilleuse.*

MORCEAU *du diable*; nom donné par quelques auteurs au pavillon de la trompe de Fallope.

Morceau frangé. V. MORCEAU *du diable.*

MORDANT, s. m.; substance qui a la propriété de fixer les matières colorantes.

MORDÉHI, s. m.; nom d'une maladie particulière aux Indes orientales. Le dérangement des fonctions digestives est son caractère distinctif. On l'attribue aux alternatives de chaud et de froid auxquelles sont sujets les individus qui habitent ce climat.

MORDEXIN, s. m.; maladie endémique à Goa. Elle consiste dans des vomisse-

Mordicant, adj., *mordicans*; nom donné à la chaleur de la peau, lorsqu'elle fait éprouver à la main un picotement désagréable.

Morfondure, s. f., *coryza, phlegmatorrhagia*; coryza, catarrhe nasal et pulmonaire du cheval.

Moriforme, adj.; épithète donnée aux calculs urinaires formés par l'oxalate de chaux.

Morille, s. f., *boletus esculentus*; champignon comestible et très-estimé des gourmands.

Morique, adj.; nom d'un acide cristallisable en petits prismes ou en aiguilles très-fines, soluble dans l'eau et l'alcool, qui existe, combiné avec la chaux, dans l'écorce du mûrier blanc.

Morolinique. *V.* **Morique**.

Morosité, s. f., *morositas*; bizarrerie, tristesse. Quelques nosologistes ont fait un ordre des maladies qu'ils ont appelées *morosités*, au nombre desquelles ils ont rangé le pica, la boulimie, la polydipsie, l'antipathie, la nostalgie, la panophobie, le satyriasis, la nymphomanie, le tarantisme et l'hydrophobie.

Moroxalique. *V.* **Morique**.

Morphée, s. f., *vitiligo, morphea* (μορφή φή, forme); maladie de la peau qui se présente sous la forme d'une tache en corymbe, ou de plusieurs petites taches réunies près les unes des autres, sur différens points de l'extérieur du corps.

Morphine, s. f., *morphium*; alcali solide, incolore, cristallisable en belles pyramides tronquées et transparentes, soluble dans l'alcool, peu soluble dans l'eau bouillante, qui existe, combiné avec l'acide méconique, dans l'opium : celui-ci lui est redevable de la plupart de ses propriétés. C'est un violent poison.

Morphium, s. m.; nom donné par Sertuerner à la morphine.

Morpion, s. m., *pediculus pubis*; nom vulgaire du pou du pubis.

Morsure, s. f., *morsus*; contusion ou plaie contuse faite par les dents d'un animal qui a mordu. Si celui-ci n'est ni venimeux ni enragé, la maladie rentre dans la catégorie des plaies contuses ordinaires; dans le cas contraire, elle est compliquée, et nécessite l'emploi du cautère actuel, ou des autres moyens propres à détruire le virus et à faire cesser la complication.

Mort, s. f., *mors*, θάνατος; cessation absolue de la vie. — *Mort apparente.* *V.*

Asphyxie. | Maladie des bulbes du safran, produite par la présence d'un champignon parasite qui appartient au genre de la truffe.

Mort-aux-chiens; nom vulgaire du colchique d'automne.

Mort-aux-rats; nom vulgaire de l'acide arsénieux.

Mortalité, s. f., *mortalitas*; nombre d'êtres vivans qui périssent dans un temps ou un âge donné. | Condition de ce qui est sujet à la mort. | Ce qui peut produire la mort.

Mortel, adj. et s. m., *mortalis, lethalis*, θανατώδης; qui est sujet à la mort, qui peut la produire.

Mortier, s. m., *mortarium*, ὅλμος; vaisseau dans lequel on réduit certaines substances solides en poudre, ou dont on se sert pour opérer certains mélanges.

Mortifère, adj., *mortifer* (*mors*, mort, *fero*, je porte); qui donne la mort.

Mortification, s. f., *mortificatio*, νέκρωσις; mort d'une partie vivante.

Morue, s. f., *gadus morua*; poisson de mer dont on mange la chair.

Morve, s. f., *morbus*; maladie des solipèdes, avec écoulement par les narines, ulcération de la membrane nasale, et tuméfaction des ganglions lymphatiques sous-linguaux. On l'a encore appelée *coryza, ozène,* etc.

Moscouade, s. f.; sucre non purifié.

Moteur, adj., *motor*; qui meut ou imprime le mouvement : *force motrice, muscle, nerf moteur.*

Motilité, s. f., *motilitas*; faculté de se mouvoir.

Mouche, s. f.; sorte de petit crampon qu'on met à la branche interne du fer de derrière, pour empêcher, dit-on, les chevaux de glisser, mais plutôt pour relever les talons.

Mouches, s. f. pl.; on donne ce nom aux premières douleurs de l'accouchement.

Moucheture, s. f.; incision ou piqûre très-superficielle.

Mouffette. *V.* **Mofette**.

Moufle, s. m.; partie du fourneau de coupelle, qui consiste en une cavité demi-cylindrique dans laquelle on introduit les coupelles.

Moule, s. f., *mytilus edulis*; mollusque marin qui sert d'aliment.

Mousse *de Corse*, s. f., *helminthocorton*; mélange de fucus, de céramium, d'ulva, de corallines, de conferves, etc., c'est-à-dire d'animaux et de végétaux marins, dont on emploie la décoction contre les vers intestinaux.

Mout, s. m. ; suc de raisin.

Moutarde, s. f., *sinapis nigra* ; crucifère indigène, dont on emploie les graines comme condiment et comme rubéfiant.

Mouvement, s. m., *motus*, χίνησις ; transport d'un lieu dans un autre.

Moxa, s. m. ; cylindre de coton que l'on fait brûler sur la peau. L'usage de ce moyen est très-répandu chez les Chinois et les Japonais, qui emploient à cet effet le duvet qu'ils retirent en brisant les feuilles desséchées de l'*artemisia sinensis*.

Mucate, s. m., *mucas* ; sel formé par la combinaison de l'acide mucique avec une base salifiable.

Mucilage, s. m., *mucilago* ; mélange de gomme et d'une petite quantité de matière analogue au mucus qu'on trouve abondamment dans la graine de lin, etc. *Mucilage animal. V.* **Mucus.**

Mucilagineux, adj., *mucilaginosus* ; qui tient de la nature du mucilage.

Mucique, adj., *mucicus* ; nom d'un acide solide, blanc, pulvérulent et peu sapide, qu'on obtient en traitant la gomme par l'acide nitrique.

Mucosité, s. f., *mucus* ; fluide qui contient du mucus, ou qui en a l'apparence.

Mucroné, adj., *mucronatus* (*mucro*, pointe) ; qui est terminé par une pointe aiguë. — *Cartilage mucroné*, ou *appendice xyphoïde*. — *Feuille mucronée.*

Mucus, s. m., *mucus, mucor* ; fluide visqueux, filant, inodore et insipide, que sécrètent les membranes muqueuses, et qui existe aussi, à l'état solide, dans beaucoup de parties dures du corps des animaux.

Muet, adj., *mutus* ; qui ne peut parler.

Muétisme. *V.* **Mutisme.**

Muguet, s. m., *convallaria maialis* ; plante asparagoïde indigène, dont on emploie les fleurs pulvérisées comme sternutatoires. | Aphthes des enfans.

Mulâtre, adj. et s. m. ; homme né d'un blanc et d'une noire, ou d'un noir et d'une blanche.

Mules, s. f. pl., *mulæ* ; nom vulgaire des engelures qui naissent sur le talon. | *Mule traversière*, tumeur qui se développe au boulet du cheval.

Mulet, s. m., *mulus* ; animal né de l'âne et de la jument. On nomme *bardeau* celui qui naît de l'ânesse et du cheval. | Ce mot est employé quelquefois, en his-

toire naturelle, comme synonyme de *métis* ou d'*hybride*.

Multicapsulaire, adj., *multicapsularis* ; nom donné aux fruits composés d'un grand nombre de capsules.

Multicaule, adj., *multicaulis* ; qui a un grand nombre de tiges.

Multifide, adj., *multifidus* ; qui est partagé en un nombre indéfini de divisions.

Multiflore, adj., *multiflorus* ; qui porte un grand nombre de fleurs.

Multilobé, adj., *multilobatus* ; qui offre beaucoup de lobes.

Multiloculaire, adj., *multilocularis* ; nom donné aux fruits qui contiennent plusieurs loges.

Multimamme, s. f. (*multus*, beaucoup, *mamma*, mamelle) ; qui a plus de deux mamelles.

Multipare, adj. ; se dit d'une femelle qui fait plusieurs petits à la fois.

Multiparité ; état d'une femelle multipare.

Multiparti, adj., *multipartitus* ; qui est profondément divisé en un nombre indéterminé de lanières oblongues.

Multisiliqueux, adj., *multisilicosus* ; se dit des fruits formés de plusieurs siliques groupées ensemble.

Multivalve, adj., *multivalvis* ; épithète imposée aux fruits et aux coquilles qui ont plusieurs valves.

Muqueux, s. m. ; employé quelquefois comme synonyme de *gomme*. *Muqueux animal. V.* **Mucus.**

Muqueux, adj., *mucosus* ; qui est de la nature du mucus. — *Acide muqueux* ou *mucique.*—*Ecoulement muqueux.*—*Fièvre muqueuse.*—*Maladie, phlegmasie muqueuse*, qui a son siège dans une membrane muqueuse. —*Membranes muqueuses*, qui tapissent les conduits, les cavités, les organes creux communiquant à l'extérieur par les ouvertures dont la peau est percée, et dont la surface sécrète un fluide muqueux qui la lubrifie.

Mur, adj., *maturus* ; qui est parvenu à l'état de maturité. Se dit d'un abcès qu'il est temps d'ouvrir.

Muraille. *V.* **Corne.**

Mural, adj. ; se dit des calculs vésicaux composés d'oxalate de chaux, qui ressemblent à des mûres par les rugosités et les mamelons dont leur surface est garnie. | On donne aussi ce nom aux plantes qui croissent sur ou le long des murs.

Mure, s. f., *morum* ; fruit du mûrier

ır noir. | Excroissance charnue et mame-
ollonnée qui se développe au grand angle
ıb de l'œil.

MURIATE, s. m., *murias;* ancien nom
ıb de certains hydrochlorates et chlorures.

Muriate ammoniaco-mercuriel. V. HY-
DROCHLORATE *de deutoxide de mercure et*
d'ammoniaque.

Muriate d'ammoniaque. V. HYDROCHLO-
RATE *d'ammoniaque.*

Muriate d'ammoniaque et de fer. V. HY-
DROCHLORATE *d'ammoniaque et de fer.*

Muriate d'antimoine. V. HYDROCHLO-
RATE *de protoxide d'antimoine.*

Muriate de baryte. V. HYDROCHLORATE
de baryte.

Muriate de chaux. V. HYDROCHLORATE
de calcium.

Muriate de fer. V. HYDROCHLORATE *de*
tritoxide de fer.

Muriate de mercure. V. CHLORURE *de*
mercure et HYDROCHLORATE *de deutoxide*
de mercure.

Muriate sur-oxigéné. V. CHLORATE.

MURIATIQUE. *V.* HYDROCHLORIQUE.

Muriatique déphlogistiqué, adj.; nom
donné par Scheele au chlore, qu'il rangeait parmi les acides.

Muriatique oxigéné, adj.; nom donné
au chlore, à la suite des expériences de
Berthollet, qui le firent considérer comme un composé d'acide muriatique et
d'oxigène.

Muriatique sur-oxigéné. V. CHLORIQUE.

MURIER, s. m., *morus nigra:* arbre indigène, de la famille des urticées, dont
on mange les fruits.

MUSC, s. m., *moschus,* μόσχος; substance solide, d'un brun foncé, très-
odorante, et d'une saveur amère, qu'on
trouve dans une poche située près de
l'anus du *moschus moschiferus.*

MUSCADE, s. f., *nux moscata;* fruit du
muscadier.

MUSCADIER, s. m., *myristica aromatica;*
arbre de la famille des lauriers, qui croît
aux Moluques, et dont l'amande du fruit
sert à la fois comme assaisonnement et
comme stimulant.

MUSCLE, s. m., *musculus,* μυῶν (μῦς,
rat); nom donné à des organes rouges
ou rougeâtres, et éminemment contractiles, au moyen desquels s'exécutent les
mouvemens des animaux.

MUSCULAIRE, adj., *muscularis;* qui appartient ou qui a rapport aux muscles.
— *Fibre musculaire,* celle qui constitue
les muscles; elle est aplatie, molle, to-
menteuse, linéaire et peu élastique. —
Force musculaire, celle qui est inhérente

aux muscles. — *Contraction, mouvement*
musculaire. — *Système musculaire,* ensemble des muscles du corps.

MUSCULO-CUTANÉ, adj., *musculo-cuta-*
neus; qui appartient aux muscles et à la
peau. — *Nerf musculo-cutané externe,*
fourni par le plexus brachial.—*Nerf mus-*
culo-cutané de la jambe, fourni par le nerf
sciatique poplité externe.

MUSCULO-RACHIDIEN, adj., *musculo-ra-*
chideus; nom donné aux rameaux postérieurs des artères intercostales, lombaires et sacrées.

MUSEAU *de tanche,* s. m., *os tincæ;* orifice vaginal de la matrice.

MUSICOMANIE, s. f., *musicomania;* espèce de manie caractérisée par un goût
passionné pour la musique.

MUSIQUE, s. f., *musica;* art de combiner les sons d'une manière agréable à
l'oreille.

MUSOMANIE. *V.* MUSICOMANIE.

MUSSITATION, s. f., *mussitatio (mussi-*
tare, murmurer entre ses dents); mouvement des lèvres que font certains malades, sans articuler aucune parole.

MUTACISME, s. m., *mutacismus;* prononciation vicieuse qui consiste dans
l'emploi souvent répété des lettres B,
M, P.

MUTILATION, s. f., *mutilatio;* perte d'un
membre ou de quelque autre partie considérable de l'extérieur du corps.

MUTILÉ, adj.; qui est déformé par une
mutilation.

MUTIQUE, adj., *muticus;* qui n'a ni
arrêtes, ni pointes, ni épines.

MUTISME, s. m., *mutitas (mutus,* muet);
état d'un individu qui ne peut articuler
des sons.

MUTITÉ. *V.* MUTISME.

MYCOSE, s. f., *mycosis* (μύχος, champignon); excroissance fongueuse.

MYDÈSE, s. f., *mydesis* (μυδάω, je corromps); écoulement chassieux ou purulent par le bord des paupières.

MYDOSE. *V.* MYDÈSE.

MYDRIASE, s. f., *mydriasis,* μυδρίασις;
dilatation morbide et immobilité plus ou
moins grande, quelquefois complète,
de la pupille, la rétine conservant en partie ou en totalité sa sensibilité.

MYÉLITE, s. f., *myelitis* (μυελὸς, moelle);
inflammation de la moelle épinière.

MYÉLOPHTHISIE, s. f., *myelophthisis* (μυελὸς, moelle, φθίσις, phthisie); phthisie
dorsale; irritation chronique de la moelle
rachidienne.

MYLO-GLOSSE, adj. et s. m., *mylo-glos-*
sus; nom donné par Winslow aux fibres

musculaires du constricteur supérieur qui, de la partie postérieure de la ligne myloïdienne, se portent dans l'épaisseur des parois du pharynx.

Mylo-hyoïdien, adj. et s. m., *mylo-hyoïdeus*; nom d'un muscle du cou, large, aplati et triangulaire, qui, de la ligne oblique interne de la mâchoire inférieure, se porte au corps de l'hyoïde, qu'il élève et dirige en avant.

Mylo-pharyngien, adj. et s. m., *mylo-pharyngeus*; nom donné par quelques anatomistes au muscle mylo-glosse.

Myocéphale, s. m., *myocephalum* (μυῖα, mouche, κεφαλὴ, tête); petite tumeur noire formée par la hernie de l'iris à travers la cornée transparente, et à peu près semblable à une tête de mouche.

Myocœlialgie, s. f., *myocœlialgia*(μυῶν, muscle, κοιλία, bas-ventre, ἀλγέω, je souffre); douleur dans les muscles du bas-ventre.

Myocœlite, s. f., *myocœlitis* (μυῶν, muscle, κοιλία, bas-ventre); inflammation des muscles du bas-ventre.

Myodésopsie, s. f., *myodesopsia* (μυῖα, mouche, εἶδος, ressemblance, ὄπτομαι, je vois); affection de la vue désignée vulgairement sous le nom d'*imaginations*.

Myodynie, s. f., *myodynia* (μυῶν, muscle, ὀδύνη, douleur); rhumatisme, douleur rhumatismale.

Myographie, s. f., *myographia* (μυῶν, muscle, γράφω, je décris); description des muscles.

Myologie, s. f., *myologia* (μυῶν, muscle, λόγος, discours); traité des muscles.

Myopalme, s. m., *myopalmus* (μυῶν, muscle, παλμὸς, tremblement); soubresaut des tendons.

Myope, adj., *myops*; qui est atteint de myopie.

Myopiase. *V.* Myopie.

Myopie, s. f., *myopia*, μυωπία (μύω, je ferme, ὤψ, œil); vue basse; état de ceux qui ne peuvent distinguer les objets qu'à une distance très-rapprochée.

Myorrhexie, s. f., *myorrhexis* (μυῶν, muscle, ῥῆξις, déchirure); déchirure des muscles.

Myose, s. f., *myosis* (μύω, je ferme); coarctation de la pupille. Elle dépend ordinairement de l'inflammation de l'iris, et est très-difficile à guérir.

Myosite, s. f., *myositis* (μυῶν, muscle); inflammation des muscles. | Rhumatisme.

Myosite. *V.* Myosie.

Myotilité, s. f., *myotilitas*; nom donné par Chaussier à la contractilité musculaire.

Myotomie, s. f., *myotomia* (μυῶν, muscle, τέμνω, je coupe); dissection des muscles.

Myricine, s. f., *myricina*; nom donné par John à l'une des deux substances qui entrent, suivant lui, dans la composition de la cire des abeilles. Elle est insoluble dans l'eau, l'éther et l'alcool, mais soluble dans les huiles fixes et volatiles.

Myrméciase. *V.* Myrmécie.

Myrmécie. s. f., *myrmecia* (μύρμηξ, fourmi, verrue); sorte de verrue qui produit dans la paume des mains ou dans la plante des pieds, où elle se développe ordinairement, un sentiment de fourmillement incommode.

Myrmécisme. *V.* Myrmécie.

Myrobolan, s. m., *myrobolanus* (μύρον, onguent, βάλανος, gland); nom pharmaceutique de plusieurs fruits originaires des Indes.

Myrobolan chébule; fruit du badamier chébule.

Myrobolan citrin. V. Myrobolan chébule.

Myrobolan emblic; fruit du *phyllanthus emblica.*

Myrobolan belliric; fruit d'un badamier.

Myrobolan indique. V. Myrobolan chébule.

Myrrhe, s. f., *myrrha*, μύῤῥα; gomme-résine en masses brunâtres, d'une odeur agréable, d'une saveur chaude, amère et aromatique, qui vient de l'Arabie et de la côte orientale d'Afrique.

Myrtiforme, adj., *myrtiformis* (*myrtus*, myrte, *forma*, forme); qui a la forme d'une feuille de myrte. — *Caroncules myrtiformes. V.* Nymphes. — *Muscle myrtiforme* ou *abaisseur de l'aile du nez.* — *Fosse myrtiforme* ou *incisive*, creusée dans l'os maxillaire supérieur, en dedans de la fosse canine.

Myure, adj., *myurus* (μῦς, rat, οὐρὰ, queue); épithète donnée au pouls dont les battemens vont toujours en décroissant; s'ils reviennent ensuite au même degré de force où ils étaient auparavant, le pouls est dit *myure réciproque.*

Myxosarcome, s. m., *myxosarcoma* (μύξα, mucus, σάρξ, chair); espèce de sarcocèle dans lequel on rencontre de la mucosité concrétée.

N. Lettre employée, dans les formules, comme abréviation de *numéro*.

Nævus, s. m. , σπῖλος, σπίλωμα; nom latin retenu en français pour désigner les taches de diverses espèces que l'on remarque sur la peau des enfans nouveau-nés, et qui ne disparaissent point dans la suite. Le vulgaire les attribue à l'influence des appétits, des désirs et des appréhensions de la mère sur le fœtus.

Nageoire, s. f. , *pinna*; nom donné aux parties qui servent à la locomotion des poissons.

Nager, v. a. et s. m. ; se soutenir et se mouvoir sur et dans l'eau. | Action de nager.

Nager à sec; opération employée par quelques maréchaux, qui consiste à plier la jambe saine au moyen d'une longe qu'on passe au-dessus du garot, et à contraindre l'animal à marcher à trois jambes. Il suffit d'énoncer cette pratique pour en faire connaître l'absurdité.

Nain, adj. et s. m., *nanus, pumilus*; être organisé en général, homme en particulier, dont la taille est beaucoup au-dessous de l'ordinaire.

Nancéique. *V.* **Zumique.**

Napel, s. m. , *aconitum napellus*; nom d'une espèce d'*aconit*.

Naphthe, s. m. , *naphtha*, νάφθα; bitume liquide, limpide, insipide, d'un blanc jaunâtre, d'une odeur térébinthinée, plus léger que l'eau, et inflammable à l'approche d'un corps en ignition, qu'on trouve en Perse, en Calabre, en Sicile et ailleurs.

Napiforme, adj. , *napiformis*; épithète donnée par les botanistes aux racines dont la forme ressemble à celle d'un navet.

Narcaphthe, s. m. ; écorce de l'arbre qui fournit l'oliban, et qu'on croit être un balsamier.

Narcisse, s. m. , *narcissus pratensis*; plante indigène, qu'on a préconisée depuis peu comme émétique et antispasmodique.

Narcose, s. f. , *narcosis* (ναρχόω, j'engourdis); état de stupeur ou de torpeur des nerfs, principalement de ceux des extrémités, avec sentiment de formication dans la partie qui l'éprouve.

Narcotine, s. f. ; substance solide, blanche, inodore, insipide, cristallisable en prismes droits à base rhomboïdale,
fusible comme les graisses, soluble dans l'alcool bouillant et l'éther, à peine soluble dans l'eau, qui existe dans l'opium, où Derosne l'a découverte.

Narcotique, adj. , *narcoticus*, ναρχωτιχός (ναρχόω, j'assoupis); nom donné à toute substance qui a la propriété de provoquer l'assoupissement.

Narcotisme, s. m. , *narcosis* (ναρχόω, j'assoupis); sommeil morbide causé par l'action des substances narcotiques.

Nard celtique, s. m. ; racine du *valeriana celtica*.

Nard commun; nom pharmaceutique du *lavendula spicata* et de l'*asarum europæum*.

Nard indien; racine de l'*andropogon nardus*.

Nard indique. V. Nard indien.

Nard sauvage; racine de l'*asarum europæum*.

Narine, s. f. , *naris*, μυχτήρ; nom donné aux deux ouvertures, de forme elliptique, qui sont situées au-dessous du nez.

Narines postérieures. V. **Arrière-narines.**

Nasal, adj. , *nasalis*; qui appartient au nez, ou qui y a rapport. — *Apophyse nasale* ou montante de l'os maxillaire supérieur. — *Artère nasale*, branche de l'ophthalmique, qui sort de l'orbite au-dessus du tendon du muscle orbiculaire des paupières. —*Bosse nasale*, saillie située au milieu de la face antérieure de l'os du front. — *Canal nasal* ou *lacrymal*. —*Echancrure nasale*, située au-dessous de la bosse, et s'articulant tant avec les os propres du nez qu'avec les apophyses montantes des maxillaires supérieurs. — *Epines nasales*, au nombre de trois, la *supérieure*, occupant le milieu de l'échancrure nasale; *l'inférieure et antérieure*, formée par les deux os maxillaires supérieurs, et placée au bas de l'ouverture antérieure des fosses nasales; *l'inférieure et postérieure*, formée par les deux os du palais, à la partie postérieure de la voûte palatine. — *Fosses nasales*, au nombre de deux, grandes cavités anfractueuses, placées entre les orbites, au-dessous du crâne, tapissées par la membrane pituitaire, et servant de siége au sens de l'odorat.—*Hémorrhagie nasale* ou *épistaxis*. —*Mucus nasal*, mucosité sécrétée par la membrane pituitaire. — *Nerf nasal an-*

térieur, branche de l'ophthalmique. — *Nerfs nasaux postérieurs*, nom donné par Soemmerring aux nerfs nés de la partie interne du ganglion sphéno-palatin. —*Os nasaux*, ou *propres du nez*, formant le dos et le sommet du nez, et s'articulant avec le coronal. — *Polype nasal*, celui qui se développe dans les fosses nasales.

NASCALE, s. m. ; nom que l'on a donné à un pessaire de laine ou de coton, que l'on plaçait dans le vagin, après l'avoir convenablement enduit d'un corps gras. Le nom et l'instrument sont aujourd'hui également rejetés.

NASCAPHTHE. *V.* NASCAPHTHE.

NASEAU, s. m. ; nom de l'orifice externe des narines.

NASILLEMENT, s. m. ; altération de la voix causée par la difficulté qu'éprouvent les sons articulés à point par les fosses nasales oblitérées en totalité ou en partie.

NASO-LOBAIRE, adj., *naso-lobaris ;* nom donné par Chaussier à l'un des rameaux du nerf nasal.

NASO-OCULAIRE, adj., *naso-ocularis ;* nom donné par Soemmerring au nerf nasal.

NASO-PALATIN, adj., *naso-palatinus ;* qui appartient au nez et au palais.—*Ganglion naso-palatin*, situé dans le trou palatin antérieur. — *Nerf naso-palatin*, rameau du sphéno-palatin.

NASO-PALPÉBRAL, adj. et s. m., *naso-palpebralis ;* nom donné par Chaussier au muscle orbiculaire des paupières.

NASO-SUBCILIER, adj. et s. m., *naso-superciliaris ;* nom donné par quelques anatomistes au muscle surcilier.

NATATION, s. f., *natatio*, κολύμβησις ; action de nager.

NATES ; nom donné aux tubercules quadrijumeaux supérieurs.

NATIF, adj., *nativus*, ἔμφυτος (*nascor*, je nais) ; nom donné par les médecins aux dispositions normales ou anormales que les corps vivans apportent en venant au monde, et par les naturalistes aux métaux qu'on trouve dans la nature à l'état métallique.

NATRON, s. m., *natrum ;* sous-carbonate de soude naturel.

NATRUM. *V.* NATRON.

NATURALISTE, adj. et s. m., *naturæ indagator ;* celui qui étudie d'une manière spéciale les productions de la nature.

NATURE, s. f., *natura*, φύσις ; ensemble des êtres qui composent l'univers ; état des choses qui frappent nos sens ; ensemble des propriétés qu'un être tient de naissance ; ensemble des lois qui régissent les êtres ; principe souverain de toutes choses, ou Dieu.

NATUREL, adj., *naturalis*, φυσικός ; qui fait partie de la nature, ou qui est conforme aux lois par lesquelles elle se trouve régie.

NAUSÉABOND, adj., *nauseosus ;* qui provoque des nausées.

NAUSÉE, s. f., *nausea*, ναυτία ; sensation désagréable qui annonce le besoin de vomir et l'approche du vomissement.

NAUSÉEUX, adj., *nauseosus ;* qui excite des nausées.

NAVET, s. f., *brassica napus ;* plante crucifère indigène, dont on mange la racine.

NAVICULAIRE, adj., *navicularis* (*navicula*, nacelle) ; qui a la forme d'une petite barque.—*Fosse naviculaire. V.* FOSSE. —*Os naviculaire*, ou *scaphoïde*.

NAVIFORME, adj., *naviformis ;* épithète donnée quelquefois à l'os scaphoïde.

NÉCROLOGE, s. m., *necrologium* (νεκρός, mort, λόγος, discours) ; registre sur lequel on inscrit le nom des malades qui succombent et les lésions qui les ont fait périr, ainsi que les particularités qu'ont présentées leurs cadavres.

NÉCROMANTIE, s. f., *necromantia* (νεκρός, mort ; μαντεία, divination) ; art d'évoquer les ombres. Cette espèce de magie fut souvent mise autrefois en pratique par les médecins.

NÉCROMANCIEN, adj. et s. m. ; celui qui possède l'art de faire paraître les morts.

NÉCROPHOBE, adj., *necrophobus ;* qui redoute la mort.

NÉCROPHOBIE, s. f., *necrophobia* (νεκρός, mort, φόβος, crainte) ; crainte de la mort.

NÉCROSCOPIE, s. f., *necroscopia* (νεκρός, mort, σκοπέω, j'examine) ; examen des cadavres. | Ouverture des cadavres.

NÉCROSE, s. f., *necrosis*, νέκρωσις (νεκρόω, je mortifie) ; gangrène ou mortification du tissu osseux. Presque toujours bornée à la substance compacte des os, la nécrose donne lieu à des phénomènes plus ou moins graves, suivant qu'elle affecte la face interne ou la face externe des os du crâne, les portions centrales ou la surface des os longs des membres. Dans les névroses totales, le périoste de l'organe s'ossifie, et contribue à former un os nouveau. Le traitement de cette maladie consiste à combattre ses causes, à attendre la séparation de l'escarre solide que forme la partie mortifiée, et à favoriser ou à opérer son extraction. La

plaie, devenue simple après cette opération, se cicatrise aisément.

NECTAIRE, s. m., *nectarium ;* nom
donné par les botanistes à des parties
très-variables, qu'on trouve dans certaines fleurs, et qui contiennent une liqueur visqueuse, plus ou moins sucrée.

NÈFLE, s. f. ; fruit du néflier.

NÉFLIER, s. m., *mespilus germanica ;*
arbre potager indigène, dont on mange
les fruits.

NÈGRE, s. m. ; homme de race noire
ou éthiopienne.

Nègre-blanc. V. ALBINOS.

NÉGRESSE, s. f. ; femme de race éthiopienne.

NEIGE, s. f., *nix, nivis,* χιών ; eau
congelée qui tombe de l'atmosphère en
flocons légers, d'un blanc éclatant.

NEIGE *antimoniale. V.* FLEURS *d'antimoine.*

NÉNUPHAR, s. m., *nymphæa alba* et
lutea ; nom de deux plantes indigènes,
aux fleurs desquelles on attribue des propriétés anodynes et antiaphrodisiaques.

NÉOGALE, s. m., *neogala* (νέος, nouveau, γάλα, lait); lait qui est sécrété après
le colostrum.

NÉPENTHES, s. m., *nepenthes* (νη, part.
nég., πένθος, deuil); nom d'un remède, aujourd'hui inconnu, qui jouissait
d'une grande réputation, chez les anciens, pour combattre toutes les passions tristes.

NÉPHÈLE. *V.* NÉPHÉLION.

NÉPHÉLION, s. m., *nephelium* (νεφέλη,
nuage); tache blanchâtre de la cornée, à
travers laquelle on voit les objets comme
s'ils étaient couverts d'une gaze ou d'un
nuage.

NÉPHÉLOÏDE, adj., *nepheloides* (νεφέλη,
nuage); nom donné à l'urine qui présente un nuage.

NÉPHRALGIE, s. f., *dolor nephreticus*
(νεφρὸς, rein, ἄλγος, douleur); douleur
dont on rapporte le siège au rein.

NÉPHRELMINTHIQUE, adj., *nephrelmin-
thicus* (νεφρὸς, rein, ἕλμινς, ver); causé
par des vers contenus dans les reins.

NÉPHREMPHRAXIE, s. f., *renum obstructio* (νεφρὸς, rein, ἐμφράσσω, je bouche);
obstruction, engorgement, lésion organique des reins.

NÉPHRÉTIQUE, adj., *nephreticus, renalis* (νεφρὸς, rein); qui réside dans le
rein; qui est affecté d'une maladie du
rein; qui est employé dans le traitement
des maladies des reins.

NÉPHRINE, s. f., *nephrina* (νεφρὸς, rein);
nom donné par Thomson à l'urée.

NÉPHRITE, s. f., *nephritis, inflammatio renum* (νεφρὸς, rein); inflammation
d'un ou des deux reins. Une douleur souvent atroce dans la région lombaire, et
qui se prolonge dans la vessie et jusque
le long de la cuisse du côté correspondant au rein enflammé, la diminution
de l'urine et même sa suppression, et
tous les phénomènes sympathiques des
vives inflammations, caractérisent celle
des reins, qui exige l'usage des boissons
mucilagineuses, les bains, les saignées
générales et les applications de sangsues
au périnée et aux lombes. La néphrite
est souvent causée par la présence d'un
calcul, si celui-ci n'en est pas lui-même
très-souvent l'effet.

NÉPHRITIQUE. *V.* NÉPHRÉTIQUE.

NÉPHROCÈLE, s. f., *nephrocele* (νεφρὸς,
rein, κήλη, hernie); hernie du rein.

NÉPHROGRAPHIE, s. f., *nephrographia*
(νεφρὸς, rein, γράφω, je décris); description des reins.

NÉPHROLITHE, s. m. (νεφρὸς, rein, λίθος,
pierre); calcul urinaire dans le rein.

NÉPHROLITHIASE, s. f., *nephrolithiasis*
(νεφρὸς, rein, λίθος, pierre); calcul rénal.

NÉPHROLITHIQUE, adj.; causé par la
présence d'un *nephrolithe. V.* ce mot.

NÉPHROLITHOTOMIE, s. f., *nephrolitho-
tomia* (νεφρὸς, rein, λίθος, pierre, τέμνειν,
couper); nom donné par Schurig à l'incision du rein, pratiquée pour en extraire
un calcul.

NÉPHROLOGIE, s. f., *nephrologia* (νεφρὸς, rein, λόγος, discours); traité sur
les reins.

NÉPHROPHLEGMATIQUE, adj., *nephro-
phlegmaticus* (νεφρὸς, rein, φλέγμα, mucus); se disait autrefois de l'ischurie occasionée par la présence de mucosités
abondantes dans l'urine.

NÉPHROPLÉGIE, s. f., *nephroplegia* (νεφρὸς, rein, πλήσσω, je frappe); paralysie,
atonie du rein.

NÉPHROPLÉGIQUE, adj., *nephroplegicus*
(νεφρὸς, rein, πλήσσω, je frappe); nom
donné à l'ischurie que l'on croit être
l'effet d'une paralysie des reins.

NÉPHROPLÉTHORIQUE, adj., *nephrople-
thoricus* (νεφρὸς, rein, πληθώρα, pléthore);
causé par la pléthore des reins.

NÉPHROPYIQUE, adj., *nephropyicus* (νεφρὸς, rein, πύον, pus); causé par la
suppuration des reins.

NÉPHROPYOSE, s. f., *nephropyosis* (νεφρὸς, rein, πύωσις, suppuration); suppuration du rein.

NÉPHRORRHAGIE, s. f., *nephrorrhagia*

(νεφρὸς, rein, ῥήγνυμι, je coule) ; hémorrhagie renale.

NÉPHROSPASTIQUE, adj., *nephrospasti-
cus* (νεφρὸς, rein, σπάω, je serre) ; causé
par un spasme du rein.

NÉPHROTHROMBOÏDE, adj., *nephrothrom-
boides* (νεφρὸς, rein, θρόμβος, caillot) ;
causé par des caillots de sang contenus
dans les reins.

NÉPHROTOMIE, s. f., *nephrotomia* (νεφρὸς, rein, τέμνειν, couper) ; opération
proposée pour l'extraction des calculs
développés dans le rein. Les exemples
que l'on rapporte de cette opération sont
loin d'être authentiques, et l'on peut
élever des doutes sur la réalité de son
exécution chez l'homme vivant ; cependant il n'est pas difficile de parvenir jusqu'au rein, à travers la région lombaire.

NERF, s. m., *nervus* ; nom donné par
les anatomistes à des cordons blancs et
cylindriques, formés de filets entrelacés,
qui communiquent avec le cerveau ou la
moelle épinière, et qui sont les conduc-
teurs des sensations et des volitions. |
S'entend en hippiatrique des tendons fléchisseurs des pieds : on dit *nerf failli,
ferruré, javart, nerveux, détaché*, etc.

NÉROLI, s. m. ; nom pharmaceutique
de l'huile essentielle de fleurs d'oranger.

NERPRUN, s. m., *rhamnus ;* genre de
plantes dont plusieurs espèces, indigènes
et exotiques, servent en médecine et
dans les arts. *V.* BOURDAINE et JUJUBIER.

NERVAL. *V.* NERVEUX et NERVIN.

NERVEUX, adj., *nervosus* ; qui appartient ou qui a rapport aux nerfs. — *Agent
ou fluide nerveux*, fluide qu'on suppose
circuler dans les nerfs, et qu'on croit être
l'agent de la sensibilité et du mouvement. — *Genre nerveux*, terme populaire
qui désigne vaguement ce que les physiologistes appellent *système nerveux*.—
Système nerveux, ensemble de tous les
nerfs du corps.

NERVEUX, adj., *nervosus ;* causé par
les nerfs, qui réside dans les nerfs. On a
souvent abusé de ce mot en s'en servant
pour désigner des maladies ayant pour
siége des parties dont les nerfs n'étaient
point affectés, ou ne l'étaient que secon-
dairement. — *Fièvre nerveuse, symptôme
nerveux, maladie nerveuse ;* on entendait
jadis par là une maladie, une fièvre, un
symptôme indépendant de toute humeur
morbide et de toute lésion d'organe.

NERVIN, adj. et s. m., *nervinus ;* nom
donné aux substances médicamenteuses
qu'on supposait propres à réveiller ou stimuler l'action de l'appareil nerveux.

NERVURE, s. f., *nervus.* Les botanistes
appellent ainsi les côtes plus ou moins
saillantes dont les feuilles de beaucoup
de plantes sont garnies.

NEURALGIE. *V.* NÉVRALGIE.

NEURITE. *V.* NÉVRITE.

NEUROGRAPHIE. *V.* NÉVROGRAPHIE.

NEUROLOGIE. *V.* NÉVROLOGIE.

NEUROSE. *V.* NÉVROSE.

NEUROTIQUE. *V.* NÉVROTIQUE.

NEUTRALISER, v. a. ; faire disparaître
les qualités d'un acide ou d'un alcali, en
ajoutant, au premier assez d'alcali, au
second assez d'acide, pour le saturer
complétement.

NEUTRE, adj., *neuter ;* se dit, en histoire naturelle, d'un animal ou d'un végétal dépourvu de sexe ; en chimie, d'un
sel qui n'est ni acide ni alcalin.

NÉVRALGIE, s. f., *nevralgia* (νεῦρον,
nerf, ἄλγος, douleur) ; douleur causée
par l'irritation primitive d'un nerf. Diverses recherches d'anatomie patbologi-
que portent à penser que ce n'est qu'un
symptôme de l'inflammation du névrilemme. En raison du siége, la névralgie
est dite *faciale, sus-orbitaire, maxillaire,
frontale, ilio-scrotale, fémoro-prétibiale,
fémoro-poplitée, plantaire, cubito-digitale,
ératique, anomale.*

NÉVRILEMMATIQUE, adj., *nevrilemmati-
cus ;* qui a rapport au névrilemme.

NÉVRILEMME, s. m., *nevrilemma* (νεῦρον,
nerf, λέμμα, tunique) ; membrane fine,
transparente et comme fibreuse, qui entoure les nerfs, à chacun des filets desquels elle forme un véritable canal.

NÉVRILEMMITE, s. f., *nevrilemmitis* (νεῦρον, nerf, λέμμα, tunique) ; inflammation du névrilemme.

NÉVRITE, s. f., *nevritis* (νεῦρον, nerf) ;
inflammation des nerfs.

NÉVRITIQUE, adj., *nevriticus. V.* NER-
VIN.

NÉVROGAMIE, s. f., *nevrogamia* (νεῦρον,
nerf, γάμος, mariage) ; magnétisme animal.

NÉVROGRAPHIE, s. f., *nevrographia* (νεῦρον, nerf, γράφω, je décris) ; description
des nerfs.

NÉVROLOGIE, s. f., *nevrologia* (νεῦρον,
nerf, λόγος, discours) ; traité sur les nerfs.

NÉVROPYRE, s. f., *nevropyra* (νεῦρον,
nerf, πῦρ, feu) ; fièvre nerveuse.

NÉVROSE, s. f., *nevrosis* (νεῦρον, nerf) ;
maladie des nerfs en général, ou de certains nerfs en particulier. On a confondu
sous ce nom des hémorrhagies internes
et des inflammations chroniques.

NÉVROSTHÉNIE, s. f., *nevrosthenia* (νεῦρον, nerf, σθένος, force); excès d'irritabilité nerveuse.

NÉVROTIQUE, adj. et s. m., *nevroticus* (νεῦρον, nerf); médicament que l'on suppose doué de la propriété d'agir principalement sur les nerfs.

NÉVROTOME, s. m., *nevrotomus* (νεῦρον, nerf, τέμνω, je coupe); scalpel long, étroit et à deux tranchans, dont on se sert pour disséquer les nerfs.

NÉVROTOMIE, s. f., *nevrotomia* (νεῦρον, nerf, τέμνω, je coupe); dissection des nerfs.

NÉVUS. *V.* NÆVUS.

NEZ, s. m., *nasus*, ῥὶν; éminence pyramidale placée au bas du front, et qui couvre l'ouverture antérieure des fosses nasales.

NICKEL, s. m.; métal d'un blanc argentin, très-malléable, très-ductile, magnétique et difficile à fondre, qui n'existe pas à l'état de pureté dans la nature, et qui n'est d'aucun usage.

NICTATION, s. f., *nictatio*; clignotement.

NIDOREUX, adj., *nidorosus* (*nidor*, odeur d'une substance qui brûle); qui a l'odeur d'œufs couvés.

NIHIL *album*; ancien nom des flocons d'oxide de zinc qui se produisent quand on brûle le métal à l'air libre.

Nihil griseum. V. NIHIL *album.*

NITRATE, s. m., *nitras*; sel formé par la combinaison de l'acide nitrique avec une base salifiable.

Nitrate d'ammoniaque, nitras ammonii; sel cristallisable en aiguilles prismatiques ou en longs prismes à six pans satinés, flexibles et cannelés, légèrement déliquescent, d'une saveur fraîche, âcre, piquante et urineuse, qui n'existe pas dans la nature.

Nitrate d'argent, nitras argenti; sel cristallisable en lames minces, brillantes, demi-transparentes, d'une saveur amère, styptique et caustique, fusible au feu et soluble dans l'eau, qu'on emploie contre l'épilepsie et la danse de Saint-Guy. C'est un poison violent.

Nitrate d'argent fondu; le précédent desséché et fondu. C'est la *pierre infernale.*

Nitrate de bismuth, nitras bismuthi; sel cristallisable en tétraèdres comprimés et légèrement déliquescent, qui n'existe pas dans la nature.

Nitrate (sous) de bismuth; poudre blanche et insoluble qui constitue le *blanc de fard.*

Nitrate de chaux, nitras calcis; sel très-déliquescent, d'une saveur âpre et chaude, qui luit dans l'obscurité quand il a été bien desséché, et qui fait partie des platras salpêtrés.

Nitrate de tritoxide de fer, nitras ferri; sel cristallisé, très-acide et sans couleur, dont on se sert pour préparer la teinture martiale alcaline de Stahl.

Nitrate acide de protoxide de mercure; sel cristallisable en prismes blancs, d'une saveur âcre et styptique, qui entre dans la composition du sirop de Bellet.

Nitrate très-acide de protoxide de mercure; sel liquide, incolore, d'une saveur âcre et styptique, qui servait autrefois en médecine comme escarrotique.

Nitrate (sous) de deutoxide de mercure; sel solide, pulvérulent, jaune ou d'un jaune verdâtre, qu'on appelait autrefois *turbith nitreux.*

Nitrate de potasse, nitras potassæ; sel blanc, inodore, cristallisable en prismes à six pans, d'une saveur fraîche, piquante et amère, très-soluble dans l'eau, qu'on trouve abondamment dans la nature, qui agit comme stimulant sur l'estomac, et qui devient vénéneux à haute dose.

NITRE, s. m., *nitrum,* νίτρον; nitrate de potasse.

Nitre d'argent; ancien nom du nitrate d'argent.

Nitre cubique; ancien nom du nitrate de soude.

Nitre fixé par le charbon; sous-carbonate de potasse.

Nitre fixé par lui-même; potasse caustique.

Nitre fondu; nitrate de potasse.

Nitre inflammable; nitrate d'ammoniaque.

Nitre lunaire; nitrate d'argent.

Nitre mercuriel; nitrate de mercure.

Nitre prismatique; nitrate de potasse.

Nitre quadrangulaire; nitrate de soude.

Nitre rhomboïdal; nitrate de soude.

NITREUX, adj., *nitrosus.* — *Acide nitreux,* liquide d'un jaune orangé, suave, incolore ou rouge, suivant la température, d'une saveur caustique et d'une odeur très-désagréable. — *Gaz acide nitreux,* d'un rouge très-foncé. — *Oxide nitreux.* Davy appelle ainsi le gaz protoxide d'azote. — *Gaz nitreux* nom vulgaire du deutoxide d'azote.

Nitreux déphlogistiqué. Priestley donnait le nom d'*acide nitreux déphlogistiqué* au gaz protoxide d'azote.

Nitreux blanc. V. Nitreux déphlogistiqué.

Nitreux fumant. On a donné le nom

d'*acide nitreux fumant* au gaz acide nitreux rutilant.

Nitreux phlogistiqué. V. Nitreux fumant.

Nitricum, s. m. ; substance hypothétique admise par Berzélius, qui suppose que l'azote résulte de sa combinaison avec l'oxigène.

Nitrière, s. f. ; lieu dans lequel il se forme du nitre. Il y a des nitrières naturelles, et l'on en établit d'artificielles. Elles n'exigent toutes qu'un terrain poreux et humide, exposé à recevoir des émanations animales.

Nitrification, s. f. ; opération par laquelle les terres et pierres poreuses, imprégnées de matières animales, se chargent spontanément avec le temps de nitrates de chaux, de magnésie et de potasse.

Nitrique, adj., *nitricus* ; nom d'un acide liquide, incolore, transparent, et d'une odeur très-désagréable, qui est composé d'azote et d'oxigène. Il existe dans la nature, combiné avec la chaux, la potasse et la magnésie.

Nitrique alcoolisé ; nom donné à un mélange de deux parties d'alcool et d'acide nitrique, qu'on a laissé digérer ensemble pendant deux mois.

Nitrite, s. m., *nitris* ; sel formé par la combinaison de l'acide nitreux avec une base salifiable.

Nitro-aérien, adj. Mayow appelait *esprit nitro-aérien* une substance qu'il admettait dans l'air, la supposant formée de molécules très-ténues qui sont continuellement, avec celles des corps combustibles, dans un état de lutte donnant lieu à tous les changemens produits. Cette hypothèse avait déjà été admise par Hooke.

Nitrogène, s. m. Le gaz azote a été appelé ainsi par quelques chimistes.

Nitro-hydrochlorique. *V. Hydrochloro-nitrique.*

Nitro-leccate, s. m. ; sel formé par la combinaison de l'acide nitro-leucique avec une base salifiable.

Nitro-leucique, adj. ; nom d'un acide cristallisable en aiguilles divergentes et presque incolores, qui résulte de l'action de l'acide nitrique sur la leucine.

Nitro-muriatique, adj. ; ancien nom de l'acide hydrochloro-nitrique.

Nitro-saccharate, s. m. ; sel formé par la combinaison de l'acide nitro-saccharique avec une base salifiable.

Nitro-saccharique, adj. ; nom donné par Braconnot à un acide cristallisé en

prismes incolores, transparens, aplatis, et légèrement striés, qui résulte de l'action de l'acide nitrique sur le sucre de gélatine.

Noble, adj., *nobilis, essentialis* ; épithète donnée aux organes de la génération, et aux parties sans lesquelles la vie ne saurait subsister.

Noctambulation. *V. Noctambulisme.*

Noctambule, adj. et s. m., *noctambulans*, νυκτοβάτης (*nox*, nuit, *ambulo*, je me promène) ; qui se lève et agit dans son sommeil.

Noctambulisme, s. m., *noctambulismus* ; synonyme de *somnambulisme*.

Nodosité, s. f., *nodus* ; concrétion calcaire, ossification encore molle qui se développe autour des articulations longtemps irritées, comme dans la goutte et le rhumatisme articulaire. On a aussi donné le nom de *nodus* à des exostoses, à des ganglions lymphatiques, endurcis et gonflés, et même aux tuméfactions générales des articulations.

Nodule, s. m., *nodulus*, ἀμμάτιον : petit nœud, nouet.

Nodus, s. m. ; nom latin francisé, que l'on emploie quelquefois pour désigner les nodosités.

Nœud, s., *nodus*, ἄμμα ; nom donné par les botanistes aux articulations des tiges et des racines des plantes, et par les nosologistes aux concrétions qui se développent autour des articulations chez les goutteux.

Nœud d'emballeur ; bandage destiné à comprimer l'artère temporale. Il se fait avec une bande longue de cinq aunes, roulée à deux cylindres égaux. Le plein de la bande étant placé sur les compresses graduées qui recouvrent la plaie de l'artère, on conduit horizontalement les cylindres du côté opposé, où on les croise, pour les ramener, dans le même sens, sur l'appareil. Là, on les change de main, et on les porte verticalement, l'un en haut et l'autre en bas, de manière à former un nœud. Ramenés de nouveau du côté malade, on les croise encore, afin qu'ils reprennent leur direction horizontale. On continue ainsi, et l'on forme sur l'appareil trois ou quatre nœuds, qui augmentent beaucoup son action. Le nœud d'emballeur est presque généralement abandonné. On le remplace fort bien par des compresses graduées et un bandage simple, les os du crâne formant un point d'appui solide sur lequel il est facile d'aplatir l'artère temporale.

Nœud du chirurgien ; double nœud que

l'on forme en passant le fil deux fois dans la même anse. Très-long-temps employé pour serrer les ligatures, le nœud du chirurgien a été abandonné, parce qu'il ne serre souvent pas assez les vaisseaux.

NOIRPRUN. *V.* NERPRUN.

NOISETIER, s. m., *corylus avellana*; arbuste indigène, de la famille des amentacées, dont on mange les amandes des fruits.

NOISETTE, s. f., *avellana*; fruit du noisetier.

NOIX, s. f., *nux*; fruit du noyer. | Tout fruit revêtu d'une coque dure et ligneuse.—*Os de la noix* ou *naviculaire*; les maréchaux appellent ainsi les petites sésamoïdes.

Noix d'arèque. V. ARÈC.

Noix de ben. V. BEN.

Noix de cyprès; nom pharmaceutique des cônes du cyprès.

Noix de galle; excroissance ligneuse, arrondie, hérissée de pointes, pesante, dure, solide et compacte, que la piqûre d'un cynips fait naître, dans le Levant, sur les branches du *quercus cerris*.

Noix muscade. V. MUSCADE.

Noix vomique, nux vomica; fruit du *strychnos nux vomica*, aplati, dur, corné, ombiliqué, très-âcre, très-irritant et vénéneux.

NOLI ME TANGERE; nom latin que l'on a donné aux ulcères rongeurs du visage, qui s'irritent aisément, et font d'effrayans progrès lorsqu'on les couvre de substances excitantes ou de caustiques trop faibles pour désorganiser entièrement leur surface.

NOMADE, adj. et s. m., *nomas* (νομή, pâturage); nom donné aux peuples qui changent souvent d'habitation. — *Ulcère nomade*, ulcère rongeant.

NOMBRIL, s. m.; terme familier qu'on emploie pour désigner l'ombilic.

NOMENCLATURE, s. f., *nomenclatio* (ὄνομα, nom, καλέω, j'appelle); collection de mots ou de termes particuliers à une science ou à un art.

NOSOCOMIAL, adj., *nosocomialis* (νοσοκομεῖον, hôpital); qui règne dans les hôpitaux : fièvre, *typhus nosocomial*.

NOSOCOME, s. m., νοσοκόμος (νόσος, malade, κομέω, je soigne); directeur d'un hôpital, infirmier.

NOSODOCHE, s. m., νοσοδοχεῖον; hôpital.

NOSOGRAPHE, adj. et s. m.; qui s'occupe de la description des maladies.

NOSOGRAPHIE, s. f., *nosographia*, *morborum descriptio* (νόσος, maladie, γράφω,

je décris); exposition des phénomènes des maladies.

NOSOLOGIE, s. f., *nosologia*, *morborum historia* (νόσος, maladie, λόγος, discours); science des maladies.

NOSOLOGISTE, adj. et s. m.; qui s'occupe de la science des maladies.

NOSTALGIE, s. f., *nostalgia* (νόστος, retour, ἄλγος, douleur); sentiment pénible causé par l'éloignement du pays où l'on est né, par l'absence des parens ou des amis, par celle des premières habitudes de la vie.

NOSTOMANIE, s. f., *nostomania* (νόστος, retour, μανία, fureur); mélancolie causée par le désir de revoir son pays et ses parens.

NOTALGIE, s. f., *notalgia* (νῶτος, dos, ἀλγέω, je souffre); douleur dans le dos.

NOTENCÉPHALE, s. m.; nom donné par Geoffroy-Saint-Hilaire aux monstres dont le cerveau, de volume ordinaire, fait en partie hernie à travers les occipitaux supérieurs, et en plus grande partie prend appui sur les vertèbres dorsales, ouvertes postérieurement.

NOUÉ, adj. On a donné ce nom à un bandage employé pour comprimer la région parotidienne, et dans lequel on croise les cylindres de la bande, de manière à couvrir cette région de nœuds analogues à ceux que l'on forme sur la tempe en appliquant le *nœud d'embaleur*. | Se dit des enfans rachitiques, dont les articulations renflées forment le long des membres des renflemens plus ou moins considérables. On donne aussi ce nom aux articulations que la goutte a couvertes de *nodosités*.

NOUET, s. m., *nodulus*; sachet rempli d'une substance médicamenteuse, qu'on fait tremper dans un liquide auquel on veut communiquer les propriétés de cette substance.

NOUEUX, adj., *nodosus*; qui est garni de nœuds.

NOURRICIER, adj., *nutricius* (*nutrire*, nourrir); qui nourrit, qui alimente : *conduits nourriciers, suc nourricier*, artères, *lymphe nourricière*.

NOURRITURE, s. f., *esca, nutritus, cibus*; terme employé tantôt dans le sens d'aliment, et tantôt dans celui d'alimentation.

NOUURE, s. f.; synonyme vulgaire du *rachitis*.

NOYAU, s. m., *nucleus*, πυρήν; semence osseuse qui est renfermée dans un fruit drupacé, et qui contient elle-même une ou plusieurs amandes.

Noyau central des pédoncules du cervelet ; nom donné par Chaussier au *corps rhomboïde.*

Noyer, s. m., *juglans regia ;* bel arbre indigène, de la famille des térébinthacées, dont on mange les fruits, qui donnent beaucoup d'huile, et dont on a employé la décoction des feuilles comme détersive.

Nu, adj., *nudus ;* qui est à découvert. Epithète donnée, en botanique, aux parties des plantes que rien ne protège à l'extérieur.—*Feu nu,* celui dont l'action atténue directement le corps qu'on y soumet. — *Métal nu,* ou *natif.*

Nuage, s. m., *nubes, nubecula ;* vapeur que l'on aperçoit dans l'air. | Suspension supérieure de l'urine. | Tache de la cornée.

Nubécule, s. f., *nubecula ;* petite tache de la cornée.

Nuculaire, s. f., *nuculanium ;* nom donné par Richard à des fruits charnus, non couronnés par les lobes du calice, et qui renferment plusieurs noyaux distincts, ou osselets.

Nuque, s. f., *cervix ;* partie postérieure du cou.—Dans le cheval, elle se trouve à l'extrémité supérieure de la tête, derrière les oreilles.

Nutation, s. f., *nutatio ;* direction qu'une plante prend vers le soleil. | Oscillation habituelle et involontaire de la tête.

Nutricier. *V.* Nourricier.

Nutrition, s. f., *nutritio, nutricatio,* θρέψις ; action vitale qui a pour résultat l'entretien, l'accroissement et la réparation des parties du corps.

Nychthémère. *V.* Nycthémère.

Nyctalope, adj. et s. m., *nyctalops,* νυκ-
ταλωψ (νύξ, nuit, ὄπτομαι, voir) ; qui voit la nuit mieux que le jour.

Nyctalopie, s. f., *nyctalopia,* νυκταλωπία (νύξ, nuit, ὄπτομαι, je vois) ; état particulier qui fait qu'on voit mieux la nuit que le jour.

Nycthémère, adj. et s. m., *nycthemerus* (νύξ, nuit, ἡμέρα, jour) ; espace de temps comprenant un jour et une nuit.

Nyctobatase, s. f., *nyctobatesis* (νύξ, nuit, βατέω, j'erre) ; noctambulisme.

Nymphe, s. m., *nympha,* νύμφα. Ce nom a été donné aux petites lèvres de la vulve, parce qu'on les croyait destinées à diriger les urines.

Nymphomane, adj. et s. f. ; qui est affecté de nymphomanie.

Nymphomanie, s. f., *nymphomania, furor uterina* (νύμφη, clitoris, μανία, fureur) ; penchant indomptable et insatiable au coït chez la femme, qui se manifeste par des provocations publiques et l'oubli de tout sentiment de pudeur.

Nymphotomie, s. f., *nymphotomia, nympharum sectio* (νύμφη, nymphe, τέμνω, je coupe) ; opération depuis longtemps pratiquée chez les Orientaux, et qui consiste dans l'excision ou plutôt la rescision des nymphes ou petites lèvres de la vulve. Cette opération n'est pratiquée chez nous que quand ces organes sont le siège de tuméfactions squirreuses, de gangrène, ou lorsque, à raison de leur volume et de leur allongement, ils gênent la marche ou l'acte du coït.

Nystagme, s. m., *nystagmus* (νυσταγμὸς, assoupissement) ; clignotement spasmodique qui ressemble à celui d'une personne accablée de l'envie de dormir, et faisant de vains efforts pour s'en abstenir. | Tic douloureux de la face.

O.

O. Cette lettre désignait anciennement une préparation d'or et d'alun.

Obclavé, adj., *obclavatus ;* se dit d'une partie de plante qui a la forme d'une massue renversée.

Obconique, adj., *obconicus ;* qui a la figure d'un cône renversé.

Obcordé, adj., *obcordatus ;* se dit d'une feuille qui a la figure d'un cœur renversé.

Obésité, s. f., *obesitas* (*obeso,* j'engraisse) ; embonpoint excessif.

Obier. *V.* Aubier.

Oblique ascendant du bas-ventre. V. Oblique petit du bas-ventre.

Oblique descendant du bas-ventre. V. Oblique grand du bas-ventre.

Oblique externe du bas-ventre. V. Oblique grand du bas-ventre.

Oblique grand de l'abdómen, s. m. ; muscle (costo-abdominal, Ch.) pair, large, aplati et quadrilatère, qui s'attache en haut à la face externe et au bord

inférieur des sept ou huit dernières côtes,
se fixe en bas au tiers antérieur de la lèvre
externe de la crête iliaque, se termine
en devant à la ligne blanche, et présente
à sa partie inférieure deux faisceaux fibreux très-solides, qui laissent entre eux
l'orifice inférieur du canal inguinal.

Oblique grand de la tête, s. m.; muscle
(atloïdo-sous-mastoïdien, Ch.) pair, allongé et aplati, qui s'étend du sommet
de l'apophyse transverse de l'atlas à l'occipital, au - dessous de la ligne courbe
inférieure, et qui étend la tête, en l'inclinant de son côté.

Oblique grand de l'œil, s. m.; muscle
(grand trochléateur, Ch.) pair, grêle,
arrondi et fusiforme, qui, de la partie
interne du trou optique, se porte à la
partie externe et postérieure du globe
de l'œil, après s'être réfléchi sur lui-
même à angle aigu, en glissant dans
une poulie cartilagineuse fixée à l'os du
front.

*Oblique inférieur de la tête. V. Oblique
petit de la tête.*

*Oblique inférieur de l'œil. V. Oblique
petit de l'œil.*

*Oblique interne du bas-ventre. V. Obli-
que petit du bas-ventre.*

Oblique petit de la tête, s. m.; muscle
(axoïdo-atloïdien, Ch.) pair, allongé et
arrondi, qui, de l'apophyse épineuse de
l'axis, se porte au sommet de l'apophyse
transverse de l'atlas, et qui fait tourner
la tête sur elle-même.

Oblique petit de l'œil, s. m.; muscle
(petit trochléateur, Ch.) pair, allongé
et aplati, qui s'étend de la partie interne
et antérieure de la surface orbitaire de
l'os maxillaire supérieur à la partie postérieure et interne du globe de l'œil.

Oblique petit du bas-ventre, s. m.;
muscle (ilio - abdominal) pair, large,
mince et irrégulièrement quadrilatère,
qui s'attache sous le grand oblique, en
haut, au bord inférieur des cartilages
des cinquième, quatrième, troisième et
deuxième fausses côtes; en bas, aux
trois quarts antérieurs de l'interstice de
la crête iliaque, à la partie postérieure
de l'arcade crurale et au pubis; en arrière, aux apophyses épineuses des deux
dernières vertèbres lombaires, et à celles
des deux premières pièces du sacrum. Il
se termine en devant à la ligne blanche.

*Oblique supérieur de la tête. V. Oblique
grand de la tête.*

*Oblique supérieur de l'œil. V. Oblique
grand de l'œil.*

Oblitération, s. f., *oblite-atio (oblite-*
rare, effacer les lettres); se dit, en pathologie, de l'abolition d'un sens, d'une
faculté intellectuelle. | État d'un canal
ou d'une cavité quelconque dont les parois sont rapprochées et adhérentes, et
dont le vide est effacé.

Oblitérer (s'), v. r., *oblitérare (se);*
se dit d'un vaisseau, d'un conduit ou
d'une ouverture organique qui, par le
rapprochement de ses parois ou de ses
bords, ne livre plus passage aux liquides, aux parties qui le traversaient.

Oblong, adj., *oblongus;* qui est plus
long que large.

Obovale, adj., *obovalis;* qui a la forme
d'un ovale dont le gros bout est tourné
en haut.

Obové, adj., *obovatus;* qui a la forme
d'un œuf ayant sa petite extrémité tournée en bas.

Obscurcissement *de la vue,* s. m., *visûs
hebetudo;* affaiblissement de la faculté
visuelle; premier symptôme de tout état
pathologique qui altère la transparence
des parties constituantes du globe de
l'œil, ou qui diminue la sensibilité de
la rétine.

Observation, s. f., *observatio;* examen
attentif, méthodique et souvent répété
des objets dont on veut se faire une idée
exacte et complète, et dont on veut
conserver le souvenir. | Relation des
phénomènes d'une maladie, des moyens
employés pour la guérir ou la pallier, et
des traces qu'elle a laissées dans le cadavre, quand le sujet a succombé.

Obstipation. *V.* Constipation.

Obstipité. *V.* Torticoli.

Obstruction, s. f., *obstructio (obstruere,*
boucher); se dit d'un conduit organique
ou d'un vaisseau dont la cavité a disparu,
soit par l'adhérence de ses parois, soit
par la présence d'une substance quel-
conque. | Nom donné jadis à l'état de
tout organe devenu très-volumineux, altéré dans sa texture, et remplissant mal
ses fonctions : ces trois conditions morbides étaient attribuées à l'*obstruction*
des vaisseaux ou des pores de l'organe,
à une époque où le corps humain n'était
pour le physiologiste qu'un système de
filtres et de conduits soumis aux lois de
la physique.

Obtondant, adj., *obtundens;* épithète
donnée par les humoristes à des remèdes
qu'ils supposaient capables d'émousser
la prétendue acrimonie des humeurs.

Obturateur, adj., *obturator (obturare,*
fermer); qui bouche. — *Artère obturatrice,* branche de l'hypogastrique qui

sort du bassin par le sommet du trou obturateur, et se distribue aux muscles de la partie antérieure et supérieure de la cuisse. Elle naît quelquefois de l'épigastrique. — *Ligament obturateur*, membrane fibreuse qui est fixée à la circonférence du trou obturateur. — *Membrane obturatrice*, ou ligament obturateur. — *Nerf obturateur*, fourni par les deuxième et troisième nerfs lombaires.— *Trou obturateur*, ou ovalaire de l'os iliaque.

Obturateur externe, adj. et s. m. ; muscle de la cuisse (sous-pubio-trochantérien externe, Ch.), pair, large, aplati et triangulaire, qui, de la face antérieure du pubis, de celle de l'ischion, et de la face antérieure du ligament obturateur, se porte à la partie inférieure de la cavité du grand trochanter, et qui tourne la cuisse en dehors.

Obturateur interne, adj. et s. m. ; muscle de la cuisse (sous-pubio-trochantérien interne, Ch.), pair, aplati et triangulaire, qui s'étend de la partie postérieure du pourtour du trou ovalaire, et de la face correspondante du ligament obturateur, à la cavité du grand trochanter, en se contournant sur l'ischion, et qui fait tourner la cuisse en dehors.

OBTURATION, s. f., *obturatio* ; état d'un vaisseau, d'un conduit, dont le calibre est effacé.

OBTUS, adj., *obtusus* : épithète donnée à tout angle plus ouvert qu'un angle droit.

OBTUSANGULÉ, adj., *obtusangulatus* ; qui a la forme d'un angle obtus, ou dont les parties se terminent par des angles obtus.

OBVOLUTÉ, adj., *obvolutus* ; se dit des feuilles encore renfermées dans le bourgeon, quand elles sont pliées en gouttière par leur face interne.

OCCASIONEL, adj., qui donne occasion. Se dit des causes morbifiques qui décident le développement des maladies, qui donnent lieu à leur manifestation, et complètent l'influence des causes prédisposantes.

OCCIPITAL, adj. et s. m., *occipitalis* ; qui appartient à l'occiput. — *Artère occipitale*, branche de la carotide externe. — *Crêtes occipitales*, saillies de l'os occipital, distinguées en *externe* et en *interne*, suivant la face de l'os sur laquelle elles se trouvent. — *Fosses occipitales*, cavités de la face interne de l'os occipital, qu'on distingue en *supérieure* ou *cérébrale*, et *inférieure* ou *cérébelleuse*. — *Muscle occipital*, ventre postérieur de l'occipitofrontal. — *Nerf occipital*, première paire

cervicale, qui sort du crâne entre le trou occipital et l'arc postérieur de l'atlas. — *Os occipital*, l'un des os du crâne, dont il forme la partie postérieure et inférieure, aplati, symétrique, recourbé sur lui-même, et en forme de losange. — *Protubérances occipitales*, au nombre de deux, qu'on distingue en *interne* et *externe*. — *Sinus occipitaux*. V. SINUS. — *Trou occipital*, par lequel passe la moelle épinière. — *Veine occipitale*, qui suit l'artère du même nom.

OCCIPITO-ATLOÏDIEN, adj., *occipito-atloïdeus* ; nom de la double arthrodie fort serrée qui constitue l'articulation des condyles de l'os occipital avec les cavités articulaires supérieures de la première vertèbre cervicale.

OCCIPITO-AXOÏDIEN, adj., *occipito-axoïdeus* ; qui appartient à l'occipital et à l'axis. — *Articulation occipito-axoïdienne*, qui résulte de l'union médiate de l'os occipital avec l'axis, au moyen d'un très-fort appareil ligamenteux. — *Ligament occipito-axoïdien*, qui s'étend de la gouttière basilaire au ligament transverse et à la face postérieure de l'axis.

OCCIPITO-FRONTAL, adj. et s. m., *occipito-frontalis* ; muscle pair, large, mince et quadrilatère, qui s'attache en arrière aux deux tiers externes de la ligne courbe supérieure de l'occipital, ainsi qu'à la face externe de la portion mastoïdienne du temporal, se termine en devant dans le sourcil, et présente, entre ses fibres antérieures et postérieures, une très-forte aponévrose, connue sous le nom de *calotte aponévrotique du crâne*.

OCCIPITO-MÉNINGIEN, adj., *occipito-meningeus* ; nom donné par Chaussier à un rameau de l'artère vertébrale.

OCCIPITO-MENTONNIER, adj. ; nom donné au diamètre oblique de la tête, qui s'étend de l'occiput au milieu du menton.

OCCIPITO-PARIÉTAL, adj., *occipito-parietalis* ; qui appartient aux os occipital et pariétal. — *Suture occipito-pariétale*, ou lambdoïde.

OCCIPITO-PÉTREUX, adj., *occipito-petrosus* ; qui appartient à l'os occipital et au rocher. — *Hiatus occipito-pétreux*, trou déchiré postérieur, selon Chaussier.

OCCIPUT, s. m., *occiput* ; partie postérieure de la tête.

OCCLUSION, s. f., *occlusio* (*occludere*, fermer) ; état d'un vaisseau, d'un conduit organique, d'un organe creux dont la cavité se trouve effacée en totalité ou en partie.

OCHRE. *V*. OCRE.

OCHROPYRE, s. f., *ochropyra* (ὠχρὸς, jaune, πῦρ, feu); fièvre jaune.

OCRE, s. m., *ochra* (ὠχρὸς, pâle); argile colorée par un oxide ou un sel de fer.

Ocre jaune; argile colorée par du sous-trito-carbonate de fer.

Ocre rouge; argile colorée par du per-oxide de fer.

OCTANDRIE, s. f., *octandria* (ὀκτὼ, huit, ἀνήρ, mâle); nom de la huitième classe du système de Linné, qui renferme les plantes à fleurs hermaphrodites munies de huit étamines.

OCTANDRIQUE, adj., *octandricus;* se dit d'une fleur qui contient huit étamines.

OCTOGYNE, adj., *octogynus;* se dit d'une fleur qui contient huit pétales.

OCTOGYNIE, s. f., *octogynia* (ὀκτὼ, huit, γυνή, femelle); nom donné par Linné aux ordres de son système contenant les plantes qui ont huit pistils dans chaque fleur.

OCTOPÉTALÉ, adj., *octopetalus;* qui a huit pétales.

OCTOPHYLLE, adj., *octophyllus* (ὀκτὼ, huit, φύλλον, feuille); se dit d'une feuille composée qui a huit folioles.

OCULAIRE, adj., *ocularis* (*oculus*, œil); qui appartient à l'œil. — *Bassin oculaire.* V. BASSIN. — *Dents oculaires ou canines.* — *Nerf oculaire ou optique.*

OCULISTE, s. m., *oculista, ophtialmator* (*oculus,* œil); médecin qui s'occupe spécialement de l'étude et du traitement des maladies des yeux.

OCULO-MUSCULAIRE, adj., *oculo-muscularis;* nom donné par Vicq-d'Azir au nerf de la troisième paire.

ODAXISME, s. m., ὀδαξισμός; démangeaison douloureuse qui annonce la sortie prochaine des dents.

ODEUR, s. f., *odor*, ὀσμή, ὀδμή; émanation des corps qui, en agissant sur la membrane pituitaire, donne lieu à une sensation particulière.

ODOMÈTRE, s. m., *odometrum* (ὁδός, pas, μέτρεω, je mesure); instrument propre à mesurer le nombre de pas qu'on fait en marchant.

ODONTAGOGUE, s. m., ὀδονταγωγός (ὀδούς, dent, ἄγω, je romps); instrument propre à arracher les dents.

ODONTAGRE, s. f., *odontagra* (ὀδούς, dent, ἄγρα, proie); douleur dentaire qui succède à la disparition d'une douleur rhumatismale ou arthritique.

ODONTALGIE, s. f., *odontalgia* (ὀδούς, dent, ἄλγος, douleur); douleur dont on rapporte le siège à la racine d'une dent, ou le long des nerfs dentaires.

ODONTALGIQUE, adj. et s. m., *odontalgicus;* relatif à l'odontalgie. On se sert abusivement de ce mot pour désigner les substances *anti-odontalgiques*, c'est-à-dire celles que l'on suppose douées de la propriété de faire cesser la douleur dentaire.

ODONTIASE, s. f., *odontiasis* (ὀδούς, dent); dentition.

ODONTIQUE. V. ODONTALGIQUE.

ODONTITE, s. f., *odontitis* (ὀδούς, dent); inflammation des dents.

ODONTOGLYPHE, s. m., ὀδοντόγλυφον (ὀδούς, dent, γλύφω, je polis); instrument propre à nettoyer les dents.

ODONTOÏDE, adj., *odontoides*, ὀδοντοειδής (ὀδούς, dent, εἶδος, ressemblance); qui a la forme d'une dent. Épithète donnée à l'apophyse conique qui garnit la partie supérieure du corps de la seconde vertèbre cervicale.

ODONTOÏDIEN, adj., *odontoideus;* qui a rapport à l'apophyse odontoïde. — *Ligamens odontoïdiens*, deux courts et épais faisceaux coniques dont les sommets tronqués embrassent les côtés de l'apophyse, et dont les bases se fixent dans les fossettes creusées en dedans des condyles de l'occipital.

ODONTOLITHE, s. f., *odontolithos* (ὀδούς, dent, λίθος, pierre); tartre des dents; substance terriforme, jaunâtre, composée de phosphate de chaux, de mucus, d'une matière particulière et de matière animale, soluble dans l'acide hydrochlorique, que l'on voit se former à la base des dents, surtout à celle de leur face interne, chez les personnes sujettes aux irritations de la membrane muqueuse buccale et des gencives.

ODONTOLITHIASE. V. ODONTOLITHE.

ODONTOLOGIE, s. f., *odontologia* (ὀδούς, dent, λόγος, discours); traité des dents.

ODONTOPHYE, s. f., *odontophya*, ὀδοντοφυΐα (ὀδούς, dent, φύω, je nais); dentition; sortie des dents hors des alvéoles.

ODONTORRHAGIE, s. f., *odontorrhagia* (ὀδούς, dent, ῥήγνυμι, je fais irruption); hémorrhagie qui a lieu par un alvéole à la suite de l'évulsion d'une dent.

ODONTOTECHNIE, s. f., *odontotechnia* (ὀδούς, dent, τέχνη, art); connaissance de tout ce qui est relatif à l'histoire des dents, à leurs maladies, et aux moyens d'y remédier. [Art du dentiste.

ODONTOTRIME, s. m.; dentifrice

ODORANT, adj.; qui répand de l'odeur.

ODORAT, s. m., *odoratus*, ὄσφρησις; l'un

des cinq sens, celui par lequel nous percevons l'impression des odeurs.

ODORATION. *V.* OLFACTION.

ODORIFÈRE, adj., *odoriferus ;* qui répand
de l'odeur.

ŒCONOMIE. *V.* ÉCONOMIE.

ŒDÉMATEUX, adj., *œdematodes ;* qui
tient de l'œdème, qui est affecté d'un
œdème.

ŒDÉMATIE. *V.* ŒDÈME.

ŒDÉMATIÉ, adj., *œdematodes ;* qui est
affecté d'œdème. Se dit plus particulièrement de la partie malade que de la
personne.

ŒDÈME, s. m., *œdema* (οἰδέω, je suis
enflé); tuméfaction d'une partie du corps,
causée par l'infiltration de la sérosité dans
le tissu cellulaire. L'œdème offre les mêmes caractères que l'anasarque, ou hydropisie générale du tissu cellulaire sous-
cutané.

ŒEdème du cerveau. Hippocrate appelait ainsi l'état morbide de l'encéphale
que l'on a reconnu être le ramollissement de la substance cérébrale, effet de
l'inflammation de cette substance.

ŒEdème de la glotte. Bayle a donné ce
nom à l'épaississement œdémateux de la
membrane muqueuse qui revêt l'ouverture supérieure du larynx, à la suite d'u-
ne nuance de laryngite qui se manifeste
chez les adultes, et les fait périr en peu
de temps, par l'occlusion de la glotte.
On a proposé de faire des scarifications
sur les parties tuméfiées à l'aide d'un bistouri entouré de linge jusque près de sa
pointe, et auquel le doigt sert de conducteur, pour empêcher la suffocation.

ŒEdème du poumon ; infiltration de sérosité dans le tissu pulmonaire, qui le
rend moins perméable à l'air, et détermine de la dyspnée.

ŒDÉMOSARQUE, s. m., *œdemosarca ;* tumeur qui participe des caractères de l'œ-
dème et du sarcome.

ŒIL, s. m., *oculus,* ὀφθαλμός, ὄμμα,
ὄψ ; corps sphéroïdal placé dans l'orbite,
et qui est l'organe immédiat de la vision.

ŒIl de bœuf. V. HYDROPHTHALMIE.

ŒIl d'éléphant. V. HYDROPHTHALMIE.

ŒIl de lièvre. V. LAGOPHTHALMIE.

ŒIl double. V. BINOCLE.

ŒIl simple. V. MONOCLE.

ŒILLÈRE. *V.* BASSIN oculaire.

ŒILLÈRE, adj. ; épithète donnée aux
dents canines supérieures.

ŒILLET, s. m., *dianthus cartusiano-
rum ;* plante indigène, avec les fleurs de
laquelle on prépare un sirop tonique et
antispasmodique peu usité.

ŒNÉLÆUM, s. m. (οἶνος, vin, ἔλαιον,
huile) ; mélange de vin et d'huile.

ŒNOGALE, s. m., *œnogala* (οἶνος, vin,
γάλα, lait) ; mélange de vin et de lait.

ŒNOMEL, s. m., *œnomel* (οἶνος, vin,
μέλι, miel) ; vin miellé.

ŒSOPHAGE, s. m., *œsophagus,* οἰσοφάγος (οἴω, je porte, φάγω, je mange) ; canal musculo-membraneux qui s'étend du
pharynx à l'estomac, et traverse le cou
et la poitrine.

ŒSOPHAGIEN, adj., *œsophageus ;* qui
appartient à l'œsophage. — *Artères œso-
phagiennes,* branches des thyroïdiennes,
des bronchiques, de l'aorte, des diaphragmatiques inférieures et de la coronaire stomachique. — *Glandes œsopha-
giennes,* follicules muqueux qu'on trouve
en petit nombre sous la membrane muqueuse de l'œsophage. — *Muscle œsophagien ;* nom donné par quelques anatomistes aux fibres musculaires transversales qui entourent l'extrémité supérieure
de l'œsophage. — *Ouverture œsophagienne
du diaphragme,* celle par laquelle passe
l'œsophage. — *Ouverture œsophagienne de
l'estomac.* ou *cardia.—Veines œsophagien-
nes,* qui aboutissent aux thyroïdiennes
inférieures, à la veine cave supérieure,
aux mammaires internes, à l'azygos, aux
bronchiques, aux phréniques et à la coronaire stomachique.

ŒSOPHAGISME, s. m., *œsophagismus ;*
spasme de l'œsophage.

ŒSOPHAGITE, s. f., *œsophagitis ;* inflammation de l'œsophage : maladie peu
connue, mais moins rare peut-être qu'on
ne pense, surtout dans l'hydrophobie et
la rage.

ŒSOPHAGORRHAGIE, s. f., *œsophagor-
rhagia* (οἰσοφάγος, œsophage, ῥήγνυμι, je
coule) ; hémorrhagie de l'œsophage.

ŒSOPHAGOTOMIE, s. f., *œsophagotomia*
(οἰσοφάγος, œsophage, τέμνω, je coupe) ;
opération qui consiste à inciser le côté
gauche de l'œsophage pour extraire les
corps étrangers qui s'y sont arrêtés, et
qu'on ne peut ni retirer par la bouche,
ni pousser jusque dans l'estomac.

ŒSTRE, s. m., *œstrus,* οἶστρος ; aiguillon. — *ŒEstre vénérien,* désir ardent des
plaisirs de l'amour, dans les deux sexes.

ŒSTROMANIE, s. f., *œstromania* (οἶστρος,
aiguillon, μανία, fureur) ; désir furieux
du coït.

ŒSTROPHOSIE. *V.* NYMPHOMANIE, ŒS-
TROMANIE.

ŒSTROPLÉGIE. *V.* NYMPHOMANIE, ŒS-
TROMANIE.

Œuf, s. m., *ovum*, ᾠόν; corps qui se forme dans les ovaires de certaines femelles d'animaux, renferme le germe, et le nourrit pendant quelque temps. | Ensemble des membranes et du fœtus, chez les animaux vivipares.

Offa *Helmontii*; cristallisation de carbonate d'ammoniaque, qu'on obtient quand on verse de l'alcool très-rectifié dans une dissolution concentrée de ce sel.

Officinal, adj., *officinalis* (*officina* boutique); nom donné aux médicamens qu'on trouve préparés chez les pharmaciens.

Officine, s. f., *officina*; partie de l'emplacement occupé par un apothicaire, dans laquelle il vend les médicamens.

Ognon, s. m., *allium cepa*; espèce d'ail qu'on cultive pour ses bulbes, employées dans les préparations culinaires, et même en médecine, à l'extérieur, comme maturatif.

Ognon, s. m., *tuber verrucosum*; tumeur dure et calleuse qui vient aux pieds, principalement au-dessus de l'articulation métatarso - phalangienne du premier orteil. | Exubérance de la sole, provenant d'une exostose de l'os du pied.

Oiseau, s. m., *avis*; animal ovipare vertébré, qui a un cœur divisé en quatre cavités, un corps couvert de plumes, et dont les membres pectoraux ont reçu le nom d'*ailes*.

Oléagineux, adj., *oleaginosus, oleosus*, ἐλαιώεις, ἐλαιώδης (*oleum*, huile); qui ressemble à de l'huile, ou qui en contient.

Oléate, s. m., *oleas*; sel formé par la combinaison de l'acide oléique avec une base salifiable.

Olécranarthrocace (ὠλέκρανον, olécrane, ἄρθρον, articulation, κακός, mauvais); carie de l'articulation du coude.

Olécrane, s. m., *olecranon*, ὠλέκρανον (ὠλένη, coude, κράνον, tête); volumineuse apophyse de l'extrémité supérieure du cubitus, qui forme la saillie du coude.

Olécranien, adj., *olecranianus*; qui a rapport à l'olécrane. — *Apophyse olécranienne*, ou *olécrane*. — *Cavité, fosse olécranienne*, enfoncement de la partie postérieure de l'extrémité inférieure de l'humérus, dans lequel s'introduit l'olécrane quand on étend l'avant-bras.

Oléfiant, adj.; nom donné par les Hollandais au gaz hydrogène percarboné, parce qu'en le mettant en contact avec le chlore, il se forme une substance liquide, d'apparence huileuse, quand la condensation a lieu sur l'eau.

Oléique, adj., *oleicus*; nom d'un acide solide, soluble dans l'alcool, insoluble dans l'eau, d'une odeur et d'une saveur rances, qui se forme par l'action des alcalis sur les corps gras.

Olène, s. m., ὠλένη; cubitus.

Oléo-saccharum. *V.* **Éléo-saccharum**.

Oléracé, adj., *oleraceus* (*olus*, légume); épithète donnée à toutes les plantes potagères.

Olfactif, adj., *olfactivus* (*olfactus*, odorat); qui a rapport à l'odorat. — *Membrane olfactive*, ou *pituitaire*. — *Nerf olfactif*, première paire des nerfs cérébraux, qui répand ses filets dans la membrane pituitaire. — *Trous olfactifs*, ceux dont est percée la lame criblée de l'ethmoïde.

Olfaction, s. f., *olfactus*; exercice actif du sens de l'odorat.

Olfactoire, adj., *olfactorius*, ὀσφραντικός; qui répand de l'odeur.

Oliban, s. m., *olibanum*; résine fournie par le *juniperus lycia*, qu'on employait jadis en médecine, mais qui ne sert plus aujourd'hui que comme parfum, sous le nom d'*encens*.

Oligoblennie, s. f., *oligoblennia* (ὀλίγος, peu, βλέννα, mucosité); défaut de mucus.

Oligocholie, s. f., *oligocholia* (ὀλίγος, peu, χολή, bile); sécrétion peu abondante de la bile.

Oligochyle, adj., *oligochylus* (ὀλίγος, peu, χυλός, suc); se dit d'un aliment qui fournit peu de chyle.

Oligochylie, s. f., *oligochylia*; défaut de suc nourricier.

Oligochymie, s. f., *oligochymia* (ὀλίγος, peu, χυμός, suc); synonyme d'*oligochylie*.

Oligocoprie, s. f., *oligocopria* (ὀλίγος, peu, κόπρος, excrémens); rareté des déjections alvines.

Oligodacrie, s. f., *oligodacria* (ὀλίγος, peu, δάκρυα, larmes); défaut d'humeur lacrymale.

Oligogalie, s. f., *oligogalia* (ὀλίγος, peu, γάλα, lait); défaut de lait.

Oligohémie, s. f., *oligohœmia* (ὀλίγος, peu, αἷμα, sang); défaut de sang.

Oligohidrie, s. f., *oligohidria* (ὀλίγος, peu, ἱδρώς, sueur); défaut de sueur.

Oligophylle, adj., *oligophyllus* (ὀλίγος, peu, φύλλον, feuille); qui a peu de feuilles.

Oligopionie, s. f., *oligopionia* (ὀλίγος, peu, πίον, graisse); défaut de graisse.

Oligoposie, s. f., *oligoposia* (ὀλίγος, peu, πόσις, boisson); abstinence des boissons.

OLIGOPSYCHIE, s. f., *oligopsychia*, ὀλιγοψυχία (ὀλίγος, peu, ψύχη, âme) ; pusillanimité.

OLIGOSIALIE, s. f., *oligosialia* (ὀλίγος, peu, σίαλον, salive) ; défaut de salive.

OLIGOSPERME, adj., *oligospermus* (ὀλίγος, peu, σπέρμα, semence) ; qui a peu de graines.

OLIGOSPERMIE, s. f., *oligospermia* (ὀλίγος, peu, σπέρμα, semence) ; défaut de sperme.

OLIGOTROPHIE, s. f., *oligotrophia* (ὀλίγος, peu, τρέφω, je nourris) ; nourriture insuffisante. | Diète d'alimens. | Commencement d'atrophie.

OLIGOURÉSIE, s. f., *oligouresia* (ὀλίγος, peu, οὐρέω, j'urine) ; rareté de l'urine.

OLIVAIRE, adj., *olivaris, oliviformis* ; qui a la forme d'une olive. — *Cautère olivaire*, celui dont l'extrémité cautérisante a la forme d'un bouton en olive. — *Eminences olivaires. V.* CORPS *olivaires*.

OLIVE, s. f., *oliva*, ἐλαία ; fruit de l'olivier.

OLIVIER, s. m., *olea Europæa* ; arbre du midi de l'Europe, des fruits duquel on retire une huile excellente à manger.

OLIVILE, s. f. ; substance pulvérulente, blanche, brillante, inodore, dure, amère, sucrée, aromatique, presque insoluble dans l'eau et soluble dans l'alcool chaud, qu'on trouve dans la gomme d'olivier.

OLIVITE, s. m. ; nom donné à un genre de principes immédiats des végétaux, qui comprend l'olive et la sarcocolline.

OLOPHLYCTIDES, s. f. pl., ὀλοφλυκτίδες ; phlyctènes.

OMAGRE, s. f., *omagra* (ὦμος, épaule, ἄγρα, proie) ; douleur d'épaule. | Goutte à l'épaule.

OMARTHROCACE, s. m., *omarthrocace* (ὦμος, épaule, ἄρθρον, articulation, κακός, mauvais) ; carie de l'articulation scapulo-humérale.

OMBELLE, s. f., *umbella* ; groupe de fleurs dont les pédoncules partent tous d'un même point, et divergent comme les rayons d'un parapluie.

OMBELLÉ, adj., disposé en ombelle.

OMBELLIFÈRE, adj., *umbellifera* (*umbella*, ombelle, *fero*, je porte) ; qui est disposé en ombelle. | Nom d'une famille de plantes qui contient beaucoup de végétaux usités en médecine.

OMBELLULE, s. f., *umbellula* ; petite ombelle ; ombelle secondaire.

OMBELLULÉ, adj., ; disposé en ombellule.

OMBILIC, s. m., *umbilicus*, ὀμφαλὸς (*umbo*, bouton) ; cicatrice arrondie qu'on remarque vers le milieu de la ligne médiane de l'abdomen, et qui remplace, chez l'adulte, le trou par lequel passent, dans le fœtus, l'ouraque et le cordon ombilical. | Partie moyenne de la région ombilicale.

OMBILICAL, adj., *umbilicalis* ; qui a rapport à l'ombilic. — *Anneau ombilical*, anneau fibreux qui entoure l'ouverture de l'ombilic. — *Artères ombilicales*, au nombre de deux, qui semblent être la continuation des iliaques primitives, sortent du bas-ventre par l'ombilic, parcourent la longueur du cordon, et se ramifient dans le placenta, auquel elles rapportent le sang du fœtus.— *Cordon ombilical. V.* CORDON. — *Hernie ombilicale. V.* EXOMPHALE. — *Région ombilicale*, région moyenne de l'abdomen, au milieu de laquelle se trouve l'ombilic. — *Vaisseaux ombilicaux*, au nombre de trois, deux artères et une veine. — *Veine ombilicale*, qui naît du placenta, passe dans l'abdomen par l'ombilic, gagne la partie inférieure du foie, se glisse dans son sillon antéro-postérieur, s'unit à la branche gauche de la veine porte hépatique, et se continue par le canal veineux jusqu'à la veine cave inférieure. — *Vésicule ombilicale. V.* OURAQUE.

OMBILICO - MÉSENTÉRIQUE. *V.* OMPHALO-MÉSENTÉRIQUE.

OMBRAGE, s. m., *nubes* ; nuage de l'œil.

OMENTÉSIE. *V.* OMENTITE.

OMENTITE, s. f., *omentesis, omentitis* (*omentum*, épiploon) ; inflammation de l'épiploon ; péritonite partielle, dont les signes caractéristiques sont peu connus.

OMNIVORE, adj., *omnivorus* (*omnis*, tout, *voro*, je mange) ; qui mange de tout indifféremment.

OMNIPHAGE, adj., *omniphagus* (*omnis*, tout, φάγω, je mange) ; synonyme hybride d'*omnivore*.

OMOALGIE, s. f., *omoalgia* (ὦμος, épaule, ἀλγέω, je souffre) ; douleur ressentie dans l'épaule.

OMO-CLAVICULAIRE, adj., *omo-clavicularis* ; synonyme hybride de *coraco-claviculaire*.

OMOCOTYLE, s. f., *omocotyle*, ὠμοκοτύλη (ὦμος, épaule, κοτύλη, cavité) ; cavité glénoïde de l'omoplate.

OMO-HYOÏDIEN. *V.* OMOPLAT-HYOÏDIEN.

OMOÏDE, adj., *omoideus* ; nom donné par Hérissant à un petit os oblong sur lequel s'articule de chaque côté la branche palatine du bec supérieur des oiseaux.

OMOLITE, s. m. ; pièce osseuse qui, chez certains animaux, se joint au corps de l'omoplate vers son extrémité opposée à l'humérale, et porte cette extrémité jusque sur l'épine.

OMOPLATE, s. f., *omoplata, scapulum* (ὦμος, épaule, πλάτος, large) ; os pair, irrégulier, large, aplati et triangulaire, qui occupe la partie postérieure de l'épaule.

OMOPLAT-HYOÏDIEN, adj. et s. m., *omoplat-hyoideus* ; muscle (scapulo-hyoïdien, Ch.) pair, grêle, allongé et aplati, qui s'étend du bord supérieur de l'omoplate derrière l'échancrure coracoïdienne, aux côtes du bord inférieur du corps de l'hyoïde.

OMPHACOMEL, s. m. (ὀμφάκη, verjus, μέλι, miel) ; miel dans lequel on a laissé séjourner des raisins verts.

OMPHALOCÈLE, s. f., *omphalocele* (ὀμφαλὸς, nombril, κήλη, tumeur) ; hernie ombilicale.

OMPHALOMANCIE, s. f., *omphalomantia* (ὀμφαλὸς, nombril, μαντεία, divination) ; art prétendu de deviner le nombre d'enfans qu'une femme aura dans le cours de sa vie, d'après celui des nœuds que présente le cordon ombilical de son premier né.

OMPHALO-MÉSENTÉRIQUE, adj., *omphalo-mesentericus* ; qui a rapport au nombril et au mésentère. — *Artère omphalo-mésentérique*, branche de la mésentérique supérieure. — *Vaisseaux omphalo-mésentériques*, au nombre de deux, une artère et une veine, qui se ramifient sur les parois de la vésicule ombilicale. — *Veine omphalo-mésentérique*, qui se jette dans le tronc ou dans l'une des branches de la mésentérique supérieure.

OMPHALONCIE, s. f., *omphaloncus* (ὀμφαλὸς, nombril, ὄγκος, tumeur) ; tumeur survenue à l'ombilic.

OMPHALOPHYME, s. m., *omphalophyma* (ὀμφαλὸς, nombril, φῦμα, tumeur) ; tumeur survenue au nombril.

OMPHALORRHAGIE, s. f., *omphalorrhagia* (ὀμφαλὸς, ombilic, ῥήγνυμι, je fais irruption) ; hémorrhagie de l'ombilic ; elle n'a guère lieu que chez les nouveau-nés.

OMPHALOTOMIE, s. f., *omphalotomia* (ὀμφαλὸς, ombilic, τομή, section) ; section du cordon ombilical.

ONANISME. *V.* MASTURBATION.

ONCOSE, s. f., *oncosis*, ὄγκος ; tumeur.

ONCOTOMIE, s. f., *oncotomia* (ὄγκος, tumeur, τέμνω, je coupe) ; opération qui consiste à ouvrir une tumeur, et princi-

palement un abcès, à l'aide d'un instrument tranchant.

ONCTION, s. f., *unctio, illitio*, χρίσις, ἄλειψις ; friction douce avec un corps gras.

ONCTUEUX, adj., *unctuosus*, λιπαρὸς ; huileux ou gras.

ONCTUOSITÉ, s. f., *unctuositas*, λιπαρότης ; qualité de ce qui est gras au toucher.

ONDE, s. m., *unda* ; se dit, en botanique, d'un gros pli arrondi.

ONDÉ, adj., *undatus* ; se dit, en botanique, d'une feuille qui présente de gros plis arrondis.

ONDULANT, adj., *undulans* ; se dit du pouls, grand, mais inégal, et donnant l'idée du mouvement ondulatoire de la mer.

ONDULATION. *V.* FLUCTUATION.

ONDULÉ, adj., *undulatus* ; épithète donnée à une feuille qui offre de petits plis arrondis.

ONDULEUX, adj., *undulosus* ; synonyme d'*ondulé*.

ONEIRODYNIE, s. f., *oneirodynia* (ὄνειρος, songe, ὀδύνη, douleur) ; genre de maladies établi par Cullen, et comprenant le cauchemar et le somnambulisme.

Onéirodynie active, oneirodynia activa ; somnambulisme.

Onéirodynie gravative, oneirodynia gravans ; cauchemar.

ONÉIROGME, s. m., *oneirogmus*, ὄνειρογμος ; songe lascif. | Pollution nocturne.

ONÉIROGONE, s. m., *oneirogonus* (ὄνειρος, songe, γονή, semence) ; pollution nocturne.

ONÉIROGYNE, s. m., *oneirogyne* (ὄνειρος, songe, γυνή, femme) ; songe voluptueux.

ONÉIROMANCIE, s. f., *oneiromantia* (ὄνειρος, songe, μαντεία, divination) ; art de prédire l'avenir d'après les songes.

ONÉIROPOLÈSE, s. m., *oneiropolesis*, ὄνειροπόλεσις ; songe voluptueux.

ONGLE, s. m., *unguis*, ὄνυξ ; lame dure, élastique, cornée et demi-transparente, qui garnit l'extrémité de la face dorsale de chaque doigt et de chaque orteil.

ONGLÉE, s. f., *digitorum stupor a gelu* ; sensation très-vive de froid au bout des doigts.

ONGLET, s. m., *unguis* ; partie rétrécie d'un pétale, par laquelle il s'attache. | Ptérygion.

ONGUENT, s. m., *unguentum*, μύρον (*ungere*, oindre) ; médicament composé de corps gras, unis à des résines, des poudres ou des sucs, qui a une consistance molle, et qu'on applique à l'extérieur du corps.

Onguent brun; basilicon auquel on a mêlé du précipité rouge.

Onguent d'Agrippa. V. Onguent de bryone.

Onguent d'Althæa; mélange d'huile de lin ou de mucilage, de cire jaune, de poix résine et de térébenthine, liquéfiées et triturées ensemble.

Onguent de bryone; huile d'olive dans laquelle on fait cuire des feuilles d'élatérium avec des racines de bryone, de glaïeul, d'hyèble, de fougère, d'arum et de scille, et à laquelle on ajoute de la cire jaune.

Onguent de Canet; mélange de cire jaune, d'huile d'olive, de diachylon gommé et d'emplâtre diachalcitéos, auquel on ajoute du colcothar en poudre.

Onguent de guimauve. V. Onguent d'Althæa.

Onguent de l'abbé Pipon; sorte de basilicon, qui contient plus de poix noire que l'ordinaire.

Onguent de la mère Thècle; mélange d'axonge, de beurre, de cire jaune, de suif, d'huile à brûler et de litharge, qu'on fait bouillir ensemble.

Onguent de laurier; axonge de porc dans laquelle on a fait digérer des feuilles de laurier, et à laquelle on ajoute des poudres d'indigo et de curcuma.

Onguent de Nicolas Alexandrin. V. Onguent de pompholix.

Onguent de nicotiane; axonge de porc dans laquelle on a fait macérer des feuilles de tabac.

Onguent de peuplier. V. **Populeum.**

Onguent de pompholix; mélange d'huile rosat et de suc dépuré de morelle bouillis ensemble, auquel on ajoute du pompholix, de la galène calcinée, du blanc de plomb et de l'encens.

Onguent des apôtres; composé de cire jaune, de térébenthine, de gomme-ammoniaque, de poix-résine, de litharge, d'aristoloche ronde, de bdellium, d'encens, de myrrhe, de galbanum, d'opopanax, de vert-de-gris et d'huile d'olive.

Onguent de styrax; mélange de colophane, d'huile de noix, de résine élémi, de cire jaune, d'axonge et de styrax liquide.

Onguent de tutie; mélange de beurre frais, d'onguent rosat et de tutie.

Onguent emplastique; nom donné aux onguens qui contiennent assez de cire ou de résine pour être plus consistans et plus difficiles à liquéfier par la chaleur que les onguens ordinaires.

Onguent gris; axonge de porc avec laquelle on a trituré du mercure coulant.

Onguent mercuriel simple. V. Onguent gris.

Onguent modificatif d'ache; mélange de suif de mouton, d'huile d'olive, de cire jaune, de poix-résine, de térébenthine, de myrrhe et d'aloès soccotrin, dans lequel on a fait cuire des feuilles d'ache, de nicotiane, de joubarbe, de morelle noire, d'absinthe, d'aigremoine, de bétoine, de grande chélidoine, de marrube, de millefeuille, de pimprenelle, de plantain, de brunelle, de pervenche, de mouron, de petite centaurée, de véronique et de scordium, avec des racines d'aristoloche clématite, de souchet long, de glaïeul et de grande scrofulaire.

Onguent napolitain; axonge de porc triturée avec parties égales de mercure coulant.

Onguent nutritum; composé d'huile d'olive, de litharge et de très-fort vinaigre.

Onguent rosat; axonge de porc liquéfiée, dans laquelle on a fait infuser des roses pâles et des pelures de racines d'orcanette.

Onguent suppuratif. V. **Basilicon.**

Onguent tripharmacum. V. Onguent nutritum.

Onguent vert. V. Onguent des apôtres.

Onychocryptose, s. f., *onychocryptosis* (ὄνυξ, ongle, γρύπλω, je courbe); courbure anormale des ongles.

Onychophthorie, s. f., *onychophthoria* (ὄνυξ, ongle, φθορή, destruction); altération morbide des ongles.

Onychophyme, s. f., *onychophyma* (ὄνυξ, ongle, φῦμα, tumeur); tuméfaction des ongles.

Onychoptose, s. f., *onichoptosis* (ὄνυξ, ongle, πῖωσις, chute); chute des ongles.

Oophorite, s. f., *oophoritis* (ὠόφορος, qui porte des œufs); inflammation de l'ovaire.

Opacité, adj., *opacitas*; qualité de ce qui est opaque.

Opacité de la cornée transparente. V. **Albugo, Leucome, Staphylome, Taie.**

Opacité du crystallin. V. **Cataracte.**

Opaque, adj., *opacus*; qui ne peut être traversé par la lumière. — *Cornée opaque,* ou *sclérotique.*

Opérateur, s. m., *operator*; chirurgien qui se livre à la pratique des opérations de chirurgie.

OPÉRATION, s. f., *operatio*. On désigne en chirurgie sous le nom d'*opération* toute action mécanique exercée par la main, seule ou armée d'instrumens, sur les diverses parties du corps, pour en conserver la santé, ou pour en guérir les maladies. — *simple*, celle qui ne nécessite qu'un seul mode d'action mécanique, l'incision, l'extraction, l'arrachement. — *composée* ou *compliquée*, celle qui se compose d'une série d'actions mécaniques différentes, comme l'opération de la cataracte, où il y a incision, compression, extraction, etc.

OPERCULAIRE, adj., *opercularis*; nom donné à l'une des six pièces qui forment la mâchoire dans les oiseaux et les reptiles.

OPERCULE, s. f., *operculum*; partie qui surmonte et termine l'urne des mousses. | Appareil qui couvre les branchies d'un grand nombre de poissons. | Pièce qui ferme l'ouverture de certaines coquilles univalves.

OPERCULÉ, adj., *operculatus*; qui est muni d'une opercule.

OPHIASE, s. f., *ophiasis*, ὀφίασις (ὄφις, serpent); alopécie, calvitie partielle dans laquelle les places dépourvues de cheveux ou de poils figurent des sinuosités. | Ichthyose.

OPHIOPHAGE, adj., *ophiophagus* (ὄφις, serpent, φάγω, je mange); qui vit de serpens.

OPHIOSTOME, s. m., *ophiostoma* (ὄφις, serpent, στόμα, bouche); genre de vers intestinaux à corps cylindrique, allongé, rétréci en arrière, à bouche garnie de deux lèvres, dont on a trouvé une espèce dans l'homme.

OPHTHALGIE, s. f., *ophthalgia* (ὀφθαλμὸς, œil, ἄλγος, douleur); douleur de l'œil.

OPHTHALMIATRE. *V*. **Oculiste**.

OPHTHALMIE, s. f., *ophthalmia* (ὀφθαλμὸς, œil); inflammation de l'œil, caractérisée par la rougeur de la conjonctive, la suppression de la sécrétion des larmes, puis le larmoiement, un sentiment de picotement brûlant à la surface de l'œil, et une extrême difficulté à supporter la lumière. Parfois il n'y a que ce dernier symptôme; la conjonctive n'est pas rouge, une douleur plus ou moins vive se fait sentir dans l'intérieur du globe de l'œil : c'est alors une *ophthalmie interne*. L'ophthalmie exige quelquefois la saignée du bras ou du pied, presque toujours l'application des sangsues aux tempes, et les boissons laxatives. Il suffit quelquefois d'un vomitif ou d'un purgatif pour la guérir. L'*ophthalmie chronique* donne lieu à une foule d'altérations dans la structure de l'œil; on ne saurait donc s'opposer avec trop de soin à ce que l'inflammation de cet organe ne devienne telle.

OPHTHALMIQUE, adj., *ophthalmicus*; qui a rapport ou qui appartient à l'œil. — *Artère ophthalmique*, branche de la carotide interne, qui alimente toutes les parties contenues dans l'orbite. — *Ganglion ophthalmique*, ou *lenticulaire*. — *Nerf ophthalmique de Willis*, branche de la cinquième paire, qui anime toutes les parties renfermées dans l'orbite. — *Remèdes ophthalmiques*, ceux qu'on emploie pour combattre l'ophthalmie. — *Veine ophthalmique*, qui se jette dans le sinus caverneux. — *Veine ophthalmique faciale*, branche de communication de la faciale avec l'ophthalmique.

OPHTHALMITE. *V*. **Ophthalmie**.

OPHTHALMOBIOTIQUE, s. f., *ophthalmobiotica* (ὀφθαλμὸς, œil, βίος, vie); médecine oculaire.

OPHTHALMOBLENNORRHÉE, s. f., *ophthalmoblennorrhæa* (ὀφθαλμὸς, œil, βλέννα, mucus, ῥέω, je coule); flux palpébral puriforme.

OPHTHALMOCÈLE, s. f., *ophthalmocele* (ὀφθαλμὸς, œil, κήλη, tumeur); hernie de l'œil. | Exophthalmie.

OPHTHALMODYNIE, s. f., *ophthalmodynia* (ὀφθαλμὸς, œil, ὀδύνη, douleur); douleur de l'œil. | Névralgie orbito-frontale.

OPHTHALMOGRAPHIE, s. f., *ophthalmographia* (ὀφθαλμὸς, œil, γράφω, j'écris); description de l'œil.

OPHTHALMOIATRIE, s. f., *ophthalmoiatria* (ὀφθαλμὸς, œil, ἰατρική, médecine); médecine oculaire.

OPHTHALMOLOGIE, s. f., *ophthalmologia* (ὀφθαλμὸς, œil, λόγος, discours); traité de l'œil.

OPHTHALMOMÈTRE, s. m., *ophthalmometrum* (ὀφθαλμὸς, œil, μέτρεω, je mesure); instrument propre à mesurer la grandeur des chambres de l'œil.

OPHTHALMONCIE, s. f., *ophthalmoncus* (ὀφθαλμὸς, œil, ὄγκος, tumeur); tuméfaction de l'œil.

OPHTHALMONOSOLOGIE, s. f., *ophthalmonosologia* (ὀφθαλμὸς, œil, νόσος, maladie, λέγω, j'enseigne); traité des maladies de l'œil.

OPHTHALMOPHYME, s. m., *ophthalmophyma* (ὀφθαλμὸς, œil, φῦμα, tumeur); tuméfaction du globe de l'œil.

OPHTHALMOPONIE, s. f., *ophthalmoponia*; inflammation de l'œil.

OPHTHALMOPTOSE, s. f., *ophthalmoptosis* (ὀφθαλμὸς, œil, πτῶσις, chute) ; saillie de l'œil produite par l'hydrophthalmie. | Chute complète de cet organe. | Exophthalmie.

OPHTHALMORRHAGIE, s. f., *ophthalmorrhagia* (ὀφθαλμὸς, œil, ῥήγνυμι, je romps) ; hémorrhagie de l'œil.

OPHTHALMORRHÉE, s. f., *ophthalmorrhœa* (ὀφθαλμὸς, œil, ῥέω, je coule) ; épanchement de sang dans l'œil.

OPHTHALMOSCOPIE, s. f., *ophthalmoscopia* (ὀφθαλμὸς, œil, σκοπέω, j'examine) ; art de connaître le tempérament d'une personne en examinant ses yeux.

OPHTHALMOSTATE, s. m. (ὀφθαλμὸς, œil, στάω, je fixe). On a désigné sous ce nom une foule d'instrumens faits en forme de crochets mousses, ou en forme de cercles, et destinés à maintenir les paupières écartées, et à fixer l'œil, pendant les opérations qu'on pratique sur cet organe. Les oculistes ont presque tous leurs ophthalmostates, mais les chirurgiens se servent de leurs doigts.

OPHTHALMOTHÉRAPEUTIQUE, s. f. *ophthalmotherapeia* (ὀφθαλμὸς, œil, θεραπεία, guérison) ; thérapeutique oculaire.

OPHTHALMOTOMIE, s. f., *ophthalmotomia* (ὀφθαλμὸς, œil, τέμνω, je coupe) ; dissection anatomique de l'œil. | Incision de la cornée. | Extirpation du globe.

OPHTHALMOXYSE, s. f., *ophthalmoxysis* (ὀφθαλμὸς, œil, ξύω, je râcle) ; opération qui consiste à frictionner la conjonctive avec une brosse rude, afin de provoquer un écoulement de sang qui la dégorge.

OPHTHALMOXYSTRE, s. m., *ophthalmoxystrum* (ὀφθαλμὸς, œil, ξύστρα, étrille) ; instrument propre à râcler l'œil. C'est une espèce de brosse faite avec des barbes d'épis d'orge ou de seigle, dont on se servait autrefois pour scarifier les paupières.

OPIACÉ, adj., *opiaceus* ; qui contient de l'opium.

OPIAT, s. m., *opiatum* ; électuaire dans la composition duquel il entre de l'opium.

Opiat anthelmintique ; composé d'oximel scillitique, de sulfate de potasse, et de poudres des racines de jalap et de valériane.

Opiat de Joubert. V. Opiat de Salomon.

Opiat dentifrice ; miel rosat auquel on ajoute des os calcinés, de la terre sigillée, du corail rouge, de la cannelle, de la lacque carminée, et de l'huile de girofle.

Opiat d'Helvétius ; mélange de citrons, noix muscades, girofle et gingembre

confits, d'opiat de Salomon, de cannelle, de cascarille, de sirop d'œillet, et d'huile volatile de cannelle et de girofle.

Opiat de Salomon ; composé de racines d'acorus, aunée, fraxinelle, contra-yerva et gentiane, de bois d'aloès, de cascarille, de cannelle blanche, d'écorce de citron, de macis, de petit cardamome, de girofle, de graines de chardon bénit, santoline et citron, de feuilles de dictame de Crète, de roses rouges, de sucre rosat, de conserves de fleurs de buglosse, romarin et œillet, de thériaque, d'extrait de genièvre, et de sirop de limon.

Opiat fébrifuge ; mélange de miel blanc, de sirop de capillaire, de carbonate de potasse et de quinquina en poudre.

Opiat mésentérique ; composé de gomme ammoniaque, de séné, de protochlorure de mercure, de racine d'arum, d'aloès soccotrin, de poudre cornachine, de rhubarbe, de limaille de fer, et de sirop de pommes composé.

Opiat somnifère ; composé de roses rouges, de fleurs de violettes, de graines de jusquiame blanche, laitue, pavot blanc, pourpier, psyllium et scariole, d'écorce de racine de mandragore, de laudanum, de gingembre, de noix muscade, de cannelle, de santaux rouge, citrin et blanc, d'ivoire calciné à blanc, de gomme adragant et de miel rosat.

OPILATION. *V.* OBSTRUCTION.

OPISTHOTONOS, s. m., *opisthotonus*, ὀπισθότονος (ὄπισθεν, en arrière, τείνω, je tends) ; tétanos avec renversement du corps en arrière.

OPISTO-GASTRIQUE, adj., *opisto-gastricus* (ὄπισθεν, derrière, γαστήρ, estomac) ; épithète donnée par Chaussier à l'artère cœliaque.

OPIUM, s. m., *opium*, ὄπιον (ὀπὸς, suc) ; suc épaissi des capsules et des tiges du *papaver album*, qui nous vient d'Orient. C'est un composé de morphine, d'acide méconique, de narcotine, de caoutchouc, de fécule, de résine, d'huile, et de plusieurs autres substances encore. On le débite en masses assez consistantes, d'un brun rougeâtre, d'une odeur vireuse, d'une saveur amère, chaude et nauséabonde.

Opium de Rousseau. V. GOUTTES *de Séguin.*

Opium en larmes ; le plus pur de tous, celui qu'on obtient par des incisions faites aux têtes des pavots.

Opium thébaïque; obtenu en faisant évaporer le suc de têtes de pavot jusqu'à consistance de sirop très-épais.

OPOBALSAMUM, s. m., *opobalsamum*, ὀποβάλσαμον (ὀπὸς, suc, βάλσαμον, baume); baume de la Mecque.

OPODELDOCH, s. m., *opodeldoch, opodeltoch*; composé de savon blanc, de racines de guimauve, grande consoude, gentiane, aristoloche ronde et angélique, de feuilles de sanicle, pied de lion, piloselle, ophioglosse et pervenche, de sommités fleuries de romarin, sauge et lavande, de baies de genièvre, de cumin, de castoréum, de camphre et d'alcool.

OPODELTOCH. *V.* OPODELDOCH.

OPODÉOCÈLE, s. f., *opodeocele*; nom donné par Sagar à la hernie qui se fait par le trou sous-pubien.

OPOPANAX, s. m., *opopanax*, ὀποπάναξ; gomme-résine qui découle du *pastinaca opopanax*.

OPPILATION. *V.* OPILATION.

OPPOSANT *du petit doigt*, adj. et s. m., *opponens minimi digiti manûs*; muscle (carpo-métacarpien du petit doigt, Ch.) pair, aplati et triangulaire, qui du ligament annulaire antérieur du carpe, se porte à toute la longueur du bord interne du cinquième os du métacarpe.

Opposant du pouce, adj. et s. m., *opponens pollicis manûs*; muscle (carpo-métacarpien du pouce, Ch.) pair, aplati et triangulaire, qui s'attache d'un côté au ligament annulaire antérieur du carpe et à l'os trapèze, de l'autre à tout le bord externe du premier os du métacarpe.

OPPOSÉ, adj., *oppositus*; se dit, en botanique, des parties qui naissent en face l'une de l'autre, sur le même plan transversal de la tige.

OPPOSITION, s. f., *oppositio*; action de porter une partie en face d'une autre.

OPPRESSION, s. f., *oppressio*; sentiment de pesanteur douloureuse dans la poitrine.

Oppression des forces, *oppressio virium*; état d'un corps vivant qui semble faible, et dont les forces sont seulement empêchées dans le développement de leur activité.

OPSIGONE, adj., *opsigonus*, ὀψίγονος (ὀψὲ, après, γίνομαι, j'engendre); épithète donnée aux dents de sagesse, parce qu'elles sortent les dernières des mâchoires.

OPSOMANE, adj. et s. m., *opsomanes* (ὄψον, aliment, μανία, manie); qui a un goût exclusif pour une espèce d'aliment.

OPTICO-TROCHLÉI-SCLÉROTICIEN, adj. et s. m.; nom donné par Dumas au muscle *grand oblique de l'œil*.

OPTIQUE, s. f., *optice*; partie de la physique qui traite des phénomènes de la vision, ou qui étudie le fluide lumineux arrivant directement à l'œil.

OPTIQUE, adj., *opticus, visorius*, ὀπτικὸς (ὄπτομαι, je vois). — *Nerf optique*, seconde paire des nerfs cérébraux, qui se rend du cerveau à l'œil, sans fournir une seule branche.—*Trou optique*, ouverture arrondie qui se remarque à la base des petites ailes du sphénoïde.

OR, s. m., *aurum*, χρυσὸς; métal solide, jaune, très-brillant, peu dur, très-ductile, très-malléable, très-tenace et très-pesant, qu'on trouve dans la nature à l'état natif, ou combiné avec un peu d'argent, de cuivre et de fer.

Or de Judée; deuto-sulfure ou persulfure d'étain.

Or fulminant; oxide d'or précipité de l'hydrochlorate par un excès d'ammoniaque, et qui retient toujours un peu d'alcali.

Or graphique; tellure natif.

Or moraïque ou *mosaïque*; deuto-sulfure ou persulfure d'étain.

Or musif ou *mussif*; deuto-sulfure ou persulfure d'étain.

Or paradoxal; tellure natif.

Or potable; liquide huileux qu'on obtient en versant une huile volatile dans une dissolution d'hydrochlorate d'or. C'est un mélange de cette huile avec de l'or métallique très-divisé.

Or problématique; tellure natif.

ORANGE, s. f., *aurantium*; fruit de l'oranger.

ORANGÉ, adj., *aureus, aurantiacus*; l'une des sept couleurs principales du spectre solaire, la seconde après le rouge.

ORANGEADE, s. f.; suc d'orange étendu d'eau.

ORANGER, s. m., *citrus aurantium*; bel arbre du midi de l'Europe, dont on mange les fruits, et dont les fleurs et les feuilles sont regardées comme antispasmodiques.

ORATE, s. m., *oras*. Comme l'oxide d'or joue le rôle d'acide par rapport aux bases, on pourrait donner le nom d'*orate* à ses combinaisons avec ces dernières.

ORBICULAIRE, adj., *orbicularis* (*orbis*, rond); qui a la forme d'un cercle.

Orbiculaire des lèvres. V. LABIAL.

28.

Orbiculaire des paupières. *V.* Palpébral.

Orbiculé, adj., *orbiculatus;* qui est
rond et plat.

Orbitaire, adj., *orbitaris;* qui a rapport à l'orbite. — *Apophyses orbitaires,*
saillies, au nombre de deux, qui terminent les extrémités de l'arcade orbitaire.
— *Arcade orbitaire,* rebord saillant de l'os
frontal, qui fait partie du contour de
l'orbite.—*Artère orbitaire,* ou *ophthalmique.* — *Cavités orbitaires,* ou *orbites.* —
Fentes orbitaires, au nombre de deux,
la *supérieure* ou *sphénoïdale,* et l'*inférieure* ou *sphéno-maxillaire.*—*Fosses orbitaires,* ou *orbites.* — *Nerf orbitaire,* rameau du maxillaire supérieur. — *Trous
orbitaires,* au nombre de trois, le *supérieur,* par lequel passe le nerf frontal;
l'*interne antérieur,* qui donne passage au
nerf ethmoïdal; et l'*interne postérieur,*
par lequel passe une artère.

Orbite, s. f., *orbita,* τροχία; courbe
elliptique que décrit une planète, par son
mouvement d'occident en orient. | Ca-
vité qui loge l'œil.

Orbito-extus-scléroticien, adj. et s.
m.; nom donné par Dumas au muscle
droit externe de l'œil.

Orbito-intus-scléroticien, adj. et s. m.;
nom donné par Dumas au muscle droit
interne de l'œil.

Orbito-maxilli-labial, adj. et s. m.;
nom donné par Dumas au muscle élévateur de la lèvre supérieure.

Orbito-palpébral, adj. et s. m.; nom
donné par Chaussier au muscle releveur
de la paupière supérieure.

Orbito-sus-palpébral, adj. et s. m.;
nom donné par Dumas au muscle releveur de la paupière supérieure.

Orcanette, s. f.; racine de l'*anchusa
tinctoria.* Elle contient un principe colorant rouge, et jouit d'une propriété astringente.

Orchiocèle. *V.* Orchioncie.

Orchioncie, s. f., *orchioncus* (ὄρχις,
testicule, ὄγκος, tumeur); tumeur des
testicules.

Orchite, s. f., *orchitis* (ὄρχις, testicule);
inflammation du testicule.

Orchitite, s. f., *orchititis* (ὄρχις, testicule); inflammation du testicule.

Orchotomie, s. f., *orchotomia* (ὄρχις,
testicule, τέμνω, je coupe); amputation
du testicule.

Ordonnance, s. f., *præscriptio;* prescription faite par un médecin; billet qui
la contient.

Ordre, s. m., *ordo;* réunion des genres qui ont entre eux le plus d'analogie.

Oreille, s. f., *auris,* οὖς; organe de
l'audition.

Oreille externe; formée par l'auricule,
ou pavillon de l'oreille, et par le conduit
auditif.

Oreille interne; comprenant les trois
canaux demi-circulaires, le limaçon et
le vestibule.

Oreille moyenne; constituée par la caisse
du tympan et ses dépendances.

Oreillé, adj., *auriculatus;* qui porte
des appendices en forme d'oreilles. Synonyme d'*auriculé.*

Oreillette, s. f., *auricula;* nom donné
à deux cavités placées à la base du cœur,
et communiquant avec les ventricules;
l'une *droite,* qui reçoit les deux veines
caves et la veine coronaire; l'autre *gauche,* qui reçoit les quatre veines pulmonaires.

Oreillons, s. m. pl., *parotis;* nom
vulgaire de l'inflammation fluxionnaire
du tissu cellulaire sous-maxillaire et de
celui qui entoure la glande parotide.

Organe, s. m., *organum,* ὄργανον. On
désigne sous ce nom toute partie d'un
corps organisé qui exécute une action
particulière.

Organique, adj., *organicus;* qui a rapport à l'organisation. *Tissu, trame organique, vie organique, lésions organiques.*
—*Pouls organique.* Bordeu donnait ce
nom à toute espèce de pouls qui, suivant
lui, annonçait l'affection d'un organe
plutôt que celle d'un autre. Il y avait le
pouls capital, abdominal, pectoral, etc.

Organisation, s. f., *organisatio;* état
d'un corps organisé. | Ensemble des par-
ties qui le constituent. | Ensemble des
lois qui régissent ses actions.

Organisme, s. m., *organismus;* ensemble des forces qui régissent un être
organisé.

Organologie, s. f., *organologia* (ὄργανον, organe, λόγος, discours); histoire
des organes.

Orgasme, s. m., *orgasmus* (ὀργάω, je
désire avec ardeur); érection. | État
d'un tissu, d'un organe, où l'action vitale est portée au plus haut degré d'in-
tensité. | Irritation.

Orge, s. m. et f., *hordeum vulgare;*
graminée indigène qu'on cultive pour
ses graines, rangées parmi les céréales
les plus utiles à l'homme.

Orgelet, s. m., *hordeolum;* petite tumeur inflammatoire ou enkystée du bord
libre des paupières, ainsi nommée parce

qu'elle a une forme assez analogue à celle d'un grain d'orge.

ORICULAIRE. *V.* AURICULAIRE.

ORICULE. *V.* AURICULE.

ORICULO-VENTRICULAIRE. *V.* AURICULO-VENTRICULAIRE.

ORIFICE, s. m., *orificium* (*os*, bouche, *facio*, je fais); ouverture qui fait communiquer une cavité avec une autre, ou qui sert soit d'entrée, soit de sortie, à une cavité, à une poche, à un réservoir.

ORIGINAIRE, adj.; qui remonte à l'origine. Se dit des maladies congéniales et des vices de première conformation.

ORNITHOLOGIE, s. f., *ornithologia* (ὄρνις, oiseau, λόγος, discours); partie de l'histoire naturelle qui traite des oiseaux.

ORNITHOLOGISTE, s. m.; naturaliste qui s'occupe spécialement de l'histoire des oiseaux.

ORONGE *fausse*, s. f., *agaricus pseudoaurantiacus*; champignon voisin du suivant, mais très-vénéneux.

Oronge vraie, s. f., *agaricus aurantiacus*; champignon edule, et qu'on regarde comme un mets très-délicat.

ORPIMENT, s. m., *auripigmentum*; variété jaune du sulfure d'arsenic naturel.

ORPIN. *V.* ORPIMENT.

ORRHOCHÉSIE, s. f., *orrhochezia* (ὄῤῥος, petit-lait, χέζω, je vais à la selle); diarrhée séreuse.

ORTEIL, s. m., *ortillus*; nom donné aux doigts du pied.

ORTHOCOLON, s. m., ὀρθόκωλον (ὀρθός, droit, κῶλον, membre); synonyme d'*ankylose*, avec cette différence que le membre dont l'articulation n'est plus mobile demeure constamment étendu, tandis que dans l'ankylose il est souvent fléchi.

ORTHOPÉDIE, s. f., *orthopædia* (ὀρθός, droit, παῖς, enfant); art de prévenir et de corriger, à l'aide de moyens mécaniques, les vices de conformation que présentent les enfans, principalement ceux qui résultent d'une mauvaise direction des os ou des surfaces articulaires.

ORTHOPNÉE, s. f., *orthopnœa* (ὀρθός, droit, πνέω, je respire); difficulté de respirer telle que le sujet est obligé de rester debout ou assis sur son séant.

ORTIÉ, adj., *urticatus*; se dit d'une légère gastro-entérite avec éruption analogue à celle qu'excite l'ortie lorsqu'on en frappe la peau : *fièvre ortiée, exanthème ortié*.

ORVIÉTAN, s. m., *orvictanum*; électuaire très compliqué dont on ne se sert plus aujourd'hui.

ORYCTOGNOSIE, s. f., *oryctognosia* (ὀρυκ-

τὸς, fossile, γνῶσις, connaissance); histoire des fossiles.

ORYCTOGRAPHIE, s. f., *oryctographia* (ὀρυκτὸς, fossile, γράφω, j'écris); description des fossiles.

ORYCTOLOGIE, s. f., *oryctologia* (ὀρυκτὸς, fossile, λόγος, discours); histoire des fossiles.

OS, s. m., *os*, ὀστέον; nom des parties les plus dures des animaux vertébrés, de celles qui font la charpente de leur corps.

Os en ceinture; nom donné par Gouan à tout l'ensemble de l'appareil osseux des nageoires pectorales, chez les poissons.

OSCHÉITE, s. f., *oscheitis* (ὄσχη, scrotum); inflammation du scrotum.

OSCHÉOCÈLE, s. f., *oscheocele* (ὄσχεον, scrotum, κήλη, tumeur); hernie scrotale, c'est-à-dire hernie inguinale qui descend jusqu'au fond des bourses.

OSCHÉONCIE, s. f., *oscheoncus* (ὄσχη, scrotum, ὄγκος, tumeur); tumeur du scrotum.

OSCHÉOTITE, s. f., *oscheotitis* (ὄσχεον, scrotum); inflammation du scrotum.

OSCILLATION, s. f., *oscillatio*; mouvement d'une verge attachée à un point fixe, autour duquel elle décrit un arc.

OSCITANT, adj., *oscitans* (*oscitare*, bâiller); se dit des fièvres dans lesquelles le malade bâille continuellement.

OSCITATION, s. f., *oscitatio*; bâillement.

OSEILLE, s. f., *rumex acetosa*; plante potagère qui sert d'aliment, et dont on fait quelquefois des cataplasmes.

OSMAZOME, s. f., *osmazoma* (ὀσμή, odeur, ζωμὸς, bouillon); substance d'un brun rougeâtre, d'une odeur aromatique, d'une saveur de bouillon, déliquescente et soluble dans l'alcool, qui existe dans la chair musculaire.

OSMIUM, s. m., *osmium*; métal solide, bleu ou noir, dont l'oxide répand une très-forte odeur, et qui n'a encore été trouvé que dans la mine de platine.

OSPHALGIE, s. f., *osphalgia* (ὀσφῦς, lombes, ἀλγέω, je souffre); douleur dans les lombes.

OSPHRÉSIOLOGIE, s. f., *osphresiologia* (ὄσφρησις, odeur, λόγος, discours); traité des odeurs.

OSPHYALGIE. *V.* OSPHALGIE.

OSPHYTE, s. f., *osphytis* (ὀσφῦς, lombes); inflammation du tissu cellulaire des lombes.

OSSELET, s. m., *ossiculum*; petit os.

Osselets de l'ouïe, placés dans la caisse du tympan, et au nombre de quatre : le marteau, l'enclume, le lenticulaire et l'étrier.

Osseux, adj., *osseus*; qui est de la nature des os : *tissu*, *système osseux*.

Ossification, s. f., *ossificatio*; formation des os; développement normal ou anormal du tissu osseux.

Ossification accidentelle; se dit du changement que subissent dans leur texture les organes au milieu de la substance desquels il se forme des agrégats osseux ou lapidiformes.

Ostagre, s. f., ὀσ῔άγρα (ὀσ῔έον, os, ἄγρα, prise); pince propre à saisir les os. | Davier.

Ostéalgie, s. f., *ostealgia* (ὀσ῔έον, os, ἀλγέω, je souffre); douleur ostéocope.

Ostéocèle, s. f., *osteocele* (ὀσ῔έον, os, κήλη, tumeur); tumeur plus ou moins arrondie, pédiculée, dure, partagée à l'intérieur par des cloisons cartilagineuses ou osseuses, que forment en s'ossifiant certains sacs herniaires anciens, après la réduction des parties qu'ils contenaient.

Ostéocope, adj., *osteocopus* (ὀσ῔έον, os, κόπος, fatigue); se dit des douleurs qui se font sentir dans les os.

Ostéoderme, s. m., *osteodermus* (ὀσ῔έον, os, δέρμα, peau); nom donné aux poissons dont le corps est protégé par une enveloppe osseuse.

Ostéodynie, s. f., *osteodynia* (ὀσ῔έον, os, ὀδύνη, douleur); douleur ostéocope.

Ostéogénésie. *V.* **Ostéogénie**.

Ostéogénie, s. f., *osteogenia* (ὀσ῔έον, os, γένεσις, génération); formation, développement des os.

Ostéographie, s. f., *osteographia* (ὀσ῔έον, os, γράφω, j'écris); description des os.

Ostéologie, s. f., *osteologia* (ὀσ῔έον, os, λόγος, discours); traité des os.

Ostéomalacie, **Ostéomalakie**, **Ostéomalaxie**, s. f., *osteomalacia* (ὀσ῔έον, os, μαλακὸς, mou); rachitisme, ramollissement des os, effet d'une inflammation chronique du parenchyme cellulaire de ces parties.

Ostéoncie, s. f., *osteoncus* (ὀσ῔έον, os, ὄγχος, tumeur); tumeur osseuse, exostose.

Ostéonécrose, s. f., *osteonecrosis* (ὀσ῔έον, os, νέκρωσις, mortification); nécrose.

Ostéophthorie, s. f., *osteophthoria* (ὀσ῔έον, os, φθορά, destruction); spina ventosa.

Ostéophyme, s. m., *osteophyma* (ὀσ῔έον, os, φῦμα, tumeur); exostose.

Ostéoporose, s. f., *osteoporosis* (ὀσ῔έον, os, πώρωσις, endurcissement); éburnation.

Ostéopsathyrose, s. f., *osteopsathyrosis* (ὀσ῔έον, os, ψαθυρὸς, friable); friabilité des os.

Ostéosarcome, s. m., *osteosarcoma* (ὀσ῔έον, os, σάρξ, chair); réduction du tissu osseux en tissu d'apparence charnue, par l'effet de l'inflammation chronique du parenchyme cellulaire des os.

Ostéosarcose. *V.* **Ostéosarcome**.

Ostéose, s. f., *osteosis*; partie de l'anatomie qui a pour objet la connaissance du développement des os.

Ostéostéatome, s. m., *osteosteatoma* (ὀσ῔έον, os, σ῔έαρ, suif); dégénérescence du tissu osseux en une substance qui a l'apparence du suif.

Ostéotomie, s. f., *osteotomia* (ὀσ῔έον, os, τέμνω, je coupe); dissection, préparation des os.

Ostéotyle, s. m., *osteotylus* (ὀσ῔έον, os, τύλος, durillon); exostose.

Ostite, s. f., *ostitis* (ὀσ῔έον, os); inflammation des os.

Ostracoderme, s. m., *ostracodermas* (ὄσ῔ραχον, écaille, δέρμα, peau); animal qui a la peau recouverte d'écailles.

Otacoustique, adj., *otacousticus* (οὖς, oreille, ἀκούω, j'écoute); qui est propre à perfectionner le sens de l'ouïe. *V.* **Acoustique**.

Otalgie, s. f., *otalgia* (οὖς, oreille, ἄλγος, douleur); douleur d'oreille.

Otalgique, adj., *otalgicus*; remède contre l'otalgie.

Otenchyte, s. f., *otenchytes* (οὖς, oreille, ἐν, dans, χύω, je verse); seringue propre à faire des injections dans l'oreille. | Matière avec laquelle on fait ces injections.

Otique, adj. et s. m., *oticus*, *auricularis* (οὖς, oreille); remède contre les maladies de l'oreille.

Otirrhée. *V.* **Otorrhée**.

Otite, s. f., *otitis* (οὖς, oreille); inflammation de l'oreille, divisée en externe et interne, selon que la phlegmasie se borne au conduit auditif externe, ou réside dans la caisse du tympan. Dans la première, il y a douleur, sifflement, bourdonnement, rougeur de la membrane du tympan, puis écoulement d'une matière jaunâtre, puriforme, abondante et fétide. Dans la seconde, les mêmes symptômes existent; mais ils sont plus intenses, ils se prolongent davantage, l'écoulement s'établit plus tard, le conduit auditif externe n'offre ni rougeur ni boursouflement, à moins que l'inflammation ne s'étende jusqu'à lui. La saignée, les sangsues, les cataplasmes et les pédiluves chauds, sont les moyens qu'il faut employer. Lorsque l'otite devient chronique, elle donne lieu à des otorrhées ou écoulemens, soit séreux, soit purulens et opiniâtres, qu'il est quelquefois dangereux de supprimer.

OTOGRAPHIE, s. f., *otographia* (οὖς, oreille, γράφω, j'écris); description de l'oreille.

OTOLOGIE, s. f., *otologia* (οὖς, oreille, λόγος, discours); traité de l'oreille.

OTORRHÉE, s. f., *otorrhœa* (οὖς, oreille, ῥέω, je coule); écoulement séreux, muqueux ou purulent par le conduit auditif externe, provenant de l'inflammation chronique des parties molles, souvent aussi de la carie des parties dures de l'oreille interne, et quelquefois des méninges ou du cerveau lui-même.

OTOTOMIE, s. f., *ototomia* (οὖς, oreille, τέμνω, je coupe); dissection de l'oreille.

OUÏE. *V.* AUDITION.

OULORRHAGIE, s. f., *oulorrhagia* (οὖλον, gencive, ῥήγνυμι, je coule); écoulement de sang par les gencives.

OURAQUE, s. m., *uracus, uraniculum*; long canal membraneux qui naît de la vessie, sort de l'abdomen par l'ombilic, et va se terminer dans l'allantoïde.

OURÉTIQUE, adj., *oureticus*. Guyton-Morveau avait donné le nom d'acide ourétique à l'acide phosphorique.

OURLET, s. m., *margo*; repli que les organes de la reproduction forment sur les feuilles de quelques fougères.

OURONOLOGIE, s. f., *ouronologia* (οὖρον, urine, λόγος, discours); traité de l'urine.

OUTRÉ, adj., *defatigatus*; se dit d'un cheval qu'on a fait travailler au delà de ses forces, ou bien de celui qui est poussif au dernier degré.

OVAIRE, s. m., *ovarium* (*ovum*, œuf); organe sécrétoire du fœtus dans les animaux. | Partie de l'organe femelle qui contient les graines dans les plantes.

OVALE, adj., *ovalis* (*ovum*, œuf); qui est rond et allongé. — *Centre ovale de Vieussens. V.* CENTRE. — *Fosse ovale*, dépression que l'oreillette droite du cœur présente sur la cloison qui la sépare de la gauche. — *Trou ovale*, trou dont la cloison inter-auriculaire est percée dans le fœtus; trou sous-pubien; trou maxillaire inférieur.

OVARIONCIE, s. f., *ovarioncus* (*ovarium*, ovaire, ὄγκος, tumeur); tumeur formée par l'ovaire ou la trompe de Fallope.

OVARISTE, s. m.; physiologiste qui explique la génération par le système des œufs.

OVARITE, s. f., *ovaritis* (*ovarium*, ovaire); inflammation de l'ovaire.

OVÉ, adj., *ovatus*; se dit, en histoire naturelle, des parties qui ont la forme d'un œuf.

OVIDUCTE, s. m., *oviductus*. Quelques anatomistes ont donné ce nom à la trompe de Fallope.

OVIPARE, adj. et s. m.; qui se reproduit par des œufs.

OVULE, s. m., *ovulum*; rudiment de la graine, encore contenu dans l'ovaire des plantes.

OXACIDE, s. m., *oxacidum*; acide formé d'un corps combustible et d'oxygène.

OXALATE, s. m., *oxalas*; sel formé par la combinaison de l'acide oxalique avec une base salifiable.

Oxalate acide de potasse, oxalas acidus potassæ; sel cristallisable en petits parallélipipèdes blancs et opaques, qu'on trouve dans le suc de l'*oxalis acetosella*.

OXALIN. *V.* OXALIQUE.

OXALIQUE, adj., *oxalicus*; nom donné à un acide cristallisable en longs prismes quadrangulaires, incolores et transparens, qu'on trouve abondamment dans la nature, combiné avec la chaux et la potasse, et qui peut être employé à titre de rafraîchissant.

OXYCHLORURE, s. m.; composé de chlore et d'un oxyde métallique.

OXYCOÏE, s. f., *oxycoia* (ὀξύς, aigre, ἀκούω, j'entends); acuité excessive du sens de l'ouïe.

OXYCRAT, s. m., *oxycratum* (ὀξύς, aigre, κράω, je mêle); mélange d'eau et de vinaigre.

OXYCROCÉUM, s. m.; nom d'un emplâtre composé de safran, de poix-résine, de colophane, de cire jaune, de térébenthine, de galbanum, de gomme ammoniaque, de myrrhe, d'oliban et de mastic.

OXYCYANURE, s. m.; composé de cyanogène et d'un oxyde métallique.

OXYDATION, s. f.; action d'oxyder.

OXYDE, s. m., *oxydum* (ὀξύς, aigre); combinaison non acide d'un corps simple avec l'oxygène.

Oxyde d'aluminium; alumine.

Oxyde d'antimoine. On en connaît trois: le *protoxyde*, qui entre dans le kermès, l'émétique, le verre d'antimoine et la poudre d'algaroth; le *deutoxyde, V.* ANTIMONIEUX; le *tritoxyde* ou *peroxyde, V.* ANTIMONIQUE.

Oxyde d'antimoine hydrosulfuré brun; hydrosulfate d'antimoine.

Oxyde d'antimoine hydrosulfuré orangé; hydrosulfate d'antimoine.

Oxyde d'antimoine sulfuré demi-vitreux; foie d'antimoine, et safran des métaux.

Oxyde d'antimoine sulfuré vitreux; verre d'antimoine.

Oxyde d'arsenic. V. ARSÉNIEUX.

Oxyde d'azote. On en connaît deux : *protoxyde d'azote, V. Oxydule d'azote; deutoxyde d'azote* ou *gaz nitreux, V.* NITREUX.

Oxyde de barium. V. BARYTE.

Oxyde de calcium. V. CHAUX.

Oxyde de carbone; nom d'un gaz incolore, transparent, insipide, plus léger que l'eau, inflammable et irrespirable, qui se convertit en acide carbonique par la combustion.

Oxyde caséeux. V. CASÉEUX.

Oxyde cystique. V. CYSTIQUE.

Oxyde de fer. On en connaît trois : *protoxyde,* douteux; *deutoxyde,* ou *oxydule de fer; tritoxyde,* colcothar.

Oxyde de glucinium. V. GLUCYNE.

Oxyde d'hydrogène. V. EAU et *Eau oxygénée.*

Oxyde de magnésium. V. MAGNÉSIE.

Oxyde de mercure. Il y en a deux : *protoxyde,* éthiops *per se; deutoxyde,* précipité rouge.

Oxyde de plomb. On en compte trois : *protoxyde,* jaune; *deutoxyde,* rouge; *tritoxyde,* puce.

Oxyde de potassium. Il y en a trois : *protoxyde; deutoxyde, V.* POTASSE; *tritoxyde.*

Oxyde de silicium. V. SILICE.

Oxyde de sodium. Il y en a trois : *protoxyde; deutoxyde, V.* SOUDE; *tritoxyde.*

Oxyde de strontium. V. STRONTIANE.

Oxyde de thorinium. V. THORINE.

Oxyde jaune de tungstène. V. TUNGSTIQUE.

Oxyde de zinc, blanc, très-léger.

OXYDÉ, adj.; se dit d'un corps simple combiné avec l'oxygène.

OXYDER, v. a.; combiner un corps simple avec l'oxygène.

OXYDULE, s. m.; oxyde qui contient moins d'oxygène qu'un autre du même genre.

Oxydule d'azote; protoxyde d'azote.

Oxydule de fer; deutoxyde de fer.

OXYGALE, s. m., *oxygala* (ὀξὺς, aigre, γάλα, lait); lait aigri.

OXYGÉNABLE, adj.; qui peut se combiner avec l'oxygène.

OXYGÉNATION. *V.* OXYDATION.

OXYGÈNE, s. m., *oxygenum* (ὀξὺς, acide, γείνομαι, j'engendre); gaz incolore, inodore, insipide, plus pesant que l'eau, respirable, et qui active la combustion.

OXYGÉNÉ, adj.; synonyme d'*oxydé.*

OXYGÉNER. *V.* OXYDER.

OXYGÉNÈSE, s. f., *oxygenesis* (ὀξὺς, aigre, γείνομαι, j'engendre); maladie due à un trouble dans l'oxygénation des tissus organiques. Classe de maladies dans la Nosologie de Baumes.

OXYGEUSIE, s. f., *oxygeusia* (ὀξὺς, aigu, γεῦσις, goût); développement excessif du sens du goût.

OXYHAPHIE, s. f., *oxyhaphia* (ὀξὺς, aigu, ἁφή, tact); développement excessif du sens du toucher.

OXYMEL, s. m., *oxymel* (ὀξὺς, aigre, μέλι, miel); mélange de miel et de vinaigre.

Oxymel colchitique; mélange de miel et de vinaigre colchitique.

Oxymel cuivreux; onguent ægyptiac.

Oxymel scillitique; mélange de miel et de vinaigre de scille.

OXYMURIATE *de chaux,* s. m.; sous-bichlorure de chaux.

Oxymuriate de mercure. V. Hydrochlorate de deutoxyde de mercure.

OXYMURIATIQUE, adj. Kirwan donnait le nom d'*acide oxymuriatique* au *chlore.*

OXYOPIE, s. f., *oxyopia* (ὀξὺς, aigu, ἔψ, œil); développement excessif du sens de la vue.

OXYPHONIE, s. f., *oxyphonia* (ὀξὺς, aigu, φωνή, voix); voix aiguë; symptôme d'inflammation ou de spasme du larynx.

OXYPHOSPHURE, s. m.; composé de phosphore et d'un oxyde métallique.

OXYPHRÉSIE, s. f., *oxyphresia* (ὀξὺς, aigu, ὄσφρησις, odorat); développement excessif du sens de l'odorat.

OXYRECGMIE, s. f., *oxyregmia* (ὀξὺς, aigre, ἐρεύγω, je rote); rapport acide; symptôme de gastrite.

OXYRHODIN, s. m.; liniment composé d'huile rosat et de vinaigre rosat.

OXYSACCHARUM, s. m.; mélange de sucre et de vinaigre.

OXYSULFURE, s. m.; composé de soufre et d'un oxyde métallique.

OXYTARTRE, s. m.; acétate de potasse.

OXYURE, s. m., *oxyurus* (ὀξὺς, aigu, οὐρὰ, queue); nom d'un genre créé pour y ranger l'ascaride vermiculaire.

OZÈNE, s. m., *ozæna,* ὄζαινα (ὄζω, je pue); fétidité de l'air expiré par les narines, due à l'ulcération de la membrane pituitaire. | Lafosse croit que la morve des chevaux n'est autre chose que l'ozène de l'homme.

Pachéablépharose, s. f., *pachcablepharosis*, *pachcablephara* (παχὺς, épais, βλέφαρον, paupière); épaississement du tissu des paupières, soit par l'inflammation chronique, soit par le développement de tubercules dans le tissu de ces organes.

Pachychymie, s. f., *pachychymia* (παχὺς, épais, χυμὸς, humeur); épaississement morbide des humeurs.

Pachyderme, s. m., *pachydermus*, *crassipellitus* (παχὺς, épais, δέρμα, peau); mammifère dont la peau a beaucoup d'épaisseur, et dont les pieds ont plus de deux doigts, enveloppés dans des sabots cornés. Tels sont l'éléphant, le rhinocéros, l'hippopotame, le cochon, etc.

Paillette, s. f., *palea*; petite bractée sèche et écailleuse qu'on observe à la base de certaines fleurs.

Pain, s. m., *panis*; l'un des alimens habituels de l'homme, du moins en Europe. On le prépare le plus communément avec la farine de froment ou de seigle, dont on fait une pâte avec du levain délayé dans de l'eau tiède; on pétrit cette pâte, ensuite on la laisse fermenter à une douce chaleur, et lorsqu'elle est levée on la fait cuire.

Pain de coucou. V. Alleluia.

Pain de pourceau. V. Cyclame.

Pain de singe. V. Baobab.

Palais, s. m., *palatum*, ὑπερῷα; partie supérieure de la bouche, sorte de voûte parabolique, plus longue que large, horizontale et peu mobile, bornée en arrière par le voile du palais, en devant et sur les côtés par l'arcade dentaire supérieure, soutenue par une portion des os maxillaires supérieurs et palatins, et couverte par une membrane muqueuse. — *Os du palais* ou *palatin.* — *Voile du palais. V.* Voile. | En botanique, on donne ce nom à la partie supérieure du limbe de la corolle, dans les fleurs monopétales irrégulières.

Palatin, adj., *palatinus*; qui appartient au palais, ou qui y a rapport.—*Artères palatines*, au nombre de deux : 1° la *supérieure*, ou *descendante*, branche de la maxillaire interne, qui descend dans la fosse ptérygo-maxillaire, s'engage dans le canal palatin postérieur, et se distribue au voile du palais, ainsi qu'aux fosses nasales; 2° l'*inférieure*, ou *ascendante*, branche de la faciale, qui s'applique contre la paroi latérale du pharynx, et, parvenue entre les piliers du voile du palais, envoie des rameaux à toutes les parties voisines. — *Canaux* ou *conduits palatins*, au nombre de deux : 1° l'*antérieur*, formé par l'adossement des deux os maxillaires supérieurs, situé sur le devant de la voûte palatine, simple inférieurement, et garni en haut de deux ouvertures, dont chacune s'abouche dans la fosse nasale correspondante; 2° le *postérieur*, qui occupe la partie postérieure du palais, est formé par les os maxillaire supérieur et palatin entre lesquels il remonte, et donne naissance à deux autres petits canaux accessoires qui s'ouvrent sur la tubérosité de l'os du palais.—*Fosse palatine*, synonyme de *voûte palatine*. — *Membrane palatine*, membrane muqueuse, dense et épaisse, qui tapisse le palais, et se confond sur les côtés avec les gencives.—*Nerfs palatins*, au nombre de trois, le *grand*, le *moyen* et le *petit*, tous fournis par la partie inférieure du ganglion sphéno-palatin.—*Os palatin* ou *du palais*, petit os très-irrégulier, qui concourt à la formation des fosses nasale, palatine, orbitaire et zygomatique, et qui s'articule avec la plupart des os de la face et de la base du crâne.—*Tubérosité palatine*, éminence pyramidale très-saillante que la portion verticale de l'os du palais présente à la réunion de son bord postérieur avec celui de la portion horizontale.—*Voûte palatine*, fosse circonscrite par l'arcade dentaire supérieure, et formée par les os maxillaires supérieurs et palatins.

Palato-labial, adj., *palato-labialis*; nom donné par Chaussier à l'artère *maxillaire externe* ou *faciale*.

Palato-pharyngien, adj. et s. m., *palato-pharyngeus*; muscle pair et membraniforme qui est placé verticalement dans le voile du palais et à la partie latérale du pharynx. Il élève et raccourcit ce dernier, en même temps qu'il abaisse le voile du palais.

Palato-salpingien, adj. et s. m., *palato-salpingeus*; nom donné par Valsalva au muscle *péristaphylin externe*.

Palato-staphylin, adj. et s. m., *palato-staphylinus*; muscle pair, allongé et fusiforme, qui s'étend de l'épine nasale postérieure et de l'aponévrose des muscles péristaphylins externes au sommet de la luette, dont il occupe l'épaisseur, et qu'il sert à relever et raccourcir.

PALE, adj., *pallidus*; se dit des parties qui ne sont point colorées par le sang. '

Pâles couleurs, *pallidus color virgineus*; synonyme de *chlorose*.

PALÉACÉ, adj., *paleaceus*; qui est garni de paillettes, ou qui en a la nature.

PALEFROY ou PALFROY, s. m., *palafredus*; nom donné autrefois au cheval qui servait aux fêtes et aux dames. On croit qu'il vient de *par*, le frein, parce que les écuyers menaient ces chevaux par le frein ou la bride.

PALERON, s. m. (*pala*, petite pelle); nom vulgaire de l'omoplate.

PALETTE, s. f.; ce mot, très-usité, sert à désigner divers instrumens. 1° *Palette*, *palmula*, *ferula*; sorte de spatule à long manche, assez épaisse, faite en bois blanc très-léger, et qui a été proposée par Percy pour servir au massage. 2° *Palette*, petite planche qui a la forme d'une main, et qui est découpée de manière à former en avant autant de languettes qu'il y a de doigts; on l'emploie dans les plaies de la main pour fixer cet organe, et pour empêcher ses diverses parties d'être déformées par la cicatrice. Une palette semblable est, dans quelques cas, placée sous le pied, dont elle a la forme, et sert à soutenir cet organe. Dans l'appareil de Boyer, pour les fractures du col du fémur, une palette de ce genre, fixée sous le pied, est attachée à une traverse qui reçoit elle-même la vis au moyen de laquelle s'opère l'extension du membre. 3° *Palette* ou *poilette*, *scutella*, *patella excipula*, *cattillus*; petit vase d'argent, large et peu profond, qui doit contenir quatre onces de sang, et qui sert à recevoir ce liquide pendant la saignée. 4° *Palette de Cabanis*; instrument composé de deux plaques d'argent, percées de plusieurs trous, et mobiles l'une sur l'autre, inventé par Cabanis de Genève. Cette palette sert à retirer l'extrémité inférieure du stylet introduit dans le canal nasal, pendant l'opération de la fistule lacrymale. Pour s'en servir, il faut porter l'instrument dans le nez, de manière à ce que les trous des deux plaques se correspondent; lorsque le bout du stylet s'est placé dans l'un de ces trous, on le pince en faisant glisser l'une des plaques, et on le retire aisément.

PALEUR, s. f., *pallor*; couleur pâle.

PALINDROMIE, s. f., *palindromia*; réci-

dive d'une maladie. Quelques auteurs désignent par ce mot un refoulement des liquides à l'intérieur du corps.

PALINGÉNÉSIE, s. f., *palingenesia*, παλιγγενεσία (πάλιν, derechef, γίνεσις, naissance); synonyme inusité de *régénération*.

PALINIDRYSE, s. f., *palinidrysis* (πάλιν, derechef, ἱδρύνω, j'abaisse); diminution de volume, affaissement.

PALIRRHÉE, s. f., *palirrhœa* (πάλιν, derechef, ῥέω, je coule); maladie qui se manifeste de nouveau.

PALLADIUM, s. m.; métal solide, blanc, malléable, ductile, très-pesant et très-difficile à fondre, qu'on a trouvé dans la mine de platine.

PALLIATIF, adj., *palliativus*; nom donné aux agens ou aux méthodes thérapeutiques qui ne font que procurer un soulagement momentané aux malades, ou qui prolongent seulement leur existence.

PALLIATION, s. f., *palliatio* (*palliare*, couvrir, cacher); action de pallier. Elle consiste à calmer les symptômes ou les accidens d'une maladie, et à ralentir ses progrès.

PALMA-CHRISTI. *V.* RICIN.

PALMAIRE, adj., *palmaris* (*palma*, paume de la main); qui a rapport à la paume de la main. — *Aponévrose palmaire*, aponévrose forte et triangulaire qui couvre toute la peau de la main, et naît du tendon inférieur du muscle petit palmaire et du ligament annulaire du carpe.— *Arcades* ou *crosses palmaires*, au nombre de deux : 1° *la cubitale* ou *superficielle*, extrémité recourbée de l'artère cubitale, qui fournit les collatérales des quatre derniers doigts et l'interne du pouce; 2° la *radiale* ou *profonde*, extrémité recourbée de l'artère radiale, qui ne fournit que de petits rameaux. — *Ligamens palmaires*, faisceaux fibreux qui unissent les différens os du carpe et du métacarpe les uns avec les autres.—*Muscles palmaires*, au nombre de trois.

Palmaire cutané, adj. et s. m., *palmaris brevis*; petit muscle carré, aplati, et situé en travers de l'éminence thénar, qui se porte du ligament annulaire du carpe aux tégumens de la peau de la main, et sert à froncer ceux-ci.

Palmaire grand. V. RADIAL *antérieur.*

Palmaire grêle, adj. et s. m., *palmaris longus*; muscle (épitrochlo-palmaire, Ch.) pair et très-grêle, qui de la tubérosité interne de l'humérus se porte à l'aponévrose palmaire, qu'il semble former par l'épanouissement de ses fibres.

Palmaire petit. V. Palmaire grêle.

PALMÉ, adj., *palmatus;* qui a la forme d'une main. — *Feuille palmée,* celle qui est digitée, comme la main ouverte. — *Pied palmé,* celui dont les doigts sont réunis par des membranes.

PALMIFORME, adj., *palmiformis;* synonyme de *palmé.*

PALMIPÈDE, s. m.; nom donné aux oiseaux dont les doigts des pattes sont unis par des membranes, comme les cygnes, les canards, etc.

PALMI-PHALANGIEN, adj., *palmi-phalangianus;* nom donné par Chaussier à chacun des muscles lombricaux de la main.

PALPÉBRAL, adj., *palpebralis;* qui appartient ou qui a rapport aux paupières. — *Artères palpébrales,* au nombre de deux, la *supérieure* et l'*inférieure,* qui naissent de l'ophthalmique, et se distribuent chacune à la paupière correspondante. — *Follicules palpébraux. V.* GLANDES *de Meibomius.* — *Flux palpébral puriforme,* écoulement puriforme fourni par les glandes de Meibomius enflammées, et auquel Scarpa attribue la fistule lacrymale. — *Ligamens palpébraux, supérieur* et *inférieur;* couches fibreuses assez épaisses qui s'attachent d'une part aux cartilages tarses, de l'autre à la circonférence de l'orbite. — *Muscle palpébral. V.* ORBICULAIRE *des paupières.* — *Nerfs palpébraux,* nés de l'ophthalmique, du facial, du nasal et du maxillaire supérieur. — *Veines lacrymales,* dont la marche suit celle des artères, mais dont quelques-unes s'ouvrent dans la temporale et dans la labiale.

PALPITATION, s. f., *palpitatio;* se dit des battemens du cœur plus forts et plus précipités que de coutume. Souvent ces battemens sont plus forts sans être plus fréquens, ou bien le contraire a lieu; d'autres fois les palpitations sont caractérisées par des mouvemens violens et convulsifs du cœur, qui se font sentir dans une grande étendue de la poitrine. En général les palpitations varient beaucoup, quant à leur violence et à leur durée. Les principaux troncs artériels n'en sont pas exempts. Ce symptôme n'indique pas toujours une lésion du cœur ou des gros vaisseaux.

PÂMOISON, s. f.; expression dont on se servait jadis comme synonyme de *lipothymie* ou de *syncope.*

PAMPINIFORME, adj., *pampiniformis* (*pampinus,* vrille de la vigne, *forma,* forme). — *Corps pampiniforme,* entrela-

cement que les artères et surtout les veines spermatiques forment au devant du muscle psoas.

PANACEA *lapsorum. V.* ARNIQUE.

PANACÉE, s. f., *panacea* (πᾶς, tout, ἀκέομαι, je guéris); remède universel.

Panacée anglaise; carbonate de magnésie mêlé de carbonate calcaire.

Panacée de Kermann. V. POUDRE *d'or de Zell.*

Panacée mercurielle; proto-chlorure de mercure sublimé neuf fois.

PANACHÉ, adj., *variegatus;* qui est veiné de diverses couleurs.

PANACHURE, s. f., *variegatio;* maladie des végétaux, consistant en des taches blanchâtres ou de nuances diverses, qui se mêlent à la couleur principale de leurs feuilles ou de leurs fleurs.

PANAIS, s. m., *pastinaca sativa;* plante potagère, de la pentandrie digynie, et de la famille des ombellifères, dont on mange la racine. Une autre espèce du même genre, le *pastinaca opopanax,* fournit la gomme-résine connue sous le nom d'*opopanax.*

PANARIS, s. m., *panaritium, panaritius, pandatitium, paronychia,* παρωνυχία (παρὰ, auprès, ὄνυξ, ongle); inflammation du tissu cellulaire dense, serré, et abondant en filets nerveux, qui entre dans la composition des doigts. Cette maladie n'est dangereuse qu'à raison de l'excessive sensibilité des parties irritées, et de l'étranglement dont elles sont le siége. Le débridement des tissus enflammés fait constamment disparaître les accidens en un laps de temps fort court.

PANCHRESTE, adj. et s. m., *panchrestus* (πᾶς, tout, χρηστὸς, bon); nom donné aux remèdes auxquels on attribuait la propriété de guérir toutes les maladies.

PANCHYMAGOGUE, adj. et s. m., *panchymagogus,* παγχυμαγωγὸς (πᾶς, tout, χυμὸς, suc, ἄγω, je chasse); nom donné par les anciens à certains purgatifs qu'ils croyaient propres à évacuer toutes les humeurs. — *Extrait panchymagogue;* extrait d'aloès auquel on ajoute de la coloquinte, du séné, des racines d'ellébore noir, de l'agaric, de la scammonée et de la poudre diarrhodon.

PANCRÉAS, s. m., *pancreas,* πάγκρεας (πᾶς, tout, κρέας, chair); glande située dans la cavité abdominale, derrière l'estomac, à la droite de la rate, en travers de la colonne vertébrale, et entre les trois courbures du duodénum, dans lequel son canal excréteur s'ouvre avec ou à côté du canal cholédoque.

Pancréas d'Aselli ; prolongement plus ou moins considérable que le pancréas offre presque toujours à sa partie droite.

Pancréas (petit). V. Pancréas d'Aselli.

PANCRÉATALGIE, s. f. , *pancreatalgia* (πάγχρεας, pancréas, ἀλγέω, je souffre); douleur dont le siége est dans le pancréas.

PANCRÉATEMPHRAXIS, s. f. , *pancreatemphraxis* (πάγχρεας, pancréas, ἐμφράσσω, j'obstrue); obstruction du pancréas.

PANCRÉATICO - DUODÉNAL , adj. , *pancreatico - duodenalis ;* épithète donnée à des artères et à des veines qui appartiennent en commun au pancréas et au duodénum.

PANCRÉATIQUE, adj., *pancreaticus ;* qui appartient au pancréas. — *Artères pancréatiques,* nées de la splénique , de la cœliaque, de la mésentérique supérieure, de la gastro-épiploïque droite, de la coronaire stomachique et des capsulaires gauches. — *Canal pancréatique,* conduit excréteur du pancréas, qui serpente dans l'épaisseur de l'organe , et devient libre à la hauteur de la seconde courbure du duodénum, dans lequel il s'ouvre.—*Nerfs pancréatiques,* émanés du plexus solaire. — *Suc pancréatique,* liquide sécrété par le pancréas, et qui paraît avoir beaucoup d'analogie avec la salive. — *Veines pancréatiques,* qui se rendent dans la splénique et la petite mésaraïque.

PANCRÉATITE , s. f. , *pancreatitis ;* inflammation du pancréas.

PANCRÉATONCIE , s. f. , *pancreatoncus* (πάγχρεας, pancréas, ὄγχος, tumeur); tuméfaction du pancréas.

PANDÉMIE, s. f. , *pandémia* (πᾶς, tout , δῆμος, peuple); maladie qui gagne tous les habitans d'un pays.

PANDÉMIQUE , adj. , *pandemicus ;* qui attaque un grand nombre de personnes à la fois. *Maladie pandémique.*

PANDICULATION, s. f., *pandiculatio (pandiculari,* s'étendre); action qui consiste à élever les membres supérieurs , et à renverser la tête et le tronc en arrière, en même temps qu'on étend les membres inférieurs. Cette série de mouvemens des muscles extenseurs est en quelque sorte indépendante de la volonté, et s'accompagne de bâillemens, également involontaires. Dans l'état de santé , les pandiculations se remarquent avant et après le sommeil, surtout lorsque l'on est fatigué. On les observe quelquefois au début de certains accès de fièvre, d'hystérie , etc.

PANDURÉ. *V.* PANDURIFORME.

PANDURIFORME , adj. , *panduriformis ;* qui a la forme d'un violon. Se dit d'une feuille oblongue, portant un large et profond sinus de chaque côté.

PANIC, s. m. , *panicum italicum,* L. ; plante de la triandrie digynie et de la famille des graminées, qu'on cultive sous le nom de *millet des oiseaux,* à cause de ses graines dont on retire une farine alibile. On mange aussi les graines de quelques autres espèces, celles en particulier du *panicum miliaceum.*

PANICAUT, s. m. , *eryngium campestre;* plante de la pentandrie digynie et de la famille des ombellifères , qui est très-commune en Europe, et dont la racine, qui passe pour diurétique et emménagogue, a été mise au nombre des cinq racines apéritives mineures.

PANICULE, s. f. , *panicula;* disposition telle des fleurs d'une plante, que les pédoncules, divisés plusieurs fois, et de diverses manières, s'élèvent à une hauteur inégale.

PANICULÉ, adj., *paniculatus ;* qui est disposé en panicule.

PANIQUE, adj. , *panicus* (Πάν, Pan); se dit de la crainte ou de la terreur que l'on croyait inspirée par le dieu Pan. *Terreur panique.*

PANNICULE, s. m. , *panniculus ;* petit drap. On a donné ce nom au ptérygion , ou plutôt à la réunion de plusieurs ptérygions sur la cornée, de telle sorte que cette membrane en est plus ou moins complétement recouverte.

PANOPHOBIE , s. f. , *panophobia* (Πάν, Pan , φόβος, crainte, terreur); terreur panique. Les mélancoliques sont fréquemment en proie à cette sorte de frayeur; il n'est pas rare non plus de l'observer dans d'autres affections cérébrales.

PANSE , s. m. ; premier estomac des mammifères ruminans, dans lequel les substances alimentaires subissent un commencement de ramollissement, et d'où elles passent dans le bonnet.

PANSEMENT, s. m. , *cura, curatio ;* application méthodique d'un appareil ou de quelque médicament sur une partie malade. Avant de procéder au pansement, le blessé , l'organe qui est le siége du mal, et le chirurgien lui-même, doivent être commodément situés. Tout doit se réunir pour rendre les pansemens prompts, faciles et non douloureux : des aides convenablement placés , les objets dont on doit faire usage préparés avec soin, et même échauffés si la tempéra-

...re atmosphérique le rend nécessaire, elles sont les premières conditions à remplir; la dextérité du chirurgien fait le reste. | *Defricare*, ce sont les différens moyens qu'on emploie pour nourrir et nettoyer les chevaux.

¶ PANTAGOGUE, adj., *pantagogus*, παν-ταγωγὸς (πᾶς, tout, ἄγω, je chasse); synonyme de *panchymagogue*.

¶ PANTOPHAGE, adj. et s. m., *pantophagus* (πᾶς, tout, φάγω, je mange); qui se nourrit de toutes sortes d'alimens.

¶ PANTOPHAGIE, s. f., *pantophagia* (πᾶς, tout, φάγω, je mange); appétit vorace.

¶ PANTOPHOBIE. *V.* PANOPHOBIE.

¶ PAPILIONACÉ, adj., *papilionaceus*; se dit des fleurs irrégulières, à cinq pétales, dont la forme ressemble grossièrement à celle d'un papillon.

¶ PAPILLAIRE, adj., *papillaris* (*papilla*, papille); qui appartient aux papilles, ou qui en renferme. — *Corps papillaire*, ou muqueux; *éminence papillaire*.

¶ PAPILLE, s. f., *papilla*, θηλή; bout de la mamelle, ou mamelon. | Éminence plus ou moins saillante, et semblable à un mamelon, qui s'élève à la surface de la peau ou d'une membrane muqueuse.

¶ PAPULE, s. f., *papula*; petit bouton rouge qui s'élève sur la peau, et tombe par desquamation. Les papules présentent cette différence avec les pustules et les phlyctènes, qu'elles ne renferment jamais ni pus, ni sérosité.

¶ PARAAL. Geoffroy-Saint-Hilaire appelle *paraaux* la première paire d'osselets placés immédiatement au-dessous du cynéal, et supportant les cataaux, dans les animaux chez lesquels les pièces vertébrales sont géminées.

¶ PARABOLAIN, s. m., *parabolanus* (παρα-βάλλειν, exposer); nom donné chez les anciens aux personnes qui se consacraient au service des malades dans les hôpitaux.

¶ PARACARPE, s. m., *paracarpium*; nom donné par Link à l'ovaire avorté, ou à l'organe qui le remplace dans les fleurs femelles par avortement.

¶ PARACENTÉRION; nom que Woolhouse a donné au petit trois-quarts employé par Nuck pour la ponction de l'œil affecté d'hydropisie.

¶ PARACENTÈSE, s. f., *paracentesis* (παρὰ, à côté, κεντέω, je pique); ponction que l'on fait à l'abdomen dans le cas d'hydropisie de cette cavité. Un trois-quarts de médiocre grosseur, et enduit à la pointe d'un corps gras qui facilite son introduction, sert à exécuter cette opération. Quel-

ques personnes ont voulu donner le nom de *paracentèse* à toutes les ponctions; mais le mot n'est pas encore usité en ce sens.

PARACMASTIQUE, adj., *paracmasticus* (παρακμάζω, je décrois); nom donné aux fièvres continues qui diminuent d'intensité.

PARACOROLLE, s. f., *paracorolla*; nom donné par Link au disque corolliforme qui garnit le dedans de la corolle dans les narcisses.

PARACOUSIE, s. f., *paracusis* (παρακούω, j'entends mal); perception confuse des sons, particulièrement lorsqu'ils sont forts et aigus.

PARACUSE. *V.* PARACOUSIE.

PARACYÉSIE, s. f. *paracyesis* (παρὰ, à côté, κύησις, grossesse); grossesse extra-utérine.

PARACYNANCIE, s. f., *paracynanche*; angine légère. Quelques auteurs donnent ce nom à la phlegmasie des muscles extrinsèques du larynx.

PARAGEUSIE, s. f., *parageusia* (παρὰ, faux, γεῦσις, goût); perversion du goût.

PARAGEUSTIE. *V.* PARAGEUSIE.

PARAGLOSSE, s. f., *paraglossa*; tuméfaction de la langue. Le gonflement de cet organe change quelquefois sa forme au point que l'on a cru qu'il se renversait dans le pharynx. C'est ce que Sauvages a désigné sous le nom de *paraglosse déglutitoire*.

PARAGOGE, s. m. (παρὰ, auprès, ἄγω, conduire); réduction d'une fracture ou d'une luxation.

PARAGOMPHOSE, s. f., *paragomphosis* (παρὰ, presque, γομφόω, je cloue); enclavement incomplet de la tête de l'enfant.

PARALAMPSIS, s. f., παράλαμψις; variété de l'albugo, qui forme sur la cornée une tache brillante et perlée.

PARALLAXE, s. f., *parallaxis*; différence. Quelques écrivains ont donné ce nom au raccourcissement que présentent les membres fracturés, lorsque les fragmens chevauchent l'un sur l'autre.

PARALYSÉ, adj.; qui est frappé de paralysie.

PARALYSIE, s. f., *paralysis* (παραλύω, je résous); diminution ou abolition de la contractilité musculaire d'une partie du corps, dont la sensibilité peut être en même temps diminuée, abolie ou pervertie. Ce phénomène est le plus communément symptomatique d'une lésion du cerveau, de la moelle épinière ou des nerfs. La paralysie est dite *partielle* ou *locale*, lorsqu'elle n'occupe que quelques muscles ; si elle s'étend à toute une moitié du corps, on l'appelle *hémiplégie* ou *paraplégie*.

Paralytique, adj. et s. m., *paralyticus* ; qui est atteint de paralysie.

Paramastique. *V.* Paracmastique.

Paranoie, s. f., *paranoia* (παρὰ, part. dim., νόος, esprit, intelligence) ; démence.

Paranymphe, s. m., *paranymphus* (παρὰ, auprès, νύμφη, nymphe) ; nom donné autrefois au discours solennel qu'on prononçait à la fin de la licence en médecine, et dans lequel on faisait l'éloge du candidat.

Parapétale, s. m., *parapetalum* ; nom donné par Link à une partie pétaliforme, mais plus intérieure que les pétales, qu'on observe dans l'ellébore.

Paraphimosis, s. m., *paraphimosis* (παρὰ, au delà, en arrière, φιμόω, je serre avec un cordon) ; étranglement du gland, déterminé par l'ouverture trop étroite du prépuce, lorsqu'après avoir été portée avec force derrière la base de cet organe, elle ne peut plus être ramenée au devant de lui. Le gonflement, l'inflammation, la gangrène du gland, ainsi que la phlogose et l'ulcération du prépuce, sont les effets du paraphimosis ; on prévient tous ces accidens en rétablissant la situation des parties, ou en divisant le rebord de l'ouverture qui comprime la verge.

Paraphonie, s. f., *paraphonia* (παρὰ, vicieux, φωνή, voix) ; articulation vicieuse des sons.

Paraphora, s. m., παραφορὰ (παρα, part. dim., φέρω, je porte) ; léger délire.

Paraphrénésie, s. f., *paraphrenitis*, παραφρένεσις (παρὰ, proche, φρήν, esprit) ; inflammation du diaphragme ; délire qui survient pendant cette inflammation.

Paraphrosyne, s. f., *paraphrosine*, παραφροσύνη (παρὰ, part. dim., φρήν, esprit) ; délire.

Paraphyse, s. m., *paraphysis* ; nom donné par Willdenow à des filets stériles et cloisonnés qu'on observe dans les organes de la fructification des mousses.

Paraplégie, s. f., *paraplegia* (παρὰ, part. dim., πλήσσω, je frappe) ; paralysie de la moitié inférieure du corps. | Délire.

Paraplégique, adj., *paraplegicus* ; qui est atteint de paraplégie.

Parapleurésie, s. f., *parapleuritis* ; fausse pleurésie ou pleurodynie.

Paraplexie, s. f., *paraplexia* ; synonyme de *paraplégie*.

Parapoplexie, s. f., *parapoplexia* ; état soporeux qui simule l'apoplexie. | Apoplexie.

Pararhythme, adj., *pararhythmus* (παρὰ, auprès, ῥυθμός, rhythme) ; se dit du pouls dont le rhythme n'est point proportionné à l'état du sujet.

Pararthrème, s. m., *pararthroma* (παρὰ, part. dim., ἀρθρόω, j'articule) ; luxation incomplète.

Pararthrome. *V.* Pararthrème.

Parascepastre, παρασκεπάστρα ; bandage qui enveloppait la tête.

Parasite, adj. et s. m., *parasiticus*, παράσιτος (παρὰ, auprès, σῖτος, blé) ; épithète donnée aux corps organisés, végétaux et animaux, qui vivent sur d'autres corps organisés et à leurs dépens.

Parasquinancie. *V.* Paracynancie.

Parastade, s. m. ; nom donné par Link aux filamens placés entre la corolle et les étamines, dans les passiflores.

Parastamine, s. m. ; nom donné par divers botanistes aux étamines avortées.

Parastates, s. f. pl., *parastatæ*, παραστάται (παρὰ, auprès, ἵσταμαι, je suis placé) ; nom donné autrefois à l'épididyme, à la prostate et au commencement du canal déférent.

Parastyle, s. m. ; nom donné par Link aux pistils avortés.

Parasynanche. *V.* Parasynancie.

Parasynancie, s. f., *paracynanche* ; angine. Quelques auteurs désignent par ce nom la phlegmasie des muscles extrinsèques du larynx.

Parathenar, adj. et s. m., *parathenar* (παρὰ, auprès, θέναρ, plante du pied) ; Winslow appelait le muscle abducteur du petit orteil *grand parathénar* ; et le court fléchisseur du même doigt, *petit parathénar*.

Paratrimme, s. m., *paratrimma* (παρατρίβω, j'use en frottant) ; excoriation du sacrum ou de la rainure des fesses.

Parégorique, adj. et s. m., *paregoricus* (παρηγορέω, j'apaise) ; calmant, anodin.

Pareira-brava, s. f., *cissampelos pareiroides*, et *pareira* ; plantes de la dioécie monadelphie et de la famille des ménispermées, dont la racine, mucilagineuse et légèrement amère, a joui autrefois, comme antinéphrétique et anti-arthritique, d'une réputation que le temps et l'expérience n'ont pas confirmées.

Paremptose, s. f., *paremptosis* (πα-ρεμπίπτω, je tombe entre); synonyme d'*accident*.

Parencéphale, s. m., *parencephalis*, παρεγκεφαλίς (παρὰ, auprès, ἐγκεφαλὸν, cerveau); cervelet.

Parencéphalite, s. f., *parencephalitis*; inflammation du cervelet.

Parencéphalocèle, s. f., *parencephalocèle* (παρεγκεφαλίς, cervelet, κήλη, tumeur); hernie du cervelet. Cette maladie est fort rare; elle s'annonce par une tumeur molle, indolente, non réductible, et qui occupe la région occipitale.

Parenchymateux, adj., *parenchymatosus*; qui est formé de parenchyme : *organe, tissu, viscère parenchymateux; structure, texture parenchymateuse.*

Parenchyme, s. m., *parenchyma*, παρέγχυμα; tissu propre des organes glanduleux dans les animaux; pulpe qui forme la base des parties molles dans les végétaux.

Parer, v. a., *resecare*; enlever avec le boutoir la corne du pied du cheval. | Se dit encore, en termes de manége, pour arrêt relevé du cheval.

Parésie, s. f., *paresis* (παρίεμι, je relâche); paralysie du mouvement seulement.

Paresseux, adj.; se dit vulgairement du ventre lorsqu'il y a constipation.

Parfum, s. m., *suffimentum*; odeur agréable.

Pariétaire, s. f., *parietaria officinalis*; plante herbacée, de la polygamie monoécie et de la famille des urticées, qui est très-commune sur tous les points de l'Europe, et à laquelle on attribue, parce qu'elle contient un peu de nitrate de potasse, des propriétés diurétiques, qui ne sont rien moins que constatées.

Pariétal, adj. et s. m., *parietalis* (*paries*, muraille). —*Bosse pariétale*, éminence qui s'élève à la partie moyenne de la face externe de l'os pariétal.—*Fosse pariétale*, enfoncement creusé à la face interne de cet os. — *Os pariétal*, os pair et quadrilatère, qui occupe les parties latérale et supérieure du crâne, dont il forme une grande partie de la voûte. — *Suture pariétale*, celle qui unit les deux pariétaux ensemble, sur le sommet de la tête. — *Trou pariétal*, ouverture située près du bord supérieur de l'os pariétal, et par laquelle passe une veine qui va se jeter dans le sinus longitudinal supérieur.

Parisette, s. f., *paris quadrifolia*; petite plante indigène, de l'octandrie tétragynie et de la famille des asparaginées,

qui jouit de la vertu vomitive, et qu'on doit en conséquence ranger parmi les végétaux dangereux ou du moins suspects.

Paristhmite, s. f., *paristhmia*, παρίσθμια (παρὰ, à côté, ἰσθμὸς, gorge); angine tonsillaire.

Paroi, s. f., *paries*; partie qui forme la clôture ou la limite d'une cavité : *parois du crâne, de la poitrine, de l'abdomen, de l'estomac, d'une capsule*, etc.

Parole, s. f., *loquela*; voix articulée ou modifiée par l'action des diverses parties du pharynx, de la bouche et du nez.

Paromphalocèle, s. f., *paromphalocèle* (παρὰ, à côté, ὀμφαλὸς, nombril, κήλη, hernie); éventration qui survient à côté de l'ombilic.

Paronychie, s. f., *paronychia*, παρωνυχία; nom que l'on a quelquefois donné au *panaris*.

Parophobie, s. f., *parophobia* (παρὰ, faux, φόβος, peur); hydrophobie.

Parorchide, s. f., *parorchidium* (παρὰ, auprès, ὄρχις, testicule); situation vicieuse de l'un ou des deux testicules, soit que ces organes n'aient pas encore franchi l'anneau, soit que la rétraction du crémaster et du scrotum les ait fait remonter dans les régions inguinales.

Parorchido-entérocèle, s. f., *parorchido-entérocèle, hernia parorchido-enterica*; hernie intestinale compliquée du déplacement du testicule, ou de la rétention de cet organe dans l'abdomen.

Parotide, s. f., *parotis*, παρωτὶς (παρὰ, auprès, οὖς, oreille); l'une des glandes salivaires, la plus volumineuse de toutes, qui remplit la profonde cavité située entre l'apophyse mastoïde, l'os maxillaire inférieur, et le conduit auditif externe. De son tissu grisâtre, ferme et lobuleux, naissent les radicules du *canal de Stenon*. | En pathologie, on donne le nom de *parotide* à l'inflammation de la glande parotide, soit qu'elle se manifeste à l'occasion d'une fièvre dite de mauvais caractère, soit qu'elle ne dépende d'aucune autre affection.

Parotidien, adj., *parotidianus*; qui appartient ou qui a rapport à la parotide. —*Conduit parotidien*, ou *canal de Stenon*.

Parotido-auriculaire; nom donné par Girard au cinquième muscle de l'oreille.

Parotidoncie, s. f., *parotidoncus* (παρωτὶς, parotide, ὄγχος, tumeur); tuméfaction de la glande parotide.

Parotite, s. f., *parotitis*; inflammation de la parotide.

Parotoncie, s. f., *parotoncus* (παρωτὶς, parotide, ὄγχος, tumeur); oreillon, inflammation de la glande parotide, quatrième genre des adénoses ou de la huitième famille de la Nosologie naturelle d'Alibert.

PAROXYSME, s. m., *paroxysmus*, παροξυσμὸς (παροξύνω, j'irrite); retour ou augmentation de plusieurs des symptômes d'une maladie fébrile continue qui avait éprouvé une rémission marquée. Ce mot est synonyme d'*exacerbation*, de *redoublement*, mais non d'*accès*: cependant quelques auteurs s'en sont servis dans ce dernier sens.

PAROXYTIQUE, adj., *paroxyticus*; nom donné aux jours marqués par l'apparition d'un paroxysme ou d'un accès de fièvre.

PART, s. m., *partus*; mot que l'on emploie pour désigner tantôt l'accouchement et tantôt le fœtus lui-même. C'est ainsi que l'on dit: *suppression de part, part légitime, part illégitime, faux part* pour *fausse grossesse*.

PARTI, adj., *partitus*; se dit, en botanique, de toute partie profondément divisée par des laciniures aiguës.

PARTIBLE, adj., *partibilis*; se dit, en botanique, des fruits ou de leurs valves, quand ils sont susceptibles d'une division spontanée.

PARULIE, s. f., *parulis*, παρουλὶς (παρὰ, proche, οὖλον, gencive); abcès qui survient aux gencives, quelquefois sans cause connue, mais le plus ordinairement à l'occasion de l'odontalgie ou de la carie, soit des dents, soit des alvéoles.

PAS, s. m., *gradus*; la plus lente et la plus douce de toutes les allures du cheval.

PAS D'ANE, s. m., *tussilago farfara*; plante indigène, de la syngénésie polygamie superflue, et de la famille des corymbifères, dont les fleurs, mucilagineuses et légèrement aromatiques, ont été mises au nombre des médicamens pectoraux.

PASSE-CAMPANE. *V.* CAPELET.

PASSE-RAGE, s. f., *lepidium sativum*; plante indigène, de la tétradynamie siliculeuse et de la famille des crucifères, dont on mange les jeunes pousses, sous le nom de *cresson alénois*. Le *lepidium ruderale* passait autrefois pour un excellent fébrifuge.

PASSIF, adj., *passivus*; nom donné aux maladies qui paraissent dues à une diminution plus ou moins considérable des forces, ou qui sont sans réaction apparente. C'est ainsi qu'on a appelé *hémorrhagies passives*, celles qui surviennent chez les individus débiles, quoiqu'elles soient accompagnées d'une irritation de la partie qui en est le siége. On a encore imposé l'épithète de *passif* aux anévrysmes du cœur qui sont avec amincissement de ses parois, par opposition aux anévrysmes *actifs*, dans lesquels l'épaississement de ces mêmes parois est attribué à leur trop grande énergie.

PASSION. *V.* AFFECTION.

Passion bovine. V. CLAVEAU.

Passion cœliaque. V. CŒLIAQUE.

Passion hypocondriaque. V. HYPOCONDRIE.

Passion hystérique. V. HYSTÉRIE.

Passion iliaque. V. ILEUS.

PASSY, village des environs de Paris, où l'on trouve plusieurs sources d'eaux minérales ferrugineuses froides.

PASTILLE, s. f., *pastillus*; médicament solide, sec, et de forme diverse, qui a pour base une huile essentielle, et dans lequel le sucre sert d'intermède.

Pastilles de cachou; composées de cachou, d'extrait de réglisse, de sucre, et de mucilage de gomme adragant.

Pastilles de cannelle; composées de cannelle, de sucre, et de mucilage de gomme adragant.

Pastilles de girofle; composées de clous de girofle, de sucre, et de mucilage de gomme adragant.

Pastilles d'ipécacuanha; composées d'ipécacuanha, de sucre, et de mucilage de gomme adragant.

Pastilles d'iris; composées d'iris de Florence, de gomme arabique, de réglisse, de sucre, d'eau de fleurs d'oranger, et de mucilage de gomme adragant.

Pastilles de magnésie; composées de magnésie, de sucre, et de mucilage de gomme adragant.

Pastilles de safran; composées de safran, de sucre, et de mucilage de gomme adragant.

Pastilles de soufre; composées de fleurs de soufre, de sucre, et de mucilage de gomme adragant.

Pastilles de vanille; composées de vanille, de sucre, et de mucilage de gomme adragant.

Pastilles nitreuses; composées de nitrate de potasse et de sucre.

PATE, s. f.; médicament composé de même qu'une pastille, mais moins consistant, flexible, moins sucré, et plus mucilagineux.

Pâte astringente. V. POMMADE de la comtesse d'Ol.

Pâte béchique. V. TABLETTES de Spitzlait.

Pâte de guimauve; composée de gomme

arabique, de sucre, de blancs d'œufs, et d'eau de fleurs d'oranger.

Pâte de jujubes; composée de raisin, de jujubes, de sucre, et de gomme arabique.

PATHÉTIQUE, adj., *patheticus,* παθητικός: qui émeut ou qui peint les passions. — *Muscle pathétique. V.* OBLIQUE *supérieur de l'œil.* — *Nerf pathétique,* le plus petit des nerfs de l'encéphale, qui naît sur les parties latérales de la valvule de Vieussens, derrière les éminences *testes,* pénètre dans l'orbite par la fente sphénoïdale, et se termine dans le muscle grand oblique de l'œil.

PATHOGÉNIE, s. f., *pathogenia* (πάθος, maladie, γένεσις, génération); branche de la pathologie qui s'occupe de la génération ou de la production et du développement des maladies.

PATHOGNOMONIQUE, adj., *pathognomonicus* (πάθος, maladie, γινώσκω, je connais); se dit des signes qui caractérisent une maladie.

PATHOLOGIE, s. f., *pathologia* (πάθος, maladie, λόγος, discours); partie de la médecine qui traite des maladies.

Pathologie chirurgicale; celle qui a pour objet de faire connaître les maladies dont la guérison ne peut être obtenue que par le secours d'une opération.

Pathologie externe. V. PATHOLOGIE *chirurgicale.*

Pathologie générale; elle a pour but la considération abstraite des maladies et des différentes choses qui s'y rattachent. On la divise communément en *nosologie, étiologie, symptomatologie* et *séméiologie* ou *séméiotique.*

Pathologie interne; elle comprend la description ou l'étude des maladies prises chacune en particulier.

Pathologie spéciale. V. PATHOLOGIE *interne.*

PATHOLOGIQUE, adj., *pathologicus;* qui appartient à la pathologie.

PATHOLOGISTE, s. m.; médecin qui écrit ou dogmatise sur la science des maladies.

PATIENCE, s. f., *rumex patientia;* plante potagère, de l'hexandrie trigynie et de la famille des polygonées, dont les feuilles sont mucilagineuses, et la racine légèrement tonique.

PATIN, s. m.; sorte de fer autrefois employée par les maréchaux pour allonger la jambe du cheval, qui leur paraissait trop courte, dans certaines claudications.

PATURE, s. f., *pastus;* lieu où le bétail est nourri. | On appelle aussi *pature,* des

entraves qui servent à empêcher les chevaux de courir quand on les a mis dans un herbage.

PATURON, s. m.; partie du membre formée par le premier phalangien, et qui se trouve entre le canon et la couronne.

PATURSA; nom donné par Fallope à la maladie vénérienne.

PAUCIFLORE, adj., *pauciflorus;* qui n'a qu'un petit nombre de fleurs.

PAUCIRADIÉ, adj., *pauciradiatus;* qui a peu de rayons; épithète donnée à certaines ombelles et à quelques fleurs radiées.

Paume de la main, s. f., *vola,* θέναρ: partie de la main qui a pour limites les éminences thénar et hypothénar, la base des quatre derniers doigts, et l'articulation du poignet.

PAUPIÈRE, s. f., *palpebra,* βλέφαρον: on donne ce nom à deux espèces de voiles mobiles, formés d'une peau très-mince, d'une portion du muscle orbiculaire des paupières, d'une membrane fibreuse particulière, d'un fibro-cartilage et d'une membrane muqueuse, qui sont tendus au devant de l'œil, et servent à couvrir cet organe, en se rapprochant l'un de l'autre. On les distingue en *paupière supérieure* et *paupière inférieure.* Chez les oiseaux, il y a une troisième paupière, indiquée dans l'homme par la membrane clignotante.

PAUSIMÉNIE, s. f., *pausimenia* (παῦσις, cessation, μήν, mois); cessation des règles, temps critique des femmes.

PAVILLON, s. m.; extrémité évasée d'un canal ou d'un instrument creux, par exemple d'une sonde ou d'une algalie. | Nom donné à certaines parties du corps qui sont plus larges et plus évasées que celles dont elles forment l'orifice. | Synonyme d'*étendard,* en botanique.

Pavillon de l'oreille. V. AURICULE.

Pavillon de la trompe de Fallope; extrémité libre, évasée et frangée, de la corne de la matrice.

PAVOT, s. m., *papaver somniferum,* plante indigène, de la polyandrie monogynie et de la famille des papavéracées, dont les capsules contiennent un principe légèrement narcotique, susceptible d'être enlevé par l'eau bouillante, et dont les graines fournissent une huile douce et alimentaire, connue sous le nom d'huile d'œillette. C'est le *papaver orientale* qui fournit l'*opium.*

Pavot épineux. V. ARGEMONE.

PEAU, s. f., *pellis, cutis, corium,* δέρμα; membrane dense, épaisse, résistante, flexible, extensible, composée de plusieurs couches superposées, unie aux parties sous-jacentes par du tissu cellulaire, qui enveloppe le corps entier, est le siège du toucher, et agit comme organe d'absorption et d'exhalation. Sa couleur varie beaucoup dans l'homme, suivant les races, les localités et les circonstances individuelles.

Peaucier, adj. et s. m., *cuticularis ;* muscle (thoraco-facial, Ch.) pair, aplati, large, quadrilatère, et situé sous la peau des parties latérales du cou, dont les fibres naissent du tissu cellulaire de la partie antérieure et supérieure de la poitrine, et s'attachent à la partie inférieure de la symphyse du menton, ainsi qu'à la ligne oblique externe de la mâchoire et à la commissure des lèvres, qu'il abaisse et porte en dehors, dans le même temps qu'il fronce la peau du cou en travers.

Peccant, adj., *peccans ;* épithète donnée par les médecins humoristes à une humeur qui pèche en qualité ou en quantité.

Pêche, s. f., *malum persicum ;* fruit du pêcher.

Pêcher, s. m., *amygdalus persica,* L.; bel arbre, de la famille des rosacées, dont les fruits savoureux font l'ornement des tables et les délices des gourmands. Ses feuilles et surtout ses fleurs sont légèrement purgatives.

Péchyagre, s. f., *pechyagra* ($\pi\tilde{\eta}\chi\upsilon\varsigma$, coude, $\check{\alpha}\gamma\rho\alpha$, prise) ; goutte qui siège au coude.

Péchytyrbe, s. m., $\pi\eta\chi\upsilon\tau\acute{\upsilon}\rho\beta\eta$; Forestus donne ce nom au scorbut.

Pectiné, adj. et s. m., *pectineus, pectinalis ;* muscle (sus-pubio-fémoral, Ch.) pair, allongé, aplati, triangulaire, et situé à la partie interne de la cuisse, où il s'étend depuis l'espace qui sépare l'éminence iléo-pectiné de l'épine du pubis, jusqu'à la ligne oblique qui descend du petit trochanter à la ligne âpre du fémur : il fléchit la cuisse sur le bassin.

Pectoral, adj., *pectoralis* (*pectus,* poitrine) ; qui appartient à la poitrine, ou qui en fait partie. *Cavité pectorale, membres, muscles, viscères pectoraux.* — *Médicament pectoral,* auquel on attribue le pouvoir de combattre spécialement les affections de la poitrine.

Pectoral grand, adj. et s. m., *pectoralis magnus ;* muscle (sterno-huméral, Ch.) pair, aplati, large et triangulaire, qui de la moitié interne du bord antérieur de la clavicule, de la face antérieure du sternum, et des cartilages des six premières

vraies côtes, s'étend au bord antérieur de la coulisse bicipitale. — Girard donne le nom de *sterno-trochinien* au muscle grand pectoral du cheval.

Pectoral interne ; adj. et s. m., *pectoralis internus ;* nom donné par Riolan au muscle *triangulaire du sternum.*

Pectoral petit, adj. et s. m., *pectoralis parvus ;* muscle (costo-coracoïdien, Ch.) pair, aplati et triangulaire, qui s'attache d'une part au bord supérieur et à la face externe des troisième, quatrième et cinquième vraies côtes, de l'autre à la partie antérieure de l'apophyse coracoïde. — Girard appelle *sterno-scapulaire* le muscle petit pectoral du cheval.

Pectoriloque, adj. et s. m. ; nom donné par Laënnec aux personnes chez lesquelles le cylindre fait entendre la pectoriloquie.

Pectoriloquie, s. f., *pectoriloquia* (*pectus,* poitrine, *loqui,* parler) ; se dit de la voix qui semble sortir directement de la poitrine et passer tout entière par le canal central du cylindre appliqué sur cette cavité. Ce phénomène a lieu chez les phthisiques qui portent des cavernes ou des excavations ulcéreuses du poumon.

Pectoriloquie chevrotante. V. Égophonie.

Pectoriloquie douteuse ; celle dans laquelle la voix est un peu plus aiguë et légèrement tourmentée, à la manière de celle des ventriloques, ou qui retentit plus fortement sous le cylindre qu'à l'oreille nue, sans paraître évidemment passer par le tube.

Pectoriloquie évidente ; celle dans laquelle la voix est entendue distinctement et semble passer directement par le cylindre.

Pédanchone, $\pi\alpha\iota\delta\alpha\gamma\chi\acute{o}\nu\eta$ ($\pi\alpha\tilde{\iota}\varsigma$, enfant, $\check{\alpha}\gamma\chi\omega$, j'étrangle) ; angine des enfans, souvent mortelle.

Pédarthrocace, s. m., *pædarthrocace* ($\pi\alpha\tilde{\iota}\varsigma$, enfant, $\check{\alpha}\rho\theta\rho\sigma\nu$, articulation, $\kappa\alpha\kappa\grave{o}\varsigma$, mal). On pense que M.-A. Séverin a voulu désigner par ce nom le *spina ventosa.*

Pédatrophie, s. f., *pædatrophia* ($\pi\alpha\tilde{\iota}\varsigma$, enfant, $\grave{\alpha}\tau\rho\sigma\varphi\acute{\iota}\alpha$, atrophie) ; atrophie mésentérique, carreau.

Pédicelle, s. m., *pedicellus ;* pédoncule propre de chaque fleur, dans un groupe de fleurs.

Pédicellé, adj. ; qui est supporté par un pédicelle.

Pédiculaire, adj., *pedicularis* (*pedicu-*

lus, peau) ; maladie pédiculaire. *V.* PHTHIRIASE.

PÉDICULATION. *V.* PHTHIRIASE.

PÉDICULE, s. m., *pediculus ;* partie étranglée qui supporte une tumeur.] Petite queue propre à certaines parties des plantes autres que les fleurs et les fruits.

PÉDICULÉ, adj., *pediculatus ;* qui est porté sur un pédicule.

PÉDICURE, s. m. (*pes*, pied, *cura*, soin) ; on donne ce nom aux personnes qui s'adonnent au traitement des maladies des pieds, ou plutôt à celles dont tout le talent se borne à enlever les cors et les durillons de ces parties.

PÉDIEUX, adj. et s. m. (*pes*, pied) ; qui a rapport au pied, qui appartient à cette partie du corps. — *Artère pédieuse*, continuation du tronc de la tibiale antérieure, depuis la partie moyenne du coude-pied jusqu'à l'extrémité postérieure du premier os du métatarse. — *Muscle pédieux* (calcanéo - sus - phalangettien commun, Ch.), placé sur le dos du pied, où il s'étend depuis la face externe du calcanéum et le bord antérieur du ligament calcanéo-astragalien, jusqu'à la partie supérieure de l'extrémité tarsienne de la première phalange du gros orteil, ainsi qu'aux secondes et troisièmes phalanges des trois orteils suivans.

PÉDILUVE, s. m., *pediluvium*, *lavipedium* (*pes*, pied, *lavare*, laver); bain de pieds.

PÉDIMANE, s. m., (*pes*, pied, *manus*, main); animal dont le pouce est séparé aux pieds de derrière, comme dans les phalangers, les sarigues, les didelphes.

PÉDIONALGIE, s. f., *pedionalgia* (*pes*, pied, ἀλγέω, je souffre) ; névralgie du pied.

PÉDOMÈTRE. *V.* ODOMÈTRE.

PÉDONCULAIRE, adj., *peduncularis ;* qui tient, qui appartient au pédoncule.

PÉDONCULE, s. m., *pedunculus* (*pes*, pied); support d'une fleur ou d'un fruit. | Appendice ou prolongement de l'encéphale.

PÉDONCULÉ, adj., *pedunculatus ;* qui est porté sur un pédoncule.

PÉDONCULES *du cerveau ;* nom donné par Chaussier aux *bras de la moelle alongée.*

Pédoncules du cervelet. V. CUISSES *de la moelle alongée.*

Pédoncules de la glande pinéale ; nom donné à deux bandelettes médullaires, qui, de la glande pinéale, d'où elles semblent sortir, se portent de chaque côté à

la partie supérieure et interne de la couche optique.

PÉDOPHLÉBOTOMIE, s. f., *pedophlebotomia* (παῖς, enfant, φλέψ, veine, τομή, incision) ; opération de la saignée chez les enfans.

PÉDOTROPHIE, adj., *pædotrophia*, παιδοτροφική (παῖς, enfant, τρέφω, je nourris); branche de l'hygiène qui traite de la nourriture des enfans.

PEIGNES, s. m. ; sorte de gale qui survient à la partie antérieure de la couronne.

PÉLADE. *V.* ACOPÉCIE.

PÉLAGIE, s. f., *pelagia* (*pellis*, peau) ; inflammation érysipélateuse qui se présente accompagnée d'écailles, et qui affecte les mains plus souvent que les jambes, et celles-ci plus souvent que le visage.

PÉLAGOSCOPE. *V.* ANÉMOSCOPE.

PÉLICAN, s. m., *pelicanus ;* espèce de crochet qui sert à opérer l'extraction des dents. Ce crochet est mobile sur un manche qu'il dépasse de quelques lignes, et qui prend un point d'appui sur la face externe des dents voisines de celle que l'on veut extraire, tandis que celle-ci est saisie par son côté interne. Un mouvement de la main porte le crochet en dehors, et avec lui la dent, qu'il fait sortir de l'alvéole en la luxant.

PÉLIOME. *V.* PÉLIOSE.

PÉLIOSE, s. f., *peliosis* (πελιόω, je rends livide) ; ecchymose, lividité, tache scorbutique, maladie pustuleuse hémorrhagique de Werlhof.

PELLACIA. *V.* PICA.

PELLAGRE, s. f., *pellagra* (*pellis*, peau, ἄγρα, capture) ; une des variétés de l'ichthyose.

PELLICULE, s. f., *pellicula* (*pellis*, peau); membrane extrêmement mince.

PELOTE, s. f., *stella ;* marque blanche qui se trouve quelquefois sur le front du cheval.

PELTÉ, adj., *peltatus ;* qui a la forme d'un bouclier.

PELVI-CRURAL, adj., *pelvi-cruralis ;* qui appartient au bassin et à la cuisse. Chaussier donne le nom d'*artère pelvi-crurale* à l'iliaque primitive.

PELVI-TROCHANTÉRIEN, adj., *pelvi-trochanterianus ;* qui a rapport au bassin et au trochanter : *région pelvi - trochantérienne.*

PELVIEN, adj., *pelvinus* (*pelvis*, bassin) ; qui a rapport ou qui tient au bassin. — *Aponévrose pelvienne*, expansion aponévrotique qui s'attache au détroit supérieur du bassin. — *Artère pelvienne ou hypogastrique.* — *Cavité pelvienne,* excavation du bassin. — *Membres pelviens ou abdominaux.*

PELVIMÈTRE, s. m. (*pelvis,* bassin, μέτρον, mesure); instrument destiné à mesurer l'étendue du bassin, et spécialement celle du diamètre antéro-postérieur du détroit abdominal. Il existe deux pelvimètres principaux, dont l'un s'applique à l'extérieur, et l'autre se déploie à l'intérieur du bassin. Le premier est un *compas d'épaisseur,* dont une branche s'applique à la symphyse pubienne et l'autre sur la saillie du sacrum. Une échelle placée entre les branches fait connaître leur degré d'écartement. On déduit ensuite trois pouces pour l'épaisseur des parties molles et des os : le reste représente la dimension cherchée. Le second des instrumens dont il s'agit est le *pelvimètre de Coutouly* : il ressemble assez à l'instrument dont les cordonniers font usage pour mesurer la longueur du pied ; on doit l'introduire, les deux branches rapprochées, dans le vagin, et les écarter ensuite de telle sorte que l'une d'elles appuie contre l'angle du sacrum, et l'autre derrière la symphyse pubienne. Il est encore un troisième *pelvimètre,* moins incommode que le précédent, et non moins sûr pour un praticien exercé : c'est le doigt porté dans le vagin, et dont on dirige l'extrémité sur l'angle sacro-vertébral, tandis que l'on relève sa base vers la symphyse du pubis.

PEMPHIGODE, adj., *pemphigodes* (πέμφιξ, bulle, vessie, εἶδος, apparence); nom donné à la fièvre occasionée par le pemphigus, fièvre que l'on a encore appelée *bulleuse* ou *vésiculeuse,* et qui n'est autre chose que le pemphigus lui-même.

PEMPHIGUS, s. m., *pemphigus* (πέμφιξ, bulle); éruption de vésicules, de grosseur et de forme variables, remplies de sérosité jaunâtre, ayant leur siège sur la peau, quelquefois sur les membranes muqueuses, et recouvrant des plaques rouges, chaudes, douloureuses, qu'elles laissent ensuite à nu lorsqu'elles viennent à se rompre. Le pemphigus est ordinairement précédé d'une fièvre très-vive, dont les accès ont lieu la nuit; c'est vers les derniers accès que s'annonce la phlegmasie cutanée, par la démangeaison, la tuméfaction, puis la douleur et la rougeur des parties où elle doit se montrer. La durée de l'éruption est de quelques jours, au bout desquels elle se

termine par la chute des écailles ou des croûtes qui lui succèdent.

PÉNÉTRANT, adj.; qui pénètre. On appelle ainsi les plaies qui divisent complétement les parois des cavités du corps.

PÉNICILLE, s. m., *penicillum;* pinceau.

PÉNICILLÉ, adj., *penicillatus;* qui est disposé ou divisé à l'extrémité en manière de pinceau.

PÉNIDE, s. m., *penidium;* sucre d'orge.

PÉNIL, s. m., *pecten, pubes;* éminence sus-pubienne, garnie de poils, qui domine les organes générateurs de l'un et l'autre sexe.

PÉNIS, s. m., *penis,* καυλός, σῆμα. *V.* VERGE.

PENNÉ, adj., *pennatus;* se dit d'une feuille qui a ses nervures disposées des deux côtés d'une nervure longitudinale principale.

PENNIFORME, adj., *penniformis* (*penna,* plume, *forma,* forme); épithète donnée à certains muscles dont les fibres charnues s'attachent obliquement aux deux côtés d'un tendon moyen, comme les barbes des plumes à la tige moyenne.

PENSÉE *sauvage,* s. f., *viola tricolor,* L.; espèce de violette dont on a conseillé la décoction dans les maladies de la peau, et dont les racines sont vomitives.

PENTAGYNE, adj., *pentagynus* (πέντα, cinq, γυνή, femelle); se dit d'une plante dont chaque fleur renferme cinq pistils.

PENTAGYNIE, s. f., *pentagynia;* nom des ordres du système de Linné qui renferment les plantes à cinq pistils.

PENTAMÉRON, s. m.; onguent dans la composition duquel entrent le storax, le mastic, l'opobalsamum et l'onguent de nard.

PENTANDRE, adj., *pentandrus* (πέντα, cinq, ἀνήρ, mâle); se dit d'une plante dont chaque fleur renferme cinq étamines.

PENTANDRIE, s. f., *pentandria;* nom d'une classe du système de Linné qui comprend les plantes munies de cinq étamines.

PENTANDRIQUE. *V.* PENTANDRE.

PENTAPÉTALE, adj., *pentapetalus;* se dit d'une corolle à cinq pétales.

PENTAPHYLLE, adj., *pentaphyllus* (πέντα, cinq, φύλλον, feuille); qui a cinq feuilles ou cinq folioles.

PENTAPTÈRE, adj., *pentapterus* (πέντα, cinq, πτερόν, aile); se dit d'une partie de plante qui porte cinq ailes ou cinq côtes saillantes et tranchantes.

PENTASPERME, adj., *pentaspermus* (πέντα, cinq, σπέρμα, graine); se dit d'un fruit qui renferme cinq graines.

Pentateuque *chirurgical*, s. m. Les livres de Moïse ont donné l'idée de cette dénomination, que plusieurs chirurgiens du moyen âge ont appliquée aux traités dans lesquels les maladies externes étaient divisées en cinq classes : les plaies, les ulcères, les tumeurs, les fractures et les luxations.

Pépasme, s. m., *pepasmus* (πεπαίνω, je cuis); coction de la matière morbifique, suivant les humoristes.

Pépastique, adj., *pepasticus*; épithète donnée aux agens pharmacologiques que l'on croyait propres à opérer la coction des humeurs.

Pepin, s. m., *granum*; semence couverte d'une enveloppe épaisse, dure et coriace, qu'on trouve au centre de certains fruits.

Péponide, s. f., *peponium*; fruit charnu dont les graines sont écartées de l'axe, qui se trouve presque vide, et dont la circonférence est beaucoup plus dure que le centre.

Pepsie, s. f., *pepsis* (πέπτω, je cuis, je digère); digestion.

Peptique, adj., *pepticus* (πέπτω, je cuis); synonyme de *pépastique*.

Pérapétale, s. m., *perapetalum*; nom donné par Moench aux appendices qui s'élèvent de la corolle de certaines fleurs.

Péraphylle, s. m., *peraphyllum*; nom donné par Moench aux appendices qui s'élèvent sur le calice de certaines fleurs.

Perce-crâne, s. m.; instrument destiné à diviser le crâne du fœtus, afin de diminuer ses dimensions, et de rendre l'accouchement possible, lorsque la tête ne peut être extraite autrement. Cette opération ne s'exécute jamais que quand la mort du fœtus est bien constatée. Un couteau droit, dont la lame est entourée de linge jusque près de sa pointe, et que l'on dirige avec le doigt indicateur de la main droite, constitue un excellent perce-crâne.

Percepta, mot latin conservé en français par Hallé, qui s'en servait pour désigner les sensations, tant externes qu'internes.

Perception, s. f., *perceptio* (*percipere*, recevoir); sensation que le cerveau éprouve d'une impression faite sur un autre organe, principalement sur un de ceux des sens.

Perche, s. f., *perca fluviatilis*; poisson fluviatile de nos contrées, dont on estime la chair.

Perchlorique, adj. On a donné ce nom à l'acide *chlorique oxygéné*.

Perclus, adj., *membris captus*; qui ne peut se mouvoir; impotent.

Percussion, s. f., *percussio* (*percutere*, frapper); action par laquelle un corps en frappe un autre. Exercée sur la poitrine, elle fait connaître la résonnance plus ou moins parfaite de cette cavité, et de cette manière sert d'indice au médecin sur l'état sain ou malade des organes qui y sont contenus.

Perdrix, s. f., *perdix*; oiseau que l'on rencontre dans les champs, et dont la chair est fort bonne à manger.

Pérétérion, s. m., πρρήτηριον; trépan perforatif.

Perfectibilité, s. f.; qualité de ce qui est perfectible.

Perfectible, adj.; susceptible d'être perfectionné.

Perfolié, adj., *perfoliatus*; se dit des plantes, quand leurs feuilles représentent un disque sessile qui entoure la tige par toute sa base.

Perforant, adj. et s. m., *perforans*; qui perce. — *Artères perforantes*; nom donné à la main, aux rameaux de l'arcade palmaire profonde qui traversent les muscles et les espaces interosseux; à la cuisse, à trois ou quatre branches de la crurale profonde qui traversent les ouvertures du muscle grand adducteur; au pied, enfin, aux rameaux antérieurs et supérieurs de l'arcade plantaire. — *Muscles perforans*; nom donné par quelques anatomistes aux muscles fléchisseurs profonds des doigts et des orteils, dont les tendons passent dans l'écartement de ceux des fléchisseurs sublimes.

Perforatif, adj. et s. m., *perforativus*; espèce de trépan qui consiste en une lame d'acier poli dont la forme approche de celle d'un losange, et qui, triangulaire à sa pointe et tranchante sur ses bords, pénètre les os en les perçant et en les coupant. Tantôt cette lame est montée sur l'arbre du trépan, tantôt elle est fixée sur un manche droit ou disposé comme celui de la tréphine.

Perforé *de Casserius*, adj. et s. m., *perforatus Casserii*; nom donné par plusieurs anciens anatomistes au muscle coraco-brachial.

Périal, adj. Geoffroy-Saint-Hilaire appelle *os périaux* la première paire d'osselets placés immédiatement au dessus du cycléal, et supportant les épiaux, dans

les animaux chez lesquels les pièces vertébrales sont géminées.

PÉRIANTHE, s. m., *perianthium* (περὶ,
autour, ἄνθος, fleur); espèce quelconque
de calice ou d'involucre.

PÉRIBLEPSIE, s. f., *periblepsis* (περὶ,
autour, βλέπω, je regarde); regard ef-
faré, inquiet, que l'on observe dans le
délire.

PÉRIBOLE, s. f., *peribole* (περιβάλλω,
j'entoure); habillement. Déplacement
des humeurs ou de la matière morbifique
vers la périphérie.

PÉRIBROSE, s. f., *peribrosis* (περιβρώσκω,
je ronge autour); ulcération des paupières.

PÉRICARDE, s. m., *pericardium*, περικάρδιον (περὶ, autour, καρδία, cœur); sac
triangulaire, situé dans l'écartement du
médiastin, qui adhère à l'aponévrose
centrale du diaphragme, enveloppe le
cœur sans le contenir dans sa cavité, et
se compose de deux membranes, l'une
externe fibreuse, l'autre interne séreuse.

PÉRICARDITE, s. f., *pericarditis*; inflammation du péricarde, dont les phénomènes principaux sont l'anxiété et une douleur aiguë brûlante à la région précordiale; la respiration haute, entrecoupée; le pouls petit, fréquent, dur, serré;
des palpitations violentes, des lipothy-
mies, etc.

PÉRICARPE, s. m., *pericarpium* (περὶ,
autour, καρπός, fruit); enveloppe générale de la graine; tout ce qui n'est pas
graine dans un fruit.

PÉRICHÈTE, s. m., *perichaetium* (περὶ,
autour, χαίτη, soie); involucre soyeux
qui enveloppe la base du pédoncule de
quelques fleurs.

PÉRICHONDRE, s. m., *perichondrium* (περὶ, autour, χόνδρος, cartilage); membrane fibreuse qui revêt les cartilages
non articulaires.

PÉRICRANE, s. m., *pericranium*, περι-
κράνιον (περὶ, autour, κρανίον, crâne);
périoste qui revêt l'extérieur du crâne.

PÉRIDESMIQUE, adj., *peridesmicus* (περὶ,
autour, δεσμὸς, lien); épithète donnée à
l'ischurie produite par un lien passé autour de la verge.

PÉRIÉRÈSE, s. f., *perieresis* (περὶ, autour, ἐρέσσω, je rame). Les anciens donnaient ce nom à l'incision par laquelle
ils circonscrivaient la base de certains
abcès, et qui n'est plus employée que
pour l'extirpation des tumeurs très-volu-
mineuses.

PÉRIGONE, s. m., *perigonium* (περὶ,
autour, γονή, génération); nom donné

par Decandolle au périanthe formé par
la réunion du calice et des pétales dans
toute leur étendue, comme dans les liliacées.

PÉRIGRAPHE, s. m., *perigraphe*, περι-
γραφή; nom donné par Vésale aux inter-
sections tendineuses des muscles droits
du bas-ventre.

PÉRIGYNE, adj., *perigynus* (περὶ, autour, γυνή, femelle); se dit de la corolle
et des étamines, quand elles sont implantées autour de l'ovaire.

PÉRIGYNIQUE, adj., *perigynicus*; se dit
de l'insertion de la corolle et des étamines.

PÉRINÉAL, adj., *perinealis*, *perinæus*;
qui appartient ou qui a rapport au périnée. — *Artère périnéale*, division inférieure ou superficielle de l'artère honteuse interne, selon Chaussier.—*Détroit
périnéal du bassin*; nom donné par quelques écrivains au détroit inférieur. —
Hernie périnéale, celle dans laquelle les
viscères abdominaux font saillie au périnée. — *Ischurie périnéale*, rétention
d'urine causée par une tumeur établie
au périnée.

PÉRINÉE, s. m., *perinæum*, *interfœmi-
neum*, περίναιον, περίνεον (περὶ, autour,
ναίω, j'habite); espace compris entre
les parties génitales, l'anus et les tubérosités sciatiques.

PÉRINÉEN. *V.* PÉRINÉAL.

PÉRINÉOCÈLE, s. f., *perinæocele* (περίνεον, périnée, κήλη, tumeur); hernie du
périnée.

PÉRINÉO-CLITORIEN, adj. et s. m., *peri-
neo-clitorianus*; nom donné par Chaussier
au muscle *constricteur du vagin*.

PÉRINYCTIDES; éruption exanthématique qu'on n'observe que la nuit seulement.

PÉRIODE, s. f., *periodus* (περὶ, autour,
ὁδός, chemin). On donne ce nom aux
différentes époques entre lesquelles on
peut diviser la durée d'une maladie:
telles sont celles qu'on a désignées sous
les noms d'*invasion*, d'*augmentation* ou
augment, de *milieu* ou *état*, de *décroissement* ou *déclin*, et de *terminaison*. On
a encore appelé *période* le temps que
dure un accès, et l'intervalle qui le sépare d'un autre accès.

PÉRIODEUTE, s. m., *circulator*, περιο-
δευτής. On donnait anciennement ce
nom à des médecins ambulans, qui trai-
taient des maladies partout où ils passaient.

PÉRIODIQUE, adj., *periodicus* (περὶ, autour, ὁδός, chemin); qui revient à des

...temps marqués : telles sont les règles. Se ...it aussi des maladies qui se montrent ...par accès, comme les fièvres intermit-tentes et certaines affections cérébrales.

PÉRIODYNIE, s. f., *periodynia* (περὶ, autour, ὀδύνη, douleur); douleur vive qui occupe un point fixe.

PÉRIORBITE, s. m.; périoste qui revêt la fosse orbitaire.

PÉRIOSTE, s. m., *periostium,* περιόστεος; membrane fibreuse, résistante et blan-châtre, qui revêt toutes les pièces du sque-lette, à l'exception de la couronne des dents et des endroits où les os sont cou-verts de cartilages.

PÉRIOSTITE, s. f., *periostitis;* inflam-mation du périoste.

PÉRIOSTOSE, s. f., *periostosis;* tumeur formée par le gonflement du périoste. Ces tumeurs se développent plus rapide-ment, ont une consistance moins grande, et se dissipent avec plus de facilité que les exostoses, avec lesquelles elles ont la plus grande analogie.

PÉRIPHÉRIE, s. f., *peripheria, superfi-cies,* περιφέρεια (περὶ, autour, φέρω, je porte); circonférence ou surface externe d'un corps.

PÉRIPHIMOSIS. *V.* PARAPHIMOSIS.

PÉRIPLEUMONIE. *V.* PÉRIPNEUMONIE.

PÉRIPLYSIE, s. f., *periplysis,* περίπλυ-σις; synonyme de *flux.*

PÉRIPNEUMONIE, s. f., *peripneumonia* (περὶ, autour, πνεύμων, poumon); syno-nyme de *pneumonie.*

Péripneumonie bâtarde. V. Péripneu-monie fausse.

Péripneumonie bilieuse, peripneumonia biliosa; pneumonie compliquée de fièvre bilieuse.

Péripneumonie catarrhale, peripneumo-nia catarrhalis; bronchite ou catarrhe pulmonaire accompagné de fièvre et de points douloureux dans la poitrine.

Péripneumonie fausse, peripneumonia notha; nom sous lequel on a décrit plu-sieurs maladies, particulièrement la bronchite et la pleurodynie.

Péripneumonie latente, peripneumonia latens; nom donné à la pneumonie dont aucun phénomène n'indique manifeste-ment l'existence.

Péripneumonie vraie. V. PNEUMONIE.

PÉRIPSYXIE, s. f., *peripsyxis,* περίψυξις; diminution très-grande de la chaleur.

PÉRIPYÈME, s. m., *peripyema* (περὶ, au-tour, πύον, pus); exsudation purulente à la surface d'un organe.

PÉRIRRHÉE. *V.* URACRASIE.

PÉRISCYPHISME, s. m., *periscyphismus;*

opération par laquelle on incisait circu-lairement la peau du crâne, afin de pro-curer du soulagement dans les douleurs de tête et les fluxions des yeux.

PÉRISPERME, s. m., *perispermum* (περὶ, autour, σπέρμα, graine); partie différente du reste de la graine, et qui entoure le germe.

PÉRISPERMÉ, adj.; qui est muni d'un périsperme.

PÉRISPERMIQUE, adj., *perispermicus;* qui a rapport au périsperme.

PÉRISPHALSIS, s. f.; mouvement de cir-cumduction, au moyen duquel on repla-çait quelquefois un os luxé dans sa ca-vité.

PÉRISPORE, s. m., *perisporium;* enve-loppe des corpuscules reproductifs, dans les plantes cryptogames.

PÉRISTALTIQUE, adj., *peristalticus, cir-cumpressorius* περισταλτικός (περὶ, au-tour, στέλλω, je resserre); nom donné au mouvement de resserrement des intes-tins sur eux-mêmes.

PÉRISTAPHYLIN, adj. et s. m., *perista-phylinus* (περὶ, autour, σταφύλη, luette); qui est autour de la luette.

Péristaphylin externe, circumflexus pa-lati; muscle (ptérygo-staphylin, Ch.) pair, mince, aplati et étroit, qui de la base de l'aile interne de l'apophyse pté-rygoïde et de la trompe d'Eustache, se porte à la crête de la portion horizontale de l'os du palais, après s'être réfléchi sous le crochet de l'aile interne de l'apo-physe ptérygoïde, et va se perdre dans l'épaisseur du voile du palais, qu'il sert à tendre.

Péristaphylin inférieur. V. PÉRISTAPHY-LIN EXTERNE.

Péristaphylin interne, levator palati mollis; muscle (pétro-staphylin, Ch.) pair, étroit et allongé, qui s'attache à la face inférieure du rocher, ainsi qu'au cartilage de la trompe d'Eustache, et va se perdre dans l'épaisseur du voile du palais, qu'il sert à relever.

Péristaphylin supérieur. V. PÉRISTAPHY-LIN INTERNE.

PÉRISTAPHYLI-PHARYNGIEN, adj. et s. m., *peristaphyli-pharyngeus;* nom donné par Winslow à une portion du muscle pha-ryngo-staphylin.

PÉRISTOLE, s. f., *peristole,* περιστολή; mouvement péristaltique.

PÉRISTOME, s. m., *peristoma* (περὶ, au-tour, στόμα, bouche); contour de l'ou-verture de l'urne des mousses.

PÉRISYSTOLE, s. f., *perisystole,* περισυσ-τολή (περὶ, autour, συστολή, contraction);

intervalle entre la diastole et la systole.

PÉRITÉRION. *V.* PÉRÉTÉRION.

PÉRITESTE, s. m., *peritestis* (περὶ, autour, *testis*, testicule); nom donné par quelques anatomistes à la tunique albuginée du testicule.

PÉRITOINE, s. m., *peritonæum*, περιτόναιον, περιτόναιον (περὶ, autour, τείνω, je suis tendu); membrane séreuse, qui tapisse les parois de la cavité abdominale, et enveloppe en tout ou en partie la plupart des organes que cette cavité renferme.

PÉRITONACHIXIS, s. f., *peritonacrixis* (περιτόναιον, péritoine, ῥηγνύω, je brise); hernie à travers une rupture du péritoine.

PÉRITONÉAL, adj., *peritonæus*; qui a rapport au péritoine. — *Membrane péritonéale*, ou *péritoine*.

PÉRITONITE, s. f., *peritonitis* (περιτόναιον, péritoine); inflammation du péritoine. Les caractères les plus saillans de cette phlegmasie sont une chaleur brûlante et une douleur très-vive de l'abdomen, augmentant par la plus légère pression, la tension des hypochondres, une tumeur oblongue correspondant aux circonvolutions des intestins, la rénitence, le ballonnement du ventre, des hoquets, des nausées, des vomissemens, la fréquence et la gêne de la respiration, un pouls dur, serré, fréquent, la céphalalgie, une anxiété générale, des sueurs froides, la pâleur de la face, dont les traits sont grippés, l'insomnie, des convulsions, etc. Cette inflammation peut occuper tout le péritoine, ou bien simplement se borner à quelques points de son étendue; dans ce dernier cas, elle est dite *partielle*. Lorsqu'elle survient après l'accouchement, on lui donne le nom de *puerpuérale*.

PÉRITROPE, adj., *peritropus* (περὶ, autour, τροπέω, je retourne); se dit d'une graine qui, de l'axe du fruit, se dirige sur les côtes du péricarpe.

PÉRIZOME, s. f., *perizoma* (περιζώννυμι, je ceins); ceinture. Fabrice de Hilden donne ce nom aux bandages herniaires.

PERKINISME, s. m., mode de traitement qui consiste à faire passer plusieurs fois sur les parties malades les extrémités de deux aiguilles faites chacune d'un métal différent. L'invention de cette pratique ridicule est due à Perkins, médecin américain.

PERLE, s. f., *margarita*. On a donné ce nom au leucoma, lorsqu'il est saillant et d'un blanc bleuâtre. On appelle également ainsi certains abcès de la cornée qui offrent le même aspect. Enfin Che

selden a donné cette dénomination au ptérygion lui-même. Le mot *perle* appartient plus au langage populaire qu'au langage scientifique de la chirurgie.

PERLÉ, adj., *perlatus*; qui a la forme ou la couleur d'une perle. — *Orge perlé*, celui qu'on a dépouillé de ses enveloppes, et réduit en petits globules blancs. — *Acide perlé*, nom donné par Bergman à l'acide phosphorique retiré du phosphate de soude, parce qu'il le croyait de nature particulière.

PERMÉABILITÉ, adj., *permeabilitas* (*per*, à travers, *meo*, je passe); propriété dont jouissent certains corps de livrer passage a certains autres.

PERMÉABLE, adj., *permeabilis*; qui jouit de la perméabilité.

PERNICIEUX, adj., *perniciosus*; nuisible: *fièvres pernicieuses*.

PÉRODACTYLIEN, adj. et s. m., *perodactyleus*. Riolan donnait ce nom au muscle long fléchisseur commun des orteils.

PÉRONÉ, s. m., *fibula*, *sura*, περόνη; os long et grêle, prismatique et légèrement contourné sur lui-même, qui est placé à la partie externe de la jambe.

PÉRONÉO-CALCANIEN, adj. et s. m. Girard donne ce nom au muscle extenseur latéral du canon.

PÉRONÉO-MALLÉOLAIRE, adj., *peronæomalleolaris*; nom donné par Chaussier à la veine saphène externe.

PÉRONÉO-PHALANGIEN, adj. et s. m. Le muscle fléchisseur oblique du pied du cheval est ainsi appelé par Girard.

PÉRONÉO-PHALANGINIEN *du gros orteil*, adj. et s. m., *peronæo-phalanginianus maximi digiti pedis*; nom donné par Dumas au muscle long fléchisseur du gros orteil.

PÉRONÉO-PRÉPHALANGIEN, adj. et s. m. Nom imposé par Girard au muscle extenseur latéral du pied du cheval.

PÉRONÉO-SOUS-PHALANGETTIEN *du premier orteil*, adj. et s. m., *peronæo-infràphalangettianus primi digiti pedis*; nom donné par Chaussier au muscle long fléchisseur du gros orteil.

PÉRONÉO-SOUS-TARSIEN, adj. et s. m., *peronæo-infrà-tarsianus*; nom donné par Chaussier au muscle long péronier latéral.

PÉRONÉO-SUS-MÉTATARSIEN (grand), adj. et s. m., *major peronæo-suprà-metatarsianus*; nom donné par Chaussier au muscle moyen péronier.

PÉRONÉO-SUS-MÉTATARSIEN (petit), adj. et s. m., *minor peronæo-suprà-metatarsianus*; nom donné par Chaussier au muscle péronier antérieur.

PÉRONÉO-SUS-PHALANGETTIEN *commun*, adj. et s. m., *peronæo-suprà-phalangettianus communis*; nom donné par Chaussier au muscle extenseur commun des orteils.

PÉRONÉO-SUS-PHALANGETTIEN *du pouce*, adj. et s. m., *peronæo-suprà-phalangettianus pollicis pedis*; nom donné par Chaussier au muscle long extenseur propre du gros orteil.

PÉRONÉO-SUS-PHALANGINIEN *du pouce*, adj. et s. m., *peronæo-suprà-phalanginianus pollicis*; nom donné par Dumas au muscle extenseur propre du gros orteil.

PÉRONÉO-TIBIAL, adj., *peronæo-tibialis*; qui a rapport au péroné et au tibia : *articulations péronéo-tibiales.*

PÉRONÉO-TIBI-SUS-PHALANGETTIEN *commun*, adj. et s. m., *peronæo-tibi-suprà-phalangettianus communis*; nom donné par Dumas au muscle long extenseur commun des orteils.

PÉRONIER, adj., *peronæus*; qui appartient au péroné, ou qui a rapport à cet os. — *Artères péronières*, au nombre de trois : la *supérieure*, qui nait de la poplitée, et fournit les deux suivantes près de la malléole externe; la *postérieure*, qui descend sur la face externe du calcanéum; l'*extérieure*, qui se distribue sur la face dorsale du pied. — *Muscles péroniers*, au nombre de trois. — *Veine péronière*, dont la marche est la même que celle de l'artère.

Péronier antérieur. V. PÉRONIER *petit.*

Péronier grand, adj. et s. m., *peronæus longus*; muscle (péronéo-sous-tarsien, Ch.) pair, allongé et épais, qui se porte du côté externe de l'extrémité supérieure du péroné et du tiers supérieur de la face externe de cet os, à la partie externe de l'extrémité postérieure du premier os du métatarse : il étend le pied sur la jambe.

Péronier latéral (court). *V.* PÉRONIER *moyen.*

Péronier latéral (long). *V.* PÉRONIER *grand.*

Péronier moyen, adj. et s. m., *peronæus brevis*; muscle (grand péronéo-sus-métatarsien, Ch.) pair, qui s'attache d'une part à la face externe du péroné, de l'autre à l'extrémité postérieure du cinquième os du métatarse, se réfléchit au-dessous de la malléole externe, et sert à étendre sur la jambe le pied, dont il élève un peu le bord externe.

Péronier petit, adj. et s. m., *peronæus tertius*; muscle (petit péronéo-sus-metatarsien, Ch.) pair, allongé et aplati, qui s'attache en haut au tiers inférieur du bord antérieur et de la face interne du péroné, et se termine en bas à l'extrémité postérieure du cinquième os du métatarse : il fléchit le pied sur la jambe, et en relève un peu le bord externe.

PÉROSIS, s. m.; mot dont on a fait usage pour désigner les vices de conformation qui résultent du défaut de développement ou de la perte de certaines parties.

PEROXIDE, s. m., *peroxydum*; composé d'un combustible et d'oxygène, dans lequel ce dernier corps se trouve en aussi forte proportion que possible.

PERSIL, s. m., *apium petroselinum*, L.; plante potagère, de la pentandrie digynie et de la famille des ombellifères, dont les feuilles sont employées comme assaisonnement, les racines regardées comme diurétiques, et les graines placées parmi les excitans.

Persil de Macédoine. V. BUBON.

PERSISTANT, adj., *persistens*; se dit, en botanique, de toute partie qui ne tombe pas à l'époque où sa chute s'opère ordinairement dans les plantes.

PERSONNÉ, adj., *personatus*; se dit d'une fleur qui ressemble grossièrement à un masque. | Nom d'une famille de plantes.

PERSPIRATION, s. f., *perspiratio*, διαπνοή; exhalation qui se fait à la surface de toutes les membranes.

PERSTRICTION, s. f., *perstrictio* (*perstringo*, je serre); action de serrer. Les anciens appelaient ainsi l'application autour des membres, et spécialement aux aines et aux aisselles, de ligatures très-serrées, au moyen desquelles ils croyaient s'opposer au mouvement du sang et des esprits, et prévenir le retour ou abréger la durée de certaines maladies.

PERTE, s. f.; seul, ce mot est synonyme de *ménorrhagie.*

Perte blanche. V. LEUCORRHÉE.

Perte d'appétit. V. ANOREXIE.

Perte de la voix. V. APHONIE.

Perte de la vue. V. CÉCITÉ.

Perte de mémoire. V. AMNÉSIE.

Perte de sang. V. HÉMORRHAGIE.

Perte utérine blanche. V. LEUCORRHÉE.

Perte utérine rouge. V. MÉTRORRHAGIE.

PERTURBATEUR, adj.; qui cause du trouble. On appelle en médecine *méthode perturbatrice*, l'emploi de remèdes très-actifs, propres à intervertir la marche des maladies.

PERVENCHE, s. m., *vinca major*, L.; plante indigène, de la pentandrie monogynie et de la famille des apocynées, qu'on a mise au nombre des fébrifuges et des astringens. La *petite pervenche, vinca minor*, L., jouit des mêmes propriétés ; on l'a rangée parmi les vulnéraires.

Perversion, s. f., *perversio* (*pervertere*, corrompre) ; changement de bien en mal.

Pesant, adj., *gravis* ; qui est lourd. On dit de la tête qu'elle est *pesante*.

Pesanteur, s. f., *gravitas*, βαρύτης (*pensare*, examiner avec soin) ; force en vertu de laquelle tous les corps qui font partie du sphéroïde terrestre tendent vers le centre de cet astre. C'est l'attraction considérée uniquement dans la terre. — Sensation d'un poids dans une partie quelconque du corps.

Pesanteur spécifique, gravitas specifica ; rapport du poids d'un corps à son volume.

Pèse-liqueur, s. m. ; nom vulgaire de l'aréomètre.

Pessaire, s. m., *pessarium* (πεσσὸς, petite pierre) ; instrument de bois, d'ivoire ou de gomme élastique, destiné à être introduit dans le vagin, afin de soutenir la matrice dans le cas de descente ou de chute de cet organe. Il existe des pessaires *ronds, cylindriques, ovalaires, en bilboquet*, etc.

Peste, s. f., *pestis, pestilentia, pestilens*, λοιμός ; maladie épidémique qui porte la terreur partout où elle se manifeste, par les nombreuses victimes qu'elle moissonne : telle est l'idée la plus générale attachée au mot *peste*. Aujourd'hui on restreint ce mot à désigner le typhus avec bubons ou charbons. *V.* **Fièvre**.

Pestifère, adj., *pestifer* ; qui porte la peste.

Pestiféré, adj. et s. m. ; qui est atteint de la peste ; qui la porte.

Pestilentiel, adj., *pestilentialis* (*pestis*, peste) ; se dit des maladies qui partagent quelques-uns des caractères de la peste.

Pétale, s. m., *petalum* (πέταλον, lame) ; nom donné par les botanistes à chaque pièce entière d'une corolle composée de plusieurs.

Pétaloïde, adj., *petaloides* ; qui a la forme d'un pétale.

Pétasite, s. f., *tussilago petasites* ; plante de la syngénésie polygamie superflue et de la famille des corymbifères, dont la racine odorante, amère et un peu âcre, était regardée par les anciens comme diurétique et apéritive.

Pétéchial, adj., *petechialis* ; qui ressemble aux pétéchies, ou qui est caractérisé par leur présence. *Éruption, fièvre pétéchiale.*

Pétéchie, s. f., *petechia* ; petite tache semblable à une morsure de puce.

Pétiole, s. m., *petiolus* ; support d'une feuille.

Pétiolé, adj., *petiolatus* ; se dit d'une feuille portée par un pétiole.

Petit-chêne. *V.* **Germandrée**.

Petit-houx. *V.* **Fragon**.

Petit-lait, s. m., *serum lactis* ; sérum du lait, liquide transparent, d'un jaune verdâtre, et d'une saveur douce, qui est formé d'eau, de sucre, de lait, de sels et d'acide acétique, tenant un peu de caséum en dissolution.

Petit-lait d'Hoffmann ; liquide obtenu en traitant par l'eau bouillante le lait évaporé presque jusqu'à siccité.

Petit-lait de Weiss ; petit-lait dans lequel on a fait infuser diverses plantes, les unes sudorifiques, les autres diurétiques, les autres purgatives.

Petite-centaurée. *V.* **Centaurée**.

Petite-vérole. *V.* **Variole**.

Pétré, adj., *petrosus* ; qui a la dureté de la pierre. — *Apophyse pétrée*, ou portion pierreuse du temporal.

Pétreux, adj., *petrosus* (πέτρος, pierre) ; qui a la dureté de la pierre. — *Os pétreux*, ou portion pierreuse de l'os temporal. — *Sinus pétreux*. *V.* **Sinus**.

Pétréole. *V.* **Pétrole**.

Pétrification, s. f. ; action par laquelle un corps devient pierreux, se solidifie, et acquiert une disposition qui le rapproche plus ou moins des pierres.

Pétrifier (se), v. r. ; se convertir en pierre, se solidifier.

Pétro-occipital, adj., *petro-occipitalis* ; qui appartient au rocher et à l'os occipital. — *Suture pétro-occipitale*, rainure profonde située entre le rocher et l'occipital.

Pétro-salpingo-pharyngien, adj. et s. m., *petro-salpingo-pharyngeus* ; nom donné par Sabatier à un faisceau charnu qui, du sphénoïde, de l'apophyse pierreuse du temporal et de la trompe d'Eustache, s'étend à la partie supérieure du pharynx.

Pétro-salpingo-staphylin, adj. et s. m., *petro-salpingo-staphylinus* ; nom donné par Winslow et Dumas au muscle péristaphylin interne.

Pétro-sphénoïdal, adj., *petro-sphenoidalis* ; qui appartient au rocher et à l'os sphénoïde. — *Suture pétro-sphénoïdale*, celle qui est située entre le bord postérieur du sphénoïde et le bord antérieur du rocher.

Pétro-staphylin, adj. et s. m., *petro-staphylinus* ; nom donné par Chaussier au muscle péristaphylin interne.

Pétrole, s. m., *petrolæum* (πέτρος, pierre, ἔλαιον, huile) ; bitume liquide, onctueux, d'un brun noirâtre, presque opaque, d'une odeur forte, plus léger que l'eau, inflammable et volatilisable, qu'on rencontre sur plusieurs points de la terre.

Pétunzé, s. m. ; variété de feldspath, composée de silice , d'alumine et de chaux, avec laquelle on fait le vernis de la porcelaine.

Peucédan, s. m., *peucedanum officinale*, L. ; plante indigène, de la pentandrie digynie et de la famille des ombellifères, dont la racine, qui est pleine d'un suc jaune et fétide, servait autrefois dans l'hystérie et les affections de poitrine.

Peuplier, s. m., *populus nigra* ; arbre indigène, de la dioécie octandrie et de la famille des amentacées, dont les bourgeons sont enduits d'une matière résineuse et visqueuse, qui fait la base de l'onguent populéum. C'est une espèce du même genre, *populus balsamifera*, qui fournit la résine tacamahaca.

Phacoïde, adj., *phacoides* (φακὴ ou φακὸς, lentille, εἶδος, forme) ; le cristallin a été nommé *corps phacoïde*, à cause de sa forme lenticulaire.

Phacose, s. m., *phacosis*, φάκωσις: tache noire sur l'œil.

Phacotes, s. m. pl., *phacotæ* (φακὸς, grattoir) ; les anciens appelaient ainsi tous les instrumens qui servaient, comme le ciseau, la rugine, la gouge, à racler les os et à agrandir les fractures du crâne.

Phagédénique, adj., *phagedænicus* (φαγέδαινα, faim dévorante) ; épithète donnée aux remèdes employés pour consumer les chairs fongueuses. — Se dit également des ulcères rongeans.

Phalacrose, s. f., *phalacrosis*, φαλάκρωσις ; chute des cheveux. | Calvitie.

Phalange, s. f., *phalanx* ; nom donné aux petits os qui forment le squelette des doigts. On en compte trois pour chaque doigt, le pouce excepté, qui n'en a que deux.

Phalangette, s. f. ; nom donné par Chaussier aux phalanges qui terminent les doigts et portent les ongles.

Phalangettien, adj., *phalangettianus* ; qui a rapport aux phalanges onguéales. — *Muscles cubito-phalangettien, tibio-sous-phalangettien.*

Phalangien, adj., *phalangianus* ; qui a rapport aux phalanges, et plus particulièrement aux premières : *articulation méta-*

carpo-phalangienne, muscle carpo-phalangien.

Phalangine, s. f. ; nom donné par Chaussier à la seconde phalange des doigts qui en ont trois.

Phalanginien, adj., *phalanginianus* ; qui a rapport aux secondes phalanges. — *Muscle épitrochlo-phalanginien.*

Phalangose, s. f., *phalangosis* (φάλαγξ, phalange) ; maladie qui consiste en une double ou triple rangée de cils, dont les postérieurs sont dirigés vers la conjonctive et l'irritent. | Chute de la paupière supérieure, produite par l'affaiblissement ou la paralysie du muscle releveur de cet organe.

Phallorrhagie, s. f., *phallorrhagia* (φαλλὸς, verge, ῥήγνυμι, je fais irruption) ; blennorrhagie. Quelques auteurs ont aussi donné ce nom à l'hémorrhagie du gland.

Phallorrhée, s. f., *phallorhœa* (φαλλὸς, verge, ῥέω, je coule) ; blennorrhée.

Phanère, s. m., *phanerus* (φανερὸς, évident) ; nom donné par Blainville à des organes folliculaires, dans lesquels la partie produite ou excrétée est solide , calcaire ou cornée, de forme variable, et reste constamment à la surface de l'animal, de manière à être toujours visible. Le phanère est l'opposé du *crypte*.

Phantasme, s. m., *phantasma*, φάντασμα, fantôme) ; lésion du sens de la vue ou des facultés mentales, qui fait apercevoir des objets que l'on n'a pas sous les yeux.

Pharmaceutique, adj., *pharmaceuticus* (φάρμακον, médicament) ; qui fait partie de la pharmacie : *art, préparation, procédé pharmaceutique.*

Pharmacie, s. f., *pharmacia*, φαρμακεία, φαρμακευτική ; art de connaître, de choisir, de conserver, de préparer, de mêler et de combiner les agens médicinaux.

Pharmacien, s. m., *pharmacopœus*. φαρμακοποιός (φάρμακον, médicament) ; qui exerce l'art de la pharmacie. Synonyme d'*apothicaire*.

Pharmacochymie, s. f., *pharmacochymia*, φαρμακοχυμία ; art de préparer les médicamens, dans lequel on prend pour base l'action chimique de leurs principes constituans.

Pharmacologie, s. f., *pharmacologia* (φάρμακον, médicament, λόγος, discours) ; branche de la médecine qui traite spécialement des qualités physiques, des propriétés chimiques, et du mode d'action des médicamens.

Pharmacope. *V.* Pharmacien.

Pharmacopée, s. f., *pharmacopœa* (φάρμακον, médicament, ποιέω, je fais); livre renfermant une collection de formules médicinales, avec l'indication des procédés à suivre pour confectionner chaque médicament.

Pharmacopole, s. m., *pharmacopola* (φάρμακον, médicament, πωλέω, je vends); marchand de drogues et de médicamens. Synonyme de *droguiste*.

Pharmacoposie, s. f., *pharmacoposia* (φάρμακον, remède, πόσις, potion); remède liquide et particulièrement cathartique.

Pharyngé. *V.* Pharyngien.

Pharyngéal, adj. Geoffroy-Saint-Hilaire appelle *pharyngeaux* les os nommés *pharyngiens* par Cuvier.

Pharyngeurysme, s. m., *pharyngeurysma* (φάρυγξ, pharynx, εὐρύνω, je dilate); dilatation anormale du pharynx.

Pharyngien, adj., *pharyngæus*; qui a rapport au pharynx. — *Angine pharyngée* ou *pharyngienne. V.* Pharyngite. — *Artères pharyngiennes*; au nombre de deux : la *supérieure*, branche de la maxillaire interne, qui passe par le trou ptérygo-palatin; l'*inférieure*, branche de la carotide externe. — *Muscles pharyngiens. V.* Constricteurs *du pharynx.* — *Nerf pharyngien*, rameau du pneumo-gastrique. — *Os pharyngiens*; nom donné par Cuvier à des pièces osseuses qui prolongent les arcs branchiaux dans les poissons, et s'appuient sur la base du crâne.

Pharyngite, s. f., *pharyngitis* (φάρυγξ, gosier), inflammation du pharynx, plus connue sous le nom d'*angine gutturale, pharyngée* ou *pharyngienne.*

Pharyngocèle, s. f., *pharyngocele* (φάρυγξ, pharynx, κήλη, hernie); prolapsus du pharynx, poche qui résulte de la dilatation anormale de ce conduit.

Pharyngo-glossien, adj., *pharyngo-glosseus*; nom donné par Chaussier au nerf *glosso-pharyngien.*

Pharyngographie, s. f., *pharyngographia* (φάρυγξ, pharynx, γράφω, j'écris); description du pharynx.

Pharyngologie, s. f., *pharyngologia* (φάρυγξ, pharynx, λόγος, discours); traité sur le pharynx.

Pharyngolyse, s. f., *pharyngolysis* (φάρυγξ, pharynx, λύσις, résolution); paralysie du pharynx.

Pharyngoperistole, s. f., *pharyngoperistole* (φάρυγξ, pharynx, περιστολὴ, rétrécissement); constriction, coarctation du pharynx.

Pharyngoplégie, s. f., *pharyngoplegia* (φάρυγξ, pharynx, πλήσσω, je frappe); paralysie du pharynx.

Pharyngorrhagie, s. f., *pharyngorrhagia* (φάρυγξ, pharynx, ῥήγνυμι, je fais irruption); écoulement de sang par les vaisseaux du pharynx.

Pharyngospasme, s. m., *pharyngospasmus* (φάρυγξ, pharynx, σπασμὸς, spasme); constriction spasmodique du pharynx.

Pharyngo-staphylin. *V.* Palato-pharyngien.

Pharyngotome, s. m., *pharyngotomus* (φάρυγξ, pharynx, τέμνω, je coupe); instrument destiné à ouvrir les abcès du fond de la gorge et des amygdales, ou à scarifier les organes, inventé par J.-L. Petit. Le pharyngotome se compose d'une longue gaîne dans laquelle se meut une tige, terminée antérieurement par une lame tranchante qui sort à volonté et rentre par l'action d'un ressort.

Pharyngotomie, s. f., *pharyngotomia*; opération par laquelle on pratique soit des scarifications au pharynx ou aux amygdales, soit l'ouverture des abcès développés dans ces parties. Quelques écrivains ont donné le nom de *pharyngotomie* à l'ouverture de cet organe, pratiquée à la région cervicale; mais c'est alors l'œsophage et non le pharynx que l'on divise.

Pharynx, s. m., *pharynx*, φάρυγξ; canal musculo-membraneux et infundibuliforme, qui s'étend de la base du crâne à l'œsophage, offrant en devant les orifices postérieurs des fosses nasales, les ouvertures des trompes de Fallope, l'ouverture postérieure de la bouche et celle du larynx.

Phatniorrhagie, s. f., *phatniorrhagia* (φάτνιον, alvéole, ῥήγνυμι, je fais irruption); écoulement de sang par un alvéole.

Phellandre, s. m., *phellandrium aquaticum*; plante ombellifère indigène, qui est vénéneuse, et dont on a conseillé les semences contre la phthisie pulmonaire et les affections cancéreuses.

Phénicisme, s. m., *phœnicismus*. Plouquet donne ce nom à la rougeole.

Phénigme. *V.* Phœnigme.

Phénoménalisme, s. m.; doctrine philosophique dans laquelle on n'attache d'importance qu'à ce qui peut tomber sous quelqu'un de nos sens, externes ou internes.

Phénomène, s. m., *phænomenon*, φαινόμενον (φαίνομαι, je parais); tout effet qui tombe sous les sens, et par extension

...tout événement extraordinaire, inattendu.

PHÉNOMÉNOLOGIE, s. f., *phænomenologia* (φαινόμενον, phénomène, λόγος, discours); traité de ce qui frappe nos sens.

PHEUGHYDRON, s. m., *pheughydron* (φεύγω, je fuis, ὕδωρ, eau); hydrophobie.

PHILIATRE, adj. et s. m., *studiosus medicinæ*, φιλίατρος (φιλέω, j'aime, ἰατρικὴ, médecine); qui étudie la médecine par le choix; étudiant en médecine.

PHILOBIOSIE, s. f., *philobiosis* (φιλέω, j'aime, βίος, vie); amour de la vie.

PHILON romain. *V.* PHILONIUM.

PHILONIUM, s. m., *philonium*, φιλώνιον; électuaire composé de graines de jusquiame blanche, de pavot blanc, de persil, d'ache et de fenouil, d'opium, de cassia lignea, de castoréum, de costus d'Arabie, de cannelle, de daucus de Crète, de nard indien, de pyrèthre, de zédoaire, de safran et de miel.

PHILOPATRIDALGIE, s. f., *philopatridalgia* (φιλέω, j'aime, πατρίς, patrie, ἄλγος, douleur); état de maladie causée par le regret d'être éloigné de son pays.

PHILOPATRIDOMANIE, s. f., *philopatridomania* (φιλέω, j'aime, πατρίς, patrie, μανία, fureur); délire, mélancolie causée par le regret d'être éloigné de son pays.

PHILTRE, s. m., *philtrum*, φίλτρον (φιλέω, j'aime); médicament réputé propre à inspirer de l'amour.

PHIMOSIQUE, adj., *phimosicus*; qui a rapport au phimosis. Sauvages nommait *ischurie phimosique* celle qui dépendait du phimosis.

PHIMOSIS, s. m., *capistratio*, φίμωσις (φιμὸς, bride); maladie qui consiste dans l'excessive étroitesse de l'ouverture du prépuce, et qui empêche ce repli membraneux d'être porté derrière le gland. Le phimosis peut être congénial, ou le résultat de la violente inflammation du prépuce : on le guérit en incisant cette partie.

PHLÉBARTÉRIODIALYSE, s. f., *phlebarteriodialysis* (φλέψ, veine, ἀρτηρία, artère, διάλυσις, séparation); anévrisme variqueux.

PHLÉBECTASIE, s. f., *phlebectasia* (φλέψ, veine, ἔκτασις, dilatation). Alibert donne ce nom à la dilatation d'une veine ou d'une portion de veine, affection dont il fait le neuvième genre des angioses.

PHLÉBEURYSME, s. m., *phlebeurysma* (φλέψ, veine, εὐρύνω, je dilate); varice.

PHLÉBITE, s. f., *phlebis* (φλέψ, veine); inflammation des veines.

PHLÉBOGRAPHIE, s. f., *phlebographia* (φλέψ, veine, γράφω, j'écris); description des veines.

PHLÉBOLOGIE, s. f., *phlebologia* (φλέψ, veine, λόγος, discours); traité des veines.

PHLÉBOPHTHALMOTOMIE, s. f., *phlebophthalmotomia* (φλέψ, veine, ὀφθαλμὸς, œil, τέμνω, je coupe); émission sanguine par l'ouverture des vaisseaux oculaires.

PHLÉBORHEXIE, s. f., *phleborhexis* (φλέψ, veine, ῥῆξις, déchirure); rupture d'une veine.

PHLÉBORRHAGIE, s. f., *phleborrhagia*, φλεβορραγία (φλέψ, veine, ῥήγνυμι, je fais irruption); hémorrhagie dans laquelle le sang provient d'une veine.

PHLÉBOTOME, s. m., *phlebotomus* (φλέψ, veine, τέμνω, je coupe). On a donné ce nom à la *flammette à ressort* dont les chirurgiens allemands font usage pour saigner.

PHLÉBOTOMIE, s. f., *phlebotomia* (φλέψ, veine, τέμνω, je coupe); dissection des veines. | Opération de chirurgie qui consiste dans l'incision des veines, afin d'en tirer du sang.

PHLÉBOTOMISTE, s. m., *phlebotomus*; nom que l'on donne à celui qui pratique la saignée.

PHLEGMAGOGUE, adj. et s. m., *phlegmagogus*, φλεγμαγωγὸς (φλέγμα, pituite, ἄγω, je chasse); qui a la propriété de provoquer la sortie de la pituite.

PHLEGMAPYRE, s. f., *phlegmapyra* (φλέγμα, pituite, πῦρ, feu); fièvre muqueuse.

PHLEGMASIE, s. f., *inflammatio, phlegmasia*, φλεγμασία, φλεγμονή (φλέγω, je brûle); synonyme d'*inflammation*.

PHLEGMASIQUE, adj., *inflammatorius*; qui tient de l'inflammation.

PHLEGMATIE, s. f., *phlegmatia*, φλεγματίας (φλέγμα, phlegme); œdème, anasarque.

PHLEGMATIQUE, s. m., *phlegmaticus*; pituiteux, lymphatique, séreux.

PHLEGMATORRHAGIE, s. f., *phlegmatorrhagia* (φλέγμα, phlegme, ῥήγνυμι, je fais irruption); rhume, catarrhe.

PHLEGME, s. f., *pituita*, φλέγμα (φλέγω, je descends); une des quatre humeurs des anciens, laquelle était réputée froide et aqueuse. | Mucus, pituite, sérosité. | Nom donné autrefois par les chimistes au produit aqueux de la distillation d'une matière humide.

PHLEGMON, s. m., *phlegmone*, φλεγμονή (φλέγω, je brûle); nom que l'on emploie quelquefois pour désigner toutes les inflammations, et qui sert le plus ordinairement à indiquer seulement la phlogose du tissu cellulaire.

PHLEGMONEUX, adj., φλεγμονώδης (φλεγμονή, phlegmon); qui a les caractères, ou qui a rapport au phlegmon : *inflammation phlegmoneuse, érysipèle phlegmoneux.*

PHLEGMONODE, adj., *phlegmonodes* (φλεγμονή, inflammation, εἶδος, ressemblance); inflammatoire.

PHLOGISTIQUE, s. m., *phlogiston* (φλέγω, je brûle); principe hypothétique auquel Stahl et son école faisaient jouer un grand rôle dans l'explication des phénomènes chimiques.

PHLOGISTIQUÉ, adj. — *Air phlogistiqué;* ancien nom de l'hydrogène. — *Acide sulfurique phlogistiqué;* nom donné par Stahl à l'acide sulfureux. — *Acide nitrique phlogistiqué;* ancien nom de l'acide nitrique chargé de deutoxyde d'azote. — *Alcali phlogistiqué;* alcali saturé de la matière colorante du bleu de Prusse.

PHLOGODE, adj., *inflammatus,* φλογώδης (φλέγω, je brûle); enflammé, rouge.

PHLOGOPYRE, s. f., *inflammatoria febris* (φλέγω, je brûle, πῦρ, feu); fièvre inflammatoire.

PHLOGOSE, s. f., *inflammatio, phlogosis,* φλόγωσις, φλέγμονή (φλέγω, je brûle). Ce mot, qui n'est que le nom grec de l'inflammation, a été employé pour désigner, 1° une inflammation légère, superficielle, érysipélateuse; 2° la rougeur et la chaleur qui caractérisent spécialement l'inflammation; 3° enfin, la chaleur avec rougeur et sans douleur.

PHLOGOSÉ, adj., *inflammatus* (φλέγω, je brûle); enflammé.

PHLYCTÈNE, s. f., *phlyctaena,* φλύκταινα (φλύζω, je bous); pustule transparente formée par l'épiderme que soulève une abondante sérosité, sans symptômes sympathiques.

PHLYCTÉNOÏDE, adj., *phlyctaenoides,* φλυκταινοειδής; qui ressemble aux phlyctènes, ou qui est caractérisé par des phlyctènes.

PHLYCTIDE, s. f., *phlyctis,* φλυκτίς; phlyctène.

PHLYSE, s. f., *eruptio in cute, phlysis,* φλύσις (φλύζω, je parais); éruption à la peau.

PHLYZACION, s. f., *phlyzacion,* φλυζάκιον; phlyctène.

PHOBODIPSON, s. m., *phobodipson* (φόβος, crainte, δίψος, soif); hydrophobie.

PHŒNIGME, s. m., *rubefactio, phænigmus,* φοινιγμός (φοινίξ, rouge); rougeur de la peau sans symptômes sympathiques, ridiculement nommée *ictère rouge* par quelques auteurs.

PHONIQUE, s. f., *phonice* (φωνή, voix); synonyme d'*acoustique.*

PHONOCAMPTIQUE, adj., *phonocampticus* (φωνή, voix, κάμπτω, je réfléchis); qui réfléchit les sons.

PHOSGÈNE, s. m. (φῶς, lumière, γίνομαι, j'engendre); nom donné par Davy à un composé gazeux qui résulte de la combinaison du chlore avec le gaz oxyde de carbone, et qu'on a appelé depuis *acide chloroxycarbonique.*

PHOSPHATE, s. m., *phosphas;* sel composé d'acide phosphorique et d'une base salifiable.

Phosphate de chaux, phosphas calcis; sel solide, blanc, insipide et insoluble dans l'eau, qui fait la base des os, et qui entre dans presque toutes les matières animales et végétales.

Phosphate de soude et d'ammoniaque, phosphas sodæ et ammonii; sel solide, cristallisable et efflorescent, qui se forme par l'évaporation de l'urine.

Phosphate (sous-) de soude, sub-phosphas sodæ; sel cristallisable en rhomboïdes oblongs, blanc, efflorescent, très-soluble dans l'eau, et d'une saveur salée, qu'on emploie comme purgatif, et qui existe tout formé dans quelques humeurs animales.

PHOSPHATIQUE, adj., *phosphaticus;* nom d'un acide incolore, inodore, visqueux, inflammable et d'une odeur forte, qu'on obtient en exposant des cylindres de phosphore à l'action de l'air.

PHOSPHITE, s. m., *phosphis;* sel formé par la combinaison de l'acide phosphoreux avec une base salifiable.

PHOSPHORE, s. m., *phosphorum* (φῶς, lumière, φέρω, je porte); corps simple ou indécomposé, non métallique, solide, transparent ou demi-transparent, incolore, brillant, flexible, susceptible d'être rayé par l'ongle, d'une odeur d'ail très-sensible, très-inflammable et susceptible même de se combiner avec l'oxygène de l'atmosphère à la température ordinaire, qui n'existe pas pur dans la nature, mais qu'on y trouve souvent uni à d'autres corps, et qu'on a voulu employer en médecine, quoiqu'il soit irritant et vénéneux au plus haut degré.

Phosphore de Baudouin ou *de Balduin;* nitrate de chaux calciné jusqu'à un certain point, et qui possède alors, dit-on, la propriété de luire dans l'obscurité.

Phosphore de Bologne; produit qui luit dans l'obscurité, et qu'on obtient en chauffant au rouge du sulfate de baryte

т réduit en gâteaux minces avec de la fa-
iт rine et de l'eau.

Phosphore de Homberg ; chlorure de
ιο calcium fondu au feu, qui, après avoir
эт repris l'état solide, devient lumineux
ol lorsqu'on le frotte dans l'obscurité.

PHOSPHORÉXÈSES, s. f. pl. ; nom donné
ιq par Baumes aux maladies qu'il regarde
ιο comme l'effet d'un vice de la phospho-
iт risation, tenant à l'excès ou au défaut de
lq phosphate de chaux dans les os, ou à sa
ιb décomposition, comme la goutte, le ra-
ιo chitisme.

PHOSPHORESCENCE, s. f., *phosphorescen-*
ιι *tia ;* propriété qu'ont certains corps de de-
эv venir lumineux dans l'obscurité ou dans
ιρ quelques circonstances particulières.

PHOSPHORESCENT, adj., *phosphorescens ;*
ιρ qui jouit de la phosphorescence.

PHOSPHOREUX, adj., *phosphorosus ;* nom
ιb donné à un acide incolore, inodore,
ιι très-sapide, cristallisable et soluble dans
эʻll'eau, qu'on obtient en traitant le proto-
do chlorure de phosphore par l'eau. | An-
ιο cien nom de l'acide phosphatique.

PHOSPHORIQUE, adj., *phosphoricus.* —
ιι *Acide phosphorique,* solide, incolore, ino-
οb dore, très-sapide, très-soluble dans l'eau,
ιι et vitrifiable par le feu, qui existe dans
ээ les os, combiné avec la chaux. — *Verre*
ιι *phosphorique ;* acide phosphorique sous
ιι la forme d'un verre transparent, qu'il
ιι prend lorsqu'on le laisse refroidir après
ιι lui avoir fait éprouver la fusion aqueuse.

PHOSPHURE, s. m., *phosphuretum ;* com-
ιο posé solide et non acide de phosphore
ιι et d'un corps simple autre que l'oxygène.

PHOTOGÈNE, s. m., *photogenium* (φῶς,
ιι lumière, γίνω, j'engendre) ; matière de
ι la lumière.

PHOTOPHOBE, adj., *photophobus* (φῶς,
ιι lumière, φόβος, crainte) ; qui fuit la lu-
ιι mière.

PHOTOPHOBIE, s. f., *photophobia* (φῶς,
ιι lumière, φόβος, crainte) ; aversion pour
ι la lumière.

PHOTOPHOBOPHTHALME, s. m., *photopho-*
ιο *ophthalmus* (φῶς, lumière, φόβος, crainte,
θφθαλμὸς, œil) ; nyctalope.

PHOTOPSIE, s. f., *photopsia* (φῶς, lu-
ιι mière, ὄψ, œil) ; vision de traînées lu-
ιι mineuses qui n'existent pas.

PHRÉNÉSIE, s. f., *phrenitis, phrenesis*
ιι φρήν, esprit) ; délire continu, intense,
ιι avec fièvre aiguë et vive ; inflammation
ιι les membranes du cerveau. | Nom sous
ιι lequel on a confondu l'*arachnoïdite* et l'*en-*
ιι *céphalite.*

PHRÉNÉTIQUE, adj., *phreneticus ;* qui

est causé par la phrénésie, ou qui est
atteint de *phrénésie.*

PHRÉNICO-GASTRIQUE, adj., *phrenico-*
gastricus ; nom donné par quelques anatomistes à la portion du péritoine qui
unit le diaphragme à l'estomac.

PHRÉNICO-SPLÉNIQUE, adj., *phrenico-*
splenicus, phrenico-lienalis ; nom donné
à la portion du péritoine interposée entre
le diaphragme et la rate.

PHRÉNIQUE, adj., *phrenicus* (φρένες, diaphragme) ; synonyme de *diaphragma-*
tique.

PHRÉNISME. *V.* PHRÉNÉSIE.

PHRÉNITE, s. f., *phrenitis* (φρένες, diaphragme) ; inflammation du diaphragme.
| Phrénésie.

PHRICASME, s. m., *phricasmus* (φρικάζω,
je frissonne) ; frisson febrile.

PHRICODE, adj., *horrificus, phricodes,*
φρικώδης (φρίκη, frisson) ; se dit des fièvres dans lesquelles le frisson est très-
intense et prolongé.

PHTHEIRIASE. *V.* PHTHIRIASE.

PHTHINODE, adj., *tabidus,* φθινῶδες (φθί-
νω, je dépéris) ; phthisique.

PHTHIRIASE, s. f., *morbus pedicularis,*
phthiriasis, φθειρίασις (φθείρ, pou) ; mul-
tiplication extraordinaire des poux, malgré les soins de propreté. Elle a lieu fréquemment à la suite des maladies aiguës,
surtout chez les enfans. On la voit survenir aussi chez les vieillards, au milieu de
la meilleure santé.

PHTHISIE, s. f., *tabes, phthisis,* φθίσις
(φθίω, je sèche) ; amaigrissement excces-
sif, avec ou sans symptômes fébriles, effet d'une phlegmasie chronique, dans la
presque totalité des cas. On a divisé la
phthisie d'après le siège de l'inflammation qui l'occasione, et d'après le genre
de désorganisation subie par l'organe enflammé : 1° en *pulmonaire, laryngée, hé-*
patique, gastrique, etc. ; 2° *tuberculeuse,*
granuleuse, calculeuse, cancéreuse, méla-
née, ulcéreuse.

Phthisie calculeuse, tabes calculosa ;
celle qui est causée par la présence de
calculs dans le poumon, selon Bayle.

Phthisie cancéreuse, tabes cancerosa ;
celle qui est causée par le cancer d'un
organe quelconque.

Phthisie catarrhale, tabes catarrhalis ;
celle qui est causée par la bronchite
chronique.

Phthisie dorsale, tabes dorsalis ; carie
des vertèbres qu'on croit être causée par
l'abus du coït ou par la masturbation.

Phthisie essentielle ; celle dans laquelle
aucun organe ne souffre en particulier,

et à la suite de laquelle on ne trouve aucune lésion appréciable après la mort. Elle est excessivement rare ; mieux vaudrait l'appeler *phthisie primitive*.

Phthisie gastrique, tabes gastrica ; celle qui est causée par une gastrite chronique.

Phthisie granuleuse, tabes granulosa ; celle qui est causée par des granulations dans le poumon, selon Bayle.

Phthisie hépatique. tabes hepatica ; celle qui est causée par l'hépatite chronique.

Phthisie laryngée. tabes laryngea ; celle qui est causée par la laryngite chronique.

Phthisie mélanée, tabes melanea : celle qui est causée par les mélanoses du poumon, selon Bayle.

Phthisie mésentérique, tabes mesenterica, ou carreau ; dépérissement causé par la mésentérite chronique.

Phthisie pancréatique, tabes pancreatica ; celle qui est causée par la pancréatite chronique.

Phthisie pleurétique, tabes pleuretica ; celle qui est causée par la pleurésie chronique.

Phthisie pulmonaire, tabes pulmonaris ; celle qui est causée par la péripneumonie chronique.

Phthisie pupillaire, tabes pupilla, synizesis ; rétrécissement permanent de la pupille, effet de l'irite.

Phthisie rénale, tabes renalis : celle qui est causée par la néphrite chronique.

Phthisie tuberculeuse, tabes tuberculosa ; celle qui est causée par la présence de tubercules dans le poumon ou ailleurs.

PHTHISIOLOGIE, s. f., *phthisiologia* (φθίσις, phthisie, λόγος, discours) ; traité de la phthisie.

PHTHISIOPNEUMONIE, s. f., *phthisi-pneumonia* (φθίσις, phthisie, πνευμονία, maladie du poumon) ; phthisie pulmonaire.

PHTHISIQUE, adj. et s. m., *phthisicus ;* qui est atteint de phthisie.

PHTHISURIE, s. f., *phthisuria* (φθίσις, phthisie, οὖρον, urine) ; phthisie causée par le diabétès. | Diabétès.

PHTHOE, s. f., *tabes.* φθόη : phthisie.

PHTHONGODYSPHORIE. *V.* PSEUDÉCOÏE.

PHTHORE, s. m. (φθείρω, je corromps) ; nom donné par Orfila au radical présumé de l'acide fluorique.

PHTHOROFORIQUE. *V.* FLUOFORIQUE.

PHTHOROSILICIQUE. *V.* FLUOSILICIQUE.

PHTORURE. *V.* FLUORE.

PHYGETHLON, s. m., φυγέθλον ; inflammation des ganglions lymphatiques sous-cutanés.

PHYLACTÈRE, adj., *phylacterius,* φυλακτήριος ; nom donné autrefois aux amulettes et autres moyens que la superstition faisait croire propres à préserver de quelque mal.

PHYLLOMANIE, s. f., *phyllomania* (φύλλον, feuille, μανία, manie) ; abondance excessive de feuilles sur les rameaux des plantes, sans fleurs ni fruits.

PHYMATOSE, s. f., *phymatosis* (φῦμα, tubercule) ; maladie tuberculeuse.

PHYME, s. f., *tuberculum. phyma,* φῦμα (φύομαι, je nais) ; tubercule, tumeur, ulcère ; principalement inflammation avec suppuration des ganglions lymphatiques.

PHYMOSIQUE. *V.* PHIMOSIQUE.

PHYMOSIS. *V.* PHIMOSIS.

PHYSCOCÉPHALE. *V.* PHYSOCÉPHALE.

PHYSCONIE, s. f., *physconia* (φυσάω, j'enfle) ; tuméfaction de l'abdomen sans fluctuation, et non sonore.

PHYSICIEN, s. m. ; qui cultive la physique.

PHYSIOGNOMONIE, s. f., *physiognomonia* (φύσις, caractère, γινώσκω, je connais) ; art prétendu de connaître le caractère des hommes d'après leur conformation extérieure.

PHYSIOGNOSIE, s. f., *physiognosia* (φύσις, nature, γνῶσις, connaissance) ; science de la nature.

PHYSIOGRAPHIE, s. f., *physiographia* (φύσις, nature, γράφω, j'écris) ; description des objets dont l'ensemble constitue la nature.

PHYSIOLOGIE, s. f., *physiologia* (φύσις, nature, λόγος, discours) ; traité de la nature. | Connaissance des actions exécutées par les organes ou les appareils d'organes des corps vivans.

PHYSIONOMIE, s. f., *physionomia,* φυσιογνωμία (φύσις, nature, γινώσκω, je connais) ; expression fournie par l'ensemble des traits de la face.

PHYSIQUE, s. f., *physice, physica,* φυσική ; connaissance des propriétés naturelles des corps, des actions qu'ils exercent les uns sur les autres en vertu de ces propriétés, et des lois suivant lesquelles s'opèrent ces actions.

PHYSIQUE, adj., *physicus* (φύσις, nature) ; synonyme de *naturel.*

PHYSOBLÉPHARON, φυσοβλέφαρον (φυσάω, j'insuffle, βλέφαρον, paupière) ; gonflement emphysémateux des paupières.

PHYSOCÈLE, s. f., *physocele* (φυσάω, j'insuffle, κήλη, tumeur). On a donné ce nom à des tumeurs gazeuses du scrotum, qui n'étaient vraisemblablement que des hernies intestinales distendues par des gaz. On l'a donné aussi au gonflement des bourses produit par l'air, dans le cas d'emphysème général.

Physocélie, s. f., *physocœlia* (φύσα, vent, κοιλία, cavité ventrale); tympanite.

Physocéphale, s. m., *physocephalus* (φύσα, vent, κεφαλή, tête); emphysème de la tête. Cette maladie est presque toujours accompagnée de l'emphysème général.

Physomètre, s. f., *physometra* (φυσάω, j'enfle, μήτρα, matrice); distension de l'uterus par des gaz; grossesse gazeuse.

Physoncie, s. f., *physoncus* (φύσα, air, ὄγκος, tumeur); tumeur formée par de l'air ou tout autre gaz.

Physopsophie, s. f., *physopsophia* (φύσα, gaz, ψόφος, bruit); éruption bruyante de gaz.

Physospasme, s. m., *physospasmus* (φύσα, vent, σπασμός, spasme); tympanite produite par le resserrement spasmodique de quelque point du canal intestinal.

Physothorax, s. m., *physothorax* (φύσα, vent, θώραξ, poitrine); accumulation de gaz dans la poitrine.

Phytochimie, s. f., *phytochimia* (φυτὸν, plante, χημία, chimie); chimie végétale.

Phytologie, s. f., *phytologia* (φυτὸν, plante, λόγος, discours); botanique.

Phytotomie, s. f., *phytotomia* (φυτὸν, plante, τέμνω, je coupe); anatomie végétale.

Pian, s. m., *frambœsia*; maladie caractérisée par des tumeurs ayant la forme de fraises ou de framboises qui se forment à la surface de la peau et aux parties génitales, s'ulcerent, et jettent le malade dans un état de marasme. Le pian règne à la Guinée et en Amérique : on assure qu'il est contagieux.

Pian fongoïde, frambœsia mycoides; celui qui est caractérisé par des excroissances fongiformes.

Pian ruboïde, frambœsia batinoides; celui dans lequel les excroissances sont composées de petits lobules granules, dont la réunion ressemble assez à une fraise.

Pica, s. m., *pica, nicatio, picaceus appetitus*, πίσσα, πίτλα (*pica*, pie); désir de manger des substances non alimentaires.

Picacisme. *V.* **Pica**.

Picote, s. f.; nom populaire de la variole.

Picotement, s. m.; douleur légère,

telle que l'occasionerait l'action de corps pointus non acérés.

Picrochole, s. m., *picrocholus* (πικρὸς, amer, χολή, bile); qui a la bile très-amère, bilieux.

Picromel, s. m. (πικρὸς, amer, μέλι, miel); substance incolore, molle, d'une saveur âcre, amère et sucrée, d'une odeur nauséabonde, et très-soluble dans l'eau, qui fait partie de la bile, et qu'on place au nombre des principes immédiats des animaux.

Picrotoxine, s. f., *picrotoxina* (πικρὸς, amer, τοξικὸν, poison); alcali organique, cristallisable en prismes quadrangulaires, blanc, demi-transparent, brillant, excessivement amer et vénéneux, qu'on trouve dans la coque du Levant.

Pie, s. m., *pica*; se dit d'un cheval qui a la robe blanche, marquée de grandes taches noires, baies, alzanes, etc.

Pied, s. m., *pes*, πούς; extrémité du membre pelvien, composée du tarse, du métatarse et des orteils. | Extrémité des membres abdominaux et thoraciques du cheval.

Pied altéré; dessèchement de la sole de corne.

Pied-bot, difformité presque toujours congéniale, dans laquelle les pieds sont tournés soit en dedans, soit en dehors, ou raccourcis d'arrière en avant, de telle sorte que leurs articulations métatarso-phalangiennes reposent seules sur le sol. Dans les torsions en dedans (*vari*), les ligamens supérieurs et externes sont relâches et presque détruits; dans les déviations en dehors (*valgi*), les ligamens internes et inférieurs sont au contraire affaiblis et distendus. On doit rallier aux pieds-bots ceux qui présentent un aplatissement extraordinaire, et qui reposent sur le sol dans toute l'étendue de leur face inférieure. Alors les ligamens de la région plantaire sont exclusivement affaiblis, et le pied ne peut supporter aucune fatigue considérable. | On donne ce nom au pied du cheval qui est arrondi, tronqué et mousse.

Pied cerclé; maladie du sabot, dans laquelle cette partie offre des aspérités ou des bosses disposées en manière de cordon.

Pied comble; lorsque la sole est exubérante.

Pied de bœuf; celui dont l'ongle présente antérieurement, près de la couronne, une fente plus ou moins grande.

Pied de cheval marin. V. **Corne** *d'Ammon.*

Pied de lion. V. Alchimille.

Pied dérobé ; celui dont la sole n'est pas épaisse.

Pied desséché et resserré ; celui qui est privé d'humidité et rapetissé.

Pied d'hippocampe. V. Corne d'Ammon.

Pied encastelé. V. Encastelure.

Pied gras ; celui dont la sole est très-vaste.

Pied panard ; se dit du pied dont la pointe est tournée en dehors.

Pied plat ; celui qui n'offre point de creux à la partie inférieure.

Pied serré ; se dit quand un clou comprime la chair cannelée.

Pie-mère, s. f., *pia mater ;* membrane vasculaire et celluleuse qui revêt toutes les parties extérieures de l'encéphale, et pénètre dans toutes ses anfractuosités, dans toutes ses cavités intérieures.

Pierre, s. f., *lapis.* On donne ce nom, dans le langage familier, aux calculs urinaires, notamment à ceux de la vessie.

Pierre à cautère ; composé d'hydrate, de sous-carbonate, de protoxide et de chlorure de potassium, qu'on prépare en fondant au feu et coulant le résidu de l'évaporation à siccité de la liqueur obtenue en traitant la potasse du commerce par la chaux.

Pierre à plâtre ; variété du sulfate de chaux naturel, dans laquelle il est mêlé de sable, d'argile, de carbonate de chaux, et souvent de débris de corps organisés. On en fait le plâtre ordinaire.

Pierre infernale ; nitrate d'argent fondu avec ménagement dans un creuset, et coulé dans une lingotière, où il prend la forme de petits cylindres d'un brun noirâtre. C'est un escarrotique.

Pierre philosophale, lapis philosophicus ; synonyme d'alchimie.

Pierreux, adj., *petrosus ;* qui a la nature ou la dureté de la pierre. — *Portion pierreuse du temporal.*

Piestron, s. m., πίεστρον (πιέζω, je presse) ; sorte de pinces très-solides, ainsi nommées par Hippocrate, et qui servaient à briser la tête du fœtus, afin de rendre l'accouchement possible. Ni le mot ni l'instrument ne sont plus usités.

Pigeon, s. m., *columba ;* oiseau dont la chair est très-estimée comme aliment.

Pignon, s. m. ; fruit du pin cultivé.

Pilaire, adj., *pilaris ;* se dit de l'ensemble des poils : *système pilaire* ou *pileux.—Maladie pilaire,* maladie des poils; plique, trichiase.

Pile *de Volta. V.* Electrique.

Pile électrique. V. Electrique.

Pile galvanique. V. Electrique.

Pileus ; nom latin que l'on a donné à un instrument que les femmes s'appliquent sur le mamelon, afin de rendre l'allaitement moins douloureux.

Pileux, adj., *pilosus ;* qui a rapport aux poils. — *Système pileux,* ensemble de tous les poils du corps.

Piliers *du diaphragme ;* nom donné à deux gros faisceaux charnus de la partie postérieure du diaphragme, qui s'attachent au corps des quatre premières vertèbres lombaires.

Piliers du voile du palais ; prolongemens latéraux du voile du palais, au nombre de quatre, deux de chaque côté, situés l'un au devant de l'autre, et séparés par un enfoncement triangulaire, qui loge l'amygdale.

Pilimiction, s. f., *pilimictio (pilus,* poil, *mictio,* action d'uriner) ; se dit en parlant des personnes qui rendent des poils mêlés avec l'urine.

Pilon, s. m., *pistillum, pistillus ;* instrument propre à diviser les corps dans un mortier.

Pilulaire, adj., *pilularis ;* qui tient de la pilule. — *Consistance pilulaire.*

Pilule, s. f., *pilula,* καταπότιον, σφαίριον (*pila,* balle) ; médicament simple ou composé, du poids d'un à quatre grains, du diamètre de deux lignes environ, et d'une consistance de pâte ferme, auquel on donne une forme sphérique, afin qu'on puisse l'avaler en une seule fois, sans le mâcher.

Pilules alexitères ; composées de pignons d'Inde, d'acide sulfurique, de vipérine de Virginie, de crème de tartre et de sirop de capillaire.

Pilules aloétiques émollientes ; composées d'aloès soccotrin, de racine de réglisse, de racine de guimauve et de sirop de pommes.

Pilules amères fondantes ; composées de savon blanc amygdalin, d'extrait de gentiane et de rhubarbe.

Pilules angéliques ; composées d'aloès soccotrin, de rhubarbe, de trochisques d'agaric, de cannelle, et de sucs dépurés de bourrache, de chicorée, de houblon, de fumeterre et de roses pâles.

Pilules ante cibum. V. Pilules gourmandes.

Pilules antidysentériques de Willis ; composées de cire jaune, de blanc de baleine, de cachou et d'huile volatile de cannelle.

Pilules astringentes ; composées de bol

d'Arménie, de terre sigillée, de corail rouge, de cachou, d'hématite, de sang-dragon, de mastic, de laudanum liquide, de sirop de menthe composé, et de racines de grande consoude, de bistorte et de tormentille.

Pilules balsamiques de Stahl; composées de térébenthine, de résines de lierre et de genièvre, d'extraits aqueux d'aloès, de myrrhe, de ményanthe, de rhubarbe et d'ellébore, et d'extraits vineux d'absinthe, de chardon bénit et de fumeterre.

Pilules bénites; composées d'aloès, de séné, d'assa-fœtida, de galbanum, de myrrhe, de sulfate de fer, de safran, de macis, d'huile de succin et de sirop d'armoise.

Pilules catholiques; composées de résine de jalap, de scammonée, et d'extraits d'aloès, d'ellébore noir et de coloquinte.

Pilules chalybées; composées de limaille de fer, de cannelle, d'aloès soccotrin et de sirop d'armoise.

Pilules cochées majeures; composées d'hiéra picra, de trochisques alhandal, de scammonée, de turbith végétal, de fleurs de stœchas et de sirop de nerprun.

Pilules cochées mineures; composées d'aloès, de scammonée et de trochisques alhandal.

Pilules d'Anderson. V. Pilules écossaises.

Pilules de Becher; composées d'aloès, de myrrhe, de safran, de résine hédérée, de sandaraque, de soufre, de kermès végétal, d'extraits d'absinthe, de chardon bénit, de trèfle d'eau, de gaïac et de rhubarbe, de mithridate et d'élixir de propriété.

Pilules de Belloste; composées de mercure coulant, de sucre en poudre, de scammonée, de jalap et de vin blanc.

Pilules de Bontius. V. Pilules hydragogues de Bontius.

Pilules de Boerhaave. V. Pilules émétiques.

Pilules de cynoglosse; composées de racine de cynoglosse, graines de jusquiame blanche, extrait gommeux d'opium, myrrhe, encens, safran, castoreum, et sirop de cynoglosse ou d'opium.

Pilules de Dehaen. V. Pilules purgatives.

Pilules de deuto-iodure de mercure; composées de deuto-iodure de mercure, d'extrait de sureau et de poudre de réglisse.

Pilules de Fuller. V. Pilules bénites.

Pilules de Galien. V. Pilules de storax.

Pilules d'Helvétius. V. Pilules hydragogues d'Helvétius.

Pilules d'iode; composées d'iode pur, d'extrait de sureau et de poudre de réglisse.

Pilules de Keyser. V. Dragées de Keyser.

Pilules de Lémery. V. Pilules astringentes.

Pilules de Méglin; composées d'extrait de jusquiame noire, de racine de grande valériane et d'oxide blanc de zinc.

Pilules de mercure gommeux; composées de mercure coulant, de gomme arabique, de miel et de poudre de réglisse.

Pilules de Morton; composées de cloportes en poudre, de gomme ammoniaque, d'acide benzoïque, de safran, de baume du Pérou, et de baume de soufre anisé.

Pilules de Mynsicht, ou Pilules d'alun teint; composées d'alun et de sang-dragon.

Pilules de panacée mercurielle; composées de proto-chlorure de mercure lavé, de mie de pain et d'eau.

Pilules de proto-iodure de mercure; composées de proto-iodure de mercure, d'extrait de sureau et de poudre de réglisse.

Pilules de Renaudot. V. Pilules napolitaines.

Pilules de Rhazès. V. Pilules cochées majeures.

Pilules de Rotrou. V. Pilules alexitères.

Pilules de Rudius. V. Extrait de Rudius.

Pilules de Rufus; composées d'aloès soccotrin, de myrrhe, de safran et de sirop d'absinthe.

Pilules de savon; composées de savon blanc amygdalin et de poudre de réglisse.

Pilules de Schrœder. V. Pilules tartarées.

Pilules de Starkey; composées d'extrait sec d'opium, de réglisse, d'ellébore blanc, d'ellébore noir, de savon de Starkey et d'huile essentielle de térébenthine.

Pilules de Stephens. V. Pilules savonneuses.

Pilules de storax; composées de storax, d'encens, de myrrhe, d'extrait de réglisse, d'extrait d'opium, de safran et de sirop de pavot blanc.

Pilules de térébenthine; composées de térébenthine liquide, cuite dans l'eau bouillante.

Pilules écossaises ; composées de gomme-gutte, d'aloès soccotrin, d'huile essentielle d'anis et de sirop de sucre.

Pilules emménagogues ; composées de limaille de fer, d'huile volatile de sabine, de sirop de marrube, et d'extraits d'enula campana, de sabine et d'aloès.

Pilules émétiques ; composées de mie de pain et de tartrate antimonié de potasse.

Pilules éthiopiques ; composées de sulfure noir de mercure, de sulfure d'antimoine, de résine de gaïac et d'extrait de salsepareille.

Pilules expectorantes ; composées de sous-hydrosulfate d'antimoine, d'anis de Florence et de beurre de cacao.

Pilules fétides majeures ; composées d'hermodactes, de racines d'ésule et de turbith, de gingembre, de spica-nard, d'épithym, de coloquinte, de graines de rue, de sagapenum, de gomme ammoniaque, d'opopanax, de bdellium, d'aloès soccotrin, d'euphorbe, de scammonée, de cannelle, de safran, de castoréum et de suc de poireaux.

Pilules gourmandes ; composées d'aloès soccotrin, de mastic, de roses rouges et de sirop d'absinthe.

Pilules hydragogues de Bontius ; composées d'aloès soccotrin, de gomme-gutte, de gomme ammoniaque et de vinaigre.

Pilules hydragogues d'Helvétius ; composées de gomme-gutte, de jalap, de suc d'ail et de sirop de roses pâles.

Pilules hystériques ; composées de galbanum, d'opopanax, de gomme ammoniaque, de sagapenum, de myrrhe, d'assa-fœtida, de castoréum, d'huile de succin empyreumatique et de mithridate.

Pilules martiales. V. Pilules chalybées.

Pilules mercurielles purgatives ; composées de mercure coulant, de jalap, de séné, d'aloès soccotrin, de scammonée, de gomme-gutte, de pignons d'Inde, de baume de Copahu et de sirop de nerprun.

Pilules napolitaines ; composées de mercure coulant, d'aloès soccotrin, de rhubarbe, de scammonée, d'agaric blanc, de macis, de cannelle, de sassafras et de miel.

Pilules perpétuelles ; balles d'antimoine du poids d'environ six grains.

Pilules pour la gale. V. Pilules éthiopiques.

Pilules purgatives ; composées de scam-

monée, de jalap, de calomélas et de sirop de fleurs de pêcher.

Pilules purgatives ; composées d'extrait catholique, de résine de jalap, de scammonée et d'alcool.

Pilules savonneuses ; composées de savon amygdalin et de miel.

Pilules savonneuses de Dehaen ; composées de gomme ammoniaque, d'acétate de potasse, de savon médicinal et de pilules de Rufus.

Pilules smectiques. V. Pilules de savon.

Pilules splénétiques ; composées de gomme ammoniaque, d'extrait d'aloès, de myrrhe et de racine de bryone.

Pilules stomachiques ; composées d'aloès soccotrin, de fiel de bœuf et d'alcool.

Pilules tartarées ; composées d'extrait de suc d'aloès, de gomme ammoniaque, de sulfate de fer, d'extrait de safran, d'acétate de potasse, d'extrait de gentiane et de teinture de mars tartarisée.

Pilules toniques de Bacher ; composées de myrrhe, d'extrait d'ellébore noir et de chardon bénit.

Pilules toniques de Stoll ; composées de limaille de fer, d'extrait de petite centaurée et de gomme ammoniaque.

PILULIER, s. m. ; instrument qui sert à partager et rouler un certain nombre de pilules à la fois.

PIMENT, s. m., *capsicum annuum ;* plante d'Afrique, de la famille des solanées, dont les fruits, d'une saveur âcre et brûlante, servent de condiment.

PIN, s. m., *pinus ;* genre de plantes de la famille des conifères, qui renferme un grand nombre d'espèces arborescentes, d'où l'on retire diverses substances résineuses, et dont une fournit des fruits bons à manger.

PINCE, s. f. ; se dit des dents incisives des herbivores. | Partie antérieure de la paroi du sabot du cheval. | Partie antérieure et moyenne du fer : d'où vient *pinçon.*

PINCÉE, s. f., *pugillus ;* quantité d'un corps que l'on peut saisir avec l'extrémité de deux ou trois doigts.

PINCES, s. f. pl., *volsellæ ;* instrument qui sert en chirurgie à saisir divers objets avec plus ou moins de force. Les *pinces à anneaux,* construites de la même manière que les ciseaux, servent aux pansemens. Les *pinces à dissection* ou *à ligature* sont composées de deux branches qui s'appliquent l'une à l'autre par la pression, et s'éloignent à raison de l'élasticité de leur moyen d'union ; elles sont destinées à saisir les tissus et les artères que l'on veut attirer ou lier. Les *pinces de Musieux*, armées de crochets à l'extrémité de leurs mors, ont pour usage de saisir fortement les tumeurs fibreuses ou autres qu'il s'agit d'extraire. Les *pinces à polypes* sont spécialement destinées à arracher les excroissances de ce genre. Enfin les *forceps*, les *tire-balles*, les *tenettes*, sont autant de variétés de pinces, qui ont reçu des noms spéciaux.

PINÉAL, adj., *pinealis* (*pinus*, pin); qui ressemble à une pomme de pin. — *Glande pinéale*; petit corps conique, rougeâtre et mollasse, qu'on trouve entre les tubercules quadrijumeaux et la voûte à trois piliers, qui renferme de petites concrétions dans son intérieur, et d'où partent deux stries médullaires qui vont gagner les piliers extérieurs de la voûte.

PINNATIFIDE, adj., *pinnatifidus*; se dit d'une feuille dont les divisions ne sont pas isolées jusqu'à la grande nervure médiane.

PINNÉ, adj., *pinnatus*; se dit d'une feuille composée de plusieurs folioles, disposées elles-mêmes des deux côtés d'un pétiole commun.

PIQÛRE, s. f., *punctura* (*pungere*, piquer); solution de continuité produite par l'introduction d'un instrument aigu dans les tissus vivans. Les piqûres sont suivies d'accidens graves lorsque des parties très-sensibles et pourvues de filets nerveux multipliés en sont le siége. Il est assez fréquemment nécessaire de débrider leur trajet.

PIRIFORME. *V.* PYRIFORME.

PISIFORME, adj., *pisiformis* (*pisum*, pois, *forma*, forme); qui a la forme d'un pois. — *Os pisiforme*, quatrième de la première rangée du carpe, arrondi, articulé avec le pyramidal, et donnant attache au muscle cubital antérieur, ainsi qu'au ligament transversal antérieur du carpe. — *Tubercules pisiformes*; nom donné par Chaussier aux éminences mammillaires du cerveau.

PISSASPHALTE, s. m., *pissasphaltum*; bitume mou, aujourd'hui inusité, qu'on employait autrefois comme vulnéraire.

PISSEMENT, s. m., *mictio*; action d'uriner.

Pissement de pus. V. PYURIE.

Pissement de sang. V. HÉMATURIE.

PISSENLIT, s. m., *leontodon taraxacum*; plante chicoracée indigène, qui passe pour diurétique et laxative, ce qui n'empêche pas de la manger en salade.

PISSITE, s. m.; vin obtenu avec du moût de raisin et du goudron.

PISTACHE, s. f., *pistacia*; fruit du pistachier.

PISTACHIER, s. m., *terebinthus pistacia*; arbuste du Levant, de la famille des térébinthacées, dont on mange les fruits.

PISTIL, s. m., *pistillum*; organe femelle de la reproduction dans les plantes.

PISTOLET *de Volta*, s. m.; instrument de physique, disposé de manière à lancer un projectile par l'explosion d'un mélange de gaz hydrogène et oxygène que l'étincelle électrique enflamme.

PITUITAIRE, adj., *pituitaris* (*pituita*, pituite). — *Corps pituitaire*, ou *glande pituitaire*. — *Fosse pituitaire*, ou *selle turcique*. — *Glande pituitaire*, petit corps arrondi et allongé transversalement, qui remplit la selle turcique. — *Membrane pituitaire*, membrane muqueuse qui tapisse les fosses nasales et toutes leurs dépendances. — *Tigo pituitaire*, prolongement conique qui s'étend de la glande pituitaire au cerveau.

PITUITE, s. f., *pituita*, φλέγμα; pituite, mucus, sérosité.

PITUITEUX, adj. et s. m., *pituitosus*; qui expectore beaucoup de mucus; qui est sujet à une sécrétion surabondante de mucus, ou au flux séreux. | Se dit aussi de la *fièvre muqueuse*, ou gastro-entérite avec surcroît de sécrétion muqueuse.

PITYRIASE, s. m., *furfur*, πιτυρίασις (πίτυρον, son); desquamation furfuracée de l'épiderme.

PIVOINE, s. f., *pæonia officinalis*; belle plante originaire du Levant, et de la famille des renonculacées, dont la racine passe pour être douée de vertus médicinales, et renferme une fécule alibile.

PIVOTANT, adj., *perpendicularis*; se dit d'une racine qui s'enfonce verticalement dans la terre.

PLACENTA, s. m., *placenta*; organe vasculaire, celluleux, pesant, aplati et circulaire, qui établit la communication entre la mère et le fœtus renfermé dans la matrice. | Partie interne du péricarpe, celle à laquelle les graines sont attachées immédiatement.

PLADAROSE, s. f., *pladarosis* (πλάδαρος, mou); nom que quelques écrivains ont donné aux tumeurs molles et enkystées des paupières.

PLAIE, s. f., *plaga*, *vulnus*; solution de continuité faite aux parties molles par des corps tranchans, piquans ou contondans. Ces dernières, lorsque les tégumens ne sont point divisés, prennent le nom de *contusion*, et dans le cas contraire, celui de *plaie contuse*. Il existe encore des plaies par déchirure, par arrachement, par brûlure, des plaies envenimées, etc. On nomme *plaies d'armes à feu*, celles qui sont produites par les corps que la poudre à canon met en mouvement.—*Plaies à lambeaux*, solutions de continuité dans lesquelles des parties molles sont détachées du corps sous forme de lambeaux.

PLAN, s. m., *plana superficies*; surface lisse, qui ne présente ni éminences ni enfoncemens.

PLAN, adj., *planus*; qui a la surface parfaitement lisse.

PLANCHER *de l'orbite*, s. m.; partie inférieure de la fosse orbitaire.

Plancher des fosses nasales; partie inférieure de ces cavités.

Plancher du cerveau; nom donné par quelques anatomistes à la tente du cervelet.

PLANIFORME, adj., *planiformis*; qui a la forme d'un plan.

PLANTAIN, s. m., *plantago*; genre de plantes indigènes, dont les diverses espèces sont usitées en médecine, dans les collyres résolutifs.

PLANTAIRE, adj., *plantaris* (*planta*, plante du pied); qui appartient à la plante du pied. — *Aponévrose plantaire*, de forme triangulaire, qui occupe le milieu et les côtés de la plante du pied. — *Artères plantaires*, nées de la tibiale postérieure, et au nombre de deux, l'*interne* et l'*externe*. — *Arcade ou crosse plantaire*, courbure que l'artère plantaire externe décrit à son extrémité. — *Face ou région plantaire du pied*, plante du pied. — *Ligamens plantaires*, ceux qui réunissent les os du métatarse et du tarse en dessous. — *Nerfs plantaires*, fournis par le tibial postérieur, et au nombre de deux, l'*interne* et l'*externe*.

Plantaire grêle, adj. et s. m.; muscle (petit fémoro-calcanien, Ch.) pair, allongé, mince et étroit, qui s'étend de la partie postérieure du condyle externe du fémur à la partie postérieure et interne du calcanéum.

PLANTE, s. f., *planta*, φυτόν; corps organisé appartenant au règne végétal.

PLANTE *du pied*, s. f., *planta pedis*; face inférieure du pied.

PLANTI-SOUS-PHALANGIEN, adj. et s. m., *planti-infrà-phalangianus*; nom donné par Chaussier à chacun des muscles lombricaux du pied.

PLANTI-TENDINO-PHALANGIEN, adj. et s. m., *planti-tendino-phalangianus*; nom donné par Dumas aux muscles lombricaux du pied.

PLANTIGRADE, adj. et s. m., *plantigradus* (*planta*, plante du pied, *gradior*, je marche); qui marche sur la plante du pied.

PLANTULE, s. f., *plantula*; rudiment de la tige, qui sort de terre au moment de la germination.

PLASTIQUE, adj., *plasticus* (πλάσσω, je forme); qui forme. — *Force plastique*, puissance génératrice dans les corps organisés.

PLATINE, s. m., *platina*; métal solide, très-brillant, d'un blanc argentin, très-ductile, très-malléable, très-difficile à fondre, et sur lequel l'air ni l'oxygène n'agissent à la température ordinaire.

PLATRE, s. m.; sulfate de chaux privé de toute son eau de cristallisation par la calcination. Le plâtre ordinaire contient environ douze pour cent de chaux; aussi est-il susceptible de plus de dureté, et l'emploie-t-on de préférence dans les constructions.

PLEIN, s. m.; la partie moyenne d'une bande.

PLEIN, adj., *plenus*; se dit du pouls lorsque l'artère paraît remplie, qu'elle est résistante au toucher.

PLÉNITUDE, s. f., *repletio*; mot souvent employé par les personnes étrangères à l'art de guérir pour désigner la pléthore, ou le sentiment de pesanteur et de tension qu'on éprouve à l'épigastre quand l'estomac est trop rempli.

PLÉROSE, s. f., *repletio*, πλήρωσις (πλήρης, plein); rétablissement d'un corps épuisé par les maladies.

PLÉROTIQUE, adj. et s. m., *pleroticus*; qui procure la cicatrisation.

PLESMONE, s. f., *repletio*, πλησμονή (πλήθω, je remplis); satiété; état opposé à la faim.

PLÉTHOMÉRIE, s. f., *plethomeria* (πλῆθος, plénitude, μέρος, partie); surabondance ou excès de parties dans le corps; monstruosité par excès.

PLÉTHORE, s. f., *plethora*, πληθώρα (πλήθω, je remplis); surcroît de sang, de bile ou d'humeur en général, relativement à l'état habituel du sujet.

Pléthore sanguine; elle est générale ou locale, selon que le sang surabonde dans tout l'organisme ou dans un seul organe. D'après son siège, la pléthore sanguine

locale reçoit les noms de *cérébrale, pulmonaire, utérine*, etc. Les anciens, qui n'a-
vaient pas fait l'utile distinction de la
pléthore générale et de la pléthore locale,
admettaient une *pléthore vraie, plethora
ad molem*, dans laquelle il y avait augmentation de la masse du sang; une *pléthore fausse, plethora ad volumen*, ou par
raréfaction du sang; une *pléthore relative
à l'espace, plethora ad spatium*, ou par diminution de l'étendue du système circulatoire, à la suite d'une amputation, par
exemple; une *pléthore relative aux forces,
plethora ad vires*, provenant de ce que le
sang, sans être absolument trop abondant, se trouve l'être relativement aux
forces du sujet : distinctions futiles,
imaginaires, et justement tombées dans
l'oubli.

PLÉTHORIQUE, adj. et s. m., *plethoricus*;
qui est dans un état de pléthore, ou qui
est causé par la pléthore.

PLEURE. *V.* PLÈVRE.

PLEURÉSIE, s. f., *pleuritis*, πλευρῖτις
(πλευρὰ, plèvre); inflammation de la
plèvre, caractérisée par une douleur superficielle de la poitrine, augmentant
dans l'inspiration, avec toux, peu ou point
de crachats, chaleur douce à la peau,
pouls fréquent, plein et dur. Cette grave
inflammation doit être attaquée par la
saignée du bras répétée, l'application
des sangsues en grand nombre sur le côté
douloureux, la diète et les boissons mucilagineuses chaudes; si on la combat
mollement, on court le risque de la voir
passer à l'état chronique, se compliquer
de péripneumonie, d'épanchement, et
prendre ainsi le caractère de la phthisie
pulmonaire ou de l'hydrothorax.

*Pleurésie adynamique, pleuritis ady-
namica*; celle qui est accompagnée d'une
grande prostration, avec ou sans symptômes de gastro-entérite intense.

Pleurésie ataxique, pleuritis ataxica;
celle qui est accompagnée de symptômes
cérébraux, de délire, de convulsions.

Pleurésie bilieuse, pleuritis biliosa;
celle qui est accompagnée de symptômes
bilieux, effet d'une duodénite ou d'une
duodéno-hépatite.

Pleurésie fausse, pleuritis spuria; inflammation des muscles intercostaux qui
simule la pleurésie.

Pleurésie humide, pleuritis humida;
celle qui est accompagnée de bronchite.

Pleurésie rhumatismale. V. PLEURO-
DYNIE.

Pleurésie sèche, pleuritis sicca; pleurésie
sans aucune expectoration.

Pleurésie venteuse, pleuritis flatulenta;
douleur derrière les fausses côtes, qu'on
attribue à la présence de gaz dans les intestins.

Pleurésie vermineuse; pleurésie accompagnée de la présence des vers dans le
canal digestif.

PLEURÉTIQUE, adj., *pleuriticus*, πλευρι-
τικός; qui est causé par la pleurésie :
douleur, point, couenne pleurétique.

PLEURITE, s. f., *pleuritis* (πλευρὰ, plèvre); inflammation de la plèvre. Alibert
en a fait le septième genre de la cinquième famille de sa Nosologie naturelle,
celle des pneumoses.

PLEUROCÈLE, s. f., *pleurocele* (πλευρὰ,
plèvre, κήλη, tumeur); hernie de la plèvre. Cette dénomination, employée par
Sagar, est inexacte, en ce que la plèvre
ne soit jamais seule; elle ne fait hernie
que quand elle sert d'enveloppe au poumon, à des tumeurs, ou à des collections
purulentes, qui ont franchi l'enceinte des
parois thoraciques.

PLEURODYNIE, s. f., *pleurodynia* (πλευρὰ,
côté, ἰδύνη, douleur); douleur, point de
côté qui ne dépend pas de l'inflammation
de la plèvre, et que l'on croit dû à une
affection rhumatismale, c'est-à-dire à
l'inflammation des parties musculaires
ou fibreuses des parois du thorax.

PLEURODYNIQUE, adj., *pleurodynicus*;
qui est dû à la pleurodynie. *Douleur pleurodynique*, pléonasme ridicule.

PLEURONECTE, s. m., *pleuronectes* (πλευρὰ, côté, νέω, je nage); genre de poissons
qui nagent sur un côté du corps, et dont
les yeux sont placés sur un même côté de
la tête. Tels sont les limandes, les soles,
les turbots et autres.

PLEURO-PÉRIPNEUMONIE, s. f., *pleuro-
peripneumonia*; inflammation simultanée
de la plèvre et du poumon.

PLEURO-PNEUMONIE, s. f., *pleuro-pneu-
monia*; inflammation simultanée de la
plèvre et du poumon.

PLEURORRHÉE, s. f., *pleurorrhœa* (πλευρὰ, plèvre, ῥέω, je coule); accumulation
de fluides dans la plèvre.

PLEURORTHOPNÉE, s. f., *pleurorthopnœa*
(πλευρὰ, côté, ὀρθὸς, droit, πνέω, je respire); douleur de côté qui force le malade à se tenir sur son séant pour respirer.

PLEUROSPASME, s. m., *pleurospasmus*
(πλευρὰ, plèvre, σπασμὸς, spasme);
spasme dans la poitrine.

PLEUROTOTONOS, s. m., *pleurototonos*
(πλευρὸν, côté, τείνω, je tends); tétanos
dans lequel le corps s'infléchit de côté.

PLÈVRE, s. f., *pleura*, πλευρὰ: nom donné à deux membranes séreuses qui revêtent chacune un des côtés de la poitrine, d'où elles se réfléchissent sur l'un et l'autre poumons.

Plèvre costale; portion de chaque plèvre qui revêt les parois de la poitrine.

Plèvre pulmonaire; portion de chaque plèvre qui enveloppe le poumon.

PLEXUS, s. m., *plexus*, πλέγμα, πλεκτάνη, πλάνη (*plecto*, j'entortille); entrelacement, réseau de vaisseaux sanguins ou de filets nerveux.

PLICATILE, adj., *plicatilis*; qui est plissé dans quelques circonstances.

PLIE, s. f., *platessa*; poisson du genre pleuronecte, qui est fort bon à manger.

PLINTHE, s. f., *plinthinus*; machine autrefois en usage pour opérer la réduction des fractures et des luxations.

PLIQUE, s. f., *plica, plicatio, plicatura, trichoma*, πλεκτάνη; feutrage des cheveux ou des poils, avec irritation du derme chevelu, et symptômes provenans d'une irritation sympathique interne, laquelle entraîne parfois le marasme et même la mort.

Plique multiforme, plica caput medusæ; plique dans laquelle les cheveux ou les poils se mêlent et s'agglutinent par mèches séparées : *plique multiforme en lanières, plica caput medusæ laciniata*; celle dont les cheveux sont divisés par mèches, dont les touffes paraissent déchirées; *plique multiforme en vrilles, plica caput medusæ cirrhata*; celle dont les mèches sont roulées en vrilles.

Plique solitaire ou *à queue, plica longicauda*; plique dans laquelle les cheveux ou les poils sont réunis en une seule masse très-allongée.

Plique solitaire latérale, plica longicauda lateralis; celle qui se forme sur un ou sur les deux côtés des tempes.

Plique solitaire fusiforme, plica longicauda fusiformis; celle qui représente un cylindre diminuant progressivement de volume de haut en bas.

Plique solitaire falciforme, plica longicauda falciformis; celle dont l'extrémité est recourbée comme celle d'une faux.

Plique solitaire en massue, plica longicauda claviformis; celle dont l'extrémité inférieure forme une masse très-volumineuse.

Plique en masse, plica cespitosa; plique dans laquelle les cheveux ou poils se mêlent et s'agglutinent en une masse confuse.

Plique en masse mitriforme, plica ces-pitosa caliptræformis; celle qui forme sur la tête une espèce de calotte.

Plique en masse globuleuse, plica cespitosa globiformis; celle qui forme sur la tête une sorte de globe.

PLOMB, s. m., *plumbum*, μόλυβδος; métal solide, d'un blanc bleuâtre, plus malléable que ductile, assez mou pour être rayé par l'ongle, très-fusible et oxydable quand on le chauffe à l'air, qui existe dans la nature sous un grand nombre d'états différens, dont les principaux sont ceux de sulfure, d'oxyde et de sel.

PLOMB, s. m.; mélange, tantôt d'air atmosphérique et d'hydrosulfate d'ammoniaque, tantôt, ce qui est plus rare, d'azote, d'oxygène, et d'acide carbonique ou de carbonate d'ammoniaque, qui se dégage des fosses d'aisance, et cause souvent une asphyxie très-grave aux vidangeurs.

Plomb blanc; carbonate de plomb.

Plomb corné; masse d'un blanc gris que forme le chlorure de plomb, quand on le laisse refroidir après qu'il a éprouvé la fusion ignée.

Plomb rouge; chromate de plomb natif.

Plomb spathique; carbonate de plomb.

PLOMBAGINE, s. f.; percarbure de fer.

PLOMBIÈRES; bourg du département des Vosges, qui possède plusieurs sources d'eaux minérales salines chaudes, chargées de beaucoup de matière végéto-animale, qui leur donne un aspect onctueux.

PLUMACEAU OU PLUMASSEAU, s. m., *plumaccolus, tintamen*; corps spongieux, mou, élastique, formé par l'assemblage d'un plus ou moins grand nombre de brins de charpie, et qui est susceptible de recevoir des formes variées, suivant la figure des places sur lesquelles on se propose de l'appliquer. Les anciens remplaçaient la charpie par des plumes fines placées entre deux linges, ce qui donne l'étymologie du mot *plumaceau*.

PLUMEUX, adj., *plumosus*; qui est muni de barbes comme la tige d'une plume.

PLUMULE. *V.* PLANTULE.

PLURILOCULAIRE, adj., *plurilocularis*; se dit d'un fruit qui a plusieurs loges distinctes.

PNEUMA, s. m., *pneuma*, πνεῦμα; nom donné par les anciens à un principe spirituel hypothétique, au moyen duquel certains médecins ont voulu expliquer les phénomènes de la santé et de la maladie.

PNEUMATIQUE, adj., *pneumaticus* (πνεῦ-

(πνεῦμα, air); épithète donnée à la partie de la chimie qui traite des gaz. — *Machine pneumatique*; celle à l'aide de laquelle on fait le vide. — *Secte pneumatique* ou *pneumatiste*; celle qui faisait dépendre la santé et la maladie du rapport du pneuma avec les autres principes élémentaires.

PNEUMATISME, s. m. (πνεῦμα, souffle); doctrine des pneumatistes. *V.* PNEUMATIQUE.

PNEUMATISTE, adj. et s. m.; partisan de la secte pneumatique.

PNEUMATOCÈLE, s. f., *pneumatocele* (πνεῦμα, air, χήλη, tumeur); nom que l'on a donné aux tumeurs formées dans le scrotum par des substances gazeuses. Synonyme de *physocèle*.

PNEUMATO-CHIMIQUE, adj., *pneumato-chimicus*. On appelle *appareil pneumato-chimique*, une cuve de bois doublée en plomb, et garnie, dans son intérieur, d'une tablette sur laquelle sont pratiquées plusieurs entailles; on la remplit d'eau jusqu'à quelques millimètres au-dessus de la tablette. Cet appareil, inventé par Priestley, est d'une grande utilité dans toutes les expériences relatives aux gaz.

PNEUMATODE, adj., *pneumatodes*, πνευματώδης (πνεῦμα, air); qui est distendu par un gaz, ou causé par des gaz.

PNEUMATOMPHALE, s. f., *pneumatomphalus* (πνεῦμα, air, ὀμφαλὸς, nombril); tumeur formée à l'ombilic par une hernie intestinale que des gaz distendent.

PNEUMATO-RACHIS, s. m., *pneumato-rachis* (πνεῦμα, air, ῥάχις, colonne vertébrale); présence de gaz dans le canal vertébral.

PNEUMATOSE, s. f., *pneumatosis*, πνευμάτωσις (πνεῦμα, air); distension de l'estomac par des gaz. | Emphysème. | Maladie causée par des *vents*, par des *gaz*.

PNEUMATOTHORAX, s. m., *pneumatothorax* (πνεῦμα, air, θώραξ, poitrine); collection de gaz dans la poitrine.

PNEUMEMPHRAXIE, s. f., *pneumemphraxis* (πνεύμον, poumon, ἔμφραξις, obstruction); obstruction des bronches par des mucosités.

PNEUMOCÈLE, s. f., *pneumocele* (πνεύμον, poumon, χήλη, tumeur); hernie formée par le poumon à travers l'un des points des parois thoraciques. Les tumeurs de ce genre sont molles, indolentes, arrondies, circonscrites, et varient de volume pendant la respiration, suivant que l'air les pénètre ou les abandonne. Elles exigent, comme les hernies abdominales, l'usage habituel d'un bandage compressif.

PNEUMOGASTRIQUE, adj. et s. m., *pneumogastricus* (πνεύμων, poumon, γαστήρ, estomac); Chaussier donne ce nom au nerf vague ou de la huitième paire, à cause des rameaux qu'il fournit au poumon et à l'estomac, auxquels il est spécialement destiné.

PNEUMOGRAPHIE, s. f., *pneumographia* (πνεύμον, poumon, γράφω, j'écris); description du poumon.

PNEUMOLITHIASE, s. f., *pneumolithiasis* (πνεύμων, poumon, λιθίασις, douleur causée par la pierre); maladie caractérisée par des concrétions développées dans le poumon.

PNEUMOLOGIE, s. f., *pneumologia* (πνεύμον, poumon, λόγος, discours); traité sur le poumon.

PNEUMONALGIE, s. f., *pneumonalgia* (πνεύμων, poumon, ἄλγος, douleur). Alibert donne ce nom à l'angine de poitrine, qui forme le cinquième genre des pneumoses, dans sa Nosologie naturelle.

PNEUMONIE, s. f., *pneumonia, pulmonis inflammatio* (πνεύμων, poumon); inflammation du parenchyme du poumon, caractérisée par une douleur profonde et fixe, avec toux, crachement de sang d'abord, puis de mucus épais ou puriforme, gêne extrême de la respiration, plénitude, fréquence et mollesse du pouls, chaleur halitueuse de la peau. La saignée du bras est le principal remède contre cette phlegmasie; il faut se garder d'appliquer seulement des sangsues; un régime sévère et les boissons mucilagineuses doivent être prescrits, comme dans les autres inflammations, mais avec plus de sévérité. En passant à l'état chronique, la pneumonie donne lieu au marasme du sujet, avec symptômes fébriles erratiques ou continus, et constitue la *phthisie pulmonaire*, en déterminant diverses altérations profondes dans le parenchyme des poumons.

PNEUMONIQUE, adj. et s. m., *pneumonicus* (πνεύμων, poumon); remède contre les maladies du poumon.

PNEUMONITE, s. f., *pneumonitis* (πνεύμον, poumon); inflammation du poumon ou pneumonie, sixième genre des pneumoses, dans la Nosologie naturelle d'Alibert.

PNEUMONORRHAGIE. *V.* PNEUMORRHAGIE.

PNEUMO-PÉRICARDE, s. m., *pneumo-pericardium* (πνεῦμα, air, περιχάρδιον, péricarde); épanchement de gaz dans la cavité du péricarde.

PNEUMOPHTHOÉ, s. f., *pneumophthoe* (πνεύμων, poumon, φθόη, phthisie); phthisie pulmonaire.

PNEUMO-PLEURÉSIE, s. f., *pneumo-pleuritis*; inflammation simultanée du poumon et de la plèvre.

PNEUMORRHAGIE, s. f., *pneumorrhagia* (πνεύμων, poumon, ῥήγνυμι, je fais irruption); crachement de sang ou de mucosités provenant du poumon.

PNEUMONORRHÉE, s. f., *pneumonorrhœa* (πνεύμων, poumon, ῥέω, je coule); synonyme de *pneumonorrhagie*.

PNEUMOSE, s. f., *pneumosis* (πνεύμων, poumon); nom de la cinquième famille de la Nosologie naturelle d'Alibert; elle comprend toutes les affections du poumon.

PNEUMO-THORAX, s. m., *pneumo-thorax* (πνεύμων, poumon, θώραξ, thorax); épanchement de fluides aériformes dans la cavité des plèvres. Le pneumo-thorax peut être formé par l'air qui s'est échappé d'une ouverture fistuleuse du poumon, ou par des gaz provenant de la décomposition de liquides épanchés.

PNEUMOTOMIE, s. f., *pneumotomia* (πνεύμων, poumon, τέμνω, je coupe); préparation, dissection du poumon.

PNIGALION, s. m., *pnigalium* (πνίγω, j'étouffe); cauchemar.

PNIGAMON. *V.* **PNIGALION**.

PNIGOPHOBIE, s. f. (πνίγω, j'étouffe, φόβος, crainte); angine de poitrine.

PODAGRE, s. f., *podagra* (πούς, pied, ἄγρα, prise); se dit de la goutte qui occupe les pieds.

PODAGRE, adj. et s. m., *podagricus*; qui a la goutte aux pieds.

PODARTHROCACE, s. f., *podarthrocace* (πούς, pied, ἄρθρον, articulation, κακός, mauvais); carie de l'articulation du pied.

PODENCÉPHALE, s. m.; nom donné par Geoffroy-Saint-Hilaire aux monstres qui ont un cerveau de volume ordinaire, mais situé hors du crâne, et porté sur un pédicule qui traverse le sommet de la boîte cérébrale, laquelle est composée de pièces affaissées les unes sur les autres, épaisses, compactes, et comme éburnées.

PODOSPERME, s. m., *podospermum* (πούς, pied, σπέρμα, graine); filet qui part du placenta, et qui soutient la graine.

POGONIASE, s. f., *pogoniasis* (πώγων, barbe); développement de la barbe chez une femme.

POIGNÉE, s. f., *manipulus*; quantité d'un corps qu'on peut saisir avec la main.

POIGNET, s. m., *carpus*; nom vulgaire du *carpe*.

POIL, s. m., *pilus*, θρίξ: corps conique et corné qui sort plus ou moins de la peau, au tissu de laquelle il adhère par un sac membraneux appelé bulbe, et qui renferme une cavité remplie de très-minces filamens. — *Poil* (soufflé au); se dit d'une matière puriforme noirâtre qui découle du sabot.

POILETTE. *V.* **PALETTE**.

POING, s. m.; la main fermée.

POINT, s. m., *punctum*; endroit où une ligne en coupe une autre.

Point d'appui, s. m., *fulcrum*, *hypomochlion*; partie d'un levier autour de laquelle se meuvent toutes les autres.

Point de côté; douleur aiguë qui est bornée à un seul point de la poitrine.

POINTILLÉ, adj., *puncticulatus*; qui est parsemé de points enfoncés ou saillans.

POIRE, s. f., *pyrum*; fruit du poirier.

POIREAU, s. m., *allium porrum*; espèce indigène d'ail, qui figure parmi nos plantes potagères.

POIREAU, s. m., *porrus* ou *porrum*; nom populaire de quelques excroissances qui surviennent soit aux mains soit aux organes génitaux.

POIRIER, s. m., *pyrus communis*; arbre indigène qu'on multiplie dans nos vergers, et dont la culture a singulièrement multiplié les variétés.

POIS, s. m., *pisum sativum*; plante oléracée indigène, dont on mange la graine. | Graine de cette plante.

Pois d'iris; petite boule, de la grosseur d'un pois ordinaire, qu'on fait avec la racine d'iris de Florence sèche, et dont on se sert pour entretenir les cautères.

POISON, s. m., *venenum*, τοξικόν; substance qui rend malade ou fait périr un être vivant au corps duquel elle se trouve appliquée d'une manière quelconque, à petite dose.

POISSON, s. m., *piscis*; animal vertébré, à sang rouge et froid, chez lequel la respiration s'exécute par des branchies, et qui vit dans l'eau, où il se soutient et se meut le plus souvent au moyen de nageoires.

POITRAIL, s. m., *antilena*; partie antérieure du corps du cheval, située entre l'encolure, la pointe des épaules et les ars.

POITRINAIRE, adj. et s. m.; synonyme de *phthisique*.

POITRINE, s. m., *pectus*, θώραξ; cavité conoïde, légèrement aplatie en avant, qui occupe le milieu du tronc, et loge les principaux organes de la respiration et de la circulation. — *Maladie de poitrine*, s'entend, parmi les gens du monde, de la phthisie pulmonaire.

Poivre, s. m.; nom générique donné aux fruits de plusieurs plantes exotiques, qui servent à titre de condiment.

Poivre blanc : poivre noir dépouillé de sa couche extérieure.

Poivre cubèbe. V. Cubèbe.

Poivre long ; fruit du capsicum annuum.

Poivre noir ; fruit du piper nigrum, plante des Indes orientales.

Poix, s. f., pix, πίσσα : substance molle, d'une odeur désagréable, d'une saveur chaude et piquante, fusible au feu, inflammable, et soluble dans l'alcool.

Poix blanche ; galipot fondu, agité dans l'eau, et filtré à travers de la paille.

Poix de Bourgogne. V. Poix blanche.

Poix grasse. V. Poix blanche.

Poix jaune. V. Poix blanche.

Poix minérale. V. Pissasphalte.

Poix navale. V. Poix noire.

Poix noire ; matière obtenue en mettant le feu à la substance résineuse qui reste sur les filtres de paille, quand on purifie le galipot, la recevant dans l'eau, et la faisant cuire.

Polarité, adj., polaritas ; faculté d'avoir ou d'acquérir des pôles.

Pôle, s. m.; extrémité d'une ligne droite perpendiculaire à un plan circulaire, par l'axe duquel elle passe.

Poliose, s. f., poliosis (πολιόω, je rends gris) ; canitie.

Pollen, s. m., pollen ; poussière renfermée dans les loges des anthères avant la fécondation.

Pollution, s. f., pollutio (polluo, je profane, je souille) ; éjaculation provoquée pendant la veille par des attouchemens. On appelle pollution nocturne celle qui survient dans le sommeil, à la suite de rêves voluptueux.

Polyacoustique, adj., polyacusticus (πολὺς, beaucoup, ἀκούω, j'entends) ; qui multiplie les sons.

Polyadelphie, s. f., polyadelphia (πολὺς, plusieurs, ἀδελφός, frère) ; nom donné, dans le système de Linné, à la classe qui comprend les plantes dont les filets des étamines sont réunis en plusieurs paquets.

Polyadelphique, adj., polyadelphicus ; qui fait partie de la polyadelphie.

Polyæmie, s. f., polyæmia (πολὺς, beaucoup, αἷμα, sang) ; pléthore.

Polyandrie, adj., polyandria (πολὺς, beaucoup, ἀνήρ, homme) ; nom donné, dans le système de Linné, à la classe qui renferme les plantes dans chaque fleur desquelles on compte plus de vingt étamines.

Polyandrique, adj., polyandricus ; qui fait partie de la polyandrie.

Polyanthé, adj., polyanthus (πολὺς, beaucoup, ἄνθος, fleur) ; se dit d'une plante qui a beaucoup de fleurs.

Polyblennie, s. f., polyblennia (πολὺς, beaucoup, βλέννα, morve) ; surabondance de mucosité.

Polycéphale, s. m., polycephalus (πολὺς, plusieurs, κεφαλή, tête) ; entozoaire à corps allongé, cylindrique, terminé par une vessie commune à plusieurs individus, et dont la tête est garnie de suçoirs, avec deux couronnes de crochets.

Polycholie, s. f., polycholia (πολὺς, beaucoup, χολή, bile) ; sécrétion abondante de bile.

Polychreste, adj., polychrestus (πολὺς, beaucoup, χρηστός, bon) ; nom donné autrefois à plusieurs médicamens qu'on croyait efficaces dans beaucoup de maladies.

Polychylie, s. f., polychylia (πολὺς, beaucoup, χυλός, chyle) ; surabondance de chyle.

Polychymie, s. f., polychymia (πολὺς, beaucoup, χυμός, suc) ; pléthore.

Polycoprie, s. f., polycopria (πολὺς, beaucoup, κόπρος, excrémens) ; déjections alvines excessives.

Polydacrie, s. f., polydacria (πολὺς, beaucoup, δάκρυα, larmes) ; excrétion trop abondante de larmes.

Polydactyle, adj., polydactylus (πολὺς, plusieurs, δάκτυλος, doigt) ; nom par lequel on désigne les personnes qui ont des doigts surnuméraires.

Polydipsie, s. f., polydipsia (πολὺς, beaucoup, δίψα, soif) ; désir insatiable de boire, soif inextinguible. — Elle forme, dans la Nosologie naturelle d'Alibert, le quatrième genre des gastroses.

Polygala, s. m., polygala ; genre de plantes de la famille des rhinanthoïdes, dont on emploie en médecine deux espèces, l'une d'Amérique, polygala senega, l'autre indigène, polygala amara, toutes deux amères, aromatiques, toniques et stimulantes.

Polygalie, s. f., polygalia (πολὺς, beaucoup, γάλα, lait) ; surabondance du lait.

Polygamie, s. f., polygamia (πολὺς, beaucoup, γάμος, noces) ; nom donné, dans le système de Linné, à la classe qui renferme les plantes dont un même individu porte à la fois des fleurs hermaphrodites et des fleurs unisexuelles, ou dont les fleurs sont hermaphrodites sur un individu, mâles sur un second, et femelles sur un troisième.

POLYGAMIQUE, adj., *polygamicus*; qui appartient à la polygamie.

POLYGURIE, s. f., *polyguria* (πολὺς, beaucoup, οὖρον, urine); excrétion très-abondante d'urine.

POLYGYNIE, s. f., *polygynia* (πολὺς, beaucoup, γυνή, femelle); nom donné, dans le système de Linné, aux ordres de plantes dont chaque fleur contient un nombre indéterminé de pistils.

POLYGYNIQUE, adj., *polygynicus*; se dit d'une fleur qui contient un nombre indéterminé de pistils.

POLYHIDRIE, s. f., *polyhidria* (πολὺς, beaucoup, ἱδρώς, sueur); sueur excessive.

POLYLYMPHIE, s. f., *polylymphia* (πολὺς, beaucoup, *lympha*, lymphe); surabondance de la lymphe. Baumes a donné ce nom à l'anasarque.

POLYMÉRISME, s. m., *polymerismus* (πολὺς, plusieurs, μέρος, partie); espèce de difformité qui consiste dans la présence d'un trop grand nombre de parties.

POLYOPSIE, s. f., *polyopsis* (πολὺς, beaucoup, ὄψις, vue); vue multiple.

POLYOREXIE, s. f., *polyorexia* (πολὺς, beaucoup, ὄρεξις, appétit); faim excessive, suivie de douleurs d'estomac, de lypothimie, et d'un état de langueur après avoir mangé. C'est le premier genre des gastroses de la Nosologie naturelle d'Alibert.

POLYPE, s. m., *polypus* (πολὺς, plusieurs, πούς, pied); excroissance développée sur les membranes muqueuses, telles que celles du nez, de la gorge, des oreilles, de la matrice, et du vagin. Parmi les polypes, les uns sont vésiculeux, les autres charnus; ces derniers, qui sont les plus nombreux, ont une texture solide et fibreuse.

POLYPÉTALE, adj., *polypetalus* (πολὺς, beaucoup, πέταλον, pétale); se dit d'une fleur dont la corolle est composée de plusieurs pétales.

POLYPHAGE, adj., *polyphagus* (πολὺς, beaucoup, φάγω, je mange); qui mange beaucoup, ou qui mange indifféremment un grand nombre de substances différentes.

POLYPHAGIE, s. f., *polyphagia* (πολὺς, beaucoup, φάγω, je mange); voracité: faculté de digérer beaucoup d'espèces d'alimens.

POLYPHARMACIE, s. f., *polypharmacia* (πολὺς, beaucoup, φάρμακον, médica-

mens); prescription d'un grand nombre de médicamens.

POLYPHARMAQUE, adj., *polypharmacus*; épithète donnée au médecin qui prescrit un grand nombre de médicamens à la fois.

POLYPHYLLE, adj., *polyphyllus* (πολὺς, beaucoup, φύλλον, feuille); qui a beaucoup de feuilles, de folioles, ou de divisions foliacées.

POLYPIONIE, s. f., *polypionia* (πολὺς, beaucoup, πίον, graisse); obésité.

POLYPIOTIE, s. f., *polypiotes*; synonyme de *polypionie*.

POLYPOSIE, s. f., *polyposia* (πολὺς, beaucoup, πόσις, boisson); synonyme de *polydipsie*.

POLYSARCIE, s. f., *polysarcia* (πολὺς, beaucoup, σάρξ, chair); embonpoint excessif. Quelques auteurs distinguent encore de celle-ci, ou *polysarcie adipeuse*, celle qui est due à une augmentation dans le volume des muscles, et qu'ils appellent *polysarcie charnue*.

POLYSIALIE, s. f., *polysialia* (πολὺς, beaucoup, σίαλον, salive); excrétion excessive de salive.

POLYSOMATIE, s. f., *polysomatia* (πολὺς, beaucoup, σῶμα, corps); volume considérable du corps.

POLYSPASTE, adj., *polyspastus* (πολὺς, beaucoup, σπάω, j'attire); qui possède une grande force attractive.

POLYSPERMATIQUE. *V.* POLYSPERME.

POLYSPERME, adj., *polyspermus* (πολὺς, beaucoup, σπέρμα, graine); épithète donnée aux fruits qui renferment beaucoup de semences, ou aux plantes qui produisent beaucoup de graines.

POLYSPERMIE, s. f., *polyspermia* (πολὺς, beaucoup, σπέρμα, sperme); abondance du sperme et des graines.

POLYTROPHIE, s. f., *polytrophia* (πολὺς, beaucoup, τρέφω, je nourris); excès de nourriture, activité très-grande de la nutrition.

POLYURIE, s. f., *polyuria* (πολὺς, beaucoup, οὐρέω, j'urine); écoulement très-abondant d'urine. Il constitue le premier genre des névroses, ou de la quatrième famille de la Nosologie naturelle d'Alibert.

POLYURIQUE, adj., *polyuricus* (πολὺς, beaucoup, οὐρέω, j'urine); qui tient à la polyurie, ou qui dépend d'une grande quantité d'urine. *Ischurie. paralysie polyurique:* se dit de celle que l'on rapporte à l'accumulation forcée de l'urine dans la vessie.

POMMADE, s. f., *pommatum*; compo-

...sition médicamenteuse, onguentacée ou autre, mais toujours molle, et le plus souvent aromatisée et colorée, qui ne s'applique qu'à l'extérieur.

Pommade citrine ; mélange de graisse de porc et de deuto-nitrate de mercure.

Pommade d'Alyon. V. Pommade oxygénée.

Pommade d'Autenrieth. V. Pommade stibiée.

Pommade de concombre ; composée d'axonge de porc, de concombres, de melons, de verjus, de pommes de reinette et de lait de vache.

Pommade de Cirillo ; mélange de graisse de porc et de deuto-chlorure de mercure.

Pommade de Desault ; mélange d'onguent rosat, de précipité rouge, d'oxyde de plomb, de tutie, d'alun calciné et de deuto-chlorure de mercure.

Pommade de Goulard ; composée de cire jaune, d'huile rosat, d'acétate de plomb liquide et de camphre.

Pommade de Grandjean. V. Pommade ophthalmique.

Pommade de la comtesse d'Ol ; composée de noix de galle, de noix de cyprès, d'écorce de grenade, de fleurs de sumac, de sulfate d'alumine et de conserve de roses.

Pommade de Régent ; composée de beurre frais, de camphre, de précipité rouge et d'acétate de plomb.

Pommade épispastique. V. ONGUENT épispastique.

Pommade ophthalmique ; mélange de nitrat blanc et d'oxide rouge de mercure.

Pommade oxygénée ; composée d'axonge de porc et d'acide nitrique pur à trente-deux degrés.

Pommade stibiée ; composée de graisse de porc et de tartrate antimonié de potasse.

Pommade virginale. V. Pommade de la comtesse d'Ol.

POMME, s. f., *pomum, malum ;* fruit du pommier. | Péricarpe charnu, pulpeux et solide, qui renferme une capsule membraneuse logeant des pepins.

Pomme d'Adam ; nom vulgaire de la saillie que la portion thyroïdienne du larynx forme chez l'homme, à la partie antérieure du cou.

Pomme de terre ; nom vulgaire des bulbes du *solanum tuberosum,* et de la plante elle-même qui les produit.

Pomme épineuse ; nom vulgaire de la stramoine.

POMMELIÈRE, s. f. ; nom donné à une maladie des animaux, qui a la plus grande analogie avec la phthisie pulmonaire.

POMMETTE, s. f. ; partie saillante de la joue, au-dessous de l'angle externe de chaque œil.

POMMIER, s. m., *pyrus malus ;* arbre de nos vergers, dont on mange les fruits, et dont il existe un grand nombre de variétés.

POMPHOLIX, s. m. ; ancien nom du protoxide de zinc.

PONCTION, s. f., *punctio ;* opération par laquelle on plonge, dans une collection séreuse, purulente, sanguine ou autre, la lame d'un bistouri, celle d'une lancette ou la pointe d'un trois-quarts, afin d'ouvrir une issue au liquide accumulé dans les parties. Toutes les cavités du corps, telles que celles du crâne, du rachis, du thorax et de l'abdomen, tous les organes qui renferment des humeurs, ou qui leur servent de réservoirs, comme l'œil, la vessie, la vésicule biliaire, etc., sont assez souvent le siége de cette opération.

PONDÉRABLE, adj., *ponderabilis (pondus,* poids) ; dont on peut déterminer le poids.

PONGITIF, adj., *pungitivus ;* se dit de la douleur qui semble occasionée par la pointe d'un instrument enfoncé dans la partie souffrante.

PONT *de Varole,* s. m., *pons Varoli ;* protubérance annulaire qui embrasse la moelle allongée, et réunit les deux hémisphères du cervelet.

POPLITÉ, adj., *poplitæus (poples,* jarret) ; qui a rapport au jarret. — *Artère poplitée,* continuation du tronc de la fémorale, qui prend ce nom après avoir traversé le muscle grand adducteur, et le perd quand elle se divise en péronière et tibiale postérieure. — *Nerfs poplités,* au nombre de deux, l'*externe,* branche externe de la bifurcation du sciatique ; l'*interne,* branche interne de cette même bifurcation.—*Veine poplitée,* qui se distribue de même que l'artère, et se trouve derrière elle.

POPLITÉ, adj. et s. m., *poplitæus ;* muscle (fémoro-popliti-tibial, Ch.) pair, allongé, triangulaire et aplati, qui se porte de la tubérosité du condyle externe du fémur à la partie supérieure de la face postérieure du tibia.

POPULAIRE, adj., *popularis ;* se dit des maladies endémiques et épidémiques.

POPULEUM ; nom donné à un onguent composé d'axonge de porc, de bourgeons de peuplier noir, et de feuilles de pavot, de belladonne, de jusquiame et de morelle noire.

PORCELAINE, s. f. ; éruption exanthématique communément appelée *essère*.

PORE, s. m., *porus*, πόρος ; nom donné aux petits espaces qui séparent les molécules intégrantes des corps. | Les anatomistes appellent ainsi les orifices par lesquels ils supposent que les extrémités des vaisseaux s'ouvrent à la surface des membranes.

POIREAU. *V.* POIREAU.

POREUX, adj., *porosus ;* qui a des pores visibles.

POROCÈLE, s. f., *porocele* (πῶρος, calus, durillon, κήλη, tumeur) ; hernie dont les enveloppes sont épaissies et comme calleuses.

POROMPHALE, s. f., *poromphalus* (πῶρος, dur, ὀμφαλὸς, ombilic) ; hernie ombilicale compliquée de callosités.

POROSITÉ, s. f., *porositas ;* qualité des corps poreux.

POROTIQUE, adj., *poroticus* (πῶρος, cal) ; nom donné aux remèdes auxquels on attribuait la propriété d'opérer la formation du cal.

PORPHYRISATION , s. f. ; action de réduire un corps en poudre impalpable.

PORPHYRISER, v. a., *conterere ;* réduire une substance quelconque en poudre impalpable.

PORRACÉ, adj., *porraceus (porrum,* poireau) ; se dit des humeurs dont la couleur verdâtre tire sur celle du poireau.

PORREAU. *V.* POIREAU.

PORRIGINEUX, adj., *porriginosus (porrigo*, crasse de la tête) ; crasseux. On donne ce nom à une espèce de teigne.

PORRIGO, s. m. ; crasse de la tête. Nom de la teigne appelée par Alibert *furfuracée.*

PORTE, adj. On appelle *veine porte* un appareil vasculaire veineux placé dans l'abdomen, qui se compose de deux troncs, la *veine porte abdominale ,* née de tous les organes du bas-ventre, excepté les reins, la vessie et la matrice ; la *veine porte hépatique,* continuation de la précédente, qui distribue ses branches dans la substance du foie.

PORTE-AIGUILLE , s. m. ; tige d'acier, longue d'environ deux pouces, fendue suivant sa longueur, et qui, se fermant par un anneau coulant , peut recevoir et serrer l'extrémité d'une aiguille. Cet instrument, peu employé par les chirurgiens de nos jours, servait surtout à faciliter l'introduction des aiguilles assez courtes dont on fait usage dans l'opération du bec-de-lièvre.

PORTE-BOUGIE, s. m. ; tige d'argent ou de gomme élastique dont on fait usage afin d'introduire plus aisément les bougies dans l'urètre. Cet instrument était à peu près oublié, lorsque Ducamp l'a reproduit , et en a démontré l'utilité , après en avoir perfectionné la construction.

PORTE-FEUILLE , s. m. ; dénomination imposée par quelques anatomistes au muscle sous-scapulaire.

PORTE-MÈCHE , s. m. ; sorte de stylet terminé par un bouton à l'une de ses extrémités , et bifurqué à l'autre, de manière à ce que la mèche de charpie dont on la charge ne puisse pas glisser sur elle, et s'échapper pendant qu'on la pousse dans les trajets fistuleux ou autres.

PORTE-PIERRE, s. m. ; espèce de porte-crayon renfermé dans un étui, et qui sert à tenir le trochisque de nitrate d'argent fondu dont on fait usage pour cautériser la surface des plaies.

PORTE-SONDE , s. m. ; espèce de porte-crayon qui sert à fixer la sonde, et à en rendre l'introduction plus facile , dans le cathétérisme du canal nasal par le procédé de Laforest.

PORTE-VOIX, s. m., *buccina vocem transmittens ;* instrument destiné à porter la voix à une grande distance.

POSSET, s. m., *possatum ;* tisane faite avec de la bière et du lait bouilli.

POSTHITE, s. f., *posthitis* (πόσθη, prépuce) ; inflammation du prépuce.

POSTHONCIE, s. f., *posthoncus* (πόσθη, prépuce, ὄγκος, tumeur) ; tuméfaction du prépuce.

POTABLE, adj., *potabilis ;* qu'on peut boire. *Or potable, eau potable.*

POTASSE, s. f., *potassa ;* hydrate de deutoxide de potassium ; alcali solide, blanc, inodore , très-âcre et très-caustique, très-soluble dans l'eau et déliquescent, qu'on obtient en purifiant la potasse du commerce.

Potasse caustique à la chaux. V. PIERRE à cautère.

Potasse du commerce ; mélange de sous-carbonate de potasse avec du sulfate et de l'hydrochlorate de potasse , de la silice, de l'alumine et des oxydes de fer et de manganèse , en proportions variables.

POTASSIUM , s. m. ; métal solide , très-ductile, brillant, plus mou que la cire et plus léger que l'eau , dont la potasse est un deutoxide, et que Davy a obtenu e décomposant cet alcali par la pile galvanique.

¶ POTÉE, s. f. ; mélange ou peut-être combinaison de deutoxide d'étain et d'oxide de plomb.

¶ POTENTIEL, adj., *potentialis* (*potentia*, puissance) ; nom donné aux substances caustiques qui ne produisent pas la cautérisation immédiatement après leur application, mais qui malgré cela ne jouissent pas moins de la propriété de désorganiser complétement les parties avec lesquelles elles sont mises en contact.

¶ POTION, s. f., *potio* (*poto*, je bois) ; médicament liquide, du poids de quatre à six onces, que l'on administre par cuillerées.

¶ *Potion de Rivière* ; mélange de suc de citron et d'une dissolution de sel d'absinthe ou de sous-carbonate de potasse dans un peu de sirop de sucre.

¶ POU, s. m., *pediculus* ; genre d'insectes aptères parasites, dont on connaît trois espèces qui vivent, l'une sur le corps, la seconde dans la tête, et la troisième dans les poils du pubis.

¶ POUCE, s. m., *pollex*, ἀντίχειρ (*pollere*, avoir beaucoup de force) ; premier doigt de la main et du pied, le plus gros et le plus fort.

¶ POUDRE, s. f., *pulvis* ; substance réduite en particules extrêmement fines.

¶ *Poudre absorbante* ; mélange de sulfate de fer, d'écailles d'huîtres calcinées, de pierres d'écrevisse, de corail rouge, d'oxyde blanc d'antimoine, de cinabre, d'extrait d'opium et d'huile volatile de girofle.

¶ *Poudre absorbante de Stephens* ; composée de coquilles d'œufs calcinées et de limaçons de vigne entiers, brûlés non à blancheur.

¶ *Poudre à canon. V. Poudre à tirer.*

¶ *Poudre anthelmintique* ; composée de mousse de Corse, semen contra, rhubarbe, feuille de scordium, séné, et racines d'absinthe, de citron, de pourpier et de tanaisie.

¶ *Poudre antidysentérique* ; composée d'ipécacuanha, de myrobolans citrins, de rhubarbe et de graines de pigamon.

¶ *Poudre antihystérique* ; composée de gomme et d'assa-fœtida.

¶ *Poudre antispasmodique* ; composée de gui, de racines de valériane sauvage, dictame blanc et pivoine, d'ongle d'élan, de graines d'arroche puante et pivoine, de corail rouge, de succin, de corne de cerf, de castoréum et de cinabre.

Poudre antiscrofuleuse ; composée d'éponges charbonnées, de racines de zostère marine également charbonnées, de poivre long, de poivre noir, de gingembre, de cannelle, de pyrèthre, d'os de sèche et d'hydrochlorate d'ammoniaque.

Poudre arthritique amère ; composée de racines de gentiane, petite centaurée et aristoloche ronde, de feuilles d'ivette et germandrée, et de sommités de petite centaurée.

Poudre arthritique purgative ; composée de graines de carthame et de chardon bénit, crème de tartre, séné, cannelle, scammonée, salsepareille, squine et bois de gaïac.

Poudre astringente ; composée de racines de grande consoude, tormentille et bistorte, balaustes, kermès végétal, sang-dragon, graines de plantain et d'épine-vinette, mastic, râpure d'ivoire, succin, bol d'Arménie, terre sigillée, cachou et laudanum sec.

Poudre à tirer ; mélange de 75 parties de nitrate de potasse, 12,5 de soufre et autant de charbon.

Poudre cachectique ; composée de carbonate de fer, de cannelle et de sucre candi.

Poudre capitale. V. Poudre de Saint-Ange.

Poudre chalybée ; composée de limaille de fer, cannelle, myrrhe, racines d'aristoloche ronde, de garance et de boucage, graines de livèche, d'ache et de séséli, macis et sommités de thym, de rue, de matricaire, de calament, d'armoise, de cataire et de sabine.

Poudre content. V. Poudre cordiale.

Poudre cordiale ; mélange de sucre, farine de riz, cannelle, girofle et vanille.

Poudre cornachine ; composée de scammonée, de crème de tartre et d'oxyde blanc d'antimoine.

Poudre d'Algaroth. V. HYDROCHLORATE (sous-) *de protoxide d'antimoine.*

Poudre d'ambre ; composée de cannelle, zédoaire, girofle, macis, muscade, malabathrum, petit galanga, bois d'aloès, santal citrin, zeste de citron, bois de sassafras, grand cardamome, petit cardamome et ambre gris.

Poudre d'Arnauld de Villeneuve. V. Poudre antiscrofuleuse.

Poudre d'arum composée ; mélange de racines de pied de veau, pimprenelle et acorus verus, d'yeux d'écrevisses, de cannelle, de sulfate de potasse et d'hydrosulfate d'ammoniaque.

Poudre de Birckmann. V. *Poudre d'arum composée.*

Poudre de blanchiment ; nom donné au sous-bichlorure de chaux.

Poudre de corail anodyne ; mélange d'opium, de myrrhe, de cascarille, de cannelle, de corail rouge et de bol d'Arménie.

Poudre de Diospoli ; mélange de graines de cumin, de poivre long, de feuilles de rue et de nitrate de potasse.

Poudre de Dower ; composée de sulfate et de nitrate de potasse, d'ipécacuanha et d'opium.

Poudre de fusion ; mélange de trois parties de nitrate de potasse, une de soufre et une de sciure de bois.

Poudre de Galien. V. *Poudre de Diospoli.*

Poudre de guttète ; composée de guy, racines de dictame et de pivoine, graines d'arroche puante, corail rouge et ongle d'élan.

Poudre d'Haly ; mélange d'amidon, de graines de pavot blanc et de coings, d'amandes douces, de sucre candi, de gomme arabique, de gomme adragant et de réglisse.

Poudre d'Hartmann. V. *Poudre cachectique.*

Poudre d'Helvetius. V. *Poudre de corail anodyne* et *Poudre vomitive.*

Poudre d'iris composée ; mélange de racine d'iris, de poudre diatragacanthe froide et de sucre candi.

Poudre de James ; mélange calciné et pulvérisé de cendres d'os calcinés à blanc, de sulfure d'antimoine et de nitrate de potasse.

Poudre de l'abbé. V. *Poudre diarrhodon.*

Poudre de la comtesse ; quinquina en poudre.

Poudre de Mesué. V. *Poudre d'ambre.*

Poudre de Nicolas de Salerne. V. *Poudre letifiante.*

Poudre d'or de Zell. V. PANACÉE de Kermann.

Poudre de Perard. V. *Poudre arthritique purgative.*

Poudre de projection ; nom donné par les alchimistes à une poudre qu'ils croyaient propre à changer les métaux en or.

Poudre de Quercetanus. V. *Poudre hydragogue.*

Poudre de roses composée. V. *Poudre diarrhodon.*

Poudre de Saint-Ange ; mélange de feuilles d'asaret et de racine d'ellébore blanc.

Poudre de Sentinelli ; carbonate de magnésie.

Poudre de Stéphens. V. *Poudre absorbante de Stéphens.*

Poudre de tribus. V. *Poudre cornachine.*

Poudre de turbith composée ; mélange de graine d'anis, et de racines de turbith, d'hermodactes, de rhubarbe, de scammonée et de gingembre.

Poudre de Vacaca ; composée de cacao torréfié, cannelle, vanille, sucre, ambre gris et musc.

Poudre de Valentini ; carbonate de magnésie.

Poudre de Vernix ; composée de sulfate de zinc, de cuivre et d'alumine, d'oxyde blanc de plomb et de terre sigillée.

Poudre de Villars ; composée de cailloux calcinés, craie de Briançon et safran de mars.

Poudre des Allemands. V. *Poudre de Kermann.*

Poudre des chartreux. V. HYDROSULFATE (sous-) *d'antimoine.*

Poudre des pères ; écorce de quinquina pulvérisée.

Poudre des trois santaux ; mélange de santal rouge, santal blanc, santal citrin, roses rouges, rhubarbe, ivoire charbonné au feu et réglisse.

Poudre diaireos. V. *Poudre d'iris composée.*

Poudre diarrhodon ; composée de roses rouges, de santal citrin, de santal rouge, de gomme arabique, d'ivoire brûlé à blanc, de mastic, de graines de fenouil, de basilic, de scariole, de pourpier, de plantain et d'épine-vinette, de cannelle, de bol d'Arménie, de terre sigillée et de perles préparées.

Poudre diatragacanthe froide ; composée de gomme adragant, de gomme arabique, d'amidon, de racine de réglisse et de sucre.

Poudre du comte de Palme ; carbonate de magnésie.

Poudre du comte de Warwick. V. *Poudre cornachine.*

Poudre fébrifuge et purgative d'Helvétius, composée de quinquina, sulfate et nitrate de potasse, safran, gomme-gutte, scammonée, crème de tartre, tartrate de potasse et de soude, tartrate de potasse antimonié, cinabre, jalap et suc d'ail.

Poudre fondante apéritive ; mélange de sous-hydrosulfate d'antimoine, de camphre, de nitrate de potasse et de sucre.

Poudre fumigatoire ; mélange d'encens,

de mastic, de benjoin et de baies de genièvre.

Poudre hydragogue ; composée de jalap, méchoacan, gomme-gutte, cannelle, rhubarbe, feuilles de soldanelle, graines d'hièble et d'anis.

Poudre impériale ; composée de cannelle, gingembre, galanga, girofle, macis, muscade et musc.

Poudre létifiante ; composée de safran, zédoaire, bois d'aloès, girofle, zeste de citron, petit galanga, macis, muscade, storax, graines d'anis et de basilic, râpure d'ivoire, thym, épithym, perles préparées, os de cœur de cerf, camphre, ambre gris et musc.

Poudre pectorale ; composée de nacre de perles, corne de cerf, ivoire calciné à blanc, sucre candi, beurre de cacao, racine de guimauve, racine de réglisse, gomme arabique, gomme adragant, iris de Florence et cachou purifié.

Poudre purgative ; mélange de rhubarbe, jalap, crème de tartre et huile de cannelle.

Poudre sternutatoire ; composée de feuilles de marjolaine et de bétoine, de fleurs de muguet et de feuilles d'asaret.

Poudre stomachique. V. Poudre d'arum composée.

Poudre syphilitique ; mélange de nitrate de mercure, de nitro-muriate d'antimoine et de scammonée.

Poudre tempérante de Stahl ; composée de sulfate de potasse, de cinabre et de nitrate de potasse.

POUILLEUTEMENT, s. m. Lafosse appelle ainsi la maladie des poux, ou leur morsure.

POULAIN, s. m., *equulus ;* jeune cheval.

POULAIN, s. m. ; nom populaire du bubon syphilitique inguinal. On prétend que cette dénomination barbare vient de ce que la maladie dont il s'agit oblige ceux qui en sont affectés à marcher les jambes écartées, comme les jeunes chevaux.

POULET, s. m., *pullus gallinaceus ;* le petit d'une poule. Sa chair est un aliment très-délicat ; elle sert aussi à faire des bouillons qui jouissent d'une vertu émolliente.

POULICHE, s. f., *equula ;* jeune jument.

POULINIÈRE, s. f., *armentalis equa ;* se dit des jumens destinées à être fécondées.

POULS, s. m., *pulsus, pulsatio,* σφυγμός, σφύξις ; battement du cœur et des artères, perçu à l'aide du toucher.

Pouls abdominal, pulsus abdominalis. V. Pouls inférieur.

Pouls acritique. V. Pouls d'irritation.

Pouls agité. V. Pouls fréquent.

Pouls ardent, pulsus ardens ; celui qui semble s'élever en pointe pour venir frapper le doigt.

Pouls bas, pulsus humilis ; celui dans lequel les pulsations sont peu sensibles.

Pouls capital, pulsus capitalis. V. Pouls nasal.

Pouls caprisant, pulsus caprizans ; pouls qui semble sautiller.

Pouls combiné ou composé, pulsus complex ; pouls qui offre les caractères réunis de plusieurs pouls critiques.

Pouls compliqué, pulsus complicatus ; pouls dans lequel celui d'irritation et le pouls critique se trouvent confondus.

Pouls composé. V. Pouls combiné.

Pouls concentré. V. Pouls serré.

Pouls convulsif, pulsus convulsivus ; celui qui est inégalement fréquent, inégalement dur, enfin analogue au battement irrégulier d'une fibre musculaire en convulsion.

Pouls court, pulsus brevis ; celui que l'on sent dans une petite étendue.

Pouls critique, pulsus criticus : celui qui, après avoir été tel que nous avons décrit le pouls d'irritation, devient libre, dilaté, souple, mou, moins plein et un peu serré. Le *simple* est celui qui annonce une évacuation par un seul organe ; le *composé* celui qui annonce une évacuation par plusieurs organes. Le pouls critique est *supérieur* ou *inférieur.*

Pouls défaillant, pulsus deficiens ; celui qui, à chaque instant, paraît près de s'éteindre.

Pouls de la diarrhée. V. Pouls intestinal.

Pouls de la matrice. V. Pouls utérin.

Pouls de la sueur, pulsus sudoralis ; pouls critique indiquant une prochaine sueur abondante. Il est plein, souple, ondulant, développé, fort.

Pouls de l'estomac. V. Pouls stomacal.

Pouls de l'expectoration. V. Pouls pectoral.

Pouls de l'urine, pulsus urinalis ; pouls critique annonçant une évacuation d'urine. Il est inégal, mais il a une sorte de régularité qui manque au pouls intestinal. Le pouls des urines a plusieurs pulsations moindres les unes que les autres, et qui vont en diminuant jusqu'à se perdre, pour ainsi dire, sous le doigt ; c'est dans ce même ordre qu'elles reviennent de temps en temps. Les pulsations qui se font dans ces intervalles sont plus développées, assez égales et un peu sautillantes.

Pouls déprimé, pulsus depressus; celui qui est à la fois profond et faible.

Pouls des adultes. V. Pouls naturel.

Pouls des hémorrhoïdes. V. Pouls hémorrhoïdal.

Pouls des intestins. V. Pouls intestinal.

Pouls des règles. V. Pouls utérin.

Pouls développé; celui qui est large, plein et fort, fréquent et vite.

Pouls dicrote, pulsus dicrotus, pulsus bifériens; celui dans lequel le doigt se trouve frappé deux fois à chaque pulsation, une fois légèrement, et l'autre fois plus fort.

Pouls d'irritation, nerveux, convulsif, non critique; pulsus ab irritatione, nervinus, convulsivus, acriticus; il est fréquent, vif, dur, sec, pressé.

Pouls du foie. V. Pouls hépatique.

Pouls du nez. V. Pouls nasal.

Pouls dur, pulsus durus; celui dans lequel l'artère semble pénétrer dans la pulpe du doigt.

Pouls embarrassé, pulsus intricatus; celui qui est peu développé et inégalement lent.

Pouls égal, pulsus æqualis; celui dont les pulsations se ressemblent parfaitement, et reviennent à des intervalles égaux.

Pouls élevé, pulsus altus; celui dans lequel l'artère semble s'élever à l'instant où elle frappe.

Pouls enfoncé. V. Pouls profond.

Pouls étroit, pulsus strictus; celui qui frappe le doigt dans une petite étendue en largeur.

Pouls fébrile, pulsus febrilis; celui qui est très-fréquent et très-vite.

Pouls faible, pulsus debilis; celui qui frappe faiblement le doigt.

Pouls filiforme, pulsus filiformis; celui que l'on ne sent que comme on sentirait un fil faiblement vibrant.

Pouls formicant, pulsus formicans; celui qui, petit et à peine sensible, imite en quelque sorte le mouvement d'une fourmi.

Pouls fort, pulsus fortis; celui qui frappe fortement la pulpe du doigt.

Pouls fréquent, pulsus frequens; celui qui frappe plus souvent qu'à l'ordinaire dans un temps donné.

Pouls grand, pulsus magnus; celui qui est large, plein et élevé.

Pouls guttural, pulsus gutturalis; pouls critique annonçant la fin des maux de gorge. Le *simple* est moins mou, moins plein, et souvent plus fréquent que le pouls pectoral.

Pouls hémorrhoidal, pulsus hemorrhoidalis; pouls critique annonçant l'apparition du flux hémorrhoïdal. Il est inégal en ce que ses pulsations se ressemblent peu entre elles pour la force, et encore moins pour les intervalles; ces pulsations, lorsqu'elles sont moins inégales, paraissent presque toujours tenir de l'état d'irritation. Il y en a néanmoins de temps en temps quelques-unes de plus dilatées, et où le resserrement est moins sensible; ces pulsations plus dilatées sont bientôt suivies de pulsations où il y a des rebondissemens.

Pouls hépatique, pulsus hepaticus; pouls critique annonçant l'affection du foie. Après le stomacal il n'en est pas de plus concentré; il n'a ni dureté, ni roideur; il est inégal, et cette inégalité consiste en ce que deux ou trois pulsations inégales entre elles précèdent deux ou trois pulsations parfaitement égales, et qui semblent souvent naturelles. Il est moins fort, moins brusque que l'utérin, moins vif, moins irrégulier que l'intestinal, et n'est jamais rebondissant.

Pouls inégal, pulsus inæqualis; celui dont les pulsations ne se ressemblent pas, ou reviennent à des intervalles inégaux.

Pouls inférieur, pulsus inferior; pouls critique qui annonce les évacuations par les organes situés au-dessous du diaphragme. Ses pulsations sont inégales, et reviennent à des intervalles inégaux. On remarque en outre une sorte de sautillement de l'artère. Ce pouls n'est jamais aussi développé, aussi souple, aussi égal, que le pouls supérieur.

Pouls insensible, pulsus deficiens; celui que l'on sent à peine.

Pouls intercadent, pulsus intercadens. V. Pouls intermittent.

Pouls intercurrent, pulsus intercurrens; celui dans le cours duquel il revient de temps en temps une pulsation en quelque sorte superflue.

Pouls intermittent, pulsus intermittens; celui dans lequel une ou plusieurs pulsations manquent de temps en temps.

Pouls intestinal, pulsus intestinalis; pouls critique qui annonce une évacuation par les intestins. Le *simple* est beaucoup plus développé que le *pouls stomacal ou du vomissement:* ses pulsations sont assez fortes, comme arrondies, et surtout inégales dans leur force et dans leurs intervalles, d'où résulte une espèce de sautillement plus ou moins régulier de l'artère ; à ces irrégularités se joignent souvent des intermittences très-remarquables.

Pouls irrégulier, pulsus anormalis, pulsus irregularis ; celui dont les pulsations sont inégales, et reviennent à des intervalles inégaux.

Pouls languissant, pulsus languidus ; pouls lent et faible.

Pouls large, pulsus amplis ; celui qui frappe le doigt dans une grande étendue en largeur.

Pouls lent, pulsus tardus ; celui qui vient lentement frapper le doigt.

Pouls libre ; celui qui a la vitesse et la fréquence normales.

Pouls long, pulsus longus ; celui qui frappe le doigt dans une grande étendue en longueur.

Pouls mou, pulsus mollis ; celui qui cède sous le doigt.

Pouls myure, pulsus myurus ; celui dont les pulsations vont en diminuant de force et d'étendue.

Pouls nasal, pulsus nasalis ; celui qui annonce la fin d'une irritation des fosses nasales. Le simple est redoublé, mais plus plein, plus dur, plus fort et plus vite que le pouls guttural.

Pouls naturel des adultes, pulsus naturalis, normalis, adultorum ; il est égal et modéré dans sa force, sa vitesse et sa fréquence, souple et fort sans dureté.

Pouls nerveux, pulsus nervinus ; celui qui est petit, serré, concentré et un peu dur, sans être fort. *V. Pouls d'irritation.*

Pouls ondulant ; pulsus ondulans ; celui dont les battemens rappellent l'idée du mouvement des ondes.

Pouls organique, pulsus organicus ; celui qui indique l'organe affecté, ou l'organe par lequel aura lieu une évacuation.

Pouls palpitant. V. Pouls tremblant.

Pouls parfait. V. Pouls naturel.

Pouls pectoral, pulsus pectoralis ; pouls critique annonçant la fin d'une irritation de poitrine. Le *simple* est mou, plein, dilaté, égal, onduleux.

Pouls petit, pulsus parvus ; celui dont les pulsations sont étroites et faibles.

Pouls plein, pulsus plenus ; celui qui fait naître l'idée d'une grande réplétion de l'artère.

Pouls précipité, pulsus creber ; celui qui est vif et fréquent.

Pouls profond, pulsus profundus ; celui que l'on ne sent qu'avec peine et en appuyant fortement le doigt.

Pouls prompt. V. Pouls vite.

Pouls roide. V. Pouls tendu.

Pouls rare, pulsus rarus ; celui qui frappe un plus petit nombre de fois qu'à l'ordinaire dans un temps donné.

Pouls rebondissant. V. Pouls dicrote.

Pouls redoublé. V. Pouls dicrote.

Pouls régulier, pulsus normalis aut regularis ; celui dont les pulsations sont égales, et se succèdent à des intervalles égaux.

Pouls rénal. V. Pouls de l'urine.

Pouls résistant ; celui qui est un peu tendu, un peu dur.

Pouls serré ; celui dont les pulsations sont étroites, enfoncées et un peu dures.

Pouls serrin, pulsus serrinus ; celui qui frappe tantôt fortement, tantôt faiblement, et rappelle ainsi l'idée d'une scie.

Pouls simple, pulsus simplex ; pouls critique n'indiquant d'évacuation que par un seul organe.

Pouls souple, pulsus elasticus ; celui dans lequel les pulsations ont de la force, sans dureté.

Pouls stomacal, pulsus stomachalis ; celui qui annonce une évacuation par l'estomac, le vomissement. Le *simple* est le moins développé de tous les pouls critiques, moins inégal que tous les pouls inférieurs ; l'artère semble se roidir sous le doigt : elle est souvent assez saillante ; les pulsations sont fréquentes, et avec des intervalles assez égaux.

Pouls sudoral. V. Pouls de la sueur.

Pouls superficiel, pulsus superficialis ; celui qui est très-rapproché de la peau.

Pouls supérieur, pulsus superior ; pouls critique de l'irritation des organes situés au-dessus du diaphragme. Sa dilatation se fait en deux efforts sensibles. Le pouls supérieur est *capital, guttural* ou *pectoral.*

Pouls tardif. V. Pouls lent.

Pouls tendu, pulsus tensus ; celui dans lequel l'artère semble être une corde fixée à ses deux extrémités.

Pouls tremblant, pulsus tremulens ; celui dont chaque pulsation rappelle l'idée d'une oscillation.

Pouls utérin, pulsus uterinus ; celui qui annonce l'écoulement des règles, ou une métrorrhagie. Le *simple* est plus élevé, plus développé que dans l'état naturel ; ses pulsations sont inégales ; il y a des rebondissemens moins constans, à la vérité, moins fréquens et moins mar-

31.

qués que dans le pouls nasal, mais assez sensibles. Dans ce pouls, comme dans l'intestinal, il y a irrégularité des pulsations et sautillemens de l'artère, mais il se rapproche du pouls dicrote.

Pouls véhément. V. Pouls fort.

Pouls ventral. V. Pouls inférieur.

Pouls vermiculaire, pulsus vermicularis; celui qui imite les mouvemens d'un ver.

Pouls vibrant, pulsus vibrans; celui dans lequel l'artère semble vibrer, comme le ferait une corde d'instrument.

Pouls vide, pulsus vacuus; celui qui fait naître l'idée de la vacuité de l'artère.

Pouls vite, pulsus celer; celui dans lequel la diastole est subite, et qui vient promptement frapper le doigt.

POUMON, s. m., *pulmo*, πνεύμων; organe double, renfermé dans la poitrine, composé de ramifications vasculaires, aérifères, veineuses et artérielles, et dans lequel s'effectuent les phénomènes de la respiration.

POURPIER, s. f., *portulaca oleracea*; plante potagère, de la famille des portulacées.

POURPRE, s. m., *purpura*; éruption de petites taches d'une couleur pourpre.

POURPRE *de Cassius, purpura mineralis. V.* PRÉCIPITÉ *pourpre.*

POURPRÉ, adj., *purpureus.* Hoffmann a appelé *fièvre pourprée* la fièvre miliaire.

POURRITURE, s. f., *putredo*; maladie souvent mortelle, et à laquelle est particulièrement sujet le mouton. Elle est caractérisée par la pâleur et la lividité des gencives, par une tumeur sous le menton, la tristesse et l'abattement de l'animal, dont les yeux sont ternes et humides.

Pourriture d'hôpital; sorte de gangrène ou plutôt de désorganisation de la surface des plaies ou des ulcères. Une vive irritation précède ou accompagne toujours cette affection, qui est souvent épidémique dans les grands hôpitaux, et que des expériences tendent à faire considérer comme contagieuse, au moins dans certaines circonstances.

POUSSE, s. f., *anhelo*; maladie du cheval, qu'on compare à l'asthme de l'homme; elle se reconnaît à l'inspiration, qui se fait en deux temps, et qu'on nomme *soubresaut, contre-coup.*

POUSSIÈRE *séminale. V.* POLLEN.

POUSSIF, adj., *anhelator*; nom donné au cheval affecté de la pousse.

POUST, nom indien d'une espèce d'o-

pium que l'on retire des feuilles et des tiges du pavot bouillies ensemble.

PRÉCIPITANT, adj. et s. m., *præcipitans*; qui a la propriété de précipiter une substance dissoute dans un liquide.

PRÉCIPITATION, s. f., *præcipitatio*; action d'un corps qui abandonne un liquide dans lequel il se trouvait dissous, et qui se dépose sous forme floconneuse, pulvérulente ou polyédrique.

PRÉCIPITÉ, s. m., *præcipitatum*; dépôt obtenu quand l'action d'un corps sur un liquide plus ou moins composé en sépare une matière solide qui gagne le fond du vase.

Précipité blanc; proto-chlorure de mercure obtenu en versant une dissolution d'hydrochlorate de soude dans une faible dissolution de sur-proto-nitrate de mercure.

Précipité jaune; sous-deuto-sulfate de mercure.

Précipité per se; deutoxyde de mercure obtenu en chauffant le mercure avec le contact de l'air.

Précipité pourpre de Cassius; poudre pourpre, rosée ou violette, qui se précipite lorsqu'on verse de l'hydrochlorate de protoxyde d'étain dans la dissolution d'hydrochlorate d'or : c'est, suivant toutes les probabilités, de l'oxyde d'or. On s'en sert pour obtenir tous les roses et violets sur la porcelaine.

Précipité rouge; deutoxyde de mercure préparé en calcinant le nitrate de mercure.

PRÉCOCE, adj., *præcox*; qui est mûr avant le temps.

PRÉCORDIAL, adj., *præcordialis* (*præcordia*, diaphragme); qui a rapport au diaphragme. — *Anxiété précordiale. V.* ÉPIGASTRALGIE. — *Région précordiale. V.* ÉPIGASTRE.

PRÉCURSEUR, adj. et s. m., *præcursor* (*præ*, devant, *curro*, je cours); se dit des signes ou des symptômes qui se montrent avant l'explosion de la maladie.

PRÉDISPOSANT, adj., *prædisponens.* On donne ce nom aux conditions qui favorisent le développement d'une maladie, et qui ont pour effet d'établir la *prédisposition.*

PRÉDISPOSITION, s. f., *prædispositio*; aptitude du corps à contracter certaines maladies.

PRÉDORSAL, adj., *prædorsalis* (*præ*, devant, *dorsum*, dos); qui est situé au devant du dos. | On appelle *face prédorsale de la colonne vertébrale*, sa partie antérieure.

PRÉDORSO-ATLOÏDIEN, adj. et s. m., *præ-dorso-atloïdeus*; nom donné par Chaussier au muscle *long du cou*.

PRÉDORSO-CERVICAL, adj. et s. m., *præ-dorso-cervicalis*; nom donné par Dumas au muscle *long du cou*.

PRÉHENSION *des alimens*; action de les porter à la bouche, et de les introduire dans cette cavité.

PRÉLOMBAIRE, adj., *prælumbaris* (*præ*, devant, *lumbi*, lombes); qui est placé devant les lombes : *face prélombaire du rachis*.

PRÉLOMBO-PUBIEN, adj. et s. m., *præ-lumbo-pubianus*; nom donné par Dumas au muscle *petit psoas*.

PRÉLOMBO-SUS-PUBIEN, adj. et s. m., *præ-lumbo-sus-pubianus*; nom donné par Chaussier au muscle *petit psoas*.

PRÉLOMBO-THORACHIQUE, adj., *prælumbo-thoracicus*; épithète donnée par Chaussier à la veine *azygos*.

PRÉLOMBO-TROCHANTIN, adj. et s. m., *prælumbo-trochantinus*; nom donné par Dumas au muscle *grand psoas*.

PRÉLOMBO-TROCHANTINIEN, adj. et s. m., *prælumbo-trochantinianus*; nom donné par Chaussier au muscle *grand psoas*.

PRÉLUDE. *V*. PRODROME.

PRÉPARATE, adj. et s. f.; nom donné quelquefois à la veine *faciale*.

PRÉPARATION, s. f., *præparatio*; action de disposer une matière qui doit être employée à quelque chose. | Produit d'une opération chimique ou pharmaceutique.

PRÉPUCE, s. m., *præputium*, πόσθη; repli de la peau de la verge qui entoure et enveloppe le gland.

PRESBYOPE. *V*. PRESBYTE.

PRESBYOPIE. *V*. PRESBYTIE.

PRESBYTE, adj. et s. m., *presbytus* (πρέσβυς, vieillard); qui est affecté de presbytie.

PRESBYTIE, s. f., *presbytia* (πρέσβυς, vieillard); état particulier de la vue dans lequel les objets ne sont aperçus distinctement qu'à une distance assez éloignée. La presbytie s'observe principalement chez les vieillards; elle paraît tenir à l'aplatissement de la cornée, qui fait perdre à l'œil une partie de sa force réfringente.

PRÉSERVATIF. *V*. PROPHYLACTIQUE.

PRÉSPINAL, adj., *præspinalis* (*præ*, devant, *spina*, épine); qui est placé au devant de l'épine : *face préspinale du rachis*.

PRESSION, s. f., *pressio* (*premo*, je presse); action de presser.

PRESSOIR *d'Hérophile*, s. m., *torcular Herophili*. *V*. CONFLUENT *des sinus de la dure-mère*.

PRÉSURE, s. f., *coagulum*; matière contenue dans la caillette des animaux ruminans, et dont on se sert pour faire cailler le lait.

PRÉTIBIAL, adj., *prætibialis*; qui est placé au devant du tibia.

PRÉTIBIO-DIGITAL, adj., *prætibio-digitalis*; nom donné par Chaussier au nerf *musculo-cutané de la jambe*.

PRÉTIBIO-SUS-PHALANGÉTAIRE, adj., *prætibio-suprà-phalangetaris*; nom donné par Chaussier au nerf *tibial antérieur*.

PRIAPISME, s. m., *priapismus* (Πρίαπος, Priape); érection douloureuse, non interrompue, qui n'est accompagnée d'aucun désir vénérien.

PRIMIPARE, adj. et s. f., *primipara* (*primus*, premier, *parere*, enfanter); se dit de la femme qui enfante pour la première fois.

PRIMIPARITÉ, s. f.; état d'une femme qui accouche pour la première fois.

PRIMI-STERNAL, adj. et s. m., *primi-sternalis*; nom donné par Béclard à la première pièce du sternum.

PRINCIPE, s. m., *principium*, ἀρχή; synonyme d'*élément*.

Principe cristallisable de Derosne. *V*. NARCOTINE.

Principe vital; puissance en vertu de laquelle on suppose que s'exécutent tous les mouvemens nécessaires à l'entretien de la vie.

Principes immédiats des végétaux et des animaux; substances composées qu'on retire des matières végétales et animales par des procédés simples qui ne leur font subir aucune altération.

PRO-CATAAL; nom donné par Geoffroy-Saint-Hilaire à l'os cataal situé au delà, c'est-à-dire à la quatrième pièce inférieure au delà du cycléal, dans les animaux chez lesquels les pièces vertébrales sont disposées en une seule série.

PROCATARCTIQUE, adj., *procatarcticus* (προκατὰ, au-dessus, ἄρχω, je commence); nom donné aux causes éloignées ou premières des maladies. Il est synonyme de *prédisposant*.

PROCÉDÉ, s. m., *ratio* (*procedere*, marcher en avant); série d'opérations nécessaires pour obtenir un produit chimique ou pharmaceutique. | Manières diverses d'exécuter une opération de chirurgie.

PROCÈS *ciliaires*. *V*. CILIAIRE.

PROCHAIN, adj., *proximus*. On appelle *causes prochaines* des maladies celles qui les déterminent, et qui persistent pendant toute leur durée, ou plutôt qui les constituent.

Procidence, s. f., *procidentia* (*procido,* je tombe); chute de quelque partie du corps.

Procombant, adj., *procumbens;* se dit d'une tige qui reste couchée à la surface du sol, ne pouvant se soutenir d'elle-même.

Proctagre, s. f., *proctagra* (πρωκτὸς, anus, ἄγρα, capture); douleur arthritique à l'anus.

Proctalgie, s. f., *proctalgia* (πρωκτὸς, anus, ἄλγος, douleur); douleur ressentie à l'anus.

Proctite, s. f., *proctitis* (πρωκτὸς, anus); inflammation de l'anus.

Proctocèle, s. f., *proctocele* (πρωκτὸς, anus, κήλη, hernie); chute ou renversement du rectum.

Proctoncie, s. f., *proctoncus* (πρωκτὸς, anus, ὄγκος, tumeur); gonflement de l'anus.

Proctoptose, s. f., *proctoptosis* (πρωκτὸς, anus, πτῶσις, chute); exanie, ou chute du rectum par l'anus.

Proctorrhagie, s. f., *proctorrhagia* (πρωκτὸς, anus, ῥήγνυμι, je fais irruption); écoulement de sang par l'anus.

Proctorrhée, s. f., *proctorrhœa* (πρωκτὸς, anus, ῥέω, je coule); écoulement muqueux par l'anus.

Prodrome, s. m., *prodromus* (πρὸ, avant, δρόμος, course); temps qui précède l'invasion de la maladie. Il est caractérisé par divers phénomènes, ou signes, appelés *avant-coureurs* ou *précurseurs.*

Production, s. f., *productio* (*producere,* allonger); mot employé par les anatomistes comme synonyme de *prolongement.*

Production accidentelle. On donne ce nom à des tissus particuliers qui se développent ou se manifestent dans l'état pathologique.

Produit, s. m. (*producere,* produire); résultat qu'on obtient d'une opération quelconque.

Proégumène, adj., *proegumenus* (προηγοῦμαι, je précède); nom donné aux causes éloignées des maladies. Synonyme de *prédisposant,* de *procatarctique.*

Proéminent, adj., *proeminens* (*pro,* en avant, *eminere,* faire saillie); qui fait saillie, qui dépasse un niveau.

Pro-épial; nom donné par Geoffroy-Saint-Hilaire à l'os épial situé au delà, c'est-à-dire à la quatrième pièce supé-

rieure au delà du cycléal, dans les animaux chez lesquels les pièces vertébrales sont disposées en une seule série.

Profond, adj., *profundus.* — *Artère profonde de la cuisse. V.* Crural.—*Artère profonde du pénis;* nom donné par Chaussier à l'artère caverneuse. — *Pouls profond. V.* Pouls.

Prognostic. *V.* Pronostic.

Prognostique. *V.* Pronostique.

Progression, s. f., *progressio,* προχώρησις; action de marcher.

Projectile, adj. et s. m., *projectile;* nom donné à tout corps lancé par une force quelconque.

Projection, s. f., *projectio* (*projicere,* lancer); action de lancer un projectile. | Action de jeter une substance dans un vase par petites portions.

Prolapsus, s. m.; mot latin francisé, qui sert à désigner le relâchement de certaines parties, telles que les paupières, la luette, la matrice, etc.

Prolectation. s. f., *prolectatio;* action de séparer les parties les plus fines d'un corps des plus grossières.

Proleptique, adj., *prolepticus* (προληπτήνω, j'anticipe); épithète donnée aux fièvres dont chacun des accès empiète sur le précédent.

Prolifère, adj., *prolifer;* se dit d'une fleur du disque de laquelle en naît une autre.

Prolifique, adj., *prolificus;* qui a la faculté d'engendrer.

Prolongement *rachidien de l'encéphale,* s. m.; nom donné par Chaussier à la moelle épinière.

Prompt, adj., *celer;* se dit du pouls, lorsque les pulsations se succèdent rapidement.

Pronateur, adj., *pronator;* qui produit le mouvement de pronation.

Pronateur carré. V. Carré *pronateur.*

Pronateur grand. V. Rond *pronateur.*

Pronateur oblique. V. Rond *pronateur.*

Pronateur petit. V. Carré *pronateur.*

Pronateur transverse. V. Carré *pronateur.*

Pronation, s. f., *pronatio* (*pronus,* penché en avant); mouvement par lequel l'avant-bras tourne sur lui-même, de manière que la face dorsale de la main devienne supérieure, et sa face palmaire inférieure.

Prononciation, s. f., *pronunciatio;* action d'articuler les lettres, et de faire entendre les mots qui en résultent.

Pronostic, s. m., *prognosis* (πρὸ, d'avance, γινώσκω, je connais); jugement porté par le médecin sur la marche et la terminaison que doit prendre une maladie.

PRONOSTIQUE, adj., *prognosticus* (πρὸ, d'avance, γινώσκω, je connais). On nomme ainsi les signes d'après lesquels on prévoit ce qui arrivera d'heureux ou de fâcheux dans le cours d'une maladie, et quelle en sera l'issue.

PRONOSTIQUER, v. a., *prædicere*; faire un pronostic.

PROPAGATION, s. f., *propagatio*, διαδοχή; prolongation, extension ou progrès d'un corps, d'une substance, d'une espèce, d'une maladie.

PROPAGINE, s. f., *propago*; graine des mousses, dépouillée de ses tégumens.

PROPHYLACTIQUE, adj., *prophylacticus* (προφυλάσσω, je préserve); se dit des moyens propres à préserver des maladies.

PROPHYLAXIE, s. f., *prophylaxis* (προφυλάσσω, je préserve); art de préserver de certaines maladies, ou d'éloigner le retour de celles qui ont déjà eu lieu.

PROPOLIS, s. f., *propolis*, πρόπολις (πρὸ, en avant, πόλις, cité); matière rougeâtre et odorante dont les abeilles entourent leurs rayons à l'extérieur.

PROPRIÉTÉ, s. f., *proprietas*, ἰδιότης; ce qui appartient en propre à un corps.

Propriétés chimiques; propriétés des corps qui résultent de l'action qu'ils exercent les uns sur les autres, relativement à leurs combinaisons.

Propriétés physiques; celles dont l'action réciproque des masses opère le développement.

Propriétés vitales; celles qui se développent par l'action des corps vivans ou de leurs organes, qui sont inhérentes à la texture de ces corps, de ces organes, et qu'on ne peut considérer comme jouissant d'une existence indépendante et à part, ainsi que l'ont avancé certains physiologistes.

PROPTOME, s. m., *proptoma*; synonyme de *proptose*.

PROPTOSE, s. f., *proptosis*, προπτῶσις (προπίπτω, je tombe); allongement morbide de certains organes, tels que la luette, les petites lèvres de la vulve, etc.

PROSECTEUR, s. m. (*praseco*. je coupe); celui qui est chargé de préparer les pièces destinées aux leçons des professeurs d'anatomie.

PROSOPALGIE, s. f., *prosopalgia* (προσώπον, face, ἄλγος, douleur); douleur à la face; névralgie, ou tic douloureux de cette partie.

PROSPHYSE, s. f., *prosphysis*, προσφύσις (προσφύομαι, j'adhère); adhérence anormale de parties qui devraient être séparées.

PROSTATALGIE, s. f., *prostatalgia* (prostata, prostate, ἄλγος, douleur); douleur dont la prostate est le siège.

PROSTATE, s. f., *prostata*, προστάτα (προΐστημι, je prépose); nom donné à une glande, ou plutôt à un volumineux amas de follicules muqueux, qui entoure le commencement de l'urètre chez l'homme, et dont les conduits excréteurs s'ouvrent dans ce canal, sur les côtés et à la surface même du veru-montanum.

Prostates inférieures, ou *petites prostates*; glandes de Cowper.

PROSTATIQUE, adj., *prostaticus*; qui a rapport à la prostate. — *Portion prostatique de l'urètre*, celle que la prostate enveloppe.

Prostatique supérieur, adj. et s. m. Winslow appelait *muscle prostatique supérieur*, des ligamens qui, du pubis, se portent sur les parties latérales de la prostate.

PROSTATITE, s. f., *prostatitis*; inflammation de la prostate.

PROSTATOCÈLE, s. f., *prostatocele* (prostata, prostate, κήλη, hernie); engorgement, tuméfaction de la prostate.

PROSTATONCIE, s. f., *prostatoncus* (prostata, prostate, ὄγκος, tumeur); tuméfaction de la prostate.

PROSTRATION *des forces*, s. f., *prostratio virium*; défaut d'énergie des forces musculaires.

PROTHÈSE, s. f., *prothesis*, πρόθησις (πρὸ, au lieu de, τίθημι, je place); opération qui consiste à remplacer par des pièces artificielles les parties du corps qui ont été perdues.

PROTOGALE, s. m., *protogala* (πρῶτος, premier, γάλα, lait); le premier lait qui s'écoule chez une nouvelle accouchée.

PROTO-MÉDECIN, s. m., *proto-medicus*; premier médecin.

PROTO-MÉDICAT, s. m.; charge de premier médecin; terme fort usité en Italie et en Espagne.

PROTOPATHIE, s. f., *protopathia* (πρῶτος, premier, πάθος, maladie); maladie primitive, essentielle.

PROTOPATHIQUE, adj., *protopathicus* (πρῶτος, premier, πάθος, maladie); primitif, essentiel.

PROTOXYDE, s. m., *protoxydum* (πρῶτος, premier, ὀξὺς, acide); composé d'un combustible et d'oxygène dans la première des proportions suivant lesquelles çe dernier corps peut se combiner avec l'autre.

PROTUBÉRANCE, s. f., *protuberantia* (*pro*, en avant, *tuber*, bosse); saillie, bosse, éminence.

Protubérance annulaire; pont de Varole.

Protubérances cylindroïdes; cornes d'Ammon, selon Chaussier.

Protubérances occipitales. V. OCCIPITAL.

PRUNE, s. f.; fruit du prunier.

PRUNELLE, s. f.; nom vulgaire de la pupille. | Fruit du *prunus padus*.

PRUNELLIER, s. m., *prunus padus;* arbre indigène, de la famille des rosacées, dont les fruits fournissent le suc *d'acacia nostras*.

PRUNIER, s. m., *prunus domestica;* arbre de nos vergers, dont on mange les fruits, que la culture a singulièrement diversifiés.

PRURIGINEUX, adj., *pruriginosus* (*prurigo*, démangeaison); qui occasione de la démangeaison.

PRURIGO, s. m., *prurigo;* démangeaison. | Éruption de petits boutons semblables à ceux de la gale, mais non contagieux.

PRURIT, s. m., *pruritus, prurigo;* démangeaison.

PRUSSEUX, adj.; nom donné par Porrett à l'acide chyazique sulfuré, parce qu'il le considérait comme ne différant de l'acide prussique que par une proportion moindre d'oxygène.

PRUSSIATE, s. m., *prussias;* nom donné naguère encore à certains cyanures et hydrocyanates.

PRUSSIQUE. *V.* HYDROCYANIQUE.

PSELLISME, s. m., *psellismus* (ψελλίζω, je bégaie); bégaiement. Par *psellisme,* Sauvages entend tous les vices de prononciation.

PSEUDO-ASTHME, s. m., *pseudo-asthma* (ψευδὴς, faux, ἄσθμα, asthme); asthme faux.

PSEUDO-BLEPSIE, s. f., *pseudo-blepsia* (ψευδὴς, faux, βλέπω, je vois); dénomination imposée par Cullen à toutes les lésions de la vue.

PSEUDOCOÏE, s. f., *pseudocoia* (ψευδὴς, faux, ὀκοὴ, ouïe); ouïe fausse.

PSEUDOCYÉSIE, s. f., *pseudokyesis* (ψευδὴς, faux, κύνσις, grossesse); fausse grossesse.

PSEUDOHAPHIE, s. f., *pseudohaphia* (ψευδὴς, faux, ἀφὴ, tact); hallucination du sens du toucher.

PSEUDO-HYDROPISIE, s. f., *pseudo-hydrops*

(ψευδὴς, faux, ὕδρωψ, hydropisie); fausse hydropisie.

PSEUDO-MÉDECIN, s. m., *pseudo-medicus;* épithète donnée aux charlatans.

PSEUDO-MEMBRANE, s. f., *pseudo-membrana;* fausse membrane. Elle est toujours le produit de l'inflammation : telle est celle qui se forme dans la pleurésie, la péritonite, le croup, etc.

PSEUDO-PÉRIPNEUMONIE, s. f., *pseudoperipneumonia;* fausse péripneumonie.

PSEUDO-PHTHISIE, s. f., *pseudo-phthisis* (ψευδὴς, faux, φθίσις, phthisie); fausse phthisie; celle qui est occasionée par toute autre maladie que la pneumonie chronique.

PSEUDOPIE, s. f., *pseudopia* (ψευδὴς, faux, ὤψ, œil); hallucination du sens de la vue.

PSEUDO-PLEURÉSIE, s. f., *pseudo-pleuritis;* fausse pleurésie.

PSEUDO-PNEUMONIE, s. f., *pseudo-pneumonia* (ψευδὴς, faux, πνεύμων, poumon); fausse pneumonie.

PSEUDO-PNEUMONITE. *V.* PSEUDO-PNEUMONIE.

PSEUDO-POLYPE, s. m., *pseudo-polypus* (ψευδὴς, faux, πολύπους, polype); production polypiforme.

PSEUDORASIE, s. f., *pseudorasis* (ψευδὴς, faux, ὄρασις, vue); hallucination du sens de la vue.

PSEUDOREXIE, s. f., *pseudorexia* (ψευδὴς, faux, ὄρεξις, faim); fausse faim.

PSEUDOSPHRÉSIE, s. f., *pseudosphresia* (ψευδὴς, faux, ὄσφρησις, odorat); hallucination du sens de l'olfaction.

PSILOSE. *V.* PTILOSE.

PSILOTHRE, s. m., *psilothrum,* ψίλωθρον; dépilatoire.

PSOAS de la cuisse, s. m.; le muscle sous-lombo-trochantinien, suivant Girard.

Psoas des lombes; le muscle sous-lombo-pubien, d'après Girard.

Psoas (grand), adj. et s. m.; muscle (prélombo-trochantinien, Ch.) allongé et fusiforme, qui, du corps et des apophyses transverses des quatre premières vertèbres lombaires et de la première dorsale, se porte au sommet du petit trochanter, et qui fléchit la cuisse sur le bassin, en la faisant tourner en dehors.

Psoas (petit), adj. et s. m.; muscle (prélombo-pubien, Ch.) allongé, étroit, mince et aplati, qui, du corps de la dernière vertèbre dorsale, va s'attacher à l'éminence iléo-pectiné, et qui sert à fléchir le rachis sur le bassin.

Psora , s. m. , ψώρα (ψαίρω , je frotte); gale.

Psoriforme , adj. , *psoriformis ;* qui ressemble à la gale.

Psorique , adj. , *psoricus* (ψώρα , gale); qui est de la nature de la gale : *éruption, maladie psorique.* | Se dit encore des remèdes employés contre la gale ; mais l'épithète d'*anti-psorique* leur convient mieux.

Psorophthalmie , s. f. , *psorophthalmia* (ψώρα , gale , ὀφθαλμὸς , œil) ; ophthalmie psorique.

Psychagogique , adj. et s. m. , *psychagogicus* (ψυχὴ , âme , ἄγω , je conduis); médicament propre à ranimer la vie.

Psychologie , s. f. , *psychologia* (ψυχὴ , âme , λόγος , discours) ; traité de l'âme , ou des facultés intellectuelles et affectives.

Psychromètre , s. m. , *psychrometrum* (ψυχρὸς , froid , μέτρεω , je mesure) ; instrument propre à mesurer l'intensité du froid.

Psychtique , adj. et s. m. , *psychticus* (ψύχω , je rafraîchis) ; rafraîchissant.

Psydracia , s. m. , *psydracia* (ψυδράκια , pustule) ; nom donné anciennement à des pustules ou à des phlyctènes, et dernièrement à une eruption psoriforme non contagieuse.

Ptarmique , s. f. , *achillea ptarmica ;* plante corymbifère indigène, dont on emploie les feuilles et les fleurs comme sternutatoires.

Ptarmique , adj. et s. m. , *ptarmicus* (πταίρω , j'éternue); sternutatoire.

Ptène , s. m. (πτηνὸς , volatil) ; nom donné à l'osmium.

Ptéréal , s. m. , *pterealis ;* nom donné par Geoffroy-St-Hilaire à un os du squelette des poissons qui correspond à l'apophyse ptérygoïde interne de l'homme.

Ptéride , s. f. , *pteris aquilina ;* fougère indigène qui passe pour vermifuge.

Ptérygion , s. m. , *pterygium ,* πτερύγιον (πτερὸν , aile) ; tache triangulaire dont la base est à la sclérotique , et le sommet plus ou moins rapproché du centre de la cornée. Cette maladie est le résultat de la dilatation variqueuse des vaisseaux de la conjonctive.

Ptérygo - anguli - maxillaire , adj. et s. m. , *pterygo - anguli - maxillaris ;* nom donné par Dumas au muscle *ptérygoïdien interne.*

Ptérygo-colli-maxillaire , adj. et s. m. , *pterygo-colli-maxillaris ;* nom donné par Dumas au muscle *ptérygoïdien externe.*

Ptérygo -maxillaire (grand). adj. et s. m. , *pterygo-maxillaris ;* nom donné par Chaussier au muscle *ptérygoïdien interne.*

Ptérygo-maxillaire (petit), adj. et s. m. , *pterygo-maxillaris ;* nom donné par Chaussier au muscle *ptérygoïdien externe.*

Ptérygo-palatin , adj. , *pterygo-palatinus ;* qui appartient à l'apophyse ptérygoïde et au palais. — *Artère ptérygo-maxillaire* ou *pharyngienne supérieure.* — *Conduit ptérygo-palatin,* formé par l'os palatin et l'aile interne de l'apophyse ptérygoïde.

Ptérygo-palatin , adj. et s. m. , *pterygo-palatinus ;* nom donné par quelques anatomistes au muscle *péristaphylin externe.*

Ptérygo-pharyngien , adj. et s. m. , *pterygo-pharyngeus ;* nom donné par divers anatomistes à quelques faisceaux charnus du muscle *constricteur supérieur du pharynx.*

Ptérygo-staphylin , adj. et s. m. , *pterygo-staphylinus ;* nom donné par Chaussier au muscle *péristaphylin externe.*

Ptérygo-syndesmo-staphyli-pharyngien, adj. et s. m. , *pterygo-syndesmo-staphyli-pharyngeus ;* nom donné par Dumas au muscle *constricteur supérieur du pharynx.*

Ptérygo-temporal , adj. , *pterygo-temporalis ;* épithète donnée par quelques anatomistes à la grande aile du sphénoïde.

Ptérygoïde , adj. , *pterygoides* (πτέρυξ , aile , εἶδος , ressemblance); nom donné à deux apophyses de la face inférieure de l'os sphénoïde , et à une fosse qui existe entre les deux ailes de chacune.

Ptérygoïdien , adj. , *pterygoideus ;* qui appartient ou qui a rapport à l'apophyse ptérygoïde. — *Artère ptérygoïdienne,* née de la maxillaire interne , au fond de la fosse zygomatique. — *Conduit ptérygoïdien ,* creusé à la base de l'apophyse ptérygoïde. — *Fosse ptérygoïdienne,* comprise entre les deux ailes de l'apophyse. —*Nerf ptérygoïdien,* branche émanée du ganglion spheno-palatin , qui traverse le conduit du même nom.

Ptérygoïdien externe, adj. et s. m. , *pterygoideus externus ;* muscle (petit ptérygo-maxillaire, Ch.) pair, épais et court, qui s'étend de la face externe de l'aile externe de l'apophyse ptérygoïde , et de la face externe de l'aile du sphénoïde, à la partie antérieure du col de l'os maxillaire inférieur et du ligament inter-articulaire.

Ptérygoïdien grand. V. Ptérygoïdien externe.

Ptérygoïdien interne, adj. et s. m., *pterygoideus internus* : muscle (grand ptérygo-maxillaire, Ch.) pair et fort épais, qui, de la fosse ptérygoïde, va gagner la face interne de la branche de la mâchoire.

Ptérygoïdien petit. V. Ptérygoïdien interne.

PTÉRYGOME, s. m., *pterygoma* ; dénomination dont M.-A. Séverin s'est servi pour désigner le gonflement de la vulve, qui rend le coït difficile ou impossible.

PTÉRYSTAPHYLIN, adj. et s. m., *ptérystaphylinus* ; nom donné par Riolan aux muscles *péristaphylins.*

PTILOSE, s. f., *ptilosis*, πτίλωσις ; chute des cils, résultant de l'inflammation chronique du bord des paupières.

PTISANE. *V. Tisanne.*

PTYALAGOGUE, adj. et s. m., *ptyalagogus* ; sialagogue.

PTYALISME, s. m., *ptyalismus, ptuellismus* (πτυελὸν, salive) ; synonyme de *salivation.*

PTYSMAGOGUE, adj. et s. m., *ptysmagogus* (πτύσμα, crachat, ἄγω, je chasse) ; expectorant.

PUANTEUR, s. f., *fetiditas* ; synonyme vulgaire de *fétidité* et de *dysodie.*

PUDÈRE, adj ; qui a atteint l'âge de puberté.

PUBERTÉ, s. f., *pubertas*, ἥϐη ; époque de la vie, que les lois fixent à douze ans pour les filles et quatorze pour les garçons, mais dont la nature marque l'invasion au temps où le jeune individu devient nubile, et qui varie beaucoup.

PUBESCENCE, s. f., *pubescentia* : présence des poils sur une partie quelconque d'un corps organisé.

PUBESCENT, adj., *pubescens* ; qui est couvert de poils.

PUBIEN, adj., *pubianus* ; qui a rapport ou qui appartient au pubis. — *Articulation pubienne*, jonction des deux pubis. — *Arcade pubienne*, échancrure formée par la lame oblique qui unit le pubis à l'ischion. — *Ligamens pubiens*, qui affermissent la symphyse des pubis.

PUBIO-COCCYGIEN *annulaire*, adj. et s. m., *pubio-coccygeus annularis* ; nom donné par Dumas aux muscles releveur de l'anus et ischio-coccygien réunis, qu'il considère comme n'en formant qu'un seul.

PUBIO-FÉMORAL, adj. et s. m., *pubio-femoralis* ; nom donné par Chaussier au muscle *premier adducteur de la cuisse.*

PUBIO-OMBILICAL, adj. et s. m. ; nom donné par Dumas au muscle *pyramidal de l'abdomen.*

PUBIO-SOUS-OMBILICAL, adj. et s. m., *pubio-infrà-umbilicalis* ; nom donné par Chaussier au muscle *pyramidal de l'abdomen.*

PUBIO-STERNAL, adj. et s. m., *pubio-sternalis* ; nom donné par Dumas au muscle *droit de l'abdomen.*

PUBIS, s. m., *pubis* (*pubere*, commencer à se couvrir de poils) ; partie moyenne de la région hypogastrique, qui se couvre de poils à la puberté. | Partie antérieure de l'os coxal.

PUCE, s. f., *pulex irritans* ; insecte aptère parasite.

Puce maligne. V. Pustule maligne.

PUDENDAGRE, s. m., *pudendagra* : *pudendum*, parties génitales externes, ἄγρα, capture) ; douleur des parties de la génération. Quelques médecins prennent ce mot comme synonyme de *syphilis.*

PUDENDUM, s. m. ; ensemble des organes génitaux externes, particulièrement chez la femme.

PUERPUÉRALE. *V. Fièvre puerpuérale.*

PUISSANCE, s. f., *potentia* (*posse*, pouvoir) ; faculté de faire une chose. | Force, simple ou composée, qui agit.

PULICAIRE, adj., *pulicarius* (*pulex*, puce). On donne ce nom aux maladies dans lesquelles on observe sur la peau de petites taches semblables à des morsures de puces.

PULMO-AORTIQUE, adj., *pulmo-aorticus* ; épithète donnée par quelques écrivains au canal artériel.

PULMONAIRE, s. f., *pulmonaria officinalis* ; plante indigène, de la famille des borraginées, qui jouit de propriétés émollientes.

PULMONAIRE, adj., *pulmonaris* ; qui a rapport ou qui appartient au poumon. — *Artère pulmonaire*, née du ventricule droit du cœur, et conduisant le sang veineux dans le poumon. — *Plexus pulmonaire*, placé derrière les bronches, et formé par les filets de la paire vague, et par d'autres qui viennent tant du ganglion cervical inférieur, que des premiers ganglions thoraciques. — *Veines pulmonaires*, qui naissent du poumon, en ramènent le sang devenu artériel, et le versent, par quatre troncs, dans l'oreillette gauche du cœur.

PULMONIE, s. f., *pulmonia* (*pulmo*, poumon) ; synonyme de *pneumonie.* | Alibert a décrit sous ce nom la phthisie pulmonaire, qui constitue le huitième genre des pneumoses, dans sa Nosologie naturelle.

PULMONIQUE, adj., *pulmonicus, pulmo-*

smarius (*pulmo*, poumon); qui est atteint de pneumonie; phthisique.

PULPATION, s. f., *pulpatio*; action de réduire une substance végétale en pulpe.

PULPE, s. f., *pulpa, pulpamen*; partie molle et parenchymateuse des végétaux, quand elle a été réduite à l'état de pâte ou de bouillie. | Extrémité de la face inférieure des doigts, qui est la partie avec laquelle on palpe les objets. | C'est à tort qu'on donne le nom de *pulpe* à la substance blanche du cerveau, qui a une texture manifestement fibreuse.

PULPEUX, adj., *pulposus*; rempli de pulpe; très-charnu.

PULPOIRE, s. f.; spatule en bois, avec laquelle les pharmaciens opèrent la pulpation.

PULSATIF, adj., *pulsativus, pulsatorius* (*pulsare*, battre). On appelle *douleur pulsative* celle qui donne la sensation de battemens isochrones à ceux des artères.

PULSATILLE. *V.* COQUELOURDE.

PULSATION, s. f., *pulsatio*; battement d'une artère. | Battement que le malade ressent dans une partie enflammée.

PULSILOGE, s. f., *pulsilogium* (*pulsus*, ποῦς, λέγω, je montre); instrument propre à mesurer la vîtesse du pouls.

PULSIMANCIE, s. f., *pulsimantia* (*pulsus*, ποῦς, μαντεία, divination); art de prédire l'issue d'une maladie d'après l'état du pouls.

PULSIMÈTRE. *V.* PULSILOGE.

PULTACÉ, adj. (*puls*, bouillie); se dit des matières qui ont la consistance de la bouillie.

PULVÉRISATION, s. f., *pulverisatio*; action de réduire un corps en poudre.

PULVÉRISÉ, adj., *pulverisatus*; qui est réduit en poudre.

PULVÉRISER, v. a., *pulverisare*; réduire en poudre.

PULVÉRULENT, adj.; qui est en poudre, ou qui est couvert de poussière.

PULVÉRULENT, adj., *pulverulentus* (*pulveris*, poudre, poussière); qui est couvert de poussière; tels sont les yeux, le visage, dans quelques cas de la gastro-entérite au plus haut degré. Qui est réduit en poudre.

PUNAISE, s. f., *cimex lectularius*; insecte hémiptère parasite.

PUNCTUM SALIENS; nom donné aux premiers rudimens du cœur, dont les battemens s'aperçoivent au milieu des organes muqueux et demi-transparens qui l'entourent.

PUOGÉNIE, s. f., *puogenia* (πύον, pus, γείνομαι, je nais); synonyme de *pyogénie*.

PUOTURIE, s. f., *puoturia*; synonyme de *pyurie*.

PUPILLAIRE, adj., *pupillaris*; nom donné à une membrane qui bouche la pupille dans le fœtus, et qui disparaît ordinairement, chez l'homme, au septième mois de la grossesse,

PUPILLE, s. f., *pupilla*, κόρη; ouverture centrale de l'iris.

Pupille artificielle, ou mieux *pupille anormale*. On donne ce nom tantôt à l'ouverture qui est le résultat soit du décollement, soit de la division de l'iris, tantôt à l'opération par laquelle on pratique, de l'une ou de l'autre de ces manières, une pupille nouvelle, lorsque l'ancienne est oblitérée ou devenue inutile, à raison de l'obscurcissement du centre de la cornée transparente.

PURGATIF, adj. et s. m., *purgativus, purgans*; nom donné à tout médicament qui provoque des évacuations alvines.

PURGATION, s. f., *purgatio*; action des remèdes purgatifs.

PURIFORME, adj., qui ressemble au pus. L'on dit ainsi, *liquide puriforme, crachats puriformes*.

PURPURATE, s. m., *purpuras*; sel formé par la combinaison de l'acide purpurique avec une base salifiable.

PURPURIQUE, adj.; nom donné par Prout à un acide produit par l'action de l'acide nitrique sur l'acide urique, et qui forme des sels de couleur pourpre avec les alcalis.

PURULENT, adj.; qui est formé par le pus, ou qui est de la nature du pus : ainsi l'on dit, *matière purulente, collection purulente*.

PUS, s. m., *pus*, πύον; exhalation produite par les tissus enflammés, et spécialement par le tissu cellulaire. Presque toujours de même nature, quelle que soit la partie qui le fournisse, le pus de bonne qualité est d'un blanc jaunâtre, opaque, sans odeur, et d'un aspect crémeux; la chaleur, les acides et l'alcool, le coagulent; analysé par Schwilgué, il s'est montré composé d'albumine et d'eau, qui en forment la base, d'une substance extractive particulière, assez semblable à la cholestérine, enfin, d'une petite quantité de soude, de phosphate de chaux, et de plusieurs autres sels.

PUSTULE, s. f., *pustula*; petite tumeur qui s'élève à la surface de la peau, et qui est remplie de pus.

Pustule maligne; inflammation caractérisée par l'apparition d'une vésicule séreuse, entourée d'un cercle livide, avec tuméfaction des parties sous-jacentes, et par la gangrène qui ne tarde pas à s'emparer de ces mêmes parties.

Pustules vénériennes; taches de couleur et de grandeur variées, ou ulcères quelquefois recouverts de croûtes très-épaisses, qui se manifestent à la surface de la peau des individus affectés de syphilis. On appelle *pustules humides*, celles qui surviennent aux parties extérieures de la génération et à la marge de l'anus; ce sont des tumeurs rouges, aplaties, étendues, le plus souvent confondues ensemble, et à la surface desquelles se fait un suintement qui les tient dans un état d'humidité continuelle.

PUSTULEUX, adj., *pustulosus;* qui a la forme de pustules, ou qui en est recouvert. *Erysipèle pustuleux,* le zona.

PUTRÉFACTION, s. f., *putrefactio,* σῆψις; décomposition que subissent tous les corps organisés, quand la vie est éteinte en eux.

PUTRIDE, adj., *putridus;* corrompu. On a donné ce nom aux maladies caractérisées par la fétidité des excrétions.

PUTRIDITÉ, s. f., *putriditas;* état de corruption ou de décomposition des parties solides et fluides du corps.

PUTRILAGE, s. m., *putrilago.* On donne ce nom aux matières animales en partie décomposées et réduites en une sorte de bouillie.

PYCNOTIQUE, adj. et s. m., *pycnoticus* (πυκνόω, j'épaissis); nom donné quelquefois aux substances incrassantes.

PYLORE, s. m., *pylorus,* πυλουρὸς; orifice inférieur ou intestinal de l'estomac, qui est muni d'un bourrelet circulaire, aplati et fibro-muqueux, appelé *valvule pylorique.*

PYLORIQUE, adj., *pyloricus;* qui appartient au pylore.— *Artère pylorique,* branche de l'hépatique. — *Muscle pylorique,* anneau fibreux qui entoure la grande circonférence de la valvule. — *Orifice pylorique de l'estomac,* qui conduit dans le duodénum.—*Valvule pylorique,* bourrelet circulaire du pylore.—*Veine pylorique,* qui se distribue comme l'artère.

PYOCÉLIE, s. f., *pyocælia* (πύον, pus, κοιλία, abdomen); collection de pus dans la cavité abdominale.

PYOCHÉZIE, s. f., *pyochezia* (πύον, pus, χέζω, je vais à la selle); diarrhée purulente.

PYOCYSTE, s. m., *pyocystis* (πύον, pus, κύστις, vessie); vomique purulente.

PYOÉMÈSE, s. f., *pyocmesis* (πύον, pus, ἐμέω, je vomis); vomissement de pus.

PYOGÉNIE, s. f., *pyogenia* (πύον, pus, γείνομαι, je nais); formation du pus.

PYOMÈTRE, s. m., *pyometra* (πύον, pus, μέτρα, matrice); collection de pus dans la matrice.

PYOPHTHALMIE, s. f., *pyophthalmia* (πύον, pus, ὀφθαλμὸς œil); hypopyon.

PYOPLANIE, s. f., *pyoplania* (πύον, pus, πλάνη, erreur); métastase du pus.

PYOPTYSIE, s. f., *pyoptysis* (πύον, pus, πτύσις, crachement); crachement de pus.

PYORRHAGIE, s. f., *pyorrhagia* (πύον, pus, ῥήγνυμι, je fais irruption); écoulement de pus.

PYORRHÉE, s. f., *pyorrhœa* (πύον, pus, ῥέω, je coule); synonyme de *pyorrhagie.*

PYOTHORAX, s. m., *pyothorax* (πύον, pus, θώραξ, poitrine); empyème.

PYOULQUE, *V.* PYULQUE.

PYRAMIDAL, adj., *pyramidalis;* qui a la forme d'une pyramide. — *Corps pyramidal,* ou *pampiniforme.* — *Corps pyramidaux. V.* CORPS. — *Os pyramidal,* ou *cunéiforme,* troisième de la première rangée du carpe.

Pyramidal de l'abdomen, adj. et s. m.; muscle (pubio-sous-ombilical, Ch.) pair, allongé et triangulaire, qui, de la partie supérieure du pubis, se porte à la partie inférieure de la ligne blanche.

Pyramidal de la cuisse, adj. et s. m.; muscle (sacro-trochantérien, Ch.) pair, aplati, allongé et triangulaire, qui s'étend de la face antérieure du sacrum et du grand ligament sacro-sciatique à la partie postérieure de l'os des îles.

Pyramidal des naseaux; le muscle grand sus-maxillo-nasal de Girard.

Pyramidal du nez, adj. et s. m., muscle (fronto-nasal, Ch.) pair, mince et triangulaire, qui se confond en haut avec l'occipito-frontal, et en bas avec le transversal du nez.

PYRAMIDE, s. f., *pyramis;* éminence osseuse de la caisse du tympan. | Éminence paire de la moelle épinière. — Pointe d'acier solide, qui se visse au centre de la couronne du trépan, dont elle dépasse d'une ligne le niveau, et qui sert à la fixer et à la diriger jusqu'à ce que sa voie circulaire soit tracée dans les os. On l'ôte ensuite au moyen d'un instrument que l'on nomme *clef de la pyramide.*

Pyramides postérieures; nom donné par Gall aux corps restiformes.

PYRÉNOÏDE, adj., *pyrenoides* (πυρήνος noyau, εἶδος, ressemblance); épithète

-olonnée quelquefois à l'apophyse odon-tooïde.

PYRÈTHRE, s. m., *anthemis pyrethrum*; plante corymbifère du midi de la France, dont la racine excite fortement la sécré-tion salivaire.

PYRÉTIQUE, adj., *pyreticus*; fébrile.

PYRÉTOLOGIE, s. f., *pyretologia* (πυρε-τός, fièvre, λόγος, discours); traité des fièvres.

PYRÉTOLOGISTE, s. m.; nom donné au médecin qui fait des fièvres l'objet de ses recherches.

PYREXIE, s. f., *pyrexia*, πυρετός; état fébrile. | Maladie fébrile. | Fièvre symp-tomatique.

PYRIFORME, adj. et s. m., *pyriformis* (ἡ *pyrum*, poire, *forma*, forme); nom donné par quelques anatomistes au mus-cle pyramidal du bassin. Girard lui don-ne celui de *sacro-trochantérien*.

PYRITE, s. m., *pyrites* (πῦρ, feu); nom donné à plusieurs sulfures métalliques, parce qu'ils sont susceptibles de s'en-flammer dans certaines circonstances.

Pyrite cubique; nom donné par les mi-néralogistes au persulfure de fer.

Pyrite de cuivre; protosulfure de cui-vre naturel.

Pyrite de fer; bisulfure ou persulfure naturel de fer.

Pyrite magnétique; nom donné par les minéralogistes au protosulfure de fer.

Pyrite martiale. *V.* PYRITE de fer.

PYRITEUX, adj.; qui contient de la py-rite.

PYRMONT; ville de la Westphalie, cé-lèbre par ses eaux minérales salines ferroides.

PYRO-LIGNEUX, adj.; nom donné autre-fois à un acide qu'on obtient en distillant le bois, qu'on croyait de nature particu-lière, et qui n'est que de l'acide acétique chargé d'huile empyreumatique.

PYROLOGIE, s. f., *pyrologia* (πῦρ, feu, λόγος, discours); traité du feu.

PYROMALATE, s. m.; sel formé par la combinaison de l'acide pyromalique avec une base salifiable.

PYROMALIQUE, adj.; nom d'un acide cristallisable, soluble dans l'eau et dans l'alcool, qu'on obtient en distillant l'a-cide malique.

PYROMÈTRE, s. m., *pyrometrum* (πῦρ, feu, μέτρω, je mesure); instrument propre à faire connaître les températures trop élevées pour que le thermomètre puisse les indiquer.

PYROMUCATE, s. m.; sel formé par la combinaison de l'acide pyromucique avec une base salifiable.

PYROMUCIQUE, adj.; nom d'un acide blanc, inodore, fusible et volatilisable au feu, soluble dans l'alcool et l'eau, qu'on obtient en décomposant l'acide mucique par le feu.

PYROMUQUEUX. *V.* PYROMUCIQUE.

PYRONOMIE, s. f., *pyronomia* (πῦρ, feu, νόμος, règle); art de régler le feu dans les opérations chimiques.

PYROPHAGE, s. m., *pyrophagus* (πῦρ, feu, φάγω, je mange). On donne ce nom à celui qui avale des corps incandescens.

PYROPHORE, s. m., *pyrophorus* (πῦρ, feu, φέρω, je porte); substance inflam-mable au contact de l'air, qu'on obtient en calcinant un mélange d'alun à base de potasse, de sucre, d'amidon et de fa-rine.

PYROSÉBATE, s. m.; sel formé par la combinaison de l'acide pyrosébacique avec une base salifiable.

PYROSÉBACIQUE, adj.; nom d'un acide blanc, soluble dans l'eau chaude et fu-sible comme le suif, que produit l'action de l'acide nitrique sur la graisse.

PYROSIS, s. m., *pyrosis*, πύρωσις. Sous ce nom, les nosographes ont décrit une maladie à laquelle ils assignent pour ca-ractères principaux, une douleur vive, accompagnée d'une chaleur brûlante à la région épigastrique, et suivie d'éruc-tations et de l'évacuation d'un liquide clair, aqueux, filant, etc. : mais il est évident que tous ces symptômes appar-tiennent à la gastrite chronique. Le py-rosis n'est donc point une maladie parti-culière.

PYROSORBIQUE. *V.* PYROMALIQUE.

PYROTARTARIQUE, adj.; nom d'un acide solide, cristallisable et très-soluble dans l'eau, qu'on obtient en distillant la crème de tartre.

PYROTARTRATE, s. m.; sel formé par la combinaison de l'acide pyrotartarique avec une base salifiable.

PYROTECHNIE, s. f., *pyrotechnia* (πῦρ, feu, τέχνη, art); art d'employer ou d'ap-pliquer le feu.

PYROTIQUE, adj., *pyroticus* (πυρόω, je brûle); synonyme de *caustique*.

PYRO-URATE, s. m.; sel formé par la combinaison de l'acide pyro-urique avec une base salifiable.

PYRO-URIQUE. adj.; nom d'un acide so-lide, aciculaire, amer, soluble dans l'eau, l'alcool et l'acide nitrique, qui se produit pendant la distillation de l'acide urique.

PYULQUE, s. m., *pyulcum* (πύον, pus, ἕλκω, je tire); instrument propre à évacuer le pus renfermé dans une des cavités du corps.

PYURIE, s. f., *pyuria* (πύον, pus, οὔρεω, j'urine); excrétion de pus mêlé avec de l'urine.

Q.

Q. abréviation de *quantité*.

Q. S.; abréviation de *quantum satis*, *quantité suffisante*.

QUADRIDENTÉ, adj., *quadridentatus*; qui est muni de quatre dents.

QUADRIFIDE, adj., *quadrifidus*; se dit en botanique d'une partie divisée en quatre portions par des incisions qui ne s'étendent pas jusqu'à la moitié de sa longueur.

QUADRIFLORE, adj., *quadriflorus*; qui porte quatre fleurs, ou dont les fleurs sont disposées quatre à quatre.

QUADRIGA, s. m., *quadriga*; sorte de bandage décrit par Galien sous le nom de χαλάφραχλα, parce qu'il imite la figure de certaines cuirasses, et dont on fait usage pour maintenir réduites les fractures ou les luxations des côtes, du sternum, de la clavicule, et des vertèbres. On le fait avec une large et longue bande roulée à un seul ou à deux globes. Il se compose de jets croisés en X devant et derrière la poitrine, sous les aisselles, et sur le moignon de l'épaule, et de tours circulaires qui descendent du haut en bas autour des parois du thorax. On le remplace souvent par un simple bandage de corps.

QUADRIJUGUÉ, adj., *quadrijugatus*; se dit d'une feuille composée de quatre paires de folioles opposées.

QUADRIJUMEAUX, adj. pl., *quadrigemini*. On appelle *tubercules quadrijumeaux*, quatre tubercules placés à la face postérieure de la moelle allongée, disposés par paires, séparés par deux sillons qui se coupent en croix, et appelés, les supérieurs *nates*, les inférieurs *testes*.

QUADRILOBÉ, adj., *quadrilobatus*; qui est partagé en quatre lobes par des incisions obtuses.

QUADRILOCULAIRE, adj., *quadrilocularis*; se dit d'un fruit dont l'intérieur est divisé en quatre loges.

QUADRIPARTI, adj., *quadripartitus*; qui est partagé en quatre parties par des incisions profondes et aiguës.

QUADRIPHYLLE, adj., *quadriphyllus*; synonyme hybride de *tétraphylle*.

QUADRIVALVE, adj., *quadrivalvis*; se dit d'un fruit qui s'ouvre en quatre valves.

QUADRUMANE, adj. et s. m. (*quatuor*, quatre, *manus*, main); qui a quatre mains, les pouces étant séparés et opposables aux membres pelviens comme aux membres thoraciques.

QUADRUPÈDE, adj. et s. m., *quadrupes* (*quatuor*, quatre, *pes*, pied); qui marche sur les quatre membres.

QUALITÉ, s. f., *qualitas*; impression que fait un corps sur nos sens, et qui sert à le distinguer d'un autre.

QUARANTAINE, s. f.; séquestration durant un temps plus ou moins prolongée, des personnes et des choses provenant d'un pays où règne une maladie réputée importable. La quarantaine est quelquefois de quarante jours, souvent beaucoup plus courte, quelquefois plus prolongée.

QUARRÉ. *V.* CARRÉ.

QUARTANE. *V.* QUARTE.

QUARTATION, s. f., *quartatio* (*quarto*, je divise en quatre); action d'ajouter à un alliage d'or et d'argent assez d'argent pour que l'or ne fasse plus que le quart de la masse.

QUARTE, adj., *quartanus*; se dit des fièvres intermittentes dont les accès reviennent tous les troisièmes jours, laissant entre elles deux jours d'intervalles; on dit aussi *type quarte*; — *double quarte*, celle dans laquelle un accès a lieu le troisième et un autre le deuxième, de telle sorte qu'il n'y a qu'un jour d'apyrexie et deux jours de suite avec accès; — *triple quarte*, celle dans laquelle il y a un accès chaque jour, et dont les accès se correspondent tous les troisièmes jours; — *quarte doublée*, celle dans laquelle deux accès ont lieu chaque troisième jour; — *quarte triplée*, celle qui offre trois accès chaque troisième jour.

QUARTIER, s. m., partie de la corne du cheval située entre les mamelles et le talons. On dit *quartier défectueux, faible, faux, neuf, renversé.*

QUARTI-STERNAL, adj. et s. m., *quadristernalis*; quatrième pièce du sternum, selon Béclard.

QUASSIA, s. m., *quassia amara*; arbre de Surinam, de la famille des simaroubées, dont le bois, d'une amertume excessive, est employé comme tonique et fébrifuge.

QUATERNÉ, adj., *quaternatus*; qui est disposé quatre par quatre sur un même point ou sur un même plan d'insertion.

QUERQUÈRE, adj., *querquera* (χαρχαίρω, je résonne); se dit des fièvres avec tremblement.

QUEUE, s. f., *cauda*; filet, velu dans toute son étendue, qui s'élève du sommet de quelques graines. | Nom vulgaire du pédoncule et du pétiole. | Partie du corps du cheval située en arrière de la croupe; elle a pour base les os coccygiens.

Queue à l'anglaise. V. ANGLAISER.

Queue de cheval; faisceau des nerfs lombaires et sacrés, qui termine la moelle épinière.

Queue de la moelle allongée; portion rétrécie de la moelle épinière, au niveau du trou occipital.

Queue de la moelle épinière. V. QUEUE *de cheval.*

Queue de rat; celle dont la peau est dégarnie de crins.

Queue en balai; se dit de celle dont les crins sont étalés.

Queue en éventail. V. QUEUE en balai.

QUINATE, s. m., *quinas*; sel formé par la combinaison de l'acide quinique avec une base salifiable.

QUINÉ, adj., *quinus, quinatus*; qui est disposé cinq à cinq sur un même point, ou sur un même plan d'insertion.

QUININE, s. f.; substance alcaline d'un blanc sale, fortement amère, se dissolvant très-peu dans l'eau, soluble dans l'alcool et dans l'éther; l'air ne lui fait subir aucune altération, et le feu la décompose à la manière des substances végétales non azotées. Elle a la propriété de former, avec les acides, des sels qui sont pour la plupart solubles. On la retire des différens quinquina, et surtout du quinquina jaune, où elle se trouve unie à l'acide quinique.

QUINIQUE, adj.; nom d'un acide cristallisable en lames divergentes, d'une saveur très-aigre, très-soluble dans l'eau, et inaltérable à l'air, qu'on a trouvé dans le quinquina.

QUINQUANGULÉ, adj., *quinquangulatus*; qui offre cinq angles.

QUINQUINA, s. m., *cinchona*; genre de plantes exotiques, de la famille des rubiacées, dont les écorces de plusieurs espèces servent en médecine, comme toniques et fébrifuges.

Quinquina aromatique. V. CASCARILLE.

Quinquina blanc; écorce du *cinchona ovalifolia.*

Quinquina caraïbe; écorce de l'*exostemma caribæa.*

Quinquina d'Europe; nom donné à l'écorce du *frêne commun*, qu'on a rangée parmi les fébrifuges.

Quinquina faux. V. ANGUSTURE vraie.

Quinquina gris; écorce du *cinchona officinalis.*

Quinquina jaune; écorce du *cinchona cordifolia.*

Quinquina orangé; écorce du *cinchona lancifolia.*

Quinquina piton; écorce du *cinchona floribunda.*

Quinquina rouge; écorce du *cinchona magnifolia.*

QUINTANE, adj., *quintana*; se dit des fièvres intermittentes dont l'accès revient le quatrième jour, après trois jours d'apyrexie.

QUINTE. V. QUINTANE.

QUINTE, s. f.; se dit d'un accès de toux; *quinte de toux*, toux revenant par quinte. | Expression par laquelle on désigne les fantaisies d'un cheval qui se défend et ne veut pas avancer.

QUINTEFEUILLE, s. f., *potentilla reptans*; plante indigène, de la famille des rosacées, dont les feuilles et les racines sont légèrement astringentes.

QUINTESSENCE, s. f., *quinta essentia*; nom donné autrefois aux principes les plus volatils des corps, parce qu'on les regardait comme les plus exquis, et à l'alcool chargé des principes de quelque agent pharmaceutique.

QUINTI-STERNAL, adj. et s. m.; nom donné par Béclard à la cinquième pièce du sternum.

QUOTIDIEN, adj., *quotidianus*; se dit des fièvres dont l'accès revient chaque jour; mais toute fièvre intermittente dont l'accès revient chaque jour n'est pas appelée *quotidienne* : elle peut être *double tierce* ou *triple quarte. V.* TIERCE, QUARTE. On dit aussi *accès quotidien, type quotidien.*

QUOTIDIENNE *doublée;* celle dans laquelle il y a deux accès chaque jour.

R. Abréviation de *recipe*, qu'on place ordinairement en tête des formules.

RABDOÏDE, adj., *rabdoides* (ῥάβδος, verge, εἶδος, forme); nom donné anciennement à la suture sagittale, à laquelle on trouvait quelque analogie avec une verge.

· RABIÉIQUE, adj., *rabicus*; synonyme de *rabique*.

RABIQUE, adj., *rabicus* (*rabies*, rage); qui appartient à la rage : *virus rabique*.

RABOTEUX, adj., *scaber*; se dit des surfaces parsemées d'aspérités.

RACCOURCISSEMENT, s. m.; état d'une partie qui est devenue plus courte.

RACE, s. f., *progenies, genus*; famille, lignée, genre, espèce; s'entend des animaux dont la forme primitive, quoique légèrement altérée, se conserve par voie de génération, tandis que les caractères des variétés s'effacent.—*Races humaines* : les individus qui les composent présentent des différences tellement tranchées, que l'on a cru devoir en distinguer cinq : 1° *américaine* : ses caractères sont un visage triangulaire, un front bas, des yeux enfoncés, un nez épaté, des pommettes saillantes, des cheveux noirs et plats, et une peau d'un rouge de cuivre. 2° *arabe-européenne* ou *caucasique* : les hommes de cette race ont la tête sphérique, le visage ovale, plus ou moins coloré, le nez saillant, les dents incisives disposées perpendiculairement, le front élevé, l'angle facial presque droit, les cheveux longs et fins, et diversement colorés depuis le rouge de feu jusqu'au noir; enfin, leur peau est blanche, ou à peu près blanche; 3° *hyperboréenne* : les hommes qui appartiennent à celle-ci ont le visage plat, arrondi, les traits ramassés, le nez écrasé, les cheveux noirs et plats, la peau brune, et sont d'une taille exiguë : ils habitent au nord des deux continens; 4° *mongole* : les individus qui en font partie ont le crâne conique, le front plat, le visage large, les yeux noirs, dirigés obliquement en dehors, le nez épaté, les pommettes saillantes, les lèvres grosses, les dents écartées, la peau d'un rouge brun, et les cheveux noirs et peu épais; 5° *nègre* ou *éthiopienne* : dans cette dernière, la tête est aplatie en avant, les joues sont larges et saillantes, le nez épaté, les lèvres épaisses, les mâchoires allongées, l'angle facial très-aigu, la peau plus ou moins noire, les cheveux noirs, courts, crépus et ressemblant à de la laine.

RACHE. *V.* TEIGNE.

RACHIALGIE, s. f., *rachialgia* (ῥάχις, épine du dos, ἄλγος, douleur); nom donné très-improprement à la colique de plomb, à cause de la douleur que les malades rapportent à la colonne vertébrale.

RACHIALGITE, s. f., *rachialgitis* (ῥάχις, rachis, ἄλγος, douleur); inflammation de la moelle épinière.

RACHIDIEN, adj., *rachideus*; qui a rapport ou qui appartient au rachis. — *Artères rachidiennes*, celles qui se distribuent au canal vertébral et à la moelle épinière. — *Canal rachidien* ou *vertébral*. — *Nerfs rachidiens*, ceux qui naissent de la moelle épinière. — *Prolongement rachidien de l'encéphale*; nom donné par Chaussier à la moelle épinière. — *Trous rachidiens* ou *de conjugaison*. — *Veines rachidiennes*.

RACHIS, s. m., *rachis*, ῥάχις; nom donné par Chaussier à la colonne vertébrale.

RACHISAGRE, s. f., *rachisagra* (ῥάχις, épine du dos, ἄγρα, prise); douleur dite *de goutte* qui se fait sentir le long de l'épine du dos.

RACHITIQUE, adj., *rachiticus*; qui est affecté de rachitis, ou qui y a rapport : *enfant rachitique, état rachitique*.

RACHITIS, s. m., *rachitis* (ῥάχις, épine du dos); maladie dans laquelle les os et surtout le rachis ou colonne vertébrale, se ramollissent, se tuméfient et se courbent d'une manière vicieuse. Le plus communément, le rachis et les extrémités spongieuses des os sont seuls affectés; d'autrefois il n'y a que les os longs qui se contournent irrégulièrement. Cette maladie survient, pour l'ordinaire, durant les premières années de la vie, chez les enfans d'une constitution molle et lymphatique : ceux qui en sont atteints sont maigres, débiles; ils ont la tête volumineuse, et quelquefois très-petite. Dans ce dernier cas, ils sont plutôt remarquables par leur état d'imbécillité que par leur intelligence. Quand la déviation du rachis continue à faire des progrès, alors la respiration ne s'effectue qu'avec peine, la digestion devient également pénible; des tubercules se développent dans les poumons et dans le ventre ; la fièvre hectique s'empare du malade, qui succombe souvent dans un état d'hydropisie. Cependant il est un grand nombre de rachitiques dont les os déformés se consolident, et qui, après avoir éprouvé divers accidens, finissent par jouir d'une bonne santé.

RACHITISME. *V.* RACHITIS.

RACHOSIS, s. m., *rachosis* (ῥαχόω, je fends) ; relâchement du scrotum.

RACINE, s. f., *radix*, ῥίζα ; partie la plus inférieure d'un végétal, celle qui est plongée dans la terre ou dans un autre corps, d'où elle tire sa nourriture. | Partie d'une dent qui est renfermée dans l'alvéole. | Portion de l'ongle qui est cachée sous la peau. | Origine d'une partie : *racines du poumon, des nerfs.* | Prolongement qu'une tumeur envoie dans les parties voisines.

RADEZYGE ; nom qu'on donne, en Norwège, à une variété de la maladie vénérienne qui a quelque ressemblance avec l'yaws.

RADIAL, adj., *radialis* ; qui a rapport au radius. — *Artère radiale,* branche de la brachiale, qui s'étend jusque dans la paume de la main. — *Bord radial de l'avant-bras,* celui qui regarde le radius. — *Nerf radial,* né des quatre branches inférieures du plexus brachial. — *Région radiale de l'avant-bras,* celle qui correspond au radius. — *Veine radiale cutanée,* nom donné par Chaussier à la céphalique. — *Veines radiales profondes,* qui accompagnent l'artère, au nombre de deux.

Radial antérieur. V. Palmaire grand.

Radial externe (premier), adj. et s. m. ; muscle (huméro-sus-métacarpien, Ch.) pair, allongé et aplati, qui, de la partie inférieure du bord externe et de la tubérosité correspondante de l'humérus, se porte à l'extrémité supérieure du second os du métacarpe.

Radial externe (second), adj. et s. m. ; muscle (épicondylo-sus-métacarpien, Ch.) pair, qui, de la tubérosité externe de l'humérus, se porte à l'extrémité supérieure du troisième os du métacarpe.

Radial grand. V. Radial externe (premier).

Radial petit. V. Radial externe (second).

RADIANT, adj. (*radiare,* rayonner) ; qui lance des rayons de lumière.

RADIATION, s. f., *radiatio* (*radius,* rayon) ; émission de rayons.

RADICAL, s. m. Les chimistes donnent ce nom aux substances simples qui forment un acide par leur combinaison avec l'oxygène ou tout autre corps simple ; mais ils ont tort, puisque, dans cette combinaison, les deux composans jouent le même rôle, et contribuent pour une part égale à la formation du produit.

RADICAL, adj., *radicalis* ; se dit, en botanique, des feuilles et des pédoncules qui naissent immédiatement de la racine ; et, en thérapeutique, du traitement qui guérit une maladie en détruisant sa cause.

RADICANT, adj., *radicans* ; qui produit d'autres racines que la racine principale.

RADICATION, s. f., *radicatio* ; pousse des racines.

RADICULE, s. f., *radicula* ; racine encore renfermée dans la graine.

RADIÉ, adj., *radiatus* ; qui a des rayons.

RADIO-CARPIEN, adj., *radio-carpianus* ; nom de l'articulation des os scaphoïde, semi-lunaire et pyramidal du carpe avec la face inférieure du radius et du fibro-cartilage qui se trouve au-dessous du cubitus.

Radio-carpien transversal palmaire ; nom donné à une branche de l'artère radiale.

RADIO-CUBITAL, adj., *radio-cubitalis* ; nom commun aux deux articulations des deux os de l'avant-bras entre eux.

RADIO-MUSCULAIRE, adj., *radio-muscularis* ; épithète imposée à quelques rameaux de l'artère radiale.

RADIO-PALMAIRE, adj., *radio-palmaris* ; nom donné par Chaussier à l'artère superficielle externe de la paume de la main.

RADIO-PHALANGETTIEN *du pouce,* adj. et s. m., *radio-phalangettianus pollicis manus* ; nom donné par Chaussier au muscle *long fléchisseur du pouce.*

RADIO-SUS-PALMAIRE, adj., *radio-supra-palmaris* ; nom donné par Chaussier à une portion de l'artère radiale.

RADIS, s. m., *raphanus sativus* ; plante crucifère indigène dont on mange la racine. | Racine de cette plante.

RADIUS, s. m., *radius* ; l'un des deux os de l'avant-bras, à la partie externe duquel il est situé, parallèlement au cubitus.

RAFFINAGE, s. m., *purificatio* ; expression technique employée dans certains arts, et qui est parfaitement synonyme de *purification.*

RAFLE, s. f., *axis* ; assemblage ramifié

des pédoncules d'une grappe. | Support long et grêle qui sert d'attache aux fleurs d'un épi.

RAFRAÎCHISSANT, adj. et s. m. ; qui tend à faire baisser la température du corps ; qui a la propriété de calmer la soif.

RAGE, s. f., *rabies*, λύσσα; maladie qui se développe chez l'homme le plus souvent dans l'espace de deux à six semaines après avoir été mordu par un chien enragé. On la reconnaît aux caractères suivans : sentiment d'ardeur et de resserrement à la gorge, soif vive, difficulté d'avaler ; aversion pour les liquides, fureur à leur aspect, ainsi qu'à la vue des objets brillans ; visage rouge, animé ; susceptibilité extrême des sens, dyspnée ; pouls dur, inégal ; fièvre, délire, agitation convulsive de la face, sputation d'une salive visqueuse, envies de mordre, grincemens de dents, etc. Cette maladie, qui a lieu par accès d'abord éloignés, puis plus rapprochés, se termine presque constamment par la mort, vers le troisième ou le quatrième jour. Lorsque la rage se manifeste spontanément, les accès diffèrent peu de ceux de la rage communiquée. Dans quelques cas, on a cru devoir l'attribuer à la frayeur, à des emportemens de colère, à la crainte d'avoir été mordu par un chien enragé, à des travaux forcés en demeurant exposé aux rayons du soleil, etc.

RAIDEUR, s. f. ; état d'une partie qui résiste efficacement aux efforts exercés sur elle pour la fléchir. Les membres et leurs articulations sont très-exposés aux raideurs, à la suite d'une inaction prolongée ou des phlegmasies qui détruisent l'extensibilité des tissus fibreux.

Raideur cadavérique ; rigidité que contracte le corps des animaux qui viennent de mourir. C'est le seul caractère qui puisse faire prononcer que la mort a lieu.

RAIE, s. f., *raja* ; genre de poissons dont on mange plusieurs espèces, et auquel appartient la torpille.

RAIFORT, s. m., *raphanus* ; genre de plantes crucifères indigènes dont on mange les racines de plusieurs espèces.

RAINURE, s. f. ; cavité oblongue et plus ou moins profonde, qu'on remarque à la surface d'un os.

RAIPONCE, s. f. ; racine du *campanula raponculus*, qu'on mange. | Cette plante elle-même.

RAISIN, s. m., *uva* ; fruit de la vigne.

RAISON, s. f., *ratio* ; faculté cérébrale qui permet à l'homme de sentir et d'établir la différence entre le bien et le mal.

RALANT, adj. On appelle *respiration râlante*, celle qui est accompagnée de râle.

RALE, s. m., *stertor* ; bruit produit par l'air en traversant les mucosités dont les poumons ne peuvent plus se débarrasser ; ce phénomène se remarque principalement aux approches de la mort. Laënnec donne ce nom aux divers bruits de la respiration que fait entendre l'air en passant à travers un liquide quelconque contenu dans les bronches ou dans les aréoles du tissu pulmonaire.

Râle crépitant, *ronchus crepitans* ; bruit semblable à celui du sel que l'on fait décrépiter en le chauffant dans une bassine ; il a beaucoup d'analogie avec celui que l'on détermine en pressant le tissu sain du poumon, et que l'on appelle *crépitation* ; suivant Laënnec, c'est le signe pathognomonique du premier degré de la pneumonie.

Râle humide. V. Râle crépitant.

Râle muqueux ronchus mucosus. Il résulte du passage de l'air à travers des crachats amassés dans la trachée ou les bronches, ou à travers la matière tuberculeuse ramollie dans une excavation ulcéreuse du poumon : il est tout-à-fait semblable à celui des mourans.

Râle ronflant. V. Râle sonore sec.

Râle sibilant, *ronchus sibilans* ; c'est tantôt un petit sifflement prolongé, grave ou aigu, sourd ou assez sonore ; souvent il ne se fait entendre que pendant très-peu de temps, et ressemble au cri des petits oiseaux, au bruit que produit la séparation brusque de deux plaques de marbre enduites d'huile, ou à celui d'une petite soupape.

Râle sonore sec ; son plus ou moins grave, quelquefois très-bruyant, que Laënnec compare au ronflement d'une personne qui dort, ou à celui que l'on obtient en frottant une corde de basse avec le doigt, ou bien encore au roucoulement d'une tourterelle.

Râle trachéal, ronchus trachealis ; celui qui a lieu dans le larynx, la trachée-artère et le commencement des bronches. Il présente les caractères du râle muqueux ; quelquefois il est mêlé de râle sonore grave. Laënnec dit qu'il est des cas où il est si fort, qu'il imite le roulement d'un tambour, et qu'alors on l'entend dans toute l'étendue du sternum, et même dans presque tous les points de la poitrine.

RALER, v. n. ; avoir le râle.

Ramaire, adj., *rameus ;* qui appartient ou qui est attaché aux rameaux.

Rameau, s. m., *ramus*, κλάδος ; division secondaire d'une branche, d'un nerf, d'un vaisseau.

Rameux, adj., *ramosus ;* qui se partage en branches ou en rameaux.

Ramification, s. f., *ramificatio ;* division en branches ou rameaux. | On donne aussi ce nom aux rameaux eux-mêmes.

Ramille, s. f., *ramulus, ramunculus ;* division d'un rameau.

Ramingue, adj., *equus resistans.* On donne ce nom au cheval qui ne veut pas avancer dès qu'il sent l'éperon.

Rampant, adj., *repens, reptans ;* qui rampe, qui se traîne sur la terre. On appelle *rampante*, en botanique, toute tige qui se traîne sur la terre, et qui y prend racine de distance en distance.

Rampe, s. f., *scala ;* nom donné à deux cavités de l'oreille interne.

Rampe externe, celle qui s'ouvre dans le vestibule.

Rampe interne, celle qui communiquerait avec le tympan, par la fenêtre ronde, sans la membrane qui bouche cette dernière.

Rampe tympanique. V. Rampe interne.
Rampe vestibulaire. V. Rampe externe.

Rampin, s. m., *extremo pede insistens ;* cheval qui n'appuie en marchant que sur la pince des pieds de derrière.

Rance, adj., *rancidus ;* épithète donnée à tout corps gras qui a pris de l'âcreté par son exposition à l'air.

Rancidité, s. f., *ranciditas ;* qualité de ce qui est rance.

Ranine, adj., *ranina* (*rana*, grenouille) ; nom donné à la portion de l'artère linguale qui se porte horizontalement vers la pointe de la langue, entre les muscles lingual et génio-glosse, et à la veine qui, après avoir suivi la même marche, va s'ouvrir dans la jugulaire interne, ou dans la thyroïdienne supérieure.

Ranule, s. f., *ranula*, βάτραχος ; synonyme de *grenouillette.*

Rapacé, adj., *rapaceus ;* qui a la forme ou la texture d'une rave.

Raphanédon, s. m., ραφανηδόν ; fracture transversale des os longs. C'est ce que l'on a appelé aussi *fracture en rave.*

Raphanie, s. m., *convulsio raphania ;* épithète imposée par Linné à une affection caractérisée par des convulsions et des douleurs très-fortes dans les membres, et qu'il croyait être l'effet du *rapha-*

nus raphanistrum, dont les semences se trouvent quelquefois mêlées avec le blé.

Raphé, s. m., *raphe*, ραφή (ράπτω, je couds) ; ligne saillante, en forme de couture, qui s'étend depuis l'extrémité de la verge jusqu'au devant de l'anus, et divise le scrotum en deux parties égales. | Ligne double qui fait saillie à la face supérieure du corps calleux, d'une extrémité à l'autre duquel elle s'étend.

Rapport, s. m., *relatio ;* acte fait en justice par un médecin que l'autorité compétente a requis, et qui a pour objet, soit de constater l'état d'un sujet vivant ou mort, soit de résoudre telle ou telle question soumise au jugement de l'homme de l'art. La rédaction des rapports est une des parties les plus difficiles et les plus importantes de la médecine légale. Ils doivent être divisés en quatre parties : le protocole, la description exacte de l'état du sujet, l'exposition fidèle des recherches diverses que l'on a faites, et de la manière dont on y a procédé, enfin les conclusions, qui doivent toujours être claires, précises et rigoureusement déduites des faits observés. | Synonyme d'*affinité* dans les sciences naturelles, et d'*éructation* dans le langage médical.

Rare, adj., *rarus ;* se dit du pouls et de la respiration dont les mouvemens sont ralentis.

Raréfaction, s. f., *rarefactio* (*rarefacere*, dilater) ; extension d'un corps, qui occupe plus d'espace qu'auparavant. | Action par laquelle on arrive à ce résultat.

Raréfiable, adj. ; dilatable.

Raréfiant, adj., *rarefaciens ;* nom donné autrefois aux médicamens qu'on supposait propres à augmenter le volume du sang ou des autres humeurs.

Raréfié, adj., *rarefactus ;* dilaté.

Raréfier, v. a., *rarefacere ;* faire occuper plus de volume à un corps.

Rarescibilité, s. f. ; propriété qu'ont les corps de se raréfier, de se dilater.

Rarescible, adj. ; dilatable.

Rarifeuillé, adj., *rarifoliatus ;* qui a peu de feuilles.

Rariflore, adj., *rariflorus ;* qui a peu de fleurs.

Rasé, adj. ; se dit de la dent incisive, lorsque la cavité formée par le septum dentaire externe est effacée ou a disparu.

Raser *le tapis ;* se dit lorsque le cheval galope près de terre.

Rasoir, s. m., *novacula, tonsorius culter ;* instrument de chirurgie qui sert à couper les poils autour des plaies, des ulcères, et sur les parties qui doivent être couvertes de topiques, ou devenir le siège des opérations chirurgicales.

RASSIS, adj., *repositum;* se dit d'un cheval, lorsqu'après l'avoir déferré, le maréchal pare le pied et remet le même fer.

RATAFIA, s. m.; liqueur alcoolique, aromatisée et sucrée.

RATANHIA, s. f., *krameria ratanhia;* sous-arbrisseau du Pérou, et de la famille des polygalées, dont on a vanté la racine, éminemment astringente, dans les hémorrhagies.

RATE, s. f., *lien, σπλήν;* viscère parenchymateux, vasculaire, d'un tissu mou et spongieux, d'une couleur rouge plus ou moins foncée, qui est placé profondément dans l'hypochondre droit, au-dessous du diaphragme, au-dessus du colon descendant, entre les cartilages des fausses côtes et le grand cul-de-sac de l'estomac.

RATELEUX, adj., *splenosus;* qui a la rate volumineuse ou malade.

RATIONEL, adj., *rationalis;* qui est fondé sur le raisonnement : *signe, traitement rationel.*

RAUCITÉ, s. f., *raucitas, raucedo :* altération de la voix, dans laquelle celle-ci devient plus grave et en même temps moins pure, moins distincte, qu'elle ne l'est ordinairement.

RAUQUE, adj., *raucus;* se dit de la voix, et quelquefois de la toux, quand elles présentent de la raucité.

RAVE, s. f., *brassica rapa;* plante crucifère indigène, dont on mange la racine. | Racine de cette plante.

RAYON, s. m., *radius.* Les botanistes appellent ainsi les fleurons de la circonférence d'une fleur corymbifère, et les pédicules d'une ombelle. — *Os du rayon* ou *radius.* — *Rayons médullaires :* lames verticales et médullaires qui partent en tous sens de la circonférence de la moelle, dans les tiges des plantes dicotylédones arborescentes.

RAYONNANT, adj.; qui envoie des rayons, ou qui se meut sous la forme de rayons : *calorique rayonnant.*

RAYONNÉ, adj., *radiatus;* qui est disposé en rayons.

RÉACTIF, s. m., *reagens.* En chimie, on donne ce nom à toute substance dont on se sert pour reconnaitre la nature d'un corps, déterminer sa composition, et séparer les élémens qui le constituent.

RÉACTION, s. f., *reactio;* action d'un

organe qui réfléchit sur un autre l'irritation qui lui a été transmise. Quelques pathologistes entendent désigner par ce mot une sorte de mouvement qui, une fois développé dans un organe, tend à repousser l'agent morbifique qui l'a occasioné.

RÉALGAL. *V.* RÉALGAR.

RÉALGAR, s. m.; variété rouge du sulfure d'arsenic naturel.

REBONDISSANT, adj.; se dit du pouls dicrote.

REBOUTEUR, s. m.; nom que l'on donne aux charlatans qui font le métier de torturer les malades atteints de fractures ou de luxations.

RÉCEPTACLE, s. m., *receptaculum;* nom donné par les botanistes au fond du calice, sur lequel les organes de la fructification reposent immédiatement; à la partie interne du péricarpe, celle sur laquelle les graines sont attachées; et à la partie d'une fleur composée qui supporte les fleurons, ou les demi-fleurons, ou les deux à la fois.

RÉCEPTIVITÉ, s. f.; suivant Tissot, c'est l'aptitude qu'ont quelques organes à recevoir les agens morbifiques.

RECETTE, s. f.; synonyme de *formule.*

RECHUTE, s. f.; retour d'une maladie pendant ou peu après la convalescence.

RÉCIDIVE, s. f.; retour d'une maladie dont on était complétement guéri.

RECIPE; mot latin qui signifie *prenez,* et que l'on met en tête d'une formule, en l'indiquant seulement par le signe ℞.

RÉCIPIENT, s. m., *excipiens :* vase, ordinairement arrondi, dans lequel on reçoit les produits d'une opération chimique. | Cloche qu'on place sur le plateau de la machine pneumatique.

Récipient florentin ; vase particulier qu'on emploie pour recueillir les huiles essentielles.

RÉCLINÉ, adj., *reclinatus;* dont le sommet se trouve plus bas que la base.

RÉCORPORATIF, adj., *recorporativus :* synonyme de *métasyncritique.*

RÉCRÉMENT, s. m., *recrementum;* humeur qui, après avoir été séparée du sang par un organe sécréteur, rentre dans le torrent circulatoire par la voie de l'absorption.

RÉCRÉMENTEUX, adj., *recrementitius;* qui a le caractère de récrément.

RÉCRÉMENTITIEL. *V.* RÉCRÉMENTEUX.

RÉCRÉMENTO - EXCRÉMENTITIEL, adj.; se dit d'une humeur qui est en partie résorbée et en partie excrétée.

RÉCRUDESCENCE, s. f., *recrudescentia :*

accroissement ou activité plus grande des phénomènes morbides, après un mieux sensible.

Rectification, s. f., *rectificatio*; opération qui consiste à distiller une seconde fois, seuls ou après les avoir mêlés avec d'autres corps, certains liquides qu'on se propose de purifier.

Rectifié, adj. ; qui a été purifié par la distillation.

Rectifier, v. a. ; purifier par la distillation.

Rectiuscule, adj., *rectiusculus*; qui est presque droit.

Recto-urétral, adj. ; qui appartient au rectum et à l'urètre. Il existe des fistules de ce genre.

Recto-vaginal, adj., *recto-vaginalis*; qui appartient au rectum et au vagin. — *Cloison recto-vaginale,* formée par l'adossement du rectum et du vagin, qu'elle sépare l'un de l'autre.

Recto-vésical, adj. ; qui appartient au rectum et à la vessie. On a donné ce nom à la méthode par laquelle Sanson exécute l'opération de la taille.

Rectum, s. m., *rectum,* ἀρχός; troisième et dernière portion du gros intestin, qui succède à l'S iliaque du colon, s'étend depuis le côté gauche de l'articulation sacro-vertébrale jusqu'au sommet du coccyx, et se termine à l'extérieur, où son orifice porte le nom d'*anus*.

Récurrent, adj., *recurrens*; qui retourne en arrière, qui remonte vers son origine. — *Artère récurrente radiale,* branche de la radiale qui remonte entre les muscles long et court supinateurs et brachial antérieur. — *Artère récurrente cubitale antérieure,* branche de la cubitale qui remonte entre le rond pronateur et le brachial antérieur. — *Artère récurrente cubitale postérieure,* qui naît de la précédente ou de la cubitale, et remonte entre l'olécrane et la tubérosité interne de l'humérus. — *Artère récurrente radiale postérieure,* branche de l'interosseuse postérieure qui remonte entre les muscles anconé et cubital postérieur. — *Artère récurrente tibiale,* branche de la tibiale antérieure qui remonte dans le jambier antérieur. — *Nerf récurrent,* ou *laryngé inférieur.*

Redondance, s. f., *redundantia*; synonyme de *plénitude.*

Redoublement, s. m., *exacerbatio*; synonyme d'*exacerbation,* de *paroxysme.*

Redresse, adj. ; se dit d'une tige qui se relève après avoir été courbée à sa naissance.

Réduction, s. f., *reductio, repositio, restitutio*; opération chirurgicale qui a pour objet de remettre les parties déplacées dans leur situation naturelle. On réduit les hernies, les luxations, les fractures.

Réduction, s. f., *reductio*; opération chimique qui consiste à dépouiller un oxyde métallique de son oxygène, pour mettre le métal à nu.

Réduire, v. a. ; dépouiller un oxyde métallique de son oxygène.

Réduit, adj. ; se dit d'un oxyde métallique qu'on a dépouillé de son oxygène.

Refait, adj., *restauratus*; s'entend d'un cheval maigre, ou qui a été malade, qu'un marchand a rétabli en employant différens procédés, dans l'intention de le vendre avantageusement.

Réfléchi, adj., *reflexus*; se dit d'une tige qui s'incline en dehors par une courbure subite, et en décrivant un angle.

Réfléchir (se), v. r. ; rejaillir en faisant un angle égal à celui d'incidence.

Réflexibilité, s. f. (*retro,* en arrière, *flectere,* plier); propriété de se réfléchir.

Réflexible, adj., *reflecti potens*; qui a la propriété de se réfléchir.

Réflexion, s. f., *reflectio,* ἀνάκαμψις; rejaillissement sous un angle égal à celui d'incidence.

Réforme, s. f. ; s'entend d'un examen qu'on fait des hommes ou des chevaux d'un équipage ou d'un régiment, pour séparer ceux qui ne sont plus propres au service.

Réfractaire, adj. (*refragor,* je résiste); difficile à fondre.

Réfracté, adj. ; qui a subi la réfraction.

Réfracter (se), v. r., *refringere,* éprouver la réfraction.

Réfraction, s. f., *refractio,* ἀνάκαμψις (*retro,* en arrière, *frangere,* rompre); changement de direction que subit la lumière quand elle tombe obliquement d'un milieu dans un autre de densité différente, et qui l'éloigne ou la rapproche de la perpendiculaire, suivant que ce dernier est moins ou plus dense que le premier.

Réfrangibilité, s. f. ; propriété qu'a la lumière de se réfracter.

Réfrangible, adj., *refringi potens,* qui peut se réfracter.

Réfrigérant, adj., *refrigerans* (*refrigero,* je rafraîchis); qui a la propriété de rafraîchir.

Réfrigératif. *V.* Réfrigérant.

RÉFRIGÉRATION, s. f., *refrigeratio*, κα-τάψυξις, περίψυξις; refroidissement, rafraîchissement, abaissement de température.

RÉFRINGENT, adj., *refringens*; nom donné aux milieux qui causent la réfraction des rayons lumineux.

RÉGÉNÉRATION, s. f., *regeneratio*; reproduction d'une partie détruite.

RÉGIME, s. m., *regimen*; usage raisonné de toutes les choses essentielles à la vie, notamment des alimens. | Spadix ou assemblage des fruits du bananier et du dattier.

RÉGION, s. f., *regio*, χώρα; espace déterminé de la surface d'un corps, relativement aux parties voisines.

REGISTRE, s. m., *register*; ouverture des fourneaux qu'on bouche et débouche à volonté pour diminuer ou accroître l'action du feu.

RÈGLES, s. f. pl.; nom familier de l'écoulement menstruel.

RÉGLISSE, s. f., *glycyrrhiza glabra*; plante indigène, de la famille des légumineuses, dont la racine, sucrée et adoucissante, sert en médecine. | Racine de cette plante.

RÈGNE, s. m., *regnum*, βασιλεία; nom des grandes classes dans lesquelles les naturalistes ont partagé tous les corps de la nature.

RÉGULE, s. m., *regulus*; nom donné par les anciens chimistes aux métaux purs, qu'ils regardaient comme de petits rois, c'est-à-dire comme rapprochés de l'or, le roi des métaux.

Régule d'antimoine; nom donné à l'antimoine, après qu'il eut été découvert.

Régule d'arsenic; arsenic métallique.

Régule jovial; alliage d'antimoine et d'étain.

Régule martial; ancien nom de l'alliage du fer avec l'antimoine.

Régule de Vénus; nom donné par les alchimistes à l'alliage du cuivre avec l'antimoine.

RÉGULIER, adj., *regularis*; se dit du pouls lorsque les pulsations laissent entre elles des intervalles égaux. On dit encore des maladies qu'elles ont une *marche régulière*, quand celle-ci n'est retardée par aucun accident.

RÉGULIN, adj., *regulinus*; nom donné à la partie métallique d'un composé.

RÉGURGITATION, s. f., *regurgitatio*; action par laquelle un gaz ou un liquide vient de l'estomac dans la bouche sans aucun effort.

REIN, s. m., *ren*, νεφρός; glande paire, ovoïde, comprimée sur deux faces, qui est située profondément dans la région lombaire, sur les côtés de la colonne vertébrale, et qui sécrète l'urine.

RÉNAIRE, adj., *renarius*; se dit, en botanique, des parties dont la circonférence ressemble à celle du rein.

RELACHANT, adj., *relaxans*; qui diminue la tension ou l'éréthisme des parties.

RELACHEMENT, s. m.; abaissement ou laxité excessive d'une partie. | État opposé à la contraction.

RELAXATION. *V.* RELACHEMENT.

RELEVEUR *commun de l'aile du nez et de la lèvre supérieure. V.* ÉLÉVATEUR.

Releveur commun des lèvres. V. CANIN.

Releveur de l'aile du nez, adj. et s. m.; nom donné par Cowper aux muscles pyramidal et transversal réunis.

Releveur de la lèvre inférieure. V. HOUPPE *du menton.*

Releveur de la luette. V. PALATO-STAPHYLIN.

Releveur de l'angle des lèvres. V. CANIN.

Releveur de l'anus; muscle (sous-pubio-coccygien, Ch.) pair, large, aplati et carré, qui s'attache à la face postérieure du corps du pubis, à la partie supérieure du trou sous-pubien et à l'épine de l'ischion, se termine au coccyx et sur les parties latérales du rectum, et forme, avec son congénère, une sorte de cloison qui bouche le détroit inférieur du bassin.

Releveur de la prostate; nom donné par Santorini aux fibres antérieures du muscle releveur de l'anus.

Releveur de l'omoplate. V. ANGULAIRE *de l'omoplate.*

Releveur de l'urèthre; nom donné par Santorini à une portion du muscle transverse du périnée.

Releveurs des côtes; nom donné par quelques anatomistes aux muscles surcostaux.

Releveur du coccyx. V. ISCHIO-COCCYGIEN.

Releveur du menton. V. HOUPPE *du menton.*

RELIQUAT, s. m.; ce qui reste d'une ancienne maladie.

REMÈDE, s. m., *remedium*, βοήθημα; nom donné à toute substance qui guérit une maladie, qui opère un changement salutaire dans l'état morbide.

Remède du capucin; ancien nom du nitrate très-acide de protoxyde de mercure.

Remède du duc d'Antin; ancien nom du nitrate très-acide de protoxyde de mercure.

RÉMISSION, s. f., *remissio;* cessation plus ou moins complète des symptômes fébriles entre les accès d'une fièvre rémittente. | Diminution de ces mêmes symptômes entre les exacerbations d'une fièvre continue.

RÉMITTENT, adj., *remittens;* se dit des fièvres continues dont les exacerbations sont précédées de frissons.

REMONTE, s. f., *suppeditatio;* se dit des chevaux achetés pour remplacer dans un régiment ceux qu'on a réformés.

REMORA, s. m.; on désignait par ce mot les bandages destinés à maintenir les parties déplacées dans leur situation normale. Il était surtout deux instrumens qui portaient le nom de *remora* : l'un servait à contenir les hernies; l'autre, aussi appelé *remora* ou *arrêt d'Hildanus,* avait pour usage d'assurer la bonne conformation des membres luxés ou fracturés.

RÉNAL, adj., *renalis* (*ren,* rein); qui a rapport au rein. — *Artères rénales,* branches de l'aorte abdominale, au nombre de deux, une pour chaque rein. — *Calculs rénaux,* qui s'engendrent dans le rein.—*Pierres rénales,* ou *calculs rénaux.* —*Plexus rénaux,* au nombre de deux, qui proviennent des plexus solaire et cœliaque, de la partie externe des ganglions semi-lunaires, et de l'épanouissement des petits nerfs splanchniques.— *Veines rénales,* au nombre de deux, une pour chaque rein, qui se jettent dans la veine cave inférieure.

RENONCULE, s. f., *ranonculus;* genre de plantes, servant de type à une famille, dont plusieurs espèces indigènes sont vénéneuses.

RENOUEUR. *V.* REBOUTEUR.

RÉNOVATION, s. f., *renovatio,* ἀνακαίνωσις; opération par laquelle les alchimistes faisaient passer un corps d'un état imparfait à l'état parfait.

RENVERSEMENT, s. m.; lésion de la situation et de la conformation des organes qui présentent en haut ce qui doit être en bas, en avant ce qui doit être en arrière, et en dehors ce qui se trouve ordinairement en dedans. Les paupières, la langue, l'utérus, le rectum, la vessie, sont les organes qui deviennent le plus souvent le siège des renversemens. On dit que les yeux sont renversés, lorsqu'ils sont dirigés avec force et d'une manière constante en haut, ou que leur expression a beaucoup changé.

RENVOIS, s. m. pl.; nom donné aux matières qu'amène la régurgitation.

RÉPERCUSSIF, adj., *repercutiens,* re-pellens, ἀποκρουστικός; nom donné à tout agent médicinal qui, lorsqu'on l'applique sur une partie vers laquelle les liquides affluent, par l'effet d'une irritation directe ou sympathique, fait refluer ces mêmes liquides vers l'intérieur.

RÉPERCUSSION, s. f., *repercussio;* action d'un répercussif; effet produit par cette action.

REPLET, adj., *repletus;* qui est gras, bien nourri.

RÉPLÉTION, s. f., *repletio;* plénitude, pléthore.

REPOS, s. f., *quies,* ἀσυχία, ἀνάπαυσις; privation ou absence de mouvement.

REPOUSSOIR, s. m., *repulsorium;* instrument dont on fait usage pour extraire les racines des dents. | Instrument inventé par J.-L. Petit, et qui sert à pousser jusqu'à l'estomac les corps étrangers arrêtés dans l'œsophage. Cet instrument est spécialement désigné sous le nom de *repoussoir d'arrêts.*

REPRODUCTION, s. f., *reproductio;* action par laquelle les corps organisés produisent des corps semblables à eux.

REPTILE, adj. et s. m., *reptile,* ἕρπον, ἑρπητὸν (*reptare,* ramper); qui rampe ; nom donné à une classe d'animaux vertébrés.

RÉPULSIF. *V.* RÉPERCUSSIF.

RÉPULSION, s. f., *repulsio,* ἀπόκρουσις ἄντωσις; force en vertu de laquelle les corps ou leurs molécules se repoussent mutuellement; effet qui résulte du jeu de cette force.

RÉSEAU, s. m., *rete,* δίκτυον; nom donné par les anatomistes aux entrelacemens réticulaires des vaisseaux ou des filets nerveux.

Réseau admirable; lacis vasculaire que les artères carotides internes et vertébrales forment, à la base du crâne, dans les animaux.

Réseau merveilleux. V. RÉSEAU *admirable.*

RÉSECTION, s. f., *resectio ossium;* on donne ce nom à des opérations dans lesquelles on retranche avec la scie soit les extrémités cariées des os longs, soit les bouts non consolidés des fractures, lorsqu'il s'est formé des articulations anormales. Ce genre fort important d'opérations est une des conquêtes les plus précieuses de la chirurgie moderne.

RÉSERVOIR, s. m. (*reservare,* conserver); cavité dans laquelle s'amasse un liquide.

Réservoir de la bile; cholécyste ou vésicule biliaire.

Réservoir du chyle; dilatation que le canal thorachique présente au devant de la région lombaire de la colonne épinière.

Réservoir des larmes; sac lacrymal.

Réservoir de Pecquet. V. RÉSERVOIR *du chyle.*

Réservoir de l'urine; vessie.

RÉSIDU, s. m., *residuum, reliquum;* matière qui reste après une opération chimique.

RÉSINE, s. f., *resina,* ῥητίνη: produit végétal, ordinairement sec et concret, plus ou moins fragile, inodore ou peu odorant, insipide ou d'une saveur âcre et chaude, d'une certaine transparence, d'une cassure lisse et vitreuse, plus lourd que l'eau, inflammable, insoluble dans l'eau, soluble dans l'alcool, l'éther et le jaune d'œuf, et électrisable négativement par le frottement.

Résine animée. V. ANIMÉ.

Résine de bile. V. PICROMEL.

Résine caragne. V. CARAGNE.

Résine-copal. V. COPAL.

Résine de cuivre; nom donné par Boyle au protochlorure de cuivre.

Résine élastique. V. CAOUTCHOUC.

Résine élémi. V. ÉLÉMI.

Résine de gaïac. V. GAÏACINE.

Résine lacque. V. LAQUE.

Résine de lierre. V. HÉDÉRÉ.

RÉSISTANCE, s. f., *resistantia,* ἀντιπάθεια; obstacle au mouvement.

RÉSOLUTIF, adj., *resolvens;* nom donné aux remèdes qui ont pour effet de favoriser la résolution d'une partie engorgée ou tuméfiée.

RÉSOLUTION, s. f., *resolutio (resolvere,* résoudre); mode de terminaison de l'inflammation dans lequel celle-ci disparaît insensiblement, sans que la partie qui en était le siège vienne à suppurer. — *des membres,* synonyme de *paralysie.*

RÉSONANCE, s. f., *resonantia (resonare,* retentir). Les fractures du crâne qui ont lieu par contre-coup ont été appelées *fractures par résonance.*

RÉSORPTION, s. f., *resorptio (resorbere,* absorber de nouveau); absorption qui s'exerce seulement sur le produit des sécrétions, et sur les élémens qui composent les différens tissus de l'économie.

RESPIRABILITÉ, s. f.; qualité d'un gaz qui peut servir à la respiration.

RESPIRABLE, adj.; qui peut être respiré.

RESPIRATION, s. m., *respiratio,* ἀναπνοή; fonction en vertu de laquelle le sang est mis en contact avec l'air, dans un organe particulier appelé *poumon* ou

branchie, où il acquiert des qualités nouvelles, et perd une partie de celles qu'il avait en y abordant.

Respiration bruyante; celle qui s'entend très-aisément, même sans être obligé de faire une grande inspiration.

Respiration difficile; celle dans laquelle l'inspiration et l'expiration ne s'exercent qu'avec peine, et sont accompagnées de la sensation d'un poids sur la poitrine.

Respiration égale; celle dont les mouvemens se font d'une manière régulière.

Respiration entrecoupée; dans celle-ci, l'inspiration n'est pas encore terminée que l'expiration a lieu, et qu'il lui succède aussitôt une autre inspiration.

Respiration facile; celle dont les mouvemens s'exécutent librement.

Respiration fétide; celle dans laquelle l'air expiré exhale une odeur forte et désagréable.

Respiration fréquente; celle dont les mouvemens d'inspiration et d'expiration se succèdent plus rapidement que dans l'état normal.

Respiration grande; celle dans laquelle beaucoup d'air est inspiré et expiré.

Respiration inégale; celle dont les mouvemens inspirateurs et expirateurs présentent de la différence, soit sous le rapport de leur grandeur, soit sous celui des intervalles plus ou moins rapprochés qu'ils laissent entre eux.

Respiration insonore; celle qui ne fait entendre aucun bruit particulier.

Respiration intermittente; celle qui manque entièrement au moment où elle devrait avoir lieu.

Respiration interrompue. V. RESPIRATION *entrecoupée.*

Respiration lente; elle est opposée à la respiration vite.

Respiration luctueuse; celle dans laquelle l'expiration s'accompagne de gémissemens.

Respiration petite; celle dans laquelle l'inspiration et l'expiration sont suivies de l'introduction et de la sortie d'une petite quantité d'air.

Respiration plaintive. V. RESPIRATION *luctueuse.*

Respiration puérile. Laennec appelle ainsi la respiration des adultes, lorsqu'elle est semblable à celle des enfans.

Respiration pure; celle qui est sans mélange de râle.

Respiration râlante. V. RESPIRATION *stertoreuse.*

Respiration rare; celle dont les mouvemens d'inspiration et d'expiration sont en moins grand nombre que dans l'état naturel.

Respiration ronflante. V. RONFLEMENT.

Respiration sifflante; celle qui est accompagnée de sifflement.

Respiration sonore; celle qui produit un certain bruit.

Respiration stertoreuse; celle qui, dans l'inspiration et l'expiration, fait entendre un bruit assez semblable à celui de l'eau en ébullition.

Respiration suspirieuse; celle dans laquelle on entend le bruit connu sous le nom de *soupir.*

Respiration vite; celle dont les mouvemens inspirateurs et expirateurs s'exécutent avec rapidité; elle se rencontre souvent avec la respiration fréquente.

RESPIRER, v. a., *respirare;* faire entrer de l'air dans ses poumons. Ce mot est employé quelquefois, dans le langage familier, comme synonyme d'*inspirer.*

RESSERRÉ, adj., *astrictus;* on dit du ventre qu'il est *resserré,* lorsqu'il y a constipation.

RESSORT, s. m., *elaterium* (*resurgere,* se relever); effort que fait un corps élastique pour se rétablir dans son état naturel, quand une puissance qui l'a tendu ou comprimé l'a forcé d'en sortir.

RESSUAGE, s. m. (*sudare,* suer); opération qui consiste à séparer l'argent allié au cuivre, en faisant fondre l'alliage avec une certaine quantité de plomb.

RESTAURATION, s. f., *restauratio, refectio,* ἀνάληψις, ἀνάτρεψις: rétablissement des forces à la suite d'une grande fatigue ou d'une maladie.

RÉTENTION, s. f., *retentio* (*retinere,* retenir); maladie produite par l'accumulation d'une substance solide ou liquide dans la cavité des organes. Il faut distinguer cette affection du défaut d'écoulement qui résulte de la suspension des sécrétions. C'est ainsi que l'on a presque toujours tort de dire que les règles sont retenues.

RÉTICULAIRE, adj., *reticularis, retiformis,* δικτυοειδής; qui a l'apparence d'un réseau ou d'un filet. *Tissu réticulaire.*

RÉTICULÉ, adj., *reticulatus;* qui est marqué de nervures entre-croisées en manière de réseau.

RÉTIF, adj., *refractarius.* On donne cette épithète au cheval qui refuse opiniâtrément d'avancer, quelque moyen qu'on emploie.

RÉTIFORME. *V.* RÉTICULAIRE.

RÉTINACULUM, s. m.; instrument dont on faisait usage dans les opérations de la hernie et de la castration, afin d'empêcher les intestins de sortir du ventre.

RÉTINASPHALTE, s. m.; bitume d'un jaune d'ocre pâle, très-fragile, et d'une cassure vitreuse, qu'on trouve en Angleterre, dans le comté de Devon.

RÉTINE, s. f., *retina* (*rete,* réseau); membrane molle, pulpeuse, grisâtre, demi-transparente et très-mince, qui communique avec le nerf optique, et qui s'étend depuis ce nerf jusqu'au cristallin, tapissant la choroïde, et embrassant le corps vitré, sans adhérer ni à l'une ni à l'autre. C'est l'organe de la vision.

RÉTOIR ou FEU MORT, *causticum potentiale;* remède en usage parmi les maréchaux. Ce sont des caustiques, comme le verdet, l'arsenic, le sublimé corrosif, ainsi nommés par opposition au feu ou cautère actuel.

RÉTORTE, s. f., *retorta* (*retortere,* tordre); cornue.

RÉTRACTION, s. f., *retractio,* ἀντίσπασις; état d'une partie qui se retire ou qui est entraînée vers le centre du corps. | Synonyme quelquefois de *raccourcissement.*

RETRAIT, s. m., *retractio;* action de se resserrer sur soi-même; rapprochement des molécules d'un corps, qui le fait diminuer de volume.

RETRAITE. *V.* RETRAIT.

RÉTRÉCISSEMENT, s. m., *coarctatio;* resserrement, diminution, ou quelquefois oblitération du diamètre d'une cavité. | Se dit plus particulièrement de la coarctation de l'urètre.

RÉTROCESSION, s. f., *retrocessio;* métastase qui se fait de la périphérie du corps sur un organe intérieur. — *du coccyx;* mouvement de cet os en arrière, au moment de l'accouchement.

RÉTROPULSION, s. f., *retropulsio;* synonyme de *rétroversion.*

RÉTROVERSION, s. f., *retroversio;* ce mot ne s'applique presque jamais qu'à la matrice; il sert alors à désigner le renversement de l'organe, dont le fond se porte dans la concavité du sacrum, et le col derrière la symphyse pubienne.

RÉTUS, adj., *retusus;* qui est très-obtus et plus ou moins déprimé.

RÊVASSERIE, s. f., *subdelirium;* nom donné aux rêves effrayans et sans suite que l'on fait pendant un sommeil agité.

RÊVE, s. m.; association d'idées bizarres et incohérentes dans le sommeil.

RÉVEIL, s. m.; passage du sommeil à l'état de veille. — *en sursaut;* se dit lorsque, par des rêves effrayans, de violens

battemens de cœur, ou toute autre cause,
on vient à se réveiller tout-à-coup.

RÉVEIL-MATIN, s. m., *euphorbia helioscopia;* plante indigène, dont toutes les
parties sont abreuvées d'un suc lactescent très-âcre.

RÉVERBÉRATION, s. f., *reverberatio;* action d'un corps qui, après avoir été frappé
par un autre corps, le réfléchit.

RÉVERBÈRE, s. m., *reverberatorium;*
plaque métallique qu'on ajoute aux lam-
pes pour augmenter l'intensité de la lumière.

REVIVIFICATION, s. f., *revivificatio;* synonyme de *réduction.*

REVIVIFIÉ, adj., *revivificatus;* réduit.

REVIVIFIER, v. a., *revivificare;* réduire.

RÉVOLUTÉ, adj., *revolutus;* qui est
roulé et replié en dehors.

RÉVULSIF, adj., *revulsivus,* ἀντισπασ-
τικὸς; nom donné aux remèdes employés
pour détourner une irritation de l'organe
sur lequel elle a fixé son siège.

RÉVULSION, s. f., *revulsio,* ἀντίσπασις;
action d'un révulsif : effet de cette action.

RHABILLEUR. *V.* REBOUTEUR.

RHACHIS. *V.* RACHIS.

RHACHISAGRE. *V.* RACHISAGRE.

RHACHITIS. *V.* RACHITIS.

RHACHITISME. *V.* RACHITISME.

RHACOSE, s. f., *rhacosis,* ῥάκωσις; relâchement du scrotum.

RHABDOÏDE. *V.* RABDOÏDE.

RHAGADE, s. f. (ῥαγὰς, rupture); fissure
plus ou moins profonde ; ulcère allongé,
étroit, à fond grisâtre, à bords durs,
calleux et enflammés, d'où s'écoule une
suppuration ténue, et qui, ordinairement
symptomatique de la syphilis, a son siège
aux environs de l'anus, ou sur les parties
génitales.

RHAGOÏDE, adj., *rhagoides,* ῥαγοειδὴς
(ῥὰξ, grain de raisin, εἶδος, ressemblance); épithète donnée à la membrane
uvée, à cause de sa couleur noire, qui la
fait ressembler à un grain de raisin.

RAPHANÉDON, s. m.; fracture en rave.

RHEMBASME, s. m., *rhembasmus* (ῥεμ-
βάζω, j'erre); noctambulisme.

RHEXIS, s. f. (ῥῆξις, rupture); déchirure
d'une veine : ouverture spontanée d'une
collection purulente.

RHICNOSE. *V.* RHINOSE.

RHINALGIE, s. f., *rhinalgia* (ῥὶν, nez,
ἄλγος, douleur); douleur qui a son siège
au nez.

RHINENCÉPHALE, s. m.; nom donné par
Geoffroy-St.-Hilaire aux monstres qui
ont une trompe et un seul œil.

RHINENCHYSE, s. f., ῥινεγχυσία (ῥὶν,
nez, ἐγχύω, infuser); infusion destinée
à être portée dans le nez.

RHINENCHYTE, s. f., *rhinenchytis* (ῥὶν,
nez, ἐγχύω, j'injecte); instrument destiné à injecter des liquides dans le nez.

RHINOCNESME, s. m., *rhinocnesmus* (ῥὶν,
nez, κνησμὸς, prurit); prurit au nez.

RHINOPTIE, s. f., *rhinoptia* (ῥὶν, nez,
ὄπτομαι, je vois); difformité qui est l'effet
d'une maladie du grand angle de l'œil,
laquelle, après avoir détruit la racine du
nez, permet à la lumière de traverser les
narines avant d'arriver à l'œil.

RHINORRHAGIE, s. f., *rhinorrhagia* (ῥὶν,
nez, ῥήγνυμι, je fais irruption); écoulement de sang par le nez.

RHINOSE, s. f., *rhinosis* (ῥινὸς, peau,
ou ῥικνὸς, rugueux); plissement ou rides
de la peau, résultant d'un état de consomption du corps.

RHINOSTEGNOSE, s. f., *rhinostegnosis*
(ῥὶν, nez, στεγνόω, j'obstrue); obstruction des fosses nasales.

RHIZAGRE, s. m., ῥιζάγρα (ῥίζα, racine,
ἄγρα, rupture); instrument destiné à
extraire les racines des dents.

RHIZOPHAGE, adj. et s. m., *rhizophagus*
(ῥίζα, racine, φάγω, je mange); qui vit
principalement de racines.

RHODIUM, s. m.; métal solide, blanc,
fragile, et le plus difficile de tous à mettre en fusion, qu'on trouve dans la mine
de platine.

RHODOMEL. *V.* MIEL rosat.

RHOEAS, s. m.; maladie qui consiste
dans l'atrophie ou dans l'absence complète de la caroncule lacrymale.

RHOGMÉ, s. f., ῥωγμὴ (ῥήσσω, je brise);
fracture longue et très-étroite du crâne.

RHOÏTE, s. m.; rob dans lequel entre,
comme ingrédient principal, le suc de
grenade.

RHOMBOÏDE, adj. et s. m., *rhomboideus,
rhomboides;* muscle (dorso-scapulaire,
Ch.) pair, large et rhomboïdal, qui, du
ligament cervical postérieur, de l'apophyse épineuse de la dernière vertèbre
cervicale, et de celles des quatre ou cinq
premières dorsales, se porte au bord spinal de l'omoplate, qu'il tire en arrière et
en haut.

*Rhomboïde grand. V. Rhomboïde infé-
rieur.*

Rhomboïde inférieur; faisceau inférieur
du muscle rhomboïde.

*Rhomboïde petit. V. Rhomboïde supé-
rieur.*

Rhomboïde supérieur; faisceau supérieur du muscle rhomboïde.

Rhubarbe, s. f., *rheum*; genre de plantes, de la famille des polygonées, dont on emploie en médecine les racines de plusieurs espèces, *rheum palmatum, rheum undulatum, rheum compactum*, qui est purgative.

Rhubarbe, s. f., *rhabarbarum*; racine de diverses espèces du genre rhubarbe.

Rhum, s. m.; alcool de mélasse.

Rhumapyre. *V.* **Rhumatopyre**.

Rhumatalgie, s. f., *rhumatalgia* (ῥεῦμα, écoulement, ἄλγος, douleur); synonyme de *rhumatisme*.

Rhumatique, adj., *rhumaticus*; synonyme de *rhumatismal*.

Rhumatisant, adj. et s. m.; qui est affecté de rhumatisme.

Rhumatismal, adj., *rhumatismalis*; qui appartient au rhumatisme.

Rhumatisme, s. m., *rheumatismus* (ῥεῦμα, fluxion); inflammation des tissus musculaire, fibreux et synovial. Quand le rhumatisme est très-aigu, il s'annonce toujours par l'accélération du pouls et la chaleur de la peau, suivies bientôt après de douleurs très-vives, et quelquefois des autres caractères de l'inflammation, tels que chaleur, rougeur et gonflement des parties enflammées. Ces douleurs occupent le tronc ou les membres; elles augmentent lorsqu'on vient à mouvoir les parties, au point que souvent elles mettent dans l'impossibilité d'exercer aucun mouvement. Le rhumatisme peu intense est ordinairement sans mouvement fébrile : il en est de même du rhumatisme chronique, dont les symptômes principaux sont une douleur médiocre, plus forte la nuit que le jour, en général moins mobile que dans le rhumatisme aigu, l'engorgement et la raideur des articulations, si elles en sont le siége, ou du moins la difficulté de faire usage des parties malades. | Le rhumatisme a été distingué en *musculaire, fibreux* et *synovial*, suivant qu'il affecte les muscles, le tissu fibreux ou les membranes synoviales; en *général*, lorsque la plupart des articulations sont entreprises; et en *local*, s'il est borné à un seul point. On a appelé *latéral* ou *semi-latéral* celui qui attaque la moitié du corps; *articulaire* et *non articulaire* celui qui s'empare des articulations ou de toute autre partie. Le rhumatisme est dit *vague* ou *fixe*, suivant qu'il parcourt successivement plusieurs endroits, ou occupe constamment le même. On a encore distingué un *rhumatisme goutteux*, qui ne diffère du rhumatisme ordinaire que parce qu'il se rapproche de la marche et du siége de la goutte. Quant au rhumatisme des poumons, du cœur et des tuniques musculaires, du tube digestif, de la vessie et de la matrice, admis par quelques-uns, il n'est nullement connu.

Rhumatopyre, s. f., *rheumatopyra* (ῥεῦμα, écoulement, πῦρ, fièvre); fièvre rhumatismale.

Rhume, s. m., *rheuma*, ῥεῦμα; synonyme de *catarrhe pulmonaire* ou *bronchite*.

Rhume de cerveau, *rheuma narium*; nom populaire du coryza.

Rhume de poitrine, *rheuma pectoris*; bronchite.

Rhyas, s. m., ῥυὰς; synonyme de *rhœas*.

Rhyptique, adj., *rhypticus*, ῥυπτικὸς (ῥύπτω, je nettoie); nom donné autrefois à des médicamens qu'on croyait propres à débarrasser le corps de toute espèce d'impuretés.

Rhythme, s. m., *rhythmus*, ῥυθμὸς; ordre ou proportion qui règne entre les diverses parties d'un tout, entre des phénomènes dependans d'une même cause, entre les battemens d'une artère, entre les vibrations d'un corps sonore, ou les modulations de la voix, etc.

Ricin, s. m., *ricinus communis*; plante originaire des Indes, qui fait partie de la famille des euphorbes, et dont les graines fournissent une huile qui doit sa propriété purgative à un principe âcre contenu dans l'embryon.

Ride, s. f., *ruga*, ῥυτίς (ῥύω, je tire); sillon ou pli qui survient à la peau de la face, à la membrane muqueuse du vagin, etc.

Ridé, adj., *rugosus*; qui est couvert de rides.

Rigide, adj., *rigidus*; raide.

Rigidité, adj., *rigor, rigiditas*, ῥῖγος; raideur excessive.

Rigor, s. m.; frisson.

Rire, v. a., *ridere*; éprouver l'affection et exécuter les mouvemens qui constituent le rire.

Rire, s. m., *risus*, γέλως; mouvement des muscles de la face, en particulier de ceux des lèvres, qui s'accompagne d'une respiration sonore et interrompue, et qui exprime ordinairement la joie.

Rire canin, *risus caninus*; contraction spasmodique d'une des commissures des lèvres et de la joue du même côté.

Rire sardonien. *V. Rire sardonique.*

Rire sardonique, *risus sardonicus*; mouvement convulsif qui tient écartées les lèvres et les joues. Cette épithète vient dit-on, d'une sorte de renoncule qui croît en Sardaigne, et qui détermine cette espèce de rire chez ceux qui en ont mangé.

Ris. *V.* **Rire.**

Ris canin. *V.* *Rire canin.*

Ris sardonique. *V.* *Rire sardonique.*

Riverain, adj., *riparius* ; qui croît ou habite le long des rivières.

Rivulaire, adj., *rivularis* ; qui croît ou habite le long des ruisseaux.

Riz, s. m., *oryza sativa* ; graminée exotique, mais cultivée en Europe, dont les graines fournissent un aliment précieux à l'homme.

Rob, s. m. ; suc dépuré d'un fruit qu'on a fait épaissir jusqu'à consistance de miel, avant qu'il ait subi la fermentation.

Robe, s. f. ; se dit de la distribution générale des poils chez les chevaux. On les distingue en robes simples et en robes composées.

Roboratif, adj., *roborans* ; synonyme de *fortifiant*.

Robub. *V.* **Rob.**

Rocambole, s. f., *allium scorodoprasum* ; plante indigène dont la racine sert de condiment.

Rocher, s. m. ; nom donné par les anatomistes à l'une des trois portions de l'os temporal, à cause de sa dureté.

Rodation, s. f., *rodatio* (*rodere*, ronger), diminution de la longueur des poils.

Rogne, s. f. ; nom populaire de la gale.

Romarin, s. m., *rosmarinus officinalis* ; plante labiée, très-aromatique, qui entre dans plusieurs préparations pharmaceutiques, toutes excitantes.

Ronce, s. f., *rubus* ; genre de plantes dont toutes les espèces donnent des fruits bons à manger.

Rond, adj., *rotundus.* — *Ligament rond*, faisceau fibreux de l'articulation radio-cubitale moyenne. — *Ligamens ronds de la matrice*, cordons, au nombre de deux, qui naissent des parties supérieures et latérales de la matrice, passent par les anneaux inguinaux, et vont se perdre dans le tissu cellulaire du pénil.

Rond (*grand*), adj. et s. m., *teres major* ; muscle (scapulo-huméral, Ch.) pair, allongé et aplati, qui se porte de l'angle inférieur de l'omoplate et de la partie correspondante de son bord axillaire au bord postérieur de la coulisse bicipitale de l'humérus, et qui entraîne le bras en arrière et en dedans.

Rond (*petit*), adj. et s. m., *teres minor* ; muscle (sus-scapulo-trochitérien, Ch.)

pair, allongé et étroit, qui, de la face externe de l'omoplate, non loin de son angle inférieur, va gagner la partie inférieure de la grosse tubérosité de l'humérus, et qui abaisse le bras, en le faisant tourner sur son axe de dedans en dehors.

Rond pronateur, adj. et s. m., *pronator rotundus* ; muscle (épitrochlo - radial, Ch.) pair, allongé et aplati, qui s'étend de la tubérosité interne de l'humérus et de l'apophyse coronoïde du cubitus à la partie moyenne de la face externe du radius, et qui fait tourner ce dernier os sur le cubitus.

Ronflement, s. m., *ronchus* (ρέγχω, je ronfle) ; bruit que fait entendre l'air en traversant le nez ou l'arrière-bouche.

Rongeur, s. m. ; mammifère pourvu en avant de deux dents incisives, à l'aide desquelles il coupe les substances dont il se nourrit.

Rorifère, adj., *rorifer* (*ros*, rosée, *fero*, je porte) ; épithète donnée par quelques anatomistes aux vaisseaux lymphatiques.

Rosat, adj., *rosaceus* (*rosa*, rose) ; nom donné à toutes les préparations pharmaceutiques dans lesquelles il entre des roses.

Rose, s. f., *rosa* ; fleur du rosier.

Rosée, s. f. ; nom donné aux gouttelettes d'eau dont les feuilles des plantes sont garnies le matin, dans les matinées fraîches de l'été.

Rosier, s. m., *rosa* ; genre de plantes, très-nombreux en espèces, dont plusieurs servent à divers usages en médecine : tels sont le *rosier à cent feuilles*, *rosa centifolia*, dont la fleur fait la base du sirop de roses pâles ; le *rosier de Provins*, *rosa gallica*, dont les pétales sont astringens ; et le *rosier sauvage*, *rosa canina*, dont les fruits jouissent de la même propriété.

Rossignol, s. m. Lorsqu'on dit faire un rossignol, c'est pratiquer une ouverture sous la queue, qui communique avec le rectum. Les maréchaux prétendent, par cette opération, soulager le cheval qui est poussif outré.

Rot, s. m., *ructus* ; synonyme populaire d'*éructation*.

Rotacé, adj., *rotaceus* ; se dit d'une corolle en roue.

Rotacisme, s. m., *rotacismus* ; prononciation vicieuse de la lettre R ; grasseyement.

Rotateur, adj., *rotator* (*rota*, roue) ; nom donné à tout muscle qui fait tourner sur son axe la partie à laquelle il s'insère.

Rotation, s. f., *rotatio* (*rota*, roue) ;

mouvement d'une partie qui tourne sur son axe.

Rotule, s. f., *rotula*, τροχίσκος, μύλη, ἐπιγονατίς: os plat, court, épais et arrondi, qui se trouve dans l'épaisseur du tendon des muscles extenseurs de la jambe, en devant du genou. | Os qui forme la base du grasset.

Rotulien, adj.; qui appartient à la rotule. — *Ligament rotulien*, suite du tendon des muscles extenseurs de la jambe, qui, de la partie inférieure de la rotule, se porte à la partie antérieure et supérieure du tibia.

Rouen, chef-lieu du département de la Seine-Inférieure, où existe une source d'eau minérale froide gazeuse et ferrugineuse.

Rouge, adj., *ruber*. On appelle *fièvre rouge* la scarlatine.

Rouge d'Angleterre; tritoxyde de fer.

Rouge végétal; mélange intime de carthamite et de talc réduit en poudre très-fine.

Rougeole, s. f., *rubeola*, *morbilli* (*ruber*, rouge); inflammation générale de la peau. On la reconnaît à de petites taches rouges, peu élevées, semblables à des morsures de puces, mais plus larges, qui se montrent au visage, à l'abdomen, à la poitrine et aux membres. Cette éruption se termine par desquamation de l'épiderme, au huitième ou neuvième jour de la maladie. L'accélération du pouls, la chaleur de la peau, le coryza, une toux violente, le gonflement des paupières, le larmoiement, etc., sont les phénomènes qui marquent l'invasion de cet exanthème, dont l'apparition a lieu quatre ou cinq jours après. On a appelé *rougeole boutonnée*, celle dont les boutons sont très-élevés au-dessus du niveau de la peau.

Rougeur, s. f.; état d'une partie de couleur rouge.

Rougeurs; terme familier pour désigner les légères phlegmasies de la peau.

Rouille, s. f., *rubigo*; poudre d'un jaune brun dont la surface du fer se garnit quand il est exposé à l'air. C'est un trito-carbonate de fer. | Maladie des bourgeons et des feuilles des arbres, qui s'annonce par des taches jaunâtres sur l'écorce des feuilles et des tiges. Elle est due à un champignon parasite, une espèce d'urédo.

Rouillé, adj., *rubiginosus*; qui est couvert de rouille, qui en a la couleur.

Rousseur. *V.* Taches *de rousseur.*

Roux-vieux, s. m., *scabies*; gale in-

belle qui vient à l'encolure des chevaux entiers de trait.

Rubanné. *V.* Fascié.

Rubans *vocaux*. Divers anatomistes ont donné ce nom aux *cordes vocales*.

Rubéfaction, s. f., *rubefactio* (*ruber*, rouge, *facere*, faire); action de rendre rouges les tissus qui n'ont pas ordinairement cette couleur.

Rubéfiant, adj., *rubefaciens*; se dit des médicamens qui produisent la rubéfaction de la peau.

Rubéfié, adj., *rubefactus*; qui a éprouvé la rubéfaction.

Rubican, adj.; se dit de la robe, lorsqu'elle est baie, alezane ou noire, et qu'il y a des poils blancs fort clairs disséminés çà et là.

Rubine *d'arsenic*. *V.* Réalgar.

Rude, adj., *rudis*, *asper*; se dit d'un corps âpre au toucher, qui présente au tact des aspérités insensibles à l'œil.

Rudéral, adj., *ruderalis* (*rudera*, décombres); qui croît dans les décombres.

Rue, s. f., *ruta graveolens*; plante indigène, âcre et amère, qui passait autrefois pour être propre à causer l'avortement.

Rugine, s. f., *radula*, *scalprum*, *runcicula*; instrument composé d'une plaque d'acier trempé, de forme variable, tranchante sur ses bords, et montée par sa partie moyenne sur une tige qui se termine elle-même par un manche à pans. La rugine sert à racler la surface des os, à détacher le périoste, à détruire les caries superficielles.

Rugosité, s. f. (*ruga*, ride). On donne ce nom aux inégalités ou aux rides que présentent les parties dont la surface n'est pas lisse et unie.

Rugueux, adj., *rugosus*; qui est parsemé de rides ou de rugosités.

Ruiné, adj., *defessus*; se dit d'un cheval usé par la fatigue, le travail. —*Jambes ruinées*, celles qui ne peuvent plus porter l'animal.

Ruminant, adj. et s. m., *ruminans*, μηρυκάζων; qui rumine.

Rumination, s. f., *ruminatio*, μηρυκισμός; action de mâcher une seconde fois les alimens qui ont été déjà avalés, après les avoir ramenés dans la bouche.

Ruminer, v. a., *ruminare*, μηρυκίζειν, μηρυκάζειν, μηρύκειν; exercer la rumination.

Runciné, adj., *runcinatus*; se dit d'une feuille pinnatifide qui est bordée de dents semblables à celles d'une scie.

RUPESTRAL, adj., *rupestralis;* qui croît sur les rochers.

RUPTILE, adj.; se dit, en botanique, de toute partie qui s'ouvre spontanément.

RUPTOIRE, s. m., *ruptorium* (*rumpere,* rompre); nom peu exact que l'on a donné au cautère potentiel, dont l'action corrode, détruit, et donne lieu à des solutions de continuité.

RUPTURE, s. f., *ruptura* (*rumpere,* rompre); solution de continuité produite par des tractions violentes. C'est ainsi que s'opèrent les ruptures du tendon d'Achille, de la rotule, etc. | Nom populaire des hernies. — Celle de l'estomac arrive fréquemment dans les monodactyles; elle a lieu dans la grande courbure, et près du pylore.—Celle du diaphragme n'est pas rare non plus, elle se fait à la portion tendineuse, et dans la portion charnue qui s'attache au sternum.

RUYSCHIENNE, adj.; nom donné par divers anatomistes à la lame interne de la choroïde.

S.

SABINE, s. f., *juniperus sabina;* arbrisseau conifère, qui jouit de la réputation d'être abortif et vermifuge.

SABOT, s. m., *ungula;* partie ou région qui termine le pied des solipèdes, des bisulques. Cette partie est exposée à un grand nombre de défectuosités et de maladies.

SABURRAL, adj., *saburralis;* qui dénote l'existence des saburres; qui est causé ou formé par les saburres. — *Langue saburrale,* langue couverte d'un enduit blanc sale ou jaunâtre.—*Etat saburral des premières voies. V.* SABURRE.

SABURRE, s. f., *saburra;* matières crues, résidu des substances alimentaires qui a surmonté l'action digestive, humeurs altérées, en un mot, matières morbides que l'on supposait amassées dans l'estomac ou les intestins, et auxquelles on attribuait la production d'une foule de maladies.

SAC herniaire, s. m., *saccus herniosus;* enveloppe immédiate que forme, dans la plupart des hernies, aux organes déplacés, la membrane séreuse de la cavité d'où ils sortent, et qu'ils ont poussée au-devant d'eux. L'influence qu'exerce le sac herniaire sur les accidens qui surviennent aux hernies de la tête et de la poitrine, est peu connue. On sait au contraire que, par l'effet de la rigidité qu'il contracte en s'enflammant, et des rétrécissemens qui s'y forment, il joue un rôle très-important dans la production d'un grand nombre des accidens qui surviennent aux hernies abdominales. Tout sac herniaire présente un *orifice,* qui le fait communiquer avec la grande cavité de la membrane séreuse d'où il tire son origine; un *fond,* opposé à son orifice; un *corps,* qui est cylindroïde, sphéroïde, pyriforme, bilobé, uni ou multilobulaire; enfin, entre ce corps et l'orifice, une partie plus ou moins allongée, quelquefois rétrécie en plusieurs points de sa longueur, qu'on appelle le *collet,* et qui est le siège assez fréquent des étranglemens.

SACCHARIN, adj., *saccharinus;* qui tient de la nature du sucre.

SACCHARINITE, s. f.; nom donné par Desvaux à un genre de principes immédiats des végétaux, qui comprend la mannite et les diverses espèces de sucre.

SACCHLACTATE. *V.* MUCATE.

SACCHLACTIQUE. *V.* MUCIQUE.

SACCOGOMMITE, s. f.; nom donné par Desvaux au principe sucré de la réglisse.

SACRÉ, adj., *sacer;* qui appartient ou qui a rapport au sacrum. — *Artères sacrées,* au nombre de trois, l'*antérieure* ou *moyenne,* née de l'aorte, au-devant de la quatrième vertèbre des lombes; les *deux latérales,* branches de l'hypogastrique, de l'iléo-lombaire ou de la fessière. —*Canal sacré,* cavité triangulaire qui traverse le sacrum et termine le canal vertébral. — *Gouttières sacrées,* excavations, au nombre de deux, creusées à la face postérieure du sacrum, et qui font suite aux gouttières vertébrales.— —*Maladie sacrée. V.* EPILEPSIE. — *Nerfs sacrés,* au nombre de six, nés de la fin de la moelle épinière. — *Os sacré* ou *sacrum.* — *Plexus sacré,* placé au-devant du muscle pyramidal, et formé par les branches antérieures des quatre premières nerfs sacrés , ainsi que par un gros cordon qui descend du plexus lombaire. — *Trous sacrés* , au nombre de quatre , qui traversent de part en part le sacrum : on les distingue en *antérieurs* et *postérieurs;* ils livrent passage aux branches antérieures et postérieures des nerfs sacrés.

Sacro-coccygien, adj. , *sacro-coccygeus;* qui a rapport au sacrum et au coccyx.— *Articulation sacro-coccygienne.*

Sacro-épineux , adj. , *sacro-spinosus.* —*Ligament sacro-épineux supérieur,* très-fort faisceau fibreux qui s'étend de l'épine postérieure et supérieure de l'os des îles aux parties latérales de la face postérieure du sacrum, à la hauteur du troisième trou sacré. — *Ligament sacro-épineux inférieur,* faisceau fibreux qui s'attache d'une part à l'épine postérieure et inférieure de l'os des îles , et de l'autre à la partie postérieure du sacrum.

Sacro-fémoral, adj. et s. m., *sacro-femoralis;* nom donné par Chaussier au muscle grand fessier.

Sacro-ili-trochantérien, adj. et s. m., *sacro-ili-trochanterianus;* nom donné par Dumas au muscle pyramidal de la cuisse.

Sacro-iliaque, adj. , *sacro-iliacus;* qui a rapport au sacrum et à l'os des îles. — *Articulation sacro-iliaque.*—*Ligament sacro-iliaque,* interposé entre les deux os. —*Symphyse sacro-iliaque,* ou *articulation sacro-iliaque.*

Sacro-lombaire, adj. et s. m. , *sacro-lombus, sacro-lumbalis;* muscle pair et allongé qui , de la face postérieure du sacrum , et de la partie correspondante de la crête iliaque, se porte au sommet des apophyses transverses des vertèbres lombaires, à l'angle des onze dernières côtes, à la tubérosité de la première , et au tubercule postérieur des apophyses transverses des cinq vertèbres cervicales inférieures.

Sacro-sciatique, adj. , *sacro-sciaticus;* nom donné à deux ligamens membraniformes qui affermissent l'articulation sacro-iliaque, et qu'on distingue en *grand* ou *postérieur,* qui s'étend de l'extrémité postérieure de la crête iliaque, des côtes et un peu de la partie postérieure du sacrum et du coccyx, à la tubérosité de l'ischion ; *petit* ou *antérieur,* qui se porte des côtes du sacrum et du coccyx à l'épine sciatique.

Sacro-spinal, adj. et s. m., *sacro-spinalis;* nom donné par Chaussier aux muscles sacro-lombaire, long dorsal, transversaire, transversaire épineux et inter-transversaires réunis.

Sacro-trochantérien, adj. et s. m., *sacro-trochanterianus;* nom donné par Chaussier au muscle pyramidal de la cuisse.

Sacro-vertébral , adj., *sacro-vertebralis;* qui appartient au sacrum et aux vertèbres.—*Articulation sacro-vertébrale,* celle du sacrum avec la dernière vertèbre lombaire. — *Angle sacro-vertébral ,* angle que ces deux os forment en devant. —*Ligament sacro-vertébral,* qui de la base du sacrum se porte à la partie antérieure de chacune des apophyses épineuses de la dernière vertèbre lombaire.—*Promontoire sacro-vertébral,* ou *angle sacro-vertébral.*

Sacrum, s. m. , *sacrum* (*sacer,* sacré); os impair, qui fait suite à la colonne vertébrale , et ferme le bassin en arrière.

Safran, s. m. , *crocus sativus;* plante de la famille des iridées , dont les stigmates servent comme assaisonnement, sont aussi employés en médecine, et fournissent une belle couleur à la teinture. | On donne quelquefois ce nom aux stigmates eux-mêmes.

Safran bâtard. V. Carthame.

Safran d'Allemagne. V. Carthame.

Safran de mars apéritif; sous-trito-carbonate de fer.

Safran de mars astringent ; tritoxide de fer préparé en chauffant des batitures de fer avec le contact de l'air.

Safran des Indes. V. Curcuma.

Safran des métaux, crocus metallorum ; protoxide d'antimoine sulfuré : il est brun marron. On l'obtenait jadis en lavant le foie d'antimoine.

Safranum. *V.* Carthame.

Safre, s. m. ; mine arsenicale de cobalt, oxydée par le grillage.

Sagapenum , s. m. , *sagapenum,* σαγάπηνον; gomme-résine en lames concrètes ou en masses plus ou moins grosses, roussâtre en dehors, d'un blanc jaune en dedans, d'une odeur forte, aromatique et un peu alliacée, qu'on croit être fournie, dans l'Orient, par le *ferula persica.*

Sagapin. *V.* Sagapenum.

Sage-femme, s. f. , *obstetrix;* femme qui se livre à la pratique des accouchemens.

Sagittal, adj., *sagittalis* (*sagitta,* flèche); qui ressemble à une flèche.— *Gouttière sagittale,* rainure peu profonde qui est creusée à la face interne du crâne, sur le coronal, les pariétaux et l'occipital, et qui s'étend de la crête coronale à la protubérance occipitale interne. — *Sinus sagittal*, ou *longitudinal supérieur*. — *Suture sagittale*, qui unit entre eux les deux os pariétaux, sur la ligne médiane.

SAGITTÉ, adj., *sagittatus*; qui a la forme d'un fer de flèche, c'est-à-dire la figure d'un triangle dont la base est profondément échancrée par un angle rentrant.

SAGOU, s. m., *sago*; fécule inodore et fade qu'on retire de la moelle de plusieurs palmiers des Indes, et qui nous arrive en petits grains d'un blanc roussâtre.

SAIGNÉE, s. f., *missio sanguinis*; évacuation artificielle d'une certaine quantité de sang artériel ou veineux. Pratiquée sur les artères, elle prend le nom d'*artériotomie*; sur les vaisseaux capillaires, on l'appelle saignée *locale* ou *capillaire*. *V.* ces mots et les suivans, BDELLOMÈTRE, SANGSUE, SCARIFICATEUR, SCARIFICATION, etc. Pratiquée sur les veines, elle prend le nom de *phlébotomie*, *V.* ce mot, ou de *saignée* proprement dite. Il y a des saignées de *nécessité* et des saignées de *précaution*. Le but différent dans lequel on pratique la saignée a fait nommer *saignée évacuative* celle qui n'a d'autre but que de faire perdre au malade une certaine quantité de sang; *saignée dérivative* celle qui, pratiquée loin d'un organe malade, a pour effet de détourner le sang qui s'y porte; *saignée révulsive* celle qui, pratiquée dans le même but, est faite sur un vaisseau placé près de l'organe affecté; *saignée spoliative* celle qui doit avoir pour effet de diminuer la masse du sang. Outre ces effets particuliers, les évacuations sanguines ont pour effets généraux de diminuer la masse du sang, de faire tomber la chaleur animale trop vive, de ralentir le pouls, et quelquefois de produire la syncope. On ne doit en général saigner que les veines qui sont d'un volume médiocre, afin qu'elles fournissent assez sans fournir trop de sang; superficielles, afin qu'on puisse les reconnaître et les piquer facilement; et tellement situées, qu'il soit possible d'établir sur leur trajet une compression capable d'y suspendre le cours du sang avant l'opération, et d'arrêter ensuite son écoulement au dehors; enfin assez éloignées des artères, des nerfs et des autres parties dont la lésion pourrait être dangereuse, pour qu'on ne soit pas exposé à blesser ces parties en les piquant. Celles qui présentent ces conditions générales sont, au pli du bras, la *céphalique*, la

basilique, les deux *médianes* et la *cubitale antérieure*; au pied, les deux *saphènes*; au cou, la *jugulaire externe*; au poignet, la *céphalique* et la *salvatelle*; sous la langue, les *ranines*; au front, la *préparate* ou *frontale*. L'appareil nécessaire à l'opération de la saignée se compose d'une alèze, d'une bougie allumée, d'une ligature, d'une bande, de quelques compresses carrées et épaisses, d'un morceau de taffetas gommé, d'une lancette ou d'un phlébotome, d'une cuvette ou de quelques vases particuliers qu'on nomme *palettes*, et dont la capacité est connue; quelquefois d'un grand vase rempli d'eau chaude, et toujours de ce qui peut être utile pour laver les parties souillées, après l'opération. Pour pratiquer la saignée, il faut, 1° rendre apparente la veine dont on a fait choix, en y accumulant le sang par une position déclive, les mouvemens musculaires de la partie, l'immersion dans l'eau chaude, etc., et en l'y retenant par une compression ordinairement circulaire, exercée entre le cœur et le point de la veine qu'on veut attaquer; 2° tendre la peau, et fixer le vaisseau à l'aide du pouce placé sur celui-ci, et des doigts placés du côté opposé de la partie; 3° ouvrir le vaisseau à l'aide de l'instrument, et l'inciser transversalement, obliquement ou longitudinalement, selon qu'il est d'un petit, d'un médiocre ou d'un gros calibre, et selon qu'on désire que l'écoulement se fasse d'une manière lente ou rapide; 4° recevoir le sang dans les vases apprêtés, afin d'en mesurer exactement la quantité; 5° en accélérer au besoin, ou en modérer l'écoulement, par l'exercice des contractions des muscles de la partie, ou au contraire en tenant ces muscles dans le repos, et même en enlevant la compression; 6° enfin, quand on a obtenu la quantité de sang voulue, enlever la compression placée au-dessus de la piqûre, laver la partie, rapprocher les lèvres de la plaie, appliquer sur elle une mouche de taffetas gommé, et si l'on craint les mouvemens du malade, soutenir le tout par une compresse et quelques tours de bande assez serrés pour maintenir la plaie, et assez lâches pour permettre à la circulation de se faire dans le vaisseau. L'étroitesse des veines, le rétrécissement de leur calibre par des cicatrices de saignées antérieures, leur mobilité, leur situation sur des parties qu'on veut ménager, l'embonpoint du malade, son indocilité, peuvent faire de la saignée une opération fort difficile, et qu'on ne vient à bout d'exécuter que d'une manière imparfaite. Enfin la saignée peut occasioner des accidens plus ou moins graves, tels que la douleur qui provient de ce que quelque filet nerveux a été divisé imparfaitement, et à laquelle on remédie par la cautérisation ou la section complète du nerf; la syncope, qui provient de la faiblesse du malade, ou de l'effroi que lui cause l'opération, et à laquelle on remédie par tous les moyens connus; l'épanchement de sang autour du vaisseau, qui provient du défaut de parallélisme entre son ouverture et celle de la peau, et auquel on remédie en agrandissant l'ouverture des tégumens et en rétablissant le parallélisme; l'hémorrhagie veineuse, qui provient ou de ce que le malade a exécuté des mouvemens inconsidérés, ou de ce que la ligature a été assez serrée pour gêner la circulation dans le vaisseau, ou de ce que la respiration se fait avec difficulté, et à laquelle on remédie en faisant cesser les causes qui l'ont produite; l'hémorrhagie artérielle qui provient de l'ouverture simultanée de l'artère voisine de la veine, et à laquelle on remédie par la ligature ou la compression du vaisseau; enfin l'inflammation de la veine, ou celle du membre, à laquelle on remédie par les antiphlogistiques connus.

Saignement, s. m., *sanguinis effluxus;* écoulement de sang au dehors. On ne l'emploie guère que dans cette phrase : *saignement du nez.*

Saigner, v. a., *sanguinem mittere;* pratiquer l'opération de la saignée.

Saindoux, s. m.; nom vulgaire de la graisse de porc.

Saint-Myon, village du Puy-de-Dôme qui possède des eaux minérales acidules froides.

Saire. *V.* Porcelaine.

Saison, s. f., *tempestas;* une des quatre parties de l'année. D'après la saison dans laquelle règnent les maladies, on dit qu'elles sont *vernales, estivales, automnales, hyemales,* suivant qu'elles se manifestent au printemps, en été, en automne ou en hiver.

Salap. *V.* Salep.

Salep, s. m.; fécule qu'on retire des bulbes de plusieurs orchidées, dans l'Orient.

Salicorne, s. f., *salicornia herbacea;* plante indigène qui croît sur les bords de la mer, et qu'on confit au vinaigre pour la manger sous le nom de *criste marine.*

Salière, s. f.; petite cavité située au-dessus de l'orbite du cheval. On la regarde comme une défectuosité quand elle est trop creuse : on croit cette défectuosité héréditaire.

Salifiable, adj. (*sal,* sel, *fio,* je deviens); qui est susceptible de former des sels en se combinant avec les acides.— *Base salifiable.*

Salin, adj., *salinacius, salinacidus;* qui contient un sel, qui est de la nature des sels.

Saline, s. f. (*sal,* sel); usine dans laquelle on fait évaporer les eaux de la mer, ou des sources salées, pour en retirer l'hydrochlorate de soude.

Salivaire, adj., *salivaris* (*saliva,* salive); qui a rapport à la salive. — *Fistule salivaire,* fistule entretenue par la perforation de l'un des conduits excréteurs de la salive. On la rencontre ordinairement sur la glande parotide et le long du trajet du conduit de Stenon. Elle peut être le résultat d'une blessure ou d'une perforation spontanée. On la reconnaît à l'écoulement de salive dont elle est la source, et qui augmente d'une manière très-marquée pendant la mastication. On la guérit par les applications styptiques ou caustiques, et par la compression, lorsqu'elle attaque le canal de la parotide; on a aussi proposé, et exécuté avec succès, de perforer le canal à l'intérieur de la bouche, plus près de la glande qu'il ne l'est par la fistule qui s'ouvre sur la joue, et de substituer ainsi une fistule interne à la fistule extérieure. —*Glandes salivaires,* au nombre de trois, la *parotide,* la *sous-maxillaire* et la *sublinguale.*

Salivant, adj., *salivans;* synonyme inusité de *sialagogue.*

Salivation, s. f., *salivatio, ptyalismus;* flux abondant de salive, effet d'une sur-excitation des glandes salivaires qui s'établit sous l'influence de toutes les substances propres à solliciter l'action de ces glandes, et notamment par l'usage immodéré des préparations mercurielles, surtout en frictions; c'est alors une véritable inflammation de la bouche, que l'on guérit, comme toutes les autres, par les sangsues et le régime antiphlogistique.

Salive, s. f., *saliva,* σίαλος, σίελον; humeur inodore, insipide, transparente et visqueuse, que sécrète principalement la glande parotide, et que le canal de Stenon verse dans la bouche.

Salles. On a quelquefois donné ce nom aux abajoues.

Salpingo-malléen, adj. et s. m., *salpingo-malleus*; nom donné par quelques anatomistes au muscle interne du marteau.

Salpingo-pharyngien, adj. et s. m., *salpingo-pharyngeus*; nom donné par quelques anatomistes à une portion du muscle constricteur supérieur du pharynx.

Salpingo-staphylin, adj. et s. m., *salpingo-staphylinus*; nom donné par Valsalva et Santorini au muscle péristaphylin interne.

Salpingo-staphylin *interne*, adj. et s. m., *salpingo-staphylinus internus*; nom donné par Winslow et Dumas au muscle péristaphylin interne.

Salsepareille, s. f., *smilax sarsaparilla*; plante de la famille des smilacées, qui croît au Pérou, et dont on range la racine parmi les sudorifiques. | Racine de cette plante.

Salsifis, s. m., *tragopogon porrifolium*; plante oléracée dont on mange la racine. | Racine de cette plante.

Salubre, adj., *salubris*; qui n'est pas contraire à la santé, qui contribue à l'entretenir. On a prétendu qu'il y avait des maladies *salubres*; mais il faut s'en tenir au dire du vulgaire, qui répète qu'il n'y a pas de *bon* mal.

Salubrité, s. f., *salubritas*; qualité de tout ce qui concourt à maintenir la santé. La salubrité *domestique* et la salubrité *publique* sont l'objet de la sollicitude du médecin, qui doit être sans cesse consulté sur l'une et sur l'autre.

Salvatelle, adj. et s. f., *salvatella*; nom donné à une veine du dos de la main, près de son bord interne, qui commence sur la face postérieure des doigts, et remonte à la partie interne de l'avant-bras, où on la nomme *cubitale postérieure*.

Samare, s. f., *samara*; capsule coriace, membraneuse, comprimée, indéhiscente, ailée sur les côtes, ou terminée par une languette foliacée.

Sandaraque, s. f., *sandaracha*, σανδαράχη; résine odorante qui découle du *thuya aphylla*.

Sang, s. m., *sanguis*, *cruor*, αἷμα; liquide contenu dans les artères et les veines, vermeil dans les premières, rouge foncé dans les secondes. —*Maladie du sang*, affection regardée comme charbonneuse: on la nomme encore *sang de rate*, parce qu'on trouve, à l'ouverture des cadavres, la rate semblable à un caillot de sang.

Sang-dragon, s. m., *sanguis draconis*; composé solide et rouge de tannin et d'une résine astringente, qui découle du dragonier et du ptérocarpe.

Sanglot, s. m.; explosion saccadée de la voix, qui est produite par une contraction brusque du diaphragme, et qu'on observe surtout dans les grandes afflictions.

Sangsue, s. f., *hirudo*; ver aquatique dont on emploie une espèce, *hirudo officinalis*, pour opérer des saignées locales. On pourrait employer de même plusieurs autres espèces, mal à propos négligées.

Sanguification. *V.* **Hématose.**

Sanguin, adj., *sanguineus*; relatif au sang: *vaisseau*, *système*, *tempérament sanguin*, *maladie*, *émission*, *émanation sanguine*.

Sanguinolent; adj., *sanguinolentus*; qui est mêlé d'une petite quantité de sang, qui en offre la couleur: *crachat*, *pus sanguinolent*, *sérosité*, *urine sanguinolente*.

Sanie, s. f., *sanies*; pus de mauvaise nature, qui exhale une odeur fétide, et qui est plus ou moins altéré par son mélange avec le sang.

Sanieux, adj., *saniosus*, *ichorosus*; qui tient de la sanie.

Saniode, adj., *saniodes*, σανιώδεις; dont le thorax est étroit.

Sanitaire, adj., *sanitarius*; relatif à la santé: *établissement*, *police sanitaire*.

Sans paire, s. f.; nom de la veine azygos ou sous-lombo-thoracique, selon Girard.

Santal *blanc*, s. m.; bois exotique fort odorant, fourni par le *santalum album*, arbre des Indes.

Santal *citrin*; bois exotique très-odorant, qu'on croit être le cœur du *santalum album*.

Santal *rouge*; bois solide, dense et pesant, qui provient du *pterocarpus santalinus*.

Santaline, s. f.; matière colorante du santal rouge, substance presque insoluble dans l'eau, mais très-soluble dans l'alcool, l'éther, le vinaigre et les alcalis.

Santé, s. f., *sanitas*, ὑγίεια, ὑγιεινός, ὑγιής; état dans lequel toutes les fonctions indispensables au maintien de la vie s'exécutent avec régularité.

Sapa, s. m.; moût de raisin évaporé jusqu'à consistance de miel.

Saphène, adj. et s. f., *saphena* (σαφής, manifeste); nom donné à deux veines du membre pelvien, distinguées en *grande* ou *interne*, qui passe au-devant de la malléole interne, se place à la partie interne de la cuisse, et se jette dans la veine crurale ; *petite* ou *externe*, qui se trouve derrière la malléole externe, et va se jeter dans la poplitée.

Sapide, adj. ; qui a de la saveur.

Sapidité, s. f. ; qualité de ce qui est sapide.

Sapinette, s. f., *abies canadensis* ; arbre vert du Canada, avec les bourgeons duquel on fabrique une bière qui porte le même nom.

Saponace. *V.* Savoneux.

Saponaire, s. f., *saponaria officinalis* ; plante caryophyllée indigène qu'on emploie en médecine sans trop savoir comment elle agit.

Saponification, s. f. (*sapo*, savon, *facio*, je fais) ; conversion en savon, fabrication du savon.

Saporifique, adj., *saporificus* ; qui produit de la saveur.

Sarcocarpe, s. m., *sarcocarpium* (σὰρξ, chair, καρπὸς, fruit) ; nom donné par Richard à la partie plus ou moins charnue qui se trouve sous l'enveloppe extérieure du fruit.

Sarcocèle, s. f., *sarcocele* (σὰρξ, chair, κήλη, tumeur) ; squirrhe ou cancer du testicule. Maladie plus fréquente chez les adultes que dans le jeune âge : elle est ordinairement la suite d'un coup ou d'une inflammation qui de l'état aigu a passé à l'état chronique. L'organe engorgé forme une tumeur ovoïde, dure, inégale, bosselée, très-pesante, sans chaleur, et sans changement de couleur à la peau. D'abord indolente au toucher, elle est cependant accompagnée dès son début de douleurs dans les fesses, les aines, les lombes et le cordon testiculaire, qui dépendent en grande partie de son poids, et qui cessent quand on la soutient ; mais plus tard elle devient le siége de douleurs lancinantes, s'ulcère, envahit le cordon, les ganglions lymphatiques de l'aine et de l'abdomen, et provoque la diathèse cancéreuse générale. Il est très-difficile de distinguer *à priori* un engorgement chronique susceptible de résolution, d'un sarcocèle véritable et non ulcéré. C'est pour cela qu'il faut d'abord commencer par administrer de larges et fréquentes applications de sangsues, ainsi que tout ce qui forme le régime antiphlogistique, et essayer ensuite les fumigations de cinabre ou autres remèdes fondans, avant d'en venir au moyen généralement employé contre cette maladie, qui est l'opération de la *castration*.

Sarcocolle, s. f., *sarcocolla* (σὰρξ, chair, κόλλα, colle) ; résine en globules oblongs, demi-transparente, d'un blanc rougeâtre ou jaune, d'une odeur anisée, que fournit le *pœnæa sarcocolla*, arbrisseau d'Afrique.

Sarcocolline, s. f., *sarcocollina* ; substance brune, fragile, demi-transparente, incristallisable, d'une saveur sucrée, puis amère, soluble dans l'eau et l'alcool, et transformable en acide oxalique par l'acide nitrique, qui forme la plus grande partie de la sarcocolle.

Sarcoderme, s. m., *sarcodermis* ; nom donné par quelques botanistes au parenchyme des fruits.

Sarco-épiplocèle, s. f., *sarco-epiplocele* (σὰρξ, chair, ἐπίπλοον, épiploon, κήλη, hernie) ; épiplocèle compliquée de l'engorgement chronique de la portion d'épiploon sortie.

Sarco-épiplomphale, s. m., *sarco-epiplomphalus* (σὰρξ, chair, ἐπίπλοον, épiploon, ὀμφαλὸς, ombilic) ; hernie ombilicale formée par une portion d'épiploon affectée d'un engorgement chronique.

Sarco-hydrocèle, s. f., *sarco-hydrocele* (σὰρξ, chair, ὕδωρ, eau, κήλη, tumeur) ; squirre du testicule compliqué d'hydropisie de la tunique vaginale. On dit plus souvent *hydro-sarcocèle*.

Sarcologie, s. f., *sarcologia* (σὰρξ, chair, λόγος, discours) ; traité des parties molles du corps.

Sarcomateux, adj., qui tient de la nature du sarcôme.

Sarcome, s. m., *sarcoma*, σάρκωμα (σὰρξ, chair). Les anciens désignaient ainsi toutes les excroissances qui ont la consistance de la chair.

Sarcomphale, s. m., *sarcomphalus* (σὰρξ, chair, ὀμφαλὸς, nombril) ; tumeur squirreuse qui a son siege à l'ombilic.

Sarcophage, adj., *sarcophagus* (σὰρξ, chair, φάγω, je mange) ; synonyme de *cathérétique*.

Sarcophyme, s. m., *sarcophyma* (σὰρξ, chair, φῦμα, tumeur) ; tumeur développée dans les parties molles.

Sarcopyoïde, adj., *sarcopyoides*, σαρκοπυώδης (σὰρξ, chair, πύον, pus, εἶδος, forme) ; se dit des crachats des phthisiques, lorsqu'ils semblent formés d'un mélange de chair et de pus.

Sarcopte. *V.* Acares.

Sarcostose, s. f., *sarcostosis* (σὰρξ,

chair, ὀσΤίον, os); ossification d'une partie molle.

Sarcothlase. *V.* **Sarcothlasie.**

Sarcothlasie, s. f., *sarcothlasis*, σαρχοθλάσις (σὰρξ, chair, θλάω, je meurtris); contusion profonde des chairs.

Sarcotique, adj. et s m., *sarcoticus*, σαρχωτιχὸς (σὰρξ, chair); synonyme d'*incarnatif.*

Sardine, s. f., *clupea spratus*; poisson de mer dont on mange la chair.

Sardonien. *V.* **Sardonique.**

Sardonique, adj. ; se dit du rire convulsif qui accompagne, selon les anciens pathologistes, l'inflammation et les plaies du diaphragme.

Sarment, s. m., *sarmentum*; bois que la vigne pousse chaque année.

Sarmenteux, adj., *sarmentosus*; se dit d'une plante qui pousse des rameaux souples, et s'attache aux supports qu'elle rencontre.

Sarrète, s. f.; trismus des enfans nouveau-nés.

Sarriète, s. f., *satureia hortensis*; plante oléracée indigène, qui sert de condiment.

Sassafras, s. m., *laurus sassafras*; espèce de laurier d'Amérique dont le bois a une odeur anisée, et figure parmi les sudorifiques. | Bois de cet arbre.

Satiété, s. f., *satietas, saturitas*, πλῆθις, πλησμονὴ; dégoût pour une chose ou pour une jouissance dont on a trop usé.

Saturation, s. f., *saturatio* (*satis*, assez); état d'un composé dont les élémens sont combinés en de telles proportions, qu'on ne pourrait les unir à une nouvelle quantité ni de l'un ni de l'autre.

Saturé, adj., *saturatus*; qui est dans l'état de saturation.

Saturer, v. a., *saturare*; mettre dans l'état de saturation.

Satyriasis, s. m., *satyriasis* (σάτυρος, satyre); tendance continuelle au coït, avec pouvoir de le réitérer un grand nombre de fois. Cet état n'est point morbide chez quelques sujets; chez le plus grand nombre il est le résultat d'un régime trop succulent, ou de l'usage des stimulans. L'exercice, les bains et la diète en sont les meilleurs remèdes.

Sauge, s. f., *salvia*; genre de plantes labiées, dont on emploie souvent plusieurs espèces indigènes, comme excitantes.

Saule, s. m., *salix alba*; arbre indigène dont l'écorce, amère et astringente, passe pour fébrifuge.

Saumon, s. m., *salmo salar*; poisson de mer dont on estime beaucoup la chair.

Saut, s. m., *saltus*; mouvement par lequel le corps se détache du sol au moyen de l'extension subite d'une ou de plusieurs articulations du tronc et des membres, préalablement fléchies. | Se dit encore pour l'instant où l'étalon couvre la jument.

Saut de mouton, lorsque le cheval s'élève du devant et de suite du derrière en doublant les reins.

Saveur, s. f., *sapor*, χυμὸς; qualité des corps par laquelle ils agissent sur le sens du goût.

Savon, s. m., *sapo*, σάπων, σμῆγμα; produit salin obtenu en traitant un corps gras par les alcalis caustiques dissous dans l'eau. Les savons de graisse de porc, mouton, bœuf ou homme et de beurre, sont composés de margarate et d'oléate; ceux d'huile de poisson, de delphinate; ceux d'huile fixe, d'oléate et d'un autre sel dont l'acide est plus fusible que l'acide margarique.

Savon acide; combinaison d'une huile grasse avec un acide.

Savon ammoniacal. *V.* **Liniment** *volatil.*

Savon dur; savon à base de soude.

Savon médicinal; préparé avec l'huile d'olive ou d'amandes douces et la soude.

Savon de Starkey; composé de potasse et d'huile essentielle de térébenthine.

Savonule, s. m., *savonulus*; composé d'une huile essentielle avec un acide ou un alcali.

Savourer, v. a.; exercer avec réflexion le sens du goût.

Savoureux, adj., *sapidus*; qui a de la saveur, qui a une saveur agréable.

Saxatile, adj., *saxatilis* (*saxum*, rocher); qui vit sur les rochers.

Scabieuse, s. f., *scabiosa succisa*; plante indigène, de la famille des dipsacées, qui est employée comme amère et astringente.

Scabieux. *V.* **Galeux.**

Scalène *antérieur*, adj. et s. m., *scalenus anterior*; muscle allongé et triangulaire, qui, de la face supérieure de la première côte, se porte au tubercule antérieur des troisième, quatrième, cinquième et sixième vertèbres cervicales, et qui fléchit le cou, en l'entraînant de son côté.

Scalène postérieur, adj. et s. m.; muscle allongé et triangulaire, qui s'étend de la face externe des deux premières côtes au sommet des apophyses transverses des six dernières vertèbres cervicales, et qui fléchit le cou latéralement.

Scalpel, s. m., *scalpellus* (*scalpo*, je gratte, qui vient de σκάλλω, je fouis); instrument tranchant dont la lame, de grandeur variable, est fixée sur le manche, et offre un seul ou deux tranchans; on s'en sert ordinairement pour pratiquer les dissections anatomiques.

Scammonée, s. f., *scammonium*, σχαμμώνιον; gomme-résine concrète, purgative et drastique.

Scammonée d'Alep; gomme-résine légère, friable et cendrée, qu'on obtient du *convolvulus scammonia*.

Scammonée de Montpellier; gomme-résine noirâtre, purgative et peu usitée, qui est fournie par le *cynanchum monspeliacum*.

Scammonée de Smyrne; gomme-résine noire, compacte et pesante, qu'on obtient du *convolvulus scammonia*.

Scapha, cavité scaphoïde de l'oreille. | Sorte de bandage décrit par Galien, et dont on se servait après la saignée de la veine frontale.

Scaphoïde, adj., *scaphoïdes* (σκάφη, nacelle, εἶδος, ressemblance); qui a la forme d'une barque. — *Fosse scaphoïde*, ou *naviculaire*. —*Os scaphoïdes*, au nombre de deux; l'un au pied, où il occupe la partie interne du tarse; l'autre à la main, où il fait partie de la première rangée du carpe, dont il est le premier et le plus gros.

Scaphoïdo-astragalien, adj., *scaphoido-astragalianus*; qui a rapport aux os scaphoïde et astragale. — *Articulation scaphoïdo-astragalienne*, celle qui unit ces deux os ensemble. — *Ligament scaphoïdo-astragalien*, qui les affermit dans leurs rapports mutuels.

Scaphoïdo-cuboïdien, adj., *scaphoïdo-cuboïdianus*; qui a rapport aux os scaphoïde et cuboïde. — *Articulation scaphoïdo-cuboïdienne*, celle qui unit ces deux os l'un avec l'autre.

Scaphoïdo-sus-phalangien du pouce, adj. et s. m., *scaphoïdo-suprà-phalanginianus pollicis manûs*; nom donné par Dumas au muscle court abducteur du pouce.

Scapulaire, s. m., bande de toile divisée en deux chefs dans presque toute sa longueur, dont on fixe l'extrémité simple à la partie moyenne et postérieure du bandage de corps, et dont on ramène les chefs, de chaque côté, par-dessus l'épaule, pour les attacher à la partie an-térieure du bandage, qu'elle empêche ainsi de descendre.

Scapulaire, adj., *scapularis* (*scapula*, épaule); qui appartient ou qui a rapport à l'épaule. — *Aponévrose scapulaire*, fixée à l'épine de l'omoplate, à son bord, et à une crête intermédiaire aux muscles grand rond et sous-épineux. — *Artère scapulaire commune*, née de l'axillaire, derrière le plexus brachial. — *Artère scapulaire inférieure*, ou *commune*. — *Artère scapulaire interne*, ou *commune*. — *Artère scapulaire postérieure*, ou *cervicale transverse*. — *Artère scapulaire supérieure*, née de la sous-clavière ou de la thyroïdienne inférieure. — *Artère scapulaire superficielle*, ou *supérieure*. — *Veines scapulaires*, qui correspondent aux artères, dont elles suivent la distribution.

Scapulo-coraco-radial, adj. et s. m., *scapulo-coraco-radialis*; nom donné par Dumas au muscle *biceps brachial*.

Scapulo-huméral, adj. et s. m.; qui a rapport à l'épaule et à l'humérus. — *Articulation scapulo-humérale*, celle de l'omoplate avec l'humérus. — *Artères scapulo-humérales*, ou *circonflexes* du bras. — *Muscle scapulo-huméral*, ou *grand rond*.

Scapulo-huméro-olécranien, adj. et s. m.; *scapulo-humero-olecranianus*; nom donné par Chaussier au muscle *triceps brachial*.

Scapulo-hyoïdien, adj. et s. m.; *scapulo-hyoïdæus*; nom donné par Chaussier au muscle omoplat-hyoïdien.

Scapulo-radial, adj. et s. m.; *scapulo-radialis*; nom donné par Chaussier au muscle *biceps brachial*.

Scapulum, s. m. (*scapula*, épaule); omoplate.

Scarieux, adj., *scariosus*; qui est membraneux, et fait entendre un bruit par le contact ou le frottement.

Scarificateur, s. m., *scarificator*; *scarificatorium* (σχαριφεύω, je trace une ligne); instrument dont on se sert pour pratiquer les scarifications. C'est une espèce de boîte en cuivre dont une des faces, qui est plane, se trouve percée de douze ou quinze fentes par lesquelles sortent et rentrent aussitôt, au moyen d'une détente et d'un ressort, autant de petites lames qui font, en un instant presque indivisible, douze ou quinze plaies très-superficielles aux parties sur lesquelles l'instrument est appliqué.

Scarification, s. f., *scarificatio* (σχαριφεύω, je trace une ligne); incision très-superficielle qu'on fait avec la lancette, le scarificateur ou le bistouri, afin d'opérer un dégorgement local, par l'écoulement d'une certaine quantité de sang, de sérosité, etc.

SCARIFIER, v. a., *scarificare*; pratiquer des scarifications.

SCARLATINE, s. f., *scarlatina*; inflammation générale de la peau caractérisée par une rougeur écarlate de ce tissu, visible surtout aux bras, à la poitrine, à la face, et se manifestant d'abord par plaques plus ou moins étendues, qui finissent par se réunir et couvrir le corps. Cette rougeur disparaît sous la pression du doigt. La peau est en même temps chaude et prurigineuse; les membres et la face sont gonflés; il y a une angine gutturale plus ou moins intense, et le plus souvent des signes de gastro-entérite; la circulation est toujours accélérée. Dans l'espace d'une semaine environ, tout cet appareil de symptômes cesse, ou bien ceux de la gastro-entérite augmentent d'intensité, et des phénomènes d'irritation encéphalique s'y joignent quelquefois; ce n'est que de cette manière que la scarlatine peut occasioner la mort. Le traitement antiphlogistique est ici applicable; il n'est pas nécessaire de pratiquer de copieuses émissions sanguines, quand l'estomac est peu lésé.

SCÉLALGIE, s. f., *scelalgia* (σκέλος, cuisse, ἄλγος, douleur); douleur qui se fait sentir à la cuisse.

SCÉLÉTYRBE. *V.* SCÉLOTYRBE.

SCÉLOTYRBE, s. f. (σκέλος, jambe, τύρβη, trouble); vacillation, traînement de la jambe dans la progression. | Danse de Saint-Guy.

SCÉPASTRE, s. m., *scepastra*, σκέπαστρα; sorte de bandage de tête.

SCÉTIQUE, adj., *accidentalis*, *sporadicus*; qui ne tient pas à la constitution du sujet.

SCHEELIN. *V.* SCHEELIUM.

SCHEELIUM, s. m.; nom donné par les chimistes allemands au tungstène.

SCHÉROME, s. m., *scheroma* (ξηρός, sec); inflammation sèche de l'œil.

SCHIDAKÉDON, s. m. (σχίζω, je fends); fracture longitudinale d'un os.

SCHINDYLÈSE, s. f., *schindylesis*, σχιν-δύλησις (σχινδυλέω, je fends en éclats); espèce d'articulation diarthrodiale.

SCHIZOTRICHIE, s. f., *schizotrichia* (σχίζω, je fends, θρίξ, cheveu); bifurcation des cheveux à leur extrémité.

SCIATIQUE, adj. et s. f., *ischiaticus* (ἰσχίον, hanche); qui a rapport à la hanche. — *Artère sciatique*, ou *ischiatique*. — *Douleur, goutte sciatique*: nom ancien de la névralgie sciatique, dont le principal caractère est une vive douleur, irrégulièrement périodique ou continue, s'étendant depuis la sortie du grand nerf sciatique hors du bassin jusque le long de la partie postérieure de la cuisse et la partie externe de la jambe. — *Echancrure sciatique*, située sur le bord postérieur de l'os coxal, au-dessous de l'épine postérieure et inférieure de l'os des îles. — *Epine sciatique*, située au-dessus de l'échancrure. — *Nerfs sciatiques*, distingués en *petit sciatique*, formé par la deuxième et la troisième paires sacrées, qui sort du bassin au-dessous du muscle pyramidal; *grand sciatique*, continuation du plexus sacré, qui sort du bassin entre les muscles pyramidal et jumeau supérieur; *sciatique poplité externe*, branche du précédent; *sciatique poplité interne*, autre branche du même. — *Plexus sciatique*, ou *ischiatique*. — *Tubérosité sciatique*, ou *ischiatique*.

SCIE, s. f., *serra*, πρίων; instrument que la chirurgie a emprunté aux arts mécaniques, dont la partie principale est une lame dentée, diversement *montée* et tendue, et dont on se sert pour opérer la division des os. La couronne du trépan est une scie circulaire.

SCIÉROPIE, s. f., *scieropia* (σκιερός, ombrage, ὤψ, œil); hallucination de la vue dans laquelle le malade voit tous les objets d'une couleur plus foncée que celle qui leur est naturelle.

SCILLE, s. f., *scilla maritima*; plante liliacée indigène, dont les bulbes sont placés au nombre des diurétiques et des expectorans.

SCILLITINE, s. f.; substance blanche, pulvérisable, transparente, d'une cassure résineuse, déliquescente et soluble dans l'alcool, à laquelle la scille doit ses propriétés médicinales.

SCILLITIQUE, adj., *scilliticus*; qui contient de la scille : *miel, oxymel, pilule, vin scillitique*.

SCIRRHE. *V.* SQUIRRHE.

SCIRRHOCÈLE, s. f., *scirrhocele* (σκίῤῥος, dur, κήλη, hernie); squirrhe des testicules.

SCIRRHOPHTHALMIE, s. f., *scirrhophthalmia* (σκίῤῥος, dur, ὀφθαλμός, œil); synonyme de *sclérophthalmie*.

SCIRRHOSE, s. f., *scirrhosis*, σκίῤῥωσις; tumeur livide, effet d'une inflammation intense et prolongée.

SCISSURE, s. f., *scissura*, fente qui s'observe sur un os ou sur tout autre organe. — *Scissure de Glaser*: fente qu'on aperçoit dans la partie la plus profonde de la fosse glénoïde, et qui fait suite à la suture du sphénoïde avec le rocher.

Scissure glénoïdale. V. *Scissure de Glaser.*

Scissure du foie; sillon horizontal du foie.

Scissure de Sylvius; enfoncement de la base du cerveau, entre le lobe moyen et le lobe antérieur de chaque côté.

Scissure interlobulaire. V. *Scissure de Sylvius.*

SCLÉRANTHE, s. m., *scleranthum* (σκληρὸς, dur, ἄνθος, fleur); fruit composé de la graine soudée avec la base du périgone persistant et endurci.

SCLÉRÈME, s. m., *scleremus* (σκληρὸς, dur); endurcissement du tissu cellulaire chez les nouveau-nés, selon Chaussier.

SCLÉRÉMIE, s. f., *scleremia* (σκληρὸς, dur); synonyme de *sclérème.* Dans la Nosologie naturelle d'Alibert, cette affection forme le onzième genre des ethmophéoses.

SCLÉRIASE, s. f., *scleriasis* (σκληρὸς, dur); endurcissement du bord des paupières ou des grandes lèvres.

SCLÉROME. V. *Sclériase.*

SCLÉROPHTHALMIE, s. f., *sclerophthalmia*, σκληροφθαλμία (σκληρὸς, dur, ὀφθαλμὸς, œil); endurcissement du bord libre des paupières.

SCLÉROSARCOME, s. m., *sclerosarcoma* (σκληρὸς, dur, σάρκωμα, tumeur charnue); tumeur dure et charnue, figurée comme une crête de coq, et qui naît des gencives.

SCLÉROSE. V. *Sclériase.*

SCLÉROTIQUE, s. f., *sclerotica* (σκληρόω, j'endurcis); membrane fibreuse, dure, résistante, opaque et d'un blanc nacré, qui revêt les quatre cinquièmes postérieurs du globe de l'œil, et dans laquelle s'enchâsse en devant la cornée transparente.

SCLÉROTIQUE, adj. et s. m., *scleroticus, indurans;* nom donné autrefois à des médicamens qu'on croyait doués de la propriété d'augmenter la densité des tissus.

SCLÉRYSME, s. m., *sclerysma*, σκλήρυσμα (σκληρὸς, dur); squirrhe du foie.

SCOBIFORME, adj., *scobiformis* (scobs, sciure); qui ressemble à de la sciure de bois.

SCODEGHINO, s. m., *culter rasorius, scalpellus rectus;* sorte de bistouri droit et terminé comme un rasoir.

SCOLÉCODE, adj., *scolecodes* (σκώληξ, ver, εἶδος, ressemblance); se dit d'une maladie produite par des vers.

SCOLÉKIASIE, s. f., *scolokiasis* (σκώληξ, ver); état morbide entretenu par des vers.

SCOLIOSE, s. f., *scoliosis*, σκολίωσις; déviation de la colonne vertébrale. | Rachitis.

SCOLOPOMACHÉRION, s. m., *scolopomacherion* (σκολόπαξ, bécasse, μαχαιρίον, petit couteau); sorte de bistouri à lame étroite, longue et recourbée vers sa pointe, propre à dilater les plaies.

SCORACRASIE, s. f., *scoracrasia* (σκώρ, selles, ἀκρασία, impossibilité de retenir); sortie involontaire des excrémens.

SCORBUT, s. m., *scorbutus;* maladie caractérisée par le gonflement des tissus, la prédominance du système sanguin veineux, l'apparition de taches bleuâtres à la peau, et d'hémorrhagies sans réaction bien manifeste, le développement d'ulcères aux gencives et à la peau, le ramollissement des cicatrices; effet d'une mauvaise alimentation, de l'humidité, des fatigues et des chagrins; qui guérit par l'usage d'alimens de bonne nature et de végétaux frais, le séjour dans un lieu sec, et les soins bien entendus de l'hygiène, plutôt que par le secours des médicamens.

SCORBUTIQUE, adj. et s. m., *scorbuticus;* qui cause, qui entretient le scorbut, ou est produit par cette maladie; *diathèse, ulcère, symptôme scorbutique.*

SCORDIUM, s. m., *teucrium scordium;* plante labiée indigène, qu'on emploie quelquefois comme tonique et stimulante.

SCORIE, s. f., *scoria*, σκωρία; nom donné aux matières d'apparence vitreuse qui s'élèvent à la surface des métaux purifiés par la fusion.

SCORZONÈRE, s. f., *scorzonera;* genre de plantes chicoracées dont plusieurs espèces indigènes sont alimentaires.

SCOTODYNIE, s. f., *scotodynia, vertigo tenebricosa* (σκότος, ténèbres, δῖνος, vertige); vertige dans lequel la vue s'obscurcit, symptôme d'afflux vers l'encéphale.

SCOTOMIE. V. SCOTODYNIE.

SCROBICULE *du cœur.* V. FOSSETTE *du cœur.*

SCROBICULEUX, adj., *scrobiculosus* (scrobs, fosse); qui est parsemé de petites cavités.

SCROFULAIRE, s. f., *scrophularia;* genre de plantes personnées, dont plusieurs espèces indigènes, maintenant peu usitées, servaient autrefois comme toniques et stimulantes.

SCROFULES, s. f. pl., *scrofulæ* (scrofa,

truie); inflammation chronique, dégénérescence tuberculeuse des ganglions
sous-cutanés et des vaisseaux lymphatiques viscéraux ou sous-cutanés, qui se
manifeste d'abord dans un seul, puis dans
plusieurs points de l'organisme, et finit
par l'envahir, au moins en apparence, en
totalité. Cette maladie, mal à propos
considérée comme générale dans tous
les cas, et comme due à une asthénie ou
faiblesse spécifique, guérit, ou du moins
fait des progrès moins rapides, sous l'empire des émolliens et des dérivatifs, et
augmente rapidement sous celui des toniques internes, quand on les prodigue.

SCROFULEUX, adj. et s. m., *scrofulosus*;
se dit de la cause inconnue de l'inflammation chronique et de la dégénérescence tuberculeuse du système lymphatique, des symptômes qui la caractérisent, des maladies qu'elle constitue, et
des sujets qui sont atteints de ces maladies.

SCROPHULES. *V.* SCROFULES.

SCROPHULEUX. *V.* SCROFULEUX.

SCROTOCÈLE, s. f., *scrotocele* (*scrotum*)
scrotum, χήλη, tumeur). *V.* OSCHÉOCÈLE.

SCROTUM, s. m., *scrotum*, ὄσχεον; enveloppe cutanée des testicules.

SCUTIFORME, adj., *scutiformis* (*scutum*,
bouclier, *forma*, forme); qui a la forme
d'un bouclier. — *Cartilage scutiforme* ou
thyroïde. — *Os scutiforme*, rotule.

SCUTO-CONCHIEN, adj. et s. m.; nom
donné à trois muscles de l'oreille externe : 1° *antérieur*, né de l'angle supérieur et antérieur du cartilage scutiforme,
et terminé à la partie antérieure et supérieure de la conque ; 2° *postérieur*, étendu
de la partie supérieure et antérieure du
cartilage, à la face dorsale et postérieure
du pavillon ; 3° *rotateur*, étendu obliquement d'avant en arrière du cartilage
à la conque.

SCYBALES, s. f. pl., *scybala*; excrémens
endurcis et de la forme des crottins de
chèvre.

SCYRE, s. m., σκῦρος; callosité.

SÉBACÉ, adj., *sebaceus* (*sebum*, suif);
qui est de la nature du suif. — *Cryptes,
folliicules sébacés, glandes sébacées*, organes sécréteurs d'une humeur jaunâtre et
onctueuse. — *Sécrétion, humeur sébacée.*

SÉBACIQUE, adj., *sebacicus*; nom d'un
acide cristallisable en aiguilles, incolore,
inodore, d'une saveur acidule et légèrement amère, qu'on obtient en décomposant les corps gras par le feu, dans des
vaisseaux fermés.

SÉBATE, s. m., *sebas*; sel formé par la
combinaison de l'acide sébacique avec
une base salifiable.

SÉBEL. *V.* PTÉRYGION.

SÉBESTE, s. f., fruit du sébestier.

SÉBESTIER, s. m., *cordia sebesta, cordia
myxa*; arbre des Indes dont on mange
les fruits, qu'on employait autrefois en
médecine comme adoucissans et laxatifs.

SECONDINES. *V.* ARRIÈRE-FAIX.

SÉCRÉTEUR, adj. et s., se dit des agens
des sécrétions.

SÉCRÉTION, s. f., *secretio* (*secernere,
séparer*); action par laquelle un organe
glanduleux ou folliculaire tire du sang
des matériaux d'un liquide de formation
nouvelle.

SÉCRÉTOIRE, adj.; qui a rapport à la
sécrétion. *Action sécrétoire.*

SÉDATIF, adj. et s. m., *sedativus, sedans*; nom donné à tous les agens pharmaceutiques qui modèrent ou ralentissent l'action organique.

SÉDATION, s. f., *sedatio*, παῦσις, κατά-
παυσις; action des remèdes sédatifs.

SÉDIMENT, s. m., *sedimentum*, ὑπόστα-
σις; dépôt formé par la précipitation de
quelques-unes des substances tenues en
dissolution ou seulement en suspension
dans un liquide.

Sédiment de l'urine; se dit du dépôt
qui se forme au fond du vase, à mesure
que l'urine se refroidit. Sa couleur et
sa nature varient beaucoup; on en tire
quelques lumières sur la nature des maladies.

SEDLITZ, village de Bohème, célèbre
par ses eaux minérales salines froides et
purgatives.

SEIGLE, s. m., *secale cereale*; graminée dont la graine sert à la nourriture de
l'homme. | Graine de cette plante.

SEIME, s. f., *fissura*; fente, séparation qui peut survenir aux différentes
parties de la corne du sabot du cheval ;
d'où *seime en pince* ou *pied de bœuf, seime
quarte*, si elle se trouve située sur les
quartiers.

SEIN, s. m., *sinus*; nom donné, dans
le langage familier, aux mamelles et à
la matrice de la femme.

SEISIS, s. m., σεῖσις; union vicieuse
des vertèbres entre elles.

SEL, s. m., *sal*, ἅλς; composé d'un
ou plusieurs acides et d'une ou plusieurs
des substances qu'on désigne sous le
nom de *bases salifiables.*

Sel acéteux ammoniacal; acétate d'ammoniaque.

Sel acéteux calcaire; acétate de chaux.

Sel acéteux d'argile; acétate d'alumine.

Sel acéteux magnésien ; acétate de magnésie.

Sel acéteux martial ; acétate de fer.

Sel acéteux mercuriel de Keyser ; acétate de mercure.

Sel acéteux minéral ; acétate de soude.

Sel acide de borax ; acide borique.

Sel acide de tartre ; acide tartarique.

Sel admirable ; sulfate de soude.

Sel admirable de Glauber ; sulfate de soude.

Sel admirable de Lémery ; sulfate de magnésie.

Sel admirablement perlé ; nom donné par Haupt au phosphate de soude.

Sel alcali ; ancien nom des sous-carbonates alcalins, et plus particulièremens de celui de soude.

Sel alcali volatil ; sous-carbonate d'ammoniaque impur qui provient de la distillation des plantes crucifères.

Sel alembroth ; hydrochlorate de deutoxide de mercure et d'ammoniaque.

Sel amer ; hydrochlorate de magnésie.

Sel amer cathartique de Glauber ; sulfate de magnésie.

Sel amer muriatique ; hydrochlorate de magnésie.

Sel ammoniac ; hydrochlorate d'ammoniaque.

Sel ammoniac crayeux ; sous-carbonate d'ammoniaque.

Sel ammoniac fixe ; chlorure de calcium.

Sel ammoniac fixe caustique ; chlorure de calcium calciné.

Sel ammoniac liquide ; acétate d'ammoniaque.

Sel ammoniac nitreux ; nitrate d'ammoniaque.

Sel ammoniac secret ; nom donné par Glauber au sulfate d'ammoniaque.

Sel ammoniacal cuivreux ; sulfate de cuivre ammoniacal.

Sel ammoniacal sédatif ; sous-borate d'ammoniaque.

Sel ammoniacal spathique ; fluate d'ammoniaque.

Sel ammoniacal tartareux ; tartrate d'ammoniaque.

Sel ammoniacal vitriolique ; sulfate d'ammoniaque.

Sel anglais ; sulfate de magnésie.

Sel antiépileptique de Weismann ; sulfate de cuivre ammoniacal.

Sel apéritif de Frédéric ; sulfate de soude.

Sel arsenical de Macquer ; nom donné pendant long-temps au sur-arséniate de potasse.

Sel arsenical de potasse ; arséniate de potasse.

Sel arsenical de soude ; arséniate de soude.

Sel cathartique amer ; sulfate de magnésie.

Sel chalybé ; proto-sulfate de fer.

Sel commun ; chlorure de sodium ou hydrochlorate de soude.

Sel d'absinthe ; sous-carbonate de potasse obtenu par la combustion de l'absinthe.

Sel d'ambre ; nom donné par Agricola à l'acide succinique.

Sel d'Angleterre ; sulfate de magnésie.

Sel d'armoise ; sous-carbonate de potasse obtenu par l'incinération de l'armoise.

Sel de benjoin ; acide benzoïque.

Sel de canal ; sulfate de magnésie.

Sel de chardon bénit ; sous-carbonate de potasse obtenu par l'incinération du chardon bénit.

Sel de Cheltenham ; mélange de sulfate de soude et de chlorure de sodium.

Sel de chicorée ; sous-carbonate de potasse obtenu par l'incinération de la chicorée.

Sel de colcothar ; trito-sulfate de fer.

Sel de comté ; chlorure de sodium.

Sel de corail ; acétate de chaux.

Sel de crâne humain fixe ; sous-phosphate de chaux.

Sel de cuisine ; chlorure de sodium.

Sel dépuratif de Dufour ; sulfate de potasse.

Sel de Derosne ; narcotine.

Sel de Descroizilles ; remède secret qu'on croit composé de sulfate de potasse, chlorure de fer, hydrochlorate de magnésie et tripoli.

Sel de Dubois ; sulfate de potasse.

Sel de duobus ; sulfate de potasse.

Sel d'Egra ; sulfate de magnésie.

Sel d'Epsom ; sulfate de magnésie.

Sel d'Epsom de Lorraine ; sulfate de soude extrait des eaux-mères du sel de cuisine.

Sel de gaïac ; sous-carbonate de potasse obtenu par l'incinération du gaïac.

Sel de genièvre ; sous-carbonate de potasse obtenu par l'incinération du genièvre.

Sel de Glauber ; sulfate de soude.

Sel de gravelle ; sous-carbonate de potasse.

Sel de Guindre ; mélange de sulfate de soude, nitrate de potasse et tartrate antimonié de potasse.

Sel de Homberg ; acide borique.

Sel de Jupiter ; hydrochlorate ou acétate d'étain.

Sel de kali ; sous-carbonate de soude.

Sel de lait ; sucre de lait.

Sel de la Rochelle ; tartrate de potasse et de soude.

Sel de la sagesse ; hydrochlorate de deutoxyde de mercure et d'ammoniaque.

Sel de Mars ; proto-sulfate de fer.

Sel de nitre ; nitrate de potasse.

Sel de Normandie ; hydrochlorate de soude.

Sel d'opium ; narcotine.

Sel d'oscille ; sur-oxalate de potasse.

Sel de perle ; acétate de chaux.

Sel de prunelle ; nitrate de potasse fondu et mêlé d'un peu de sulfate de potasse.

Sel de quinquina ; extrait sec de quinquina.

Sel de roche ; chlorure de calcium.

Sel de Saturne ; acétate de plomb.

Sel de Sedlitz ; sulfate de magnésie.

Sel de Seidschutz ; sulfate de magnésie.

Sel de Seignette ; tartrate de potasse et de soude.

Sel de Sennert ; acétate de potasse.

Sel de soufre ; sur-sulfate de potasse.

Sel de succin ; acide succinique.

Sel de tartre ; sous-carbonate de potasse.

Sel de tartre de Mynsicht ; tartrate de potasse et d'antimoine.

Sel de vinaigre ; sulfate de potasse cristallisé et arrosé de vinaigre radical.

Sel de vipère ; sous-carbonate d'ammoniaque huileux.

Sel de vitriol ; trito-sulfate de fer.

Sel de vitriol de Chypre ; sulfate de cuivre.

Sel digestif ; hydrochlorate de potasse.

Sel digestif de Sylvius ; acétate de potasse.

Sel diurétique ; acétate de potasse.

Sel essentiel ; ancien nom des sels qui existent tout formés dans les matières végétales et animales. On le donnait aussi à certains extraits secs.

Sel essentiel de citron ; nom donné en Angleterre au sur-oxalate de potasse.

Sel essentiel de lait ; sucre de lait.

Sel essentiel d'opium de Baumé ; narcotine.

Sel essentiel d'oscille ; sur-oxalate de potasse.

Sel essentiel de quinquina ; kinate de chaux.

Sel essentiel de tartre ; sur-tartrate de potasse.

Sel essentiel de vin. V. ACÉTATE de potasse.

Sel fébrifuge de Lémery ; sur-sulfate de potasse.

Sel fébrifuge de Sylvius ; hydrochlorate de potasse.

Sel fixe ; sous-carbonate de potasse ou de soude obtenu par la lixiviation des cendres des végétaux.

Sel fixe de corail ; hydrochlorate de soude.

Sel fixe de tartre ; sous-carbonate de potasse.

Sel fixe de vitriol ; trito-sulfate de fer.

Sel fossile ; chlorure de sodium natif.

Sel fusible de l'urine ; ancien nom du phosphate de soude et d'ammoniaque.

Sel gemme ; chlorure de sodium natif.

Sel halotric de Scopoli ; mélange de sulfate de magnésie et d'oxyde de fer, qu'on trouve dans la nature.

Sel indien ; sucre.

Sel infernal ; nitrate de potasse.

Sel liquide de Mars ; hydrochlorate de fer.

Sel lixiviel. V. Sel fixe.

Sel marin ; hydrochlorate de soude.

Sel marin argileux ; hydrochlorate d'alumine.

Sel marin barotique ; chlorure de barium.

Sel marin calcaire ; chlorure de calcium.

Sel marin pesant ; chlorure de barium.

Sel marin régénéré ; hydrochlorate de potasse.

Sel martial acide ; sur-sulfate de potasse et de fer.

Sel mercuriel ferrugineux liquide ; mélange de deuto-chlorure de mercure et d'acétate de fer.

Sel mercuriel des philosophes ; hydrochlorate d'ammoniaque.

Sel microcosmique ; phosphate de soude et d'ammoniaque.

Sel mural. V. HALONITRE.

Sel narcotique ; acide borique.

Sel narcotique de vitriol ; acide borique.

Sel natif de l'urine ; phosphate de soude et d'ammoniaque.

Sel natif de Hongrie ; chlorure de sodium natif.

Sel natif de Transylvanie ; chlorure de sodium natif.

Sel neutre ; celui qui n'est ni acide ni alcalin.

Sel neutre arsenical de Macquer ; sur-arséniate de potasse.

Sel perlé ; sur-phosphate de soude.

Sel phosphorique mercuriel ; phosphate de mercure.

Sel polychreste de Glaser ; sulfate de potasse.

Sel polychreste soluble ; tartrate de potasse et de soude.

Sel régulin d'étain ; hydrochlorate d'étain.

Sel régulin d'or ; hydrochlorate d'or.

Sel secret de Glauber ; sulfate d'ammoniaque.

Sel sédatif ; acide borique.

Sel sédatif de Homberg ; acide borique.

Sel sédatif mercuriel ; sous-borate de mercure.

Sel sédatif sublimé ; acide borique sublimé.

Sel spathique ; fluate de chaux.

Sel sulfureux de Stahl ; sulfite de potasse.

Sel végétal ; tartrate de potasse.

Sel végétal fixe ; sous-carbonate de potasse.

Sel vitriolique martial ; sulfate de fer.

Sel volatil d'Angleterre ; sous-carbonate d'ammoniaque.

Sel volatil d'Angleterre sec ; mélange d'hydrochlorate d'ammoniaque et de cendres gravelées.

Sel volatil concret ; sous-carbonate d'ammoniaque.

Sel volatil de corne de cerf ; sous-carbonate d'ammoniaque huileux.

Sel volatil de crâne humain ; sous-carbonate d'ammoniaque.

Sel volatil huileux et aromatique de Sylvius ; sous-carbonate d'ammoniaque imprégné d'une huile volatile.

Sel volatil de succin ; acide succinique volatilisé.

Sel volatil de vinaigre. V. Sel de vinaigre.

SÉLÉNIATE, s. m., *selenias ;* sel formé par la combinaison de l'acide sélénique avec une base salifiable.

SÉLÉNIQUE ; adj., *selenicus ;* nom d'un acide cristallisable en tétraèdres, déliquescent, volatil et soluble dans l'alcool, qu'on obtient en traitant le sélénium par l'acide nitrique.

SÉLÉNITE, s. f., *selenite, selenites,* σεληνίτες (σελήνη, lune) ; variété du sulfate de chaux naturel en cristaux volumineux, ainsi appelée parce que ses lames brillantes réfléchissent facilement l'image de la lune.

SÉLÉNITEUX, adj., *selenitius,* qui contient du sulfate de chaux. Les eaux de beaucoup de puits sont séléniteuses, ce qui les empêche de dissoudre le savon et de cuire les légumes farineux secs. On peut d'ailleurs les boire, et surtout s'y baigner sans inconvénient.

SÉLÉNIUM, s. m., *selenium* (σελήνη, lune) ; métal solide, brillant, brun, facile à rayer par le couteau, fragile et très-volatil, qu'on n'a encore trouvé jusqu'à ce jour que dans le soufre de Fahlun.

SÉLÉNIURE, s. m. ; composé de sélénium et d'un corps simple autre que l'oxygène, qui n'est ni acide ni gazeux.

SÉLÉNOGAMIE, s. f., *selenogamia* (σελήνη, lune, γάμος, mariage) ; noctambulisme, à cause du préjugé vulgaire suivant lequel la lune attire les somnambules, et les invite à se promener, surtout quand les croisées de leur chambre sont ouvertes.

SELLE *du turc. V.* SELLE *turcique.*

SELLE *turcique, sella turciqua, sella equina ;* excavation de la face supérieure de l'os sphénoïde qui loge la glande pituitaire.

SELTZ, petite ville voisine de Strasbourg, qui possède une source d'eau minérale acidule froide.

SÉMÉIOLOGIE. *V.* SÉMÉIOTIQUE.

SÉMÉIOSE, s. f., σημείωσις ; indication, désignation, signification.

SÉMÉIOTIQUE, s. f., *semeiotice* (σημεῖον, signe) ; partie de la pathologie relative aux signes des maladies. | Phénoménologie médicale.

SEMEN-CONTRA, s. m. ; nom pharmaceutique des graines aromatiques, âcres et réputées vermifuges, de trois armoises, *artemisia contra, judaica* et *santonica.*

SEMENCE, s. f., *semen ;* mot employé dans le langage vulgaire comme synonyme tantôt de *graine,* tantôt de *sperme.*

Semences froides majeures ; ancien nom des graines de concombre, melon, citrouille et courge.

Semences froides mineures ; ancien nom des graines de laitue, pourpier, endive et chicorée sauvage.

SEMENCINE. *V.* SEMEN-CONTRA.

SEMI-FLOSCULEUX, adj., *semi-flosculosus ;* se dit des fleurs composées dans lesquelles le limbe des corollules se prolonge en languette d'un seul côté.

SEMI-LUNAIRE, adj., *semi-lunaris ;* qui est en demi-lune. — *Fibro-cartilages semi-lunaires,* placés entre les condyles du fémur et les surfaces articulaires du tibia. — *Ganglion semi-lunaire,* placés dans l'abdomen, au-dessus et en arrière de la capsule surrénale. — *Os semi-lunaire,* le second de la première rangée du carpe.—*Valvules semi-lunaires ou sig-moïdes.*

SÉMINAL, adj., *seminalis*; qui a rapport à la graine ou au sperme.—*Liqueur séminale* ou *sperme.* | *Poussière séminale,* ou *pollen.*

SÉMINATION, s. f., *seminatio*; dispersion des graines d'une plante.

SÉMINIFÈRE, adj., *seminiferus* (*semen*, sperme, *fero*, je porte); nom donné aux vaisseaux contenus dans le testicule, qui sécrètent et charrient le sperme.

SEMI-PESTE, s. f.; dénomination ridicule donnée au *typhus.*

SEMI-QUARTE. *V.* QUARTE.

SEMI-SIDÉRISME. *V.* HÉMIPLÉGIE.

SEMI-SPECULUM, s. m., *semi-speculum*; instrument dont on se servait autrefois pour dilater le col de la vessie incisé dans l'opération de la taille.

SEMI-TIERCE. *V.* TIERCE.

SÉNÉ, s. m., *senna*; nom pharmaceutique des feuilles de plusieurs casses.

Séné bâtard; feuilles du baguenaudier.

Séné d'Alexandrie; feuilles du *cassia lanceolata.*

Séné d'Europe; feuilles du baguenaudier.

Séné d'Italie; feuilles du *cassia senna.*

Séné de Barbarie; feuilles du *cassia obovata.*

Séné de la Mecque; feuilles du *cassia lanceolata.*

Séné du Levant; feuilles du *cassia lanceolata.*

Séné des pauvres; feuilles du *cassia obovata.*

Séné des prés; gratiole.

Séné sauvage; coronilla emerus.

SÉNILE, adj., *senilis*; relatif à la vieillesse. *Démence sénile, gangrène sénile.*

SENS, s. m., *sensus*, αἴσθησις; faculté qu'a un animal de recevoir les impressions de certaines qualités des corps qui l'entourent.

SENSATION, s. f., *sensatio*; impression causée par les objets sur les organes des sens, et perçue par le cerveau.

SENSIBILITÉ, s. f., *sensibilitas*; faculté de recevoir des impressions, et d'en avoir la conscience.—*animale*, celle qui s'exerce avec conscience, suivant Bichat.—*organique*, celle qui a lieu sans conscience, selon le même. Il est absurde d'admettre cette dernière. | Les lésions de l'exercice de la sensibilité ne sont que des variétés du plaisir ou de la douleur, c'est-à-dire de deux modes de la perception qui, dans les organes, ne

diffèrent que par le degré de l'intensité.

SENSIBLE, adj., *sensibilis*, αἰσθητὸς; qui est doué de la sensibilité; qui peut affecter quelqu'un de nos sens.

SENSITIF, adj., *sensitivus*, αἰσθητικὸς; qui appartient aux sens et aux sensations.

SENSORIUM, s. m., αἰσθητήριον; centre commun des sensations.

SENTIMENT, s. m., *sensus*; faculté de sentir. | Impression sentie, ou perçue par le cerveau.

SÉPÉDOGÉNÈSE, s. f., *sepedogenesis* (σηπέδιον, ulcère, γένεσις, naissance); ulcération gangréneuse.

SÉPHIROS, s. m.; induration qui succède à un abcès cicatrisé.

SEPSICHYMIE, s. f., *sepsichymia* (σῆψις putréfaction, χυμὸς, suc); putridité des humeurs, ou tendance des humeurs à la putridité.

SEPTANE, adj., *septana*; se dit des fièvres qui reviennent chaque septième jour.

SEPTÉNAIRE, s. m. (*septenarium*, semaine); espace de sept jours.

SEPTICIDE, adj., *septicidus*; nom donné, en botanique, aux péricarpes qui s'ouvrent par des sutures correspondantes aux cloisons.

SEPTIFÈRE, adj., *septifer*; se dit d'une columelle à laquelle les cloisons restent attachées après la chute des valves.

SEPTIQUE, adj., *septicus*, *putreficus*, σηπτικὸς (σηπτὸς, pourri); qui produit la putréfaction.

SEPTON, s. m. (σήπω, je fais pourrir); nom donné à l'azote, parce qu'on croyait que c'était lui qui déterminait la putréfaction à s'établir.

SEPTORRHEPYRE, s. f., *septorrhepyra* (σήπω, je fais pourir, πῦρ, fièvre); fièvre putride.

SEPTUM, s. m., *septum*; cloison.

Septum médian du cervelet; faux du cervelet, selon Chaussier.

Septum médian du cerveau; nom donné par Chaussier à la faux du cerveau.

Septum staphylin; le voile du palais, selon Chaussier.

Septum transverse; nom donné par Chaussier à la tente du cervelet.

SÉQUESTRE, s. m., *sequestrum* (*sequestro*, je sépare); portion d'os nécrosée et séparée des autres parties osseuses qui sont restées vivantes, et, plus particulièrement, partie plus ou moins considérable d'un os morte et renfermée dans un os de nouvelle formation.

SÉREUX, adj., *serosus*, ὀῤῥώδης,

βιώδης; qui abonde en sérosité, qui a les caractères de la sérosité. — *Maladies séreuses*, celles qui sont caractérisées par un épanchement de sérosité. — *Membrane séreuse*, celle qui exhale de la sérosité.—*Pus séreux*, pus liquide et peu coloré—*Sang séreux*, celui qui abonde en sérum.

SÉROSITÉ, s. f., *serositas*, ὀῤῥὸς ; partie la plus aqueuse d'une humeur animale. Fluide qui se rapproche beaucoup de l'eau pour la consistance.

SERPENTAIRE *de Virginie*, s. f., *aristolochia serpentaria*; plante de l'Amérique, dont on emploie la racine, qui est odorante, aromatique, tonique et excitante.

SERPENTIN, s. m. (*serpere*, ramper) ; portion de l'alambic, qui se compose d'un seau en cuivre dans l'intérieur duquel se contourne un tuyau d'étain, communiquant d'une part avec le chapiteau de l'alambic, de l'autre avec un récipient.

SERPIGINEUX, adj., *serpiginosus ;* qui rampe en serpentant. Se dit de certains ulcères, de certaines dartres, qui semblent pour ainsi dire ramper à la surface du corps.

SERRÉ, adj., *constrictus;* qui est rapproché d'une partie, au point de la toucher.—*Pouls serré*.

SERRETÉ, adj., *serratus ;* dont les bords sont garnis de petites dents inclinées en avant.

SERRULÉ, adj., *serrulatus ;* dont le bord est garni de dents presque insensibles.

SERTULE, s. m., *sertulum ;* assemblage de pédoncules uniflores, qui naissent tous d'un même point.

SÉRUM. *V.* SÉROSITÉ.

SÉSAME, s. m., *sesamum orientale ;* plante des Indes, dont les fruits fournissent une fécule et une huile bonnes à manger.

SÉSAMOÏDE, adj., *sesamoides*, σησαμοειδής (σησάμη, sésame, εἶδος, ressemblance); nom donné à de petits os qui se développent dans l'intérieur même des tendons, au voisinage de certaines articulations. | Os qui concourent à former celles phalanges dans le cheval.

SESSILE, adj., *sessilis ;* se dit d'une partie qui n'a pas de support, et qui repose immédiatement sur celle d'où elle prend sa naissance.

SÉTACÉ, adj., *setaceus* (*seta*, soie de cochon); se dit d'une partie qui est al-longée, et plus grosse à sa base qu'à son sommet.

SÉTEUX, adj., *setosus*. On donne cette épithète au réceptacle commun de quelques fleurs composées, qui est garni de paillettes sétacées et dures.

SÉTON, s. m., *setaceum ;* bandelette de linge fin, effilée sur ses bords, qu'on passe à travers certaines parties dans lesquelles on veut exciter l'inflammation et la suppuration. C'est ainsi qu'on passe un séton entre les deux fragmens d'une fausse articulation dont on veut obtenir la réunion ; qu'on le place dans la tunique vaginale hydropique, afin d'y exciter une inflammation adhésive ; qu'on s'en sert dans certaines plaies d'armes à feu, pour faciliter l'élimination des corps étrangers ; enfin, qu'on le place dans le tissu cellulaire sous-cutané, pour y entretenir un exutoire. | Exutoire entretenu par cette bandelette. On emploie celui-ci comme dérivatif autour de tous les points où il existe une irritation chronique qu'on veut détruire ; ainsi, à la nuque, pour les maladies rebelles des yeux, des oreilles, de la gorge, du cerveau, etc. ; autour de la poitrine, de l'abdomen, des articulations, contre les engorgemens chroniques de ces parties. Pour placer ou pratiquer un séton, on fait à la peau un pli dont on traverse la base, soit à l'aide d'un bistouri le long duquel on fait glisser un stylet-aiguille qui porte la mèche, soit avec l'aiguille à séton, qui à la fois fait la plaie et y place la bandelette ; on couvre le tout de charpie, et on soutient l'appareil avec une bande médiocrement serrée. Cet appareil ne doit être levé que quand la suppuration s'est établie. Les pansemens consistent à attirer tous les jours dans la plaie une nouvelle partie de la longueur de la bandelette, qu'on a préalablement graissée, et à retrancher celle qui y a séjourné. L'expérience a prouvé qu'une mèche cylindrique de coton à broder produit une impression beaucoup moins douloureuse que la bandelette de linge effilé.

SÈVE, s. f. ; liqueur nutritive des végétaux.

SEVRER, v. a., *à mammá disjungere* (*separare*, séparer) ; cesser d'allaiter un enfant pour lui faire prendre d'autres alimens que le lait de sa mère ou de sa nourrice.

SEXE, s. m., *sexus*, γένος, φύσις; différence entre le mâle et la femelle dans les êtres organisés.

Sexuel, adj., *sexualis*; qui a rapport au sexe, qui le concerne. *Organes sexuels.*

Siagonagre, s. f., *siagonagra* (σιαγὼν, mâchoire, ἄγρα, proie); douleur à l'articulation de la mâchoire.

Sialagogue, adj. et s. m., *sialagogus* (σίαλον, salive, ἄγω, je chasse); épithète donnée aux agens pharmaceutiques qui augmentent la sécrétion de la salive.

Sialisme. *V.* **Salivation.**

Sialogogue. *V.* **Sialagogue.**

Sialologie, s. f., *sialologia* (σίαλον salive, λόγος, discours); traité de la salive.

Sialorrhée, s. f., *sialorrhœa* (σίαλον, salive, ῥέω, je coule); salivation.

Sibare, s. m.; inflammation gangréneuse du cerveau, selon Avicenne.

Sibbens ou Sirvin, s. m.; nom écossais d'une maladie de la peau, de la gorge et des os, que l'on croit être une variété de la syphilis.

Siccatif, adj., *siccans*, ξηραντικός; qui dessèche, ou qui se dessèche. — *Poudre, huile siccative.*

Sicchasie, s. f., σικχασία; dégoût extrême pour les alimens.

Siccité, s. f., *siccitas*, ξηρότης, ξηρός; qualité de ce qui est sec.

Sicyédon, s. m., σικυηδόν; fracture dite *en rave.*

Sidération, s. f., *sideratio* (*sidus*, astre); paralysie, apoplexie, gangrène, lésions attribuées par quelques anciens pathologistes à l'influence des astres.

Sidérum, s. m.; nom donné par Bergman au phosphure de fer, qu'il examina le premier, et qu'il regardait comme un métal nouveau.

Sifflant, adj., *sibilans*; se dit de la respiration ou de la voix, quand elle est accompagnée d'une sorte de sifflement.

Sifflet ou Rossignol, s. m., *fistula*; anneau de fer ou de laiton que les maréchaux plaçaient autrefois à l'anus, dans l'idée de faciliter la respiration du cheval. Il suffit d'indiquer cet objet pour en faire sentir l'absurdité.

Siffleur, s. m., *sibilator*; se dit du cheval affecté de cornage.

Sigillé, adj., *sigillatus*; qui porte un cachet. — *Terre sigillée. V.* **Terre** *de* **Lemnos.**

Sigmoïde, adj., *sigmoides*, σιγμοειδής (σῖγμα, dix-huitième lettre de l'alphabet grec, εἶδος, ressemblance); qui a la forme d'un Σ. — *Fosses sigmoïdes. V.* **Fosss.** — *Valvules sigmoïdes*, replis valvulaires, au nombre de trois, qui garnissent l'origine de l'artère pulmonaire et de l'aorte.

Signe, s. m., *signum*, σημεῖον; toute circonstance actuelle ou passée, fournie par l'examen du sujet ou de ce qui l'entoure, et d'où l'on peut tirer une conclusion quelconque sur la nature et le siége de sa maladie. Les phénomènes qui ont précédé la maladie prennent le nom de *signes anamnestiques* ou *commémoratifs*; ceux qui l'accompagnent sont appelés *diagnostiques*, s'ils révèlent la nature ou le siége du mal, et *pronostiques*, quand ils en indiquent la durée et l'issue probables.

Silicate, s. m., *silicas*; sel formé par la combinaison de l'acide silicique avec une base salifiable.

Silice, s. f. (*silex*, caillou); oxyde métallique blanc, rude au toucher, inodore et insipide, qui se rencontre abondamment dans la nature.

Silicique, adj., *silicicus*. Quelques chimistes donnent le nom d'*acide silicique* à la silice, à cause de sa solubilité dans les alcalis fixes.

Silicium, s. m.; métal pulvérulent, et d'une couleur foncée, dont la combinaison avec la silice produit l'oxygène.

Silicone, s. f.; nom donné à la base de la silice par ceux qui la considèrent comme plus ou moins analogue au bore ou au carbone, et non comme métallique.

Silicule, s. f., *silicula*; péricarpe sec et à deux valves, dont la largeur égale à peu près la longueur, et qui est garni en dedans d'une cloison portant les graines.

Siliculeux, adj., *siliculosus*; qui porte ou produit des silicules.

Silique, s. f., *siliqua*; péricarpe sec et à deux valves, dont la longueur surpasse de beaucoup la largeur, et qui est coupé dans toute sa longueur par une cloison portant les graines.

Siliqueux, adj., *siliquosus*; qui porte ou produit des siliques.

Sillon, s. m., *sulcus*; rainure creusée à la surface de certains os ou de certains autres organes.

Sillonné, adj., *sulcatus*; qui est couvert de sillons.

Simarouba, s. m., *quassia simaruba*; arbre d'Amérique, dont on emploie en médecine l'écorce, surtout celle des racines, qui est amère, astringente et tonique.

Similaire, adj., *similaris*, ὁμοιομερής, ἁπλοῦς; qui est homogène, ou de même nature.

Similor, s. m.; alliage de zinc et de cuivre.

Simple, adj., *simplex*, ἁπλοῦς; qui n'est pas composé, ou qui n'a pas encore qpu être décomposé. — *Maladie simple*, celle dans laquelle tous les organes affectés sont lésés de la même manière, ou dans laquelle un seul organe est lésé.

SIMPLES, s. f. pl. ; nom donné par le vulgaire aux plantes médicinales.

SIMULÉ, E, adj., *simulatus* ; se dit d'une maladie qu'une personne feint d'avoir pour se soustraire à une obligation qui lui est imposée.

SINAPISME, s. m., *sinapismus* (σίναπι, moutarde) ; cataplasme irritant qu'on prépare avec la farine de moutarde, le levain de froment, le chlorure de sodium et le vinaigre.

SINCIPITAL, adj., *sincipitalis* ; qui a rapport au sinciput. — *Région sincipitale.* — *Os sincipital* ou *pariétal.*

SINCIPUT ou SYNCIPUT, s. m., *sinciput*, βρέγμα ; sommet de la tête.

SINDON, s. m., *sindo* (σινδών, linge, toile, etc.) ; plumasseau, ou morceau de toile arrondi et soutenu à sa partie moyenne par un fil, qu'on introduit dans l'ouverture faite au crâne par la couronne de trépan.

SINGULTUEUX, adj., *singultuosus* (*singultus*, sanglot) ; sanglotant.

SINUÉ, adj., *sinuatus* ; qui présente plusieurs échancrures arrondies.

SINUEUX, adj., *sinuosus ;* se dit d'un canal, d'un ulcère, d'une fistule, qui se contourne dans son trajet.

SINUS, s. m., *sinus*, κόλπος ; cavité anfractueuse dont l'intérieur est plus large que l'entrée. | Synonyme de *clapier.*

Sinus caverneux. V. CAVERNEUX.

Sinus choroïdien ; nom donné par Chaussier au sinus droit.

Sinus circulaire ou *coronaire.*

Sinus coronaire, qui entoure la fosse et le corps pituitaires.

Sinus coronaire du cœur ; nom donné par Portal à la veine qui s'ouvre à la partie postérieure et inférieure de l'oreillette droite du cœur.

Sinus droit , qui règne tout le long de la base de la faux du cerveau.

Sinus falciforme inférieur ou *longitudinal inférieur.*

Sinus falciforme supérieur ou *longitudinal supérieur.*

Sinus frontaux. V. FRONTAL.

Sinus latéraux, étendus depuis le confluent des sinus jusqu'au golfe de la veine jugulaire, et au nombre de deux, un de chaque côté.

Sinus longitudinal inférieur, placé au bord inférieur de la grande faux cérébrale.

Sinus longitudinal supérieur, occupant tout le bord supérieur de la faux du cerveau.

Sinus maxillaire. V. MAXILLAIRE.

Sinus médian ou *longitudinal supérieur.*

Sinus muqueux de Morgagni, creusés dans l'épaisseur de la membrane interne de l'urètre.

Sinus occipital antérieur ou *transverse.*

Sinus occipitaux postérieurs , au nombre de deux, qui montent dans la faux du cervelet, et s'ouvrent dans le confluent des sinus.

Sinus perpendiculaire ou *droit.*

Sinus pétreux. V. PÉTREUX.

Sinus polymorphe ou *caverneux.*

Sinus sphénoïdaux. V. SPHÉNOÏDAL.

Sinus transverse, couché en travers de l'apophyse basilaire.

Sinus triangulaire ou *longitudinal supérieur.*

Sinus utérins ; cavités que les veines utérines forment dans l'épaisseur des parois de la matrice.

Sinus des vaisseaux séminifères. V. CORPS *d'Highmore.*

Sinus de la veine porte ; dilatation de cette veine à son entrée dans le foie.

Sinus des veines caves ; oreillette droite du cœur.

Sinus des veines pulmonaires ; oreillette gauche du cœur.

Sinus vertébraux, au nombre de deux, qui règnent dans toute la longueur du canal vertébral, devant la dure-mère.

SIPHILIS. *V.* SYPHILIS.

SIPHON, s. m., *sipho*, σίφων ; tube recourbé dont une branche est plus courte que l'autre, et qui sert à transvaser les liquides.

SIRIASE, s. f., *siriasis*, σιρίασις ; coup de soleil, insolation, inflammation du cerveau et de ses membranes.

SIROP. *V.* SYROP.

SIRSEN, s. m. ; nom arabe de l'inflammation du cerveau ou de ses membranes. Il est à remarquer que les Arabes ont un grand nombre de mots pour désigner cette inflammation, plus commune peutêtre dans un pays aussi chaud que le leur.

SITIOLOGIE, s. f., *sitiologia* (σίτιον, aliment, λόγος, discours) ; traité des alimens.

SIVVIN. *V.* SIEBENS.

SKÉLONCIE, s. f., *sheloncus* (σκέλος, jambe, όγκος, tumeur) ; tuméfaction, gonflement des extrémités inférieures.

SKIRRE. *V.* SQUIRRHE.

SMALT, s. m. ; verre bleu qu'on obtien

par la fusion de la mine de cobalt grillée avec de la potasse et du sable pur.

Smegma, s. m.; nom de la matière blanche qui enduit le gland du pénis.

Soda, s. m., *soda;* chaleur à l'épigastre, avec rapports brûlans et âcres et céphalalgie.

Sodium, s. m., *sodium;* métal qui ressemble au plomb pour la couleur, et qui donne naissance à la soude par sa combinaison avec l'oxygène.

Soie, s. f., *seta;* poil dur et raide qui croît sur le corps de certains quadrupèdes.

Soie, s. f., *sericeum;* matière filée par plusieurs insectes, et surtout par la chenille d'un bombyce.

Soif, s. f., *sitis,* δίψα; désir des boissons; besoin de boire.

Solaire, adj., *solaris (sol,* soleil); qui a des rayons comme le soleil. — *Plexus solaire;* assemblage de ganglions et de filamens nerveux qui est couché sur la colonne vertébrale, l'aorte et les piliers du diaphragme.

Solaire, s. m.; bandage propre à arrêter la saignée de l'artère temporale : il est plus connu sous le nom de *nœud d'emballeur.*

Solandre, s. f.; crevasse qui vient au pli du jarret du cheval, et d'où suinte une sanie fétide.

Solbature, s. f., *solea contusa.*

Solbature. *V.* Battue.

Sole *brûlée,* lorsqu'on présente le fer rouge sur le pied du cheval avant de l'attacher, ou lorsqu'on applique un tisonnier rouge sur le pied pour attendrir la sole et la parer avec plus de facilité.

Sole charnue, solea carnosa; tissu réticulaire, connu sous le nom de *chair du pied;* c'est une expansion vasculo-nerveuse qui entoure entièrement l'os du sabot, ou le dernier phalangien : d'où *chair cannelée de la paroi, chair de la sole, chair de la fourchette.*

Sole, s. f., *pleuronectes solea;* poisson de mer dont on mange la chair.

Soléaire, adj. et s. m., *solearis (solea,* semelle); muscle (tibio-calcanien, Ch.) pair, large, aplati et ovalaire, qui s'étend de la partie supérieure du bord postérieur du péroné, de la ligne oblique de la face postérieure et du bord interne du tibia au calcanéum, où son tendon se confond avec celui des jumeaux.

Solide, adj. et s. m., *solidus,* στερεός; se dit d'un corps dont les molécules intégrantes adhèrent assez fortement pour

opposer une résistance sensible à leur séparation.

Solidisme, s. m.; doctrine des médecins qui pensent que, les humeurs n'étant que le produit et les agens des solides, on ne doit avoir égard dans les maladies qu'à l'état de ceux-ci, comme source d'indication.

Solidiste, adj. et s. m.; médecin qui professe le solidisme.

Solidité, s. f., *soliditas;* propriété ou état des corps solides.

Solipède, s. m., *solipes;* animal quadrupède dont le pied est recouvert d'une seule corne.

Solubilité, s. f., *solubilitas;* propriété en vertu de laquelle un corps peut se dissoudre dans un menstrue.

Soluble, adj., *solubilis;* qui peut se dissoudre dans un menstrue.

Solutif, adj., *solutivus;* synonyme de *laxatif.*

Solution, s. f., *solutio,* διάκρισις, λύσις; opération qui consiste à dissoudre un corps solide dans un menstrue. | Produit de cette opération. | Terminaison d'une maladie.

Solution de continuité; synonyme de *fracture,* de *plaie,* de *rupture.*

Solution minérale de Fowler; liqueur préparée en faisant bouillir lentement sur le bain de sable soixante-quatre grains d'acide arsénieux, autant de sous-carbonate de potasse, et une demi-livre d'eau distillée, ajoutant, après la distillation parfaite, une demi-once d'esprit de lavande composé, et versant assez d'eau distillée pour que le tout pèse une livre.

Somatologie, s. f., *somatologia* (σῶμα, corps, λόγος, discours); traité du corps humain.

Sommeil, s. m., *somnus,* ὕπνος; repos des organes des sens externes et internes, et de ceux qui exécutent les mouvemens volontaires.

Sommité, s. f., *sommitas;* extrémité de la tige fleurie d'une plante dont les fleurs sont trop petites pour qu'on les récolte et les conserve isolément.

Somnambule, adj., *somnambulus, somnambulo, noctambulo,* ὑπνοβάτης; qui est atteint de somnambulisme.

Somnambulisme, s. m., *somnambulatio,* ὑπνοβάτησις; état d'un individu qui exécute en dormant une partie des actions auxquelles on ne se livre ordinairement qu'éveillé. | Sommeil dans lequel tombe une personne soumise à l'action du magnétisme animal.

Somnifère, adj. et s. m., *somnifer;* qui porte au sommeil.

Somnolence, s. f., *somnolentia;* état moyen entre la veille et le sommeil, plus près de celui-ci que de celle-là.

Son, s. m., *sonus, sonitus,* ἦχος; suite de mouvemens extrêmement prompts et rapides, réguliers et distincts, produits par un choc dans les particules insensibles d'un corps élastique, en tant qu'ils sont perçus par l'animal.

Son, s. m., *furfur;* écorce des graines céréales, lorsqu'elle a été brisée par la mouture et séparée de la farine.

Sonde, s. f., *specillum,* μήλη. En général on appelle ainsi tout instrument de chirurgie qu'on introduit à travers une plaie, une fistule ou une ouverture, jusque dans la profondeur des parties, pour en constater l'état. Les sondes peuvent cependant servir dans un autre but : il y en a qu'on emploie comme instrumens conducteurs, d'autres qui servent à évacuer certains liquides, et d'autres à exécuter certains pansemens. On a employé le fer, l'acier, l'argent, l'or, le platine, le cuir, la gomme élastique, etc., dans la construction des sondes. Leur forme varie comme leurs usages.

Sonde à conducteur; modification de l'algalie ordinaire, proposée par Pichauzel pour faciliter le renouvellement des sondes sans crainte de faire de fausses routes. C'est une sonde ordinaire, mais qui est percée à l'extrémité de son bec, et dont le mandrin est plus long de moitié que celui des autres sondes. Pour se servir de l'instrument, on pousse le mandrin jusque dans la cavité de la vessie par le canal de la sonde, on retire celle-ci en la faisant glisser le long du mandrin, qu'on laisse en place, et qui sert ensuite de conducteur à la sonde nouvelle.

Sonde à panaris; tige mince d'acier ou d'argent qui présente à l'une de ses extrémités la forme d'une très-petite sonde cannelée, et à l'autre celle d'un stylet terminé par une olive.

Sonde brisée; long stylet droit, en argent ou en acier, boutonné à l'une de ses extrémités, percé d'un chas à l'autre, et que, pour le rendre plus portatif et susceptible d'entrer dans la composition des trousses ordinaires, on a composé de deux parties qui se vissent l'une sur l'autre.

Sonde cannelée; tige d'acier ou d'argent, droite, terminée d'un côté par une plaque fendue, qui sert à l'opération de la section du frein de la langue, mousse vers son extrémité opposée, et présentant dans toute sa longueur une cannelure profonde, terminée ou non par un cul-de-sac. C'est un conducteur qui sert à guider l'instrument tranchant au milieu des parties profondes, ou lorsqu'on veut inciser lame par lame les enveloppes celluleuses de certaines tumeurs, agrandir ou pratiquer une contre-ouverture, etc.

Sonde d'Anel; stylet d'argent très-fin, et renflé en alène à l'une de ses extrémités, dont on se sert pour sonder de haut en bas les voies lacrymales par le point lacrymal supérieur.

Sonde de Belloc; instrument imaginé par ce chirurgien pour pratiquer le tamponnement des fosses nasales, dans le cas d'hémorrhagie rebelle de ces cavités. C'est un tuyau d'argent, ouvert par ses deux bouts, dans lequel s'engage un stylet d'argent, terminé par un ressort boutonné, et percé d'un chas, et dont la courbure est telle qu'en sortant par l'extrémité de la sonde introduite jusqu'en arrière de la fosse nasale, il contourne le voile du palais, passe dans la bouche, où il présente son bouton et son ouverture, et sert à ramener d'arrière en avant un double fil auquel est attaché un tampon qu'on fixe sur l'ouverture de la narine postérieure. Il ne reste plus qu'à nouer les deux branches du fil qui sort par l'ouverture antérieure de la narine sur un tampon qui la bouche.

Sonde de femme; algalie faite sur le modèle de celle qui est à l'usage des hommes, et qui seulement est beaucoup plus courte et presque droite.

Sonde de Laforest; petite sonde creuse ou pleine, courbée à peu près comme les algalies, qui sert à sonder le canal nasal de bas en haut, et à y faire pénétrer des injections.

Sonde de poitrine; c'est la sonde de femme, que sa forme permet d'employer comme instrument explorateur dans les maladies chirurgicales de la poitrine.

Sonde exploratrice; algalie de gomme élastique, garnie à son extrémité d'un pinceau de soie imprégné de cire à mouler, que Ducamp, qui l'a inventée, a ainsi nommée parce qu'en la portant dans l'urètre et en la pressant contre les points rétrécis, elle rapporte exprimée en relief la largeur de l'ouverture du rétrécissement.

Sonde ou pince de Hunter; tuyau d'argent cylindrique, de la grosseur d'une algalie ordinaire, ouvert à ses deux extrémités, et renfermant une *tige d'acier* divisée par un de ses bouts en deux parties terminées chacune par une petite cuiller, et qui, s'écartant l'une de l'autre par l'effet de leur élasticité lorsqu'on les fait sortir de la canule, se rapprochent au contraire lorsqu'on les y fait rentrer. Cet instrument sert à saisir les petits calculs engagés dans le canal de l'urètre.

Sonde pour les voies urinaires. Il y en a de plusieurs sortes : 1° le *cathéter* ; 2° la *bougie* (*V.* ces mots) ; 3° l'*algalie* : celle-ci, qui sert principalement à évacuer l'urine contenue dans la vessie, et qu'on fait en or, en argent, en platine, en cuir, en gomme élastique, etc., n'est autre chose qu'un tuyau, de largeur et de dimension variables, auquel on a donné une courbure analogue à celle du cathéter, et qui présente une extrémité évasée, qu'on appelle *le pavillon*, sur les côtés de laquelle se trouvent deux anneaux destinés à fixer la sonde au besoin ; une extrémité fermée, qu'on nomme *le bec*, qui est mousse ou conique, et sur les côtés de laquelle on voit deux ouvertures qu'on nomme les *yeux*, et qui permettent au fluide d'entrer dans le canal de l'instrument. Un stylet, qu'on appelle *le mandrin*, et qui est ordinairement terminé par une *olive*, remplit le canal de la sonde, sert à le nettoyer, ou s'oppose, s'il est nécessaire, à l'introduction de l'urine dans son intérieur.

SONDER, v. a. ; introduire la sonde. — une plaie, *specillo vulnus explorare.* — la vessie, *fistulam in vesicam demittere.*

SOPHISTICATION, s. f. ; action d'altérer une substance médicamenteuse en y en ajoutant d'autres étrangères, ou d'un prix inférieur, pour en augmenter le poids.

SOPHISTIQUER, v. a. ; opérer la sophistication.

SORON, s. m. ; mot latin quelquefois employé en français pour désigner un sommeil dont il est assez difficile de tirer les malades.

SOPORATIF. *V.* SOPORIFIQUE.

SOPOREUX, adj., *soporosus* ; qui est produit ou caractérisé par le sommeil morbide. — *Maladie soporeuse.* — *Fièvre soporeuse* ; variété de la fièvre intermittente pernicieuse, dans laquelle il y a un assoupissement plus ou moins profond.

SOPORIFÈRE. *V.* SOPORIFIQUE.

SOPORIFIQUE, adj., *soporificus, soporativus, soporifer,* ὑπνωτικός ; qui endort, qui provoque le sommeil.

SORBATE, s. m., *sorbas* ; sel formé par

la combinaison de l'acide sorbique avec une base salifiable.

SORBIQUE, adj., *sorbicus* ; nom donné autrefois à l'acide malique fourni par les baies du sorbier, et qu'on regardait comme un acide particulier.

SORDIDE, adj., *sordidus* (*sordere*, être sale) ; se dit d'un ulcère dont la surface est grisâtre et paraît sale.

SORÉDION, s. m., *soredium* ; assemblage de conides agglomérés, selon Richard.

SOUBRESAUT, s. m., *subsultus* ; se dit des vibrations des tendons qui ont lieu quand les muscles sont affectés de contractions convulsives. — *Soubresaut des tendons, subsultus tendinum.* — *Soubresaut épigastrique, subsultus præcordiorum* ; sorte de palpitation qui se manifeste à l'épigastre.

SOUDE, s. f., *salsola* ; genre de plantes, de la famille des chénopodées, qui renferme un grand nombre d'espèces, des cendres desquelles on retire la soude du commerce.

SOUDE, s. f., *soda* ; oxyde de sodium hydraté, alcali qui n'existe dans la nature qu'à l'état de sel, et qui, pur, n'est d'aucun usage, du moins dans les arts.

Soude aérée ; sous-carbonate de soude.

Soude caustique ; soude pure.

Soude du commerce ; mélange de sous-carbonate, de sulfate, d'hydrochlorate et d'hydrocyanate de soude, de silice, d'alumine, et d'oxydes de fer et de manganèse.

Soude crayeuse ; carbonate de soude.

Soude effervescente; carbonate de soude.

SOUFFLEUR, adj., *anhelator* ; se dit du cheval qui a la respiration bruyante.

SOUFRE, s. m., *sulfur, sulphur,* θεῖον ; corps indécomposé, non métallique, solide, jaune, inodore, insipide, dur, très-fragile, d'une cassure luisante, électrisable résineusement par le frottement, et combustible, qu'on trouve dans la nature à l'état de pureté ou de combinaison avec différentes substances.

Soufre doré d'antimoine ; hydrosulfate sulfuré d'antimoine.

Soufre hydrogéné ; nom donné par Berthollet à l'acide hydrosulfurique.

Soufre végétal ; poudre de lycopode.

SOUPIR, s. m., *suspirium* ; inspiration rapide, profonde et bruyante, suivie d'une expiration lente.

SOURCIL, s. m., *supercilium,* ὀφρύς ; éminence arquée et garnie de poils, qui s'élève au-dessus de chaque arcade sourcilière.

SOURCILIER, adj., *superciliaris* ; qui a

rapport aux sourcils. — *Arcades sourci-*
lières ; éminences peu saillantes situées
en travers, sur la face antérieure de l'os
frontal, au-dessus des orbites. — *Artère*
sourcilière ou *sus-orbitaire.*

Sourcilier, adj. et s. m., *superciliaris ;*
muscle (fronto - surcilier, Ch.) pair et
placé dans l'épaisseur du sourcil, qu'il
porte en dedans.

Souris, s. m., *nystagmus ;* léger mouvement convulsif des fibres sous-orbitai-
res du muscle orbiculaire palpébral.

Sous-acromio-clavi-huméral, adj. et
s. m., *infrà-acromio-clavi-humeralis ;* nom
donné par Dumas au muscle *deltoïde.*

Sous-acromio-huméral, adj. et s. m.,
infrà-acromio-humeralis ; nom donné par
Chaussier au muscle *deltoïde.*

Sous-arbrisseau, s. m., *suffrutex ;* végétal dont la taille tient le milieu entre
celle de l'herbe et celle de l'arbrisseau,
mais dont la tige, quoique ligneuse, ne
porte pas de bourgeons.

Sous-atloïdien, adj., *infrà-atloideus ;*
nom donné par Chaussier à la seconde
paire de nerfs cervicaux.

Sous-axoïdien, adj., *infrà-axoideus ;*
nom donné par Chaussier à la troisième
paire de nerfs cervicaux.

Sous-clavier, adj., *sub-clavius ;* qui
est situé sous la clavicule. —*Artères sous-*
clavières, au nombre de deux, dont la
droite naît de l'innominée et la gauche
de l'aorte, et qui finissent toutes deux
au delà des muscles scalènes. — *Veines*
sous-clavières, qui se jettent dans la veine
cave supérieure, et la forment par leur
réunion.

Sous-clavier, adj. et s. m., *sub-cla-*
vius ; muscle (costo - claviculaire, Ch.)
pair, allongé et aplati, qui s'étend de la
face supérieure du cartilage de la première côte à la face inférieure de la clavicule, qu'il abaisse et porte en avant.

Sous-costal, adj. et s. m., *infrà-costa-*
lis ; nom donné à de petits faisceaux
musculaires, très-variables quant au
nombre et à la disposition, qui sont situés à la face interne de la poitrine, et
qui descendent obliquement d'une côte
à la suivante.

Sous-cutané, adj., *sub-cutaneus ;* qui
est situé sous la peau.

Sous-diaphragmatique, adj., *infrà-*
diaphragmaticus ; épithète donnée par
Chaussier aux vaisseaux et nerfs diaphragmatiques inférieurs.

Sous-épineux, adj., *infrà spinalis ;* nom
d'une fosse ou large excavation de la par-

tie postérieure de l'omoplate, au-dessous
de son épine.

Sous-épineux, adj. et s. m. ; muscle
(grand-scapulo-trochitérien, Ch.) pair,
large, aplati et triangulaire, qui se porte
de la fosse sous - épineuse à la partie
moyenne de la grosse tubérosité de l'humérus.

Sous-hyoïdien, adj., *infrà-hyoideus ;*
qui est au-dessous de l'hyoïde : *région*
sous-hyoïdienne.

Sous-lingual. *V.* **Sublingual.**

Sous-maxillaire, adj., *infrà - maxilla-*
ris ; qui est sous la mâchoire. — *Ganglion*
sous - maxillaire, situé au milieu de la
glande, et formé par le rameau supérieur
du nerf vidien.—*Glande sous-maxillaire,*
grosse glande salivaire placée au côté interne de la branche et du corps de la
mâchoire, et dont le conduit excréteur
s'ouvre sur les côtés du frein de la langue.

Sous-maxillo-cutané, adj., *infrà-maxil-*
lo-cutaneus ; nom donné par Dumas à la
houppe du menton.

Sous-maxillo-labial, adj., *infrà-maxil-*
lo-labialis ; nom donné par Dumas au
muscle *triangulaire des lèvres.*

Sous-mental. *V.* **Submental.**

Sous - métacarpo - latéri - phalangien,
adj. et s. m., *infrà metacarpo-lateri-pha-*
langinianus ; nom donné par Dumas aux
muscles *interosseux palmaires.*

Sous-métatarso-latéri-phalangien, adj.
et s. m., *infrà-metatarso-lateri-phalangi-*
nianus ; nom donné par Dumas à chacun
des muscles *interosseux palmaires.*

Sous-occipital, adj., *infrà-occipitalis ;*
qui est situé sous l'os occipital. — *Prolon-*
gement sous-occipital, apophyse basilaire
de l'os occipital.

Sous-optico-sphéno-scléroticien, adj.
et s. m. ; nom donné par Dumas au muscle *droit inférieur de l'œil.*

Sous - orbitaire, adj., *infrà - orbitalis ;*
qui est placé au-dessous de l'orbite. —
Artère sous-orbitaire, branche de la maxillaire interne. — *Canal* ou *conduit sous-*
orbitaire, qui parcourt obliquement l'é-
paisseur de la paroi inférieure de l'orbite.
— *Nerf sous-orbitaire,* branche du maxillaire supérieur. — *Veine sous-orbitaire,*
qui accompagne l'artère.

Sous-poplité, adj. et s. m., *infrà-popli-*
teus ; nom donné par Spigel au muscle
poplité.

Sous-pubien, adj., *infrà-pubianus ;* qui
est placé au-dessous du pubis. — *Fosse*
sous-pubienne, légère excavation qui entoure le trou sous - pubien. — *Ligament*

sous-pubien, membrane qui bouche ce trou. — *Trou sous-pubien*, ouverture ovalaire ou triangulaire de la partie antérieure de l'os coxal, située en dehors de la symphyse pubienne, au-dessous de la branche horizontale du pubis.

SOUS - PUBIO - COCCYGIEN , adj. et s. m., *infra-pubio-coccygeus ;* nom donné par Chaussier au muscle *releveur de l'anus.*

SOUS-PUBIO-CHÉTI-TIBIAL , adj. et s. m., *infra-pubio creti-tibialis ;* nom donné par Dumas au muscle *droit interne de la cuisse.*

SOUS PUBIO-FÉMORAL , adj. et s. m., *infra - pubio - femoralis ;* nom donné par Chaussier au muscle *second adducteur de la cuisse.*

SOUS-PUBIO-PRÉTIBIAL , adj. et s. m., *infra - pubio - prætibialis ;* nom donné par Chaussier au muscle *droit interne de la cuisse.*

SOUS-PUBIO TROCHANTÉRIEN , adj. et s. m., *infra-pubio-trochanterianus ;* nom donné par Chaussier à chacun des deux muscles *obturateurs*, qu'il distingue en *interne* et *externe.*

SOUS-SCAPULAIRE , adj., *infra-scapularis ;* qui est situé au-dessous de l'omoplate. — *Artère sous - scapulaire ,* la scapulaire commune, d'après Chaussier. — *Artère sous-scapulaire inférieure ,* la même, selon Sabatier. — *Fosse sous - scapulaire ,* excavation de la face antérieure de l'omoplate.

SOUS-SCAPULAIRE , adj. et s. m. ; muscle (sous -scapulo -trochinien , Ch.) pair, aplati, large et triangulaire, qui, de la fosse sous-épineuse et de la lèvre antérieure du bord spinal de l'omoplate, se porte à la petite tubérosité de l'humérus.

SOUS-SCAPULO-TROCHINIEN , adj. et s. m., *infra - scapulo - trochinianus ;* nom donné par Chaussier au muscle *sous-scapulaire.*

SOUS - SEL , s. m. ; sel avec excès de base.

SOUS-SPINI-SCAPULO-TROCHITÉRIEN , adj. et s. m., *infra-spini-scapulo-trochiterianus ;* nom donné par Dumas au muscle *sous-épineux.*

SOUS-STERNAL , adj. , *infra-sternalis ;* qui est situé sous le sternum. — *Artère sous-sternale ,* ou *mammaire interne.* — *Appendice sous-sternal,* ou *xyphoïde.*

SOUS - TROCHANTÉRIEN , adj. , *infra - trochanterianus ;* nom donné par Chaussier à l'artère *circonflexe interne de la cuisse.*

SOUS - TROCHANTINIEN , adj. , *infra - trochantinianus ;* nom donné par Chaussier à l'artère *circonflexe externe de la cuisse.*

SOYE. *V.* SOIE.

SOYEUX , adj. , *sericeus ;* qui a l'aspect de la soie ; qui est couvert de poils doux , mous, serrés, couchés et luisans.

SPA , bourg, près de Liége, célèbre par ses eaux minérales acidules et ferrugineuses froides.

SPADICE , s. m. , *spadix,* assemblage de fleurs sessiles, attachées à un pédoncule commun, et renfermées dans une spathe, qui les enveloppe.

SPADON , s. m. , σπάδων ; eunuque.

SPAGIRIE. *V.* SPAGYRIE.

SPAGYRIE , s. f. , *spagyria, ars spagyrica,* σπαγειρία (σπάω , je sépare, ἀγείρω , je rassemble) ; art de séparer et de combiner les élémens des corps. Synonyme de *chimie.*

SPAGYRIQUE , adj. , *spagyricus ;* qui a rapport à la spagyrie, à la chimie.

SPANOPOGON , s. m. (σπανὸς , rare, πώγων , barbe) ; celui dont la barbe est rare.

SPARADRAP , s. m. , *sparadrapum, sparadrapus, spondarepus ;* emplâtre agglutinatif étendu sur une bandelette de linge ou de papier.

SPARADRAPIER , s. m. ; tablette de bois à l'aide de laquelle on étend sur le linge l'emplâtre agglutinatif destiné à faire un sparadrap.

SPARAGME. *V.* SPASME.

SPARALLIUM , s. m. ; injection d'un liquide dans le vagin.

SPARGANON , s. m. , σπάργανον ; maillot.

SPARGANOSE , s. f. , σπαργάνωσις ; distension excessive des mamelles par le lait.

SPASME , s. m. , *spasmus,* σπάσμα (σπάω , je tire) ; tension, agitation, convulsion.

Spasme clonique. V. CONVULSION.

Spasme cynique, sourire convulsif. *V.* RIS sardonique.

Spasme tonique. V. TÉTANOS.

SPASMODIQUE , adj. , *spasmodicus* (σπάσμα, tension, convulsion) ; qui est causé ou caractérisé par le spasme.

SPASMOLOGIE , s. f. , *spasmologia* (σπάσμα, spasme, λόγος, discours) ; traité sur le spasme.

SPASTIQUE. *V.* SPASMODIQUE.

SPATH , s. m. ; nom générique de tous les minéraux feuilletés qui se trouvent unis aux mines.

Spath calcaire ; carbonate de chaux natif.

Spath fluor ; fluate de chaux natif.

Spath pesant ; sulfate de baryte natif.

SPATHACÉ , adj. , *spathaceus ;* qui est garni ou enveloppé d'une spathe.

Spathe, s. f., *spatha* (σπάθη, glaive) ; gaine membraneuse qui renferme une ou plusieurs fleurs, et qui se fend, se rompt, ou se roule sur le côté.

Spathester, s. m., σπαθηστήρ (σπάω, je tire) ; instrument destiné à ramener le prépuce trop court au devant du gland.

Spathille, s. f., *spathilla* ; petite spathe, spathe partielle de chacune des fleurs qui sont enveloppées par une spathe générale.

Spatile, s. f., σπατίλη : matière fécale liquide.

Spatule, s. f., *spathula* (σπάθη, glaive) ; instrument de pharmacie et de chirurgie, en forme de cuiller aplatie, dont on se sert pour agiter les compositions pharmaceutiques molles et pour étendre les onguens.

Spécifique, adj. et s. m., *specificus* ; se dit des caractères distinctifs des espèces. | *Médicament spécifique, remède spécifique* ; on donne ce nom aux substances auxquelles on attribue la propriété de guérir une maladie plutôt qu'une autre ; il n'en est point de tel, il n'y a que des méthodes de traitement appropriées à chaque maladie.

Spectre, s. m., *spectrum*, φάσμα. On nomme *spectre coloré* ou *solaire*, l'image oblongue et colorée qu'on aperçoit sur un mur blanc, lorsqu'on a fait tomber un rayon du soleil sur l'angle réfringent d'un prisme placé dans une chambre obscure.

Speculum, s. m., *speculum* ; mot latin qui signifie *miroir*, et qu'on a retenu en français pour désigner quelques instrumens propres à dilater l'entrée de certaines cavités, afin d'en laisser voir le fond.

Speculum ani ; on trouve représenté sous ce nom, dans les anciens auteurs, un instrument composé de deux lames légèrement recourbées et portées à angle droit sur deux leviers joints par une charnière. L'instrument étant fermé, il représentait une espèce de bec conique qu'on introduisait facilement dans l'anus, et dont les deux moitiés, en s'écartant l'une de l'autre quand on rapprochait les leviers, ouvraient largement l'anus, et permettaient à l'œil d'explorer l'état du rectum. Dupuytren a fait construire un *speculum ani* beaucoup plus simple, et qui n'est autre chose qu'une espèce de gouttière en étain, dont toutes les dimensions diminuent graduellement d'une extrémité vers l'autre, et qui donne naissance, par son extrémité la

plus large, et du côté de sa convexité, à un manche qui en part à angle droit.

Speculum gutturis ; instrument imaginé par Sanson, et dont on se sert pour tenir la langue immobile et abaissée, et pour découvrir l'isthme du gosier et le pharynx, dans les opérations à faire sur ces parties. Il est fait en buis. Sa face inférieure ou *linguale* est convexe en travers, concave dans le sens de sa longueur ; sa face supérieure ou *palatine* est au contraire convexe en long, et concave d'un côté à l'autre ; son extrémité *pharyngienne* est large, mince et évasée ; son extrémité *dentaire* est épaisse, étroite et continue, avec un manche qui en part à angle droit.

Speculum oculi. V. **Ophthalmostate**.

Speculum oris ; on a désigné par ce nom une espèce de plaque d'une forme à peu près analogue à celle de la langue, percée de fentes et d'ouvertures, et portée par un manche. On l'a aussi appliqué au glossocatoche. On se sert maintenant d'une spatule avec laquelle on tient la langue abaissée, ou d'un bouchon qu'on place entre les dents.

Speculum uteri ; autrefois on désignait par ce nom un instrument à trois branches qui, lorsqu'elles étaient rapprochées, représentaient un cône creux d'assez médiocre volume pour pouvoir être introduit dans le vagin avec facilité, et qui pouvaient ensuite être éloignées ou rapprochées les unes des autres au moyen d'une vis de rappel. Aujourd'hui on se sert du speculum inventé par Récamier. C'est un tube d'étain légèrement conique, d'une longueur et d'une largeur proportionnées à celles des parties dans lesquelles il doit être introduit ; son extrémité la plus petite ou *utérine* est coupée perpendiculairement à son épaisseur, et garnie d'un léger bourrelet ; l'extrémité opposée est large, évasée, et taillée en bec de plume. Dupuytren a fait subir une modification importante à cet instrument, afin de le rendre propre à servir aux opérations chirurgicales qu'on pratique sur le col de l'utérus. Il a fait retrancher, et remplacer par un manche qui en part à angle droit, presque toute sa portion évasée et taillée obliquement. Quelques specula ont leur extrémité utérine coupée en bec de flûte ; d'autres présentent une ou plusieurs ouvertures sur le côté : ces modifications sont indiquées par celles de la maladie qu'on doit traiter.

Speculum vesica ; espèce de dilatateur

très-compliqué dont on faisait usage pour dilater le col de la vessie, afin de faciliter la préhension du calcul.

Spermaceti. *V.* **Blanc** *de baleine.*

Spermacrasie, s. f., *spermacrasia* (σπέρμα, sperme, ἀκρασία, incontinence); gonorrhée; écoulement de semence.

Spermatique, adj., *spermaticus, seminalis*, σπερματικός; qui a rapport au sperme. — *Artères spermatiques*, au nombre de deux, nées de l'aorte, et se rendant aux testicules chez l'homme, aux ovaires chez la femme. — *Canal ou conduit spermatique. V.* **Canal** *déférent.* — *Cordon spermatique ou testiculaire. V.* **Cordon.** — *Plexus spermatiques*, au nombre de deux, fournis par les rénaux. — *Veines spermatiques*, au nombre de deux ou trois de chaque côté, qui se jettent, à droite dans la veine cave inférieure, et à gauche dans la rénale correspondante. — *Voies spermatiques*, suite de canaux qui servent à l'excrétion du sperme.

Spermatocèle, s. f., *spermatocele* (σπέρμα, sperme, κήλη, tumeur); nom donné à l'engorgement du testicule que l'on croyait produit par le sperme.

Spermatologie, s. f., *spermatologia* (σπέρμα, sperme, λόγος, discours); traité sur le sperme.

Spermatopé, adj., *spermatopeus* (σπέρμα, sperme, ποιέω, je fais); nom donné aux alimens dont l'usage paraît activer la sécrétion du sperme et augmenter la quantité de cette humeur.

Spermatozémie. *V.* **Spermacrasie.**

Spermatorrhée, s. f., *spermatorrhœa* (σπέρμα, sperme, ῥέω, je coule); synonyme de *spermacrasie.*

Sperme, s. m., *sperma*, σπέρμα (σπείρω, je sème); humeur blanche et épaisse, que sécrètent les testicules, et qui sert à opérer la fécondation.

Spermiole, s. f., *spermiolum*; frai de grenouille.

Spermiole de Croll, *spermiola Crollii*; poudre composée de myrrhe, d'oliban et de safran, arrosée d'eau distillée de frai de grenouille, à laquelle on ajoute de la camphrée, après qu'elle a été desséchée.

Sphacèle, s. m., *sphacelus*, σφάκελος; gangrène, spécialement gangrène de toute l'épaisseur d'un membre ou d'une partie.

Sphacélé, adj.; qui est affecté de sphacèle.

Sphendone, s. f., σφενδόνη; fronde.

Sphéni-maxillien, adj. et s. m.; nom donné par quelques anatomistes au muscle *ptérygoïdien externe.*

Sphéno-basilaire, adj., *spheno-basilaris*; nom donné par Sœmmerring à l'os occipital.

Sphéno-épineux, adj., *spheno-spinosus*; qui appartient, qui a rapport à l'épine du sphénoïde. — *Artère sphéno-épineuse. V.* **Méningée** *moyenne.* — *Trou sphéno-épineux*, placé au devant de l'épine du sphénoïde, et servant à introduire l'artère méningée moyenne dans le crâne.

Sphéno-maxillaire, adj., *spheno-maxillaris*; qui a rapport au sphénoïde et à l'os maxillaire. — *Fente sphéno-maxillaire*, formée par le sphénoïde, le maxillaire supérieur, le palatin et le malaire, et placée à la partie postérieure de l'angle de réunion des parois inférieure et interne de l'orbite. — *Fosse sphéno-maxillaire*, enfoncement qui existe à la réunion des fosses sphéno-maxillaire et ptérygo-maxillaire.

Sphéno-maxillien, adj. et s. m.; nom donné par quelques anatomistes au muscle *ptérygoïdien interne.*

Sphéno-orbitaire, adj. et s. m.; *spheno-orbitalis*; sous le nom d'*os sphéno-orbitaire*, Béclard désigne la partie antérieure du corps du sphénoïde.

Sphéno-palatin, adj., *spheno-palatinus*, qui appartient ou qui a rapport aux os sphénoïde et palatin. — *Artère sphéno-palatine*, terminaison de la maxillaire interne. — *Ganglion sphéno-maxillaire*, placé en dehors du trou sphéno-palatin, dans la fente ptérygo-maxillaire. — *Muscle sphéno-maxillaire*, le péristaphylin interne, selon Cowper et Morgagni. — *Nerfs sphéno-palatins*, nés de la partie interne du ganglion, au nombre de cinq ou six. — *Trou sphéno-palatin*, ouverture arrondie formée par le sphénoïde et la portion verticale de l'os du palais.

Sphéno-pariétal, adj., *spheno-parietalis*; nom donné à la suture qui unit l'extrémité des grandes ailes du sphénoïde avec l'angle antérieur et inférieur de l'os pariétal.

Sphéno-ptérygo-palatin, adj. et s. m., *spheno-ptérygo-palatinus*; nom donné par Cowper au muscle *péristaphylin externe.*

Sphéno-salpingo-staphylin, adj. et s. m., *spheno-salpingo-staphylinus*; nom donné par Winslow au muscle *péristaphylin externe.*

Sphéno-temporal, adj., *spheno-temporalis*; qui a rapport aux os sphénoïde et temporal. — *Os sphéno-temporal*, la partie postérieure du corps du sphénoïde, selon Béclard.—*Suture sphéno-temporale,* celle qui résulte de l'articulation des grandes ailes du sphénoïde avec la portion écailleuse du temporal.

Sphénoïdal, adj., *sphenoidalis;* qui appartient ou qui a rapport au sphénoïde. — *Cornets sphénoïdaux,* ou *de Bertin.* V. Cornet. — *Épine sphénoïdale,* crête saillante de la face inférieure du sphénoïde, qui s'articule avec le vomer; apophyse triangulaire voisine du bord postérieur de cet os, derrière le trou sphéno-épineux. —*Fente sphénoïdale,* placée entre la grande et la petite aile du sphénoïde. — *Sinus sphénoïdaux,* cavités, au nombre de deux, creusées dans l'épaisseur du corps du sphénoïde, et communiquant avec les fosses nasales.

Sphénoïde, adj. et s. m., *sphenoidalis, sphenoides,* σφηνοειδής (σφήν, coin, εἶδος, ressemblance); os impair, placé à la base du crâne, sur la ligne médiane, et qui soutient toutes les autres pièces de cette boîte osseuse, à laquelle il sert comme de clef.

Sphincter, s. m., *sphincter,* σφιγκτήρ (σφίγγω, je serre); nom commun à plusieurs muscles que leur forme annulaire rend propres à fermer certaines ouvertures naturelles.

Sphincter externe de l'anus; muscle elliptique et aplati qui entoure l'anus, se fixe d'une part au coccyx, et se confond de l'autre avec les bulbo - caverneux et transverse du périnée.

Sphincter interne de l'anus; assemblage des fibres circulaires qui entourent l'extrémité inférieure du rectum, dans l'étendue d'un doigt à peu près.

Sphincter du gosier; nom donné par Cowper aux trois muscles *constricteurs du pharynx.*

Sphincter des lèvres; nom donné par Douglas au muscle *orbiculaire des lèvres.*

Sphincter du vagin; nom donné par divers anatomistes au muscle *constricteur du vagin.*

Sphincter de la vessie; assemblage des fibres blanchâtres et fibro-celluleuses qui entourent le col de la vessie.

Sphincter faux de la vessie; nom donné par Morgagni aux fibres intérieures du muscle relevenr de l'anus, parce qu'elles peuvent, en se contractant, resserrer le col de la vessie, au-dessous duquel elles passent.

Sphygmique, adj., *sphygmicus* (σφυγμός, pouls); relatif au pouls.—*Art sphygmique,* exploration, connaissance du pouls.

Sphygmocéphale, s. m., *sphygmocephalus* (σφυγμός, battement, κεφαλή, tête); sentiment incommode de pulsations continuelles dans la tête.

Spica, s. m., *spica;* sorte de bandage qu'on fait avec une bande roulée à un seul ou à deux globes, et dont les doloires, qui sont ascendantes ou descendantes, se croisant en V, offrent, lorsqu'il est terminé, une disposition analogue à celle des grains qui forment un épi d'orge. Il y a des spica ascendans, descendans, des spica de l'aine, de l'épaule, etc.

Spicanard; nom officinal du nard indien.

Spigélie, s. f., *spigelia anthelminthica;* plante de l'Amérique, dont les feuilles et la racine passent pour vermifuges.

Spilanthe, s. m., *spilanthus oleraceus;* plante du Pérou, dont on mange les feuilles et jeunes pousses, sous le nom de *cresson de Para.*

Spilome, s. m., *spiloma* (σπιλόω, je tache); tache de naissance.

Spina *bifida,* s. m. V. Hydro-rachis.

Spina ventosa, s. m.; maladie du tissu osseux, dans laquelle l'os affecté se dilate dans une plus ou moins grande partie de sa longueur, comme s'il avait été soufflé.

Spinal, adj., *spinalis;* qui a rapport à l'épine du dos. — *Artères spinales,* au nombre de quatre, deux *antérieures* et deux *postérieures,* qui naissent de la vertébrale, et descendent sur chacune des deux faces de la moelle épinière.—*Moelle spinale* ou *épinière.* — *Nerf spinal.* V. Accessoire *de Willis.*

Spini-axoïdo-occipital, adj. et s. m., *spini-axoïdo-occipitalis;* nom donné par Dumas au muscle *grand droit postérieur de la tête.*

Spini-axoïdo-tracheli-atloïdien, adj. et s. m., *spini-axoïdo-tracheli-atloideus;* nom donné par Dumas au muscle *grand oblique de la tête.*

Spino-cranio-trapézien, adj., *spino-cranio-trapezianus;* nom donné par Portal au nerf accessoire de Willis.

Spinthéromètre, s. m., *spintherometrum* (σπινθήρ, étincelle, μέτρεω, je mesure); instrument propre à mesurer la force des étincelles électriques.

Spiralé, adj., *in spiram revolutus;* qui est roulé ou tordu en spirale.

Spiritueux, adj. et s. m., *spirituosus;* nom donné à tout liquide composé d'alcool, ou qui en contient.

Spiroïde, adj., *spiroides* (σπείρα, tour, εἶδος, ressemblance). Chaussier donne le nom de *canal spiroïde* à l'aqueduc de Fallope.

SPLANCHNEURYSME, s. m., *splanchneurysma* (σπλάγχνον, viscère, εὐρύνω, je dilate) ; ampliation excessive d'un viscère.

SPLANCHNIQUE, adj., *splanchnicus*, σπλαγχνικός (σπλάγχνον, viscère) ; viscéral, qui a rapport aux viscères.—*Cavités splanchniques*, celles qui renferment les viscères. — *Nerfs splanchniques*, au nombre de deux de chaque côté : le *grand*, dont les racines viennent des sixième, septième, huitième, neuvième et quelquefois dixième ganglions thoraciques ; le *petit*, qui naît des onzième et dixième ganglions thoraciques.

SPLANCHNOGRAPHIE, s. f., *splanchnographia* (σπλάγχνον, viscère, γράφω, j'écris) ; description des viscères.

SPLANCHNOLITHIASIE, s. f., *splanchnolithiasis* (σπλάγχνον, viscère, λίθος, pierre); concrétion calculeuse engendrée dans un viscère.

SPLANCHNOLOGIE, s. f., *splanchnologia* (σπλάγχνον, viscère, λόγος, discours); traité des viscères.

SPLANCHNOTOMIE, s. f., *splanchnotomia* (σπλάγχνον, viscère, τέμνω, je coupe); dissection des viscères.

SPLEEN, s. m. (σπλήν, rate); hypocondrie, mélancolie.

SPLÉNALGIE, s. f., *splenalgia* (σπλήν, rate, ἄλγος, douleur); douleur dont on rapporte le siége à la rate. | Neuvième genre des choloses, troisième famille de la Nosologie naturelle d'Alibert.

SPLÉNECTOMIE. *V.* SPLÉNOTOMIE.

SPLÉNEMPHRAXIE, s. f., *splenemphraxis* (σπλήν, rate, ἐμφράσσω, j'obstrue); obstruction, altération de texture de la rate.

SPLÉNIQUE, adj., *splenicus* (σπλήν, rate); qui a rapport à la rate.—*Artère splénique*, branche de la cœliaque. — *Plexus splénique*, lacis nerveux qui vient du plexus cœliaque.—*Veine splénique*, qui se jette dans la mésentérique supérieure.

SPLÉNITE, s. f., *splenitis, lienis inflammatio*; inflammation de la rate. Les caractères n'en sont point connus, à moins qu'on ne prenne comme tels ceux de ce qu'on appelle la congestion de ce viscère.

SPLÉNIUS, adj. et s. m.; muscle (cervico-mastoïdien, Ch.) pair, allongé et aplati, qui, des apophyses épineuses des cinq premières vertèbres dorsales, de celle de la septième cervicale, et de la partie inférieure du ligament cervical postérieur, se porte aux apophyses transverses des deux premières vertèbres du cou, à l'apophyse mastoïde et à la face postérieure de l'occipital.

SPLÉNOCÈLE, s. f., *splenocele* (σπλήν, rate, κήλη, tumeur); hernie de la rate.

SPLÉNOGRAPHIE, s. f., *splenographia* (σπλήν, rate, γράφω, j'écris); description de la rate.

SPLÉNOLOGIE, s. f., *splenologia* (σπλήν, rate, λόγος, discours); traité sur la rate.

SPLÉNONCIE, s. f., *splenoncus* (σπλήν, rate, ὄγκος, tumeur); engorgement de la rate, tumeur formée par ce viscère.

SPLÉNOPARECTAME, s. f., *splenoparectama* (σπλήν, rate. παρέκταμα, extension excessive); augmentation de volume de la rate.

SPLÉNOPHRAXIE, s. f., *splenophraxia* (σπλήν, rate, ἐμφράσσω, j'obstrue); synonyme de *splénemphraxie*. Alibert en fait le onzième genre des choloses, troisième famille de sa Nosologie naturelle.

SPLÉNOTOMIE, s. f., *splenotomia* (σπλήν, rate, τέμνω, je coupe); dissection ou extirpation de la rate.

SPODE, s. m., *spodium* (σποδός, cendre); nom donné autrefois à l'oxide de zinc qui se sublimait en calcinant la tutie.

SPOLIATIF adj., *spoliativus*; se dit de la saignée. *V.* ce mot.

SPONDYLALGIE. *V.* SPONDYLARTHROCACE.

SPONDYLARTHROCACE, s. f., *spondylarthrocace* (σπόνδυλος, vertèbre, ἄρθρον, articulation, κακός, mauvais); carie de la colonne vertébrale.

SPONDYLITE, s. f., *spondylitis* (σπόνδυλος, vertèbre); inflammation des vertèbres.

SPONGIEUX, adj., *spongiosus* (spongia, éponge); qui ressemble à une éponge : *tissu spongieux* ou *caverneux; os spongieux* ou *ethmoïde*.

SPONTANÉ, adj., *spontaneus*; se dit des maladies qui paraissent n'être causées par aucun agent extérieur; des évacuations qui ont lieu sans être provoquées par des purgatifs ou des vomitifs; de tout phénomène physiologique qui a lieu sans le secours d'une cause externe.

SPORADIQUE, adj., *sporadicus* (σπείρω, je sème); dispersé çà et là. Se dit des maladies qui sont en petit nombre dans un pays.

SPORANGIDION, s. m., *sporangidium*; paroi interne de l'urne des mousses.

SPORANGION, s. m., *sporangium*; paroi externe de l'urne des mousses.

SPORE, s. f.; nom donné aux corpus

coles reproductifs que renferme l'urne des mousses.

SPORME. *V.* SPORE.

SPUITION. *V.* EXSPUITION.

SPUMEUX, adj., *spumosus* (*spuma*, écume); écumeux, qui est mêlé d'écume.

SPUTATION, s. f., *sputatio* (*sputum*, crachat); action de cracher, crachement.

SQUAME. *V.* ECAILLE.

SQUAMEUX, adj., *squamosus*, *squamiformis*, λεπιδοειδὴς (*squama*, écaille); qui ressemble à une écaille. Synonyme d'*écailleux*, dont on se sert plus souvent. *Suture squameuse.* | Se dit aussi des maladies de la peau dans lesquelles l'épiderme se détache en *écailles*.

SQUARREUX, adj., *squarrosus*; nom donné à toute partie de plante qui est composée d'écailles raides et rapprochées, dont la partie supérieure se recourbe en arrière.

SQUELETTE, s. m., *sceletus*, σκελετὸς; ensemble des os du corps, dans les animaux vertébrés.

Squelette artificiel; celui dont les pièces sont jointes par des moyens mécaniques.

Squelette naturel; celui dont les os sont encore réunis par leurs propres ligamens.

SQUELETTOLOGIE, s. f.; *sceletologia* (σκελετὸς, squelette, λόγος, discours); traité des os et de leurs ligamens.

SQUELETTOPÉE, s. f., *sceletopæa* (σκελετὸς, squelette, ποίεω, je fais); art de préparer les os et de construire les squelettes.

SQUINANCIE. *V.* ANGINE.

SQUINE, s. f., *smilax china*; plante de la Chine, dont on range les racines parmi les sudorifiques.

SQUIRRE. *V.* SQUIRRHE.

SQUIRRHE, s. m., *scirrhus*, σκίῤῥος (σκίῤῥος, éclat de marbre); endurcissement d'un tissu organique, ordinairement sans douleur, sans changement de couleur à la peau, et quelquefois sans tuméfaction, effet de l'irritation chronique.

SQUIRRHEUX, adj., *scirrhosus*; relatif au squirrhe, accompagné de squirrhe.

SQUIRRHOGASTRE. *V.* SQUIRRHOGASTRIE.

SQUIRRHOGASTRIE, s. f., dégénération squirrheuse de l'estomac, onzième genre des gastroses, première famille de la Nosologie naturelle d'Alibert.

STADE, s. m., *stadium* (στάδιον, lieue grecque); période d'une maladie. | Un des trois temps des accès de fièvre intermittente ou rémittente : *stade de froid*, *stade de chaleur*, *stade de sueur*.

STAGNATION, s. f., *stagnatio*; accumulation et rétention d'un liquide dans un lieu quelconque. Les humoristes attribuaient à la stagnation du sang beaucoup de maladies.

STAHLIANISME, s. m.; doctrine de Stahl, qui subordonnait toutes les actions vitales au pouvoir de l'âme sur le corps.

STAHLIEN, adj. et s. m.; se dit des médecins qui partagent les opinions de Stahl sur la vie, la santé et la maladie.

STAHLISME. *V.* STAHLIANISME.

STALAGME. *V.* CORYZA.

STAMINAL, adj., *staminalis*; qui a rapport à l'étamine ou à un tissu.

STAMINEUX, adj., *staminosus*; qui a de longues étamines.

STAMINIFÈRE, adj., *staminifer*; qui porte des étamines.

STAPÉDIEN, adj. et s. m., *stapedius* (*stapes*, étrier); nom donné au muscle de l'étrier.

STAPHISAIGRE, s. f., *delphinium staphysagria*; plante indigène, dont les semences, drastiques et vénéneuses, sont employées pour détruire les poux.

STAPHYLIN, adj., *staphylinus* (σταφυλὴ, luette); qui appartient à la luette.

Staphylin moyen, adj. et s. m.; nom donné par Winslow au muscle *palato-staphylin*.

STAPHYLINO-PHARYNGIEN, adj. et s. m., *staphylino-pharyngeus*; nom donné par Morgagni au muscle *palato-staphylin*.

STAPHYLÔME, s. m., *staphyloma* (σταφυλὴ, raisin); nom commun à plusieurs tumeurs qui s'élèvent de la surface antérieure du globe de l'œil. — *de la cornée*, saillie considérable de la cornée transparente qui, épaissie ou amincie, est ordinairement opaque, inégale, d'apparence nacrée, et disposée à la dégénération carcinomateuse. — *de la sclérotique*, saillie irrégulière de quelque point de la surface du globe de l'œil, recouverte par la sclérotique amincie et devenue assez transparente pour laisser apercevoir la couleur brune ou bleuâtre des tissus supérieurs. Ces deux maladies sont à peu près incurables. — *de l'iris*, procidence ou hernie de cette membrane à travers une perforation de la cornée. On la guérit par le décubitus sur le dos, la compression et les caustiques.

STAPHYLONCIE, s. f., *staphyloncus* (σταφυλὴ, luette, ὄγκος, tumeur); tuméfaction de la luette.

STASE, s. f., *stasis*, στάσις (στάω, je m'arrête); stagnation du sang, des humeurs.

STATION, s. f., *statio*, στάσις, action de se tenir debout.

STATIONNAIRE, adj., *stationnarius* (*stare*, se tenir) : se dit des maladies qui continuent à se montrer même après que la constitution à laquelle on les attribuait a cessé, et de celles qui, après être arrivées à un certain degré, semblent y demeurer sans diminuer ni s'accroître.

STATIQUE, s. f., *statica*; partie de la physique qui traite des lois de l'équilibre des solides.

STATURE, s. f., *statura*, μέγεθος; hauteur de la taille d'un homme.

STÉARATE, s. m., *stearas*; sel formé par la combinaison de l'acide stéarique avec une base salifiable.

STÉARINE, s. f., *stearina* (σ͂λέαρ, suif); substance en masses aiguillées ou étoilées, incolore, insipide, peu odorante, fusible au feu et soluble dans l'alcool à chaud, qui forme la graisse par son union avec l'élaïne.

STÉARIQUE, adj., *stearicus*; nom donné par quelques chimistes à l'acide margarique.

STÉATOCÈLE, s. f., *steatocele*, σλέατοκηλη (σλέαρ, suif, κήλη, tumeur); tumeur ayant son siège dans le scrotum, et formée par une matière semblable à du suif.

STÉATOMATEUX, adj., *steatomatosus*; qui est de la nature du stéatôme.

STÉATOMATODE, adj., *steatomatodes* (σλέατωμα, stéatôme, εἶδος, ressemblance); lardacé.

STÉATÔME, s. m., *steatoma*, σλέατωμα (σλέαρ, suif); tumeur enkystée remplie d'une matière semblable à du suif.

STÉGANOPODE, adj. et s. m., *steganopodes*, (σλεγανὰς, couvert, ποῦς, pied); pied-plat.

STEGNOSE, s. f., *retentio* (σλεγνόω, je resserre); astriction. | Rétention des évacuations. | Constipation.

STEGNOTIQUE, adj., *stegnoticus*, σλεγνωτικὸς (σλεγνόω, je resserre); astringent.

STEIROSE, s. f., *steirosis* (σλειρόω, je rends stérile); stérilité.

STÉNOCARDIE, s. f., *stenocardia* (σλενὸς, étroit, καρδία, cœur); angine de poitrine.

STÉNOCHORIE, s. f., *stenochoria* (σλενὸς, étroit, χῶρος, espace); rétrécissement.

STÉNOPYRE, s. f., *sthenopyra* (σθένος, force, πῦρ, feu); fièvre inflammatoire.

STÉNOSE, s. f., *stenosis*, σλένωσις; coarctation, rétrécissement.

STÉNOSTEGMOSE, s. f., *stenostegmosis*: rétrécissement du canal de Stenon.

STERCORAL, adj., *stercoralis* (*stercora*, matières fécales); qui a rapport aux ma-

tières fécales. — *Abcès stercoraux*; ils dépendent de l'épanchement dans le tissu cellulaire des matières stercorales, par suite de la crevasse ou de la blessure de l'intestin. Il faut les inciser aussitôt qu'on les reconnaît, pour éviter les effets de la gangrène qu'ils produisent. Ils dégénèrent ordinairement en fistules appelées encore *fistules stercorales*.

STÉRILE, adj., *sterilis*, ἄγονος; qui ne porte pas de fruits.

STÉRILITÉ, s. f., *sterilitas*, ἀγονία; état ou qualité de ce qui ne porte point de fruits.

STERNAL, adj., *sternalis*; qui appartient au sternum. — *Côtes sternales. V.* CÔTE.

STERNALGIE, s. f., *sternalgia* (σλέρνον, poitrine, ἄλγος, douleur); angine de poitrine.

STERNO-CLAVICULAIRE, adj., *sterno-clavicularis*; nom donné à l'articulation de l'extrémité interne de la clavicule avec l'extrémité interne du sternum.

STERNO-CLAVI-MASTOÏDIEN, adj. et s. m., *sterno-clavi-mastoideus*; nom donné par Dumas au muscle *sterno-cléido-mastoïdien*.

STERNO-CLEIDO-MASTOÏDIEN, adj. et s. m.; *sterno-cleido-mastoideus*; muscle (sterno-mastoïdien, Ch.) pair, allongé et aplati, qui, de l'apophyse mastoïde, de la région voisine du temporal, et du tiers externe de la ligne courbe supérieure de l'occipital, se porte à la partie antérieure et supérieure du sternum, ainsi qu'à la portion interne de la clavicule.

STERNO-COSTAL, adj. et s. m., *sterno-costalis*; nom donné par Chaussier au muscle *triangulaire du sternum*.

STERNO-COSTO-CLAVI-HUMÉRAL, adj. et s. m., *sterno-costo-clavi-humeralis*; nom donné par Dumas au muscle *grand pectoral*.

STERNODYNIE, s. f., *sternodynia* (σλέρνον, poitrine, ὀδυνὴ, douleur); angine de poitrine.

STERNO-HUMÉRAL, adj. et s. m., *sterno-humeralis*; nom donné par Chaussier au muscle *grand pectoral*.

STERNO-HYOÏDIEN, adj. et s. m., *sterno-hyoideus*; muscle pair, allongé et aplati, qui, du bord inférieur du corps de l'hyoïde, se porte à la partie postérieure du sternum et de l'articulation costo-claviculaire.

STERNO-MAXILLAIRE, adj. et s. m., *sterno maxillaris*; muscle qui, chez les fourmiliers et les tatous, s'étend du sternum à la partie inférieure de la branche de la mâchoire, et semble tenir lieu du digastrique.

Sterno-pubien, adj. et s. m., *sterno-pubianus*; nom donné par Chaussier au muscle *droit du bas-ventre*.

Sterno-thyroïdien, adj. et s. m., *sterno-thyroideus*; muscle pair, qui s'étend de la ligne oblique externe du cartilage thyroïde à la face postérieure du sternum et au cartilage de la seconde côte.

Sternum, s. m., *sternum, os pectoris*, στέρνον; assemblage de trois pièces, suivant les uns, de six à huit, selon les autres, qui servent de plastron aux organes contenus dans la poitrine, complètent le coffre thorachique en devant, et sont plus ou moins cartilagineuses. Geoffroy-Saint-Hilaire le définit : assemblage des os de la couche inférieure, placés au-devant de la poitrine, employant au profit de celle-ci leurs surfaces intérieures à lui servir de cloison, de berceau et de plastron, et leurs surfaces extérieures à offrir des bases et des points d'attache à diverses portions du système musculaire.

Sternutatoire, adj., *sternutatorius*, πταρμικὸς; nom donné aux substances qui provoquent l'éternuement.

Sterteur, s. f., *stertor*; ronflement.

Stertoreux, adj., *stertorosus*; ronflant : *respiration stertoreuse*.

Stéthoscope, s. m. (στῆθος, poitrine, σκοπέω, j'examine); instrument imaginé par Laënnec, consistant dans un cylindre de buis d'un pied de long, percé dans le sens de sa longueur d'un canal de trois lignes de diamètre, composé de deux pièces qui se vissent l'une sur l'autre, creusé à une de ses extrémités en entonnoir d'environ dix-huit lignes de profondeur. Pour se servir de cet instrument, il faut appliquer son extrémité concave sur la poitrine du malade, et appliquer l'oreille sur l'autre extrémité. S'agit-il d'explorer, non la respiration, mais les battemens du cœur, on adapte à l'extrémité concave un enbout en buis, surmonté d'un petit tube de cuivre qui pénètre dans le canal du stéthoscope. C'est à l'emploi de cet instrument usité depuis peu, que Laënnec, qui l'a imaginé, a donné le nom d'*auscultation médiate*; il s'en est servi avantageusement pour perfectionner le diagnostic des maladies de poitrine.

Sthénie, s. f., *sthenia* (σθενὸς, resserré); excès de ton, rigidité des tissus, excès de force, d'action organique; exaltation de la vie.

Sthénique, adj., *sthenicus*; causé par la sthénie.

Sthénopyre. *V.* Sténopyre.

Stibié, adj., *stibiatus* (*stibium*, antimoine); qui contient de l'antimoine.

Stillation, s. f., *stillatio*, στάξις (*stillo*, je tombe goutte à goutte); chute d'un liquide qui tombe par gouttes.

Stimulant, adj. et s. m., *stimulans* (*stimulus*, aiguillon); se dit de tous les agens qui excitent, accélèrent l'action organique.

Stimulation, s. f., *stimulatio*; action des stimulans; état des tissus stimulés.

Stimuleux, adj., *stimulosus*; se dit, en botanique, des parties couvertes de poils raides, dont la piqûre cause une douleur brûlante.

Stimulus, s. m.; se prend tantôt pour l'action des stimulans, tantôt pour les stimulans en général.

Stipe, s. m., *stipes*; tige qui s'élève verticalement, vit long-temps, se ramifie rarement, et se couronne d'un faisceau de feuilles au sommet.

Stipelle, s. f., *stipella*; stipule qui naît à la base des folioles, sur les pétioles particuliers des feuilles composées.

Stipiforme, adj., *stipiformis*; qui ressemble à un stipe.

Stipité, adj., *stipitatus*; qui est rétréci par sa base en manière de pieu.

Stipulation, s. f., *stipulatio*; tout ce qui a rapport aux stipules.

Stipule, s. f., *stipula*; appendice membraneux ou foliacé qui accompagne souvent les feuilles, et qui même les remplace quelquefois.

Stipulé, adj., *stipulatus*; qui est garni de stipules.

Stipuleux, adj., *stipulosus*; qui a de grandes stipules.

Stolonifère, adj., *stolonifer*; se dit d'une tige qui pousse des drageons.

Stomacace, s. m., *stomacace*, στομακάκη (στόμα, bouche, κακὸς, mauvais); ulcération et fétidité de la bouche.

Stomacal, adj., *stomachalis*, στομαχικὸς; qui est bon pour l'estomac.

Stomacalgie, s. f., *stomacalgia* (στόμαχος, estomac, ἄλγος, douleur); douleur d'estomac.

Stomachique. *V.* Stomacal.

Stomalgie, s. f., *stomalgia* (στόμα, bouche, ἄλγος, douleur); douleur de bouche.

Stomatique, adj. et s. m., *stomaticus*, στοματικὸς; nom donné aux médicamens qu'on emploie dans les maladies de la bouche.

STOMATORRHAGIE, s. f., *stomatorrhagia* (στόμα, bouche, ῥήγνυμι, je fais irruption); hémorrhagie de la bouche.

STOMO - GASTRIQUE, adj., *stomo-gastricus*; nom donné par Chaussier à l'artère *coronaire stomachique*.

STOBAX. *V.* STYRAX.

STORYNE, instrument dont les anciens se servaient, au rapport d'Arétée, pour tirer du sang du nez.

STRABISME, s. m., *strabismus* (στραβός, louche); défaut de parallélisme entre les axes des rayons visuels, les deux yeux ne regardant pas en même temps le même objet. Il peut tenir à une inégalité naturelle, ou acquise par l'exercice, dans la force des muscles moteurs du globe, à un état convulsif de l'un de ces muscles, à une différence existante dans la partie ou dans la sensibilité des deux yeux, enfin à une affection cérébrale. Les moyens qu'on a proposés contre le strabisme sont en général peu efficaces. Si la maladie dépend d'un excès de force d'un des muscles moteurs, il faut chercher à donner du ton à celui qui est relativement trop faible, en plaçant au-devant du globe un masque, ou seulement un hémisphère percé d'une ouverture petite, située du côté où il est nécessaire de ramener la pupille, ou en plaçant du côté où elle se dirige vicieusement, un miroir, une mouche, quelque corps enfin qui, par la gêne qu'il fait éprouver au malade, l'engage à tourner l'œil du côté opposé. Si elle tient à une faiblesse de l'organe, il faut le fortifier en le faisant exercer seul, et en condamnant l'autre au repos. Si enfin la maladie est symptomatique, il faut traiter l'affection d'où elle dépend.

STRAMOINE, s. f., *datura stramonium*; plante solanée, narcotique et vireuse, employée quelquefois en médecine.

STRANGULATION *utérine. V.* HYSTÉRIE.

STRANGURIE, s. f., *stranguria* (σῐράγξ, goutte qui tombe, οὖρον, urine); émission de l'urine, accompagnée de douleur, de ténesme, dans laquelle ce liquide ne sort que goutte à goutte et avec effort.

STRATIFICATION, s. f., *stratificatio*; action de disposer par couches ou par lits superposés, des corps qu'on veut combiner ensemble.

STREBLOSE, s. f., *streblosis*, στρέβλωσις; entorse.

STREMMA, s. f., στρέμμα (στρέφω, je tourne); entorse.

STRICTURE, s. f., *strictura* (*stringo*, je serre); étranglement, rétrécissement.

STRIE, s. f., *stria*. On appelle *stries sanguines* des filets de sang qu'on observe dans les crachats, dans le pus, sur les excrémens.

STRIÉ, adj., *striatus*; dont la surface présente des stries, des cannelures. | Se dit aussi des crachats où l'on remarque des filets de sang.

STROBILE. *V.* CÔNE.

STRONGLE, s. m., *strongylus*, σῐρογγύλος; ascaride lombricoïde.

STRONTIANE, s. f., *strontiana*; oxyde de strontium. Alcali solide, grisâtre et caustique, soluble dans l'alcool, qui brûle ensuite avec une belle flamme purpurine. On ne le trouve dans la nature qu'à l'état de sel.

STRONTIANITE, s. f., *strontianites*; carbonate de strontiane natif.

STRONTITE, s. f.; nom donné par Hope à la strontiane.

STRONTIUM, s. m.; métal solide, blanc, brillant et plus pesant que l'eau, qui, par sa combinaison avec l'oxygène, produit la strontiane.

STRUCTURE, s. f., *structura*, κατασκευή (*struo*, je construis); arrangement, disposition des parties, des tissus ou des élémens organiques qui entrent dans la composition des corps vivans.

STRUMES. *V.* SCROFULES.

STRUMEUX. *V.* SCROFULEUX.

STRYCHNATE, s. m.; sel formé par la combinaison de l'acide strychnique avec une base salifiable.

STRYCHNINE, s. f.; alcali végétal, solide, cristallin, inodore, amer et excessivement vénéneux, qu'on a découvert dans la noix vomique.

STRYCHNIQUE, adj.; nom d'un acide qui a été trouvé dans la noix vomique.

STUPÉFACTIF. *V.* STUPÉFIANT.

STUPÉFACTION, s. f., *stupefactio*; étonnement.

STUPÉFIANT, adj. et s. m., *stupefaciens*; qui provoque la stupeur.

STUPEUR, s. f., *stupor*; diminution de l'activité des facultés intellectuelles, avec air d'étonnement, allant souvent jusqu'à l'assoupissement.

STUPIDE, adj., *stupidus*; privé d'intelligence.

STUPIDITÉ, s. f., *stupiditas*; se dit des personnes dont les facultés intellectuelles sont à peine suffisantes pour le train ordinaire de la vie. | Idiotisme accidentel.

STUPPA, s. f., στύππη, στυππεῖον; étou

pe dont on fait usage dans quelques appareils. | Sachet de linge dont on remplit certaines cavités, ou qu'on applique à l'extérieur comme épithème.

Stygmate, s. m., *stigma* (σℓίζω, je pique); sommet du pistil. | Ouvertures placées sur les côtés du corps des insectes, et par lesquelles l'air pénètre dans les trachées. | Cicatrice, marque.

Stygmates, s. m. pl. ; nom par lequel J. Cloquet a proposé de désigner les cicatrices rayonnées fibro-cartilagineuses et blanchâtres qui restent sur le péritoine après l'oblitération du collet du sac herniaire.

Style, s. m., *stylus*; partie du pistil qui sépare l'ovaire du stygmate.

Stylet, s. m., *stylus* (στύλος, espèce de poinçon dont les anciens se servaient pour écrire); tige d'acier ou d'argent, flexible, pleine et cylindrique, terminée d'un côté par une olive, et ordinairement percée d'un chas à l'autre, qu'on emploie pour sonder les plaies, les fistules, etc., ou pour passer les sétons.

Stylet de Méjean. C'est le même que la sonde d'Anel, excepté qu'il est percé d'un chas du côté opposé à son olive, afin de pouvoir entraîner une soie qui sert à monter un séton, de bas en haut, dans le canal nasal.

Stylhyal, s. m. ; nom donné par Geoffroy-Saint-Hilaire à l'os styloïde, qu'il regarde comme faisant partie de l'appareil appelé *hyoïde*.

Stylo-cérato-hyoïdien, adj. et s. m., *stylo-cerato-hyoideus*; nom donné par Spigel au muscle *stylo-hyoïdien*.

Stylo-cératoïdien, adj. et s. m., *stylo-ceratoides*; nom donné par Riolan au muscle *stylo-hyoïdien*.

Stylo-chondro-hyoïdien, adj. et s. m., *stylo-chondro-hyoïdeus*; nom donné par quelques anatomistes à une portion du muscle *stylo-hyoïdien*.

Stylo-glosse, adj. et s. m., *stylo-glossus*; muscle pair et allongé, qui s'étend de l'apophyse styloïde et du ligament stylo-maxillaire sur le côté de la langue, qu'il élève et porte en arrière.

Stylo-hyoïdien, adj., *stylo-hyoideus*; qui appartient à l'apophyse styloïde et à l'hyoïde.—*Ligament stylo-hyoïdien,* étendu de l'apophyse styloïde à la petite corne de l'hyoïde.—*Nerf stylo-hyoïdien,* second rameau du trifacial.

Stylo-hyoïdien, adj. et s. m., *stylo-hyoïdeus*; muscle pair, allongé, mince et étroit, qui s'étend de l'apophyse styloïde au corps de l'hyoïde, et qui s'ouvre

dans son milieu pour livrer passage au tendon du digastrique.

Stylo-mastoïdien, adj., *stylo-mastoïdeus*; qui appartient aux apophyses styloïde et mastoïde.—*Artère stylo-mastoïdienne;* branche de l'auriculaire postérieure ou de l'occipitale, qui passe dans l'oreille interne.—*Trou stylo-mastoïdien,* terminaison de l'aqueduc de Fallope, situé à la base du rocher, et qui donne passage au nerf facial.

Stylo-maxillaire, adj., *stylo-maxillaris;* nom d'un ligament qui s'étend de l'apophyse styloïde à l'angle de la mâchoire.

Stylo-pharyngien, adj. et s. m., *stylo-pharyngeus;* muscle pair, grêle et allongé, qui s'étend de l'apophyse styloïde aux parois du pharynx et au bord postérieur du cartilage thyroïde.

Styloïde, adj., *styloides*, στυλοειδής (στύλος, stylet, εἶδος, ressemblance); nom d'une apophyse longue et grêle de l'os temporal, et de deux autres apophyses pyramidales qu'on remarque à l'extrémité inférieure du radius et du cubitus.

Stymatose, s. f., *stymatosis* (στύμα, érection); urétrorrhagie.

Styptique, adj., *stypticus*, στυπτικός (στύφω, je resserre); moyen thérapeutique qui a la propriété de resserrer les tissus organiques. | Astringent.

Styrax *calamite;* baume solide, brillant, rougeâtre, en larmes ou en pains mêlés de grains amygdaloïdes, qui est formé par le *styrax officinale,* arbre de la Syrie, du tronc duquel il découle.

Styrax liquide; résine molle, visqueuse, d'un jaune brun ou rougeâtre, d'une odeur forte et aromatique, qui découle du *liquidambar styracifiua.*

Subérate, s. m., *suberas;* sel formé par la combinaison de l'acide subérique avec une base salifiable.

Subéreux, adj., *suberosus;* qui a la consistance ou l'apparence du liége.

Subérine, s. f. ; nom donné par Chevreul au tissu du liége, qu'il regarde comme un principe immédiat des végétaux.

Subérique, adj., *subericus;* nom d'un acide blanc, pulvérulent, peu sapide, fusible et volatilisable, qui résulte de l'action de l'acide nitrique sur le liége.

Subgrondation, s. f. (*subgrundatio,* entablement); enfoncement de quelque partie, du crâne avec ou sans solution de continuité, au-dessous du niveau des parties voisines.

SUB-INFLAMMATION, s. f., *sub-inflammatio;* expression vicieuse employée pour désigner l'irritation, l'inflammation des vaisseaux blancs ou lymphatiques qui a lieu dans les scrofules, le cancer, les dartres, les affections tuberculeuses, etc.

SUBINTRANT, adj., *subintrans,* se dit uniquement des fièvres intermittentes dont les accès sont si rapprochés qu'à peine l'un est fini que l'autre commence, de telle sorte qu'ils semblent rentrer les uns dans les autres.

SUBLIMABLE, adj.; qui peut être sublimé.

SUBLIMATION, s. f., *sublimatio,* μετεωρισμὸς, ὕψωσις, ἔπαρσις; opération qui consiste à volatiliser une matière sèche, et à la condenser à la partie supérieure d'un appareil particulier.

SUBLIMATOIRE, adj. et s. m., *sublimatorius, sublimatorium;* propre à opérer la sublimation. | Nom d'un vaisseau particulier destiné à cet usage.

SUBLIME, adj., *sublimis;* haut, élevé. —*Fléchisseur sublime.* V. FLÉCHISSEUR — *Respiration sublime,* celle qui s'accompagne d'une élévation considérable des côtes et de l'écartement des ailes du nez, au moment de l'inspiration.

SUBLIMÉ, adj. et s. m., *sublimatus;* qui a subi la sublimation. | Produit de cette opération. *Sublimé corrosif;* deutochlorure de mercure. *Sublimé doux;* protochlorure de mercure.

SUBLIMER, v. a., *sublimare;* réduire un corps en vapeurs, que l'on fait ensuite condenser.

SUBLINGUAL, adj., *sublingualis;* qui est situé sous la langue.—*Artère sublinguale,* nom donné à la linguale par quelques anatomistes, et à une de ses branches par d'autres. — *Glande sublinguale,* glande salivaire, double, oblongue, aplatie, amygdaloïde, située sous la langue, près du frein de laquelle s'ouvrent ses conduits excréteurs.

SUBLUXATION, s. f., *subluxatio;* luxation incomplète.

SUBMENTAL, adj., *submentalis;* qui est situé sous le menton. — *Artère submentale,* branche de la faciale. — *Veine submentale,* qui s'ouvre dans la labiale.

SUBMERGÉ, adj., *submersus;* inondé.

SUBMERSIBLE, adj.; nom donné à une plante qui élève ses fleurs au-dessus de l'eau, lors de la fécondation, et qui s'y replonge ensuite.

SUB-SURDITÉ, s. f., *sub-surditas;* surdité incomplète.

SUBULÉ, adj., *subulatus;* en alêne : qui se rétrécit insensiblement depuis le milieu jusqu'au sommet.

SUC, s. m.; *succus,* χυλὸς, ὀπὸς; liquide qu'on obtient en exprimant une substance végétale ou animale. Nom donné à certains fluides du corps des animaux. *Suc gastrique,* fluide secrété par la membrane muqueuse de l'estomac. *Suc d'hypociste,* extrait fait avec le suc du *cytisus hypocistus,* obtenu par expression, et épaissi au feu. *Suc nourricier,* nom donné par le vulgaire au *sang.*

SUCCÉDANÉ, adj. et s. m., *succedaneus, substitutus;* nom donné à un médicament qui, ayant les mêmes propriétés qu'un autre, peut lui être substitué.

SUCCENTURIÉ, adj., *succenturiatus (succenturiare,* sur-ajouter); le nom de *ventricules succenturiés* a été donné aux *capsules surrénales.*

SUCCENTURIER, adj., *succenturiatus (succenturiare,* remplacer); le nom d'*estomac succenturier* a été donné au duodénum.

SUCCIN, s. m., *succinum,* ἤλεκτρον; substance solide, jaunâtre, insipide, compacte, inodore, d'une cassure vitreuse, susceptible d'un beau poli, prenant une odeur agréable par le frottement et la chaleur, qui s'électrise résineusement par le frottement, et qu'on trouve en plusieurs lieux dans la nature.

SUCCINATE, s. m., *succinas;* sel formé par la combinaison de l'acide succinique avec une base salifiable. *Succinate d'ammoniaque,* s. m., *succinas ammonii;* sel soluble qui peut remplacer l'eau de Luce.

SUCCINIQUE, adj., *succinicus;* nom d'un acide cristallisable, inodore, transparent, d'une saveur légèrement âcre, peu soluble dans l'eau et inaltérable à l'air, qu'on obtient en chauffant le succin dans des vaisseaux fermés.

SUCCION, s. f., *suctio, suctus,* μύζησις; action de sucer.

SUCCOTRIN, adj.; nom donné à une sorte d'aloès.

SUCCUBE, s. m., *succubus (sub,* sous, *cubare,* coucher), cauchemar; fantôme féminin avec lequel un homme endormi croit avoir commerce.

SUCCULENT, adj., *succulentus;* qui contient beaucoup de suc.

SUCCUSSION, s. f., *succussio;* action de

secouer. Par la succussion de la poitrine, quelques médecins croient avoir obtenu d'entendre le flot du liquide dans l'hydrothorax.

Sucer, v. a., attirer un liquide dans la bouche, en faisant le vide dans cette cavité à l'aide de l'inspiration.

Sucre, s. m., *saccharum*, σάκχαρον; substance solide, d'une saveur douce, blanche, soluble dans l'eau et l'alcool, et susceptible d'éprouver la fermentation alcoolique, qu'on trouve dans un grand nombre de végétaux.

Sucre candi; sucre de canne cristallisé.

Sucre d'amidon; il ne diffère pas de celui de raisin : on l'obtient en traitant l'amidon par l'eau aiguisée d'acide sulfurique.

Sucre de betterave; le même que celui de canne.

Sucre de canne; sucre cristallisable en prismes quadrilatères ou hexaèdres, terminés par des sommets dièdres ou trièdres, incolore, inaltérable à l'air et très-soluble dans l'eau, qu'on trouve dans la canne à sucre, l'érable, la châtaigne, la betterave, etc.

Sucre de diabétés; celui qu'on retire de l'urine des personnes atteintes du diabétes.

Sucre de lait; substance cristallisable en parallélipipèdes réguliers, terminés par des pyramides à quatre faces, incolore, demi-transparente, dure, inodore et d'une saveur un peu sucrée, qu'on trouve dans le lait.

Sucre de plomb; acétate de plomb.

Sucre de raisin; sucre sous la forme de petits grains réunis en tubercules ou en aiguilles, d'une saveur d'abord fraîche, puis sucrée, qu'on retire du raisin : on en rapproche celui de miel et d'amidon, celui des diabétiques et celui d'une foule de fruits.

Sucre de Saturne; acétate de plomb.

Sucre des champignons; sucre cristallisable en prismes quadrilatères, ou en aiguilles soyeuses très fines, qu'on retire des champignons.

Sucre vermifuge; mélange de deutoxide de fer noir, de mercure et de sucre, triturés ensemble.

Sudatoire, adj., *sudatorius* (*sudor*, sueur); se dit d'une fièvre accompagnée de sueur excessivement abondante.

Sudorifique, adj. et s. m., *sudorificus* (*sudor*, sueur); qui provoque la sueur.

Suette, s. f., *sudor anglicus*; maladie épidémique avec sueurs abondantes, qui paraît n'être qu'une gastro-entérite, une gastro-encéphalite, ou encéphalite et sur-exhalation de sueur.

Suette de Picardie. V. **Suette.**

Sueur, s. f., *sudor*, ἱδρώς; produit de la transpiration cutanée, rassemblée en gouttelettes à la surface de la peau.

Sueur anglaise. V. **Suette.**

Suffocant, adj., *suffocans*; qui peut produire la suffocation; se dit de la bronchite avec suffocation imminente : *catarrhe suffocant.*

Suffocation, s. f., *suffocatio;* difficulté extrême de respirer.

Suffocation *de l'utérus. V.* **Hystérie.**

Suffocation *de matrice. V.* **Hystérie.**

Suffocation *hystérique. V.* **Hystérie.**

Suffocation *utérine. V.* **Hystérie.**

Suffusion de l'œil. V. Cataracte.

Suffusion *ictérique. V.* **Ictère.**

Sugillation, s. f., *sugillatio;* meurtrissure. S'entend encore des taches d'un rouge plus ou moins livide, qui paraissent spontanément à la peau dans certaines maladies.

Suif, s. m., *sebum*, στέαρ; substance grasse, insipide, inodore et d'une consistance ferme, qu'on trouve auprès des reins et des viscères mobiles de l'abdomen du bœuf, du mouton, du bouc et du cerf.

Suif minéral, substance blanche et cassante, qu'on trouve dans les lacs de la Suède, et qui tient place parmi les huiles bitumineuses.

Suint, s. m.; matière grasse, composée de margarate, d'acétate, de carbonate et d'hydrochlorate de potasse, avec une substance animale particulière, qui enduit la laine.

Suintement, s. m.; transsudation d'un liquide à la surface d'une plaie.

Sulfate, s. m., *sulfas;* sel formé par la combinaison de l'acide sulfurique avec une base salifiable.

Sulfate acide d'alumine et de potasse ou *d'ammoniaque. V.* **Alun.**

Sulfate acide de cuivre, sur-sulfate de cuivre, sulfas cupri; sel cristallisable en prismes irréguliers, à quatre ou huit pans, d'un bleu foncé, transparent, d'une saveur acide et styptique, efflorescent, et très soluble dans l'eau, qui est astringent, cathérétique et très vénéneux.

Sulfate d'ammoniaque, sulfas ammonii; sel cristallisable en prismes hexaèdres terminés par des pyramides à six faces, d'une saveur très amère et piquante, très soluble dans l'eau, et inaltérable à l'air, qui existe en petite quantité dans la nature, combiné avec le sulfate d'alumine.

Sulfate de baryte, sulfas barytæ; sel insoluble dans l'eau, insipide, inaltérable à l'air, qu'on rencontre assez abondamment dans la nature, soit amorphe, soit cristallisé en prismes droits à base rhomboïdale.

Sulfate de cadmium, sulfas cadmii; sel cristallisable en gros prismes rectangulaires, transparens, efflorescens et très-solubles dans l'eau : il est astringent.

Sulfate de chaux, sulfas calcis; sel très répandu dans la nature, où il existe sous un grand nombre de formes, qui se dissout en faible quantité dans l'eau, et qui rend alors celle-ci lourde, indigeste, irritante.

Sulfate de cinchonine; sel cristallisable en prismes à quatre pans, d'une saveur très amère, soluble dans l'alcool, insoluble dans l'éther, et fusible comme de la cire, qui possède des propriétés stimulantes très-énergiques.

Sulfate de cuivre et d'ammoniaque, sulfas cupri et ammonii; sel bleu, velouté et d'une odeur ammoniacale, qui n'existe pas dans la nature, et qu'on a administré à l'intérieur, quoique ce soit un violent poison irritant.

Sulfate de deutoxyde de mercure, sulfas mercurii; sel solide, blanc et déliquescent, qu'on employait autrefois comme antisyphilitique, mais qui ne sert plus qu'à la préparation du sous-deutosulfate et du deutochlorure de mercure.

Sulfate de magnésie, sulfas magnesiæ; sel cristallisable en prismes à quatre pans terminés par des pyramides à quatre faces, d'une saveur amère, désagréable et nauséabonde, efflorescent et très-soluble dans l'eau, qui existe en abondance dans la nature, et qu'on emploie comme purgatif.

Sulfate de potasse, sulfas potassæ; sel cristallisable en prismes à quatre ou six pans surmontés de pyramides à quatre ou six faces, blanc, d'une saveur légèrement amère, et soluble dans l'eau, qui figure parmi les purgatifs.

Sulfate de protoxyde de fer, sulfas ferri; sel cristallisable en rhombes transparens, vert, d'une saveur styptique et atramentaire, efflorescent et soluble dans l'eau, qu'on a donné à l'intérieur comme tonique et astringent, ou même comme sudorifique.

Sulfate de quinine; sel cristallisable en aiguilles ou en lames étroites, alongées, nacrées, flexibles, d'une saveur très-

amère, et très-soluble dans l'eau, qui est employé comme excitant et fébrifuge.

Sulfate de soude, sulfas sodæ; sel cristallisable en prismes à six pans cannelés et terminés par un sommet dièdre, blancs, transparens, d'une saveur amère, fraîche et salée, efflorescens, très-solubles dans l'eau, et doués de propriétés purgatives.

Sulfate de zinc, sulfas zinci; sel cristallisable en prismes à quatre pans incolores, terminés par des pyramides à quatre faces, d'une saveur âcre et styptique, efflorescent et soluble dans l'eau, qui sert en médecine comme astringent.

SULFITE, s. m., *sulfis;* sel formé par la combinaison de l'acide sulfureux avec une base salifiable.

Sulfite de potasse, sulfis potassæ; sel cristallisable en petites aiguilles ou en lames rhomboïdales, blanc, transparent et très-soluble dans l'eau, d'une saveur vive et piquante.

Sulfite sulfuré. V. HYPO-SULFITE.

SULFO-CHYAZATE. *V.* CHYAZATE *sulfuré.*

SULFO-CYANIQUE. *V.* CHYAZIQUE *sulfuré.*

SULFO-NITREUX, adj., *sulfo-nitrosus;* nom d'un acide formé par la combinaison des acides sulfurique et nitrique. Il se précipite tout à coup en cristaux lorsqu'on verse le premier, très-concentré, dans une dissolution aqueuse du second.

SULFURE, s. m., *sulfuretum;* composé, non gazeux et non acide, de soufre et d'un corps simple autre que l'oxygène.

Sulfure d'antimoine, sulfuretum antimonii; substance cristallisable en aiguilles ou en lames d'un gris bleuâtre, brillante, inodore et insipide, qui est très-répandue dans la nature, et sert à divers usages.

Sulfure d'arsenic; composé de soufre et d'arsenic, dont il existe deux variétés naturelles, le réalgar et l'orpiment.

Sulfure d'étain; composé d'étain et de soufre, vulgairement appelé *or mussif.*

Sulfure de mercure; composé de soufre et de mercure, connu sous le nom de cinabre, qui a une couleur rouge, et qui la perd lorsqu'on y ajoute du mercure métallique, formant alors ce qu'on appelait autrefois le sulfure noir de mercure.

Sulfure de plomb; composé de soufre et de plomb, qu'on connaît encore aujourd'hui sous le nom vulgaire de *galène.*

Sulfure de potasse; composé de potasse et de soufre, qu'on appelait jadis *foie de soufre.*

Sulfure de soude; composé de soude et de soufre, qui jouit des mêmes propriétés médicinales que celui de potasse.

Sulfure hydrogéné. V. HYDROSULFATE *sulfuré.*

SULFUREUX, adj., *sulfurosus;* qui tient de la nature du soufre, qui en a quelqu'une des propriétés, ou qui en contient. On donne ce nom à un acide gazeux, incolore, transparent, d'une saveur âcre, forte et caustique, d'une odeur suffocante, impropre à la combustion et à la respiration, et soluble dans l'eau, qui résulte de la combinaison du soufre avec une certaine proportion d'oxigène. Il existe en petite quantité dans la nature.

SULFURIQUE, adj., *sulfuricus;* nom d'un acide liquide, incolore, inodore, d'une consistance oléagineuse, d'une saveur acide très-forte, qui résulte de la combinaison du soufre avec une certaine quantité d'oxygène. Il est très-répandu dans la nature, et fort usité en médecine, comme cathérétique à l'extérieur, astringent et antiphlogistique à l'intérieur.

Sulfurique glacial, adj.; nom donné à un acide qui résulte de la combinaison du sulfurique et du sulfureux; il est jaune, d'une odeur très-forte, fumant à l'air, et solidifiable par un abaissement médiocre de la température.

SULTZMALT; village du département du Haut-Rhin, qui possède des sources d'eau minérale acidule froide.

SUMAC, s. m., *rhus;* genre de plantes de la famille des térébinthacées, dont on emploie plusieurs espèces en médecine et dans les arts, tandis que d'autres sont éminemment vénéneuses.

SUPERBE, adj. et s. m., nom donné par quelques anatomistes au muscle releveur de l'œil, parce que c'est lui qui agit quand cet organe exprime l'orgueil.

SUPEREXCRÉTION, s. f., *superexcretio;* excrétion très-abondante.

SUPERFÉTATION, s. f., *superfetatio;* conception nouvelle pendant le cours d'une grossesse.

SUPERFICIEL, adj.; se dit du pouls dont tous les battemens se font sentir comme si l'artère était à peine recouverte par la peau.

SUPERIMPRÉGNATION, s., *superimpregnatio;* synonyme de *superfétation.*

SUPERPURGATION, s. f., *hypercatharsis, superpurgatio;* purgation excessive; selles très-nombreuses provoquées par un pur-

gatif violent ou intempestivement administré.

SUPINATEUR, adj. et s. m., *supinator* (*supinus,* couché à la renverse); nom donné à tout muscle qui produit la supination.

Supinateur court. V. Supinateur petit.

Supinateur grand; muscle (huméro-sus-radial, Ch.) pair et allongé, qui s'étend de la partie inférieure du bord externe de l'humérus et de l'aponévrose intermusculaire externe, au bord externe du radius, près de la base de son apophyse styloïde.

Supinateur long. V. Supinateur grand.

Supinateur petit; muscle (épicondylo-radial, Ch.) pair, aplati et triangulaire, qui, de la tubérosité externe de l'humérus et d'une petite portion de la face postérieure du cubitus, se porte au tiers supérieur des faces externe et supérieure du radius.

SUPINATION, s. f., *supinatio, supinitas,* ὑπτιασμός; mouvement par lequel on porte l'avant-bras et la main en dehors, de manière que la face extérieure de celle-ci devient supérieure.

SUPPLÉMENTAIRE, adj. Cuvier appelle *os supplémentaire* l'une des six pièces qui forment la branche de la mâchoire dans les reptiles et les oiseaux.

SUPPOSITOIRE, s. m., *suppositorium,* βάλανος (*supponere,* substituer); médicament solide et en forme de cône allongé, qu'on introduit dans le rectum par l'anus.

SUPPRESSION, s. f., *suppressio;* se dit de la suppression, de la cessation d'une sécrétion, d'une excrétion, ou même d'un exanthème.

Suppression de part; action de céler un enfant nouveau-né.

Suppression des règles. V. AMÉNORRHÉE.

Suppression d'urine; cessation de la fonction urinaire, qu'il ne faut pas confondre avec la rétention de l'urine.

SUPPURATIF, adj. et s. m., *suppurativus, suppurans;* qui facilite ou qui hâte la suppuration.

SUPPURATION, s. f., *suppuratio;* formation ou exhalation du pus; c'est une des terminaisons de l'inflammation.

SUPPURER, v. n.; donner du pus.

SURAL, adj., *suralis;* qui appartient au mollet.

SURCILIER. *V.* SOURCILIER.

SURCILIO-CONCHIEN, adj. et s. m., muscle qui, du bord supérieur ou postérieur de l'orbite, se porte au cartilage scutiforme, et surtout à la partie antérieure et supérieure de la conque.

Sur-composé, adj., *suprà-compositus*; se dit, en botanique, d'une feuille composée dont le pétiole commun est partagé en plusieurs pétioles secondaires, qui sont eux-mêmes subdivisés.

Sur-costal, adj. et s. m., *suprà-costalis*; nom donné à chacun des douze faisceaux charnus et triangulaires, qui se portent des apophyses transverses des vertèbres dorsales aux bords supérieurs des côtes situées au-dessous.

Sur-demi-orbiculaire, adj. et s. m., *suprà-semi-orbicularis*; nom donné par Winslow à la portion supérieure du muscle *orbiculaire des lèvres*.

Surdent, s. f., nom donné à une dent de lait qui ne tombe pas lors de la seconde dentition, mais se trouve seulement déviée par les nouvelles dents qui croissent à côté d'elle.

Surdité, s. f., *surditas, cophosis*, χώφωσις; diminution ou abolition de l'ouïe, effet d'une inflammation aiguë ou chronique de l'oreille interne, d'une paralysie de la partie nerveuse de cet organe ou du cerveau, ou enfin d'un obstacle mécanique quelconque apporté à la transmission des ondes sonores. On la guérit rarement, et seulement par des moyens appropriés aux causes prochaines qui l'occasionent, jamais par des spécifiques autres que des irritans.

Sureau, s. m., *sambucus nigra*; arbre indigène dont on emploie les feuilles comme diaphorétiques, émollientes et anodynes.

Sur-épineux, adj., *suprà-spinosus*; qui est situé au-dessus de l'épine. — *Fosse sur-épineuse*, placée au-dessus de l'épine de l'omoplate, et de forme triangulaire. — *Ligament sur-épineux-cervical*, étendu de la septième vertèbre cervicale à la protubérance occipitale externe. — *Ligament sur-épineux dorso-lombaire*, étendu depuis l'apophyse épineuse de la septième vertèbre du cou jusqu'à la crête médiane du sacrum.

Sur-épineux, adj. et s. m., muscle (petit sus-scapulo-trochitérien, Ch.) pair, allongé, épais et triangulaire, qui de la fosse sur-épineuse va gagner la partie antérieure de la grosse tubérosité de l'humérus, et qui sert à lever le bras.

Sur-excitation, s. f., *suprà-excitatio*; augmentation de l'action vitale dans un tissu.

Surgeon, s. m., *surculus*; jeune branche qui part du bas de la tige.

Sur-irritation, s. f., *suprà-irritatio*; irritation morbide.

Sur-os, s. m.; exostose qui vient aux parties latérales du canon de devant : s'il en existe une de chaque côté, elle est dite chevillée ; si elle est oblongue, on la nomme fusée.

Sur-oxigénèse, s. f.; maladie causée par un excès d'oxigène.

Sur-oximuriate, s. m. ; nom donné par quelques chimistes aux *chlorates*.

Surpeau, s. m., *cuticula*; épiderme.

Surrectorium, s. m., *surrectorium*; instrument destiné à soutenir le bras lorsqu'il est malade.

Surrénal, adj., *suprà-renalis*; qui est situé au-dessus des reins. — *Artères surrénales*, distinguées en *supérieures*, qui naissent des diaphragmatiques inférieures; *moyennes*, qui proviennent de l'aorte; et *inférieures*, qui sont fournies par les rénales. — *Capsules surrénales*. V. Capsule. — *Ganglion surrénal*, ou *semi-lunaire*. — *Nerfs surrénaux*, ou *splanchniques*. — *Veines surrénales*, qui se jettent dans les diaphragmatiques, la cave inférieure et les rénales.

Sur-sel, s. m. ; sel avec excès d'acide.

Surtout *ligamenteux de la colonne vertébrale*; nom donné aux ligamens vertébraux antérieurs et postérieurs.

Survie, s. f. Plusieurs personnes ayant péri par le même accident, savoir laquelle est morte la dernière : telle est la *question de survie*.

Sus-carpien, adj., *suprà-carpianus*; nom donné par Chaussier à l'artère dorsale du carpe. | *Os crochu* ou *suscarpien*, placé à la partie postérieure de l'articulation du genou.

Susceptibilité, s. f.; se dit de l'irritabilité propre aux nerfs.

Sus-épineux. V. Sur-épineux.

Sus-hépatique, adj., *suprà-hepaticus*; Chaussier donne ce nom aux veines de la surface convexe du foie qui se rendent dans la veine-cave abdominale.

Sus-hyoïdien, adj., *suprà-hyoïdeus*; qui est placé au-dessus de l'hyoïde.

Sus-maxillaire, adj., *suprà-maxillaris*; nom donné par Chaussier à l'os maxillaire supérieur.

Sus-maxillo-labial (grand), adj. et s. m., *magnus suprà-maxillo-labialis*; nom donné par Chaussier au muscle *élévateur commun de l'aile du nez et de la lèvre supérieure*.

Sus-maxillo-labial (moyen), adj. et s. m., *medius suprà-maxillo-labialis*; nom donné par Chaussier au muscle *élévateur propre de la lèvre supérieure.*

Sus-maxillo-labial (petit), adj. et s. m.', *minimus suprà-maxillo-labialis ;* nom donné par Chaussier au muscle *canin.*

Sus-maxillo-nasal, adj. et s. m., *suprà-maxillo-nasalis ;* nom donné par Chaussier au muscle *transversal du nez.*

Sus-métacarpo-latéri-phalangien, adj. et s. m., *suprà-metacarpo-lateri-phalangianus ;* nom donné par Dumas à chacun des muscles inter-osseux dorsaux de la main.

Sus-métatarsien, adj., *suprà-metatarsianus ;* nom donné par Chaussier à l'artère du métatarse.

Sus-métatarso-latéri-phalangien, adj. et s. m., *suprà-metatarso-lateri-phalangianus ;* nom donné par Dumas à chacun des muscles inter-osseux dorsaux du pied.

Sus-optico-sphéni-scléroticien, adj. et s. m.; nom donné par Dumas au muscle droit supérieur de l'œil.

Sus-orbitaire, adj., *suprà-orbitalis ;* qui est situé au-dessus de l'orbitaire. — *Artère sus-orbitaire,* branche de l'ophthalmique, qui remonte sur le front. — *Trou sus-orbitaire,* placé à l'entrée du tiers interne et des deux tiers externes de l'arcade orbitaire.

Suspenseur, adj., *suspensor ;* qui soutient ou suspend. — *Ligament suspenseur du foie,* repli du péritoine entre le diaphragme et le foie. — *Ligament suspenseur du testicule.* V. Gouvernail du testicule. — *Ligament suspenseur de la verge,* faisceau fibro-celluleux, qui s'étend de la symphyse des pubis aux corps caverneux.

Suspenseur du testicule, adj. et s. m.; nom donné quelquefois au muscle crémaster.

Suspensoire, s. m.; espèce de sac en toile ou en filet, percé d'un trou pour laisser passer la verge, soutenu par une ceinture et retenu par des sous-cuisses, dont on se sert pour tenir le scrotum relevé, dans les maladies de cette partie, ou dans celles du testicule.

Suspirieux; adj., *suspiriosus ;* accompagné de soupirs : *respiration suspirieuse.*

Sus-pubien, adj., *sus-pubianus ;* qui est situé au-dessus du pubis. — *Artère sus-pubienne,* ou *épigastrique.* — *Anneau sus-pubien* ou *inguinal.* — *Cordons sus-pubiens* ou *ligamens ronds de la matrice.* — *Nerf sus-pubien,* rameau interne de la branche inguinale cutanée du premier lombaire.

Sus-pubio-fémoral, adj. et s. m., *suprà-pubio-femoralis ;* nom donné par Chaussier au muscle *pectiné.*

Sus-scapulaire *inférieur,* adj. et s. m., *suprà-scapularis inferior ;* nom donné par Spigel au muscle *sous-épineux.*

Sus-scapulaire supérieur, adj. et s. m., *suprà-scapularis superior ;* nom donné par Spigel au muscle *sus-épineux.*

Sus-scapulo-trochitérien (grand), adj. et s. m., *suprà-scapulo-trochiterianus magnus ;* nom donné par Chaussier au muscle *sous-épineux.*

Sus-scapulo-trochitérien (petit), adj. et s. m., *suprà-scapulo-trochiterianus parvus ;* nom donné par Chaussier au muscle *sus-épineux.*

Sus-scapulo-trochitérien (plus petit), adj. et s. m., *suprà-scapulo-trochiterianus minimus ;* nom donné par Chaussier au muscle *petit rond.*

Sus-spini-scapulo-trochitérien, adj. et s. m., *suprà-spini-scapulo trochiterianus ;* nom donné par Dumas au muscle *sur-épineux.*

Sus-tarsien, adj., *suprà-tarseus ;* nom donné par Chaussier à l'artère du tarse.

Sustentation, s. f.; on appelle *base de sustentation,* l'espace compris entre les deux pieds, dans la station.

Sutural, adj., *suturalis ;* se dit, en botanique, des parties qui naissent ou qui dépendent d'une suture.

Suture, s. f., *sutura,* ραφή (*suo,* je couds); nom donné par les anatomistes aux articulations immobiles des os de la face et du crâne.

Suture, s. f., *sutura* (*suo,* je couds); opération qui consiste à coudre, à l'aide d'aiguilles droites ou courbes et de fils cirés, les lèvres d'une plaie dont on veut obtenir la réunion immédiate. On a fait autrefois un grand abus des sutures. Leur emploi est maintenant borné aux plaies dont les lèvres, peu épaisses et privées de point d'appui, sont fort mobiles l'une sur l'autre. Telles sont celles des joues, des lèvres, des paupières, du lobe de l'oreille, des ailes du nez, quelques plaies à lambeau, celles qui traversent l'épaisseur des parois abdominales, ou qui pénètrent dans la cavité des organes creux renfermés dans cette cavité, etc.

Suture à anse de Ledran ; elle n'est employée que pour réunir les plaies de l'intestin. Pour la pratiquer, on affronte les lèvres de la plaie; on prend autant d'aiguilles à coudre ordinaires, armées chacune d'un fil non ciré, qu'on se propose de faire de points de suture ; on traverse sans obliquité les lèvres de la plaie, et on tire les fils jusqu'à leur partie moyenne ; on ôte les aiguilles ; on rassemble et on noue tous les fils qui correspondent au même côté de la plaie ; on en fait autant pour le côté opposé ; on réunit les deux endosses qu'ils forment, et on les tourne l'un sur l'autre, de manière qu'ils n'en fassent plus qu'un seul, qu'on fixe au dehors.

Suture à points passés ; elle ne convient que pour réunir les plaies des intestins. Pour la faire, on dispose les choses comme pour la suture du pelletier ; seulement, après avoir percé les lèvres de la plaie, on replonge l'aiguille du côté par où elle est sortie, et on continue ainsi, de manière à ce que le fil ne passe pas pardessus la plaie.

Suture à points séparés ; elle est usitée pour la réunion des plaies récentes ordinaires. Pour la pratiquer, on passe à travers les lèvres de celle-ci, avec une aiguille courbe, autant d'anses de fil qu'on juge nécessaire d'après l'étendue de la solution de continuité, et on en noue ensemble les deux bouts par-dessus un plumasseau de charpie, à l'aide d'un nœud et d'une rosette.

Suture à surjet. V. Suture du pelletier.

Suture du pelletier ; elle est réservée aux plaies en long de l'estomac et des intestins. Pour la pratiquer, on affronte les bords de la plaie, dont on tient un des angles, et dont on confie l'autre à un aide ; on les perce tous deux obliquement avec une aiguille ronde et droite, et armée d'un fil simple, qu'on tire jusqu'à ce qu'il n'en reste plus qu'un bout long de trois ou quatre pouces ; on pique de nouveau du même côté et à la même distance de la solution de continuité, de manière à faire passer chaque fois le fil par-dessus les deux bords, en imitant l'espèce de couture appelée *surjet.* On continue jusqu'à ce qu'on soit arrivé vers l'angle opposé, où on laisse un bout de fil de même longueur que le premier. On réunit et on fixe les deux fils au dehors de la plaie.

Suture empennée. V. Suture enchevillée.

Suture emplumée. V. Suture enchevillée.

Suture enchevillée ; elle est spécialement affectée à la réunion des plaies pénétrantes de l'abdomen. Pour la pratiquer, on passe à l'aide d'une aiguille courbe un certain nombre de fils cirés, pliés en deux, de manière à former vers une de leurs extrémités une anse qu'on fait correspondre à la lèvre de la plaie la plus déclive ; on passe dans toutes ces anses une plume, un bout de sonde de gomme élastique, ou quelque autre corps semblable ; on écarte ensuite les deux chefs de chaque fil qui correspondent à la lèvre opposée, et on place dans leur intervalle un cylindre semblable au premier, sur lequel on les noue à l'aide d'un nœud et d'une rosette.

Suture entortillée ; on ne l'emploie que pour la réunion des plaies des joues, et surtout du bord libre des lèvres. Pour la pratiquer, on met en contact les lèvres de la division, et on les traverse avec un certain nombre d'aiguilles à bec de lièvre, qu'on laisse dans leur épaisseur, mais de manière que leur partie moyenne seule y est engagée, tandis que leurs extrémités restent libres, après quoi on fixe ces aiguilles à l'aide d'un fil qu'on dirige circulairement de l'une à l'autre de leurs extrémités, ou par le moyen d'une anse de fil ciré qui forme des 8 de chiffre, dont les anneaux embrassent les extrémités de l'aiguille, et dont les chefs se croisent en X au devant de la plaie.

SYCOSE, s. f., *sycosis* (σῦκον, figue) ; excroissance charnue analogue au fic.

SYLVATIQUE, adj., *sylvaticus* (*sylva,* forêt) ; qui croît dans les forêts.

SYLVESTRE, adj., *sylvestris ;* qui vient sans culture.

SYMBLÉPHAROSE, s. f., *symblepharosis* (σὺν, avec, βλέφαρον, paupière) ; adhérence des paupières au globe de l'œil.

SYMÉTRIE, s. f., *symmetria,* ,συμμετρία (σὺν, ensemble, μέτρον, mesure) ; régularité dans la forme d'une partie, qu'on peut diviser en deux moitiés égales et semblables.

SYMÉTRIQUE, adj., *symetricus ;* qui est disposé ou construit avec symétrie.

SYMPATHIE, s. f., *sympathia,* συμπάθεια (σὺν, avec, πάθος, affection) ; rapport qui existe entre l'action de deux ou plusieurs organes éloignés l'un de l'autre.

SYMPATHIQUE, adj., *sympathicus, sympatheticus,* συμπαθητικός ; qui a rapport aux sympathies, qui dérive d'une sympathie. Ainsi le mot *sympathique* est employé pour désigner les lésions d'organes ou de fonctions, les maladies, les symptômes, les phénomènes morbides qui n'ont pas lieu par l'influence directe de la cause morbifique, mais par celle de l'organe primitivement lésé. — *Nerf grand sympathique,* ou *trisplanchnique.* — *Nerf petit sympathique,* ou *facial.* — *Nerf moyen sympathique,* ou *pneumogastrique.*

SYMPÉTALIQUE, adj., *sympetalicus* (σὺν,

avec, πέταλον, pétale); se dit des étamines, quand elles sont unies aux pétales.

SYMPHYSE, s. f., *symphysis*, σύμφυσις, σύμφυσις (σὺν, avec, φύω, je nais); ensemble des moyens qui servent à unir les os dans les articulations.

SYMPHYSÉOTOMIE, s. f., *symphyseotomia* (σύμφυσις, symphyse, τέμνω, je coupe); opération ou section de la symphyse des pubis. On la pratique pour agrandir les diamètres du bassin, dans les cas où un vice de conformation de la mère, ou un enclavement de la tête du fœtus, s'oppose à l'accouchement. Elle consiste à inciser successivement sur la ligne médiane, à l'aide d'un fort scalpel, les parties molles qui recouvrent les tissus fibro-cartilagineux et qui forment l'articulation.

SYMPTOMATIQUE, adj., *symptomaticus*, maladie qui doit être considérée comme le symptôme d'une autre maladie. Cette acception est vicieuse, en ce qu'une maladie ne peut être un symptôme. [*Médecine symptomatique*, celle dans laquelle on attaque chaque symptôme saillant, plutôt que la maladie elle-même.

SYMPTOMATOLOGIE, s. f., *symptomatologia* (σύμπτωμα, symptôme, λόγος, discours); science, traité des symptômes, des phénomènes morbides.

SYMPTÔME, s. m., *symptoma*, σύμπτωμα (σὺν, avec, πίπτω, je tombe); phénomène morbide; modification apercevable qui a lieu dans l'aspect ou l'action des organes. Effets des maladies, les symptômes en sont les principaux signes.

SYMPTOSE, s. f., σύμπτωσις (συμπίπτω, je tombe); amaigrissement, atrophie.

SYNANCHE. *V.* ANGINE.

SYNANCIE. *V.* ANGINE.

SYNANTHÉRÉ, adj. et s. m., *synantherus* (σὺν, avec, ἀνθηρὸς, fleuri); nom donné à toute plante dont les anthères sont soudées en un seul corps.

SYNANTHÉRIQUE, adj., *synanthericus*; se dit des étamines, quand elles sont réunies par les anthères.

SYNARTHRODIAL, adj., *synarthrodialis*; qui a rapport à la synarthrose. *Articulation synarthrodiale.*

SYNARTHROSE, s. f., *synarthrosis*, συνάρθρωσις (σὺν, avec, ἄρθρωσις, articulation); articulation immobile.

SYNCARPE, s. m., *syncarpinus* (σὺν, avec, καρπὸς, fruit); assemblage d'un grand nombre de caryopses réunies dans un involucre charnu et succulent.

SYNCHONDROSE, s. f., *synchondrosis*, συγχόνδρωσις; (σὺν, avec, χόνδρος, cartilage); union de deux os, au moyen d'un cartilage intermédiaire.

SYNCHONDROTOMIE, s. f., *synchondrotomia* (συγχόνδρωσις, synchondrose, τέμνω, je coupe); symphyséotomie.

SYNCHRONE, adj., *synchronus* (σὺν, avec, χρόνος, temps); synonyme d'*isochrone*.

SYNCHYSE, s. f., *synchysis*, σύγχυσις (συγχύω, je mêle); désorganisation du globe de l'œil.

SYNCIPITAL. *V.* SINCIPITAL.

SYNCIPUT. *V.* SINCIPUT.

SYNCOPAL, adj., *syncopalis*; se dit d'une fièvre pernicieuse caractérisée par des syncopes.

SYNCOPE, s. f., *syncope*, συγχοπὴ (συγκόπτω, je tombe); perte complète et subite du sentiment et du mouvement, avec diminution ou suspension des battemens du cœur et du pouls.

SYNCRANIEN, adj., *syncranianus* (σὺν, avec, χρανίον, crâne); nom donné par Chaussier à la mâchoire supérieure.

SYNCRISE, s. f., *syncrisis*, σύγκρισις (συγκρίνω, je coagule); coagulation ou solidification de deux liquides qu'on mêle ensemble.

SYNCRITIQUE, adj., *syncriticus*, συγκριτικὸς (συγκρίνω, je coagule); astringent.

SYNDESMOGRAPHIE, s. f., *syndesmographia* (σύνδεσμος, ligament, γράφω, j'écris); description des ligamens.

SYNDESMOLOGIE, s. f., *syndesmologia* (σύνδεσμος, ligament, λόγος, discours); traité des ligamens.

SYNDESMO-PHARYNGIEN, adj. et s. m., *syndesmo-pharingicus*; nom donné à un faisceau charnu du muscle constricteur supérieur du pharynx.

SYNDESMOSE, s. f., *syndesmosis* (σύνδεσμος, ligament); jonction, articulation de deux ou plusieurs os, au moyen de ligamens.

SYNDESMOTOMIE, s. f., *syndesmotomia* (σύνδεσμος, ligament, τέμνω, je coupe); dissection des ligamens.

SYNDROME, s. m., συνδρομὴ; ensemble des symptômes caractéristiques d'un état morbide; *syndrome pléthorique*. La fièvre n'est qu'un syndrome, et non une maladie, quand on ne la considère que dans ses symptômes.

SYNÉCHIE, s. f., *synechia* (συνέχω, j'adhère); adhérence de l'iris à la cornée.

SYNERGIE, s. f., *synergia* (σὺν, avec, ἔργον, travail); concours d'action organique dans l'état normal.

SYNERGIQUE, adj., *synergeticus*; qui dépend de la synergie.

SYNEVROSE, s. f., *synevrosis* (σὺν, avec,

νεῦρον, tendon); articulation maintenue au moyen de tendons ou de ligamens.

SYNÉZIZIS, s. f., *synezizis* (συνάγω, je réunis); absence de la pupille, résultat d'un vice de conformation, ou d'une inflammation survenue spontanément ou à la suite de l'opération de la cataracte. On la guérit en pratiquant une pupille artificielle.

SYNGÉNÉSIE, s. f., *syngenesia* (σὺν, avec, γένεσις, génération); nom donné, dans le système de Linné, à la classe qui renferme les plantes dont les étamines sont réunies par les anthères.

SYNGÉNÉSIQUE, adj., *syngenesicus*; qui a les étamines réunies par les anthères.

SYNIZÉZIS. *V.* SYNÉZIZIS.

SYNOQUE, adj. et s. f., *synochus, continens*, σύνοχος; se dit de la fièvre inflammatoire, parce que, de toutes les continues, c'est celle qui offre le cours le plus uniforme; cependant les anciens ont compris sous le même nom la fièvre appelée *putride* ou la gastro-entérite très-intense. *V.* FIÈVRE.

SYNORRHIZE, adj., *synorrhizus* (σὺν, avec, ῥίζα, racine); nom donné à l'embryon, quand la radicule est soudée avec le périsperme.

SYNOSTÉOGRAPHIE, s. f., *synosteographia* (σὺν, avec, ὀσίέον, os, γράφω, j'écris); description des articulations.

SYNOSTÉOLOGIE, s. f., *synosteologia* (σὺν, avec, ὀσίέον, os, λόγος, discours); traité des articulations.

SYNOSTÉOTOMIE, s. f., *synosteotomia* (σὺν, avec, ὀσίέον, os, τέμνω, je coupe); dissection des articulations.

SYNOVIAL, adj., *synovialis*; qui a rapport à la synovie. — *Capsules,* '*glandes, membranes synoviales.*

SYNOVIE, s. f., *synovia* (σὺν, avec, ὠὸν, œuf); humeur lubrifiante que sécrètent les membranes synoviales disposées autour des articulations mobiles.

SYNTÉCOPYRE, s. f., *syntecopyra* (σύντηξις, colliquation, πῦρ, feu); fièvre colliquative.

SYNTÉNOSE, s. f., *synthenosis*, σύντενωσις; articulation dans laquelle deux os sont joints par l'intermédiaire d'un tendon.

SYNTEXIE, s. f., *colliquatio*, σύντηξις (σὺν, avec, τήκω, je fonds); colliquation.

SYNTHÈSE, s. f., *synthesis*, σύνθεσις, σύνταξις (σύν, avec, τίθημι, je place); opération par laquelle on réunit ensemble plusieurs corps, afin d'en produire un nouveau plus complexe. | Réunion des élémens d'un corps mixte qui ont été séparés par l'analyse.

SYNTHÈSE, s. f., *synthesis* (σὺν, ensemble, τίθημι, je place ou je pose); nom générique des opérations chirurgicales qui ont pour but la réunion des parties divisées ou séparées. — *de continuité,* celle qui a pour but la réunion des parties par continuité de tissu, comme les plaies. — *de contiguité,* celle qui a pour but le rapprochement des parties qui ne doivent point adhérer ensemble, la réduction des luxations et des hernies.

SYNTHÉTISME, s. m., *synthetismus* (σὺν, ensemble, τίθημι, je place); ensemble des procédés et des moyens propres à opérer la réduction et la contention des fractures.

SYPHILIDE, s. f.; nom donné par Alibert à diverses maladies de la peau qu'il attribue à la syphilis, aux suites du coït.

SYPHILIS, s. f., *syphilis* (σιφλὸς, honteux); nom générique sous lequel on a désigné une foule de maux attribués à tort ou à raison au coït, et contre lesquels on administre le mercure comme moyen de diagnostic et de traitement.

SYPHILITIQUE, adj., *syphiliticus*; relatif à la syphilis.

SYPHILOMANIE, s. f., *syphilomania*; manie qu'ont certains individus de faire des traitemens anti-vénériens, pour expulser quelque reste de virus dont ils se croient toujours infectés.

SYRIGME, s. f., '*syrigmus* (συρίζω, je siffle); bourdonnement d'oreilles.

SYRINGOTOME, s. m., *syringotomus* (σύριγξ, tuyau, fistule, τέμνω, je coupe); instrument usité pour l'opération de la fistule à l'anus. Il se compose d'une lame très-convexe sur son tranchant, et terminée par un long stilet boutonné, qu'on introduit d'abord dans la fistule, et qui, étant retiré par l'anus, conduit après lui le tranchant de l'instrument.

SYRINGOTOMIE, s. f., *syringotomia* (σύριγξ, tuyau, fistule, τέμνω, je coupe); opération de la fistule par incision.

SYRIUM, s. m.; nom donné par Vest à un prétendu nouveau métal qui n'est qu'un sulfure de nickel.

SYRMAÏSME, s. m., *syrmaïsmus*, συρμαϊσμός; vomissement, déjections modérées, telles qu'on en obtient par les laxatifs.

SYROP, s. m., *syrupus* (de l'arabe *sirab*, potion); conserve liquide, onctueuse, limpide et sucrée, d'un suc, d'une infusion, d'une décoction, ou d'une distillation de plante.

Syrop antiscorbutique; préparé avec les feuilles de cochléaria, de beccabunga et de cresson de fontaine, la racine de raifort sauvage, les oranges amères, la cannelle et le vin blanc.

Syrop béchique de Willis; fait avec le sulfure de potasse, le vin et le sucre.

Syrop chalybé; solution gommée et sucrée de sulfate de fer.

Syrop d'absinthe composé; dans lequel il entre des sommités de grande et de petite absinthe, des roses rouges, de la cannelle, du vin blanc, et du suc dépuré de coings.

Syrop d'amandes. V. Syrop d'orgeat.

Syrop d'antimoine diaphorétique; solution sucrée de fleurs argentines d'antimoine dans l'eau.

Syrop d'armoise composé; dans lequel on fait entrer les sommités d'armoise, les racines d'iris, aunée, pivoine, livèche et fenouil, les feuilles de pouliot, origan, calament, cataire, mélisse, sabine, marjolaine, hyssope, marrube blanc, chamœdrys, millepertuis, matricaire, bétoine, rue et basilic; les graines d'anis, persil, fenouil, carotte et nielle, le spic-anard, la cannelle et l'hydromel.

Syrop de Belet; solution sucrée et éthérée de nitrate de mercure.

Syrop de chantre. V. Syrop d'érysimum composé.

Syrop de chicorée avec la rhubarbe; composé de racines de chicorée, pissenlit et chiendent, de feuilles de chicorée sauvage, fumeterre et scolopendre, de baies d'alkékenge, de rhubarbe, de santal citrin et de cannelle.

Syrop de Cuisinier; composé de salsepareille, fleurs de roses pâles, de bourrache et de buglosse, anis, séné et sucre.

Syrop de Déodat. V. Syrop de rhubarbe.

Syrop d'érysimum composé; fait avec l'orge, le raisin, la réglisse, la bourrache, la chicorée, le vélar, la racine d'aunée, celle de tussilage, le capillaire du Canada, les sommités de romarin et de stœchas, les fleurs de violette, bourrache et buglosse.

Syrop de Fernel. V. Syrop de guimauve composé.

Syrop de grande consoude composé; préparé avec les racines et les feuilles de grande consoude, les feuilles de petite consoude, de pimprenelle, de centinode et de plantain, les fleurs de tussilage et de roses roses.

Syrop de guimauve composé; préparé avec les raisins de caisse, les racines de guimauve, chiendent, asperge, réglisse, et les sommités de mauve, guimauve, pariétaire, pimprenelle, plantain, capillaire.

Syrop de karabé; composé de syrop d'opium et d'esprit de succin.

Syrop de Lobel. V. Syrop d'érysimum composé.

Syrop de mastic; préparé avec une infusion de mastic, de noix muscade et d'alcool.

Syrop de myrte composé; préparé avec les baies de myrte, les nèfles non mûres, le santal citrin, le fruit de l'épine-vinette, celui de sumac, les balaustes, les roses de Provins, le suc de coings et celui de poires sauvages.

Syrop de Nicolas Florentin. V. Syrop de chicorée avec la rhubarbe.

Syrop d'opium; préparé avec l'extrait gommeux d'opium, l'eau et le sucre.

Syrop d'orgeat; fait avec les amandes douces et amères, l'esprit de citron et l'eau de fleurs d'oranger.

Syrop de pommes; composé de séné, fenouil, girofle, suc de pommes de rainette, de bourrache et de buglosse.

Syrop de pommes helléborisé; le précédent auquel on ajoute des racines d'hellébore noir, du sous-carbonate de potasse et de la teinture de safran.

Syrop de rhubarbe; composé de rhubarbe, feuilles de séné, cannelle, sous-carbonate de potasse, gingembre, chicorée et roses pâles.

Syrop de roses composé; fait avec les feuilles de séné, l'agaric, l'anis, le tartre blanc, le gingembre et les roses pâles.

Syrop de rossolis; composé de rossolis, feuilles d'érysimum et de pulmonaire, curcuma, réglisse, raisin de Damas, fleurs de tussilage et de safran.

Syrop de stœchas; composé de fleurs de stœchas, sommités fleuries de thym, calament, origan, sauge, bétoine et romarin, graines de rue, pivoine et fenouil, cannelle, gingembre et calamus aromatique.

Syrop de vipères; préparé avec les vipères, la squine, la salsepareille, le santal citrin, la cannelle, le petit cardamome, la muscade, le bois d'aloès, le vin blanc et l'eau de fleurs d'oranger.

Syrop des cinq racines apéritives; préparé avec l'infusion des racines d'ache, fenouil, persil, asperge et petit houx.

Syrop du roi Sapor. V. Syrop de pommes.

Syrop dysentérique. V. Syrop magistral astringent.

Syrop émétique; vin blanc qu'on sucre après y avoir fait digérer du verre d'antimoine.

Syrop magistral astringent; composé de rhubarbe, santal citrin, cannelle, mi robolans citrins, plantain, roses rouges, balaustes, suc de groseilles, suc d'épine-vinette et eau de roses.

Syrop résomptif de tortue ; fait avec la chair de tortue terrestre, les écrevisses, l'orge, les dattes, les raisins de Damas, la réglisse, les sébestes, les jujubes, les pignons doux, les pistaches, le cacao, les graines de melon, concombre, citrouille, laitue, mauve et pavot blanc, les fleurs de violettes et de nénuphar, le sucre rosat et l'huile volatile de fleurs d'oranger.

Syssarcose, s. f., *syssarcosis*, συσσάρ-κωσις (σὺν, avec, σάρξ, chair); union de plusieurs os au moyen de muscles.

Systaltique, adj., *systalticus* (συσ-τέλλω, je resserre); épithète donnée au mouvement d'une partie qui se dilate et se contracte alternativement.

Systématique, adj., *systematicus ;* qui appartient à un système, ou qui fait des systèmes.

Systématisme, s. m.; méthode d'après laquelle on rassemble tous les faits d'une science autour d'une opinion vraie ou fausse.

Systématologie, s. f., *systematologia* (σύστημα, système, λόγος, discours); histoire des systèmes.

Système, s. m., *systema,* σύστημα (σὺν, ensemble, τίθημι, je place); édifice de suppositions gratuites par lesquelles on croit expliquer les phénomènes de la nature. | Distribution méthodique artificielle des êtres naturels, ayant pour but d'en rendre l'étude plus facile. | Ensemble d'organes composés des mêmes tissus et remplissant des fonctions analogues.

Systole, s. f., *systole, constrictio, contractio,* συστολή (συστέλλω, je resserre); contraction du cœur et des artères.

T.

T. On donne le nom de cette lettre à un bandage formé d'une pièce de toile plus ou moins longue et large, sur le milieu de laquelle est fixée, à angle droit, l'extrémité d'une bande dont les dimensions sont également variables. Lorsque, au lieu d'une seule bande, la pièce principale en supporte deux, le bandage prend le nom de *double T.*

Tabac, s. m., *nicotiana tabacum ;* plante de l'Amérique, naturalisée en Europe, et appartenant à la famille des solanées, dont on emploie les feuilles en médecine, à titre d'irritant, soit à l'extérieur, soit à l'intérieur.

Tabac des Vosges ; nom vulgaire de l'arnique.

Tabes, s. m.; consomption, phthisie, marasme.

Tabide, adj., *tabidus (tabes,* consomption); qui est dans le marasme, ou qui l'accompagne.

Tabifique, adj., *tabificus (tabes,* consomption, *facio,* je fais); nom donné aux maladies qui entraînent la consomption ou le marasme.

Table, s. f., *tabula;* nom donné par les anatomistes aux lames de tissu compacte qui revêtent les deux faces des os du crâne.

Tablette, s. f., *tabuletum (tabula,* table); médicament solide, d'une saveur agréable, préparé à froid avec des poudres, du sucre et du mucilage, et disposé en plaques minces de forme diverse.

Tablettes anticatarrhales de Tronchin ; composées de gomme arabique, de kermès minéral, d'anis, d'extrait de réglisse, d'extrait gommeux d'opium et de sucre.

Tablettes antimoniales de Kunckel; composées d'amandes douces, de cannelle, de petit cardamome, de sulfure d'antimoine et de sucre.

Tablettes de bouillon ; extrait sec de viande, qu'on prépare avec la chair de bœuf et de veau.

Tablettes de citron purgatives; composées d'écorce de citron, de fleurs de violettes et de buglosse, de diatragacanthe, de scammonée, de turbith végétal, de gingembre, de séné, de rhubarbe, de girofle, de santal citrin, de sucre et de gomme adragant.

Tablettes vermifuges ; composées de calomélas, de résine de jalap, de sucre et de gomme adragant.

Tacamahaca, s. f.; nom donné à deux résines, rarement employées en médecine, dont l'une découle du calaba, et l'autre d'une espèce de peuplier.

TACAMAQUE. *V.* TACAMAHACA.

TACHE, s. f., *macula;* altération partielle de la couleur de la peau.

Tache jaune. V. Tache de Sœmmerring et CORPS *jaune.*

Taches de rousseur. V. EPHÉLIDE *lentiforme.*

Tache de Sœmmerring; tache jaunâtre qu'on aperçoit sur la rétine, à deux lignes en dehors du nerf optique, et qui est percée d'un trou à son centre.

TACHETÉ, adj., *maculatus;* qui est marqué d'un plus ou moins grand nombre de taches. | On appelle *maladie tachetée* celle qui offre pour caractère principal une multitude de petites taches arrondies, rouges ou brunes, répandues sur presque toute l'habitude du corps.

TACITURNE, adj., *taciturnus* (*tacere,* se taire); qui parle peu ou point du tout. On dit *humeur, délire taciturne.*

TACITURNITÉ, s. f., *taciturnitas* (*tacere,* se taire); état d'une personne taciturne; humeur sombre.

TACT, s. m., *tactus,* ἁφὴ, ἁψις; faculté par laquelle nous jugeons des qualités palpables des corps.

TACTILE, adj.. *tactilis,* ἁπλὸς; qui est ou peut être l'objet du tact.

TAFFETAS *agglutinatif. V. Taffetas d'Angleterre.*

Taffetas d'Angleterre; espèce de sparadrap qu'on prépare en appliquant sur du taffetas une couche mince d'ichthyocolle dissoute dans de la teinture de benjoin.

Taffetas gommé. V. Taffetas d'Angleterre.

TAFIA, s. m.; nom donné en Amérique à l'eau-de-vie qu'on retire du sucre de canne.

TAIE, s. f.; tache blanche, opaque, plus ou moins étendue et épaisse, qui survient à la cornée transparente, à la suite des ophthalmies.

TAILLE, s. f.; nom que l'on a donné à l'opération de la lithotomie, ou plutôt de la cystotomie. | Les écrivains du siècle dernier donnaient souvent le nom de *taille* aux diverses méthodes suivant lesquelles on parvient dans la vessie. C'est ainsi qu'ils disaient : la *taille latérale,* la *taille hypogastrique,* etc. *V.* LITHOTOMIE.

TALON, s. m., *talus, calx,* ἀσϊράγαλος; saillie que le pied forme en arrière, au delà de la jambe, et qui est produite par une portion du calcanéum.

TALPA. *V.* TAUPE.

TAMARIN, s. m., *tamarindus;* fruit du *tamarindus indica,* arbre des deux Indes, qui renferme une pulpe acidule et laxative.

TAMARIX, s. m., *tamarix indica;* arbuste indigène, de la famille des portulacées, dont l'écorce astringente a été mise au nombre des fébrifuges.

TAMBOUR, s. m., *tympanum;* nom vulgaire de la *caisse du tympan.*

TAMPON, s. m.; petite masse de charpie que l'on roule entre les mains, et que l'on porte au fond d'une plaie, pour en absterger le pus, ou pour arrêter le sang qui coule des vaisseaux.

TAMPONNEMENT, s. m.; introduction de bourdonnets ou de tampons de charpie dans une plaie ou dans une cavité naturelle, afin de faire cesser l'effusion du sang.

TAN, s. m.; écorce de chêne concassée, qui sert pour tanner les peaux.

TANAISIE, s. f., *tanacetum vulgare;* plante corymbifère indigène, dont les sommités fleuries passent pour être toniques et anthelmintiques.

TANNAGE, s. m.; action de mettre les peaux en contact avec le tan, pour combiner la gélatine qu'elles contiennent avec du tannin, et les convertir en cuir, c'est-à-dire les rendre imperméables à l'eau et imputrescibles, tout en leur conservant de la flexibilité.

TANNIN, s. m.; substance végétale, regardée autrefois comme un principe immédiat des plantes, mais qu'on sait aujourd'hui être composée de diverses matières, entre lesquelles domine l'acide gallique, qu'on trouve dans une foule de produits des végétaux, mais qui n'est pas identique partout, et présente même des différences assez notables, suivant les corps d'où on la retire.

TANTALATE. *V.* COLOMBATE.

TANTALE, s. m.; nom donné par Ekeberg à un prétendu métal nouveau, qu'on a reconnu depuis ne pas différer du colombium.

TANTALIQUE. *V.* COLOMBIQUE.

TAPIOCA, s. m.; nom américain de la fécule de manioc.

TARACHE. *V.* TARAXIS.

TARAXIS, s. m., *taraxis,* τάραξις; trouble de la vision occasioné par une ophthalmie légère, ou résultant d'une cause mécanique qui a agi sur l'œil.

TARE, s. f., *defectus;* défectuosité qui diminue la valeur commerciale d'un cheval.

TARENTISME, s. m., *tarentismus;* maladie singulière, vraie ou imaginaire, qu'on dit être produite par la morsure de la tarentule.

TARENTULE, s. f., *lycosa tarentula;* araignée très-commune dans le royaume de Naples, et à la morsure de laquelle on attribue la propriété de développer une maladie nerveuse fort singulière.

TARENTULISME. *V.* **TARENTISME.**

TARI, s. m. ; vin de palmier et de cocotier, dont on retirait un sucre appelé *jagre.* On donnait jadis ce vin comme tonique.

TARSE, s. m., *tarsus*, ταρσὸς (ταρσόω, j'enlace en forme de claie) ; partie postérieure du pied, qui est formée de sept os, disposés sur deux rangées, l'astragale, le calcanéum, le scaphoïde, le cuboïde et les trois cunéiformes.

TARSE, adj., *tarsus.* Sous le nom de *cartilages tarses* on désigne de petites lames cartilagineuses qui sont placées dans l'épaisseur du bord libre de chaque paupière.

TARSIEN, adj., *tarseus;* qui a rapport au tarse.—*Artère tarsienne*, branche de la pédieuse. — *Articulations tarsiennes*, celles des os du tarse entre eux.

TARSO-MÉTATARSIEN, adj., *tarso-metatarseus ;* nom donné aux articulations des cinq os du métatarse avec ceux de la rangée antérieure du tarse.

TARSO-MÉTATARSI-PHALANGIEN *du pouce*, adj. et s. m., *tarso-metatarsi-phalangianus hallucis ;* nom donné par Dumas au muscle *adducteur du gros orteil.*

TARSO-PHALANGIEN *du pouce*, adj. et s. m., *tarso-phalangianus hallucis ;* nom donné par Dumas au muscle *court fléchisseur du gros orteil.*

TARSO-SOUS-PHALANGIEN *du petit orteil*, adj. et s. m., *tarso-infra-phalangianus minimi digitis ;* nom donné par Chaussier au muscle *fléchisseur du petit orteil.*

TARSO-SOUS-PHALANGIEN *du pouce*, adj. et s. m., *tarso-infra-phalangianus hallucis ;* nom donné par Chaussier au muscle *court fléchisseur du gros orteil.*

TARTAREUX. *V.* **TARTARIQUE.**

TARTARIQUE, adj., *tartaricus ;* nom d'un acide cristallisable en larges lames, et très-soluble dans l'eau, qui n'existe dans la nature qu'à l'état de sel, et dont la solution aqueuse peut très-bien remplacer la limonade.

TARTRATE, s. m., *tartras ;* sel formé par la combinaison de l'acide tartarique avec une base salifiable.

Tartrate acidule de potasse, *tartras acidulus potassæ*, sur-tartrate de potasse :
sel cristallisable en prismes tétraèdres, courts et coupés en biais à leurs extrémités, d'une saveur légèrement acide, insoluble dans l'alcool, moins soluble à froid qu'à chaud dans l'eau, qui fait la base de la crème de tartre.

Tartrate de potasse, *tartras potassæ ;* sel cristallisable en prismes rectangulaires à quatre pans, terminés par des sommets dièdres, d'une saveur amère, et un peu déliquescent, qu'on emploie, de préférence à la crème de tartre, comme purgatif, parce qu'il est plus soluble.

Tartrate de potasse antimonié. V. Tartrate de potasse et d'antimoine.

Tartrate de potasse et d'antimoine, *tartras potassæ et stibii ;* sel cristallisable en tétraèdres réguliers ou en octaèdres allongés, incolore, transparent, d'une saveur caustique et nauséabonde, qui sert comme vomitif, et qui est très-véneux.

Tartrate de potasse et de fer, *tartras potassæ et ferri ;* sel cristallisable en aiguilles, verdâtre, d'une saveur styptique, et soluble dans l'eau, qu'on emploie comme tonique et emménagogue.

Tartrate de potasse et de soude, *tartras potassæ et sodæ ;* sel cristallisable en prismes à huit ou dix pans, transparent, d'une saveur amère, et soluble dans l'eau, qui jouit de propriétés purgatives.

TARTRE, s. m., *tartarus ;* dépôt que les vins laissent précipiter, en vieillissant, dans les bouteilles et les tonneaux, aux parois desquels il s'attache. C'est un composé de sur-tartrate de potasse, de tartrate de chaux, de silice, d'alumine, d'oxide de fer, d'oxide de manganèse et d'une matière colorante.

Tartre ammoniacal ; tartre d'ammoniaque.

Tartre animal ; nom donné par Hales aux calculs urinaires.

Tartre brut ; tartre tel qu'il sort des tonneaux.

Tartre chalybé ; tartrate de potasse et de fer.

Tartre crayeux ; sous-carbonate de potasse.

Tartre des dents ; matière visqueuse, sécrétée par les gencives, qui s'amasse autour de la racine des dents.

Tartre émétique ; tartrate de potasse et d'antimoine.

Tartre ferré ; tartrate de potasse et de fer.

Tartre martial soluble ; mélange de tartrate de potasse et de fer, d'alcool et de tartrate de potasse.

Tartre méphitique; sous-carbonate de potasse.

Tartre de potasse; tartrate de potasse.

Tartre régénéré; tartrate de potasse.

Tartre de soude; tartrate de potasse et de soude.

Tartre soluble; tartrate de potasse.

Tartre tartarisé; tartrate de potasse.

Tartre vitriolé; sulfate de potasse.

TARTRIQUE. *V.* TARTARIQUE.

TARTRITE. *V.* TARTRATE.

TAUPE, s. f., *talpa;* tumeur molle, bosselée, aplatie, qui se forme sous les tégumens de la tête, et qui, comme la plupart des loupes, renferme une matière blanche, épaisse, granuleuse, semblable à de la bouillie mal délayée. | Celle qui se forme sur le sommet de la tête, entre les deux oreilles du cheval, et qui s'étend sur les côtés de l'encolure, devient grave lorsque le ligament cervical est attaqué.

TAXIS, s. f., *taxis,* τάξις (τάσσω, j'arrange, j'ordonne); opération par laquelle on fait rentrer dans leur cavité les parties qui forment les hernies. Pour que le taxis soit suivi de succès, il faut, d'une part, que les parois de la cavité dans laquelle on repousse les organes soient relâchées, et que, de l'autre, les parties herniées, embrassées avec les mains, soient pressées et dirigées avec ménagement, suivant le trajet des ouvertures qu'elles ont franchi.

TÉGUMENT, s. m., *tegumentum, tegumen,* σκέπασμα (*tegere,* couvrir); membrane extérieure qui recouvre le corps de l'homme et des animaux. | Enveloppe immédiate de l'amande d'une graine.

Tégumens floraux; nom donné par les botanistes au calice, à la corolle et au périgone.

TEIGNE, s. f., *tinea;* phlegmasie chronique de la peau du crâne, qui se manifeste sous forme de pustules ou de vésicules remplies d'une humeur visqueuse, rougeâtre ou jaunâtre, très-fétide. Une fois qu'elle vient à s'échapper, cette humeur se sèche, agglutine les cheveux, et forme des croûtes sous lesquelles demeure une sanie infecte qui corrode la peau, détruit la racine des cheveux et les parties circonvoisines. Les formes variées que prend cette maladie peuvent se rapporter aux cinq espèces suivantes :

Teigne amiantacée, tinea asbestina. Ce sont de petites écailles très-fines, d'une couleur argentine nacrée, qui entourent les cheveux, et particulièrement ceux de la partie antérieure de la tête. La peau

qui en est le siége, paraît sillonnée et rouge. Cette variété de la teigne cause peu de démangeaison, et n'exhale aucune odeur. Elle forme la quatrième espèce admise par Alibert.

Teigne faveuse, tinea favosa. C'est la première espèce décrite par Alibert. Elle se montre d'abord sous l'apparence de petites pustules qui causent beaucoup de démangeaison, et qui, après s'être rompues, se recouvrent de croûtes jaunâtres, lesquelles, en augmentant toujours d'étendue, conservent assez exactement la forme circulaire, et s'excavent dans leur milieu. Lorsqu'elles sont très-rapprochées, elles ont à peu près l'aspect des rayons de miel. Elles sont très-adhérentes au derme, et souvent très-épaisses. Quand on vient à les arracher on découvre des ulcères plus ou moins profonds, desquels découle un pus jaunâtre, visqueux, exhalant une odeur désagréable, et sur lesquels de nouvelles croûtes ne tardent pas à se former.

Teigne furfuracée, tinea furfuracea, tinea porriginosa; elle consiste dans une desquamation légère de l'épiderme et un suintement d'une matière ulcéreuse qui colle les cheveux et se dessèche en écailles blanchâtres ou roussâtres, ressemblant assez bien à du son. Celle-ci forme la troisième reconnue par Alibert.

Teigne granulée, tinea granulata. Les caractères distinctifs de celle-ci sont de petites croûtes, de couleur brune ou grisâtre, irrégulières, souvent très-dures, d'une odeur analogue à celle du beurre rance, et occupant ordinairement la partie supérieure et postérieure de la tête, où elles causent beaucoup de démangeaison. Elle constitue la deuxième espèce de teigne, selon Alibert.

Teigne muqueuse, tinea muciflua. Celle-ci peut, non-seulement occuper la peau du crâne, mais encore celle de la face et quelquefois des autres parties du corps. On la reconnaît à des pustules ou à des ulcérations superficielles qui donnent un liquide tenace qu'on a comparé à du miel corrompu, et qui, par la dessiccation, forme des croûtes de couleur cendrée, jaune pâle ou verdâtre, sous lesquelles s'accumule du pus. Cette teigne, qui cause une démangeaison très-vive, et répand une odeur analogue à celle du lait déjà aigri, forme la cinquième espèce d'Alibert.

Teigne porrigineuse. V. Teigne furfuracée.

Teigne rugueuse. V. Teigne granulée.

TEIGNEUX, adj. et s. m. ; qui a la teigne.

TEINTURE, s. f., *tinctura* (*tingere*, teindre) ; solution d'une substance simple ou composée, et plus ou moins composée, dans un fluide quelconque.

Teinture âcre d'antimoine de Theden ; préparée en faisant digérer de l'alcool potassié sur du verre d'antimoine en poudre.

Teinture âcre de potasse ; solution de potasse dans l'alcool.

Teinture alcaline de Stahl ; composée de nitrate de potasse et de sous-trito-carbonate de fer, dissous par du sous-carbonate de potasse, qu'on obtient en versant un excès de ce dernier sel dans une dissolution de sous-trito-carbonate de fer.

Teinture alcoolique ; alcool chargé d'un principe huileux, aromatique, résineux, mucilagineux, salin ou autre.

Teinture anodine de corail ; alcool qu'on a fait macérer sur la poudre anodine de corail d'Helvétius.

Teinture anodine de Sydenham. V. LAUDANUM *liquide de Sydenham.*

Teinture antiputride d'Huxham ; alcool dans lequel on a fait macérer du quinquina, de l'écorce d'orange, de la serpentaire de Virginie, du safran et de la cochenille.

Teinture aphrodisiaque. V. Teinture royale.

Teinture aqueuse ; solution aqueuse d'une substance colorée.

Teinture aromatique de Londres ; alcool dans lequel on a fait digérer de la cannelle, du petit cardamome, du poivre long et du gingembre.

Teinture aurifique ; hydrosulfate de potasse contenant du soufre doré en dissolution, qu'on obtient en faisant bouillir un mélange de sulfure d'antimoine et de sous-carbonate de potasse dans l'eau.

Teinture balsamique ; mélange d'alcool pur et d'alcool de cochléaria, dans lequel on fait macérer du cachou, de la myrrhe et du baume sec du Pérou.

Teinture d'absinthe composée ; alcool dans lequel on a fait macérer des feuilles de grande et de petite absinthe, du girofle et du sucre.

Teinture d'antimoine ; liqueur rouge, composée d'alcool, de sous-carbonate de potasse et de sous-hydrosulfate d'antimoine.

Teinture de Bestuchef, alcool éthéré qui contient du trito-hydrochlorate de fer en dissolution.

Teinture de cantharides composée ; alcool dans lequel on a fait infuser des cantharides, de la cochenille et de l'huile volatile de genièvre.

Teinture de corail ; alcool dans lequel on a fait macérer l'extrait obtenu par la concentration du suc d'épine-vinette mêlé pendant quelque temps avec du corail en poudre.

Teinture de Fuller ; vin de Madère dans lequel on fait infuser de l'extrait de réglisse, et qu'on colore ensuite avec la cochenille.

Teinture de laque ; alcool de cochléaria dans lequel on a fait macérer de la laque et de l'alun desséché.

Teinture de mars de Ludovic ; solution alcoolique de tartrate de potasse et de fer, obtenue par un procédé particulier.

Teinture de mars tartarisée ; solution concentrée, dans une eau alcoolisée, de tartrate de potasse et de fer.

Teinture des métaux. V. LILIUM *de Paracelse.*

Teinture éthérée ; solution d'une substance colorée dans l'éther.

Teinture martiale de Stahl ; liquide formé en versant une dissolution de pernitrate de fer dans du carbonate de potasse liquide. Ce paraît être un pernitro-carbonate de potasse et de fer.

Teinture royale ; alcool de roses et de fleurs d'oranger, dans lequel on fait dissoudre de l'ambre gris, du musc, de la civette, du sous-carbonate de potasse, et des huiles de cannelle et de bois de Rhodes.

Teinture sacrée ; vin blanc qu'on a fait digérer sur l'électuaire hiera picra.

Teinture spiritueuse. V. Teinture alcoolique.

Teinture stomachique amère ; alcool dans lequel on a fait macérer de la racine de gentiane, du safran, de l'écorce d'orange et de la cochenille.

TÉLÉPHIEN, adj., *telephius ;* nom donné autrefois à des ulcères rebelles que l'on comparaît à celui qui résulta de la blessure qu'Achille fit à Télèphe.

TELLURE, s. m. ; métal solide, d'un blanc bleuâtre, très-brillant, lamelleux, fragile, assez fusible et volatil, qu'on trouve combiné avec le fer, l'or, l'argent, le plomb et le soufre.

TELLURÉ, adj. ; qui contient du tellure.—*Hydrogène tellure,* ou *acide hydrotellurique.*

TELLURIQUE, adj. On a donné le nom d'*acide tellurique* à l'oxide de tellure.

TEMPE, s. f., *tempus ;* nom donné à

une dépression que la tête présente de chaque côté, entre le front et l'oreille, parce que, dit-on, c'est là que les cheveux commencent à blanchir et à indiquer les diverses périodes de la vie.

TEMPÉRAMENT, s. m., *temperamentum, temperatura, temperies*, χρᾶσις; constitution propre à chaque individu. | Résultat général de la prédominance d'un organe ou d'un système d'organes.

TEMPÉRANT, adj. et s. m., *temperans*, σωφροσύνη; nom donné à tous les remèdes qui calment l'irritation, en particulier à ceux qui modèrent l'activité de la circulation.

TEMPÉRATURE, s. f., *temperies*; degré appréciable de chaleur qui règne dans un lieu ou dans un corps. | Disposition chaude ou froide de l'atmosphère.

TEMPORAL, adj., *temporalis*; qui a rapport à la tempe. — *Aponévrose temporale*, qui du pourtour de la fosse temporale se porte au bord postérieur de l'os jugal et au bord supérieur de l'arcade zygomatique, couvrant ainsi le muscle crotaphite. — *Artères temporales*, distinguées en *superficielle*, branche de la carotide externe, qui se divise en deux rameaux, l'un *antérieur* ou *interne*, l'autre *postérieur* ou *externe*; *moyenne*, autre rameau de la précédente, qui naît au-dessous de la pommette; *profondes*, au nombre de deux, distinguées en *antérieure* et *postérieure*, qui proviennent de la maxillaire interne. — *Fosse temporale*, excavation située de chaque côté de la tête, au niveau de l'os temporal.—*Muscle temporal*, ou *crotaphite*, pair, large, aplati et triangulaire, qui s'étend de la fosse temporale, qu'il remplit, à l'apophyse coronoïde de la mâchoire inférieure. — *Nerfs temporaux*, distingués en *superficiel* ou *auriculaire*, et *profonds*, au nombre de deux ou trois, naissant du maxillaire inférieur. — *Os temporal*, pair et situé sur les parties latérale et inférieure du crâne, dont il fait partie.

TEMPORO-CONCHINIEN, adj. et s. m.; nom donné par Dumas au muscle supérieur de l'oreille.

TEMPORO-MAXILLAIRE, adj., *temporo-maxillaris*; qui appartient à l'os temporal et à la mâchoire. — *Articulation temporo-maxillaire*, celle de l'os maxillaire inférieur avec le temporal. — *Muscle temporo-maxillaire*, ou *temporal*, selon Chaussier. — *Nerfs temporo-maxillaires*, branches du nerf facial.

TEMPORO-MAXILLIEN, adj. et s. m.; nom

donné par quelques anatomistes au muscle *crotaphite* ou *temporal*.

TEMPORO-ORICULAIRE, adj. et s. m., *temporo-oricularis*; nom donné par Chaussier au muscle supérieur de l'oreille.

TEMPS, s. m., *tempus*; on distingue en médecine et en chirurgie celui de *nécessité*, qui requiert impérativement l'administration d'un remède ou l'exécution d'une opération indispensable à la conservation des jours du malade; et celui d'*élection*, qui permet de choisir l'époque la plus favorable à l'emploi de l'un ou de l'autre de ces moyens.

TÉMULENCE, s. f., *temulentia*; ivresse; suivant quelques auteurs, état apoplectique causé par l'ivresse; et, d'après quelques autres, délire. Ce mot, en français, n'est point consacré par l'usage.

TÉNACE, adj., *tenax*, γλίσχρος; qui adhère à ce qu'il touche, qui présente de la ténacité.

TÉNACITÉ, s. f., *tenacitas*, γλισχρότης; propriété qu'ont certains corps de supporter un tiraillement considérable sans se rompre.

TENAILLE, s. f., *tenacula* (*tenere*, tenir); instrument qui, en chirurgie, sert moins à saisir les objets qu'à diviser certaines parties en les pressant entre ses bords qui, à cet effet, sont minces, solides et tranchans. Ce sont des tenailles de ce genre qui ont reçu le nom de *tenailles incisives*.

TENDINEUX, adj., *tendinosus, tendineus*; qui a rapport aux tendons, qui en a les caractères, l'apparence.

TENDON, s. m., *tendo*; cordon de fibres albuginées, plus ou moins long, aplati ou arrondi, et d'une couleur blanche perlée, qui, d'une part, s'attache à un os, et, de l'autre, sert à l'implantation des fibres charnues d'un muscle. *Tendon d'Achille*; tendon commun aux muscles gastrocnémiens et soléaire.

TENDU, adj., *tensus*; se dit du pouls lorsque l'artère semble raide, comme si elle était tirée par ses deux extrémités.

TÉNESME, s. m., *tenesmus* (τείνω, je tends); envies fréquentes d'aller à la selle, avec douleur et sentiment de tension à l'anus.

TENETTES, s. f. pl., *tenacula, volsella*; on donne ce nom à des pinces longues et fortes, dont les branches sont entrecroisées, et qui portent à leurs extrémités prenantes deux cuillers oblongues, dont la concavité est garnie de pointes ou d'aspérités destinées à empêcher le calcul de glisser sur elles. A l'autre extrémité, elles se terminent par des anneaux dans lesquels on passe les doigts.

TÉNIA, s. m., *tænia*; genre de vers intestinaux, dont le corps, très-plat, très-long et articulé, porte, à l'extrémité la plus grêle, une tête tuberculeuse, au centre de laquelle se trouve une bouche entourée de quatre suçoirs. Ce genre renferme plusieurs espèces qui se développent fréquemment dans les intestins de l'homme, et causent de graves accidens.

TÉNONTAGRE, s. f., *tenontagra* (τένων, tendon, ἄγρα, prise); douleur goutteuse ou rhumatismale qui attaque les tendons.

TENSEUR *de l'aponévrose fémorale. V.* FASCIA-LATA.

TENSIF, adj., *tensivus*; qui est avec tension.

TENSION, s. f., *tensio*, τάσις, διάτασις (*tendere*, tendre); augmentation du volume d'un corps par l'effet de l'écartement ou du tiraillement de ses molécules.

TENTACULE, s. m., *tentaculum*; appendice mobile dont beaucoup d'animaux sont pourvus.

TENTE, s. f., *turundo, penicillus, penicillum*, μοτός, ἔμμοτος; on donne ce nom à des rouleaux de charpie aplatis, médiocrement durs, liés à leur partie moyenne, et qui servaient à remplir les cavités des plaies profondes ou des foyers purulens.

TENTIPELLE, s. m., *tentipellum* (*tendere*, tendre, *pellis*, peau); nom d'un cosmétique employé autrefois dans l'intention de faire disparaître les rides de la peau.

TÉNU, adj., *tenuis*, λεπτός; se dit à la fois d'un corps solide, quand il est très-mince, et d'un liquide, quand il est clair, léger, presque aqueux.

TÉNUITÉ, s. f., *tenuitas*; qualité de ce qui est très-délié.

TÉRÉBENTHINE, s. f., *terebenthina*; substance produite par le mélange d'une huile essentielle et d'une résine; résine d'une consistance de miel, visqueuse, luisante, plus ou moins transparente, inflammable, d'une saveur chaude et piquante, et d'une odeur forte, qui découle de plusieurs arbres appartenant aux familles des conifères et des térébintacées.

Térébenthine du Brésil. V. Térébenthine de Copahu.

Térébenthine de Briançon; qui découle du *pinus cembro*, et ne diffère pas de celle de Strasbourg, pour les propriétés.

Térébenthine de Calophylle. V. TACAMAHACA.

Térébenthine du Canada; résine plus ou moins liquide et très-limpide que fournit l'*abies balsamea.*

Térébenthine du Carpathie; fournie par les *pinus cembro* et *sylvestris.*

Térébenthine de Chio. V. Térébenthine de Scio.

Térébenthine de Chypre. V. Térébenthine de Scio.

Térébenthine commune. V. GALIPOT.

Térébenthine de Copahu; résine liquide, d'un blanc jaunâtre, d'une odeur forte et désagréable, d'une saveur amère et fort nauséeuse, qui découle du *copaifera officinalis.*

Térébenthine cuite; térébenthine de Venise solidifiée par l'action du feu, et ramenée à l'état de résine presque pure.

Térébenthine d'Egypte. V. Térébenthine de Judée.

Térébenthine de Giléad; produite par l'*amyris gileadensis.*

Térébenthine du grand Caire. V. Térébenthine de Judée.

Térébenthine de Hongrie; fournie par le *pinus sylvestris.*

Térébenthine de Judée; liquide blanchâtre, un peu opaque, d'une couleur verte ou jaune, d'une saveur amère et âcre, d'une odeur forte et aromatique. Elle découle de l'*amyris opobalsamum.*

Térébenthine de la Mecque. V. Térébenthine de Judée.

Térébenthine du mélèze. V. Térébenthine de Venise.

Térébenthine en pâte; galipot fondu et filtré à travers des fagots.

Térébenthine du pin. V. GALIPOT.

Térébenthine de sapin. V. Térébenthine de Strasbourg.

Térébenthine de Scio; transparente, d'un blanc verdâtre, d'une consistance assez dure, odorante, presque insipide, et fournie par le *pistacia terebinthus.*

Térébenthine du soleil; galipot liquide et purifié sans feu.

Térébenthine de Strasbourg; claire, incolore, très-liquide, et fournie par l'*abies pectinata.*

Térébenthine du térébinthe. V. Térébenthine de Scio.

Térébenthine de Tyr. V. GALIPOT.

Térébenthine de Venise; moins consistante que celle de Scio, plus transparente, d'une odeur plus pénétrante, et produite par le mélèze.

TÉRÉBENTHINÉ, adj., *terebinthinaceus*;

qui a les qualités, en particulier l'odeur, de la térébenthine.

Térét, adj., *teres*; synonyme inusité de *cylindrique*.

Térétiuscule, adj., *teretiusculus*; diminutif de *térét*.

Tergéminé, adj., *tergeminatus*; épithète donnée à une feuille dont le pétiole bifide porte deux folioles sur chacune de ses branches, et deux autres dans l'endroit de la bifurcation.

Terminal, adj., *terminalis*; qui occupe le sommet.

Terminthe, s. m., *terminthus* (τέρμιν-θος, fruit du térébinthe); maladie qui ne nous est point connue, seulement on pense que les anciens ont donné ce nom à une tumeur à laquelle ils trouvaient quelque ressemblance avec le fruit du térébinthe.

Terne, adj., *infuscatus*; qui a perdu son éclat naturel.

Terné, adj., *ternatus*; se dit des feuilles, quand elles sont au nombre de trois sur un même support commun.

Terre, s. f., *terra*; planète sur laquelle nous vivons. | Nom donné par les chimistes à plusieurs oxides métalliques qui sont secs, inodores, insipides et insolubles dans l'eau. | En général, on appelle ainsi toute la portion pulvérulente de la croûte du globe terrestre.

Terre animale, phosphate de chaux, terre calcaire; oxide de calcium et sous-carbonate de chaux.

Terre calcaire aérée; sous-carbonate de chaux.

Terre calcaire effervescente. V. **Terre** *calcaire aérée.*

Terre de l'alun; oxide d'aluminium.

Terre de Lemnos; substance suave, rougeâtre et astringente, qu'on prépare avec la pulpe du fruit du baobab.

Terre foliée barytique; acétate de baryte.

Terre foliée calcaire; acétate de chaux.

Terre foliée cristallisée; acétate de protoxide de sodium.

Terre foliée mercurielle; acétate de mercure.

Terre foliée minérale; acétate de protoxide de sodium.

Terre foliée secrète du tartre; acétate de potasse.

Terre foliée de tartre; acétate de protoxide de potassium.

Terre magnésienne; oxide de magnésium et sous-carbonate de magnésie.

Terre muriatique de Kirwan; sous-carbonate de magnésie.

Terre d'ombre; hydrate de fer et de manganèse.

Terre des os; phosphate de chaux.

Terre pesante; baryte, ainsi appelée à cause de sa grande pesanteur spécifique.

Terre pesante aérée; sous-carbonate de baryte.

Terre pesante salée; hydrochlorate de baryte.

Terre sigillée; terre de Lemnos en grosses pastilles, sur lesquelles est imprimé le sceau du grand seigneur.

Terre siliceuse; silice.

Terre vitrifiable; silice, nommée ainsi parce qu'elle entre dans la composition du verre.

Terreau, s. m., *humus*; matière noire, charbonneuse et pulvérulente, qui reste après la putréfaction des matières végétales et animales.

Terrette. *V.* **Lierre** *terrestre.*

Terreur *panique. V.* **Panophobie.**

Test, s. m., *testa*; enveloppe solide des chéloniens, des mollusques à coquilles et des crustacées. | Coupelle dont on se sert pour griller les mines, dans les essais sur les minéraux.

Testacé, adj. et s. m., *testaceus*; qui est recouvert d'un test.

Testes, s. m. pl.; nom donné par les anatomistes aux tubercules quadrijumeaux inférieurs.

Testiculaire, adj., *testicularis*; qui a rapport, qui appartient au testicule. —*Cordon testiculaire,* ou *spermatique.* —*Vaisseaux testiculaires,* ou *spermatiques.*

Testicule, s. m., *testiculus*, ὄρχις, δίδυμος; glande paire, ovoïde et comprimée, qui est logée dans le scrotum, et qui sert à la sécrétion du sperme.

Tétanique, adj., *tetanicus*; qui tient au tétanos.

Tétanos, s. m., *tetanus* (τιτανόω, je tends); contraction morbide et continuelle des muscles du squelette. Cette maladie peut se développer spontanément; souvent elle est l'effet d'une blessure; dans ce cas on lui donne l'épithète de *traumatique.* On la reconnaît facilement à la rigidité, à la douleur et à l'immobilité des parties qui en sont le siége. Quand le tétanos est général, tous les muscles extenseurs sont fortement contractés, le corps reste droit, et ne peut exécuter aucun mouvement. Dans le tétanos partiel, il n'y a que les muscles d'une région du corps qui soient affectés; tantôt ce sont ceux de la mâchoire inférieure, tantôt ceux des parties antérieures, postérieure ou latérale du tronc ; alors on lui donne les noms de *trismus*, d'*emprosthotonos*, d'*opisthotonos*, de *pleurosthotonos*, suivant que les mâchoires sont serrées l'une contre l'autre, ou bien que le tronc est courbé en avant, en arrière ou latéralement.

TÉTARD, s. m.; larve des batraciens anoures.

TÉTARTOPHIE, s. f., *tetartophia* (τέταρτος, quatrième, φύω, je nais); fièvre rémittente quarte, suivant Sauvages.

TÊTE, s. f., *caput*, κεφαλή; extrémité supérieure du tronc. | Les anatomistes appellent ainsi une éminence sphérique des os qui est soutenue par une partie plus rétrécie.

TÉTRADACTYLE, adj. et s. m., *tetradactylus* (τέσσαρα, quatre, δάκτυλος, doigt); qui a quatre doigts à chaque pied.

TÉTRADYNAMIE, s. f., *tetradynamia* (τέσσαρα, quatre, δύναμις, puissance); nom de la classe du système de Linné qui renferme les plantes ayant six étamines, dont quatre plus grandes et deux plus courtes.

TÉTRADYNAMIQUE, adj., *tetradynamicus*; qui appartient à la tétradynamie.

TÉTRAGYNIE, s. f., *tetragynia* (τέσσαρα, quatre, γυνή, femelle); nom donné, dans le système de Linné, aux ordres renfermant les plantes qui ont quatre pistils dans chaque fleur.

TÉTRAGYNIQUE, adj., *tetragynicus*; qui appartient à la tétragynie.

TÉTRANDRIE, s. f., *tetrandria* (τέσσαρα, quatre, ἀνήρ, mâle); nom donné par Linné, dans son système, à la classe renfermant les plantes qui ont quatre étamines dans chaque fleur.

TÉTRANDRIQUE, adj., *tetrandricus*; qui appartient à la tétrandrie.

TÉTRAPÉTALE, adj., *tetrapetalus* (τέσσαρα, quatre, πέταλον, pétale); qui a quatre pétales.

TÉTRAPHARMACON, s. m.; nom donné à l'onguent basilicon, parce qu'il est composé de quatre ingrédiens.

TÉTRAPHYLLE, adj., *tetraphyllus* (τέσσαρα, quatre, φύλλον, feuille); qui a quatre feuilles ou folioles.

TÉTRAPODE, adj. et s. m., *tetrapodus* (τέσσαρα, quatre, πούς, pied); quadrupède.

TÉTRAPODOLOGIE, s. f., *tetrapodologia* (τετράπους, quadrupède, λόγος, discours); traité des quadrupèdes.

TÉTRAPTÈRE, adj., *tetrapterus* (τέσσαρα, quatre, πτερὸν, aile); qui a quatre ailes.

TÉTRASPERME, adj., *tetraspermus* (τέσσαρα, quatre, σπέρμα, graine); qui a quatre graines.

TEXTURE, s. f., *textura* (*texo*, je tresse); disposition particulière des tissus qui entrent dans la composition d'un organe.

THÉ, s. m., *thea*; arbrisseau de la Chine, et de la famille des hespéridées, dont les feuilles fournissent, par infusion, une liqueur amère et astringente.

Thé d'Amérique. V. CAPRAIRE.

Thé bout, thea bohea; la plus estimée des espèces de thé qu'on trouve dans le commerce.

Thé du Mexique. V. CAPRAIRE.

Thé vert, thea viridis; espèce de thé remarquable par sa teinte verte.

THÉIFORME, adj., *theiformis*; en forme de thé. *Infusion théiforme.*

THÉNAR, s. m., *thenar*, θέναρ. On donne ce nom, ou celui d'*éminence thénar*, à la saillie que les muscles court abducteur, opposant et court fléchisseur du pouce forment à la partie antérieure et externe de la main.

Thénar de la main, adj. et s. m.; nom donné par Riolan et Winslow à la masse charnue formée par les muscles court abducteur, opposant et court fléchisseur du pouce.

Thénar du pied, adj. et s. m.; nom donné par Winslow au muscle abducteur et court fléchisseur du gros orteil.

THÉORIE, s. f., *theoria* (Θεὸς, Dieu); liaison logique établie entre les faits dont se compose une science, à l'aide de déductions directement déduites de ces faits ou d'une hypothèse.

THÉORIQUE, adj., *theoricus*; relatif à la théorie.

THÉRAPEUTIQUE, s. f., *therapeutice*, θεραπευτική (θεραπεύω, je guéris); partie de la médecine qui a le traitement des maladies pour objet.

THÉRAPEUTISTE, adj. et s. m.; celui qui s'applique à la thérapeutique.

THÉRAPIE, s. f., *therapia*; synonyme de *thérapeutique*.

THÉRIACAL, adj., *theriacalis*; qui contient de la thériaque.

THÉRIAQUE, s. f., *theriaca* (θήρ, bête féroce, ἀκέομαι, je guéris); électuaire composé de trochisques de scille, vipères, hedycroï, poivre long, opium, agaric blanc, iris de Florence, cannelle, scordium, roses rouges, graines de navet sauvage, suc de réglisse purifié, baume de la Mecque, racine de quintefeuille, de costus d'Arabie, de gingembre, de rhapontic, de cassia lignea et de calemant de montagne, feuilles de dictame de Crète, sommités de marrube, nard indien, fleurs de stœchas d'Arabie, jonc odorant, safran, graines de persil de Macédoine, poivre noir, myrrhe, encens, térébenthine de Scio, écorce de citron, racine de gentiane, d'acorus vrai, de méum, d'athamante, de grande valériane et de nard celtique, feuilles de chamœpitys et de chamaedrys, malabathrum, sommités de millepertuis et de pouliot de montagne, amome en grappes, fruit du baumier, petit cardamome, graines d'ammi, de thlaspie, d'anis, de fenouil et de séséli, suc d'hypociste, suc d'acacia, storax calamite, gomme arabique, sagapénum, terre de Lemnos, sulfate de fer calciné, racine de petite aristoloche, sommités de petite centaurée, encens de Crète, opopanax, galbanum, castoréum, bitume de Judée, miel de Narbonne et vin d'Espagne.

Thériaque des Allemands; rob préparé avec le suc des baies vertes du genévrier.

Thériaque des pauvres. V. DIATESSARON.

THÉRIOTOMIE, s. f., *theriotomia* (θήρ, bête sauvage, τέμνω, je coupe); anatomie des animaux.

THERMAL, adj., *thermalis* (θερμὸς, chaud); nom donné aux eaux minérales chaudes.

THERMANTIQUE, adj., *thermanticus* (θερμαίνω, j'échauffe); échauffant.

THERMES, s. m. pl., *thermæ;* établissement de bains chez les anciens.

THERMOGÈNE, s. m., *thermogenium* (θερμὸς, chaud, γείνω, j'engendre); calorique.

THERMOMÈTRE, s. m., *thermometrum* (θερμὸς, chaud, μέτρον, mesure); instrument propre à faire connaître la différence qui existe entre la température de deux corps inégalement échauffés, mais imprégnés d'une chaleur moyenne.

Thermomètre à air. V. Thermomètre différentiel de Leslie.

Thermomètre de Celsius. V. Thermomètre centigrade.

Thermomètre centigrade; celui dans lequel l'intervalle compris entre le point de l'eau bouillante et celui de la glace fondante, est divisé en 100 degrés.

Thermomètre de Deluc; celui dans lequel l'intervalle compris entre le point de l'eau bouillante et celui de la glace fondante, est divisé en 80 degrés.

Thermomètre de Delisle; qui a pour point fixe celui de l'eau bouillante, désigné par zéro, et au-dessous duquel on observe 150 degrés.

Thermomètre de Fahrenheit; celui dont l'intervalle compris entre le point de l'eau bouillante, et celui du froid produit par un mélange de neige et de sel marin, est divisé en 212 degrés.

Thermomètre de Réaumur. V. Thermomètre de Deluc.

Thermomètre différentiel de Leslie; composé de deux tubes terminés chacun par une boule, joints ensemble à la flamme du chalumeau, et recourbés en U. Ces tubes renferment une certaine quantité d'acide sulfurique concentré et coloré, le reste de leur capacité est occupé par de l'air qui se dilate à mesure qu'il s'échauffe, et refoule le liquide du côté de l'une des boules.

THERMOSCOPE, s. m., *thermoscopium* (θερμὸς, chaud, σκοπέω, j'examine); instrument propre à mesurer les températures les moins élevées.

THERMOXIGÈNE, s. m.; Brugnatelli appelait ainsi l'oxigène, quand il se combine avec les corps en retenant la plus grande partie du calorique et de la lumière avec lesquels il est uni dans son état gazeux.

THLASIE, s. f., *thlasis* (θλάω, je brise); contusion et enfoncement des lames osseuses des os plats.

THLASMIE. *V.* THLASIE.

THLIPSIE, s. f., *thlipsis* (θλίβω, je comprime); compression ou astriction des vaisseaux par une cause externe.

THON, s. m., *scomber thynnus;* poisson de mer dont on mange la chair.

THORACENTÈSE, s. f., *thoracentesis* (θώραξ, thorax, κεντέω, je pique); opération de l'empyème.

THORACHIQUE, adj., *thoracicus;* qui a rapport, ou qui appartient au thorax. — *Artères thorachiques,* au nombre de trois; l'*interne,* ou *mammaire interne;* l'*externe supérieure,* branche de l'axillaire ou de l'acromiale; l'*externe inférieure,* branche de l'axillaire. — *Canal thorachique,* canal qui s'étend du corps de la troisième vertèbre lombaire à la partie postérieure de la veine sous-clavière gauche, et auquel aboutissent tous les lymphatiques des membres inférieurs de l'abdomen, du bras gauche et du côté gauche de la tête, du col et de la poitrine. — *Membres thorachiques,* ou *pectoraux.* — *Régions thorachiques,* celles que présente la poitrine. — *Viscères thorachiques,* organes renfermés dans la poitrine. — *Tempérament thorachique,* constitution d'un individu chez lequel l'influence des viscères de la poitrine prédomine sur celle de tous les autres organes.

THORACIQUE. *V.* THORACHIQUE.

THORACO-ABDOMINAL, adj. , *thoraco-ab-dominalis*; nom donné à la constitution des individus chez lesquels les organes prédominans sont les viscères de la poitrine et du bas ventre.

THORACO-FACIAL, adj. et s. m., *thoraco-facialis*; nom donné par Chaussier au muscle *peaucier*.

THORACO-MAXILLI-FACIAL, adj. et s. m., *thoraco-maxilli-facialis*; nom donné par Dumas au muscle *peaucier*.

THORACODYNIE, s. f., *thoracodynia* (θώραξ, poitrine, ὀδύνη, douleur); douleur qui se fait sentir à la poitrine.

THORACOSCOPIE, s. f. , *thoracoscopia*; art d'explorer la poitrine.

THORAX, s. m., *thorax*; poitrine.

THORINE, s. f.; oxyde métallique incolore, insipide, inodore et insoluble dans l'eau, que Berzélius a trouvé dans la mine de fluate de cérium et d'yttria de Fahlun.

THORINIUM, s. m.; métal non encore obtenu qu'on suppose produire la thorine par son union avec l'oxygène.

THROMBOSE, s. f., *thrombosis* (θρομβόω, je coagule); congestion du lait dans les conduits galactophores.

THUYA, s. m., *thuya articulata*; arbre de la famille des conifères, qui fournit, dit on, la résine appelée sandaraque.

THYM, s. m., *thymus vulgaris*; plante labiée indigène, stimulante et aromatique, qui sert comme assaisonnement.

THYMIATECHNIE, s. f., *thymiatechnia* (θυμίαμα, parfum, τέχνη, art); art d'employer les parfums en médecine.

THYMIOSE, s. f., *thymiosis* (θύμαξ, tumeur charnue); pian.

THYMUS, s. m., *thymus*, θῦμα; corps oblong, bilobé, mollasse et lobuleux, qui s'étend chez l'enfant depuis la thyroïde jusqu'au diaphragme, et qui diminue peu à peu avec l'âge, de manière à finir par s'effacer tout-à-fait. On ignore quels sont ses usages.

THYRÉAL, adj. et s. m. Geoffroy-Saint-Hilaire appelle *thyréaux* les deux premières paires d'os auxiliaires des arcs branchiaux, qui sont situés à la région hyoïdienne chez les poissons; il distingue ces paires en *antérieure* et *postérieure*.

THYMIQUE, adj., *thymicus*; qui appartient au thymus. — *Artères thymiques*, fournies par les thyroïdiennes inférieures, les mammaires internes, les bronchiques et les médiastines.

THYRO-ARYTÉNOÏDIEN , adj., *thyro-arytenoideus*; qui appartient aux cartilages thyroïde et aryténoïdes. — *Ligamens thyro-aryténoïdiens*, ou *cordes vocales*.

THYRO-ARYTÉNOÏDIEN, adj. et s. m., *thyro-arytenoideus*; muscle pair, mince, allongé et aplati, qui se porte de la partie moyenne et inférieure de la face postérieure du cartilage thyroïde à la partie externe de la base du cartilage aryténoïde.

THYRO-ARYTÉNOÏDIEN OBLIQUE, adj. et s. m.; nom donné par Santorini à une portion du muscle aryténoïdien.

THYROCÈLE, s. f. , *thyrocele* (θύρω, je porte, κήλη, tumeur); tumeur du corps thyroïde. | Goître. | Hernie de la membrane muqueuse du larynx.

THYRO-ÉPIGLOTTIQUE, adj. et s. m., *thyro-epiglotticus*; nom donné par Santorini et Sabatier à la portion externe du muscle thyro-aryténoïdien.

THYRO-HYOÏDIEN , adj., *thyro-hyoideus*; qui appartient au cartilage thyroïde et à l'hyoïde. — *Membrane thyro-hyoïdienne*, étendue du corps et des grandes cornes de l'hyoïde au bord supérieur du cartilage thyroïde.

THYRO-HYOÏDIEN , adj. et s. m. , *thyro-hyoideus*; muscle pair, aplati, allongé et quadrilatère, qui s'étend de la face antérieure du cartilage thyroïde au bord antérieur du corps de l'hyoïde, et à la partie antérieure de sa grande corne.

THYROÏDE, adj. et s. m. et f., *thyroides*, θυροειδής (θυρεός, bouclier, εἶδος, ressemblance); qui a la forme d'un bouclier.— *Cartilage thyroïde*, le plus grand de ceux du larynx, à la partie antérieure duquel il est situé.—*Corps, glande thyroïde*, organe composé de deux lobes aplatis, d'un tissu spongieux, mou et peu consistant, d'un rouge brunâtre, dont on ignore les usages, et qui couvre la partie antérieure et inférieure du larynx, ainsi que les premiers arceaux de la trachée-artère.

THYROÏDIEN , adj., *thyroideus*; qui a rapport à la glande ou au cartilage thyroïde.—*Artères thyroïdiennes*, au nombre de quatre; les *supérieures*, branches des carotides externes; et les *inférieures*, branches des sous-clavières. — *Membrane thyroïdienne. V.* CRICO-THYROÏDIEN. — *Veines thyroïdiennes*, distinguées en *supérieures* et *moyennes*, qui s'ouvrent dans la jugulaire interne; *inférieures*, qui s'ouvre, à gauche, dans la sous-clavière, à droite dans la veine-cave supérieure.

THYRONCIE, s. f., *thyroncus* (θυρεός, bouclier, ὄγκος, tumeur); tuméfaction du corps thyroïde.

THYRO-PHARYNGIEN, adj. et s. m., *thyro-pharyngeus*; nom donné par divers anatomistes à une portion du muscle constricteur inférieur du pharynx.

THYRO-STAPHYLIN, adj. et s. m., *thyrostaphylinus* ; nom donné par les uns au muscle palato-staphylin tout entier, et par d'autres à sa partie moyenne seulement.

THYRSE, s. m., *thyrsus* ; grappe composée ou à pédicules rameux, dont ceux du milieu sont plus longs que ceux du bas et du sommet.

TIBI-PÉRONÉO-TARSIEN, adj. et s. m., *tibi-peroneo-tarsianus* ; nom donné par Dumas au muscle *long péronier latéral*.

TIBIA, s. m., *tibia*, κνήμη ; le plus gros des deux os de la jambe, placé en dedans et en avant du péroné, avec lequel il s'articule, ainsi qu'avec le fémur en haut, et l'astragale en bas.

TIBIAL, adj., *tibialis, tibiæus* ; qui appartient au tibia. — *Aponévrose tibiale* ou *jambière*. — *Artères tibiales*, distinguées en *antérieure* et *postérieure*, qui naissent toutes deux de la poplitée. — *Épine tibiale*, apophyse qui sépare les deux tubérosités de l'extrémité supérieure du tibia. — *Crête tibiale*, angle antérieur de l'os, le plus saillant de tous.—*Muscles tibiaux* ou *jambiers*. — *Nerfs tibiaux*, distingués en *antérieur*, branche du sciatique poplité externe, et *postérieur* ou *poplité interne*. —*Tubérosités tibiales*, éminences de l'extrémité supérieure du tibia, au nombre de deux, qui s'articulent avec les condyles du fémur. — *Veines tibiales*, dont la distribution correspond à celle des artères.

TIBIO-CALCANIEN, adj. et s. m., *tibio-calcaneus* ; nom donné par Chaussier au muscle *soléaire*.

TIBIO-MALLÉOLAIRE, adj., *tibio-malleolaris* ; nom donné par Chaussier à la veine saphène interne.

TIBIO-PÉRONÉI-CALCANIEN, adj. et s. m., *tibio-peronei-calcanianus* ; nom donné par Dumas au muscle *soléaire*.

TIBIO-SOUS-PHALANGETTIEN *commun*, adj. et s. m., *tibio-infrà-phalangettianus communis* ; nom donné par Chaussier au muscle *long fléchisseur commun des orteils*.

TIBIO-SOUS-TARSIEN, adj. et s. m., *tibio-infrà-tarsianus* ; nom donné par Chaussier au muscle *jambier postérieur*.

TIBIO-SUS-TARSIEN, adj. et s. m., *tibio-suprà-tarsianus* ; nom donné par Chaussier au muscle *jambier antérieur*.

TIBIO-TARSIEN, adj. et s. m., *tibio-tarsianus* ; nom donné à l'articulation du pied avec la jambe, et, par Dumas, au muscle *jambier postérieur*.

TIC, s. m. ; mouvement irrégulier, habituel et souvent douloureux, de quelques-uns des muscles de la face. | Habi-

tude vicieuse, accompagnée d'un bruit semblable au rot, qu'exécute le cheval en appuyant les dents supérieures sur la mangeoire, le râtelier, etc.

TIERCE, adj., *tertianus* ; nom donné aux fièvres dont les accès sont séparés les uns des autres par un jour d'intervalle.

TIGE, s. f., *caulis* ; partie d'un végétal qui s'élève de terre, au—dessus de la racine.

Tige pituitaire. V. **PITUITAIRE**.

Tige sus - sphénoïdale. V. Tige pituitaire.

TILLEUL, s. m., *tilia europæa* ; arbre indigène, type d'une famille naturelle, aux fleurs duquel on attribue des propriétés antispasmodiques.

TINKAL, s. m. ; borax impur et brut.

TINTEMENT *d'oreille. V.* **TINTOUIN**.

Tintement métallique, tinnimentum metallicum ; bruit particulier que fait entendre le cylindre appliqué sur la poitrine, et qui, suivant Laënnec, ressemble parfaitement à celui que rend une coupe de métal, de verre ou de porcelaine, que l'on frappe légèrement avec une épingle, ou dans laquelle on laisse tomber un grain de sable. On entend le tintement métallique en faisant parler ou respirer le malade ; mais c'est surtout quand on fait tousser celui-ci, qu'il devient parfaitement distinct. C'est le signe pathognomonique de la communication des bronches avec la plèvre.

TINTOUIN, s. m., *tinnitus aurium* ; sensation d'un bruit qui n'existe pas réellement : elle peut dépendre d'une lésion du nerf auditif, mais le plus ordinairement elle est l'effet d'un état morbide du cerveau ; alors c'est une véritable hallucination.

TIRE-BALLE, s. m., *strombulcus* ; nom générique de tous les instrumens qui servent à saisir et à extraire les balles arrêtées dans les diverses parties du corps : ce sont presque toujours, soit de longues pinces dont les branches sont terminées par de petites cuillers, soit des curettes dans lesquelles on peut fixer le projectile, en abaissant sur lui l'extrémité d'une tige d'acier qui occupe toute la longueur de l'instrument.

TIRE-FOND, s. m. ; sorte de vis d'acier, à filet double ou simple, terminée en pointe à l'une de ses extrémités, et présentant à l'autre un anneau. Cet instrument était fréquemment employé par nos prédécesseurs, afin de relever les portions enfoncées du crâne, ou d'extraire les balles arrêtées et enclavées dans la substance des os. Lorsque la vis était engagée dans l'épaisseur de ces corps étrangers, on agissait sur l'anneau, soit en le tirant directement, soit en y engageant l'extrémité recourbée de la tige centrale de l'élévatoire triploïde.

TIRE-TÊTE, s. m.; nom que l'on donne à tous les instrumens dont on peut faire usage afin d'extraire la tête de l'enfant mort, lorsqu'elle est retenue dans la matrice : tels sont le *crochet à gaine* et le *tire-tête à bascule* de Levret.

TISANE. s. f., *ptisana* (πτισσάνη, orge); eau chargée d'une faible quantité de substance médicamenteuse, et qu'on administre par verrées.

Tisane antiscorbutique; infusion de ményanthe dans laquelle on fait infuser des racines fraîches de raifort.

Tisane antivénérienne. V. Tisane de Feltz.

Tisane apéritive; décoction de racines de chiendent, de pissenlit, de fraisier et d'oseille, édulcorée avec la réglisse.

Tisane astringente; décoction de corne de cerf, d'ivoire, de riz, et de racines de tormentille et de bistorte.

Tisane commune; décoction d'orge et de racine de chiendent, édulcorée avec la racine de réglisse.

Tisane de Feltz; décoction de salsepareille, de squine, d'écorce de lierre, d'écorce de buis, et de sulfure d'antimoine, à laquelle on ajoute de la colle de poisson et du deutochlorure de mercure.

Tisane de mademoiselle Stephens; infusion de feuilles de bardane, de camomille romaine et de persil, dans laquelle on fait dissoudre une certaine quantité de la masse savonneuse de mademoiselle Stephens.

Tisane de Vinache. V. Tisane royale.

Tisane pectorale; infusion de racines de réglisse et de guimauve, de capillaire du Canada, et de fleurs de pavot rouge et de tussilage, dans une décoction de riz.

Tisane royale; décoction de gaïac, de salsepareille, de squine, de rhubarbe, de séné, de réglisse, de sassafras et de coriandre, à laquelle on ajoute du suc de citron.

TISSU, s. m., *textus;* nom donné par les anatomistes à diverses parties organiques qui, par leur assemblage, forment les organes, dont elles sont les élémens organiques. Les auteurs varient beaucoup quant au nombre de tissus qu'ils admettent dans l'économie animale.

Tissu accidentel; on nomme ainsi les tissus nouveaux, avec ou sans analogues, qui se développent dans l'organisme, sous l'empire de l'inflammation chronique et parfois de l'asthénie.

TITANE, s. m., *titanium;* métal jaune et infusible qu'on trouve dans la nature à l'état d'oxyde, et qu'il est très-difficile d'obtenir pur.

TITHYMALE. *V.* EUPHORBE.

TITILLATION, s. f., *titillatio, titillatus,* chatouillement.

TOMENTEUX, adj., *tomentosus* (*tomentum,* coton); qui est couvert de poils courts et serrés, de manière à présenter l'aspect du drap ou du velours.

TOMENTUM; mot latin consacré par quelques auteurs pour désigner les tissus tomenteux.

TOMOTOCIE, s. f., *tomotocia* (τομή, incision, τόκος, accouchement); accouchement fait à l'aide d'incision; nom donné à l'opération césarienne.

TON, s. m., *tonus,* τόνος (τείνω, je tends); état de tension ou de fermeté propre à chaque organe.

TONICITÉ, s. f., *tonicitas;* faculté d'où dépend le ton général des solides organiques.

TONIQUE, adj. et s. m. et f., *tonicus;* nom donné à tout médicament qui excite lentement l'action vitale.

TONSILLAIRE, adj., *tonsillaris;* qui a rapport aux amygdales. — *Angine tonsillaire ou amygdalite.* — *Artère tonsillaire,* branche de la labiale qui se porte de chaque côté à l'amygdale.

TONSILLE, s. f., *tonsilla;* amygdale.

TONSILLITE, s. f., *tonsillitis* (*tonsilla,* tonsille); angine tonsillaire.

TOPHACÉ, adj.; qui tient de la nature du tophus : *concrétion tophacée.*

TOPHUS, s. m., *tophus,* τῶφος; nom donné aux concrétions qui se développent à la surface des articulations chez les goutteux, et quelquefois dans l'intérieur soit de kystes particuliers, soit des organes eux-mêmes. Les premières sont formées d'urate de soude.

TOPINAMBOUR, s. m., *helianthus annuus;* plante corymbifère, originaire d'Amérique, mais qu'on cultive en Europe, où l'on mange ses racines.

TOPIQUE, adj. et s. m., *topicus* (τόπος, lieu); nom générique de tous les médicamens qu'on applique à l'extérieur.

TORMENTILLE, s. f., *tormentilla erecta;* plante rosacée indigène dont les racines sont fortement astringentes.

TORPEUR, s. f., *torpor;* synonyme d'engourdissement.

Torpille, s. f., *torpedo* ; genre de poissons cartilagineux dont toutes les espèces donnent aux personnes qui les touchent des commotions causées par le fluide électrique qu'elles sécrètent à volonté.

Torréfaction, s. f., *torrefactio* ; opération qui consiste à griller des substances minérales ou végétales, soit pour en extraire un principe volatil, soit pour les combiner avec l'oxygène de l'air, soit enfin pour donner naissance à un produit nouveau.

Torréfié, adj., *torrefactus* ; qui a subi la torréfaction.

Torréfier, v. a., *torrefacere* ; griller.

Tors, adj., *contortus* ; se dit d'une partie dont les bords sont contournés obliquement autour de l'axe.

Torsion, s. f., *torsio*, στροφή ; mouvement oblique d'un corps autour d'un autre, ou autour de son propre axe.

Torticolis, s. m., *obstipitas*. On donne ce nom au rhumatisme du cou, à cause de la position infléchie latéralement, ou renversée en arrière, qu'est forcée de garder cette partie, suivant les muscles qui en sont le siège.

Tortile, adj., *tortilis* ; qui est susceptible de torsion spontanée.

Tortue, s. f., *testudo* ; genre de reptiles chéloniens dont on mange la chair de plusieurs espèces, à laquelle on attribue aussi des propriétés médicinales.

Tortueux, adj., *tortuosus* ; qui est courbé inégalement en divers sens.

Toruleux, adj., *torulosus* ; se dit d'une partie oblongue qui présente des renflemens et des étranglemens alternatifs.

Toucher, s. m., *tactus* ; l'un des cinq sens externes, celui qui nous informe des qualités palpables des corps.

Toucher, s. m. ; opération par laquelle le doigt du chirurgien, introduit dans le vagin, explore cet organe et le col de la matrice, afin de reconnaître les altérations de forme ou de texture que ces parties sont susceptibles de présenter, soit durant la grossesse, soit pendant le travail de la parturition, soit enfin à l'occasion du déplacement, des tuméfactions, des ulcères, des squirrosités ou des excroissances diverses dont l'utérus et le canal qui le précède peuvent être le siège. Afin d'exercer méthodiquement le toucher, il faut que la main opposée fixe la matrice en appuyant sur la région hypogastrique.

Tourbe, s. f., *tursa* ; masse solide, noirâtre et spongieuse, formée par un mélange de débris de végétaux entrelacés, de détritus d'animaux, et de terre argileuse.

Tourbillons *vasculaires*, s. m. On a rendu ainsi en français le nom de *vasa vorticosa*, ou vaisseaux tournoyans, donné par Stenon au réseau vasculaire de la choroïde.

Tournesol, s. m. ; nom vulgaire de l'*helianthus annuus*. | Substance colorante bleue qu'on emploie dans la teinture, et dont les chimistes se servent pour reconnaître la présence des acides.

Tourniole, s. f. ; nom vulgaire de cette variété du panaris qui affecte le derme placé à la circonférence des ongles.

Tourniquet, s. m. ; instrument dont la découverte est attribuée à un chirurgien nommé Morel, et qui sert à suspendre le cours du sang dans les artères des membres. La forme du tourniquet est très-variable : en général cependant il est composé de deux pelotes, dont l'une, large et concave, sert de point d'appui, et s'applique sur le côté du membre opposé au vaisseau, tandis que l'autre, étroite et convexe, agit sur la partie à comprimer. Un lien solide fait le tour du membre, et unit la première pelote à une plaque de cuivre : celle-ci reçoit une vis dont l'extrémité supporte l'autre pelote, qui peut être ainsi poussée avec plus ou moins de force sur les parties. Les compresseurs de Dupuytren et de Nuck, les tourniquets de J.-L. Petit, de Louis et de Dahl, sont les plus remarquables des instrumens de ce genre.

Toux, s. f., *tussis* ; expiration violente, sonore, courte et fréquente, souvent suivie de l'expectoration des mucosités contenues dans les bronches et la trachée-artère. On a donné le nom de *toux convulsive* et de *toux froide* à la coqueluche.

Toxicologie, s. f., *toxicologia* (τοξικὸν, poison, λόγος, discours) ; traité des poisons.

Toxique, adj. et s. m., *toxicus*, τοξικός ; vénéneux. | Poison.

Trachéal, adj., *trachealis* ; qui appartient à la trachée-artère. — *Veines trachéales* ou *thyroïdiennes inférieures*.

Trachéal, s. m. Geoffroy Saint-Hilaire donne le nom d'*os trachéaux* à des pièces qu'il regarde, dans les poissons, comme les rudimens des anneaux de la trachée-artère.

Trachée, s. f., *trachea* ; nom donné aux vaisseaux roulés en spirale des plantes, et à ceux qui, chez les insectes,

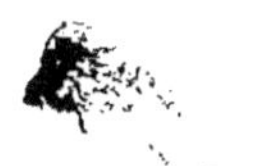

portent l'air dans toutes les parties du corps.

Trachée-artère, s. f., *trachea-arteria* (τραχὺς, âpre, ἀρτηρία, artère); canal cylindroïde, composé d'arceaux cartilagineux réunis par une membrane fibreuse, tapissé par une autre membrane muqueuse, qui s'étend depuis la base du larynx jusqu'aux bronches, à la hauteur de la troisième vertèbre du dos, et qui sert à conduire l'air dans les poumons.

Trachéite, s. f., *tracheitis* (τραχεῖα, trachée); inflammation de la trachée-artère.

Trachélagre, s. f., *trachelagra* (τράχηλος, cou, ἄγρα, prise); douleur goutteuse ou rhumatismale fixée au cou.

Trachéli-atloïdo-basilaire, adj. et s. m., *tracheli-atloido-basilaris*; nom donné par Chaussier au muscle *droit latéral de la tête*.

Trachélien, adj., *trachelianus* (τράχηλος, cou); qui appartient à la partie postérieure du cou. Synonyme de *cervical*.

Trachélite. *V.* Trachéite.

Trachélo-anguli-scapulaire, adj. et s. m., *trachelo-anguli-scapularis*; nom donné par Dumas au muscle *angulaire de l'omoplate*.

Trachélo-atloïdo-occipital, adj. et s. m., *trachelo-atloido-occipitalis*; nom donné par Dumas au muscle *petit oblique de la tête*.

Trachélo-basilaire, adj. et s. m., *trachelo-basilaris*; nom donné par Dumas aux muscles *grands* et *petit droit antérieurs de la tête*.

Trachélo-cervical, adj., *trachelo-cervicalis*; nom donné par Chaussier à l'artère *cervicale profonde*.

Trachélo-costal, adj. et s. m., *trachelo-costalis*; nom donné par Dumas aux deux muscles *scalènes*.

Trachélo-diaphragmatique, adj., *trachelo-diaphragmaticus*; nom donné par Chaussier au nerf de la quatrième paire cervicale.

Trachélo-dorsal, adj., *trachelo-dorsalis*; nom donné par Chaussier au nerf accessoire de la huitième paire.

Trachélo-mastoïdien, adj. et s. m., *trachelo-mastoideus*; nom donné par Chaussier au muscle *petit complexus*.

Trachélo-occipital, adj. et s. m., *trachelo-occipitalis*; nom donné par Chaussier au muscle *grand complexus*.

Trachélo-scapulaire, adj. et s. m., *trachelo-scapularis*; nom donné par Chaussier au muscle *angulaire de l'omoplate*.

Trachélo-sous-cutané, adj., *trachelo-*

sub-cutaneus; nom donné par Chaussier à la veine jugulaire externe et aux nerfs du plexus cervical.

Trachélo-sous-occipital, adj. et s. m., *trachelo-infrà-occipitalis*; nom donné par Chaussier aux muscles *grand* et *petit droits antérieurs de la tête*.

Trachélophyme, s. m., *trachelophymus* (τράχηλος, cou, φῦμα, tumeur); goître.

Trachéocèle. *V.* Thyrocèle.

Trachéorrhagie, s. f., *trachæorrhagia* (τραχεῖα, trachée, ῥήγνυμι, je fais irruption); écoulement de sang par la trachée.

Trachéotomie, s. f., *tracheotomia* (τραχεῖα, trachée, τέμνω, je coupe); opération qui consiste dans l'incision des premiers anneaux de la trachée-artère, et à laquelle on a recours soit pour ouvrir à l'air une route facile, dans les cas où ce fluide ne peut pénétrer à travers la glotte, soit afin d'extraire des corps étrangers tombés dans les voies aériennes.

Trachome, s. m., τράχωμα (τραχὺς, raboteux); aspérité de la conjonctive palpébrale.

Tragien, adj. et s. m., *tragianus*; nom donné par Chaussier au muscle qui naît de la base du tragus, en recouvre presque toute la face externe, et se termine au sommet de cette éminence.

Tragus, s. m., *tragus*, τράγος; éminence aplatie et triangulaire qui est placée au devant de l'orifice du conduit auditif externe, et qui tire son nom de ce qu'elle se couvre de poils chez les vieillards.

Train, s. m.; se dit des parties de devant et de derrière du cheval. | S'entend encore de l'allure du cheval : ainsi on dit *aller bon train, aller petit train. — rompu;* amble, entre-pas.

Tranchées, s. f. pl., *tormina*; coliques violentes. — *utérines*, celles qui paraissent après l'accouchement.

Transformation *de tissu*, s. f.; changement que subit un tissu, dont l'organisation devient analogue à celle d'un autre tissu.

Transfusion, s. f., *transfusio*; opération qui consiste à faire passer le sang d'un animal dans les veines d'un autre.

Transmutation, s. f., *transmutatio*, μεταβολή, μεταλλαγή, μεταμόρφωσις; action de changer une chose en une autre.

Transparent, adj.; qui laisse passer librement la lumière.

Transpiration, s. f., *transpiratio*, διαπνοή; synonyme d'*exhalation cutanée*, dans le langage physiologique, et de *sueur*, dans celui du vulgaire.

Transpiration cutanée ; exhalation qui se fait habituellement à la surface de la peau.

Transpiration pulmonaire ; exhalation qui se fait à la surface de la membrane muqueuse bronchique.

TRANSPLANTATION, s. f., *transplantatio,* μεταφυτεία ; nom donné par les paracelsistes à une prétendue manière de guérir les maladies, qui consistait à les faire passer d'un sujet dans un autre.

TRANSPORT ; nom populaire du *délire.*

TRANSPOSITION, s. f., *transpositio,* μετάθεσις ; changement de place. — *des viscères ;* vice congénial de conformation, qui consiste en ce que les viscères se trouvent hors de la place qu'ils occupent ordinairement.

TRANSSUDATION, s. f., *transsudatio* (*trans,* à travers, *sudare,* suer) ; action de suinter à travers un corps quelconque.

TRANSVERSAIRE, adj. et s. m., *transversarius ;* muscle pair de la partie postérieure latérale du cou, et supérieure du dos, qui s'attache aux apophyses transverses des cinq ou six dernières vertèbres cervicales, et des quatre ou cinq premières dorsales.

Transversaire épineux, adj. et s. m. ; muscle pair, allongé et triangulaire, qui s'attache aux apophyses épineuses, transverses et articulaires des six dernières vertèbres du cou, des douze dorsales, des cinq lombaires, et des fausses vertèbres du sacrum.

Transversaire (grand) du cou, adj. et s. m. ; nom donné par Winslow au muscle *transversaire.*

Transversaire (petit) du cou, adj. et s. m. Winslow désignait sous ce nom les muscles intertransversaires du cou, qu'il distinguait en *antérieurs* et *postérieurs.*

Transversaire (premier) antérieur du cou ; nom donné par Winslow au muscle *droit latéral de la tête.*

TRANSVERSAL, adj., *transversus ;* qui est situé en travers. — *Artère transversale de la face,* branche de la temporale qui passe devant le condyle de la mâchoire. — *Artère transversale de l'épaule,* ou *scapulaire commune.* — *Sinus transversal du foie.*

Transversal de la conque, adj. et s. m. ; muscle composé de quelques fibres étendues en travers derrière la saillie de l'hélix qui divise la conque en deux parties.

Transversal des orteils ; muscle (métatarso-sous-phalangien transversal du premier orteil, Ch.) pair, mince et aplati, qui, étendu en travers sous les têtes des quatre derniers os du métatarse, s'attache aux ligamens des quatre dernières articulations métatarso-phalangiennes, et se termine au côté externe de la base de la première phalange du gros orteil.

Transversal du nez, adj. et s. m. ; muscle (sus maxillo-nasal, Ch.) pair, aplati et triangulaire, qui, de la partie interne de la fosse canine, se porte sur le dos du nez, où il se confond avec celui du côté opposé.

TRANSVERSE, adj., *transversus ;* qui est situé en travers. — *Apophyses transverses des vertèbres,* éminences transversales qui naissent sur les côtés des vertèbres. — *Artère transverse du périnée,* branche de la honteuse interne. — *Sinus transverse de la dure-mère.*

Transverse de l'abdomen, adj. et s. m. ; muscle (lombo-abdominal, Ch.) pair, large, mince et aplati, qui, de la ligne blanche, se porte en travers aux cartilages de la dernière vraie côte et de toutes les côtes asternales, au bord inférieur de la dernière côte, à la lèvre interne de la crête iliaque, aux deux tiers externes de l'arcade crurale, à la partie supérieure du pubis, et au sommet des apophyses transverses et épineuses des quatre premières vertèbres lombaires.

Transverse du périnée, adj. et s. m. ; muscle (ischio-périnéal, Ch.) pair, aplati, mince et triangulaire, qui s'attache à la branche et à la tubérosité de l'ischion, et se confond, sur la ligne moyenne, tant avec son congénère qu'avec le sphincter de l'anus et le bulbo-caverneux.

TRANSVERSO-SPINAL, adj. et s. m., *transverso-spinalis ;* nom donné par Dumas au muscle *transversaire épineux.*

TRAPÈZE, adj. et s. m., *trapezius ;* muscle (dorso-sus-acromien, Ch.) pair et carré, qui s'étend de la ligne courbe supérieure de l'occipital, du ligament cervical postérieur, et des apophyses épineuses de la dernière vertèbre cervicale et de toutes celles du dos à l'épine de l'omoplate, à l'acromion et au bord postérieur de la clavicule.

TRAPÉZIFORME, adj., *trapeziformis ;* synonyme de *trapézoïde.*

TRAPÉZOÏDE, adj., *trapezoides ;* qui ressemble à un trapèze. — *Ligament trapézoïde,* partie antérieure du ligament coraco-claviculaire, placée obliquement entre l'acromion et la clavicule. — *Os trapézoïde,* le second de la seconde rangée du carpe.

TRAQUENARD. *V.* AMBLE, ENTRE-PAS.

TRAUMATIQUE, adj. (τραῦμα, plaie) ;

qui est relatif ou qui appartient aux blessures. C'est en ce sens que l'on dit : *Fièvre, hémorrhagie, tétanos traumatique*, etc. Les écrivains qui ont fait une classe particulière des maladies traumatiques, y ont rangé les plaies, les luxations, les fractures, et toutes les lésions produites par des violences extérieures.

TRAVAIL, s. m., *labor*; effort auquel on se livre pour exécuter une chose. On a spécialement donné le nom de *travail* à l'action, souvent longue et pénible, de l'accouchement.

TRÉFLÉ, adj., *trifoliatus*; se dit d'une feuille composée de trois folioles dont la disposition est la même que dans le trèfle.

TREMBLEMENT, s. m., *tremor*; secousses multipliées et involontaires qui agitent le corps ou les membres, et qui cependant ne les privent pas de la faculté de se mouvoir volontairement.

TREMPE, s. f., *temperatio*; action de plonger l'acier rougi au feu dans un liquide, pour lui faire acquérir les propriétés nouvelles qu'un refroidissement subit lui procure; état du composé métallique, après qu'il a subi cette opération.

TRÉPAN, s. m., *trepanum* (τρύπανον, tarière, τρυπάω, je perce); instrument de chirurgie assez semblable à un vilebrequin, et qui sert à perforer les os. La pièce principale de cet instrument est l'*arbre*, sur lequel on peut adapter à volonté la *couronne* de trépan, le *trépan perforatif* ou le *trépan exfoliatif*. On trouve quelquefois le mot *trépan* employé pour signifier la collection nombreuse des pièces dont on se servait jadis pour trépaner.

TRÉPANATION, s. f.; opération qui consiste dans l'application méthodique du trépan.

TRÉPANER, v. a., *terebrare* (τρυπάω, je perce); appliquer le trépan.

TRÉPHINE, s. f.; espèce de trépan dont les chirurgiens anglais font usage, et dans lequel on a remplacé l'arbre par un manche court, droit, et terminé par une poignée placée transversalement à son extrémité. Plus simple que le trépan ordinaire, cet instrument agit comme une sorte de vrille, et ne peut être, dit-on, que difficilement dirigé à travers les os du crâne.

TRÉPIDATION, s. f., *trepidatio*; tremblement ou terreur.

TRESSAILLEMENT, s. m.; agitation vive et passagère, occasionée subitement par quelque cause morale.

TRIANDRIE, s. f., *triandria* (τρεῖς, trois, ἀνήρ, mâle); nom de la classe du système de Linné qui comprend les plantes dont les fleurs hermaphrodites renferment trois étamines.

TRIANDRIQUE, adj., *triandricus*; qui appartient à la triandrie; qui a trois étamines dans chaque fleur.

TRIANGULAIRE *des lèvres*. *V*. ABAISSEUR *de l'angle des lèvres.*

Triangulaire du coccyx; nom donné par Santorini au muscle *ischio-coccygien*.

Triangulaire du menton. *V*. ABAISSEUR *de l'angle des lèvres.*

Triangulaire du sternum, adj. et s. m.; muscle (sterno-costal, Ch.) pair, allongé, triangulaire, qui, de la partie postérieure, latérale et inférieure du sternum, se porte, par autant de digitations, aux cartilages des troisième, quatrième, cinquième et sixième vraies côtes.

TRICAPSULAIRE, adj., *tricapsularis*; qui a trois capsules.

TRIBULCON, s. m.; nom donné par Percy à son tire-balle formé par la réunion de trois instrumens, utiles chacun dans son genre, pour l'extraction des balles.

TRICEPS *brachial*, adj. et s. m., *triceps brachialis*; muscle (scapulo-huméro-olécranien, Ch.) allongé et aplati, qui s'attache en bas à la partie supérieure de l'olécrane, et se partage en haut, en trois portions fixées à l'humérus et au bord axillaire de l'omoplate.

Triceps crural, adj. et s. m., *triceps cruralis*; muscle (trifémoro-rotulien, Ch.) pair, allongé, fort épais et divisé supérieurement en trois faisceaux : de presque tous les points du fémur, il se porte aux tubérosités du tibia par un large tendon, dans l'intérieur duquel la rotule est comprise.

Triceps de la cuisse, adj. et s. m.; nom donné par Winslow aux trois muscles *adducteurs de la cuisse.*

TRICHAISE. *V*. TRICHIASE.

TRICHIASE, s. m., *trichiasis, morbus pilaris*, τριχίασις (θρίξ, cheveu); maladie qui consiste dans le renversement des cils vers le globe oculaire, qu'ils irritent et enflamment. On a donné aussi le nom de *trichiase* à quelques affections des voies urinaires, dans lesquelles l'urine entraîne des filamens qui ressemblent à des poils, ainsi qu'à ce gonflement subit des mamelles auquel les femmes nouvellement accouchées sont sujettes, et que l'on désigne vulgairement sous le nom de *poil*.

TRICHISME, s. m. *trichismus* (θρίξ, che

veu). On a quelquefois donné ce nom aux fractures capillaires des os plats.

TRICHOCÉPHALE , s. m. *trichocephalus dispar* (θρὶξ, cheveu, κεφαλὴ, tête) ; ver intestinal à corps mince, claviforme, et terminé antérieurement par un appendice filiforme qui porte la bouche. On le trouve souvent dans les intestins de l'homme.

TRICHOMA, s. m. (τρίχωμα, chevelure) ; synonyme de *plique*.

TRICHOMATIQUE, *trichomaticus*: qui appartient à la plique.

TRICHOTOME , adj. , *trichotomus* (τρίχα, triple, τέμνω, je coupe) ; qui est partagé en trois.

TRICHOTOMIE, s. f. , *trichotomia* ; division en trois.

TRICHURIDE , s. m. , *trichuris* (θρὶξ, cheveu, οὐρὰ, queue) ; nom donné d'abord au *trichocéphale*.

TRICUSPIDAL. *V.* TRICUSPIDE.

TRICUSPIDE, adj., *tricuspis* (*tres* , trois , *cuspis* , pointe) ; qui a trois pointes.— *Valvules tricuspides*, replis triangulaires, au nombre de trois, qui garnissent l'ouverture de communication de l'oreillette avec le ventricule droit, et du sommet desquels partent des cordes tendineuses continues aux colonnes charnues du cœur.

TRIDACTILE , adj. , *triductylus* (τρεῖς, trou, δάκτυλος, doigt) ; qui a trois doigts à chaque pied.

TRIDENTÉ , adj. , *tridentatus* ; qui présente trois dents.

TRIENCÉPHALE , adj. et s. m.; nom donné par Geoffroy-St.-Hilaire à des monstres qui ont une tête sphéroïdale , qui n'ont point de face, par la privation des organes du goût, de la vue et de l'odorat ; dont les oreilles sont réunies en dessous avec des pavillons tégumentaires prolongés de chaque côte , et qui enfin n'ont qu'un seul trou auriculaire au centre, et qu'une seule caisse.

TRIFACIAL, adj. , *trifacialis* ; nom donné par Chaussier au nerf *trijumeau*.

TRIFÉMORO-ROTULIEN, adj. et s. m. , *trifemoro-rotulianus* ; nom donné par Chaussier au muscle *triceps crural*.

TRIFIDE , adj. , *trifidus* ; qui est fendu en trois jusqu'à la moitié à peu près.

TRIGASTRIQUE, adj., *trigastricus* (τρεῖς, trois , γαστήρ, ventre) ; épithète donnée aux muscles qui ont trois faisceaux de fibres charnues.

TRIGLOCHYN, adj., *triglochynus* (τρεῖς, trois , γλωχὶς, point) ; synonyme de *tricuspide*.

TRIGONE *cérébral* ; nom donné par Chaussier à la *voûte à trois piliers*.

Trigone vésical ; surface triangulaire qu'on observe à la partie inférieure de la vessie.

TRIGYNIE, s. f. , *trigynia* (τρεῖς , trois , γυνὴ , femme) ; nom donné , dans le système de Linné , aux ordres renfermant les plantes dont les fleurs hermaphrodites sont garnies de trois pistils.

TRIGYNIQUE, adj. , *trigynicus* ; qui a trois pistils dans chaque fleur.

TRIJUGÉ , adj. , *trijugus* ; se dit, en botanique , d'une feuille pinnée qui a trois paires de folioles.

TRIJUMEAU , adj. et s. m. , *trigeminus* ; nom donné au nerf de la cinquième paire, parce qu'il se partage , dans le crâne même , en trois faisceaux principaux , qui se rendent aux trois portions de la hauteur de la face, et qui sont l'ophthalmique , le maxillaire supérieur et le maxillaire inférieur.

TRILOBÉ , adj. , *trilobus* ; qui a trois lobes.

TRILOCULAIRE , adj. , *trilocularius* ; qui a trois loges.

TRIOÉCIE , s. m. , *trioecia* (τρεῖς, trois, οἰκία, maison) ; nom donné , dans le système de Linné , aux plantes qui offrent des fleurs mâles sur un individu , des fleurs femelles sur un autre , et des fleurs hermaphrodites sur un troisième.

TRIOÉCIQUE , adj. , *trioecicus* ; qui appartient à la trioécie.

TRIPARTIBLE , adj. , *tripartibilis* ; qui se partage spontanément en trois.

TRIPÉTALÉ , adj. , *tripetalus* (τρεῖς, trois, πέταλον, pétale) ; qui a trois pétales.

TRIPHYLLE , adj. , *triphyllus* (τρεῖς, trois, φύλλον, feuille) ; qui a trois folioles ou trois divisions foliiformes.

TRIPLINERVE , adj. , *triplinervus* ; se dit d'une feuille qui a cinq nervures, dont deux naissent de la base de la nervure moyenne, et les deux autres au-dessus de ce point.

TRI-SCAPULO-HUMÉRO-OLÉCRANIEN, adj. et s. m. , *tri-scapulo-humero-olecranianus* ; nom donné par Dumas au muscle *triceps brachial*.

TRI-SEL, s. m. ; sel composé d'un acide et de deux bases.

TRISMUS, s. m. , *trismus* (τρίζω, je grince) ; serrement des mâchoires l'une contre l'autre, causé par la rigidité tétanique des muscles de l'inférieure.

TRISPERME , adj. , *trispermus* (τρεῖς, trois, σπέρμα, graine) ; qui renferme trois graines.

TRISPLANCHNIQUE, adj. et s. m. , *trisplanchnicus* (τρεῖς, trois, σπλάγχνον, viscère); nom donné par Chaussier au nerf *grand sympathique*, parce qu'il se distribue aux organes contenus dans les trois grandes cavités splanchniques.

TRI-STERNAL, adj. et s. m., *tristernalis*; nom donné par Béclard à la troisième pièce du sternum.

TRISTIMANIE, s. f., *tristimania* (*tristis*, triste, μάνια, folie); monomanie avec tristesse.

TRITÉOPHYE, s. f., *tritcophya*; fièvre tierce, et, selon quelques auteurs, fièvre rémittente tierce.

TRITERNÉ, adj., *triternatus*; qui est trois fois terné. Se dit d'une feuille composée dont le pétiole commun se divise trois fois.

TRITOME, s. m.; espèce d'entonnoir ou de cornet acoustique dont Albucasis faisait usage dans les maladies de l'oreille.

TRITOXYDE, s. m.; composé d'un combustible et d'oxygène dans la troisième des proportions suivant lesquelles ce dernier corps peut se combiner avec l'autre.

TRITURATION, s. f., *trituratio*, τρίψις; action de réduire une substance en poudre.

TRITURÉ, adj., *trituratus*; qui est réduit en poudre.

TRITURER, v. a., *triturare*; réduire en poudre.

TRIVALVE, adj., *trivalvis*; qui a trois valves.

TROCART. *V.* TROIS-QUARTS.

TROCHANTER, s. m., *trochanter*, τροχαντήρ (τροχάω, je tourne); nom donné à deux apophyses de l'extrémité supérieure du fémur, qu'on distingue en *grand* et *petit trochanter*. | Le grand trochanter, selon Chaussier.

TROCHANTÉRIEN, adj., *trochanterianus*; qui a rapport au grand trochanter.

TROCHANTIN, s. m., *trochantinus*; nom donné par Chaussier au petit trochanter.

TROCHANTINIEN, adj., *trochantinianus*; qui a rapport au petit trochanter.

TROCHIN, s. m., *trochinus* (τροχάω, je retourne); nom donné par Chaussier à la plus petite des deux tubérosités supérieures de l'humérus.

TROCHINIEN, adj., *trochinianus*; qui appartient au trochin.

TROCHISQUE, s. m., *trochiscus*, τροχίσκος (τροχὸς, roue); médicament solide, et de forme presque toujours conique, qu'on prépare avec des poudres réunies au moyen d'un mucilage, de mie de pain, de farine, ou de sucs de plantes.

Trochisques alhandal; composés de coloquinte et de gomme adragant.

Trochisques cypheos. V. Trochisques de Damocrate.

Trochisques d'agaric; composés d'agaric blanc, de gingembre et d'écorce de cannelle simple.

Trochisques d'alkekenge; composés de pulpe et de suc de feuille d'alkekenge, gomme arabique, gomme adragant, extrait de réglisse, amandes amères, graines d'ache et de pavot blanc, succin et opium.

Trochisques de Damocrate; composés de santal citrin, cascarille, sucre candi, calamus aromatique, bdellium, spicanard, cassia lignea, souchet rond, baies de genièvre, térébenthine de Chio, myrrhe, schénanthe, cannelle, bois d'aloès, safran, miel de Narbonne et vin d'Espagne.

Trochisques d'Hedycroon; composés de marum, marjolaine, racines d'asaret, bois d'aloès, schénanthe, calamus aromatique, rhapontic, bois de baume, baume de la Mecque, cannelle, costus d'Arabie, myrrhe, malabathrum, safran, spicanard, cassia lignea, amomum en grappes, mastic et vin d'Espagne.

Trochisques de Mésué. V. Trochisques d'agaric.

Trochisques de minium; faits avec l'oxyde rouge de plomb, le deutochlorure de mercure, la mie de pain, et l'eau de roses.

Trochisques de myrrhe; composés de myrrhe, lupins, feuille de rue, de menthe aquatique et de pouliot, racine de valériane et de garance, graines de persil de Macédoine, assa-fœtida, sagapenum, opopanax, camphre, safran, huile empyreumatique de succin, et suc dépuré d'armoise.

Trochisques de plomb blanc; composés de sous-carbonate de plomb, de sarcocolle, d'amidon, de gomme adragant, de gomme arabique, de camphre, et d'eau de roses.

Trochisques de scille; préparés avec la pulpe de scille cuite, et la poudre de racine de dictame, ou la farine d'orobe.

Trochisques de succin; composé d'ambre jaune, corne de cerf brûlée à blanc, gomme arabique, gomme adragant, laque, suc d'acacia et d'hypociste, balaustes, mastic, corail rouge, graines de pavot blanc, encens, safran, opium, et mucilage de psyllium.

Trochisques de vipères; préparés avec la poudre de vipères, et le mucilage de gomme adragant.

Trochisques escarrotiques; préparés avec le deutochlorure de mercure, l'amidon et le mucilage de gomme adragant.

Trochisques hystériques ; composés d'assa-fœtida, galbanum, myrrhe, castoréum, suc de rue, racines d'asaret et d'aristoloche ronde, feuilles de sabine, de centaurée, de matricaire et de dictame.

Trochisques mercuriels; composés de sulfure de mercure rouge, de succin, et de mucilage de gomme adragant.

Trochisques musqués; composés de storax calamite, benjoin, ladanum, bois d'aloès, sucre, musc, ambre gris, et mucilage de gomme adragant à l'eau de roses.

Trochiter, s. m., *trochiter* (τροχάω, je tourne); nom donné par Chaussier à la plus grosse des deux tubérosités supérieures de l'humérus.

Trochitérien, adj., *trochiterianus ;* qui appartient au trochiter.

Trochléateur, adj. et s. m., *trochlearis;* nom donné par divers anatomistes au muscle *oblique supérieur de l'œil.*

Trochlée, s. f., *trochlea,* τροχιλία; nom donné par Chaussier à l'éminence articulaire interne de l'extrémité inférieure de l'humérus, qui forme une sorte de poulie sur laquelle le cubitus roule, dans les mouvements de l'avant-bras. | Os du jarret du cheval.

Trochoïde, adj., *trochoides,* τροχοειδής (τροχὸς, roue); épithète donnée à toute articulation dans laquelle un os tourne sur un autre, comme une roue sur son axe.

Trois-quarts, s. m., *terebellum, triquetrum;* instrument composé d'une tige d'acier montée sur un manche d'ébène ou d'ivoire, pointue et tranchante sur trois côtés, à son extrémité libre, et sur laquelle s'ajuste une canule d'argent; celle-ci se trouve enfoncée dans la plaie faite par la pointe de l'instrument, et, la tige étant retirée, les liquides peuvent s'écouler à travers le canal qu'elle constitue. Parmi les trois-quarts, on distingue ceux de Nuck, de frère Côme, de Flurant.

Trokanter. *V.* Trochanter.

Trombus. *V.* Trumbus.

Trokiter. *V.* Trochiter.

Troklée. *V.* Trochlée.

Trombe, s. f., météore ayant la forme d'un cône renversé, qui fait communiquer une nue avec la surface de la terre, ou plus souvent de l'eau.

Trokin. *V.* Trochin.

Trompe, s. f. *tuba,* σάλπιγξ, prolonge-ment du nez dans l'éléphant. | Organe de succion de certains animaux. | Nom donné par les anatomistes à divers organes creux, en forme de trompe.

Trompe d'Eustache, tuba Eustachiana ; conduit pair, en partie osseux et en partie cartilagineux, oblique et long de deux pouces, qui s'étend depuis la partie supérieure du pharynx jusqu'à la caisse du tympan, dans laquelle il permet à l'air d'arriver.

Trompe de Fallope, tuba Fallopiana, tuba uterina; conduit pair, long de quatre à cinq pouces, qui tient aux angles supérieurs de la matrice, et dont l'autre extrémité libre, flottante dans l'abdomen, évasée et découpée, embrasse l'ovaire durant l'acte de la génération, et reçoit l'œuf fécondé, qu'elle conduit dans la matrice.

Tronc, s. m., *truncus,* στέλεχος; tige d'un arbre. | Partie principale du corps, celle sur laquelle les membres sont articulés. | Partie la plus considérable d'une artère, d'une veine ou d'un nerf, celle qui n'a pas encore fourni de branches.

Trophosperme, s. m., *trophospermium* (τρέφω, je nourris, σπέρμα, semence); nom donné par Richard au placenta de la graine.

Trot, s. m., allure du cheval qui tient le milieu pour la vitesse entre le pas et le galop.

Trousse-galant, s. m.; nom vulgaire du cholera-morbus.

Trousseau, s. m., *fasciculus;* petit faisceau de parties unies ensemble : *trousseau de fibres.*

Truffe, s. f., *tuber;* champignon souterrain, charnu, ferme et odorant, qu'on mange et qu'on estime beaucoup.

Truite, s. f., *salmo fario ;* poisson d'eau douce dont on mange la chair, qui est fort estimée.

Trumbus, s. m. (θρομβόω, je coagule); petite tumeur violacée, rénitente, formée par l'extravasation d'une certaine quantité de sang au voisinage des veines que l'on a ouvertes.

Tubaire, adj., *tubaris;* qui a rapport aux trompes de Fallope.—*Grossesse tubaire.*

Tube, s. m., *tubus;* partie inférieure d'un calice monophylle ou d'une corolle monopétale. | Instrument de verre, long et creux, dont on se sert dans les opérations chimiques.

Tube capillaire, celui dont la cavité est assez étroite pour qu'on puisse la comparer à celle d'un cheveu.

Tube digestif, ou *canal intestinal.*

Tuber-ischio-trochantérien , adj. et s. m., *tuber-ischio-trochanterianus;* nom donné par Dumas au muscle *carré de la cuisse.*

Tubercule, s. m., *tuberculum;* excroissance en forme de bosse ou de grain de chapelet, qui naît sur diverses parties des plantes.

Tubercule; altération pathologique de quelques tissus qui dégénèrent en une matière opaque, friable, jaunâtre ou grisâtre, pouvant se ramollir et arriver insensiblement à offrir tous les caractères du pus. La dégénérescence tuberculeuse affecte particulièrement les organes pourvus en abondance de vaisseaux et de ganglions lymphatiques.

Tubercules d'Aranzi ; petites éminences situées sur la partie moyenne des valvules sigmoïdes de l'ouverture auriculaire du ventricule gauche du cœur.

Tubercules pisiformes ; nom donné par Chaussier aux tubercules mamillaires.

Tubercules de Santorini; nom donné à deux petits cartilages qui couronnent le sommet des aryténoïdes, et soutiennent les lèvres de la glotte.

Tubéreux, adj., *tuberosus* ; se dit d'une racine charnue et renflée, comme celle de la pomme de terre.

Tubérosité, s. f. ; éminence plus ou moins volumineuse, inégale et rugueuse, qu'on voit à la surface de certains os, et qui sert ordinairement d'attache à des muscles ou à des ligamens.

Tubulé, adj. ; qui présente une ou plusieurs tubulures.

Tubulure, s. f. (*tubus,* tube); ouverture pratiquée à un flacon, à un ballon, ou à tout autre vase.

Tue-chien, s. m. ; nom vulgaire du colchique.

Tue-loup, s. m. ; nom vulgaire d'une espèce d'aconit.

Tuméfaction, s. f., *tumefactio (tumor* enflure, *facio,* je fais); gonflement d'une partie.

Tumeur, s. f., *tumor,* ὄγκος (*tumeo,* j'enfle); éminence ou saillie anormale développée sur quelque partie du corps. Les tumeurs formaient une des divisions du pentateuque chirurgical ; on rangeait parmi elles les inflammations externes, les abcès, les anévrismes, et les hernies. Cette classification, toute barbare qu'elle était, s'est perpétuée jusqu'à nos jours, car quelques chirurgiens l'emploient encore.

Tumeur blanche ; on a donné ce nom insignifiant à toutes les maladies

qui déterminent le gonflement des parties extérieures des articulations, telles que les engorgemens lymphatiques du tissu cellulaire placé au voisinage de ces parties, l'accumulation de la synovie dans leur enveloppe séreuse, les tuméfactions des os, des ligamens, des cartilages, etc. Il est à désirer que cette dénomination disparaisse du vocabulaire médical, et qu'elle soit remplacée par des noms tirés de la nature et du siége des maladies auxquelles on l'a appliquée.

Tumeur enkystée, tumor capsulatus, cystis ; collection de liquides plus ou moins épais, renfermée dans une enveloppe séreuse, muqueuse, fibreuse, et, dans quelques cas, cartilagineuse ou osseuse.

Tumeur érectile ; tuméfaction produite par un tissu mou, vasculeux, susceptible de gonflement et d'affaissement, que Dupuytren a nommé *tissu érectile.* Ces tumeurs constituent le fongus hématodes de plusieurs chirurgiens français.

Tumeur fongueuse ; tuméfaction formée par un fongus.

Tumeur variqueuse, tumor varicosus ; tuméfaction déterminée par la dilatation des veines, ou garnie de varices à sa surface.

Tumultueux, adj., *tumultuosus* ; qui est accompagné de bruit et de désordre. Se dit spécialement des battemens du cœur qui sont irréguliers, inégaux, ou presque confondus ensemble.

Tungstate, s. m., *tungstas;* sel formé par la combinaison de l'acide tungstique avec une base salifiable.

Tungstène, s. m., *tungstenium;* métal solide, d'un blanc grisâtre, très-brillant, très-dur, très-friable, inattaquable par la lime, et acidifiable, qu'on ne trouve dans la nature qu'à l'état de sel.

Tungstique, adj., *tungsticus* ; nom d'un acide solide, jaune, insipide, inodore, insoluble dans l'eau, qui résulte de la combinaison du tungstène avec l'oxygène.

Tunique, s. f., *tunica ;* membrane qui enveloppe un organe quelconque, dans les animaux ou dans les plantes.

Turbiné, adj., *turbinatus (turbo ,* toupie); qui a la forme d'un cône renversé.

Turbith, s. m. ; nom de la racine purgative d'une espèce de liseron, *convolvulus turpethum.*

Turbith blanc de Montpellier. V. Alipot.

Turbith minéral; sous-deutosulfate de mercure, ainsi appelé parce qu'il a une couleur jaune analogue à celle de la racine de turbith.

Turbith nitreux; poudre jaune de sous-deutonitrate de mercure.

Turbith noir; nom vulgaire de l'euphorbe des marais.

Turbith végétal. V. ALYPOT.

TURBOT, s. m., *pleuronectes rhombus;* poisson de mer dont on estime beaucoup la chair.

TURCIQUE, adj., *turcicus.* On donne le nom de *selle turcique* à l'excavation de la surface supérieure du sphénoïde qui loge la glande pituitaire.

TURGESCENCE, s. f., *turgescentia (turgescere,* s'enfler); gonflement d'une partie, produit par l'afflux ou la raréfaction des liquides.

TURION, s. m., *turio;* bourgeon radical d'une plante vivace.

TURQUETTE. *V.* HERNIOLE.

TUSSILAGE, s. m., *tussilago;* genre de plantes corymbifères, dont on emploie en médecine les fleurs d'une espèce, *tussilago farfara,* comme pectorales, et la racine d'une autre, *tussilago petasites,* comme apéritive ou diurétique.

TUTIE, s. f., *tutia;* oxyde de zinc qui s'attache aux cheminées des fourneaux, sous la forme d'incrustations grises, lorsqu'on fond les mines de ce métal.

TYLOME, *tyloma,* τύλωμα; cal.

TYLOSE, s. f., *tylosis* (τύλος, clou, durillon); cor, durillon qui vient aux pieds.

TYMPAN, s. m., *tympanum,* τύμπανον; cavité irrégulière, creusée dans la base du rocher, entre le conduit auriculaire et le labyrinthe, et constituant l'oreille moyenne.

TYMPANIQUE, adj., *tympanicus;* nom donné par Chaussier à l'artère auditive externe et à la corde du tympan.

TYMPANITE, s. f., *tympanitis* (τύμπανον, tambour); distension du ventre causée par l'accumulation de gaz dans le tube digestif ou dans la cavité du péritoine.

TYPE, s. m., *typus* (τύπος, modèle); disposition générale que suivent les maladies dans la succession de leurs symptômes : *type continu, rémittent, intermittent.*

TYPHIQUE, adj., *typhodes;* relatif au typhus.

TYPHLOSE, s. m., *typhlosis* (τυφλόω, j'aveugle); cécité.

TYPHODE, adj., *typhodes;* relatif au typhus. *Fièvre typhode,* fièvre avec stupeur.

TYPHOÏDE. *V.* TYPHODE.

TYPHOMANIE, s. f., *typhomania* (τύφος, stupeur, μανία, délire); délire avec stupeur, délire particulier au typhus.

TYPHUS, s. m., *typhus* (τύφος, stupeur); maladie aiguë, épidémique, caractérisée par la stupeur, des signes de gastro-entérite et d'encéphalite, souvent de bronchite, et réputée contagieuse; très-fréquemment mortelle, surtout quand on met en usage la méthode tonique. Ce n'est qu'une gastro-céphalite ou une pneumo-céphalite causée par les miasmes, le mauvais régime, et souvent le froid.

U.

ULCÉRATION, s. f., *ulceratio* (ἕλκος, ulcère); ulcère superficiel. | Formation d'un ulcère.

ULCÈRE, s. m., *ulcus* (ἕλκος, ulcère); solution de continuité produite ou entretenue par l'inflammation. | Les *ulcères internes* n'ont rien de commun que de causer des accès fébriles périodiques, ou un état habituel d'accélération du pouls et de chaleur de la peau, de provoquer le dépérissement progressif de l'individu, et cela avec une tout autre rapidité que ceux de la peau. Ils sont pour la plupart incurables, dans l'état actuel de la science.

ULCÉREUX, adj.; qui est couvert d'ulcères, ou qui tient de la nature de l'ulcère.

ULIGINAIRE, adj., *uliginaris;* qui croît dans les lieux humides.

ULIGINEUX, adj., *uliginosus;* se dit d'un terrain très-humide.

ULITE, s. f., *ulitis* (οὖλον, gencive); inflammation des gencives.

ULMINE, s. f., *ulmina;* substance solide, insipide, noire, brillante, soluble dans l'eau, insoluble dans l'alcool et l'éther, qui exsude d'une espèce d'orme.

ULNAIRE, adj., *ulnaris;* qui a rapport au cubitus; cubital.

ULONCIE, s. f., *uloncus* (οὖλον, gencive, ὄγκος, tumeur); gonflement des gencives.

ULORRHAGIE, s. f., *ulorrhagia* (οὖλον, gencive, ῥήγνυμι, je fais irruption); saignement des gencives.

Ultimi-sternal., adj. et s. m., *ultimi-sternalis;* nom donné par Béclard à la dernière pièce du sternum.

Unciforme, adj., *unciformis;* crochu, qui a la forme d'un crochet.—*Os unciforme* ou *crochu*, l'un de ceux du carpe.—*Éminences unciformes*, les ergots des ventricules latéraux, selon Chaussier.

Undimia, s. f.; nom donné par Paracelse à des tumeurs remplies d'une matière semblable au blanc d'œuf.

Unguéal, adj., *ungueal is* (*unguis*, ongle); qui appartient ou qui a rapport aux ongles.—*Phalanges unguéales*, celles qui supportent les ongles.

Unguifère, adj., *unguiferus* (*unguis*, ongle, *fero*, je porte); synonyme d'*ungueal*.

Unguis, s. m.; nom donné à un petit os pair, très-mince et à demi transparent, qui se trouve à la partie antérieure et interne de l'orbite, où il concourt à la formation de la gouttière lacrymale et du canal nasal. | Ptérygion.

Uniflore, adj., *uniflorus;* qui ne porte qu'une fleur.

Unilabié, adj., *unilabiatus;* qui n'a qu'une seule lèvre, comme la corolle de certaines plantes.

Unilatéral, adj., *unilateralis;* qui est situé d'un seul côté.

Uniloculaire, adj., *unilocularis;* qui n'a qu'une seule loge.

Unipétalé, adj., *unipetalus;* qui n'a qu'un pétale placé latéralement par rapport aux organes sexuels.

Unisexé, adj., *unisexifer;* qui n'est pourvu que d'un seul sexe.

Unissant, adj., *uniens;* qui réunit.—*Bandage unissant*, employé pour opérer le rapprochement des lèvres des plaies : il diffère selon la direction de la plaie. Le *bandage unissant des plaies en travers* se compose essentiellement de deux longues pièces de toile, dont l'une est divisée, vers une de ses extrémités, en plusieurs lanières, et dont l'autre présente autant de boutonnières qu'il y a de lanières à la précédente. On fixe ces pièces d'appareil par leur extrémité simple, l'une au-dessus, l'autre au-dessous de la plaie, à l'aide d'une bande roulée : on fait le pansement, ensuite on engage les lanières de l'une dans les boutonnières de l'autre ; on les tire en sens inverse, et on les fixe par des circulaires. Le *bandage unissant des plaies en long* se fait avec une longue et large bande dont on partage l'extrémité

en plusieurs lanières, et sur laquelle on fait ensuite, à une distance suffisante pour qu'il reste entre les unes et les autres un plein qui puisse entourer les deux tiers de la partie opposée à la plaie, un nombre égal de boutonnières ; on panse la plaie ; on applique le plein dont nous avons parlé du côté opposé ; on passe les lanières dans les boutonnières, on serre, et on termine par des circulaires.

Univalve, adj., *univalvis;* qui n'est composé que d'une seule pièce, qui ne s'ouvre que d'un seul côté.

Upas *antiar;* poison extrêmement actif, que produit l'*antiaris toxicaria*, arbre de la famille des urticées, qui croît à Java.

Upas *tieuté;* poison très-actif, fourni par le *strychnos tieuté*.

Uracrasie, s. f., *uracrasia* (οὖρον, urine, ἀχρασία, incontinence); incontinence d'urine.

Urane, s. m., *uranus;* métal solide, d'un blanc foncé, très-brillant, fragile, facile à entamer par le couteau et la lime, et très-difficile à fondre, qu'on trouve à l'état d'oxyde dans la nature.

Urate, s. m., *uras;* sel formé par la combinaison de l'acide urique avec une base salifiable.

Urate d'ammoniaque, *uras ammonii;* sel qui fait partie de certains calculs urinaires, et qui existe aussi dans l'urine.

Urate de soude, *uras sodæ;* sel qui fait la base des concrétions arthritiques.

Urcéolé; adj., *urceolatus;* qui est renflé au milieu et rétréci à son orifice.

Urée, s. f., *urea* (οὐρέω, j'urine); substance blanche, nacrée, brillante, en lames transparentes, inodore, d'une saveur fraîche, très-soluble dans l'eau, déliquescente, et soluble dans l'alcool, qui existe en grande quantité dans l'urine.

Urétéralgie, s. m., *ureteralgia* (οὐρητήρ, uretère, ἀλγέω, je souffre); douleur ressentie dans l'uretère.

Uretère, s. m., *uretere* (οὖρον, urine); long canal pair, membraneux et cylindroïde, qui se porte du bassinet du rein à l'angle postérieur du trigone vésical, et qui transporte l'urine du rein dans la vessie.

Urétérite, s. f., *ureteritis;* inflammation des uretères ; les signes en sont peu connus.

URÉTÉROLITHIASE, s. f., *ureterolithiasis* (οὐρητήρ, urétère, λιθίασις, affection calculeuse); calcul arrêté dans l'urétère.

URÉTÉRO-PHLEGMATIQUE, adj., *uretero-phlegmaticus* (οὐρητήρ, urétère, φλέγμα, mucus); causé par la présence du mucus dans l'urétère.

URÉTÉRO-PYIQUE, adj., *uretero-pyicus* (οὐρητήρ, urétère, πύον, pus), causé par la présence du pus dans l'urétère.

URÉTÉRO-STOMATIQUE, adj., *uretero-stomaticus* (οὐρητήρ, urétère, στόμα, bouche); causé par l'oblitération de l'orifice de l'urétère.

URÉTHRAL, adj., *urethralis*; qui appartient à l'urèthre.—*Crète uréthrale*, ou *veru montanum*.

URÉTHRALGIE, s. f., *urethralgia* (οὐρήθρα, urèthre, ἀλγέω, je souffre); douleur ressentie dans l'urèthre.

URÈTHRE, s. m., *urethra*, οὐρήθρα; canal excréteur de l'urine dans les deux sexes, de l'urine et du sperme chez l'homme.

URÉTHRITE, s. f., *urethritis* (οὐρήθρα, urèthre); inflammation aiguë ou chronique de l'urèthre : seul nom convenable pour désigner ce qu'on appelle *gonorrhée*, *blennorrhagie uréthrale*, ou même seulement *blennorrhagie*.

URÉTHRO-BULBAIRE, adj., *urethro-bulbaris*; nom donné par Chaussier à l'artère transverse du périnée.

URÉTHROPHRAXIE, s. f., *urethrophraxis* (οὐρήθρα, urèthre, ἐμφράσσω, j'obstrue); obstruction de l'urèthre.

URÉTHRORRHAGIE, s. f., *urethrorrhagia* (οὐρήθρα, urèthre, ῥήγνυμι, je fais irruption); hémorrhagie de l'urèthre.

URÉTHRORRHÉE, s. f., *urethrorrhœa* (οὐρήθρα, urèthre, ῥέω, je coule); écoulement par l'urèthre.

URÉTHROSPASME, s. m., *urethrospasmus* (οὐρήθρα, urèthre, σπασμός, spasme); constriction spasmodique de l'urèthre.

URÉTHROTOME, s. m. (οὐρήθρα, urèthre, τέμνω, je coupe); instrument autrefois employé, dans l'opération de la taille, pour diviser la peau et l'urèthre.

URÉTHROTOMIE, s. f., *urethrotomia* (οὐρήθρα, urèthre, τέμνω, je coupe); incision de l'urèthre.

URÉTHRYMÉNODE, adj., *urethrymenodes* (οὐρήθρα, urèthre, ὑμήν, membrane); causé par la présence d'une membrane formée accidentellement dans l'urèthre.

URÉTIQUE, adj., *ureticus*; synonyme peu usité de *diurétique*.

URÉTHRE. *V.* URÈTHRE.

URIASE. *V.* LITHIASE.

URINAIRE, adj., *urinarius*; qui a rapport à l'urine. — *Calcul urinaire*, celui qui se forme dans les voies urinaires. — *Fistule urinaire. V.* FISTULE. — *Méat urinaire*, urèthre chez la femme. — *Voies urinaires*, ensemble des organes destinés à contenir l'urine et à la conduire au dehors.

URINAL, s. m., *urinaterium* (οὖρον, urine); vase destiné à recevoir l'urine. | Sorte de réservoir dont la forme et la composition sont très-variables, et qu'on adapte à la verge, dans les cas d'incontinence d'urine, pour recevoir ce liquide à mesure qu'il s'écoule.

URINE, s. f., *urina*, *lotium*, οὖρον; fluide très-composé, que les reins sécrètent, que les urètères transmettent dans la vessie, et qui fait un plus ou moins long séjour dans ce réservoir avant d'être expulsé par l'urèthre. Sa composition varie selon l'âge des sujets et l'époque de la journée. | En pathologie, on dit de l'urine qu'elle est *chargée*, quand elle est opaque et consistante; *crue*, quand elle est sans couleur, sans nuage et sans dépôt; *épaisse*, quand elle semble contenir une substance qui lui donne plus de consistance que n'en a l'eau; *floconneuse*, quand on y remarque des flocons muqueux; *huileuse*, quand elle file comme de l'huile, ou qu'une pellicule d'apparence huileuse la recouvre; *jumenteuse*, quand elle est rouge et trouble comme celle des herbivores; *lactescente*, *laiteuse*, quand elle est blanche et trouble; *mucilagineuse*, quand elle contient du mucus en abondance; *nerveuse*, quand elle est limpide, sans nuage, sans sédiment, et qu'on la rend dans une maladie réputée nerveuse; *purulente*, quand du pus s'y trouve mêlé; *sanglante*, *sanguinolente*, quand du sang s'y trouve mêlé; *ténue*, quand elle est limpide, sans couler en abondance.

URINEUX, adj., *urinosus*; qui tient de la nature de l'urine, ou qui en a les propriétés. — *Abcès urineux*, produits par l'épanchement ou par l'infiltration de l'urine dans le tissu cellulaire : ils dépendent de la crevasse ou de la lésion du réservoir ou du canal excréteur de l'urine; ils sont inévitablement gangréneux, réclament avant tout une large incision qui permette au liquide de s'écouler au dehors, et ensuite l'usage des moyens propres à rétablir son cours par les voies ordinaires.

URIQUE, adj., *uricus*; nom d'un acide

blanc, insipide, inodore, peu soluble dans l'eau, et sous forme de paillettes, qu'on trouve dans l'urine, ainsi que dans diverses concrétions urinaires ou arthritiques.

Urique oxygéné : nom donné par Vauquelin à l'acide purpurique.

Urne. *V.* **Pixydule.**

Urocèle, s. f., *urocele* (οὖρον, urine, κήλη, hernie) ; infiltration d'urine dans les bourses.

Urochézie, s. f., *urochezia* (οὖρον, urine, χέζω, je vais à la selle) ; diarrhée urineuse.

Urocrisie, s. f., *urocrisis* (οὖρον, urine, κρίσις, jugement) ; jugement que l'on porte sur l'urine, ou sur la maladie, d'après l'aspect de l'urine.

Urocritique, adj., *urocriticus* ; se dit des signes tirés de l'examen de l'urine.

Urodynie, s. f., *urodynia* (οὖρον, urine, ὀδύνη, douleur) ; douleur ressentie en urinant.

Urouyal, s. m. ; nom donné par Geoffroy-Saint-Hilaire à la pièce qui forme la queue de l'appareil osseux connu sous le nom d'*hycide*.

Uromancie, s. f., *uromantia* (οὖρον, urine, μαντεία, divination) ; art de connaître les maladies par l'inspection de l'urine.

Uroscopie, s. f., *uroscopia* (οὖρον, urine, σκοπέω, j'examine) ; inspection de l'urine.

Uroplanie, s. f., *uroplania* (οὖρον, urine, πλάνη, erreur) ; déviation de l'urine.

Urorrhagie, s. f., *urorrhagia* (οὖρον, urine, ῥήγνυμι, je fais irruption) ; diabètes.

Urorrhée. *V.* **Urorrhagie.**

Urose, s. f., *urosis* (οὖρον, urine) ; nom donné par Alibert aux maladies des voies urinaires, quatrième famille de sa Nosologie naturelle.

Urticaire, adj. et s. f., *urticaria* (*urtica*, ortie) ; phlegmasie de la peau, dans laquelle ce tissu se couvre de taches analogues à celles que produit le contact de l'ortie. C'est une affection fort légère, rarement jointe à la gastrite.

Urtication, s. f., *urticatio* ; action de frapper avec des orties.

Ustion, s. f., *ustio* (*uro*, je brûle) ; action d'appliquer le cautère actuel, de brûler. | Effet de la cautérisation ou de la brûlure.

Utérin, adj., *uterinus* ; qui appartient à la matrice. — *Artère utérine,* branche de l'hypogastrique. — *Fureur utérine. V.* **Nymphomanie.** — *Muscle utérin,* nom donné par Ruysch aux fibres du fond de la matrice. — *Veines utérines,* ou *sinus utérins.*

Utérus, s. m. ; nom latin de la matrice, employé souvent en français.

Utriculaire, adj., *utricularis* ; qui a la figure d'une petite outre.

Utricule, s. f., *utriculus* ; synonyme de *cellule,* dans le langage des botanistes.

Uvation. *V.* **Staphylôme.**

Uvée, s. f., *uvea* (*uva*, grain de raisin) ; nom donné par les uns à la choroïde, par les autres à la face postérieure de l'iris, à cause du vernis noir et trés-épais qui les enduit.

Uvulaire, adj., *uvularis* (*uvula*, luette) ; qui appartient à la luette, ou qui y a rapport.

V.

Vaccin, s. m., *vaccinum* (*vacca*, vache) ; liquide séreux renfermé dans un bouton qui se développe au pis de la vache, ou sur le bras d'un sujet vacciné.

Vaccination, s. f., *vaccinatio* ; inoculation du vaccin, que l'on pratique en faisant à chacun des bras deux ou trois piqûres avec la pointe d'une lancette ou d'une aiguille chargée de ce liquide.

Vaccine, s. f., *vaccina* (*vacca*, vache) ; maladie particulière aux vaches, et dont l'inoculation préserve de la variole.

— *vraie ;* on la reconnaît aux caractères suivans : vers le troisième jour, on observe une petite rougeur et un peu d'élévation, qui augmentent jusqu'au sixième jour ; le septième, l'accroissement est plus marqué, et on voit un petit bouton, de couleur nacrée, déprimé à son centre, rempli circulairement d'un liquide limpide, et circonscrit par une petite aréole rouge ; le huitième jour, la base du bouton devient tendue, ainsi que son aréole, qui est plus large, la quanlité du liquide devient souvent plus considérable : à cette époque se développe un léger mouvement fébrile. Cet état va toujours en augmentant les trois jours suivans , puis la rougeur diminue : le douzième, la dépression commence à noircir; la bouton prend une couleur grise jaunâtre; le liquide qu'il renferme est très-analogue au pus. Du treizième au quatorzième jour, le bouton se dessèche et se convertit en une croûte brune, solide, qui tombe du vingtième au vingt-cinquième jour. — *fausse;* celle-ci ne préserve point de la variole : elle se manifeste dès le lendemain, et quelquefois le jour même de l'inoculation ; de la démangeaison se fait sentir à l'endroit des piqûres; il s'y forme une légère dureté, qui s'aplatit en s'agrandissant, et qui est recouverte d'une rougeur pâle marbrée ; du deuxième au sixième jour parait un bouton de forme irrégulière s'élevant en pointe, lequel semble contenir une matière jaunâtre qui, en se desséchant, ressemble à de la gomme.

Vacciner, v. a., *vaccinare;* inoculer la vaccine.

Vacillant, adj. ; nom donné au pouls faible dont les pulsations varient continuellement.

Vagin, s. m., *vagina uteri;* canal membraneux et cylindrique, long de six ou sept pouces, qui s'étend de la vulve au col de l'utérus, entre le rectum et la vessie.

Vaginal, adj., *vaginalis;* qui appartient au vagin.—*Artère vaginale*, branche de l'hypogastrique ou de quelques-uns des rameaux de celle-ci.—*Tunique vaginale*, membrane séreuse qui enveloppe le testicule, et qui n'est qu'un prolongement du péritoine.

Vaginant, adj., *vaginans;* qui enveloppe en manière de gaîne.

Vagissement, s. m., *vagitus,* βαβασμὸς, βαβαξις ; cri de l'enfant nouveau-né.

Vague, adj., *vagus;* qui erre, qui va çà et là : *goutte vague.* | Les anatomistes ont donné le nom de *nerf vague* au *pneumogastrique.*

Vairon, adj. m., *dispar oculis;* se dit de celui dont les yeux ne sont pas de la même couleur, ou dont l'iris est entouré d'un cercle blanchâtre.

Vaisseau, s. m., *vas,* ἀγγεῖον ; nom donné par les anatomistes à des canaux rameux, formés de plusieurs membranes superposées, servant à la progression des liquides nourriciers, et distingués en artères, veines et lymphatiques.

Valériane, s. f., *valeriana;* genre de plantes, de la famille des dipsacées, dont on emploie en médecine les racines de plusieurs espèces, qui sont aromatiques, styptiques et stimulantes.

Valet a Patin, s. m., *volsellus Patini;* instrument ainsi désigné d'après le nom de son inventeur, et qui consiste en une pince dont les branches peuvent être maintenues rapprochées au moyen d'un coulant. Il servait à saisir les vaisseaux dont on voulait faire la ligature.

Valétudinaire, adj. et s. m., *valetudinarius* (*valetudo,* santé); dont la santé est faible.

Vals ; bourg du département de l'Ardèche où l'on trouve des eaux minérales acidules salines froides.

Valve, s. f., *valva;* nom donné à chacune des pièces d'une coquille, à chacun des segmens d'un fruit qui s'ouvre spontanément.

Valvule, s. f., *valvula;* nom donné en anatomie à des replis de la membrane interne des vaisseaux efférens, qui s'opposent au reflux des liquides.

Valvule de Bauhin. V. Iléo-colique.

Valvule d'Eustache; repli semi-lunaire qui garnit l'orifice de la veine cave inférieure, dans l'oreillette droite du cœur.

Valvule de Vieussens; lame médullaire très-mince qui se porte du cervelet aux tubercules quadri-jumeaux.

Valvulite, s. f. ; inflammation des valvules.

Vanille, s. f., *vanilla;* fruit de l'*epidendrum vanilla,* qui exhale un parfum des plus agréables, et qui jouit de propriétés excitantes et stimulantes très-prononcées.

Vapeur, s. f., *vapor,* ἀτμὸς, ἀτμή, ἀτμίς; fluide élastique que la compression ou le refroidissement fait passer à l'état liquide.

Vapeurs, s. f. pl. ; nom vulgaire de l'hystérie et de l'hypochondrie.

Vaporation, s. f., *vaporatio;* synonyme peu usité d'*évaporation.*

Vaporeux, adj., *vaporosus;* qui contient de la vapeur. | Qui est sujet aux vapeurs.

Vaporisation. *V.* Vaporation.

Varice, s. f., *varix,* κιρσὸς: nom que quelques écrivains ont fait dériver du verbe *variare,* varier, à raison des sinuosités que forment les vaisseaux variqueux, et par lequel on désigne la dilatation des veines. Les varices sont fréquentes aux veines superficielles, spécialement à celles des jambes, des testicules et des autres parties inférieures du corps. La compression s'oppose à leur accroissement, et pour les guérir on les extirpe, on les cautérise, ou, plus simplement encore, on lie les troncs veineux aux racines desquels elles sont placées.

VARICELLE, s. f., *varicella* (*variola*, variole); phlegmasie de la peau, caractérisée par de petits boutons tout-à-fait analogues à ceux de la petite-vérole, mais qui ne parviennent pas à la suppuration. Elle n'est accompagnée que d'une gastrite légère, et n'est pas susceptible d'inoculation. On la guérit aisément par le repos et le régime. Elle ne fait jamais périr les sujets qui en sont affectés.

VARICOCÈLE, s. f., *varicocele* (*varix*, varice, κήλη, tumeur); dilatation des veines du scrotum et du cordon testiculaire.

VARICOMPHALE, s. m., *varicomphalus* (*varix*, varice, ὀμφαλὸς, nombril); tumeur ombilicale sillonnée de varices.

VARIOLE, s. f., *variola* (*varius*, varié); phlegmasie de la peau et de l'estomac qui se manifeste d'abord par les signes de la gastrite, lesquels s'apaisent promptement; ensuite paraissent des boutons déprimés en godet, éloignés les uns des autres ou confluens, qui se remplissent de pus, et se dessèchent dans l'espace de quatorze ou quinze jours, et dont la suppuration est signalée par le retour des symptômes de gastrite et d'irritation sympathique du cœur; ces boutons se propagent par inoculation. La variole cause très-souvent la mort, soit parce que la gastrite s'exaspère, soit parce que l'encéphale s'affecte; souvent elle produit des inflammations chroniques et interminables des yeux, de la poitrine, des os, et des difformités horribles. La vaccine en est le préservatif. Un emploi judicieux des antiphlogistiques et des révulsifs externes, puisés parmi les bains généraux et locaux surtout, est la seule méthode de traitement qu'il faille employer contre la variole. L'inoculation a le grand inconvénient de répandre cette affreuse maladie, et de procurer quelquefois la mort de celui qui aurait pu ne pas avoir la variole, ou qui l'aurait peut-être eue bénigne. La vaccine n'a aucun de ces inconvéniens.

VARIOLEUX, adj., *variolosus*; qui a la variole.

VARIOLIQUE, adj., *variolicus*; symptôme causé par la variole. *Pus*, *éruption variolique*.

VARIQUEUX, adj., qui appartient aux varices, ou qui est causé par elles. *Tumeur variqueuse*, *ulcère variqueux*, etc.

VASCULEUX. *V.* **VASCULAIRE.**

VASCULAIRE, adj., *vascularis*; qui a rapport aux vaisseaux : *système vasculaire*.

VASTE EXTERNE, *vastus externus*; portion externe du muscle triceps crural.

Vaste interne, *vastus internus*; portion interne du muscle triceps crural.

VAUQUELINE, s. f., nom donné dans le principe à la strychnine, mais que des raisons de convenance ont empêché d'adopter.

VÉGÉTAL, adj. et s. m., *vegetabilis*, *vegetabile*, φυτὸν, φυτικὸν; qui appartient ou qui concerne les plantes. | Plante.

VÉGÉTATION, s. f., *vegetatio*; développement des parties d'une plante. | Granulations charnues qui s'élèvent à la surface d'une plaie ou d'un ulcère.

VÉGÉTO-MINÉRAL, adj., *vegeto-mineralis*. Sous le nom d'*eau végéto-minérale* on désigne le sous-acétate de plomb étendu d'eau.

Végéto-sulfurique, adj., nom d'un acide déliquescent et incristallisable qui se forme quand on traite du linge par l'acide sulfurique.

VÉHICULE, s. m., *vehiculum*, ὄχημα; tout ce qui sert à conduire. | Liquide susceptible de dissoudre un ou plusieurs corps.

VEILLE, s. f., *vigilia*, ἀγρυπνία, ἐγρήγορσις; état du corps dans lequel les organes des sens externes et internes sont en action.

VEINE, s. f., *vena*, φλέψ; nom donné aux vaisseaux qui rapportent le sang vers le cœur. | *Barrer la veine*, opération qui a été regardée pendant long-temps comme le chef-d'œuvre des maréchaux, lors de leur réception à la maîtrise; elle consiste à lier la saphène au-dessus et au-dessous du jarret, à passer un fil de fer terminé en crochet dans la veine, puis à retourner et extirper cette dernière, en commençant par le bout supérieur.

Veine de Médine. V. **DRAGONNEAU.**

VEINEUX, adj., *veinosus*; qui a rapport aux veines.—*Canal veineux. V.* **CANAL.** —*Système veineux*, ensemble de toutes les veines du corps.

VELAR, s. m., *erysimum officinale*; plante crucifère indigène, qu'on regarde comme pectorale et légèrement tonique.

VELOUTÉ, adj., *villosus*; épithète donnée à la membrane muqueuse qui tapisse le canal alimentaire.

VÉNÉNEUX, adj., *venenosus*; qui agit comme poison sur les corps doués de la vie.

VÉNÉRIEN, adj., *venereus*; qui a rapport aux plaisirs de l'amour, ou aux maladies qui en procèdent. — *Appétit, désir, virus vénérien, maladie vénérienne.*

VENIMEUX, adj., *venenatus*; se dit d'un animal qui possède un réservoir à venin, ou dont une maladie a tellement perverti les liquides, qu'il suffit de leur contact pour causer une maladie grave.

VENIN, s. m., *venenum*, φάρμαχον; liquide sécrété par un animal bien portant, auquel il sert de moyen d'attaque et de défense.

VENT, s. m., *ventus*, ἄνεμος; masse d'air qui se transporte plus ou moins rapidement d'un lieu dans un autre, suivant une direction déterminée. | Nom donné, dans le langage vulgaire, aux gaz expulsés par l'anus, quelquefois aussi, mais rarement, à ceux qui sortent par la bouche.

VENTEUX, adj., *ventosus, flatulentus*; qui occasione des vents, ou qui est produit par des vents: *alimens venteux, maladies venteuses.*

VENTILATEUR, s. m. (*ventilo*, je fais du vent); instrument propre à renouveler l'air dans un espace où ce fluide ne peut pas arriver librement.

VENTILATION, s. f., *ventilatio*; action de renouveler l'air.

VENTOUSE, s. f., *cucurbitula*; vase de verre dont l'entrée est plus étroite que le fond, et dont le bord est arrondi, lisse et uni, afin de s'appliquer exactement à la peau sans la blesser. Pour appliquer la ventouse, on raréfie, au moyen de la chaleur, l'air qu'elle contient, et on la place vivement sur la surface cutanée. En refroidissant, l'air intérieur se condense, un vide imparfait se forme, la peau se tuméfie et rougit par l'afflux du sang. On appelle *ventouse sèche* celle qui n'a pour but que de déterminer une rubéfaction extérieure, et *ventouse humide* ou *scarifiée* celle que l'on applique après avoir pratiqué la scarification à la peau, afin d'opérer une saignée locale plus ou moins abondante.

VENTRE, s. m., *venter, alvus*, κοιλία; abdomen. | Partie renflée d'un corps, d'un muscle.

VENTRICULE, s. m., *ventriculus*; petit ventre. Nom donné quelquefois à l'esto-mac. On s'en sert aussi pour désigner d'autres parties.

Ventricules du cerveau; cavités creusées dans la substance du cerveau, et qu'on distingue en *ventricules latéraux, tricornes* ou *supérieurs*, situés sur les côtés de la cloison transparente; *troisième ventricule*, compris entre les deux couches optiques; *quatrième ventricule*, situé sous le cervelet; et *cinquième ventricule*, placé entre les deux lames de la cloison transparente.

Ventricules du cœur; cavités de cet organe, au nombre de deux, qui chassent le sang dans les artères. On les distingue en *droit, antérieur* ou *pulmonaire*, et *gauche, postérieur* ou *aortique*.

Ventricules du larynx; enfoncemens allongés qu'on remarque au-dessus des cordes vocales.

Ventricule succenturié; duodénum.

VENTRILOQUE. *V.* ENGASTRIMYTHE.

VENTROSITÉ, s. f.; développement énorme du ventre.

VÉNULE, s. f., *venula*, φλέβιον; petite veine.

VER de Guinée. *V.* DRAGONEAU.

VER *inférieur du cervelet*, s. m.; éminence assez volumineuse de la face inférieure du cervelet.

VER *supérieur du cervelet*; saillie allongée de la face supérieure du cervelet.

VÉRATRINE, s. f., *veratrina*; alcali solide, blanc, pulvérulent, inodore, très-âcre, fusible, peu soluble dans l'eau, soluble dans l'alcool et vénéneux, qu'on trouve dans la racine du *veratrum album* et dans les graines du *veratrum sabadilla*.

VERBÉRATION, s. f., *verberatio*; nom donné par quelques physiciens à la vibration de l'air qui produit le son.

VERCOQUIN. *V.* PHRÉNÉSIE.

VERDET, s. m.; mélange d'à peu près parties égales de sous-acétate et d'acétate de deutoxide de cuivre avec de l'hydrate de deutoxide de cuivre et un peu de cuivre. C'est un léger cathérétique qui entre dans plusieurs emplâtres.

Verdet cristallisé; acétate de deutoxide de cuivre.

VERETTE. *V.* VARIOLE.

VERGE, s. f., *penis, membrum virile*; organe cylindroïde, allongé et érectile, qui sert à porter le sperme dans les organes génitaux de la femme.

VERGETÉ, adj., *variegatus*; qui présente des vergetures.

VERGETURES, s. f. pl.; petites raies rougeâtres ou blanchâtres, assez semblables à celles que produiraient des coups de verges, et dont les tégumens sont assez souvent le siége à la suite des maladies qui y ont occasioné une violente distension.

Verjus, s. m., *omphacium*; jus d'une variété de raisin qui est très-acide, et mûrit difficilement.

Vermiculaire, adj., *vermicularis*; se dit du pouls, quand il est petit, inégal, et à peine sensible.

Vermiculaire, adj., *vermicularis*; qui a la forme d'un ver. *V.* **Vermiforme**.

Vermiforme, adj., *vermiformis*; qui a la forme d'un ver. | *Appendice vermiforme du cœcum.* — *Éminences vermiformes du cervelet.*

Vermifuge. *V.* **Anthelmintique.**

Vermillon, s. m., *purpurissum*; sulfure de mercure pulvérisé.

Vermillon de Provence. V. **Kermès animal.**

Vermillon d'Espagne; mélange intime de carthamite et de talc réduits en poudre très-fine.

Vermineux, adj., *verminosus*; produit par les vers : *maladie vermineuse.*

Vernis, s. m.; enduit luisant et solide dont on couvre les corps pour les défendre des impressions extérieures, ou les rendre plus agréables à la vue et au tact. Les vernis se font avec des résines dissoutes dans l'alcool, les huiles fixes ou l'essence de térébenthine.

Vérole. *V.* **Syphilis.**

Vérole (petite). V. **Variole.**

Vérolette. *V.* **Varicelle.**

Vérolique. *V.* **Vénérien.**

Véronique, s. f., *veronica*; genre de plantes, de la diandrie monogynie et de la famille des pédiculaires, dont la plupart des espèces sont employées en médecine, à raison de leurs propriétés toniques ou stimulantes.

Véronique femelle; nom vulgaire du petit-chêne, *veronica chamaedrys.*

Véronique mâle; ancien nom pharmaceutique du *veronica officinalis.*

Verre, s. m., *vitrum*; nom générique de toute substance qui, après avoir éprouvé la fusion ignée, reste solide, fragile, plus ou moins transparente, et d'une cassure brillante.

Verre d'antimoine; composé de protoxyde et de sulfure d'antimoine, d'alumine, de silice et d'oxyde de fer, qu'on obtient en faisant fondre le sulfure d'antimoine du commerce.

Verre d'étain; verre rendu opaque au moyen de la potée d'étain dont on couvre la surface de la faïence.

Verre phosphorique; acide phosphorique vitrifié.

Verrue, s. f., *verruca*; excroissance cutanée, rugueuse à sa surface, large à sa base, et dont les racines s'implantent dans l'épaisseur du derme, par des filamens blanchâtres, denses, à demi fibreux et très-multipliés.

Vers *intestinaux. V.* **Entozoaire.**

Vert-de-gris, s. m.; sous-carbonate de deutoxyde de cuivre, qui se forme à la surface des ustensiles de cuivre qu'on néglige de nettoyer.

Vertébral, adj., *vertebralis*; qui a rapport, qui appartient aux vertèbres. —*Artère vertébrale*, branche de la sousclavière, qui se porte au cerveau, en traversant les trous des apophyses transverses des vertèbres cervicales.—*Canal vertébral*, qui règne tout le long de l'épine du dos. — *Colonne vertébrale*, sorte de tige osseuse formée par la réunion des vingt-quatre vertèbres. — *Ligamens vertébraux*, distingués en *antérieur* et *postérieur*, qui règnent dans toute la longueur de la colonne vertébrale. — *Mal vertébral*, carie des vertèbres. — *Moelle vertébrale* ou *épinière.*—*Nerfs vertébraux*, ceux qui naissent de la moelle épinière.

Vertébralite, s. f.; inflammation d'un ou de plusieurs des os de la colonne vertébrale.

Vertèbre, s. f., *vertebra*, σπόνδυλος; nom générique donné aux vingt-quatre os courts et épais dont la réunion constitue la colonne vertébrale.

Vertébré, adj. et s. m.; qui a des vertèbres.

Vertébro-iliaque, adj., *vertebro-iliacus*; nom donné à l'articulation de la dernière vertèbre lombaire avec l'os iliaque, par l'intermède du ligament iliolombaire.

Vertex, s. m., *vertex*; sommet ou partie la plus élevée de la tête.

Vertical, adj., *verticalis*; qui est perpendiculaire à l'horizon.

Verticille, s. m., *verticillus*; assemblage de fleurs ou de feuilles, qui sont disposées circulairement autour d'un même point de la tige.

Verticillé, adj., *verticillatus*; disposé en verticilles, qui porte des verticilles.

Verticité, s. f. (*vertex*, sommet); propriété en vertu de laquelle un corps tend plutôt vers un point que vers un autre.

Vertige, s. m., *vertigo* (*vertere*, tourner); sentiment de tournoiement que l'on rapporte aux objets qui nous entourent.—*Vertige ténébreux*, celui qui est accompagné d'obscurcissement de la vue.

Vertigo, s. m.; maladie grave dans laquelle le cheval tourne sans cesse, si on le fixe à un piquet.

Veru montanum, s. m.; saillie oblongue et arrondie que la membrane muqueuse forme dans la portion spongieuse de l'urètre, et sur les côtés de laquelle s'ouvrent les conduits éjaculateurs.

Verveine, s. f., *verbena officinalis*; plante labiée indigène, qui est excitante comme la plupart de ses congénères.

Vésanie, s. f., *vesania*; lésion des facultés intellectuelles et affectives.

Vésical, adj., *vesicalis*; qui appartient à la vessie.—*Artères vésicales*, fournies par l'ombilicale, l'hémorrhoïdale moyenne, la honteuse interne, l'obturatrice et l'hypogastrique.—*Trigone vésical. V.* Trigone.—*Veines vésicales*, qui s'ouvrent dans le plexus hypogastrique.

Vésicant. *V.* Vésicatoire.

Vésication, s. f., *vesicatio*; action d'un agent vésicant.

Vésicatoire, adj. et s. m., *vesicatorius* (*vesica*, vessie); nom donné à tout médicament qui, appliqué sur la peau, y détermine la formation d'une ampoule. | Plaie qui reste après qu'on a enlevé l'épiderme soulevé par un agent épispastique.

Vésico-prostatique, adj., *vesico-prostaticus*; nom donné par Chaussier à celle des artères vésicales que fournit l'hypogastrique.

Vésicule, s. f., *vesicula*; petite vessie.
Vésicule biliaire. V. Cholécyste.
Vésicule du fiel. V. Cholécyste.
Vésicule ombilicale. V. Allantoïde.
Vésicules de Sainte-Barbe. V. Variole.
Vésicules séminales; poches membraneuses, au nombre de deux, placées au-dessous de la vessie, derrière la prostate, au-dessus du rectum, et servant de réservoir au sperme.

Vésou, s. m.; suc de canne à sucre qu'on a fait bouillir avec de la chaux, et qu'on a écumé.

Vessie, s. f., *vesica*; réservoir musculo-membraneux, logé entre le pubis et le rectum chez l'homme, entre la matrice et cet os chez la femme, dans lequel s'accumule l'urine apportée par les uretères, et d'où ce liquide s'écoule au dehors par l'urèthre.

Vessigons, s. m. pl., *mollis tumor*; tumeur synoviale qui naît sur les faces latérales du jarret : si elle paraît des deux côtés, elle est dite *chevillée*.

Vestibulaire, adj., *vestibularis*; épithète donnée par Cuvier à la fenêtre ovale, parce qu'elle établit une communication entre le vestibule et la caisse du tympan.

Vestibule, s. m., *vestibulum*; cavité irrégulière qui fait partie de l'oreille interne. | Espace triangulaire qui sépare les nymphes l'une de l'autre.

Vétérinaire, adj. et s. m. et f., *veterinarius*; nom qu'on donne à la médecine des animaux et à celui qui l'étudie. La médecine vétérinaire est regardée mal à propos comme une branche de l'économie rurale; elle devrait être plutôt envisagée comme une partie de la médecine comparée.

Viabilité, s. f., *viabilitas* (*via*, chemin); qualité ou état d'un fœtus viable.

Viable, adj., *viabilis* (*via*, chemin); nom donné au fœtus, quand ses organes sont assez développés pour lui permettre de fournir une carrière plus ou moins longue au sortir du sein de sa mère.

Vibices, s. f. pl.; taches violacées qui surviennent à la peau dans le cours des maladies aiguës très-graves.

Vibrant, adj., *vibrans*; se dit du pouls qui annonce un déplacement considérable de l'artère, comme d'un fil d'archal.

Vibration, s. f., *vibratio*; mouvement des molécules des corps sonores qui produit le son.

Vic-le-Comte, petite ville du département du Puy-de-Dôme, où existe une source d'eau minérale acidule et ferrugineuse.

Vice *redhibitoire*; défaut qui oblige le marchand à reprendre le cheval qu'il a vendu : l'acheteur doit intenter son action avant l'espace de neuf jours.

Vichy, ville du département de l'Allier, célèbre par ses eaux minérales, la plupart chaudes, qui sont acidules et alcalines.

Vidanges, s. f. pl.; synonyme de *lochies*.

Vide, adj., *vacuus*; se dit du pouls qui est tellement mou, que l'artère semble ne plus être distendue par le sang.

Vide de Boyle; vide opéré à l'aide de la machine pneumatique.

Vidien, adj., *vidianus*; synonyme de *ptérygoïdien*.

Vie, s. f., *vita*, βίος, ζωή; état temporaire de certains corps, pendant la durée duquel ils exécutent des actions

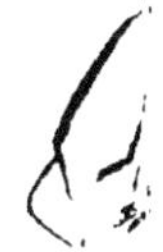

différentes de celles qui régissent les autres corps de la nature, et concourent toutes à un même but, quoique très-nombreuses et très-diversifiées.

Vieillesse, s. f., *senectus*, γῆρας; période de la vie dont on fixe le commencement à soixante ans.

Vierge, s. f., *virgo*; fille qui n'a pas encore exercé le coït.

Vif, adj., *vividus*; se dit du pouls, quand l'artère vient promptement battre le doigt, quelle que soit d'ailleurs la fréquence ou la rareté des pulsations.

Vif-argent, s. m.; nom vulgaire du mercure.

Vigne, s. f., *vitis*; genre de plantes, dont l'espèce la plus commune, *vitis vinifera*, est précieuse à raison de ses fruits, qui servent à la fabrication du vin. Ceux de *vitis apyrena*, connus sous le nom de *raisin de Corinthe*, sont rangés parmi les pectoraux.

Vin, s. m., *vinum*, οἶνος; liqueur alcoolique produite par la fermentation du moût de raisin.

Vin antiscorbutique; vin blanc dans lequel on a fait macérer des racines de raifort et de bardane, des graines de moutarde, des feuilles de cresson, de cochléaria et de fumeterre : on y ajoute de l'hydrochlorate d'ammoniaque.

Vin aromatique; vin rouge dans lequel on a fait macérer des sommités de romarin, rue, sauge, hysope, lavande, absinthe, origan et thym, des feuilles de laurier et des fleurs de roses rouges, camomille, mélilot et sureau : on y ajoute du muriate d'ammoniaque.

Vin astringent; vin rouge du Midi dans lequel on a fait macérer des fleurs de roses rouges, de l'écorce de grenade, des balaustes et des fleurs de sumac : on y ajoute de l'eau vulnéraire rouge et de l'alun.

Vin chalybé; vin blanc dans lequel on a fait macérer de la limaille de fer.

Vin d'absinthe; vin blanc dans lequel on a fait macérer à froid de la grande et de la petite absinthe, ou auquel on ajoute de la teinture alcoolique d'absinthe.

Vin d'opium. V. **Laudanum** *liquide de Sydenham.*

Vin de quinquina; vin rouge de Bourgogne dans lequel on a fait macérer du quinquina, et auquel on a ajouté de la teinture alcoolique de quinquina.

Vin émétique; vin blanc dans lequel on a fait dissoudre du tartrate de potasse et d'antimoine, ou de l'oxyde d'antimoine sulfuré demi-vitreux.

Vin fébrifuge. V. Vin de quinquina.

Vin martial. V. Vin chalybé.

Vin médicinal; liqueur vineuse, vin, bière, hydromel ou autre, avec laquelle on a combiné un ou plusieurs médicamens.

Vin stomachique de Plenk; vin rouge dans lequel on a fait macérer du quinquina, de la racine de gentiane et des zestes d'écorce d'orange.

Vin stomachique viscéral. V. **Elixir** *d'Hoffmann.*

Vinaigre, s. m., *acetum*, ὀξύς; liquide acide qu'on obtient en laissant le vin s'aigrir : l'acide acétique en fait la base.

Vinaigre antiscorbutique; vinaigre blanc dans lequel on a fait macérer de la fumeterre, de la racine de gentiane, de la racine de raifort et des bigarades.

Vinaigre antiseptique; vinaigre rouge dans lequel on a fait macérer des sommités de grande et de petite absinthe, de sauge, de romarin, de menthe et de rue, des fleurs de lavande, de l'ail, de la racine d'acorus vrai, de la cannelle et de la muscade : on y ajoute de l'alcool camphré.

Vinaigre colchique; vinaigre blanc, alcoolisé, dans lequel on a fait macérer du colchique.

Vinaigre dentifrice; vinaigre blanc dans lequel on fait macérer de la racine de pyrèthre, de la cannelle et du girofle, et auquel on ajoute ensuite de la résine de gaïac dissoute dans un mélange d'esprit de cochléaria et d'eau vulnéraire rouge.

Vinaigre de plomb. V. **Eau** *de Goulard.*

Vinaigre des quatre-voleurs. V. Vinaigre antiseptique.

Vinaigre médicinal; vinaigre chargé des principes actifs d'un ou plusieurs médicamens.

Vinaigre rosat; vinaigre blanc dans lequel on a fait macérer des roses rouges.

Vinaigre scillitique; vinaigre blanc dans lequel on a fait macérer de la scille.

Vinaigre thériacal; vinaigre blanc, macéré sur les ingrédiens de l'alcool thériacal, et dans lequel on délaie ensuite de la thériaque.

Vineux, adj.; qui contient du vin, qui en a les propriétés.

Viol, s. m.; violence commise sur une femme avec laquelle on exerce l'acte vénérien contre sa volonté.

Violacé, adj., *violaceus*; qui approche de la couleur violette.

Violette, s. f., *viola odorata*; plante indigène, dont la fleur passe pour pectorale et adoucissante , quoiqu'il soit bien constant qu'à certaine dose elle devient émétique.

VIPÈRE, s. f., *vipera berus ;* serpent venimeux de France , dont on employait jadis la chair en médecine.

VIREUX , adj., *virosus ;* nom donné aux odeurs nauséabondes et aux plantes vénéneuses.

VIRIL, adj., *virilis ;* qui appartient à l'homme. — *Age viril,* ou *virilité.* — *Membre viril,* ou *verge.*

VIRILITÉ, s. f., *virilitas,* ἀῤῥενδώης, ἀνδρεία ; époque de la vie à laquelle l'homme atteint toute sa perfection physique.

VIRULENT, adj., *virulens ;* qui contient un virus, ou qui est causé par un virus : *humeur virulente, maladie virulente.*

VIRUS , s. m., *virus ;* poison animal, supposé plutôt que connu, que l'on regarde comme l'agent de transmission des maladies contagieuses proprement dites, c'est-à-dire de celles qui se transmettent par contact immédiat.

VISCÉRAL, adj., *visceralis ;* qui a rapport aux viscères. — *Cavité viscérale,* celle qui renferme des viscères.

VISCÈRE, s. m., *viscerum,* σπλάγχνον ; nom générique des organes d'une texture plus ou moins compliquée, que renferment les trois grandes cavités du corps, et qui sont indispensables à la vie.

VISCOSITÉ, s. f., *viscositas ;* qualité de ce qui est visqueux.

VISION, s. f., *visio, visus,* ὄψις ; action de voir. | Fantôme qu'on croit voir en songe.

VISIONNAIRE, adj. ; qui croit faussement avoir des visions.

VISQUEUX, adj., *glutinosus ;* gluant.

VISUEL, adj., *visualis, visorius,* ὀπτικός ; qui concerne la vue, qui appartient à la vue. *Axe, rayon visuel.*

VITAL, adj., *vitalis,* ζωτικός ; qui appartient à la vie.

VITALITÉ, s. f., *vitalitas ;* action vitale, mouvement vital.

VITELLIN, adj., *vitellinus ;* qui a rapport au jaune de l'œuf. — *Membrane vitelline, sac vitellin.*

VITRÉ, adj., *vitreus,* ὑαλώδης, ὑαλοειδής ; qui a l'apparence du verre. — *Corps vitré,* masse molle, transparente et tremblante comme de la gelée, qui est retenue par la membrane hyaloïde, et qui occupe les trois quarts postérieurs de l'œil, derrière le cristallin.

VITRESCIBLE. *V.* VITRIFIABLE.

VITRIFIABLE, adj. ; susceptible d'être changé en verre.

VITRIFICATION, s. f., *vitrificatio (vitrum,* verre, *facere,* faire) ; conversion d'une substance en verre.

VITRIOL, s. m., *chalcanthus ;* ancien nom de la plupart des sulfates.

Vitriol ammoniacal ; sulfate d'ammoniaque.

Vitriol arsenical ; deuto-sulfate d'arsenic.

Vitriol blanc ; sulfate de zinc du commerce, qui n'est pas pur, mais contient toujours un peu de sulfate de fer, et quelquefois du sulfate de cuivre, ce qui fait qu'il présente çà et là des taches de rouille.

Vitriol bleu ; deuto-sulfate de cuivre du commerce.

Vitriol calcaire ; sulfate de chaux.

Vitriol d'alumine ; ancien nom de l'alun.

Vitriol d'argile ; ancien nom de l'alun. *V.* ce mot.

Vitriol de Chypre ; deuto-sulfate de cuivre du commerce.

Vitriol de cuivre ; deuto-sulfate de cuivre du commerce.

Vitriol de fer ; proto-sulfate de fer.

Vitriol de Goslard ; sulfate de zinc.

Vitriol de mars ; proto-sulfate de fer.

Vitriol de mercure ; sulfate de mercure.

Vitriol de plomb ; sulfate de plomb.

Vitriol de potasse ; sulfate de potasse.

Vitriol de soude ; sulfate de soude.

Vitriol de Vénus ; deuto-sulfate de cuivre.

Vitriol vert ; proto-sulfate de fer.

Vitriol de zinc ; sulfate de zinc.

VITRIOLIQUE, adj., *chalcanthicus, vitriolicus ;* synonyme inusité de *sulfurique.*

VIVACE, adj., *vivax ;* dont la vie est de longue durée, ou difficile à détruire. — *Plante vivace,* celle qui vit au moins trois ans.

VIVIPARE, adj. et s. m., *viviparus,* ζωοτόκος (*vivus,* vivant, *pario,* j'engendre) ; qui fait des petits vivans.

VIVISECTION, s. f., *vivisectio (vivus,* vivant, *sectio,* incision) ; dissection ou expériences faites sur des animaux vivans.

VOCAL, adj., *vocalis ;* φωνητικός ; qui a rapport à la voix.

VOCIFÉRATION, s. f., *vociferatio,* βοή, ἀναφώνησις, μεγαλοφωνία ; cri.

VODANIUM, s. m. ; métal d'un jaune de bronze pâle, très-dur, malléable et magnétique, que Lampadius a découvert depuis peu dans une sorte de pyrite.

Voie, s. f., *via*; chemin, route. — *Voies digestives*, canal alimentaire. — *Voies lacrymales, biliaires, spermatiques, urinaires*, série de canaux qui servent à l'excrétion des larmes, de la bile, du sperme et de l'urine.—*Secondes voies*, ensemble des vaisseaux sanguins.

Voile *du palais*, *velum palatinum*; cloison mobile, molle et large, attachée à l'extrémité postérieure de la voûte du palais, et qui sépare la bouche du pharynx.

Voile médullaire inférieur; nom donné par Reil à la bandelette médullaire qui fait communiquer le cervelet avec la moelle épinière.

Voile médullaire supérieur; nom donné par Reil à la valvule de Vieussens.

Voix, s. f., *vox*, φωνὴ; son appréciable que l'air, chassé des poumons, produit en traversant la glotte.

Voix articulée; parole.

Voix convulsive; celle dans laquelle les sons vocaux ne sont point exécutés sous l'empire de la volonté.

Voix croupale; celle qui est accompagnée d'un cri aigu; c'est un signe du croup.

Volvulus, s. m.; invagination des intestins.

Volatil, adj., *volatilis*; qui peut se réduire en vapeur ou en gaz, soit à la température ordinaire de l'air, soit par l'action du feu.

Volatilisable. *V.* Volatil.

Volatilisation, adj., *volatilisatio*; action de transformer un corps en gaz ou en vapeur.

Volatiliser, v. a.; réduire en vapeur ou en gaz.

Volve, s. f., *volva*; continuation de l'extrémité inférieure du pied des champignons, qui recouvre leur chapeau, pendant la jeunesse, en manière de coiffe.

Vomer, s. m.; nom d'un os impair, mince, aplati et quadrilatère, qui forme la partie postérieure de la cloison des fosses nasales.

Vomissement, s. m., *vomitus*; acte dans lequel l'estomac, aidé des muscles diaphragme et abdominaux, se débarrasse des substances qu'il contient, en les forçant à remonter dans l'œsophage, le pharynx et la bouche.

Vomissement de sang. V. Hématémèse.

Vomique, s. f., *vomica* (*vomere*, vomir); collection de pus incarcérée dans

la plèvre plutôt que dans le poumon, qui finit par s'ouvrir une issue au dehors, et par être rejetée au moyen d'une sorte de vomissement.

Vomitif, adj. et s. m., *vomitorius*; qui fait vomir.

Vomiturition, s. f., *vomituritio* (*vomere*, vomir); efforts inutiles pour vomir. | Vomissement peu abondant et facile. | Envie de vomir, nausée.

Voracité, s. f., *voracitas*; consommation d'une très-grande quantité d'alimens à chaque repas.

Voûte, s. f., *fornix, camera*; nom donné par les anatomistes à plusieurs parties convexes et arrondies.

Voûte à trois piliers; lame médullaire, triangulaire et recourbée sur elle-même, qu'on observe, dans le cerveau, au-dessous du corps calleux, et au-dessus du ventricule moyen, sur la ligne médiane.

Voûte du crâne; partie supérieure du crâne.

Voûte du palais; cloison horizontale qui sépare les fosses nasales de la bouche.

Vrille, *V.* Cyrrhe.

Vue, s. f., *visus*; l'un des cinq sens, celui qui nous informe des qualités visibles des corps.

Vue courte. V. Myopie.

Vue diurne. V. Héméralopie.

Vue double. V. Diplopie.

Vue faible. V. Amblyopie.

Vue longue. V. Presbytie.

Vue louche. V. Strabisme.

Vue nocturne. V. Nyctalopie.

Vulnéraire, adj. et s. m., *vulnerarius*; qui a rapport aux plaies ou aux blessures : synonyme, en ce sens, de *traumatique*. | Nom donné à tout médicament qu'on supposait propre à favoriser la cicatrisation des plaies.

Vultueux, adj., *vultuosus*; se dit de la face quand elle est rouge et comme gonflée.

Vulvaire, adj., *vulvaris*; nom donné par Chaussier aux artères honteuses externes chez la femme.

Vulve, s. f., *vulva*; fente qui existe entre les grandes lèvres, et qui conduit dans le vagin. | Ouverture située au devant de l'adossement des couches optiques.

Vulvo-utérin, adj., *vulvo-uterinus*; qui a rapport à la vulve et à la matrice. —*Conduit vulvo-utérin ou vagin.*

W.

Wolfram, s. m. ; tungstate de pro-
toxydes de fer et de manganèse. | Tung-
stène, selon Berzélius.

Wormien, adj., *wormianus*. On donne cette épithète à des os dont le nombre varie et dont l'existence n'est pas constante, qui se développent dans les sutures des os du crâne.

X.

Xérasie, s. f., *xerasia* (ξηρὸς, sec) ; sécheresse des cheveux.

Xérophagie, s. f., *xerophagia* (ξηρὸς, sec, φάγω, je mange) ; usage exclusif des alimens secs.

Xérophthalmie, s. f., *xerophthalmia* (ξηρὸς, sec, ὀφθαλμὸς, œil) ; ophthalmie sèche.

Xérotribie, s. f., *xerotribia* (ξηρὸς, sec, τρίβω, je frotte) ; friction sèche.

Xiphi-sternal, adj., *xiphi-sternalis* ; nom donné par Béclard à l'appendice xiphoïde du sternum.

Xiphoïde, adj., *xiphoides*, ξιφοειδὴς (ξίφος, épée, εἶδος, ressemblance) ; synonyme d'*ensiforme*. —*Appendice xiphoïde*, prolongement cartilagineux qui termine en bas le sternum.

Xiphoïdien, adj., *xiphoideus* ; qui a rapport au cartilage xiphoïde. — *Ligament xiphoïdien*, qui s'étend du cartilage de la septième côte à l'appendice xiphoïde.

Xylobalsamum, s. m. (ξύλον, bois, βάλσαμον, baume) ; nom officinal des petites branches de l'arbre qui produit le baume de Judée.

Xystos, ξυστὸς ; charpie. | Charpie râpée.

Y.

Yaws. *V.* Pian.

Yèble. *V.* Hièble.

Yeux. *V.* Œil.

Yeux d'écrevisse, oculi cancrorum ; nom improprement donné à deux petites concrétions blanches, de carbonate calcaire, qu'on trouve sous le corselet des écrevisses, à l'époque où elles vont changer de test.

Yttria, s. f. ; oxyde d'yttrium pulvérulent, blanc, insipide, insoluble dans l'eau, la potasse et la soude.

Yttrium, s. m. ; métal qui produit l'yttria par sa combinaison avec l'oxygène, mais qu'on n'a pas encore isolé.

Zᴀɪɴ, adj. ; se dit d'un cheval dont la robe ne renferme aucun poil blanc.

Zᴀʀᴀᴛʜᴀɴ, s. m. ; induration des mamelles simulant le cancer de cet organe.

Zᴇ́ᴅᴏᴀɪʀᴇ, s. f., *kœmpferia rotunda;* plante des Indes dont la racine, peu usitée, est aromatique et excitante.

Zᴇ́ɪɴᴇ, s. f. ; nom donné à la fécule de maïs.

Zᴇ́ʟᴏᴛʏᴘɪᴇ, s. f., *zelotypia* (ζῆλος, amour, τύπος, modèle); jalousie portée au point de causer un état maladif, une sorte de monomanie.

Zɪɴᴄ, s. m., *zincum* ; métal solide, d'un blanc bleuâtre, lamelleux, ductile, peu dur, très-malléable, fusible, volatil, combustible, et brûlant avec une belle flamme blanche, légèrement bleuâtre, qu'on trouve dans la nature à l'état de sulfure et de carbonate.

Zɪʀᴄᴏɴᴇ, s. f. ; oxyde de zirconium, pulvérulent, blanc, insipide et insoluble dans l'eau, qu'on trouve dans le jargon de Ceylan.

Zɪʀᴄᴏɴɪᴜᴍ, s. m. ; métal qui produit la zircone par son union avec l'oxygène, mais qu'on n'a pas encore isolé.

Zᴏᴀɴᴛʜʀᴏᴘɪᴇ, s. f., *zoanthropia* (ζῶον, animal, ἄνθρωπος, homme); monomanie dans laquelle le malade croit être changé en animal.

Zᴏɴᴀ, s. m., *zona* (ζώνη, ceinture); phlegmasie partielle de la peau, qui n'occupe pour l'ordinaire qu'un côté de la poitrine ou de l'abdomen, et qui est accompagnée de pustules dont le caractère particulier est d'occasioner une vive démangeaison que rien ne peut calmer. C'est une maladie peu grave, mais fort incommode, ordinairement accompagnée d'une légère gastrite.

Zᴏɴᴇ, s. f., *zona;* bande. | Espace du globe terrestre renfermé entre deux cercles parallèles à l'équateur.

Zone tendineuse; cercle blanchâtre qui se voit au pourtour de l'orifice auriculo-ventriculaire, du côté droit du cœur.

Zᴏᴏɢʀᴀᴘʜɪᴇ, s. f., *zoographia* (ζῶον, animal, γράφω, j'écris); description des animaux.

Zᴏᴏ-ɪᴀᴛʀɪᴇ, s. f., *zooiatria* (ζῶον, animal, ἰατρικὴ, médecine); médecine des animaux.

Zᴏᴏʟᴏɢɪᴇ, s. f., *zoologia* (ζῶον, ani-mal, λόγος, discours); partie de l'histoire naturelle qui traite des animaux.

Zᴏᴏʟᴏɢɪsᴛᴇ, s. m. ; naturaliste qui s'occupe spécialement des animaux.

Zᴏᴏᴍᴀɢɴᴇ́ᴛɪsᴍᴇ, s. m., *zoomagnetismus* ; magnétisme animal.

Zᴏᴏɴɪǫᴜᴇ, adj., *zoonicus;* nom donné par Berthollet à l'acide acétique obtenu par la distillation des matières animales, et qu'il regardait à tort comme un acide particulier.

Zᴏᴏɴᴏᴍɪᴇ, s. f., *zoonomia* (ζῶον, animal, νόμος, loi); science des lois de la vie animale.

Zᴏᴏɴᴏᴍɪǫᴜᴇ, adj., *zoonomicus;* qui a rapport à la zoonomie.

Zᴏᴏᴘʜʏᴛᴇ, s. m., *zoophytum* (ζῶον, animal, φύτον, plante); animal-plante.

Zᴏᴏᴛᴏᴍɪᴇ, s. f., *zootomia* (ζῶον, animal, τέμνω, je coupe); anatomie des animaux.

Zᴏsᴛᴇʀ. *V.* Zᴏɴᴀ.

Zᴜᴍᴀᴛᴇ, s. f., *zumas;* sel formé par la combinaison de l'acide zumique avec une base salifiable.

Zᴜᴍɪǫᴜᴇ, adj., *zumicus* (ζύμη, levain); nom d'un acide liquide, incristallisable, à peine coloré et très-aigre, qu'on rencontre dans les substances végétales qui ont passé à l'état acide.

Zʏɢᴏᴍᴀ, s. m., *zygoma,* ζύγωμα; pommette.

Zʏɢᴏᴍᴀᴛɪǫᴜᴇ, adj., *zygomaticus;* qui a rapport à la pommette. — *Apophyse zygomatique* du temporal. — *Arcade zygomatique,* produite par la réunion de l'apophyse précédente avec l'os jugal. — *Fosse zygomatique;* espace compris entre le bord externe de l'apophyse ptérygoïde et la crête qui descend de la tubérosité malaire au bord alvéolaire supérieur.

Zygomatique (*grand*), adj. et s. m. ; muscle (grand zygomato-labial, Ch.) pair, allongé, grêle et arrondi, qui s'étend de la face externe de l'os de la pommette à l'angle des lèvres.

Zygomatique (*petit*), adj. et s. m. ; muscle (petit zygomato-labial, Ch.) pair, allongé et aplati, placé en dedans du précédent, mais dont l'existence n'est pas constante.

Zʏɢᴏᴍᴀᴛᴏ-ᴀᴜʀɪᴄᴜʟᴀɪʀᴇ, adj. et s. m., *zygomato-auricularis* ; nom donné par

Chaussier au muscle *auriculaire anté-rieur.*

ZYGOMATO - CONCHINIEN, adj. et s. m., *zygomato-conchinianus ;* nom donné par Dumas au muscle *auriculaire antérieur.*

ZYGOMATO - LABIAL (grand), adj. et s. m. ; nom donné par Chaussier au muscle *grand zygomatique.*

Zygomato labial (petit), adj. et s. m. ; nom donné par Chaussier au muscle *petit zygomatique.*

ZYGOMATO - MAXILLAIRE, adj. et s. m., *zygomato - maxillaris ;* nom donné par Chaussier au muscle *masseter.*

ZYMOLOGIE, s. f., *zymologia* (ζύμη, levain, λόγος, discours); traité de la fermentation.

ZYMOSIMÈTRE, s. m., *zymosimetrum* (ζύμωσις, fermentation, μετρέω, je mesure); instrument propre à faire apprécier le degré de fermentation d'une liqueur.

ZYMOTECUNIE, s. f., *zymotechnia* (ζύμη, ferment, τέχνη, art); art d'exciter la fermentation.

ZYTHOGALE, s. m., *zythogala* (ζύθος, bière, γάλα, lait); mélange de bière et de lait.

FIN

www.ingramcontent.com/pod-product-compliance
Lightning Source LLC
LaVergne TN
LVHW050121060726
842524LV00001B/58